上卷

Bridwell and DeWald's
Textbook of Spinal Surgery

Bridwell & DeWald
脊柱外科学

4th Edition
原书第 4 版

原著　[美] Munish C. Gupta

　　　[美] Keith H. Bridwell

主译　王　征　仉建国　李危石　毛克亚

中国科学技术出版社
·北京·

图书在版编目（CIP）数据

Bridwell & DeWald脊柱外科学：原书第4版.上卷 /（美）穆尼什·C.古普塔（Munish C. Gupta），（美）
基思·H.布里德韦尔（Keith H. Bridwell）原著；王征等主译 . — 北京：中国科学技术出版社，2022.5
书名原文：Bridwell and DeWald's Textbook of Spinal Surgery, 4e
ISBN 978-7-5046-9517-8

Ⅰ . ① B… Ⅱ . ①穆… ②基… ③王… Ⅲ . ①脊柱病 — 外科学 Ⅳ . ① R681.5

中国版本图书馆 CIP 数据核字 (2022) 第 050299 号

著作权合同登记号：01-2022-1201

策划编辑　丁亚红　焦健姿
责任编辑　黄维佳　方金林
文字编辑　史慧勤　汪　琼　弥子雯　张　龙
装帧设计　佳木水轩
责任印制　徐　飞

出　　版　中国科学技术出版社
发　　行　中国科学技术出版社有限公司发行部
地　　址　北京市海淀区中关村南大街 16 号
邮　　编　100081
发行电话　010-62173865
传　　真　010-62179148
网　　址　http://www.cspbooks.com.cn

开　　本　889mm×1194mm　1/16
字　　数　2786 千字
印　　张　118.5
版　　次　2022 年 5 月第 1 版
印　　次　2022 年 5 月第 1 次印刷
印　　刷　天津翔远印刷有限公司
书　　号　ISBN 978-7-5046-9517-8/R·2870
定　　价　1198.00 元（全两卷）

版权声明

译者名单

主　审　王　岩　邱贵兴　马真胜　桑宏勋

主　译　王　征　仉建国　李危石　毛克亚

副主译　高延征　董　健　王　冰　李方财　杨　操　朱泽章

译　者（以姓氏笔画为序）

丁文元	丁浚哲	刁垠泽	于　斌	于海龙	万　勇	万世勇
马　君	马　荣	马　雷	马向阳	马学晓	马真胜	马晓生
马骏雄	王　飞	王　乐	王　冰	王　欢	王　征	王　亮
王　峰	王　琨	王　超	王　斐	王　静	王升儒	王永刚
王向阳	王连雷	王林峰	王洪伟	王智伟	戈朝晖	毛克亚
毛克政	毛赛虎	仉建国	方　煌	孔庆捷	申才良	史本龙
史建刚	付索超	冯　磊	冯亚非	宁广智	皮国富	权正学
吕　欣	朱　锋	朱卉敏	朱泽章	乔　军	华文彬	庄乾宇
刘　晖	刘玉增	刘立岷	刘永刚	刘华玮	刘向阳	刘宏建
刘宝戈	刘建恒	刘树楠	刘祖德	刘铁龙	刘新宇	齐　强
闫景龙	安　博	许晓林	孙　旭	孙卓然	孙垂国	严望军
杜　悠	杜　琳	李　帅	李　利	李　君	李　放	李　宪
李　源	李长青	李方财	李玉希	李亚伟	李危石	李宗泽
李海音	李淳德	李嘉浩	李熙雷	杨　军	杨　强	杨　群
杨　操	杨军林	肖嵩华	吴　兵	吴　南	吴子祥	吴太林
吴星火	吴炳轩	吴家昌	邱　浩	邱奕云	何　达	邹小宝
沈雄杰	宋　飞	宋迪煜	宋滇文	初同伟	张　宁	张　扬
张　帆	张　阳	张文志	张华峰	张志成	张昊聪	张国莹
张忠民	张泽佩	张学军	张建党	张振辉	张雪松	陆　宁
陆　声	陈　欣	陈　亮	陈　崇	陈　超	陈华江	陈建庭
陈家瑜	邵振轩	苗　军	林莞锋	昌耘冰	罗　飞	罗小辑
罗建周	罗德庆	周　健	周　磊	周江军	周许辉	周非非
周晓岗	郑国权	郑振中	孟　浩	项良碧	赵　宇	赵　栋
赵　雄	赵　耀	赵仁礼	赵永飞	赵衍斌	赵剑佺	赵晓蕾

赵康成　胡　俊　胡　博　胡凡奇　胡文浩　钟沃权　姚子明
秦晓东　班德翔　袁　硕　粟　喆　夏　磊　顾　勇　钱邦平
徐　仑　徐　峰　徐正宽　徐洁涛　高延征　高兴帅　高荣轩
郭新虎　陵廷贤　陶惠人　姬　烨　姬彦辉　桑宏勋　黄　逸
黄　鹏　黄　霖　黄天霁　黄约嘉　梅　伟　崔　轶　崔　赓
康学文　章仁杰　隋文渊　董　健　董玉雷　韩　钰　韩　渤
韩应超　鲁世保　童　通　曾宪林　曾翔超　温　轩　蔡思逸
漆龙涛　熊承杰　潘长瑜　藏　磊

内容提要

　　本书引进自世界知名的 Wolters Kluwer 出版社，由国际著名骨外科专家 Munish C. Gupta 教授和 Keith H. Bridwell 教授倾力打造，由国内脊柱外科领域众多知名专家教授共同翻译。本书自初版以来，不断更新再版，目前已更新至全新第 4 版，是一部历经了 30 余年学术辉煌的国际脊柱外科专著。

　　全书共十四篇 157 章，内容极为丰富，涵盖了脊柱外科总论、脊柱退行性疾病（颈椎、胸椎和腰椎）、脊柱创伤、脊柱畸形、脊柱肿瘤及脊柱疾病相关并发症等内容，同时结合最新研究进展，探论了每一种技术目前存在的问题及局限性。全新版本的著者团队新加入了一批在国际领域上非常活跃的脊柱外科专家，他们对许多章节的内容进行了修订和调整，补充了目前脊柱外科领域的国际最新诊疗规范和新技术，尤其在脊柱微创与脊柱畸形方面，充分体现了脊柱外科领域近年来的理念更新及新材料、新技术与新器械的发展。

　　本书内容系统，深入浅出，图表明晰，脊柱外科相关疾病的介绍详细全面，可为脊柱外科及相关专业临床医生和研究者了解本领域最新发展、解决疑难临床问题提供参考。

主译简介

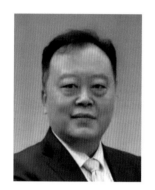

王 征

医学博士，解放军总医院第四医学中心骨科医学部副主任，主任医师，教授，博士研究生导师。第十二届中华医学会骨科分会候任全国委员，中国医师协会显微外科医师分会显微神经脊柱专业委员会主任委员，中国医师协会骨科医师分会胸腰椎学组副组长，中国康复医学会脊柱脊髓专业委员会脊柱畸形学组副组长，北京市医学会骨科分会常务委员。主要工作聚焦脊柱畸形、脊柱退变、脊柱感染、骨质疏松的临床研究。主持国家重点研发计划、国家自然科学基金、国家骨科与运动康复临床医学创新基金等国家级科研课题。获国家发明专利 2 项、实用新型专利 5 项。获中华医学科技奖一等奖 1 项、军队科技进步一等奖 2 项。发表 SCI 收录论文 40 余篇。

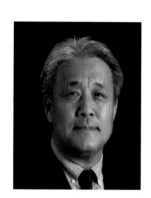

仉建国

北京协和医院骨科主任，主任医师，教授，博士研究生及博士后导师。北京医学会骨科分会副主委，中华预防医学会脊柱疾病预防与控制专业委员会副主委，中华医学会骨科分会委员，中国康复医学会骨质疏松防控委员会副主委，中华医学会骨科分会脊柱学组委员，中国医师协会脊柱学组及脊柱畸形学组副组长。主要从事脊柱畸形和脊柱退变性疾病的研究，目前已完成 4000 余例脊柱矫形手术，其治疗的患者构成了世界上最大的半椎体切除病例数据库，在全世界首次提出截骨联合生长棒技术治疗重度早发性脊柱侧弯。特发性脊柱侧弯协和分型（PUMC 分型）的主要创立人之一，2005 年获得国家科技进步二等奖。主持国家自然科学基金面上项目，国家重点研发计划，北京市自然科学基金重点项目。发表 SCI 收录论文 50 余篇。

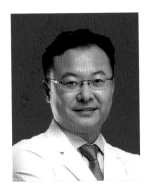

李危石

北京大学第三医院骨科主任，脊柱外科主任，骨与关节精准医学教育部工程研究中心主任，教授，主任医师，博士研究生导师。中华预防医学会脊柱疾病防控专委会副主任委员兼脊柱退变学组组长，中国医师协会骨科分会委员兼副总干事，中国康复医学会骨质疏松预防与康复专委会副主任委员，北京医学会骨科学分会副主任委员，中国医药教育协会骨科分会脊柱学组副主任委员，中国医疗保健国际交流促进会骨科分会脊柱学组委员兼秘书，AO脊柱中国教育官。先后承担国家科技部重点研发计划、国家自然科学基金等多项国家级科研项目。

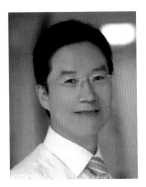

毛克亚

中国人民解放军总医院第一医学中心脊柱外科主任，主任医师、教授、博士生导师。中国医药教育协会骨科专委会微创脊柱外科分会主委，中华中医药学会脊柱微创专家委员会经皮脊柱内镜技术学组副主任委员，中国医师协会学会脊柱微创分会委员，中国医师协会脊柱内镜专业委员会常委。长期致力于脊柱退行性疾病、脊柱畸形与骨质疏松性脊柱骨折的诊断与治疗，尤其擅长脊柱相关疾病的系列微创治疗。创新和改良脊柱系列微创手术技术、工具和配套设备，并实现临床转化，研究成果发表于脊柱外科国际顶级期刊如 *Spine*、*Eur Spine J* 等。以第一完成人获军队科技进步一等奖（2009），作为主要完成人获国家科技进步一等奖2次（2016、2005）、军队科技进步一等奖（2018）、中华医学科技进步一等奖（2018）、解放军总医院科技进步一等奖（2009）。作为负责人承担国家863课题、国家自然科学基金、全军后勤科研计划等10余项科研项目，授权国家专利33项，其中发明专利23项，发表学术论文130篇，其中SCI收录25篇。

原 书 序

在 19 世纪 70—80 年代，Moe 编著的 *Textbook of Scoliosis* 及 Rothman 和 Simeone 共同编撰的 *Spine Textbook* 是脊柱外科医生的主要参考书。但很多读者与我一样，渴望获得更多有价值的参考书。Bridwell 编著的 *The Textbook of Spinal Surgery, 1e* 为我们提供了一部全面的参考书，迅速填补了该领域的空白。其作为涵盖脊椎医学各方面的综合专业性著作，介绍了从枕骨到骨盆、从小儿至成年的各种脊柱疾病，迅速成为全球脊柱专业医生的的首选专业参考书。

很幸运，我在个人职业生涯中结识了 Bridwell 博士和 Gupta 博士。1988 年，在中美洲整形外科大会上，我见到了 Bridwell 博士。作为一名初级脊柱外科医生，我在会议上倾心学习，尽可能掌握所有知识，Bridwell 博士的思维过程及其对脊柱疾病临床与研究的态度令我着迷。

Bridwell 博士的愿景就是建立最好的专业中心。后来，他真的在圣路易斯建立了脊柱中心，多年来一直与双城脊柱侧弯中心齐头并进，近年来该中心更成为脊柱研究和患者治疗的圣地。

认识 Bridwell 博士两年后，在我执业过程中有一次招募专业人员时，我又见到了 Gupta 博士。1990 年，在我移居南加州后不久，Gupta 博士加入了我们团队，并担任助理教授。这是他第一份研究员的任命。

之后，我们团队蓬勃发展，并在南加州建立了知名的脊柱外科中心。

然而命运使然，我与 Gupta 博士都离开了团队，我去了特种外科医院（HSS），Gupta 博士则去了加州大学戴维斯分校，我们都负责领导各自的脊柱外科中心。Gupta 博士在加州大学戴维斯分校的临床与研究工作均十分出色，但他的志向更加远大。后来，他加入了 Bridwell 博士的团队，团队里聚集了我 30 年来认识的两个最有成就的朋友与同事。在 *Bridwell and DeWald's Textbook of Spinal Surgery, 4e* 中，他们为读者提供了最佳的脊柱保健、教育和研究最深入的专业知识、参考资料、现代外科技术及插图等。

本书已成为处理脊柱畸形与疾病的经典教科书，可为读者提供一站式的学习体验。这是我个人收藏及经常查阅的唯一脊柱专业书，它可以满足学术培训及教学的所有脊柱课程。本书的著者经验丰富及知识深厚，这是其他任何教科书都无法比拟的。

Bridwell 博士和 Gupta 博士再次修订完成了又一全新经典且精湛的版本，对医学生、骨科和神经外科医生具有重要参考价值。

Oheneba Boachie-Adjei, MD, DSc
Professor Emeritus of Orthopaedic Surgery
Weill Medical College of Cornell University
Attending Orthopaedic Surgeon and Chief Emeritus,
Scoliosis Service
Hospital for Special Surgery
New York, New York
Past President, Scoliosis Research Society (2008—2009)
Founder and President, FOCOS (www.orthofocos.org)
FOCOS Orthopedic Hospital
Greater Accra Region, Ghana

译者前言

　　随着科技发展，高精尖医疗设备不断问世，系列新型脊柱内固定的创新研发促进脊柱外科迅猛发展。新理念、新技术、新器械、新材料推陈出新，为脊柱外科疾病治疗提供了更多选择。当前，脊柱外科已成为骨科学中一门相对独立的学科，但其仍是一门难度大、风险高、学习曲线长且专业性极强的特殊学科。尽管如此，科技的发展极大推动了脊柱外科临床实践的发展与进步，并显著缩短了专业医生的成长曲线。经过半个多世纪的发展，我国在脊柱外科领域取得了一定的创新成就，同时也融入了国际脊柱外科的快速发展进程中，并做出了一定的贡献，得到了国际同行的广泛认可与肯定。

　　目前，我国脊柱外科疾病患者人群庞大，发病率和患病率逐年增长。广大临床医生，尤其是骨科和神经外科医生在临床实践中经常面对各种脊柱疾病，并且越来越多的骨科医生、神经外科医生投身于脊柱外科的临床与研究工作。*Bridwell and DeWald's Textbook of Spinal Surgery* 自初版问世至今已有 30 余年，其间经过多次修订，每次修订均基于前一版丰厚的历史沉淀，同时总结吸收专业领域最新的成果与经验，不断充实和完善，已成为临床医生解决脊柱疾病相关疑难问题的重要参考书。本书为全新第 4 版，由 Munish C. Gupta 教授和 Keith H. Bridwell 教授主持，集合众多国际知名专家撰稿、修订，内容极为丰富，涵盖了脊柱外科总论、脊柱退行性疾病（颈椎、胸椎和腰椎）、脊柱创伤、脊柱畸形、脊柱肿瘤及脊柱疾病相关并发症等内容，是一部非常经典的脊柱外科专著。

　　感谢原著作者及中国科学技术出版社的信任，让我们有幸参与 *Bridwell and DeWald's Textbook of Spinal Surgery, 4e* 的翻译工作。感谢北京协和医院邱贵兴院士、解放军总医院第一医学中心王岩教授、第四军医大学西京骨科医院马真胜教授、南方医科大学深圳医院桑宏勋教授审阅本书并提出宝贵的建议。本书是来自解放军总医院、北京协和医院、北京大学第三医院、南京鼓楼医院、西京骨科医院等多家医院众多译校人员通力合作的成果，是集体智慧与辛勤劳动的结晶。感谢解放军总医院第四医学中心骨科医学部翻译秘书小组细致的组织协调。还要特别感谢中国科学技术出版社对本书翻译的精心策划、大力支持与无私付出。在此向所有为本书翻译出版做出贡献的同道及朋友致以诚挚的谢意。

在本书翻译过程中，我们始终秉持忠于原著，并贴近国内语言表达习惯的原则，对书稿进行了多次审校，但书中涉及的相关国情、法规及医疗政策等内容与国内存在一定差别，请读者阅读参考时注意甄别判断。由于参与翻译的人员众多，译文风格各具特色，加之中外语言表达有所差异，中文翻译版中可能存在专业阐述欠妥或失当之处。我们殷切期望读者批评指正，以便日后修订更正。

中国人民解放军总医院

北京协和医院

北京大学第三医院

中国人民解放军总医院

补充说明

书中参考文献条目众多，为方便读者查阅，已将本书参考文献更新至网络，读者可扫描右侧二维码，关注出版社医学官方微信"焦点医学"，后台回复"BD脊柱外科学"，即可获取。

原书前言

作为 *The Textbook of Spinal Surger* 的第 4 版，我们将书名改为 *Bridwell and DeWald's Textbook of Spinal Surgery*。这样做是为了感谢 Bridwell 和 DeWald 参与第 1 版编著及作为教育工作者的突出贡献。

全新第 4 版仍是一部综合性参考书，其中包括成人和小儿脊柱外科的所有重要专题，涵盖了所有病因（畸形、退化、外伤和肿瘤）及从颅骨到骶骨的所有病种。全书共 157 章，包含了自前一版以来，脊柱外科领域取得的最新进展与重大创新。著者均为来自世界各地的骨科专家及神经外科专家。与多年前相比，如今的神经外科医生在脊柱外科领域的贡献变得越来越多。

由于脊柱外科领域的期刊越来越多，因此修订再版时最重要的是保持各章中引用的历史文献与最新相关文献之间的平衡。我们不希望以每章 200 条参考文献的巨型篇幅来轰炸读者，而试图将参考文献精简至读者易于接受的数量。因此，在每一章，我们都只会引用少量经典的参考资料，而较多地引用最新相关资料。

自前一版出版以来，有越来越多的外科医生从事脊柱外科及进修培训。与前一版一样，全新第 4 版对医学生、骨科医生、神经外科医生，以及对脊柱病例和外科治疗研究特别感兴趣的物理治疗师等均具有重要参考价值。

Munish C. Gupta, MD
Keith H. Bridwell, MD

致　谢

首先，我要感谢我的父母 Raj 和 Pushpa、兄弟 Roop 和 Purnendu、妻子 Bela、孩子 Lalita、Kavita 和 Sachin 对我的大力支持。其次，我还要感谢所有教会我脊柱外科的老师、导师、同事和患者。

我要感谢所有著者，正是他们的精心付出为本书的出版做出了贡献。各位副主编做了大量工作，并在提交出版前对所有章节进行了同行评议。我要特别感谢作为副主编的 Paul A. Anderson、Peter D. Angevine、Barrett S. Boody、Jacob M. Buchowski、Kenneth M.C. Cheung、Bryan W. Cunningham、Christopher L. Hamill、Michael P. Kelly、John M. Rhee、Paul D. Sponseller、Alexander R. Vaccaro Ⅲ、Jeffrey C. Wang、Burt Yaszay 和 Lukas P. Zebala。我要感谢他们的妻子及他们的家人，支持他们为该领域所有医学生普及脊柱外科知识付出如此多的时间。

我非常感谢 Tricia Nester，如果没有她的辛勤工作和细致组织，本书的再版修订工作就不可能完成。另外，我还要感谢 Tim Rinehart 和 Stacey Sebring 在本书出版工作中的付出。

我要感谢 Keith H. Bridwell 博士和 Ronald L. DeWald 博士多年来的教学和指导。参与本书编写的大多数副主编和著者都接受过 Bridwell 博士和 DeWald 博士的培训。他们的精神与灵感在书中得到了充分体现。

Munish C. Gupta, MD

目　录

上　卷

第四篇　颈椎退行性变

第五篇　胸腰椎退行性变

第六篇　脊柱滑脱

下 卷

第九篇　发育不良与先天畸形

第十篇　脊柱神经肌肉畸形

第十一篇　脊柱后凸与椎板切除术后畸形

第十二篇　创　伤

第十三篇　肿瘤与骨髓炎

第十四篇　并发症

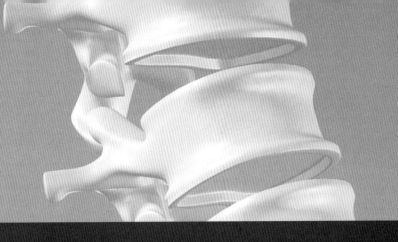

Bridwell and DeWald's
Textbook of Spinal Surgery（4th Edition）
Bridwell & DeWald
脊柱外科学（原书第 4 版）

第一篇 总 论
General Considerations

第 1 章

成人和儿童脊柱患者术前及围术期的评估和优化

Evaluation and Optimization of the Adult and Pediatric Spine Patient Preoperatively and Perioperatively to Improve Outcome

Rajiv K. Sethi　Andrew S. Friedman　Anna K. Wright　Jean-Christophe A. Leveque
Jennifer M. Bauer　Quinlan D. Buchlak　著

孟 浩 李 放 译

一、概述

良医疗病，大医疗人。

——威廉·奥斯勒爵士

对于脊柱外伤、脊柱肿瘤患者，为了挽救神经功能，往往需要进行急诊手术。一般情况下，脊柱手术多为择期手术，可以通过术前采取各种优化措施来改善患者预后。

术前采取优化措施的目的是为获得更好的预后创造条件。在恰当的时机为适合的患者提供最佳的手术方案，可以显著改善功能和提高生活质量，同时避免不良事件的发生。

在美国，不同医疗环境下的脊柱外科医生在手术率和手术疗效方面存在着显著差异。本章节主要讨论手术适应证、手术方案合理性及系统水平评估，以期为脊柱择期手术患者制订标准的术前和围术期管理策略。

二、成人的术前评估优化

（一）合理性

虽然可通过手术改善脊柱外伤或肿瘤所致的神经功能丧失或脊柱失稳已得到广泛认同，但是在无明显神经受损的情况下，以治疗疼痛为目的实施手术仍存在很大争议。这一争议主要反映在国内不同地区针对同一种疾病的手术率存在很大差异。例如，2006 年达特茅斯大学的研究人员发现，腰椎融合手术率的地域差异超过 20 倍[1]。目前，采用腰椎融合术治疗腰椎退行性疾病是外科手术中差异性最大的手术之一，这种差异性体现在是否需要手术及手术方式的选择上[2]。其他导致这种差异的因素还包括手术证据不确切，以及护理水平和经济状况的差异[3]。

由于观点差异性与是否进行手术有关，最近的两项研究对其进行了着重强调了观点差异性。2017 年巴西圣保罗 Israelta Albert Einstein 医院的一项研究评估了关于脊柱手术适应证意见不一致的意义。由一名骨科医生和一名理疗师分别提出诊断意见。如果两位专家在诊断和治疗方案上未能达成一致，则需要进行多学科讨论。结果显示，有 143/425（36.6%）名受试者获得了手术的最终意见，其中只有 16 名（15.5%）接受了与所推荐的手术建议相同的手术。47 位患者（11.1%）被认为没有脊柱疾病[4]。

笔者所在医院的多学科病例讨论会议主张，之前在其他医疗机构建议进行脊柱融合手术的患者中，58% 不需要手术治疗。而且在最终接受手术治疗的患者中，有 28% 的患者调整了手术方案，改行微创或者是非融合手术[5]。在讨论中，推荐非手术治疗的原因有时与所推荐的手术的证据基础有关，但更多情况下与患者个体因素、诊断不明确或既往未接受过保守治疗有关。

腰椎融合术为判断手术的决定是否恰当提供了一个很好的视角。它的适应证临床表现多样，手术方式和保守治疗方法也不同，并且与高发病率和经济成本有关。关于腰椎融合术的相对风险和获益的文献较少，并且以人群为基础的研究在个案中的应用存在局限性。虽然许多由专业学术组织或保险公司撰写的指南指出了腰椎融合术的纳入和排除标准，但是差异性很大。其中位于华盛顿州的 Bree 合作组织介绍了一种用于改进腰椎融合术的决策和预后的方法[6]。

Robert Bree 合作组织于 2011 年由华盛顿州立法机构创立，与采购商、健康计划人员、医生、医院和质量改进组织均为公私合作伙伴。此机构为高度可变、频繁使用或存在患者安全问题的卫生保健服务领域提供明确的建议。Bree 合作组织首先在 2014 年组织专家联合发表了腰椎融合术的相关建议，这个建议不仅可以作为一种临床资源使用，而且还提供了一组特定的要素，围绕这些要素，可以在患者与医院之间签订合同。Bree 疗法有四个基本要素：非手术治疗无效、满足手术适应证、脊柱融合术的实施、术后护理和功能康复。

若非手术治疗后仍存在功能障碍，应考虑已采取的保守治疗方案是否合理，仅当功能障碍严重且与脊柱疾病明确相关时，方可采用脊柱融合手术进行治疗。尽管如此，在大多数指南中并没有常规使用功能障碍指数作为外科手术纳入标准的一部分。目前衡量功能障碍的标准方法是患者自评。虽然有许多经过验证的量表可供使用，但是 Bree 标准推荐使用 Oswestry 残疾指数（ODI）、PROMIS-10 及 TAOS 评分作为功能障碍、自我报道的功能丧失和生理功能基线的评估方法。根据每个量表中的标准可以明确是否存在明显的功能障碍，并以此判断是否采取手术治疗。该标准还指出了在选择性融合术前应采取的保守治疗的种类。虽然手术存在争议，相关的手术证据也会随着时间的推移而发生变化，但在脊柱融合手术之前，专业医生应该对保守治疗措施是否适合进行评估并给出建议。既往多项研究结果表明，在拟行脊柱手术的患者中，相当一部分人通过保守治疗可以获得与手术治疗相当的疗效，而且安全性更高、花费更低[7, 8]。

最终是否进行手术应该由外科医生和患者共同做出决定。虽然有许多方法来辅助做出这一决定，但是最根本的一点是术前宣教，告知其手术风险和收益，使其对手术效果有一个准确的预期，并尽可能客观地讨论手术的替代方案。

（二）手术适应证

已有证据表明，许多生理和心理因素会对脊柱手术的风险和预后产生影响。其中有些是可干预的，有些则无法进行干预。在某些情况下，手术风险至关重要，甚至会影响到能否手术。如果都能在术前进行相应的处理，则可以改善患者的预后。

成人脊柱畸形患者通常年龄较大且身体状况较差，进行术前优化可明显降低术后并发症并改善手术效果[9-11]。由于某些患者个体因素可能会导致病情恶化，基于患者的术前危险因素进行

"评分"的方法在个体化医疗时代已逐步推广。尽管目前对理想的评分系统还没有达成共识，但是此方法已在儿童和成人畸形患者中应用 [12-16]。大多数外科医生都认为这类手术耗时长，住院时间长，并发症发生率高，花费成本高。为了减少并发症，经典的术前优化方法侧重于对术后预后不佳相关因素进行干预 [17-23]。已经证实的与预后不佳相关的生理变量包括感染、血栓、愈合不良和心血管功能障碍等。尼古丁的使用，特别是吸烟，已被证实可以降低融合率、增加感染风险、导致邻近节段病变和术后吞咽困难 [24]。因此，建议患者在择期手术前戒烟。但是术前多久戒烟尚无定论，一些专家建议至少 4 周。一项关于冠状动脉搭桥手术的经典研究结果显示，吸烟可能与肺部分泌物增加有关，因而增加了肺部并发症的发生率 [25]。建议除了患者自诉，还应结合尿检的结果来判断患者是否戒烟，并向患者宣教术后吸烟的负面影响。

对于脊柱手术，肥胖也是预后不良的危险因素之一。Patel 等发现，随着体重指数（BMI）的增加，手术并发症呈线性增加趋势。体重指数 > 25 的患者发生主要并发症的风险为 14%，体重指数为 > 30 的患者其风险增加到 20%，而体重指数 > 40 的患者风险可高达 36%。那些 BMI > 40 的患者手术过程中与压力相关的瘫痪也会明显增加 [26]。最近一项纳入 32 项研究涵盖 97 000 多名患者的 Meta 分析显示，肥胖患者的手术部位感染（OR = 2.3）、静脉血栓栓塞（OR = 3.15）、死亡率（OR = 2.6）和手术时间（OR = 14.6）均明显增加 [27]。虽然肥胖患者的脊柱疾病可能更严重，但是在择期手术前减肥对患者有明显的益处。

如果术前血钠（OR = 2.5）和 INR（OR = 2.3）等实验室检查结果出现异常，腰椎融合手术发生并发症的概率增加。此外，术前肌酐（OR = 1.74）和血小板（OR = 1.71）异常往往与术后严重并发症的发生有关 [19]。

目前最常使用的患者风险评估方法为美国麻醉医师协会（ASA）评分，它纳入了包括饮酒、吸烟状况、肥胖、肺、肾和心血管风险因素在内的多个指标。ASA 评分里涵盖了已得到证实的脊柱手术出现一般和严重并发症的重要预测因素 [28, 29]。此外，许多其他用于预测并发症发生风险的评估方法也逐渐得到应用，并显示出在提高决策质量、服务质量和患者安全方面的潜力 [13, 16]。

术前对每位患者的心理特征进行评估，可预测脊柱手术的结果和满意度。Block 等将一种心理学家使用的筛选工具用于术前心理评估，发现预测满意度准确率达到 82%，在预后不良组中，53 例患者中只有 9 例获得了良或优的结果 [30]。颈椎疾病患者中出现抑郁和焦虑往往意味着更严重的疼痛和功能障碍 [31]。研究显示，术前针对焦虑进行预处理的颈椎 ACDF 手术患者，术后 6 个月时与对照组相比在疼痛评分上有显著差异（P=0.01）[32]。此外，已证实术前患者对结果的预期与患者对脊柱手术的满意度和术后功能恢复相关 [33]。此外，高龄、术前认知功能障碍和抗胆碱能药物的使用均是术后谵妄的危险因素 [34]。上述这些证据都表明有必要在择期手术前进行术前筛查和心理干预。

关于术前应用阿片类镇痛药对手术结果的影响也越来越受到重视。Lee 等研究证实术前使用阿片类药物对术后 3 个月和 12 个月的生活质量造成的负面影响呈剂量依赖性 [35]。最近一项研究结果显示，腰椎融合术前服用阿片类药物的患者与未服用的患者相比，术后 12 个月时疼痛和功能障碍更严重 [36]。既往文献提示，关节置换手术患者术前减少阿片类药物使用，无论是在疾病相关的还是基础健康状况方面，均优于未减少阿片类药物使用的患者 [37]。目前脊柱外科也正在开展类似的研究。

已经证实在脊柱手术前进行自身调理或康

复性手段治疗有益于手术结果。Neilsen 等进行的一项有关脊柱退行性疾病手术治疗的随机研究显示，与对照组相比，术前进行预处理的患者术后更快地达到了恢复目标（$P=0.001$），住院时间缩短了 30%（$P=0.007$），患者的满意度也更高[38]。

这些结果说明术前对患者的管理可以显著影响手术结果、围术期的安全性和患者的满意度。但是要在繁重的脊柱外科工作中考虑并处理这些问题并不容易。脊柱外科医生往往更专注于手术本身及提高手术技巧方面，容易忽视诸如抑郁、认知障碍、阿片类药物依赖和心肺功能等问题。当外科医生接诊因脊柱疾病而疼痛或功能障碍的患者时，他们通常认为手术是最后的选择，这种同理心可能会促使医生过早地做出手术决定。因此，在脊柱外科术前评估中采用标准化流程格外重要，可以确保为患者充分完成术前准备工作。

三、儿童术前评估优化

儿童患者脊柱手术前的优化较为独特，脊柱侧弯手术就是一个很好的例子。儿童脊柱侧弯手术患者可分为两大类：特发性和非特发性。特发性脊柱侧弯患者一般身体相对健康，术前准备充分，但是尽管如此，并发症发生率仍高达 15.4%，其中迟发性严重并发症高达 4.1%[39-42]。术前管理的重点是规避潜在的风险，首先就需要进行完整的病史采集和体格检查。对于有出血或凝血障碍疾病家族史的患儿需要进一步实验室检查。必须对个人或家庭的 MRSA 病史进行询问，以便选择合适的抗生素。所有患儿术前采用氯己定清洗皮肤以降低体表的菌落水平[43]。笔者的经验是术前加用莫匹罗星预防感染，此外，由于痤疮丙酸杆菌会污染术区并导致迟发感染，术前和术后还应针对背部痤疮进行治疗[44, 45]。

对于特发性脊柱侧弯的患者，通过体格检查可以发现不典型的背部疼痛、后凸畸形或异常的神经系统表现，术前应进行 MRI 检查以排除髓内的病变，如 Chiari 畸形、脊髓空洞、脊髓拴系或脊髓纵裂。对于非特发性侧弯患者也应如此。例如，怀疑是马方综合征时，即使没有家族史，也要术前予以心血管专科会诊及检查。此外，营养评估常被忽视，青少年特发性脊柱侧弯患儿的体重在术后通常会减轻几磅，对于术前体重过低的患儿应格外引起注意。另外，超重和肥胖患儿具有更高的感染风险和更长的术中麻醉时间，也应该给予适当的处理[18]。术前应进行前白蛋白和白蛋白化验，如结果明显异常应联系营养科会诊。

在非特发性脊柱侧弯患儿中，术前优化尤为重要，因为这些患儿的一般健康状况通常较差，术后并发症发生率更高。研究显示，神经肌肉型脊柱侧弯手术的院内感染率是无神经损伤患者的 6 倍[46]，个别医院的感染率更可高达 27%[46, 47]。一项多中心研究显示，神经肌肉型脊柱侧弯患者的感染率在 6%～10%[48-50]。特定人群的并发症发生率更高，以 Rett 综合征为例，脊柱融合术后并发症的发生率接近 100%[51]。患者营养状况较差，往往需要通过胃造口 / 胃空肠造口（G/GJ）管进食。术前必须进行全面的营养评估[43]，在营养师的辅助下进行营养状况优化，直到白蛋白水平高于 3.5g/dl，以降低并发症的发生率[52]。此外，G/GJ 管是切口深部感染的独立危险因素[50]，但对于尚未使用 G 管的严重营养不良患儿，脊柱外科手术应推迟放置胃造瘘管。对于已使用 G 管的患儿，应将其更换为 GJ 管，以减少术后因误吸引起的肺部并发症。对于尿路感染的高危人群，例如长期使用尿管的患者，或任何有症状的患者，术前均应进行尿培养[43]。

早发型脊柱侧弯可能是特发性的，也可能是由特定的综合征、疾病或染色体异常引起的，这种手术的并发症发病率高达 84%，死亡率高达 18%[53]，往往与肺功能受损有关，因此术前应由呼吸科医生进行评估。在中重度的病例中，建议患儿在所处地区的非流感季节进行手术。

对患儿及其家属手术期望值的管理，尤其是告知术后疼痛和神经损伤风险，是这一年龄段患者的重要内容[54, 55]。为此，一些脊柱中心已经通过术前宣教或网络的方式来帮助患儿家庭减轻术前恐惧和焦虑，我们也向所有的患儿和家庭提供这种服务。良好的病史采集可以保障针对手术结果和预期目标的讨论，能够解决患儿和家属的主要顾虑，同时作为术后对比的基线。

四、成人围术期评估优化

如前所述，术前对患者的评估优化会对手术结果产生重要影响。临床医生更不能忽视那些可控因素，如医院规章和手术方法。围术期优化不依赖于改变患者的行为或医疗因素，而只需优化麻醉方案、手术策略和术后管理就可以减少并发症、住院时间和花费。优化的第一步是对手术方案进行循证评估。对于成人脊柱畸形，以脊柱骨盆参数和矢状位平衡为目标，就可以明显改善术后健康相关生活质量（HRQOL）和临床结局（PRO）评分[56-58]。然而，手术计划远不止这些参数，还包括是否进行分期手术、微创与开放术式的选择，以及是否需要两位外科医生协助。早期的分期手术和前后路联合手术与手术并发症的增加有关，随后的研究通过对微创与开放手术相结合的方法与传统开放手术进行比较，发现包括经椎弓根截骨术或多节段成人畸形矫正在内，微创与开放手术相结合的方法失血更少、并发症发生率更低[59-68]。因此，针对老年患者，应考虑采取分期手术的方式，以减少单次手术时间和整体创伤。我们的经验是对于分期或长时间手术的患者术前放置下腔静脉滤

器，以降低肺栓塞或深静脉血栓的风险。在术后第一天皮下注射肝素有降低深静脉血栓的风险[69]。许多关于儿童和成人畸形手术的研究结果表明，采取两种不同外科医生团队的方案可明显减少术中失血、缩短手术时间和住院时间[11, 59, 70, 71]。最近的一项关于儿童脊柱侧弯手术的研究显示，采用 2 名与 1 名主刀医生相比较在术中指标方面没有明显差异，但是此研究存在样本量较小的局限，其仅纳入了 47 名患者[72]。由于多种因素，包括主刀医生的时间安排，以及考虑到助手和合作医生之间相对价值单位（RVU）的计算带来的潜在的负面财务影响，可能无法使用 2 名主刀医生[73]。但是尽管如此，我们仍然建议在进行复杂的手术，例如翻修或截骨手术时考虑使用 2 名主刀医生[59]。

这些复杂手术大部分是在教学医院中进行的，由住院医生和（或）实习医生担任助手。住院医生和实习医生是否对预后有影响尚不明确，有研究表明，增加实习医生的使用会导致手术时间延长，但是并不会增加并发症的发生率[74]。研究显示，将脊柱外科医生独立于神经外科或骨科之外进行培训对于其增加手术经验和提高专业化水平更有益处[75, 76]。然而，不论培训如何，术中失血量增加与住院时间和费用增加相关，减少术中出血可以改善上述指标。因此，充分了解导致失血量增加的患者和手术因素至关重要，包括更大的畸形角度、更长的内固定范围和性别因素（女性）[77-79]。术中自体血回输可减少术中和术后输血，对于预计术中出血量 > 1L 时，建议使用自体血回输[80]。目前骨科手术中氨甲环酸的应用也越来越普遍，文献证据支持在成人和儿童脊柱侧弯矫正手术中应用氨甲环酸，可以有效减少术中失血量和输血[74, 81-83, 103]。对于所有患者，必须采取正规的术前抗感染措施，包括切皮前 60min 内静脉使用抗生素和术前 MRSA 的预防[84, 85]。作者的经验是所有腰椎融合内固定手术切口内均

应用万古霉素粉剂，这一方法在脊柱手术中也逐渐成为常规[86]。

规范的术后住院管理可降低住院时间和花费，并可降低总体并发症发生率。加速康复外科（ERAS）技术已在普通外科和妇科手术中常规应用[87, 88]。这些措施包括早期下床活动、早期拔管，以及及时发现并处理术后早期并发症的标准化随访计划。尽管 ERAS 尚未在成人畸形患者中应用，研究已证实 ERAS 可减少儿童脊柱侧弯患者的住院时间，并且不会导致并发症或再入院等负面影响[89-91]。研究表明，这些措施也可以降低临床成本，虽然降低成本的主要方法是更改术中变量，如内固定和植骨材料[92]，但对于成人患者实施 ERAS 格外有意义。即使是没有使用内固定的简单手术，高龄也增加了患者出院后无法回归正常生活的风险。而且高龄患者术后常常面临谵妄、尿潴留和活动减少并导致延迟出院[14, 93-95]。因此，有必要多学科共同进行术后管理，例如在住院期间与儿科医生共同管理脊柱侧弯患儿。对高龄患者进行多学科联合管理的早期尝试已经取得了可喜的结果，减少了术后卧床时间和住院时间，增加了出院回家率[81, 96]。

五、儿童围术期评估优化

儿童脊柱侧弯手术的术中优化应特别关注出血和手术时间，因为这些都是并发症（包括较高的切口并发症发生率和脊髓监测警报）的重要预测因素[40, 97]。研究已证实采用 2 名主刀医生进行手术，术中危险因素明显减少，因此在复杂的手术中应考虑再增加一名主刀医生。即便是在简单的青少年特发性脊柱侧弯（AIS）手术中，采用 2 名主刀医生也可有效减少失血量、输血需求及术后阿片类药物的使用，并有助于缩短住院时间[70, 71, 98]。对于儿童脊柱畸形患者采用危险分层评分法，包括患者术前状态、ASA 评分、诊断、

侧弯和后凸的程度，以及手术的复杂性，可能有助于明确是否应采用 2 名主刀医生[12]。

儿童脊柱外科有多种同种异体输血预测模型，AIS 患者异体输血率高达 17.8%[99]，在神经肌肉型患者则高达 7.8 倍[100]。较长的手术时间、较多的融合节段、僵硬、较大的侧弯和后凸角、切口处 MAP 值、性别因素（男性）均与术中失血量增加相关[77-79, 100]。术中可通过与麻醉医生密切配合减少围术期失血量，采取控制性降压、自体血回输和抗纤溶药物（特别是氨甲环酸的使用[48, 70, 101]）等措施，在包括神经肌肉型患儿中同时应用上述措施尤其显示出有效性和安全性[102-104]。这些措施在很大程度上取代了术前自体血预存。虽然有学者提出采用急性等容血液稀释，或在诱导时抽取静脉血并输注晶体代替，在手术即将完成时回输采集的静脉血，但此方法尚未被广泛研究应用[104, 105]。

为了减少手术部位感染，除术前备皮和鼻部清洁外，围术期抗生素的使用也是一个重要方面。所有患者均应用头孢唑林，必要时可重复给药。特殊人群包括 MRSA 阳性病史的患者，应该在切皮前 1h 输注万古霉素，对于神经肌肉型患者，应额外给予抗革兰阴性菌抗生素。大肠杆菌是深部脊柱感染中最常见的细菌病原体[50]，在所有革兰阴性细菌培养阳性的儿童脊柱外科手术中，97% 发生在神经肌肉型患者[49]。在建议所有患者使用万古霉素粉剂的同时，也应考虑在局部骨移植物中加入革兰阴性抗生素[47]。此外，针对包括低龄患儿在内的特殊人群，应在术后使用密闭的敷料保护切口免受粪便污染，并尽量减少换药频次[43]。一般无特殊情况直到出院时更换一次切口敷料。

术后加速康复正在广泛应用，儿童患者从中获益良多，节省了成本，也不会增加并发症[91, 106-109]。其中关键的一点就是采用多模式镇痛，虽然各个医院的方式不完全一样，但是总的

原则是一致的。术中应用美沙酮，术后即刻静脉注射对乙酰氨基酚，术后第 1 天从麻醉状态迅速过渡到自控阿片类药物镇痛，抗痉挛药、抗焦虑药地西泮、加巴喷丁和酮咯酸联合应用可加速疼痛缓解，减少阿片类药物使用和不良反应，缩短住院时间。青少年脊柱患者术后应用酮咯酸，可降低疼痛评分，并可减少阿片类药物使用及阿片类药物并发症，同时不增加异体输血和假关节的形成 [43, 110-113]。需要强调的是，大多数研究结果倾向于在术后第 1 天或 48h 内开始服用酮咯酸，其中有研究对于疗效的评估早在手术中就已开始 [114]。对于非甾体抗炎药，作者所在医院是在手术前一晚给予美洛昔康，并在术后第一天的早晨给予酮咯酸，以避免在术后即刻出现硬膜外血肿等罕见并发症。

此外，加速康复的措施还包括术后第 1 天早期下床活动、每天 2 次的物理治疗，特发性脊柱侧弯患儿停用 Foley 导管，以及对需要坐轮椅的患者在出院前进行轮椅改造以适应新的坐姿。对于特发性脊柱侧弯患儿术后当天，我们建议采用双脚悬吊的姿势 [91]。由于早发型脊柱侧弯中无论是神经肌肉型还是 AIS 患儿的主要并发症均发生在肺部 [115, 116]，因此术后早期活动有助于改善肺部功能，同时有助于术后肠道功能恢复，而不仅是依靠使用大便软化药，或是术后第 2 或第 3 天使用栓剂和采取灌肠的方式。是否采取措施促进排便不应只取决于患者排便的成功与否，而是应观察患者对饮食的耐受程度和是否正常排气 [106, 111]。

六、优化患者预后的系统措施

2011 年的一篇论文《不完整的护理——系统错误寻踪》强调了导致医疗过错最常见的原因 [117]。这些错误不是"失误"造成，而是"疏忽"造成的，即本应为减少伤害风险而采取的措施却没有实施。系统措施必须可靠，以避免这类医疗错误。

在大部分脊柱外科患者的护理中，使用一组医护团队有其明显的优势。团队是获得最佳结果的结构因素，脊柱外科医生与得到康复医学、理疗、护理、心理学、疼痛和内科专家相互配合可明显提高护理质量。而且为了实现最优的疗效，需要一个系统性的实施流程。

西雅图成人脊柱畸形医疗团队就是一个很好的范例。此团队方法的要点在于制订手术方案，同时对所有计划实施复杂脊柱重建手术的患者进行多学科会诊。在确定手术之前，由康复、心理、内科、麻醉等多学科专家和主诊医生组成的团队要对每一个患者进行讨论。所有的专家在决定是否进行手术，以及明确风险因素时都具有同等的发言权，在每进一步处理之前，团队都要共同解决这些问题。通过这种方式，该团队显著降低了术后 90 天内并发症（$P < 0.001$）、再手术（$P < 0.001$）、切口感染（1.6% vs. 7.5%）、深静脉血栓 / 肺栓塞（3.2% vs. 10%）及尿路感染（9.7% vs. 32.5%）的发生率，神经并发症发生率也明显降低。

综合个人、团队和组织层面的改进方法，图 1-1 详细总结了可促进脊柱手术质量和安全性改进的因素。西雅图脊柱团队的方法为此提供了支持。图 1-2 显示了由西雅图脊柱团队精炼出的概念模型，使用该模型指导手术质量和安全性改进。

七、结论

基于循证医学的成人和儿童脊柱患者术前和围术期管理可减少手术的变异性和不良事件发生率。通过术前对生理和心理社会因素综合评估并予以干预可以改善预后。围术期优化的重点应从患者转移到临床实践，即医院实施流程和手术方法，在成体系的策略中将这些措施加以整合以获得最佳结果。

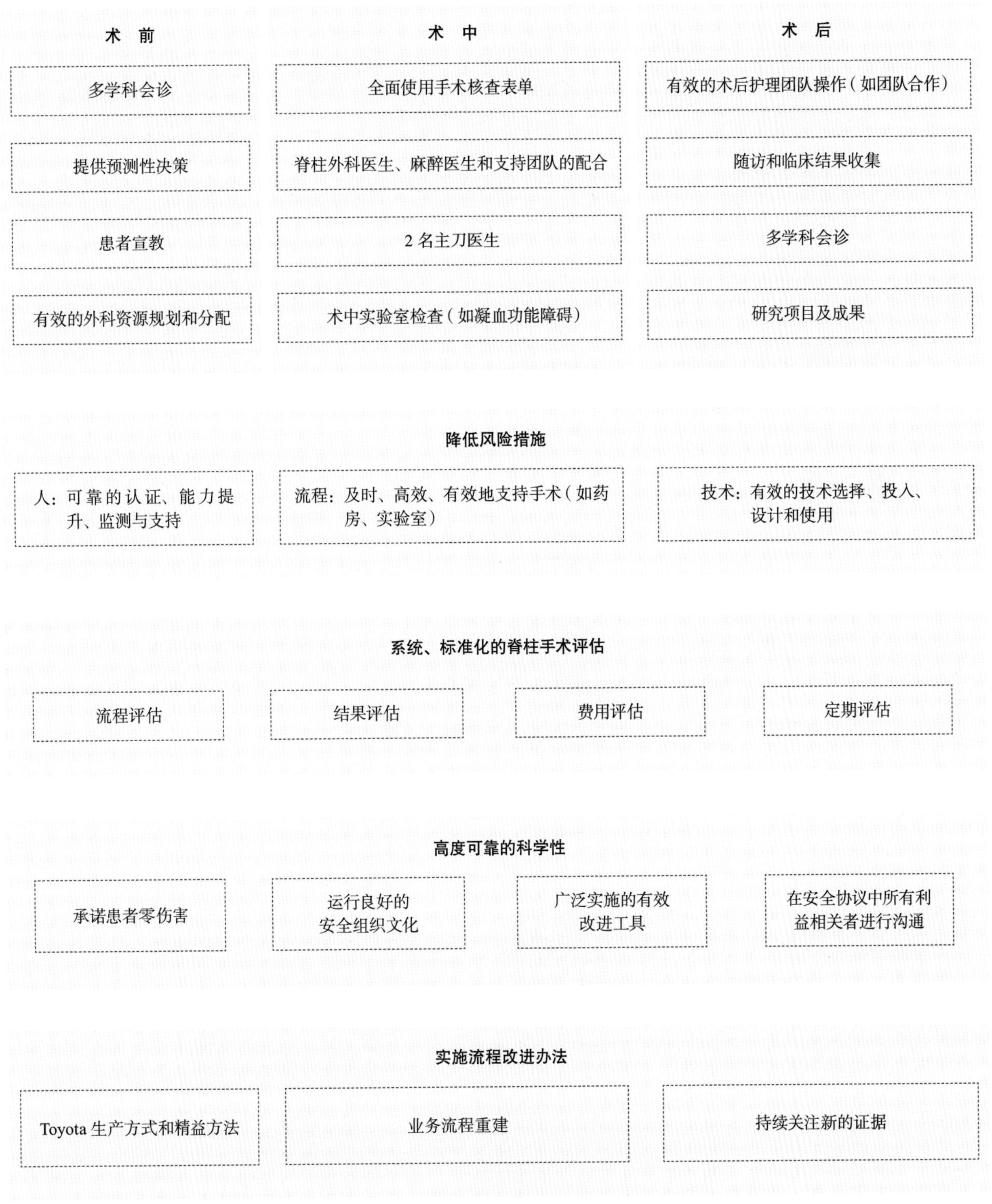

术 前	术 中	术 后
多学科会诊	全面使用手术核查表单	有效的术后护理团队操作（如团队合作）
提供预测性决策	脊柱外科医生、麻醉医生和支持团队的配合	随访和临床结果收集
患者宣教	2 名主刀医生	多学科会诊
有效的外科资源规划和分配	术中实验室检查（如凝血功能障碍）	研究项目及成果

降低风险措施

人：可靠的认证、能力提升、监测与支持	流程：及时、高效、有效地支持手术（如药房、实验室）	技术：有效的技术选择、投入、设计和使用

系统、标准化的脊柱手术评估

流程评估	结果评估	费用评估	定期评估

高度可靠的科学性

承诺患者零伤害	运行良好的安全组织文化	广泛实施的有效改进工具	在安全协议中所有利益相关者进行沟通

实施流程改进办法

Toyota 生产方式和精益方法	业务流程重建	持续关注新的证据

▲ 图 1-1　脊柱安全改进模型 - 详图（SpineSIM-D）

整合关键因素以改进脊柱外科手术质量和安全性，综合个人、团队和组织层面的改进方法［经许可转载，引自 Sethi RK，Buchlak QD，Leveque J-C，Wright AK，Yanamadala VV. Quality and safety improvement initiatives in complex spine surgery. *Semin Spine Surg* 2018；30（2）：111-120. © 2017 Elsevier. 版权所有］

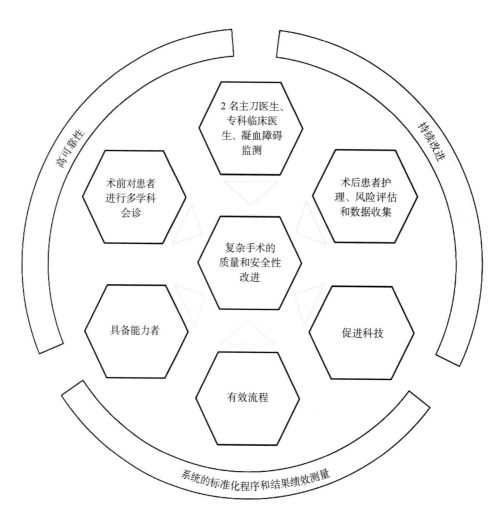

▲ 图 1-2　脊柱安全改进模型 – 概念（SpineSIM-C）

一种用于指导复杂脊柱外科手术中质量和安全性改进的概念模型［经许可转载，引自 Sethi RK, Buchlak QD, Leveque J-C, Wright AK, Yanamadala VV. Quality and safety improvement initiatives in complex spine surgery. *Semin Spine Surg* 2018；30（2）：111–120. © 2017 Elsevier. 版权所有］

第2章

脊柱正常解剖：正常的矢状位序列
Normal Spinal Anatomy: Normal Sagittal Plane Alignment

Mark Bernhardt　Daniel Cherian　著

张志成　张　阳　译

脊柱是一个机械结构。椎体之间通过一个复杂可控的复合体相连接，其中椎体担任杠杆，小关节和椎间盘为旋转中心，韧带作为被动约束装置，肌肉作为驱动装置。全面地了解脊柱的解剖、正常的脊柱序列及脊柱生物力学对于理解脊柱疾病的临床诊疗非常重要。

脊椎的三个基本功能分别是负载功能、运动功能和对椎管内脊髓及马尾神经的保护功能。脊柱的解剖结构使其具备这些功能。人类脊柱具有7个颈椎、12个胸椎、5个腰椎、5个融合的骶椎和3～4个融合的尾椎。在冠状面上，脊柱直且对称，而在矢状面上存在4个正常的生理弯曲。在颈椎和腰椎表现为前凸，在胸椎和骶尾椎则表现为后凸。产生这些生理弯曲的生物力学原因在于它们可以增加脊柱的弹性和减震能力，同时保持椎间足够的刚度和稳定性。

一、脊柱发育、解剖和功能

历史上，脊椎的姿态是通过绘画来记录。早期的艺术家认为脊柱曲线具有柔和之美，表现出身体的优美姿态，但也常常会夸大畸形的脊柱形态。

脊柱从基底部的骨盆后弓向上延伸至最上端，最上端的脊柱起到支撑作用并作为颅骨的旋转中心。骶骨既是脊柱的一部分也是骨盆的一部分。胸椎是胸廓的组成部分。腰椎和颈椎相对独立，腰椎与胸椎和骨盆形成关节，而颈椎与颅骨和胸椎相连接。

在新生儿期，矢状位上脊柱整体表现为柔和的后凸曲线（图2-1）。凸向后侧的脊柱曲线称为脊柱后凸。随着发育，婴儿逐渐可以控制自己的头部运动，能够抬头。颈部的这种直立姿势使颈椎产生了凸向前方的继发弯曲，形成颈椎前凸。四足动物的脊柱都有这两种矢状位序列。但当人类发育到学会坐起或直立行走时，换句话说，当孩子变成两足动物时，脊柱发育出另一个继发弯曲。该曲线被称为腰椎生理前凸。

胸椎和骶椎是相对固定的矢状位弯曲，是脊柱的主要弯曲，起源于新生儿期的脊柱曲度。椎

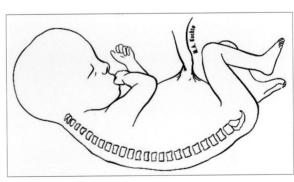

▲ 图 2-1　在新生儿中，脊柱的正常矢状位序列表现出柔和的后凸曲线

体结构楔形变为胸椎和骶椎贡献了大部分的后凸。另一方面，颈椎和腰椎的生理前凸是继发性的，通常是由于邻近脊椎间的成角造成。也就是说，是依靠椎间盘而非楔形变的椎体构成。在前凸部位，椎间盘前方的高度高于后方。如上所述，颈椎和腰椎这种椎体间连接方式，作为整个脊柱的组成部分，使它们具有更多的活动度。

有些学者认为脊柱矢状位序列的形成是为了增强脊柱的能量吸收功能以减少损伤。脊柱弯曲方向交替变化使其具备了能量吸收的潜能，但只有后凸的新生儿脊柱也存在相似的能量吸收的潜能。新生儿脊柱后凸能够给内脏提供更大的空间。在儿童发育的早期，头部直立和稳定的双足站立行走需要脊柱前凸。虽然直的矢状位序列可能更好地适应这些功能，但盆腔和胸腔的容量将会减少，胸部和盆腔部位的后凸则为脏器提供了足够的容量。另外一个原因在于，矢状面上交替的弯曲变化可以使得重力在维持姿势的偏心肌肉群有效放松的同时通过屈伸活动进行分散。所有这些假说都是重要的考虑因素，因为结构和功能密不可分。

二、三维脊柱序列

在冠状面和横断面，正常的脊柱序列很容易定义。在冠状面上，脊柱通常是直的，但胸椎往往会有轻微右侧弯，可能是由于附近主动脉的搏动。在站立正位全长片上，从齿状突尖部划出的铅垂线几乎会把下方的每个椎体一分为二。冠状面上偏离铅垂线常常预示着脊柱侧弯畸形。在水平面上，棘突指向正后方，而椎体呈现凸型，指向正前方。在此平面上的方向偏倚则预示着脊柱的旋转畸形。

正常的矢状位序列不像其他两个平面那么容易定义。正常矢状平面上的4个生理弯曲个体间差异很大。Stagnara等的研究发现，因为"正常"

值的范围过大，通过任何方式都很难以平均值作为正常值[1]。而脊柱序列的正常变化往往发生在矢状面上。本章将重点讨论颈、胸、腰、骶区不同脊柱的矢状位序列。

三、脊柱序列中的术语

在讲述脊柱正常的矢状位序列之前，我们应简短地讨论用于描述脊柱形态的术语。脊柱是一个三维结构。右手90°正交坐标系（图2-2）可用于描述此三维结构，以便研究者与临床医生之间的精准沟通。脊椎的位置可以通过在三个坐标平面中相对于一个参考点的成角和平移位移来精确描述，这个参考点通常称为起点。因为存在两种

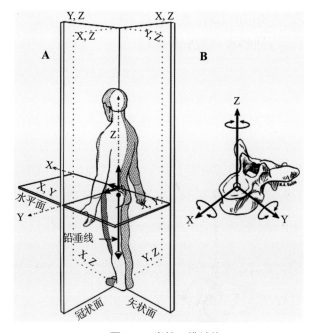

▲ 图 2-2　脊柱三维结构

A. 右手正交坐标系。-Z 轴由从在 S_1 上终板中心向下的铅垂线来描述，+Y 轴指向左，与 Z 轴成 90°。+X 轴指向前方，与 Z 轴和 Y 轴成 90°。人体处于解剖位。平面如图所示：矢状面是 X、Z 平面；冠状面是 Y、Z 平面；水平面是 X、Y 平面。可通过与坐标系原点的相对关系来描述运动。原点为零点，箭头指示每个轴的正方向，与箭头相反的方向为负。因此，向前方的移位为 +X；向上方则是 +Z；向左边 +Y；向右边是 -Y；向下方是 -Z；向后为 -X。旋转是通过坐标系原点以轴的正向来看而确定。顺时针旋转为 +θ。因此，+θX 类似于右侧弯曲。+θZ 是向左的轴向旋转。B. 椎骨在坐标系中具有 6 个旋转自由度（沿 3 个轴平移和绕 3 个轴旋转）

类型的移位（平移和成角），在系统中，这三个平面总共有六种维度的运动自由度。

坐标系的层次结构定义了脊柱的几何形状（图2-3）。局部坐标系基于单个椎骨，并可用于描述单个脊椎的确切形状和大小。功能性脊柱单元（运动节段）的生物力学测试涉及局部坐标系的使用。通常利用与下位脊椎的相对关系描述脊柱运动。区域坐标系可用于描述部分脊柱区域和曲线，其垂直轴（或 Z 轴）可以由此区域或弯曲末端椎骨的中心来定义。脊柱坐标系将穿过整个脊柱最尾侧和最头侧脊椎中心的连线定义为 Z 轴。整体坐标系是基于全身的位置系统，Z 轴是起于脊柱基底的 S_1 椎体的重力线。在本章中，矢状位序列的描述可以使用局部、区域、脊柱或整体坐标系。更详细的描述脊柱三维形态的专业术语，请参阅脊柱侧弯研究协会三维脊柱畸形的术语，由 Stokes 编著[2]。

脊柱的前 / 后凸与脊柱侧弯一样，基于脊柱

侧弯研究学会（SRS）推荐的 Cobb 角方法进行测量。在测量时，应画出平行于上端椎上终板和下端椎下终板的两条线。终板线垂线的夹角构成 Cobb 角（图 2-4）。胸椎的后凸（T_{10}～T_{12}）和腰椎前凸（L_1～S_1）的测量以区域坐标系为例。节段的 Cobb 角，即相邻椎体间矢状面成角以局部坐标系为例。C_7 矢状位铅垂线的应用和骶骨倾斜角或者骶骨斜坡角的测量，都是以整体坐标系为例。

在分析相对于正常矢状位序列的数据时，研究者必须明白在影像学图片上测量角度存在一定的固有误差。容易导致误差的变量包括患者的位置、X 线束的位置、X 线片上脊椎的清晰程度、端椎的选择、终板线的选择、划线的宽度，以及使用的测量设备。使用量角器在 X 线片上测量的精度可以达到 1°。使用 Cobb 方法测量脊柱侧弯角度的标准误差是 2.2°～3.0°。Stagnara 等研究

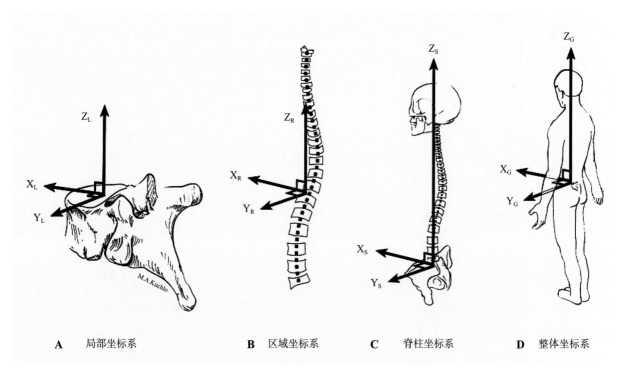

| **A** 局部坐标系 | **B** 区域坐标系 | **C** 脊柱坐标系 | **D** 整体坐标系 |

▲ 图 2-3　坐标系统的层次结构定义了脊柱的几何形状

经许可改编自 Stokes IA. Three-dimensional terminology of spinal deformity. A report presented to the Scoliosis Research Society by the Scoliosis Research Society Working Group on 3-D terminology of spinal deformity.Spine（Phila Pa 1976）1994；19（2）：236–248.

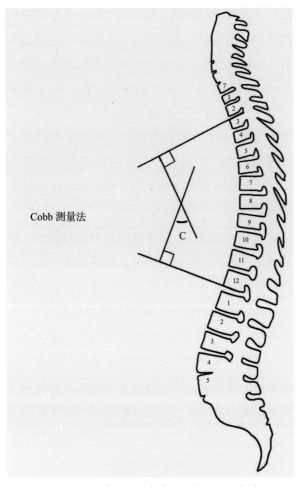

Cobb 测量法

▲ 图 2-4　胸椎后凸角度测量的 Cobb 方法

发现，在测量矢状位序列时，患者正常的体位经过反复测量，也会存在几度的差异[1]。据报道，在测量胸椎和腰椎矢状面 Cobb 角时，不同测量者之间存在的误差约为 2°（SD ± 1°）。

四、经济锥的概念

　　维持直立的姿势和水平的视线对于人的日常活动非常重要。脊柱和骨盆的畸形可导致在维持身体姿势时耗能增加。Dubousset 认识到骨盆在决定脊柱整体序列中的重要性，并提出了经济锥的概念。经济锥起于足部，并向上锥形投射，其决定了最小耗能下的躯干最大活动范围。当脊柱畸形迫使躯干偏离经济锥范围，耗能就会增加，从而启动代偿机制，比如膝关节屈曲和骨盆后

旋，和（或）外部的支撑[3, 4]。

五、脊柱平衡：铅垂线

　　当头部和躯干重心落于骨盆时，维持姿势和行走步态的肌肉工作效率最高。因此，当我们呈站立状态时，从脊柱顶部画出的铅垂线应始终保持接近于脊柱基底部的中央位置。在冠状面，自齿状突中点的铅垂线常常落于 S_1 棘突附近（< 1cm）。在矢状面，自齿状突引出的铅垂线常经过颈椎后方，穿过 C_7 椎体，位于胸椎前方，腰椎后方，并落于 S_1 椎体附近。矢状面的曲线彼此达到平衡状态，才能维持头部、躯干，以及骨盆垂直的线性排列。由于齿状突在 X 线片上常常显示不清，铅垂线常自 C_7 椎体的中点划出，并称为矢状位垂直轴(sagittal vertical axis, SVA)（图 2-5）。

　　正常的胸椎后凸和腰椎前凸范围较大，但两者的大小存在一定的关系。总体来说，胸椎后凸和腰椎前凸彼此构成一定的比例关系。也就是说，胸椎后凸越大，腰椎前凸也就越大，反之亦然。这种对应关系并非绝对，相对于脊柱基底铅垂线的矢状面方向改变，可以通过改变腰椎前凸的角度来平衡胸椎后凸。在 Schultz 和 Ashton-Miller 的研究中关于 18 例 10—18 岁青少年（平均 12 岁）的测量分析的图表（图 2-6）描绘了相对于 Z 轴矢状位移位的正常变化范围[5]。

　　多位研究者[1, 2, 6-8]提出了关于脊柱 - 骨盆序列的多种参数。这些参数紧密相关，是腰椎和胸椎矢状位序列的重要决定因素。正常情况下，这些参数可以平衡脊柱曲线的变化，维持躯干的整体轴线落于股骨头位置（下一章节详述脊盆序列）。

　　正常的矢状位平衡（或中立位矢状位平衡）是指过 C_7 的铅垂线与 S_1 椎体后上角相交。正性矢状位失平衡，如平背综合征，是指 C_7 铅垂线在矢状位上落于骶骨前方。相对应的，负性矢状位失平衡是指 C_7 铅垂线落于骶骨后方。Jackson

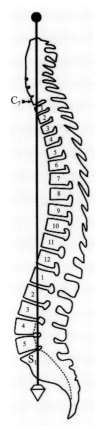

▲ 图 2-5　C_7 铅垂线是测量矢状位平衡测量的重要参数，从 C_7 椎体中心划出的铅垂线向下方应紧贴 S_1 椎体的后上角

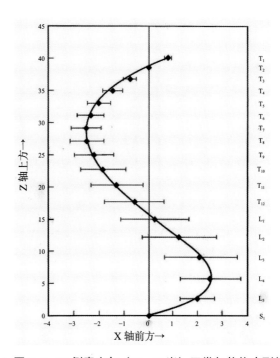

▲ 图 2-6　18 例青少年（10—18 岁）正常矢状位序列的变化。图中给出了椎体中心距离 Z 轴距离的均值（实心菱形标记）和标准差（横向线条表示），其中 X 轴和 Z 轴的比例不同。在 X 轴上与 0 相交的垂直轴是矢状面铅垂线

经许可改编，引自 Schultz AB, Ashton-Miller JA. Biomechanics of the human spine. In：Mow VC, Hayes WC, eds. Basic Orthopaedic Biomechanics. 2nd ed. New York：Raven Press；1991：337.

和 McManus 发现在 2/3 无症状的成人中，C_7 铅垂线可落于 S_1 后上角前后的 2.5cm 内 [9]。

Lagage 等提出了用于计算术后 SVA 的一种公式，如下所示：SVA = −52.87+5.90 × PI−5.13 ×（最大的腰椎前凸）− 4.45 × PT − 20.9 ×（最大的胸椎后凸）+ 0.566 ×（年龄）。

接下来的综述和讨论将从脊柱基底的骶骨和骨盆开始，并沿着铅垂线或 Z 轴向上，按照脊柱区域进行。

六、骶盆和脊盆序列

腰骶结合部是从相对活动、前凸的腰椎到固定、后凸的骶尾椎的移行区。骶髂关节是一个微动关节，因此，在决定脊柱基底矢状位方向上，骨盆和髋关节发挥了非常重要的作用。Dubousset

将骶骨和骨盆合称为"骨盆椎"，是连接腰椎和股骨的中间骨，对坐立序列起到重要的作用。骶骨倾斜角（sacral inclination，SI）是 S_1 椎体后方连线与矢状面水平轴（X 轴）的夹角。图 2-7 描述了站立位下 SI 与骨盆旋转、髋关节位置的关系。当骨盆向后旋转（图 2-7B），骶骨更趋向于垂直方向。当骨盆向前旋转（图 2-7C），骶骨则更趋向于水平方向。因此，髋关节屈曲挛缩，以及因此而造成的骨盆旋转能力丢失，可以影响 SI、腰椎前凸和矢状位平衡。

Asher 将 Bernhardt 和 Bridwell 的分段矢状位成角数据（图 2-8 局部坐标系所示）改良为整体坐标系，假设平均的 SI 为 45° [10]。图 2-9 描述了这个调整。Jackson 和 McManus 发现成人志愿者中的 SI 平均为 50°，其中 2/3 个体的 SI 为 43°～58° [9]。

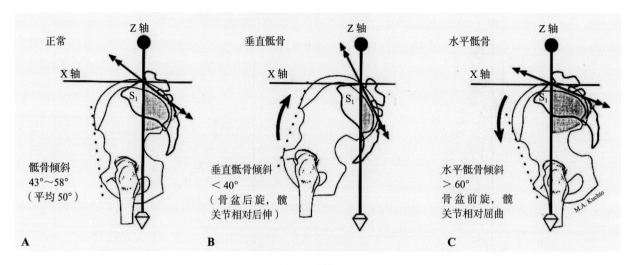

▲ 图 2-7　骶骨倾斜、骨盆旋转和髋关节位置的关系

A. 正常骶骨倾斜矢状面形态（铅垂线和平行于近端骶骨后方的线之间的夹角）。B. 垂直骶骨的矢状面形态。由于骨盆向后旋转，髋关节处于相对后伸状态。因此，站立时，髋关节后伸和骨盆后旋可以减少骶骨倾斜，弥补腰椎生理前凸的减少。C. 水平骶骨的矢状位序列。由于骨盆的前旋，髋关节处于相对屈曲状态。髋关节屈曲挛缩的患者的骶骨倾斜较大，并且丧失了部分骨盆旋转的能力，而无法代偿腰椎前凸的丢失

　　目前已有多个关于定义骶盆形态和脊盆平衡的参数和研究。Legaye 等提出了骨盆入射角（pelvic incidence，PI）作为一个基本的骨盆解剖参数，PI 对每个个体来说是特异且恒定的，决定了骨盆的方向，并影响了腰椎前凸的大小[8]。PI 是在侧位片上由 S_1 上终板的垂线与连接股骨头轴线和 S_1 上终板中点连线所构成的角（图 2-10）。Vialle 等的研究发现平均 PI 正常值为 $55° ± 11°$[11]。Vaz 的研究提出矢状位脊盆平衡是脊柱和骨盆参数的结合，说明了被 PI 定义的骨盆形态决定了脊柱末端骶骨的位置[12]。腰椎节段需适应骨盆的形态从而以骨盆为基底平衡整个躯干。另外，异常的 PI 可以诱发产生病理性改变。Labelle 等的研究发现腰椎滑脱患者的 PI 值（$76° ± 8°$）较正常人的 PI 大（$52° ± 5°$）[13]。Jackson 等的研究也提出骨盆对于腰椎前凸的贡献非常重要，骨盆的解剖结构在滑脱的发生过程中可能扮演了一定的病因学角色[14]。

　　PI 是两个位置相关参数的总和：骶骨斜坡角（sacral slope，SS）和骨盆倾斜角（pelvic tilt，PT）。SS 是 S_1 上终板与矢状面水平轴的夹角。

PT 是矢状面垂直轴 Z 轴与侧位片上 S_1 上终板中点与股骨头轴线的连线的夹角。当髋关节轴线位于骶骨上终板中点前方时，PT 为正值。由于 PI = SS + PT，被 PI 所量化的骨盆形态是决定站立位时骨盆方向的决定因素。当 PI 值增高，要么 SS 值必然增大，要么 PT 值增大，或者同时增大。反之亦然。图 2-10 描述了这些重要的参数。需要注意的是 SI 和 SS 是不同的两个概念。这些参数测量的角度相似，但由于 S_1 的矢状面形态，SI 角通常比 SS 角小 10°。

七、正常腰椎前凸

　　由于测量的参数不同，腰椎前凸的正常范围常常在 $20° \sim 40°$[15]。Moe 等的研究指出正常范围为 $40° \sim 60°$，但并没有交代测量的具体节段。其他的研究测量了 T_{12} 下终板与 S_1 上终板的夹角，此定义的前凸平均为 59°（$31° \sim 79°$）。Stagnara 等发现，从 L_1 上终板测量至 S_1 上终板，腰椎前凸的范围为 $33° \sim 79°$，而从 L_1 上终板测量至 L_5 下终板则为 $18° \sim 69°$[1]。

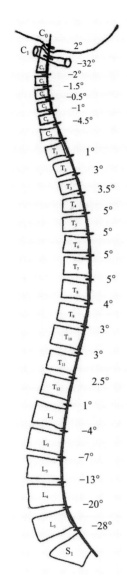

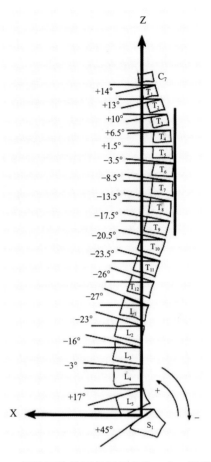

▲ 图 2-9　假设平均的骶骨倾斜角为 45°，根据整体坐标系，正常胸椎和腰椎每个节段的平均矢状面角度所做的调整度数

改编自 Asher MA. 3-D 6-M Spinal Measurement Device: Background and Technique. Cleveland, OH: AcroMed Corp; 1991: 3.

▲ 图 2-8　局部坐标系下正常颈椎、胸椎、腰椎不同节段的平均矢状面角度

经许可改编自 Bernhardt M, Bridwell KH. Segmental analysis of the sagittal plane alignment of the normal thoracic and lumbar spines and thoracolumbar junction. Spine（Phila Pa 1976）1989；14（7）：717–721. 其他引自 Hardacker JW, Shuford RF, Capicotto PN, Pryor PW. Radiographic standing cervical segmental alignment in adult volunteers without neck symptoms. Spine（Phila Pa 1976）1997；22（13）：1472.

有几个研究关注到 S_1 上终板在 X 线片上很难确定而导致的腰椎前凸测量困难。Propst–Proctor 和 Bleck 同 DeSmet 一样，选择 L_1 上终板到 L_5 下终板进行测量，其得出的正常范围分别为 22°～54° 和 20°～60°[15]。这些测量中的困难应尽力克服，因为任何省略 L_5～S_1 节段前凸的测量方法都

是不完全的。Bernhardt 和 Bridwell 同 Jackson 和 McManus 一样发现在青少年和成人中，L_5～S_1 节段的前凸约占整个腰椎前凸的 40%[9, 16]。

这些研究表明，正常人腰椎前凸是一个很大的范围。整体人群的正常腰椎前凸的分布表现为一个典型的钟形曲线。平均前凸（L_1～S_1）约为 60°。正常前凸的范围为 30°～80°。尽管整体前凸和节段的前凸在个体间存在明显的差异，每个节段（L_1～L_2、L_2～L_3、L_3～L_4 节段等）相对于整个腰椎前凸的占比几乎是恒定的。L_4～S_1 节段常占腰椎前凸的 2/3。Bernhardt 和 Bridwell 发现，在青少年中各个腰椎节段对于腰椎前凸的占比分别为：L_1～L_2，5%；L_2～L_3，10%；L_3～L_4，

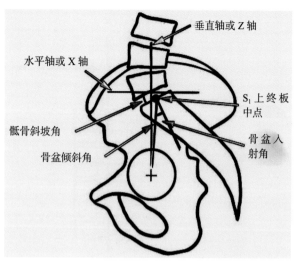

▲ 图 2-10　站立位全长侧位片上测量矢状面骶盆参数（PI、SS 和 PT）。PI=SS+PT，正常的 PI 范围为 44°～66°

18%；L_4～L_5，28%；L_5～S_1，30% [16]。Jackson 和 McManus 在成人中有着相似的研究结果：L_1～L_2，2%；L_2～L_3，11%；L_3～L_4，19%；L_4～L_5，27%；L_5～S_1，41%。80% 的腰椎前凸源于楔形的椎间盘，仅仅 20% 的前凸是由于椎体的前凸形态 [11]。最下方的 3 个椎间盘的楔形角度最大。L_3～L_4 椎间盘前凸为 9°，L_4～L_5 椎间盘贡献 11°，L_5～S_1 椎间盘贡献 11°。因此，一半以上的腰椎前凸来源于最下方的三个椎间盘。

腰椎前凸通常始于 L_1～L_2 节段并逐渐向尾侧至骶骨，每节段逐渐增大（图 2-8）。腰椎前凸的顶点通常位于 L_3～L_4 椎间盘。Vaz 等的研究发现了腰椎前凸、PI、SS 和 PT 之间的相关性 [12]。腰椎前凸随着 SS 和 PI 的增加而逐渐增加，以维持骨盆上方的躯干平衡。Vialle 等的研究为我们提供了一个描述腰椎前凸、胸椎后凸、SS、PI 和 PT 线性相关的数学公式 [11]。

对于成人脊柱畸形的患者，Schwab 等建议使用以下公式化的目标：腰椎前凸 = 骨盆入射角 ± 9°。该回顾性研究将影像学参数和临床结果相关联，加强了两者的相关性，手术应增大减少的脊柱前凸以匹配患者独特的脊盆形态 [3, 4]。

八、胸腰椎交界区

胸腰椎交界处（T_{12}～L_1）是脊柱相对僵硬的胸椎后凸向活动较大的腰椎前凸过渡的区域。Bernhardt 和 Bridwell 指出，胸腰段几乎是笔直的（T_{12}～L_1 的后凸平均为 1°）[16]。

九、正常胸椎后凸

正常的胸椎后凸使用不同的测量方法，通常为 20°～40° [15]。Stagnara 等研究了 100 例青年成人（20—29 岁），后凸角度的范围为 30°～50°，平均 37° [1]。Bernhardt 和 Bridwell 主要研究了 102 例青少年（年龄范围为 4—29 岁，平均 13 岁），发现正常后凸（T_3～T_{12}）的范围为 9°～53° [16]。2/3 的受试者的胸部后凸角度为 36°±10°。Jackson 和 McManus 研究了 100 例成年志愿者（年龄范围为 20—63 岁，平均年龄为 39 岁），发现胸椎后凸（T_1～T_{12}）的范围为 22°～68°，平均 42° [9]。2/3 的志愿者后凸为 33°～51°。在 Fon 等关于成人的研究中，发现女性的胸椎后凸稍大一些，并且男性和女性的胸椎后凸都随着年龄的增长而略有增加，老年人的正常上限为 56° [17]。

这些研究表明，正常人后凸的范围较大。尽管年龄和测量节段可能会影响研究之间的相互比较，但还是可以总结出一些普遍规律。正常胸椎后凸在个体间的分布同样符合钟摆曲线。在青少年和年轻人群中，自 T_1～T_{12} 测量的后凸角度平均约为 40°。在标准的侧位片上，肩胛骨和上臂经常遮挡 T_1 使其显示不清。因此，T_3～T_{12} 的测量可能更具备一致性。在青少年和年轻人中，T_3～T_{12} 测量的平均胸椎后凸约为 36°。青少年和年轻人的正常胸椎后凸为 20°～50°。随着年龄的增加，正常后凸角度会略有增加。胸椎后凸的顶点通常在 T_6 和 T_8 之间。

Bernhardt 和 Bridwell 研究了节段性（局部）

后凸及区域性后凸（图 2-8）[16]。他们发现胸椎后凸通常始于 $T_1 \sim T_2$（在该段平均约为 1°），然后在尾侧的每个节段逐渐增加，直到后凸的顶点，通常以 $T_6 \sim T_7$ 椎间盘为中心，在顶点附近的几个节段平均存在约 5° 的后凸。然后，在顶点以下的每个节段的后凸逐渐减小，直到胸腰交界处，由于实际功能需要，胸腰段是笔直的。

十、正常颈椎前凸

Hardaker 等 [18] 使用了局部、区域、脊柱和整体坐标系研究了 100 例成年志愿者（年龄为 20—67 岁，平均年龄 39 岁）的颈椎矢状位序列。这些志愿者没有颈痛和上肢放射痛的病史，测量使用站立位脊柱全长正侧位片。他们的研究报道指出，正常颈椎前凸（从枕骨到 C_7 测得）平均约为 40°（SD = ± 10°）。他们报道了以下节段矢状位角度（数据精确到 0.5°；正值为后凸；负值为前凸）：$C_0 \sim C_1$，+2° ± 5°；$C_1 \sim C_2$，−32° ± 7°；$C_2 \sim C_3$，−2° ± 5°；$C_3 \sim C_4$，−1.5° ± 5°；$C_4 \sim C_5$，−0.5° ± 4.5°；$C_5 \sim C_6$，−1° ± 5°；$C_6 \sim C_7$，−4.5° ± 4°（图 2-8）。研究数据表明，颈椎每节段矢状面成角的正常值范围较大，这种现象与胸椎和腰椎类似。通常在枕颈交界处存在大约 2° 的后凸，而颈椎整体的前凸大部分位于 $C_2 \sim C_3$（80%）。图 2-8 说明了颈椎每个节段矢状面的平均角度。研究中还指出，中下颈椎常存在 5° 节段性后凸，且通常见于 $C_4 \sim C_5$ 或 $C_5 \sim C_6$ 节段。所以他们认为在颈椎存在多个节段的局部后凸或整个颈椎的后凸可能并不正常。Harrison 等的研究报道的平均颈椎前凸（测量 $C_2 \sim C_7$）为 34°，他们的分析未纳入存在后凸畸形的 X 线片 [19]。

Hardaker 等 [18] 发现了颈椎前凸与胸椎后凸之间存在很强的相关性。在胸椎后凸畸形增加的人群中，颈椎前凸也会出现增大，反之亦然。他们也注意到胸椎和腰椎矢状位曲线之间有类似相关性，但颈椎和腰椎之间无统计学相关性。他们发现过齿状突的铅垂线落于 C_7 椎体中心前方约 17mm（± 11mm）处。

十一、总结

全面彻底地了解正常的脊柱序列是成功评估和治疗脊柱畸形的先决条件。正常的脊柱序列有一个较大的范围，尤其是矢状位序列。脊柱基底（髋、骨盆和骶骨）的矢状位解剖是脊柱其他部位维持正常矢状位曲线的决定因素。应谨慎地选择后凸和前凸的正常值，避免将正常的偏离均值考虑为异常状态。正常的节段矢状面曲度倾向于平衡其他各个节段，以保持头部、躯干和骨盆能够垂直对齐。矢状面铅垂线是评估脊柱矢状面畸形的有用参数。了解骶盆的矢状位序列和其他脊柱节段的关系，以及相关参数的适用范围，能够帮助我们理解脊柱平衡的代偿性变化，这些变化是由于脊柱各种原因导致的脊柱变形（例如由于衰老或外伤引起的）或序列的其他改变（例如外科手术重建）而产生的。Schwab 等的研究提出了一些矫正矢状面畸形有意义的指导方案：应将 SVA 矫正至 < 5cm，PT 最终应 < 25°，并且腰椎前凸应与 PI 成正比。脊柱外科医生应注意，这些只是一般准则。每个人的脊柱畸形都是独特的，矫正手术应平衡风险和利益，并为患者选择合适的方案。

致谢：感谢堪萨斯城区 St. Luke 医院为本章节的插图制作给予研究支持和经济援助。

第3章

脊髓及神经根监测
Spinal Cord and Nerve Root Monitoring

Shelly M. Bolon　　Joseph D. Bright　　Barry L. Raynor　　Earl D. Thuet　　Colin C. Zertan　著

杨军林　隋文渊　译

Stagnara 唤醒试验于 1973 年被应用于脊柱畸形矫形手术中以评估脊髓运动功能。唤醒试验具有一定的局限性和风险，包括术中意外拔管、体位改变、术后知晓和无法评估感觉功能。Stagnara 唤醒试验最大的局限性在于其只能在唤醒时提供即时信息，这也对后续发展其他术中脊髓及神经根监测技术提出了要求。术中对神经功能状态的连续监测需求推动了目前神经电生理监测技术的发展，尽管唤醒试验仍是衡量所有其他神经功能监测技术的基准，但术中电生理监测技术自创立以来已有了长足进步。

电生理研究的最基本形式是用电极记录人体表面电位差。生物电位是由大脑、周围神经和（或）肌肉产生的，电位产生源可以靠近或远离记录电极。按照电位产生方式可将生物电位分为张力性膜电位、动作电位、突触后电位或其他膜电位。张力性膜电位反映了细胞的被动电学性质；动作电位是细胞去极化沿轴突、树突或肌纤维传播的结果；突触后电位，顾名思义，发生在突触传递后，被分为兴奋性或抑制性电位；其他膜电位可能涉及中枢神经系统中的神经元，其中包括钙、钠和钾通道，被认为执行中枢神经系统神经元的多种功能。人体中包含肌肉、汗腺、周围神经和中央神经系统等多种生物电位发生器，导致了临床神经生理学研究的多样性。每个生物结构电位发生器都可以关联几种不同的电生理电位，这些电生理电位能够提供客观、可量化的数据，而这正是术中应用电生理监测技术的关键。

术中神经电生理监测技术应用于脊柱外科已近 50 年。20 世纪 70 年代初最早出现了关于术中使用诱发电位监测可行性的文献报道[1]，证实生物电信号监测可有效地应用于术中并开始逐渐推广。

体感诱发电位（SSEP）是第一种被用于评估脊髓功能的电生理监测技术，虽然其仅能监测感觉传导束的功能，但对一系列术中事件具有很高的敏感性。尽管存在一定局限性，SSEP 仍是脊柱外科术中评估脊髓功能使用最广泛的电生理监测技术。术中电生理监测技术伴随脊柱外科治疗技术共同发展，脊柱融合内固定术的日益复杂促进了针对特定高危神经系统成分电生理监测技术的逐渐提高。文献报道 SSEP 无法识别医源性运动功能损伤，这提示需要特定用于监测运动功能的方法[2]，由此衍生了针对运动功能监测的各种诱发电位技术的研发。神经源性运动诱发电位（NMEP）技术被开发并最终演变为下传神经源性诱发电位（DNEP）技术，这为经颅运动诱发电位（TCMEP）技术的构想和发展提供了启发。节段性椎弓根螺钉内固定器械的发展推动了评估椎弓根螺钉置入准确性的需求，从而推动了触发性肌电图（trgEMG）的出现。自发肌电（spEMG）监测技术则起源于神经外科颅底手术中脑神经功能的监测，该方法同样适用于腰椎和颈椎术中脊髓神经根功能的监测。最新出现的 H 反射和 F 波监测技术，均已在临床中得到很好的应用，这些监护方法可以在术中为术者提供更多的脊髓和神经根信息。

当前脊柱外科术中电生理监测技术融合了上述多种监测技术。最新的指南和建议提出的MIOM（多模式术中监测）被作为术中监测的"金标准"用于评估神经功能状态，以最大限度地减少脊柱手术术后神经损伤 [3, 4]。电生理监护的目标是使监测技术对可能造成脊髓损伤或神经根损伤的不良事件的敏感性达到最大，及时识别神经系统损伤事件。没有任何一种电生理技术能够单独评估所有神经系统成分，因而多模式监护策略更为适用。

对于脊柱外科医生而言，本章节最重要的内容可能是明确没有一种监护技术万无一失。本章介绍的所有电生理监护技术均已有假阴性结果的报道 [5-7]。同时成功的电生理监护很大程度上依赖于相关研究人员的知识和经验。任何使用术中电生理监护的外科医生都应熟悉监护的基本规程并配合监测的技术人员，手术医生在开始手术操作之前应尽早确立这些基本意识。

一、体感诱发电位

诱发电位是对某种形式外部刺激的电生理反应。顾名思义，SSEP 反映的是感觉功能。对大直径、有髓、快速传导的皮肤和肌肉传入神经的刺激可产生 SSEP。这些神经元的刺激导致细胞体去极化，沿轴突传播信号，可以在周围神经、脊髓、脑干及其终端（感觉皮质）的各个位置记录此信号。从表面电极获得神经活动信息的方法被称为远场记录。相对于身体（尤其是大脑）的

持续电活动，SSEP 的振幅非常低。故这种电位必须从背景"活动"中被识别出来，并以可量化的形式体现。该过程可通过信号平均化来完成，信号平均化过程基于以下假设。

① 每个刺激都会引起相似的波形。

② 潜伏期（即时间）不会有太大变化。

③ 背景"活动"跟刺激没有固定的时间关系。

刺激在信号平均器上的呈现是锁时。当刺激出现时，平均器启动以采集预定时间框的同质化数据。输入信号的电压被数字转换并存储。随着每个刺激的触发，计算机将在"先前"数据之上反复采集和存储数据。由于背景活动的电压随机变化，因此信号最终将自身抵消。保留下来的信号是由于刺激而发生的信号，称为诱发电位。波形中的信噪比跟扫描次数的平方根成正比。增加单个响应的数量会改善信噪比，从而使响应更清晰。这些数据不是实时测量的。故需要经常采集数据以达到对术中事件的敏感性最大化。

SSEP 是信号平均的短到中潜伏期的电位。通过测量可以确定电位的潜伏期和波幅。潜伏期是时间的度量，与距离有关。波幅是能量的度量，比潜伏期更敏感。通常潜伏期和波幅可反映电生理信号的位置和极性。例如，P40 是在刺激开始后 40ms 左右发生的正向波。电生理信号的极性与每个记录位点的偶极取向有关，因而记录位点的位置信息也包含在测量值中。几乎任何感觉神经刺激都可以来记录 SSEP，其中大的混合性神经最常见，因其会产生形态良好、可重复的信号。术中 SSEP 记录应包括每个刺激神经对应的多个皮质、皮质下和周围记录位点（图 3-1）。手术期间，应在身体双侧都至少记录一条上肢神经和一条下肢神经。即使手术位置为胸椎和（或）腰椎，也需要记录上肢 SSEP。这些数据可用于监测臂丛神经功能，后者可能由于术中体位压迫而预警。另外，这些数据还可以提供身体系统功能的监测评估，特别有助于确定术中监测异

常的根本原因。例如，在 $T_2 \sim L_1$ 脊柱后路融合术中，上肢和下肢 SSEP 的同时消失会提示一些系统性问题，如低血压，而非手术操作引起的脊髓损伤。当上肢和下肢诱发电位在胸椎术中消失时，与过度矫正或间接脊髓缺血等手术操作关系不大。以类似的方式，在颈椎手术中使用下肢诱发电位有助于区别脊髓损伤及周围神经压迫。

虽然记录位置取决于被刺激的神经，但通常建议监测的神经进行外周、皮质下和皮质的定位。国际脑电图系统（10-20 系统）可为皮质和

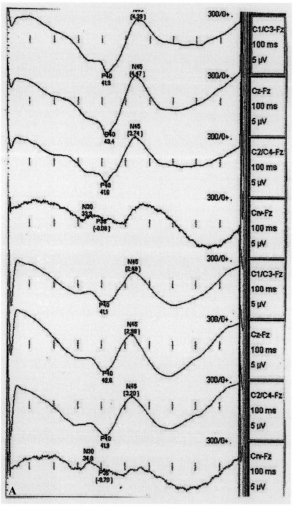

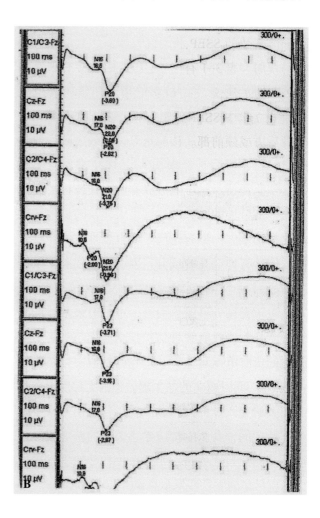

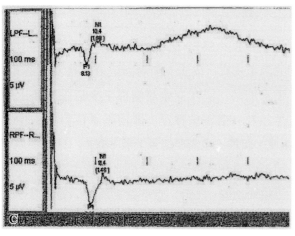

▲ 图 3-1　术中 SSEP 监测

A. 胫后神经 SSEP 信号样例；B. 尺神经 SSEP 信号样例；C. 外周神经响应样例。C_1/C_3-Fz. 皮质记录 C_1-Fz 或 C_3-Fz；Cz-Fz. 皮质记录 Cz-Fz；C_2/C_4-Fz. 皮质记录 C_2-Fz 或 C_4-Fz；Crv-Fz. 皮质下记录 Crv-Fz；LPF. 左侧腘窝；RPF. 右侧腘窝

皮质下记录部位提供参考[8]。皮质记录部位可提供有关整个感觉通路的信息。除了手术操作外，皮质记录还对术中脑血流量的变化很敏感。体感皮质的多个位点记录增加了整个手术过程中持续获取体感诱发电位信号的可能。吸入麻醉药（如地氟醚和氧化亚氮）会对体感诱发电位产生不利影响。有效的 SSEP 获取依赖于术中控制这些药物的使用。表 3-1 有助于了解手术过程中麻醉的要求和监护建议。如前所述，皮质下记录部位是完整建立术中 SSEP 监测步骤的基础，通常位于枕骨后方或颈前部。该位点对术中变量敏感，但受吸入麻醉药的影响要小得多。该记录位点的实用性已在多项研究中得到证实，尤其在对神经性肌肉疾病（如脑瘫）患者的监测中特别有效。

外周刺激位点用于明确刺激的有效性。外周记录位点在识别 SSEP 的真阳性变化中起关键作用。如果神经或四肢的血流减少，外周的信号将消失。这些信号通常由远到近消失。相反，如果损伤在脊髓水平，则外周刺激部位信号将保持不变。及时识别信号丢失的来源可以优化干预。表 3-2 列出了常用的刺激和记录位置。

表 3-1　各种监护模式的麻醉影响

药物分组	药　物	SSEP	DNEP	激发 / 自发肌电图	经颅电刺激	H 反射 /F 波
吸入性麻醉药	氧化亚氮	≤ 50% 潮气量	无影响	无影响	禁用	禁用
挥发性麻醉药	异氟醚	≤ 50% 潮气量	无影响	无影响	禁用	禁用
	地氟醚	≤ 50% 潮气量	无影响	无影响	禁用	禁用
	七氟醚	≤ 50% 潮气量	无影响	无影响	禁用	禁用
静脉麻醉药	丙泊酚	静脉滴注	无影响	无影响	几乎无影响	几乎无影响
	右旋美托咪啶	静脉滴注	无影响	无影响	推荐使用	推荐使用
	氯胺酮	静脉滴注	无影响	无影响	推荐使用	推荐使用
	依托咪酯	静脉滴注	无影响	无影响	推荐使用	推荐使用
阿片类药物	芬太尼	静脉滴注	无影响	无影响	几乎无影响	几乎无影响
	舒芬太尼	静脉滴注	无影响	无影响	几乎无影响	几乎无影响
	瑞芬太尼	静脉滴注	无影响	无影响	几乎无影响	几乎无影响
	阿芬太尼	静脉滴注	无影响	无影响	几乎无影响	几乎无影响
	吗啡	仅辅助使用	无影响	无影响	辅助使用	辅助使用
	盐酸二氢吗啡酮	仅辅助使用	无影响	无影响	辅助使用	辅助使用
巴比妥酸盐	硫喷妥钠	仅辅助使用	无影响	无影响	无影响	无影响
苯二氮䓬	咪达唑仑	辅助使用	无影响	无影响	无影响	无影响
	地西泮	辅助使用	无影响	无影响	无影响	无影响
神经肌肉阻滞药	去极化肌松药	无影响	禁用	插管剂量	优先 / 仅插管使用	优先 / 仅插管使用
	非去极化肌松药	无影响	必要时	插管剂量	滴定 / 仅插管使用	滴定 / 仅插管使用

表 3-2　体感诱发电位刺激部位

外周神经类型	刺激位置
胫后神经	内踝部
正中神经	手腕部掌侧
尺神经	肘管部
腓神经	腓骨远端
坐骨神经	腘窝或坐骨切迹
记录部位	记录位置
皮质	下肢：C_1、C_z、C_2
	上肢：C_3（左侧）、C_4（右侧）
皮质下	后枕骨部
	乳突连线
	鼻咽部
	下颌骨中心
脊髓	腰椎
	胸椎中部
外周神经	腘窝
	坐骨切迹
	腋窝
	Erb 点

译者注：此表原著有误，已修改

SSEP 可以通过波幅的下降、潜伏期的延长和（或）波形的前后变化来分析，相应的标准值已建立并应用于临床。每个患者在手术中都有自己的参数。麻醉效果对每个患者具有高度特异性，因而，难以采取措施使手术数据正常化。在进行可能损伤神经功能的手术操作之前，必须先获取并记录诱发电位信号作为基线或控制值。标准化的报警规则被用于提示诱发电位信号与基线值的显著偏差。目前报道的标准包括潜伏期增加 10% 或以上和（或）振幅减少 50% 或 60%。60% 振幅标准可以同时满足限制对外科医生的错误警告和保持对神经事件的敏感性。胫神经、正中神

经和尺神经等大的混合性神经被常规用于监测。表面电极被推荐用作刺激电极，皮下针电极是记录电极的首选。所检测的神经依据术中可能处于损伤的脊髓结构来决定。使用更多的刺激点可获得更好的效果。

SSEP 是术中电生理监测方案的重要组成部分。然而，这种监测方式在我们的机构中很少单独使用，因为任何 SSEP 所提供的神经监测信息都只能反映脊髓内特定感觉束的完整性。文献中的诸多报道发现 SSEP 不能监测神经根的损伤，更严重的是，不能监测运动束受损。目前已有相应的监测方法用于神经根及运动束的监测。

二、下传神经源性诱发电位

DNEP 是通过刺激脊髓产生，在远端脊髓或周围神经、肌肉上记录的诱发电位（图 3-2）。DNEP 仅可用于监视脊髓功能的完整性，对神经根损伤不敏感。经脊髓刺激和经颅刺激是运动通路研究早期的两种刺激方式。脊髓刺激最早在脊柱外科中得到应用，其对脊髓缺血性损伤和压迫性损伤敏感。在脊髓诱发电位技术的发展过程中，相关报道认为 DNEP 信号主要是通过脊髓通路传导的。以下有关 DNEP 的简要文献报道历史。

1946 年：Pool[9] 首次在 *Journal of Neurosurgery* 上报道，DNEP 在下肢记录，刺激电极置于胸椎棘突上。该信号称为"脊髓电生理图"。

1972 年：Tamaki 等[10] 使用硬膜外导管研发了一种脊髓到脊髓的刺激和记录技术。Tamaki 团队开始将这种技术用于监测脊髓肿瘤和脊柱矫形手术。他们称这种技术为脊髓诱发电位（SCEP）。他们的经验在 *Japanese Journal of Electroencephalography and Electromyography* 上有报道。

1985 年：Machida 等[11] 比较了多种脊髓监测技术，包括下肢记录的脊髓诱发电位和硬膜外

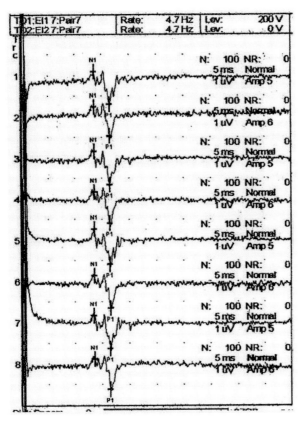

▲ 图 3-2　DNEP 基线样例

Pair. 刺激通道；Rate. 刺激频率；Lev. 刺激量；N. 叠加次数；NR. 未叠加次数；Normal. 正常；Amp. 放大器通道

脊髓记录的周围神经刺激。研究结果表明："脊髓诱发电位的定义和记录比 SSEP 更容易，因此更适用于术中脊髓功能监测。"相关研究结果发表在 Spine 杂志上。

1988 年：Owen 等 [12] 创建了一种新的脊髓监测技术，其方法是将针电极放置在相邻的棘突中，并从腘窝的坐骨神经进行记录。Owen 称这种新技术为 NMEP。他比较了感觉诱发电位（SEP）和 NMEP，发现 NMEP 对脊髓压迫、局部缺血和牵拉更为敏感和特异。NMEP 可作为 SEP 监测的辅助手段。Owen 报道了这种信号是传出通路介导的，因而属于一种运动传导束监测方法。该研究成果在 Spine 上发表。

2000 年：Toleikis 等 [13] 进行碰撞研究并得出结论，周围神经记录到的 NMEP 中没有运动成分，该监测方式应重新命名为脊髓诱发周围神经反应（SEPNR）。Toleikis 在 *Clinical Neurophysiology* 发表的研究认为从下肢的肌肉记录到的信号包含有一些传出功能的信号。

2001 年：Minahan 等 [14] 报道了 2 例 NMEP 监护但发生截瘫的病例。Minahan 得出结论，NMEP 是对脊髓功能的有效的二次检测方法，但不是运动系统功能监测的可靠指标。

2002 年：Pereon 等 [15] 进行了碰撞研究，并证实一部分 NMEP 波形沿传出路径传播。Pereon 推测 Toleikis 在他的研究中使用卤代烷消除了皮质脊髓束的突触传递，使得这种信号在起源上完全是感觉性的。Pereon 更改了对神经源性"混合"诱发电位反应的名称。

2004 年：Leppanen 使用人碰撞试验和病例研究证明脊髓刺激的诱发电位是由逆行的感觉通路介导的。Leppanen [16] 将这些脊髓诱发电位称为 DNEP，并指出它们对脊髓缺血的敏感性比 SEP 敏感，但不能用于监测脊髓运动功能。

2008 年：经颅刺激运动诱发电位（TCeMEP）因其安全性和准确性，成为目前唯一公认的监测运动通路的技术。DNEP 在现代脊髓功能监测技术中是否还有价值和地位值得思考。

DNEP 仍然是脊髓功能监测的有效方法之一。与其他监测技术一样，必须充分理解该技术的局限性，才能合适地将其纳入脊柱手术监测中。目前使用的所有电生理监测技术都有技术漏洞。普遍认为，多模式诱发电位监测提供了预防假阴性（正常的监测结果但出现术后神经损伤）手术结果的最佳解决方案。当前 DNEP 和 TCeMEP 不能同时使用，因为两种技术对肌松药物使用有不同的要求。TCeMEP 需要在没有神经肌肉阻滞的情况下进行肌源性记录，而肌肉未松弛时进行 DNEP 刺激会导致患者的体位变动。

为了区分 DNEP 和 SSEP，Leppanen 认为 DNEP 反应通过非突触途径传播到下肢，而 SSEP 则通过多突触途径传播到大脑皮质。这些多突触途径会放大 SSEP 信号，从而降低其对缺血性变化的敏感性[16]。Leppanen 还指出："DNEP 已被证明对术中监测脊髓功能具有重要价值，并且对感觉传导束损害的敏感性高于 SEP。"由于属于非突触传递，DNEP 通常不受吸入麻醉药的影响，信号非常稳定。DNEP 记录是从混合神经而非肌肉获得，因此可以允许术中使用肌松药物。肌肉药物的使用有助于术中显露操作部位，尤其是在多节段脊柱外科手术中，并且可以优化患者的机械通气。

DNEP 的使用可以采用刺激和记录的多种组合，使该技术适用于各种脊柱外科手术。

① 脊髓到脊髓：放置两个硬膜外电极后，进行恒定电流刺激。将一根导管放置在脊柱结构的近端刺激，在远侧脊髓圆锥上放置电极记录。由于记录电极的位置，脊髓到脊髓技术仅适用于胸髓。应注意将电极保持在中线位置，以防止电极仅从脊髓的一侧进行记录或刺激。

② 棘突刺激：直流电刺激是通过将两个 1in 针电极放置在靠近脊髓结构的相邻棘突中，从腘窝或双侧坐骨切迹处的坐骨神经记录。该技术比硬膜外刺激的有创性小，且在大多数患者中可产生可靠的信号。脊柱外科医生和技术人员应注意刺激电极周围的血液积聚或冲洗会导致电刺激分流进而导致信号丢失。对电极周围进行的频繁吸引可缓解这种情况。

③ 椎间盘间隙刺激：在颈椎前路手术中，直流电刺激是通过将两个 1in 针电极放置在邻近脊柱结构的相邻椎间盘间隙中进行的，并从坐骨神经记录。为防止信号丢失，需经常在刺激电极周围进行吸引，以避免电极周围的血液积聚。

④ 经皮刺激：直流电刺激通过两个 70～75mm 单极针电极（电极库）经皮放置在连续的颈椎椎板上，记录电极放置在腘窝的坐骨神经上。该技术允许在切口闭合之前采集信号。

⑤ 硬膜外刺激：恒电流刺激由硬膜外电极提供，电极通过椎板切开术放置于内固定近端脊髓结构中线，并在坐骨神经上记录。此方法很容易与 EMG 监测结合使用。在硬膜外间隙放置刺激电极可消除肌肉刺激，以及刺激下的运动效应。

事实上，DNEP 可以从多个位置刺激和记录，这有助于防止对外科医生的假阳性警报。当无法通过经皮电极获得信号时，可将刺激电极移至切口处刺激以获得稳定的信号，从而避免手术过程中不必要的干扰。在手术切口内进行刺激提供了独特的优势，在信号丢失的情况下，可通过逐步向远端移动刺激电极的方法确定可能的脊髓损伤部位，此时信号应在传导阻断水平以下而非传导阻断水平以上获得。

进行脊髓功能监测最担心的是假阴性结果。文献报道 DNEP 信号正常的术后神经功能缺陷病例提示我们 DNEP 技术存在一定的局限性。2001 年，Minahan 等[14] 报道了 2 个案例研究，术中 2 名患者双侧均存在正常 DNEP 信号，但在进行脊柱矫形术后出现截瘫，这 2 名患者术后均具有完整的后柱功能，从而被诊断为脊髓前动脉综合征。Koyanagi 等[17] 报道了 2 例髓内肿瘤手术的假阴性结果。该结果表明，单纯的运动通路损伤及后柱功能的完整可导致假阴性 DNEP 结果。基于以上信息，在涉及节段血管结扎或侵入脊髓内的手术中，TCMEP 应被作为最可接受的监测方法。

迄今为止，笔者已经在 6992 例胸椎或胸腰椎脊柱外科手术中使用了 DNEP 监测。其中，197 名患者的 DNEP 数据符合报警标准。这项技术的使用给了外科医生足够的时间来逆转可能的神经损伤[18]。2 名患者的 DNEP 信号在可接受的范围内，但麻醉苏醒后出现急性运动功能障碍。

首例 DNEP 假阴性病例为 1 名 14 岁的脊柱后凸合并 Shprintzen 综合征患者。手术方式为 T_1～T_{11} 节段的脊柱后路融合术。在矫形操作后 1h，停止脊髓监测，此时所有监测信号均保持在可接受的范围内。患者麻醉苏醒后感到右下肢无力，右大腿和右足底区域有感觉。我们对患者进行了急诊手术探查，并移除了矫形棒。在去除右侧 T_6 椎弓根螺钉后，发现椎弓根内侧壁破裂。进而去除了右侧压迫脊髓的碎骨片。之后，患者右下肢运动功能开始改善，并在术后 12h 内恢复正常。我们术后第 4 天更换了内固定，再未出现任何并发症。

第 2 例假阴性病例是一名 18 岁的车祸患者，诊断为多节段胸椎骨折及颅骨开放性骨折。患者因颅骨开放性骨折而无法使用经颅运动诱发电位（MEP）监测，因此使用 DNEP 与 SSEP 联合监测。术式为 T_2~T_{10} 节段脊柱后路融合术。在整个手术过程中，所有诱发电位信号均保持在正常范围内。手术结束后维持气管插管及镇静，未进行唤醒试验。数小时后麻醉苏醒，神经系统查体发现截瘫。患者被紧急送回手术室，进行 T_8~L_1 节段减压并延长融合节段至 L_1。术中发现 T_8~L_1 腹侧血肿压迫脊髓。胫神经刺激的 SSEP 信号基本不变，DNEP 信号在手术的减压过程中消失。常规去除血肿，更换内固定，并闭合切口。患者在术后即刻下肢运动功能丧失。但术后 3 个月，患者可以在支撑下站立。

关于 DNEP 信号真实性尚存争议但其仍是脊髓功能监测的有效技术，毕竟所有监测技术都存在局限性。DNEP 不能代替运动诱发电位，它只能被认为是一种有用的、经过时间考验的多模式诱发电位监护的辅助手段。根据笔者的经验，DNEP 对脊髓功能具有极高的敏感性和特异性（99.94%），是一种有效的脊髓功能监测技术。

三、神经根监护

包含椎弓根螺钉在内的节段性脊柱器械在脊柱外科手术中的应用对术中神经根监测提出了要求[19, 20]。尽管 SSEP 监测已成为脊柱外科手术的一种有效技术，但仍存在一定的局限性。SSEP 监测所刺激的大型混合神经（如胫后或正中神经）由多个脊柱水平的节段神经组成，损伤这些神经根其中一条未必会造成电生理信号的特异性消失或下降，这种局限性衍生了术中特异性针对神经根的监测技术。皮节区 SSEP（DSEP）是一种用于评估和诊断神经根病（主要是神经根病）的成熟的临床工具。经皮肤刺激单个皮节区域，并从与 SSEP 相同皮节的皮质区部位记录平均信号反应。这些信号提供的信息和引出方法与术中 SSEP 方法相近。文献早期报道，DSEP 是在脊柱外科手术中的可行监测方式。但由于以下原因，DSEP 监测被摒弃：①因麻醉因素和先前存在的神经根病导致的高变异性；②仅能提供神经根感觉通路信息；③缺乏"实时"数据采集能力[20, 21]。

因此，研究的重点转向通过肌电图监测肌肉组织。与 DSEP 和 SSEP 信号不同，EMG 是从周围肌肉组织"实时"记录。任何刺激的源头都在单个神经根水平。术中肌电图起源于涉及脑神经的手术，已被证明是各种颅底和桥小脑角手术中的可靠监测手段。1992 年，Calancie 等[22] 首次通过动物模型介绍了触发肌电图（trgEMG）用于评估螺钉置入过程中腰椎弓根的完整性。椎弓根螺钉受到电刺激量逐渐增加，直到邻近的神经根被激发，导致周围神经支配的肌肉收缩，这种反应信号被记录为复合肌肉动作电位（CMAP）（病例 3-10）。该方法基于"跨越完整的椎弓根壁比破损或受损的椎弓根壁需要更高的电刺激强度"这一理论。其他外科手术团队很快在动物和临床人群中评估了该方法并进行了相关分析[19, 20]。在使用 trgEMG 评估腰椎螺钉时，有必要提供标准化参数。2007 年，Raynor 等[23] 利用 10 年来获得的椎弓根螺钉监测阈值所进行的一项研究验证了这一技术的有效性。

20 世纪 90 年代中后期，开始出现 spEMG 进行胸腰椎手术中神经根监测的报道。用于记录的肌肉由脊柱手术节段水平决定（表 3-3）。麻醉后，将成对的记录针电极放在相应肌肉的肌腹。根据激发方法，可将 EMG 分为机械刺激或电刺激两种。无论采用何种激发方法，记录位点都相同。机械诱发的肌电图通常称为 spEMG 或自由肌电图，用于术中神经根的动态监测（即神经根牵拉、减压或操作及内置物的放置）。它提供了对运动神经根的连续"实时"监测。在脊柱手术的静态阶段（即椎弓根螺钉和直接神经刺激）使用电激发的 EMG，通常称为 trgEMG 或刺激诱发的 EMG。EMG 要求完全不使用肌松药物。

表 3-3　对应脊柱节段的肌电图记录部位

脊柱节段水平	记录部位
C_4	冈上肌
C_5	三角肌、二头肌
C_6	二头肌、腕伸肌
C_7	肱三头肌、腕屈肌、指伸肌
C_8	指内在肌、指屈肌
T_1	指内在肌
$T_6 \sim T_{12}$	腹直肌
L_1	髂腰肌
L_2	长收肌
L_3	长收肌、股内侧肌
L_4	股内侧肌、股外侧肌
L_5	胫前肌、长伸肌
S_1	内侧腓肠肌、腓骨长肌
$S_2 \sim S_5$	肛周肌肉、尿道括约肌

在任何腰或颈神经根有损伤风险的手术过程中，均可进行 spEMG 监测。spEMG 可观察到神经根紧张性放电，分为爆发性或连续性肌电。爆发活动表现为单一的非重复的电位。爆发性肌电很少代表神经根损伤，主要与神经根的机械接触有关。连续性肌电活动表现为持续不断的肌肉发力（病例 3-7）。连续性肌电活动通常提示神经根持续受压、机械刺激或拉伸的可能。肌电图监测可为外科医生提供神经根损伤的间接信息，可以避免不可逆转的神经损伤。由于对神经根监测的高敏感性，spEMG 已经在脊柱术中被常规应用，但需要注意的是，运动神经根因长时间受压后可能具有较高的阈值，且不会自发放电，从而可能导致假阴性结果 [24]。尽管损伤可以准确定位到哪一侧及相应的脊柱平面，spEMG 对神经根受损的敏感性远未达到 100%。运动神经根的突然横切（sharp transection）可能不显示出任何肌电活动，从而监测不到损伤 [21]。

由于胸椎椎弓根螺钉的使用越来越多，trgEMG 也应用于这些固定点相应神经根的监测。腹直肌和肋间肌肉组织用于记录胸椎水平的 CMAP。在 2002 年，Raynor 等发现肋间记录点不能同步识别出椎弓根内侧是否破裂，并用腹直肌下腹阈值对每个患者中所有螺钉的平均值的百分比偏差进行评估，提出在胸椎螺钉上进行 trgEMG 时应考虑患者个体之间的差异。

直接神经刺激是 trgEMG 的另一种记录方法。在脊柱外科手术中，直接神经根刺激通常在脊椎滑脱或脊柱椎间融合术中应用。刺激使用单极 Prass 探针。在复位之前对神经根进行测试以记录基线 CMAP 阈值，并在复位期间或之后再次进行测试。由于该方案直接接触神经根，因此应从低水平开始刺激（0.1～0.2mA）。这种方法用于确定神经根的过度拉伸，表现为由基线值升高的刺激阈值。对于马尾手术来说，直接神经刺激对识别神经结构敏感。当分离神经结构时应避免高刺激强度，以防止电流扩散到附近的神经组织。

总之，spEMG 和 trgEMG 监测已成为监测脊髓的成熟技术。但是它们是辅助技术，不应单独使用。EMG 监测未提供有关患者全身脊髓功能的信息，始终应与其他监视方式结合使用。

四、运动诱发电位

在 20 世纪 80 年代末期，有文献开始报道运动传导通道监测技术。由文献的病例发现 SSEP 监测技术无法检测单纯的运动功能损伤，需要建立有效的运动诱发电位监测方法。运动皮质刺激始于 50 多年前的动物研究[25]。通过施加单个电脉冲会从皮质脊髓轴突产生一系列非突触放电，记录到的初始波标记为直接波或 D 波，因为其由电脉冲直接产生；D 波之后是 3～8 个较小的波，为间接波或 I 波。到 1980 年，已经证实经颅电刺激能在清醒的人类受试者中产生可记录的 MEP 信号。经颅磁刺激技术与之相似。相比于经颅电刺激，经颅磁刺激的应用不会引起与电刺激相关的头部不适。经颅电刺激运动诱发电位（TCeMEP）和经颅磁刺激运动诱发电位（TCmMEP）也应用于诊断。对于单脉冲刺激，在全身麻醉作用下，即使高强度刺激也不能激发 α 运动神经元兴奋。另外，在脊髓硬膜外腔进行刺激和记录使得 MEP 可以在术中应用，其波形数据由非突触 D 波信号组成。研究表明这项技术对各种脊柱脊髓手术的神经系统损伤敏感，目前，硬膜外记录的 MEP 监测仍在手术中使用，但需在内固定最远端放置硬膜外电极，一定程度上限制了该技术在脊柱畸形手术中的应用，因为脊柱固定通常延伸到腰椎，导致硬膜外导管不可用。另一个值得关注的问题是缺乏特定肢体的信息。尽管有这些局限，该方法已被很好地验证并在各种手术中广泛使用。

1993 年，Tanniguchi 等报道了使用高频（300～500Hz）串刺激来诱发 TCeMEP 信号并在骨骼肌中成功记录[26]。串刺激方法可在很低的刺激强度下记录到重复的信号（即使在全身麻醉情况下）。多脉冲或串刺激使得兴奋性突触后电位在前角运动神经元的积累。成串磁刺激也得到相同的结果。多脉冲刺激技术显著改善了运动诱发电位

在全麻手术中的应用；串刺激的应用则增强了皮质脊髓前角细胞通道的电响应性。脉冲串刺激可用于肌肉或脊髓记录。Calancie 等进行了美国食品药品管理局（FDA）的初始试验以测试 TCeMEP 监测在手术中的安全性和有效性[27]，将多种监测技术一起作对比。试验结果表明，TCeMEP 是可行的监测技术，对神经系统损伤敏感。单独的刺激器因此被应用于产生电流或电压以诱发电位信号。Digitimer D185 刺激器（Digitimer，Hertfordshire，UK）于 2002 年被 FDA 批准用于手术。

尽管经颅磁刺激技术已被证实对神经系统损伤敏感，但目前仍主要用于门诊临床。基于实际操作考虑，例如帽形刺激线圈的放置问题、在手术室中的铁磁材料影响等，都限制了经颅磁刺激 MEP 在术中的广泛使用。同时，磁刺激对麻醉的要求很高。尽管磁刺激 MEP 的敏感度没有问题，但受实用性限制，未得到广泛应用。

从术中 TCeMEP 的早期使用经验看，安全性是一个重要问题，包括可能的癫痫发作、脑部损伤、咬伤、诱发心律不齐、头皮灼伤、术中唤醒及术后头痛、疼痛等。D.B.MacDonald 在 2002 年（最近一次为 2006 年）全面报道了每种并发症及发生率[28]。最常见的并发症与咬伤有关，以舌头和（或）嘴唇撕裂伤最为常见。因此术中使用咬合垫是必需的，小心放置咬合垫并加以固定防止手术期间移位。不建议将气管导管当作咬合垫使用。慎用塑料咬合垫，因为 TCeMEP 刺激易引起下颌咬合导致塑料垫破裂，从而导致患者口腔内出现锯齿状碎片。

癫痫发作和心律失常的报道很少，但无论哪种情况发生，都不能单独归因于 TCeMEP 刺激。尽管这些风险似乎很低，但仍然存在。目前，本文作者选择对活动性癫痫病患者禁用 TCeMEP 监测。心律不齐的风险则相对忽略。术中需要使用 TCeMEP 监测时，建议先断开植入的起搏器。据

报道，头皮灼伤与短脉冲串刺激有关，因此，提倡脉冲宽度不大于 0.1ms。TCeMEP 监测的 10 年临床使用经验已经证实该技术在各种手术条件下使用的安全性。

TCeMEP 已成为脊柱外科手术中监测运动功能的标准监测方法，其信号数据被视为运动系统状态的"真实"指标。多个研究已证实 TCeMEP 在识别运动系统病变或损伤的敏感性。Schwartz 等发表了 1000 多例小儿脊柱手术患者使用 TCeMEP 监测的回顾性研究，报道了监测可能发生的神经系统损伤的敏感度为 100%[29]。Muramoto 等[30] 与 Zuccaro 等[31] 在儿科研究人群中的发现也是如此。

TCeMEP 刺激是通过在颅骨运动皮质区域上放置成对的螺旋电极、针电极或盘状电极来实现。电极按照国际 10-20 系统放置在头皮表面（参照图 3-3 了解具体位置）[8]。阳极为刺激点且左右两侧极性互为反转。刺激参数包括以下四个变量。

① 刺激强度，通过恒压测量。

② 脉冲串刺激的刺激串数（3～9）。

③ 每个刺激脉冲的持续时间。

④ 刺激间期（ISI）。

这些参数是相互依存的，允许使用者最大化刺激条件。例如，增加脉冲串数，则所需的刺激强度会相对降低。上肢和下肢 MEP 响应可以通过变化脉冲串来优化。通常，与上肢部位相比，下肢记录需要更多脉冲串。脉冲持续时间和刺激强度也有关联。短脉冲宽度（0.05ms）的刺激需要更大的电压强度才能触发响应；相反，长脉冲宽度（最高 0.5ms）则较小的电压强度可触发 MEP。目前的文献报道在刺激范围的设置上做出了规定。关于最佳参数没有绝对的共识，使用者可适当调整刺激参数设置，对每个患者数据进行优化。

目前推荐使用两种记录 TCeMEP 的方法。第一种方法需在硬膜外腔内放置记录电极，通过在手术野远端处的椎板切开小口，把包含阳极和阴极记录点的导管式电极往里送入硬膜外腔。经颅刺激以激活运动皮质。硬膜外电极柔软且长的长度较长，使其能到达椎管内的合适位置。硬膜外记录的 MEP 主要为 D 波（直接波）组成，尽管

◀ 图 3-3　经颅电刺激运动诱发电位（TCeMEP）皮质刺激部位

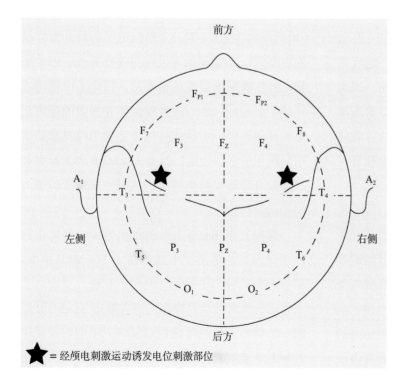

★ = 经颅电刺激运动诱发电位刺激部位

随着刺激强度增加，可能会出现 I 波（间接波）。从颈椎到胸腰椎交界处均可记录。但这些信号不具有肢体特异性，硬膜外腔记录的 MEP，无法反映四肢功能的单侧变化。脊髓记录的信号非常稳定，且不受神经肌肉阻滞药的影响。此技术方法最常用于脊髓监测而不是脊柱手术监测，前路手术或超过 T_{12}～L_1 水平以下节段的手术都不适合进行 D 波的 MEP 监测。

　　肌肉记录是脊柱外科手术中更为常用的 TCeMEP 监测方法。理论上，任何上肢或下肢的肌肉或肌肉群都可作记录点。实际应用上，某些肌群已被证实是很好的记录部位，尤其是在术中。根据手术操作和所涉及的脊柱水平选择合适的肌肉。通过颈椎和（或）腰椎神经根支配的多个靶肌群进行信号记录，是评估术中的单个神经根功能的监测方法。但是需要进一步的研究以验证其可行性。完整的 TCeMEP 推荐记录位置点，参见表 3-3。针电极或表面电极均可用于记录，两者的选择很大程度上取决于使用者的偏好。从骨骼肌记录的 TCeMEP 信号称为 CMAP 波。这些信号多是多相波，最大波幅峰值出现在响应起始时（图 3-4）。信号随着刺激强度的增加，其幅度增加，直到达到最大刺激。

　　TCeMEP 监测使用两种主要的量化评估方法。第一种方法称为阈值技术 [32]。顾名思义，阈值水平的响应是每个患者的基线值。因此，可标记并记录重复响应所需的最小刺激。信号显著变化的定义为任何肌肉群的基线阈值增加 100V。阈值技术不会评估波幅和潜伏期。阈值水平刺激最初是由 Calancie 等 1998 年在 *Journal of Neurosurgery* 中提出并推荐的 [27]。该技术得到了广泛的应用，特别是在 FDA 批准的经颅刺激的临床试验中。

　　第二种量化方法涉及波幅和潜伏期。CMAP 的测量方式与 SSEP 相似。复合波中初始尖峰的潜伏期以毫秒为单位，相同成分的波幅差值以微

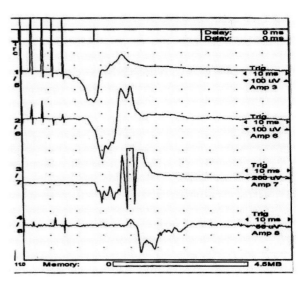

▲ 图 3-4　经颅电刺激运动诱发电位样例

伏特（mV）为单位。波幅值降低基线值的 60% 或以上指示信号显著改变。这种方法的支持者报道，与阈值水平方法相比，这种方法对潜在神经功能损伤的敏感性增加。与其他监测技术一样，应用一致的预定义预警标准可最大限度地提高其对术中事件的敏感性和特异性。

　　麻醉因素仍然是 TCeMEP 监测的重要问题。所有有关的麻醉药成分及其对术中信号影响的完整列表，参见表 3-1。尽管在文献中报道过各种各样的麻醉方案，但全静脉麻醉方法可以最好地获得和维持 TCeMEP 信号。使用吸入麻醉来监测 TCeMEP 也同样可行，甚至在手术时间较短的手术中，MEP 信号也保持稳定。但是，根据我们的经验，手术时间超过 3h，使用吸入麻醉会造成不可接受的假阳性结果。当麻醉与 TCeMEP 监测兼容时，则会很容易地将该方法纳入脊柱外科手术中。手术中静脉滴注肌松药或在切开显露阶段使用肌松药，可以让外科医生有效显露完整的长切口。平衡麻醉药管理对及时进行术中和术后唤醒测试很有帮助。TCeMEP 的使用比其他监测方法更需要麻醉医生提前计划。要成功实施 TCeMEP 监测，必须有一支经验丰富的团队，同时熟悉脊柱外科手术和全静脉麻醉。

五、H 反射和 F 波

在 1910 年的 *Archives of Anatomy and Physiology* 中，Paul Hoffmann 首先描述了一种电诱导生理反射的方法，类似于机械性的脊柱拉伸或深层肌腱反射。这种反射被命名为 Hoffmann 反射或 Magladery 和 McDougal [33] 在 *Johns Hopkins Medical Journal* 提出的 H- 反射。这种临床相关的反射早期在动物模型中得到验证，作为检查运动神经元电生理传导的手段。Magladery 和 McDougal 发现，刺激胫后神经后获得的反应具有 3 个不同的成分。

① H 反射是由低刺激强度、长脉冲宽度的电刺激引发的单突触反应。这通过背根神经节选择性地激活传入的 1a 感觉纤维，然后通过中央突触传递到前角细胞，后者通过 α 运动神经元轴突将其传导到肌肉。

② M 波（用于肌肉）是从刺激点到相应支配肌肉的传出运动纤维的直接激活。尽管 M 波实际的潜伏期较短，但是由于 M 波依赖于刺激强度，因此它在 H 反射出现后产生。

③ F 波由记录足部肌肉而得名，是运动神经元的逆向放电，需要超强刺激来获得，它本质上与运动单元的完整性有关。

H 反射和 F 波已主要被用作临床电生理诊断。这种最简单评估脊髓反射的技术已应用于神经肌肉疾病的诊断，S_1 和颈椎神经根疾病、臂丛神经病变、运动和人体运动学、肌肉骨骼损伤、脊髓损伤研究，以及选择性背侧神经根切断术。最近，H 反射 / F 波已被接受为脊柱外科手术中的术中监测方式。

如本章前面各节中的详细介绍，当前常规的监测模式是公认的监测脊髓长束（SSEP、MEP）和（或）神经根（spEMG、trgEMG）方法。H 反射和 F 波不仅反映脊髓长束传导功能，还监测通过各脊髓束下行的脊髓传导功能。这些信号能够

监测控制复杂协调性的脊髓系统 [34]。

中枢模式发生器（CPG），产生周期性运动指令的神经环路，控制复杂的协调性运动，如步态运动机制和肢体功能。CPG 有以下四个组成部分。

① 外周传入输入。

② 脊髓固有系统。

③ 下行的脊髓上系统。

④ 节间神经元。

外周传入输入通过外部混合神经电刺激提供有锁时关系的感觉信息。脊髓固有系统控制同侧和对侧的多个脊髓节段水平的传导。下行的脊髓系统、皮质脊髓束、红核脊髓束、前庭脊髓和网状脊髓都有助于神经元间的控制。节间神经元决定反射幅度。中间神经元兴奋水平是控制点，它受到运动神经元兴奋性改变、传入端释放的神经递质变化，以及运动神经元固有特性变化的影响。因此，运动神经元的兴奋性是所有 CPG 成分输入的总和（图 3-5）。耦合系统中任何一个组成的损坏或干扰都会导致响应衰减。H 反射和 F 波测量节段神经元通过前角细胞的激发而产生的 CPG 组分的活性。

在混合周围神经低强度刺激后会出现 CMAP。

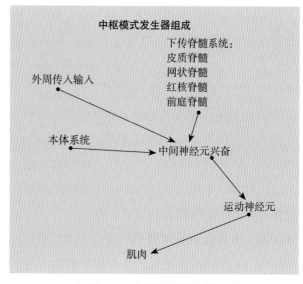

▲ 图 3-5 中枢模式发生器组成

由于其轴突直径大，在感觉 1a 纤维中选择性地引起动作电位，感觉传入神经进入灰质后角和 α 运动神经元的突触，然后，运动神经元去极化产生同步反应和 H 反射 CMAP 波。值得注意的是，H 反射是通过超强刺激获得的，逐渐增加的刺激强度会募集更多的 1a 传入纤维，随后激活更多的 α 运动神经元并增加 H 反射幅度。从刺激点直接到所对应的靶肌，刺激强度的增加也会引起传出运动纤维的直接顺向激活，随着募集直径较小的 α 运动神经元的动作电位，M 波随着刺激强度的逐渐增加而出现。刺激强度的持续增加将导致 M 波达到最大幅度。从理论上讲，M 波最大值表示整个运动神经元堆的激活。大直径快速运动单元与顺向反射运动单元的抵消开始减弱 H 反射，最终消除了响应。图 3-6 概述了 H 反射和 M 波募集弧。

如果刺激强度超过最大刺激强度，逆向运动电位继续在运动神经元堆中传播并激活正向运动信号，M 波振幅将不再增加，而出现 F 波。F 波由总的电生理反应组成，变化很大，每次试验的幅值、潜伏期、形态和持续时间都会变化，代表不同运动神经元群体具有不同的传导特性[34]。H 反射的响应特性则与 F 波相反，其在波幅、潜伏期和形态方面非常稳定，代表单突触运动神经元均匀的部分。

H 反射最常用的记录部位是下肢的腓肠肌 / 比目鱼肌和上肢的桡侧腕屈肌[35]。3 岁以后，除以上靶肌记录的反射外，其余的 H 反射都会消失。F 波则可以在任何可触及的肌肉中引发。在手术中最常用的靶肌包括小趾展肌、拇短展肌、胫前肌、腓肠肌和拇展肌[35]，可参照表 3-4 列出的最佳刺激和记录参数。

刺激强度尚未统一标准，根据每个患者特点个性化制订，需达到刺激强度阈值以获得 H 波最大值，可通过观察响应波幅度不再随刺激强度的增加而变化来确定。Palmieri 等建议临床中将 H-max 归一化为 M 波最大值的某个固定百分比，

M-max 代表不受 CPG 影响的整个运动堆轴突，调整刺激强度以产生具有一定波幅值的 H 反射来表示 M-max 的固定百分比。大多数研究人员倾向选择 10%～25%[35]。

与其他新兴的监测模式一样，最初关于麻醉对 H 反射 /F 波影响的研究很多。1996 年，Leis 等在 Muscle and Nerve 中报道了 25 例全麻患者中成功记录到 23 例 H 反射。1997 年，Zhou[36] 等观察了异氟醚和氧化亚氮麻醉期间运动神经元的兴奋性，并在 Anesthesiology 发表，他们发现单独的 1.0MAC 异氟醚和 1.0MAC 异氟醚联合 N₂O，都会使 H 反射幅度降低 30%～33%，并且 F 波从 42% 持续升至 56%。Leppanen[34] 提出一种可行的麻醉方案，包括 < 50% 的 N₂O、0.2%～0.5% 的挥发性吸入剂、静脉输注丙泊酚和芬太尼，无肌松药[34]。另外，2009 年 von Dincklage[37] 等在 British Journal of Anesthesiology 报道术中麻醉药（如丙泊酚和七氟醚）的作用与刺激有关，这与基于募集方法引发 H 反射 /F 波的原理相同。Slimp[38] 等在 2004 年的 Physical Medicine and Rehabilitation Clinics of North America 中指出 N₂O 和高剂量的吸入剂"可能会严重抑制"H 反射，因此应避免采用这样的麻醉方案。普遍的共识是不使用任何吸入性麻醉，进行静脉麻醉。H 反射 /F 波更多是被用作 TCeMEP 的附加监测，都要求禁用吸入麻醉药，更多的文献报道都证实了这一点。实际上，一些中心还报道了 H 反射 /F 波可代替 TCeMEP 使用。2007 年的 Anesthesiology Clinics，Jameson 等报道当无法记录或禁用运动诱发电位时，可以使用 H 反射和 F 波进行监测；2006 年 Spine Journal，Devlin 等报道了颈椎病手术中的术中监测，发现将该技术作为交叉校验和辅助手段可以强化 TCeMEP，能够帮助快速识别脑震荡或与缺血相关的脊髓信号变化。

TCeMEP 通过直接刺激运动皮质提供下行脊髓运动通路信息，同时也提供了有关脊髓灰质

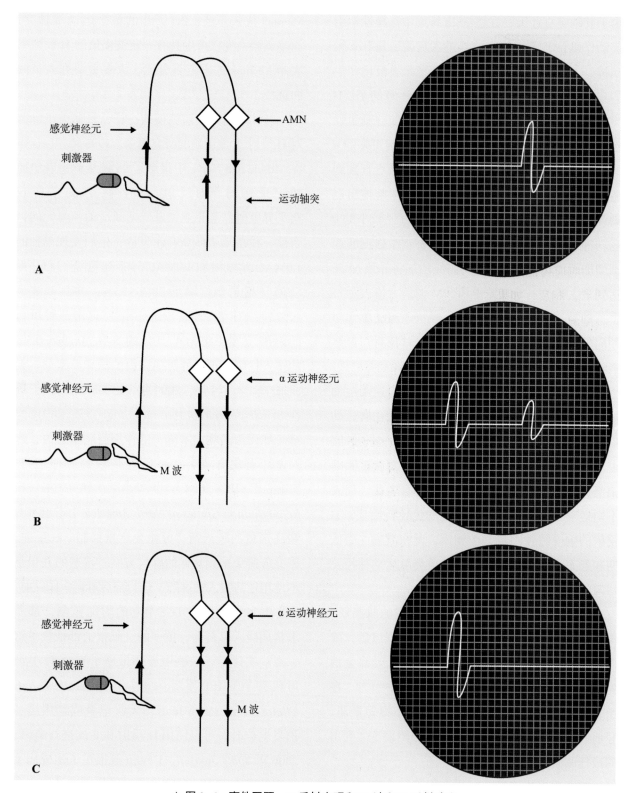

▲ 图 3-6 事件回顾：H 反射出现和 M 波和 H 反射消失

A. 电刺激选择性激活 1α 纤维，引发顺行电位，激发 α 运动神经元和 H 反射；B. 增加的电刺激也直接激活了运动轴突，但是不是所有的逆向放电和顺行电位相撞，H 反射和 M 波同时存在；C. 持续增加的刺激强度将募集所有的运动轴突，反向相撞消除了全部所产生的顺行电位，H 反射消失

表 3-4　H 反射刺激和记录参数

肌　肉	刺激电极部位	刺激参数	记录电极部位	记录参数
内侧腓肠肌	负极：腘窝	单次刺激，0.5Hz	成对排列	低频带通滤波：2～30Hz 高频带通滤波：10～30kHz，时基 100ms
	正极：对侧	时长 1.0ms	肌腹和肌腱	
桡侧腕屈肌	负极：肘窝	单次刺激，0.5Hz	成对排列	低频带通滤波：2～30Hz 高频带通滤波：10～30kHz，时基 50ms
	正极：内侧肘	时长 1.0ms	肌腹和肌腱	

和中间神经元的信息。TCeMEP 被认为能激活 4%～5% 的运动神经元和 1%～5% 的 F 波，这些不同的响应可能是相同、不同或重叠的运动神经元群[34]。相反，如果达到了 M-max 和 H-max 响应，则 H 反射可以监测 20%～100% 的运动神经元。因此，在术中实施 TCeMEP 和 H 反射 /F 波技术结合的多模态神经监测，可实现评估运动神经元完整性的效果。

监测灰质运动神经元的兴奋水平是快速检测脊髓缺血高度灵敏的方法。Devlin[39] 等认为 H 反射和 F 波监测是脊髓运动神经元突触前抑制增强和超极化作用，也就是说，脊髓损伤会减弱甚至消除 H 反射 /F 波，其抑制程度与损伤程度成正比。Leis 等和 Leppanen 都报道显著波幅变化（均使用患者平均基线幅值的三个标准偏差的标准）与术后功能损伤直接相关。短暂的 H 反射和 F 波改变与术后功能损伤无关。实际上，脊柱手术的主要生理性反应是 H 反射的短暂降低。H 反射反应持续下降少于 50% 与术后功能损伤无关，H 反射 /F 波下降 50%～90% 或波形的短暂丢失与永久性术后功能损伤无关，只有持续衰减大于 90% 才提示术后功能损伤。

目前，H 反射和 F 波被视为可靠的多模态监测方法。两者均满足以下要求（由 Hicks[40] 在术中 H 反射的回顾性经验总结中概述），以成功监测脊柱手术。

① 适用于大多数患者，包括儿童和老年患者。

② 在冗长的手术过程中提供连续的功能状态信息。

③ 可以与静脉麻醉药联合使用。

④ 满足最低的假阳性和假阴性要求。

⑤ 一旦考虑了初步病史、麻醉因素和技术方面因素，有资质的人员可容易可靠地实施。

Hoffmann 反射具有坚实的科学历史，它被称为"也许是有关人类和哺乳动物神经生理文献报道中最被广泛研究的反射"[39]。它在术中监测领域的作用仍在不断显现。大规模的文献检索揭示了 3300 多篇有关 H 反射的参考文献，自 1991 年以来只有 22 项研究将其用作监测工具。由于这种方式在手术中刚开始应用，因此关于这种技术的结果的报道很少。2008 年 *Anesthesiology* 和 2007 年 *Croatian Medical Journal* 的研究表明，该技术有多种不同的应用。Shine 等[41] 报道了 H 反射和 MEP 监测胸腹主动脉瘤修复过程中脊髓缺血的预测价值。Makovek[42] 等研究了椎间盘摘除手术中 S_1 神经根功能的 H 波和神经根电位的神经监测。Devlin 建议将 H 波监测作为监测颈椎病手术的一种实用技术。最近，Andrews[43] 等应用低刺激强度的经颅电刺激下记录 H 反射来监测运动通路。Feyissa 和 Tummala[44] 主张使用 H 反射监测来识别脊髓损伤并预测胸椎手术中的神经功能预后。连续性的研究将有助于完善 H 反射的术中应用，此技术发表的相关数据表明，它在术中独特地提供了对脊髓功能敏感性的可靠信息。

病例 3-1

71 岁，女性，$L_4 \sim L_5$ 减压翻修手术，既往有 2 次减压手术史（第二次为内固定手术），诊断为假关节、Ⅰ～Ⅱ度退行性腰椎滑脱。手术第一阶段是取出后路内固定装置，第二阶段是前路椎体融合，在 $L_4 \sim L_5$ 处放置椎间融合器。胫后神经和腓神经 SSEP 用于监测下肢功能。基线信号良好且可靠（图 3-7 和图 3-8），约 1.5h 后，将融合器试模放入 $L_4 \sim L_5$ 椎间盘间隙，左侧胫神经和腓神经 SSEP 信号丢失（图 3-9 和图 3-10）。

检查左下肢外周神经提示胫神经、腓神经刺激时腘窝无信号反应（图 3-11）。告知外科医生，说明该数据丢失与外周神经相关，与脊髓功能无关。基于此信息，去除伤口撑开器和血管牵开器。10min 后，左侧胫神经 SSEP 恢复，在 3min 内左腓神经 SSEP 也随即恢复（图 3-12 和图 3-13）。这个病例很好地体现了手术中监测外周部位记录的作用，能够提示中枢性与外周性的问题，可以最大限度地减少不必要的矫正或去除脊柱内固定的发生。同时还强调了术中使用 SSEP 的重要性，其他监测方法不能提供外周神经信息。

（病例由密苏里州圣路易斯华盛顿大学 Keith H. Bridwell 医学博士提供）

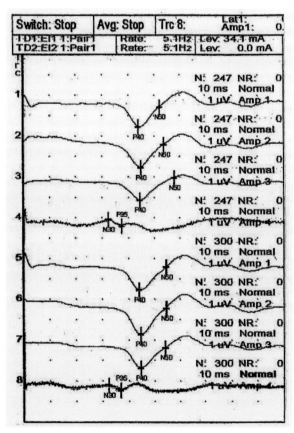

▲ 图 3-7　病例 3-1 的胫后神经 SSEP 基线数据

Switch. 转换器；Stop. 关闭；Avg. 平均叠加；Trc. 通道；Lat. 潜伏期；Amp. 波幅；Pair. 刺激通道；Rate. 刺激频率；Lev. 刺激量；N. 叠加次数；NR. 未叠加次数；Normal. 正常；Amp. 放大器通道（由密苏里州圣路易斯华盛顿大学 Keith H. Bridwell 医学博士提供）

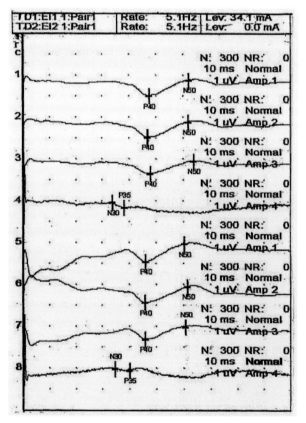

▲ 图 3-8　病例 3-1 的腓神经 SSEP 基线数据

Pair. 刺激通道；Rate. 刺激频率；Lev. 刺激量；N. 叠加次数；NR. 未叠加次数；Normal. 正常；Amp. 放大器通道（由密苏里州圣路易斯华盛顿大学 Keith H. Bridwell 医学博士提供）

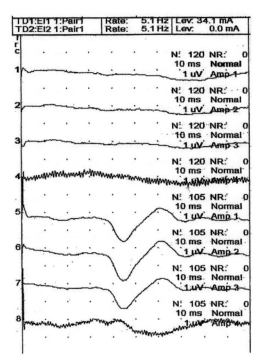

▲ 图 3-9　病例 3-1 的 L₄～L₅ 节段置入椎间融合器后，胫后神经 SSEP 信号消失

Pair. 刺激通道；Rate. 刺激频率；Lev. 刺激量；N. 叠加次数；NR. 未叠加次数；Normal. 正常；Amp. 放大器通道（由密苏里州圣路易斯华盛顿大学 Keith H. Bridwell 医学博士提供）

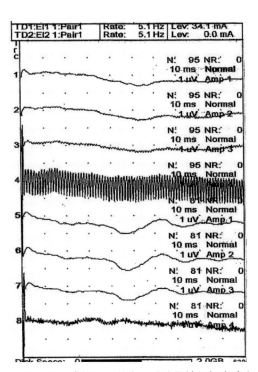

▲ 图 3-11　病例 3-1 的左下肢外周神经相应消失

Pair. 刺激通道；Rate. 刺激频率；Lev. 刺激量；N. 叠加次数；NR. 未叠加次数；Normal. 正常；Amp. 放大器通道（由密苏里州圣路易斯华盛顿大学 Keith H. Bridwell 医学博士提供）

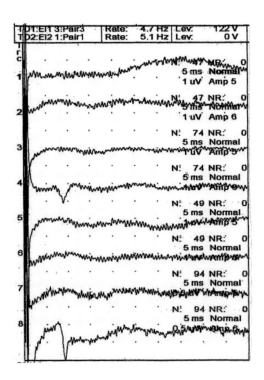

▲ 图 3-10　病例 3-1 的左下肢腓神经 SSEP 信号消失

Pair. 刺激通道；Rate. 刺激频率；Lev. 刺激量；N. 叠加次数；NR. 未叠加次数；Normal. 正常；Amp. 放大器通道（由密苏里州圣路易斯华盛顿大学 Keith H. Bridwell 医学博士提供）

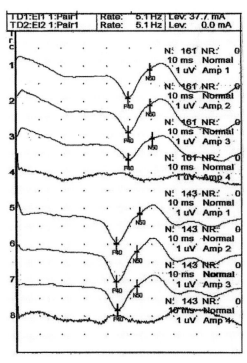

▲ 图 3-12　病例 3-1 在调整椎间撑开器后，胫后神经SSEP 信号恢复

Pair. 刺激通道；Rate. 刺激频率；Lev. 刺激量；N. 叠加次数；NR. 未叠加次数；Normal. 正常；Amp. 放大器通道（由密苏里州圣路易斯华盛顿大学 Keith H. Bridwell 医学博士提供）

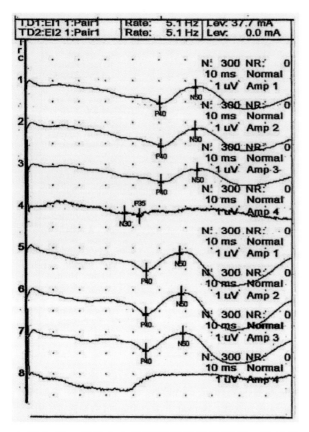

▲ 图 3-13 病例 3-1 在调整椎间撑开器后，腓神经 SSEP 信号恢复

Pair. 刺激通道；Rate. 刺激频率；Lev. 刺激量；N. 叠加次数；NR. 未叠加次数；Normal. 正常；Amp. 放大器通道（由密苏里州圣路易斯华盛顿大学 Keith H. Bridwell 医学博士提供）

病例 3-2

74 岁，女性，行后路 $L_4 \sim S_1$ 融合手术，经椎间孔融合 $L_4 \sim L_5$ 和 $L_5 \sim S_1$，术后出现骨不连。同时伴有腰椎椎管狭窄。手术为前后路联合进行。第一阶段行前路 $L_4 \sim S_1$ 腰椎翻修手术，重置椎间融合器。第二阶段行 $L_3 \sim L_4$ 椎管减压 $+L_2 \sim S_1$ 后路脊柱融合术。手术第一阶段予以胫神经和尺神经 SSEP 监测，以及自发肌电图用于监测腰椎神经根。术中四肢都能记录到可靠基线。在 $L_4 \sim L_5$ 放置椎间融合器后，外科医生重新撑开 $L_5 \sim S_1$ 间隙开始显露 $L_5 \sim S_1$ 椎间盘时，左侧胫神经 SSEP 信号下降，并告知了外科医生（图 3-14A）。在外科医生去除牵开器后，左侧胫神经 SSEP 恢复到可接受的程度，再次告知了外科医生，手术继续按计划进行。手术后神经功能查体提示神经功能完好（图 3-14B）。

（病例由密苏里州圣路易斯华盛顿大学医学院 Paul Santiago 医学博士提供）

病例 3-3

12 岁，男性，诊断重度脊柱后凸畸形，术前双下肢神经系统功能查体正常。手术计划为 $T_4 \sim T_6$、$T_8 \sim T_{10}$ 后柱截骨 $+T_5$ 椎体切除 $+T_1 \sim L_2$ 后路脊柱融合手术。术中监测模式包括：胫后神经和尺神经刺激的 SSEP，以及上肢外展肌 / 小指外展肌记录的 TCeMEP、下肢胫前肌 / 内侧腓肠肌、足鉧外展肌记录的 TCeMEP。切口显露前、后四肢基线信号正常、稳定（图 3-15 至图 3-18）。在右侧螺钉置入期间，由于手术操作原因，T_8 脊髓受压，导致右下肢 TCeMEP 信号消失（图 3-16）。外科医生被警告信号发生异常，遂实施了 Stagnara 唤醒试验，外科医生开始在压迫水平进行脊髓减压。Stagnara 结果提示阳性，右下肢无运动，而左下肢自主运动正常。外科医生继续进行脊髓减压，在最大刺激下右侧 TCeMEP 恢复（图 3-17）。在减压和放置固定棒后，电生理信号持续改善，但仍未恢复到基线幅度（图 3-18）。麻醉苏醒后，患者的右侧鉧长伸肌肌力为 1/5 级，股四头肌运动肌力可疑；左下肢肌力在可接受范围。术后 24 ~ 48h，患者下肢力量不断恢复，最终恢复到术前水平。

（病例由密苏里州圣路易斯华盛顿大学医学院 Michael P. Kelly 医学博士提供）

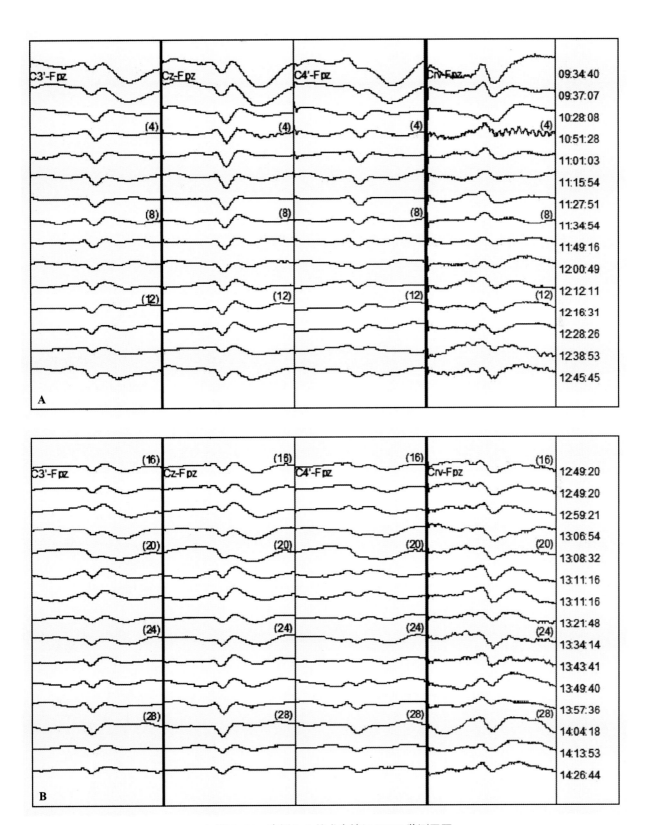

▲ 图 3-14　病例 3-2 的术中神经 SSEP 监测回顾

由密苏里州圣路易斯华盛顿大学 Paul Santiago 医学博士提供

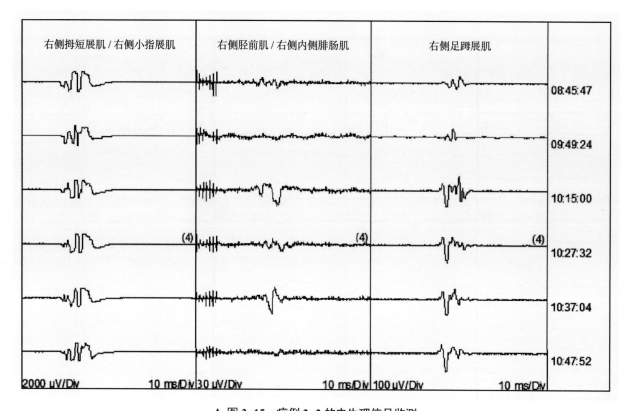

▲ 图 3-15　病例 3-3 的电生理信号监测
由密苏里州圣路易斯华盛顿大学医学院 Michael P. Kelly 医学博士提供

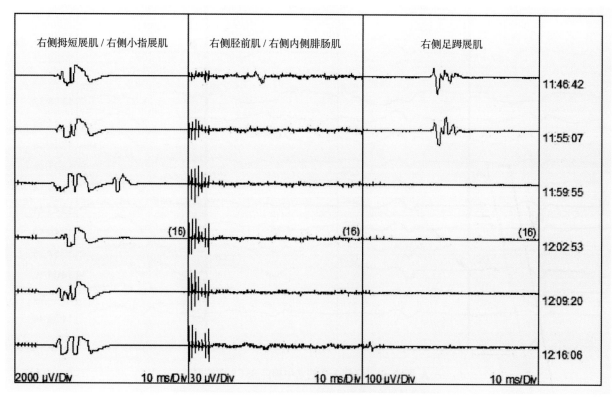

▲ 图 3-16　病例 3-3 的右下肢 TCeMEP 信号消失
由密苏里州圣路易斯华盛顿大学医学院 Michael P. Kelly 医学博士提供

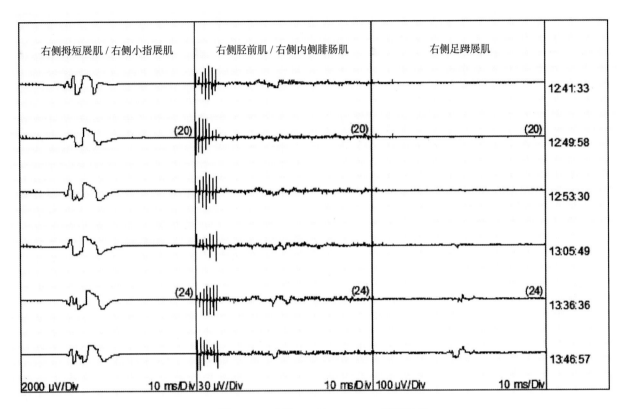

▲ 图 3-17　病例 3-3 的 TCeMEP 监测记录
由密苏里州圣路易斯华盛顿大学医学院 Michael P. Kelly 医学博士提供

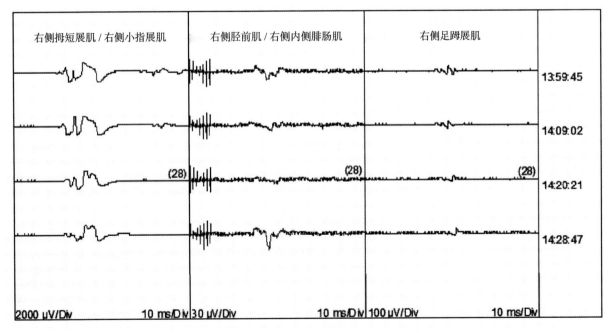

▲ 图 3-18　病例 3-3 在减压和放置固定棒后改善的 TCeMEP
由密苏里州圣路易斯华盛顿大学医学院 Michael P. Kelly 医学博士提供

病例 3-4

58 岁，男性，有 $C_5 \sim C_6$ ACDF 手术史，被汽车碰撞后出现新的颈椎病症状；当前诊断 $C_4 \sim C_5$ 椎间盘突出症。手术计划为前路 $C_4 \sim C_5$ 椎间盘切除 + 人工椎间盘置换术。术中监测模式包括 SSEP 和 MEP。SSEP 刺激采用下肢胫神经及上肢正中和尺神经。经颅刺激 MEP 采用双侧三角肌、腕屈 / 伸肌、拇外展肌 / 小指外展肌和胫前肌 / 内侧腓肠肌记录。切口显露前后记录双侧上肢和下肢

的基线信号，信号良好、稳定。减压过程中，右侧三角肌 MEP 信号下降、消失（图 3-19A）。告知医生后，决定放松患者右手臂和肩膀上的胶带牵引。放松牵引后，右侧三角肌 MEP 信号恢复。其余过程，所有信号均保持在正常基线值范围（图 3-19B）。此病例说明了术中监测确保体位正常摆放的作用。本病例是由体位导致的过度牵引，避免了潜在的 C_5 麻痹风险。

（病例由密苏里州圣路易斯华盛顿大学医学院 Luke P. Zebala 医学博士提供）

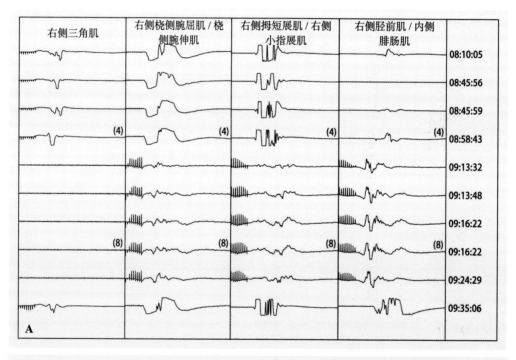

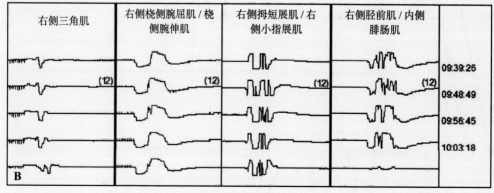

▲ 图 3-19　病例 3-4 回顾
由密苏里州圣路易斯华盛顿大学医学院 Luke P. Zebala 医学博士提供

病例 3-5

　　13 岁，女性，6 岁时曾因先天性心脏病行心脏移植手术继发胸椎脊柱侧弯。术前神经系统检查正常。进行脊柱外科手术时，在 $C_7 \sim T_1$ 脊髓刺激后，在脚踝部的胫神经和腘窝处的坐骨神经记录 DNEP 信号（Viking IV, Nicolet）。当双侧放置固定棒时，在未实施旋转操作前，DNEP 信号下降。从右侧开始，DNEP 持续下降至消失超过 15min（图 3-20）。移除固定棒后，DNEP 信号仍

未改善。将刺激电极移至 T_4 水平，双侧能记录到正常的 DNEP 信号。于是，在 $T_2 \sim T_3$ 水平进行椎板切除术，发现椎管内静脉曲张引起了硬膜外出血，这很有可能是移植手术后引起的，迅速作了血肿清除。清除血肿后，双侧 DNEP 信号恢复，脊柱手术遂中止。术后神经系统查体显示右侧 Babinski 征阳性，但无运动或感觉功能损伤。

（病例由法国南特大学梅尔医院 Sophie Guillard 医学博士和 Yann Pereon 医学博士提供）

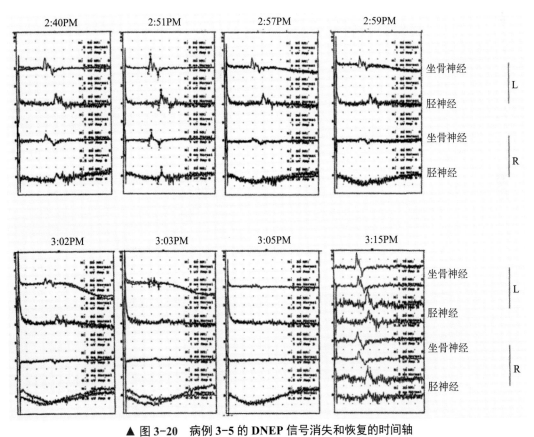

▲ 图 3-20　病例 3-5 的 DNEP 信号消失和恢复的时间轴
病例由法国南特大学梅尔医院 Sophie Guillard 医学博士和 Yann Pereon 医学博士提供

病例 3-6

15 岁 7 个月，男性，诊断为青少年特发性脊柱侧弯，行 $T_4 \sim L_2$ 后路脊柱融合术。术前神经系统检查正常。胫神经（图 3-21）、腓神经和尺神经 SSEP 的基线良好。经皮刺激 DNEP 基线稳定、可靠（图 3-22）。椎弓根螺钉置入从左 L_2 开始向近端进行。在左侧 T_6 置入螺钉时，双侧 DNEP 和胫神经 SSEP 消失（图 3-23 和图 3-24），提示外科医生并进行术中唤醒试验。经棘突刺激电极移至 $T_2 \sim T_3$ 处，并往远端移动刺激不同脊柱水平。在 $T_9 \sim T_{10}$ 水平刺激时，双侧可见良好信号（图 3-25），但在 $T_7 \sim T_8$ 脊柱水平刺激未获得 DNEP 信号（图 3-26）。Stagnara 唤醒测试结果为阳性，双下肢均未观察到肢体运动。伤口紧急关闭，并实施脊柱 MRI 检查，MRI 显示 $T_7 \sim T_{10}$ 胸椎脊髓受压，可能与血肿有关。患者被送回手术室进行紧急减压。双下肢未能记录到基线信号。从 $T_6 \sim T_{11}$ 进行椎板切除减压，从硬膜外腔取出止血物。止血物是用于椎弓根螺钉置入过程减少出血的，很有可能通过左侧 T_{10} 椎弓根内壁破裂处进入椎管。减压后，双侧可获得胫神经 SSEP 和棘突刺激 DNEP 信号（图 3-27 和图 3-28）。患者苏醒后，双下肢肌力 4/5 级。但 3h 后，双下肢的神经功能持续下降到 1/5 级的肌力。再次冲洗清理椎管，并移除所有的内固定，可获得双侧 SSEP 和 DNEP 信号，并在整个手术过程中一直存在。电生理信号存在，提示术后神经功能恢复预后较好。3 个月后，患者恢复到了 5/5 级的肌力，感觉恢复正常。术后 2 年随访，患者神经功能状态正常。

（病例由密苏里州圣路易斯华盛顿大学 Lawrence G. Lenke 医学博士提供）

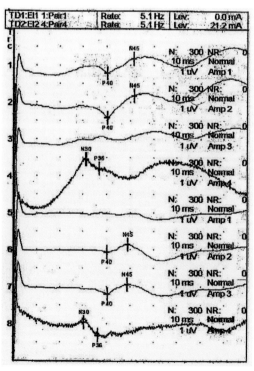

▲ 图 3-21　病例 3-6 的胫后神经 SSEP 信号基线

Pair. 刺激通道；Rate. 刺激频率；Lev. 刺激量；N. 叠加次数；NR. 未叠加次数；Normal. 正常；Amp. 放大器通道

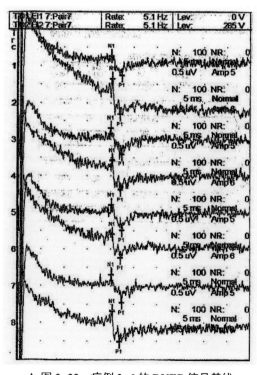

▲ 图 3-22　病例 3-6 的 DNEP 信号基线

Pair. 刺激通道；Rate. 刺激频率；Lev. 刺激量；N. 叠加次数；NR. 未叠加次数；Normal. 正常；Amp. 放大器通道

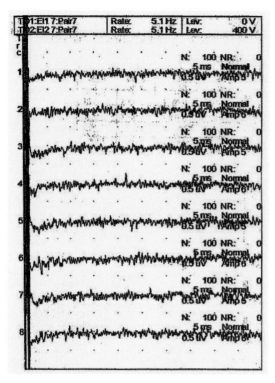

▲ 图 3-23　病例 3-6 的 DNEP 信号消失

Pair. 刺激通道；Rate. 刺激频率；Lev. 刺激量；N. 叠加次数；
NR. 未叠加次数；Normal. 正常；Amp. 放大器通道

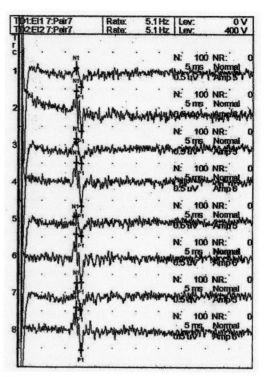

▲ 图 3-25　病例 3-6 在 $T_9 \sim T_{10}$ 脊柱水平的棘突刺激下的 DNEP 信号良好

Pair. 刺激通道；Rate. 刺激频率；Lev. 刺激量；N. 叠加次数；
NR. 未叠加次数；Normal. 正常；Amp. 放大器通道

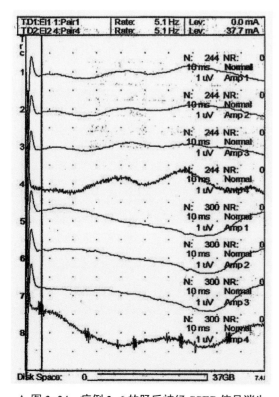

▲ 图 3-24　病例 3-6 的胫后神经 SSEP 信号消失

Pair. 刺激通道；Rate. 刺激频率；Lev. 刺激量；N. 叠加次数；
NR. 未叠加次数；Normal. 正常；Amp. 放大器通道

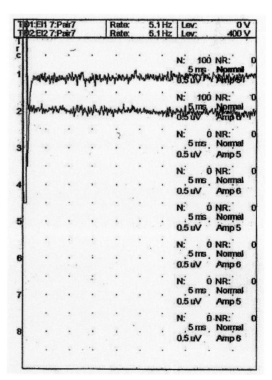

▲ 图 3-26　病例 3-6 在 $T_7 \sim T_8$ 脊柱水平的棘突刺激下 DNEP 信号消失

Pair. 刺激通道；Rate. 刺激频率；Lev. 刺激量；N. 叠加次数；
NR. 未叠加次数；Normal. 正常；Amp. 放大器通道

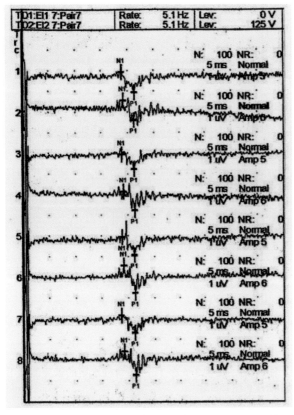

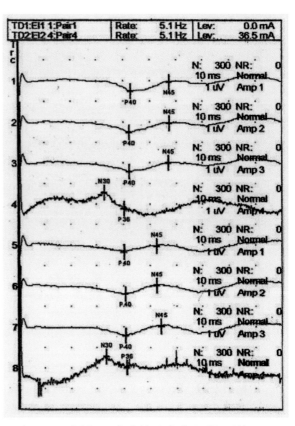

▲ 图 3-27　病例 3-6 在胸椎后路减压后 DNEP 信号恢复

Pair. 刺激通道；Rate. 刺激频率；Lev. 刺激量；N. 叠加次数；NR. 未叠加次数；Normal. 正常；Amp. 放大器通道

▲ 图 3-28　病例 3-6 在脊柱后路减压后胫后神经 SSEP 信号恢复

Pair. 刺激通道；Rate. 刺激频率；Lev. 刺激量；N. 叠加次数；NR. 未叠加次数；Normal. 正常；Amp. 放大器通道

病例 3-7

　　41 岁，男性，诊断腰椎管狭窄和软骨样肿瘤复发，实施 $L_4 \sim L_5$ 关节面切除术，以及 L_5 神经根减压、肿瘤切除翻修，$L_2 \sim L_4$ 椎板切除术，$L_4 \sim L_5$ 经椎间孔腰椎椎间融合术以及 $L_3 \sim L_5$ 脊柱后路融合术。术前，主诉背部和左下肢疼痛。术前全面神经功能查体提示：左侧股四头肌和胫前肌为 5-/5 级，左踇长伸肌为 4+/5 级。SSEP 基线信号良好、稳定。spEMG 监测从双侧内收长肌，股内侧肌和胫前肌进行记录，显示基线静息平稳。在减压、肿瘤切除过程，从左侧胫前肌可观察到成串爆发信号，告知外科医生。在减压即将结束时，所有的 EMG 描迹都恢复安静。胫神经 SSEP 信号与基线相比保持不变。术后即刻，左下肢肌力显著下降，胫前肌无力 2/5 级，踇长伸肌 4/5 级和股四头肌 4-/5 级。术后第 6 天，胫前肌力量恢复至 3+/5 级。术后第 8 周，胫前肌和踇长伸肌恢复到 4/5 级。这个病例清晰说明了脊柱外科手术中多模态监测的重要性。EMG 监测对神经根刺激敏感，而 SSEP 信号显示无变化。

（病例由密苏里州圣路易斯华盛顿大学 Lawrence G. Lenke 医学博士提供）

病例 3-8

18 岁，男性，诊断为 Scheuermann 胸椎后凸畸形，实施后路 T_{10}~L_1 脊柱截骨 +T_3~L_3 融合手术。术前神经系统检查发现下肢感觉异常，肌力正常。监测模式包括上下肢 SSEP，以及棘突和硬膜外刺激的 DNEP。激发肌电图也被用于评估椎弓根螺钉完整性。放置固定棒并进行矫形时，左侧 DNEP 和胫神经 SSEP 信号下降至预警标准。告知外科医生，提示信号变化，然后作升高平均动脉压和放松矫形棒处理，进行硬膜外 DNEP 刺激提示信号改善。再次放置固定棒尝试矫形时，信号进一步下降，这被硬膜外刺激的 DNEP 信号加以证实，但本次是右侧 DNEP 改变，再次放松矫形。将硬膜外刺激导管往头端移动，试图定位脊髓损伤的确切水平。在 T_{10}~T_{11} 刺激时可见大幅度波幅，但在 T_9~T_{10} 刺激时仅存在单侧信号。于是，外科医生在 T_9~T_{10} 处进行了环形减压，后改善了接近损伤水平的硬膜外 DNEP 信号。然后，进行 Stagnara 唤醒试验，发现患者双侧背伸、跖屈力量为 4/5 级。放置临时棒后关闭伤口。术后下肢肌力与术前水平基本一致。

（病例由密苏里州圣路易斯华盛顿大学医学院 Michael P. Kelly 医学博士提供）

病例 3-9

10 岁 6 个月，男孩，诊断为脊柱侧后凸畸形，有脊柱生长棒及终期脊柱融合时取出内固定手术史。手术计划是 T_2~T_{12} Smith-Petersen 截骨（SPO）或可能的全椎体截骨（VCR）（由外科医生根据情况决定）+ 后路脊柱融合术。术中监测模式包括双侧胫神经和尺神经 SSEP，以及棘突刺激的 DNEP 监测脊髓功能。在完成 SPO 截骨术后，外科医生决定置入椎弓根螺钉。在螺钉置入过程中，双侧 DNEP 信号下降至预警标准。告知外科医生后，要求进行硬膜外 DNEP 刺激，同时硬膜外 DNEP 信号也下降，达到警告标准（图 3-29 A）。外科医生要求升高平均动脉压（MAP），并移除所有已置入的椎弓根螺钉。外科医生发现了椎弓根螺钉置入过程内侧壁穿破，螺钉没有置入到椎弓根钉道而是被改道。左侧 T_{10} 和 T_{11} 及双侧 T_{12} 椎弓根螺钉被取出。此外，还进行了 Stagnara 唤醒测试，结果为阴性，患者的双侧跖屈肌力为 4+/5 级。患者再次麻醉后，继续进行信号收集。硬膜外 DNEP 信号存在且在可接受的范围内（图 3-29 B）。硬膜外 DNEP 信号在余下手术过程中仍然可靠。DNEP 信号的下降是由于 MAP 降低，以及椎弓根螺钉置入导致椎弓根壁破坏有关。外科医生选择终止手术。患者术后神经系统检查正常，同时实施了术后 MRI 检查。

（病例由密苏里州圣路易斯华盛顿大学医学院 Scott J. Luhmann 医学博士提供）

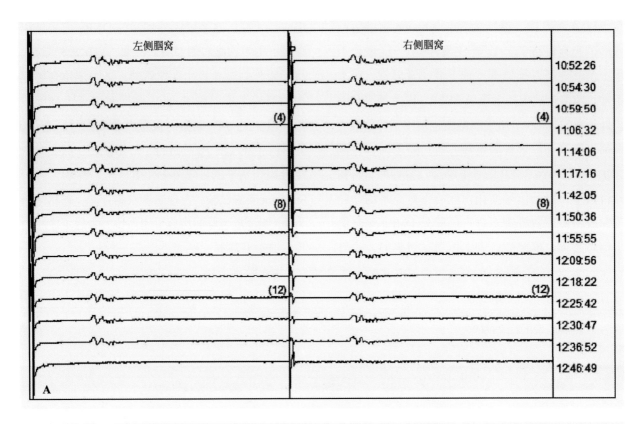

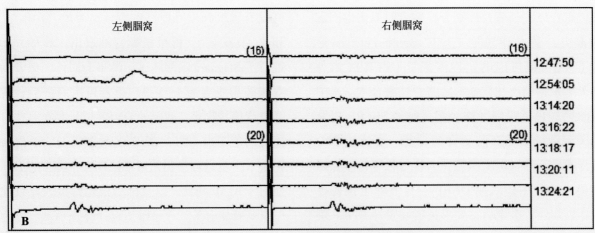

▲ 图 3-29　病例 3-9 的硬膜外 DNEP 信号监测
由密苏里州圣路易斯华盛顿大学医学院 Scott J. Luhmann 医学博士提供

病例 3-10

60 岁，女性，诊断为退变性脊柱侧弯、椎间孔狭窄，在同一天实施了前路和后路脊柱融合手术。第 1 阶段行前路 $L_3 \sim S_1$ 脊柱融合术；第 2 阶段行后路 $L_2 \sim L_3$ 右侧减压 +T_{12} 至骶骨固定 + 经椎间孔腰椎椎间融合术。整个手术过程，SSEP 和 DNEP 信号良好、稳定。TrgEMG 用于评估 T_{12} 至骶骨的椎弓根螺钉位置。右侧 L_4 螺钉的刺激阈值为 3.9mA（图 3-30）。取下该螺钉后，探针探测到钉道有小缺口，重新调整钉道置钉。重置螺钉后再刺激阈值为 18.8mA，表明皮质结构得到改善。本病例说明了 trgEMG 有助于识别术中 X 线透视可能无法识别的椎弓根缺损 / 破壁。

（病例由密苏里州圣路易斯华盛顿大学 Lawrence G. Lenke 医学博士提供）

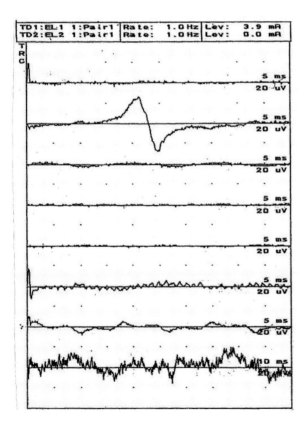

▲ 图 3-30 病例 3-10 在尝试右侧 T_4 椎弓根螺钉置钉时，右侧长收肌可见激发肌电图反应

Pair. 刺激通道；Rate. 刺激频率；Lev. 刺激量（由密苏里州圣路易斯华盛顿大学 Lawrence G. Lenke 医学博士提供）

病例 3-11

15 岁，女孩，诊断为Ⅳ或Ⅴ度的腰椎滑脱，实施了后路 L_4 至骶骨减压、$L_5 \sim S_1$ 经椎间孔腰椎融合术。术前神经系统检查提示背部疼痛进行性加重。SSEP 基线信号良好、稳定。双侧 spEMG 从股内侧肌、胫前肌和内侧腓肠肌进行记录。直接神经刺激以评估双侧 L_5 和 S_1 复位前、后的神经根功能。阈值结果如下。

左侧	复位前（mA）	复位后（mA）
L_5	3.0（图 3-31）	0.8（图 3-32）
S_1	1.8	0.8

右侧	复位前（mA）	复位后（mA）
L_5	1.6	0.4
S_1	0.6	0.6

如阈值所示，复位后产生 CMAP 所需的刺激强度相对较少或相等。这些较低的数值表明神经根未受损。术后神经系统检查显示神经功能与术前水平一致。

（病例由密苏里州圣路易斯华盛顿大学 Lawrence G. Lenke 医学博士提供）

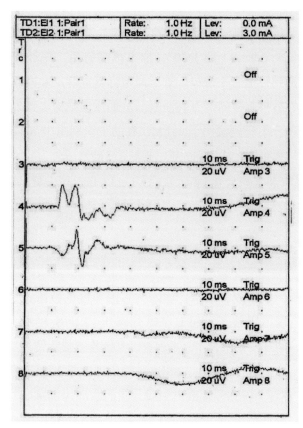
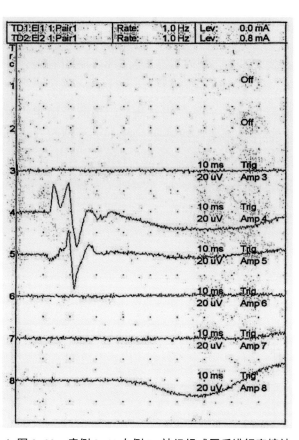

▲ 图 3-31　病例 3-11 的左侧 L₅ 神经根减压前进行直接神经刺激时，左侧胫前肌和内侧腓肠肌的 EMG 反应

Pair. 刺激通道；Rate. 刺激频率；Lev. 刺激量；off. 关闭；Trig. 触发；Amp. 放大器通道（由密苏里州圣路易斯华盛顿大学 Lawrence G. Lenke 医学博士提供）

▲ 图 3-32　病例 3-11 左侧 L₅ 神经根减压后进行直接神经刺激时，左侧胫前肌和内侧腓肠肌的 EMG 反应

Pair. 刺激通道；Rate. 刺激频率；Lev. 刺激量；off. 关闭；Trig. 触发；Amp. 放大器通道（由密苏里州圣路易斯华盛顿大学 Lawrence G. Lenke 医学博士提供）

病例 3-12

　　74 岁，女性，椎管狭窄，主诉急性下腰痛伴左臀部和左大腿放射痛。患者有右侧下肢麻木和膝盖到脚背的刺痛，同时有右腿深静脉血栓史。实施后路 L₃～L₄ 减压、椎间融合器置入、椎间融合术。术中 SSEP 监测双侧上下肢功能，EMG 记录监测神经根活动，同时还进行双侧 H 反射监测，刺激腘窝处的胫神经，从比目鱼肌记录，仅监测左下肢（图 3-33）。显露棘突间隙，植入物被置入并固定。整个手术过程和切口关闭时，EMG 基线都很平静，SSEP 基线未提示任何变化。连续性监测 H 反射（尽管没有右侧记录），伤口关闭后，双侧 H 反射存在（图 3-34）。

（病例由美国佛罗里达州沃斯湖 Neurometrics 公司 Morris Shalmowitz 医学博士提供）

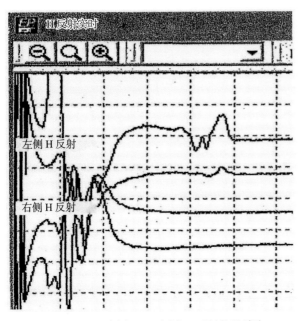

▲ 图 3-33　病例 3-12 右侧 H 反射基线消失

由美国佛罗里达州沃斯湖 Neurometrics 公司 Morris Shalmowitz
医学博士提供

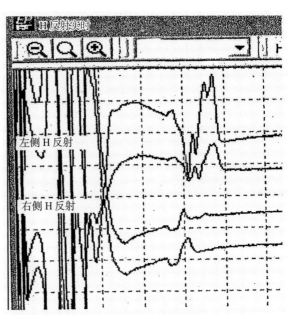

▲ 图 3-34　病例 3-12 减压后右侧 H 反射

由美国佛罗里达州沃斯湖 Neurometrics 公司 Morris Shalmowitz
医学博士提供

病例 3-13

　　48 岁，男性，实施胸椎后路椎板切除、T_8 脊柱肿瘤切除、$T_7 \sim T_{11}$ 脊柱融合。患者主诉全身麻木、刺痛和双下肢无力。患者左下肢有轻微的运动，但右下肢几乎不能运动，双上肢功能正常。双侧 SSEP 记录监测上肢和下肢的神经功能。EMG 监测神经根功能，在下腹直肌和肛周肌肉进行记录。实施经颅电刺激运动诱发电位以监测运动通路功能，并且连续性记录双侧 H 反射，腘窝胫神经刺激，从比目鱼肌记录。采集基线信号，双侧下肢 SSEP 记录波幅低且重复性差。由于术中必须使用吸入性药物进行充分的全身麻醉，因此未获得 TCeMEP 信号。双侧获得 H 反射，且整个病例监测过程始终稳定可靠、可重复性好（图 3-35）。术后 3 天，患者能够抵抗重力移动双下肢。

（病例由美国佛罗里达州沃斯湖 Neurometrics 公司 Morris Shalmowitz 医学博士提供）

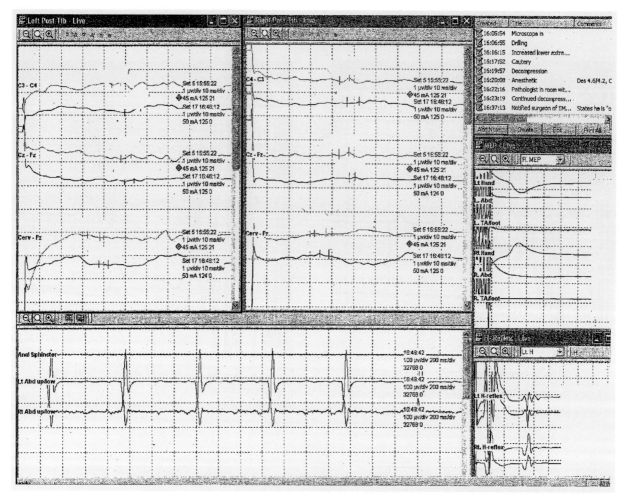

▲ 图 3-35　对病例 3-13 尽管缺少其他监测方式的数据，但在整个过程中仍持续监测双侧 H 反射
由 Neurometrics 公司 Morris Shalmowitz 医学博士提供

植骨和脊柱融合的生物学
Bone Grafting and Biologics for Spine Fusion

Steven M. Presciutti　John Louis-Ugbo　Scott D. Boden　著
杨　强　陈　超　译

第4章

一、概述

自从 1911 年引入脊柱关节融合术以来，它作为一种常用术式被广泛用于多种脊柱疾病的治疗，包括脊柱退行性病变、创伤性不稳，以及一系列其他脊柱疾病。在过去的 20 年里，腰椎融合术的手术量增加了 220%[1, 2]，使得美国每年脊柱融合术超过 500 000 台次[3]。几乎这些融合手术都需要某种形式的植骨材料。但不幸的是，脊柱后外侧是所有骨科手术中，临床上骨愈合环境最不利的区域之一。与长骨骨折或者大段骨缺损的愈合环境不同，对脊柱后外侧局部愈合环境尤其不利的是预期的融合床部位本来并没有任何骨质。脊柱后外侧融合的其他不利因素还包括严苛的生物学环境、早期融合团块的软组织压迫及所处的非包容性空间。

很不幸，因为上述的不利因素，脊柱融合失败（假关节形成）现在仍然是一个常见的并发症。据报道，初次脊柱融合的假关节发生率高达 44%[4]，而因假关节形成接受翻修融合手术的概率则为 23.6%[5]。这是很重要的一点，因为假关节形成的患者常常疗效很差（满意率仅为 23%），而融合牢固的患者疗效好得多（满意率 81%）[6]。为了解决这一临床难题，腰椎内固定融合术仍是当前翻修有症状假关节形成患者的主要方法。然

而，想要成功修复这种假关节形成更具挑战性，翻修的失败率在 35%～51%[7-9]。假关节形成的患者临床疗效通常不佳，不仅如此，其高昂的后续治疗费用还会对医疗系统造成巨大的负担。近期有报道显示，假关节翻修手术的平均额外直接费用为 76 695 美元[10]。重要的是，这还没有考虑额外的药物、成骨刺激因子和误工损失。

尽管脊柱成功融合涉及众多生物学和生物物理学因素，但骨愈合在很大程度上还是依赖于所选植骨材料的正常运行[11]。可供医生选择的植骨材料种类繁多，包括自体骨如髂嵴骨（iliac crest bone graft，ICBG）、异体骨、脱钙骨基质（demineralized bone matrix，DBM）、磷酸钙植骨替代物、自体骨髓和重组生长因子（表 4-1）。不过，这些材料当中很多尚未通过美国食品药品管理局（Food and Drug Administration，FDA）和其他管理机构的严格审查，因为它们被归类为组织而不是器械。医生必须清楚这些特定使用的植骨材料是已被证实有效的，而不能指望它们发挥没有阐明的作用。植骨材料的正确选择还应基于植骨需求（结构填充或成骨作用，或两者兼有）、植骨的可行性、植骨床及所需费用[12]。在选择植骨类型或生物学制剂时，医生还必须清楚预期脊柱植骨床部位的生物学需求。

表 4-1　脊柱融合中使用的骨移植物和植骨替代物

骨移植物材料
- 自体骨移植物
  - 松质骨
  - 皮质骨
  - 皮质松质骨
  - 血管化和非血管化皮质骨
- 异体骨移植物
  - 新鲜
  - 新鲜 - 冰冻
  - 冻干
- 细胞类自体骨移植物
  - 未分离的新鲜骨髓
  - 间充质干细胞
  - 基因改良细胞
  - 分化的成骨细胞和软骨细胞
- 脱钙骨基质（DBM）

骨移植物骨传导基质
- 矿化骨基质
  - 陶瓷（磷酸钙、磷酸三钙、硫酸钙）
  - 胶原
  - 复合移植物（如 Collagraft）
- 生物活性玻璃
- 合成聚合物

生长因子和细胞因子
- 转化生长因子 -β
- 骨形态发生蛋白
- α 和 β 成纤维细胞生长因子
- 血小板源性生长因子
- 胰岛素样生长因子
- 生长分化因子

基因治疗
- 体外和体内

表 4-2　影响脊柱融合的因素

骨移植物或相关植骨替代物
- 移植物来源或移植物类型（皮质骨或松质骨）
- 移植物的量
- 植骨材料的制备或处理技术

融合床相关
- 融合部位的准备
- 软组织和融合床的血供特性
- 融合部位的辐照
- 既往手术史
- 局部骨疾病（感染、肿瘤、骨髓浸润性疾病）
- 骨稳态（年龄相关因素）

融合块的生物力学
- 融合节段的稳定性
- 融合节段的负载和碰撞
- 脊柱融合的位置（颈椎、胸椎、腰骶椎）
- 融合节段的数量
- 脊柱固定的有效性（内固定或外固定）
- 特定的融合类型（ALIF、PLIF、后外侧横突间）

全身因素
- 代谢性骨病，如骨质疏松、糖尿病
- 激素（生长激素、体内合成激素）
- 营养状态
- 药物（NSAID、地塞米松、化疗药、双膦酸盐、皮质类固醇）
- 感染
- 吸烟和尼古丁摄入
- 严重创伤

ALIF. 前路腰椎间融合；NSAID. 非甾体抗炎药物；PLIF. 后路腰椎间融合

二、脊柱融合的生物学

成功的脊柱融合依赖于所用植骨材料的类型，以及其与很多影响愈合反应的局部和全身因素的复杂相互作用（表 4-2）。目前所知的大部分有关脊柱融合中控制植骨融合的精准分子机制都来自于动物模型，这是由于很难通过临床试验来研究脊柱融合，没有可靠的无创技术可以用来评估患者融合成功或是失败。因此，由 Boden 等建立的兔脊柱横突间融合模型就成了评估脊柱融合的金标准模型 [13]。

通过这些动物实验发现，脊柱融合块的形成需要经历微观水平的一系列特征性的事件集（表 4-3）。组织学切片的定性和定量分析显示，脊柱融合有 3 个相互独立又可重复的阶段（炎症期、修复期和重塑期）。融合两端首先出现的来自去皮质骨横突的膜内成骨是愈合的主要机制。但中央区域的愈合机制有一些不同，存在一个软骨内成骨阶段，也就是说首先形成软骨，然后软骨再转化成骨，但这仅发生在成功的融合当中。目前认为，中央软骨区的保留可能与某些类型的假关节形成有关 [13]。

Morone 等 [14] 利用反转录酶 / 聚合酶链反应分析兔融合块中不同区域的 RNA 来确定使用 ICBG 的后外侧横突间融合后基因表达的时间和空间模式（表 4-4）。该研究首次发现在脊柱融合过程中的基因表达存在可复制的时间顺序和空间模式。有趣的是，作者发现融合块中央部分内的基因表达时间滞后，与之前在组织学研究中观察到的中央区域的愈合延迟是同步的 [13]。

表 4-3　脊柱融合分期（组织学分期）

1 期：早期 （炎症期， 第 1～3 周）	未观察到坚固融合，血肿包围植骨材料，炎症细胞聚集
	新生血管和纤维血管基质形成，自髓腔和自体骨内召集多能细胞
	初始膜内成骨和类骨质缝在横突上出现（皮质松质骨比率＞1.4）
	移植物碎片间可见微小的软骨内成骨
2 期：中期 （修复期， 第 4～5 周）	横突间融合固化重塑
	再血管化增加，坏死组织和移植物碎片吸收增加，成骨细胞和成软骨细胞分化增加
	膜内成骨向融合团块中央区域延伸，中央软骨界面形成
	融合上下部分的软骨内成骨愈合
3 期：晚期 （重塑期， 第 6～10 周）	坚固融合，软骨消失，皮质松质骨比率＜1，重塑过程向前推进
	骨小梁从外周皮质缘向融合中心延伸
	次级松质骨和骨髓形成增加
	融合块中心的植骨材料进行性吸收

数据引自 Boden SD, Titus L, Hair G, et al. 1998 Volvo Award in Basic Sciences：lumbar spine fusion by local gene therapy with a cDNA encoding a novel osteoinductive protein（LMP-1）. Spine 1998；23：2486–2492.

表 4-4　脊柱融合过程中 BMP 基因表达和骨蛋白表达

1 期：早期 （炎症期， 第 1～3 周）	特征为外周区域基因表达增加
	第 1 周 BMP-6 和 BMP-4 mRNA 表达增加
	碱性磷酸酶水平升高
	Ⅰ型和Ⅱ型胶原增加
	骨桥蛋白和骨结合素 mRNA 增加
	第 3 周 BMP-2 mRNA 峰值表达
2 期：中期 （修复期， 第 4～5 周）	特征为中央区域活性增高
	骨钙蛋白、骨结合素和骨钙蛋白峰值表达
	中央区域 BMP-6 mRNA 水平二次增高
	中央区域 BMP-4 和 BMP-2 mRNA 水平增加
3 期：晚期 （重塑期， 第 6～10 周）	基因表达回到基线水平
	BMP-6 mRNA 持续表达

数据引自 MoronemA, Boden SD, Martin G, Hair G, Titus L. Gene expression during autograft lumbar spine fusion and the effect of bone morphogenetic protein-2. Clin Orthop 1998；351：252–265.

这些关键的研究为其他研究者进一步研究脊柱融合过程中的生物学信息奠定了基础。为了成功实现脊柱融合，目前已知必须刺激成骨干细胞迁移至融合区域。这可以通过对脊柱后外侧结构（小关节外侧、峡部、横突）进行去皮质化来实现，后者已被证实非常重要，能够提供融合块所需的骨髓、血管化和骨祖细胞[14]。一旦骨祖细胞迁移至融合床，它们必须马上分化成成骨细胞并沉积为新生骨基质。随后，融合团块被破骨细胞重塑。生物合成材料的新骨形成是通过爬行替代方式完成的。其独特之处在于，再吸收细胞是异物巨细胞而非破骨细胞[15]。

想要成功的融合，在融合过程中始终维持低张力的力学环境也同样重要。这种低张力的环境可以通过某种脊柱内固定提供，但不是必需的。通常在节段活动度过大而产生过多的张力时应使用内固定。还有一点已得到证实，由于竖脊肌血运丰富，手术中竖脊肌是外来成骨间充质干细胞（osteogenic mesenchymal stem cell，MSC）的一个重要的额外来源[8]。因此，整个融合术中都应谨慎牵拉竖脊肌。

骨愈合的机制和时间也会随着脊柱融合区域的不同而发生很大的变化。通常认为，相比腰椎而言，颈椎的融合环境更有利。举个例子，异体皮质骨用于前路颈椎椎间盘切除融合术时融合成功率可高达 90% 以上[12, 15]。但类似的移植物用在前路腰椎融合时成功率就不会这么高，文献报道融合率约为 60%。这种区域差异的确切原因还不清楚。此外，因为脊柱前方一般承受的是应力，而脊柱后方相对承受的是张力，所以通常脊柱前方的环境比后方更有利于融合。前方的融合床面积较后方更大是另一个原因。前方脊柱的融合区域通常位于两个去皮质化的椎体之间，包含了非常大的松质骨表面积可进行融合。相比而言，后方横突间区域的植骨面就要小很多。

三、植骨材料的选择

植骨材料是指单独或与其他材料联合应用，通过在局部提供成骨活性、骨传导性和（或）骨诱导性的任何植入材料（表 4-5）[15]。成骨性植骨材料包含有活性细胞，有成骨能力（如分化后的骨祖细胞）或有分化成为成骨细胞（可诱导的骨祖细胞）的潜力。正确处理后的皮质骨和松质骨移植物的表面细胞能够存活下来并生成新骨。这种成骨潜力仅存在于新鲜自体骨和骨髓细胞[16]。

骨诱导是指一些移植物来源的因子刺激周围未确定的间充质类细胞，然后分化成为成软骨细胞和成骨细胞的过程。矿化移植物的骨诱导性很差或者缺失，但 DBM 的骨诱导能力已被很好地证实。骨基质包含若干促骨细胞因子，包括骨形态发生蛋白（bone morphogenetic protein，BMP），能诱导或影响间充质细胞向成骨细胞分化。除 DBM 和上述的生长因子外，已知自体骨和异体骨也拥有骨诱导活性[17]。

仅有骨传导性的植骨材料既不转运成骨细胞也不传送诱导活性的刺激因子，但可作为无活性支架或网格支持愈合过程。骨传导作用的大小通常是由移植物的结构、周围软组织的血供及移植物和周围结构的力学环境决定的。有骨传导性的材料包括自体骨和异体骨、骨基质、胶原和陶瓷制品[17]。

当骨愈合已经开始时，骨促进性材料拥有加快或改善骨愈合的能力，但不能在异位的刮擦部位（如无骨诱导性的部位）启动和介导成骨。甲状旁腺激素、抑制素、血管内皮生长因子和碱性成纤维细胞生长因子可能属于此类材料。这一术语还未被普遍接受，但此类制剂的数量在增长，应与骨诱导蛋白区别看待。

当前可用的植骨替代物可用于以下途径：①植骨增量剂，是指使用这种材料后能用更少的自体植骨达到相同的最终效果，或能让等量的自体骨铺散到更大的面积上并获得相同的融合成功率；②植骨增强剂，是指某种物质，当加入到自体骨移植物中后，能将融合成功率提高并超过所报道的单独使用自体骨的融合率（70%~90%）；③植骨替代物，是指某种材料，在自体植骨的位置完全使用该材料时能够达到相同或更好地融合成功率[17]。

应注意的重点是，一种植骨材料在某种物种中取得成功并不意味着在其他物种中也会成功。医生在评估一种新型植骨材料的可用证据并决定是否及如何在患者身上应用时，这一点尤其重要。比如说，作为植骨替代物成功应用于啮齿类或犬类融合模型的某种植骨材料可能并不会成功地在人类身上发挥融合作用。还有一点需要牢记的是，植骨材料在不同的解剖位置应用会有不同的成功率（如前路椎体间 vs. 后外侧横突间）。

四、当前脊柱融合可选的骨移植物

（一）自体骨移植物用于脊柱融合

常用的自体植骨的部位按频率由高到低包括髂后嵴、髂前嵴、腓骨、肋骨，以及很少用的胫

表 4-5 植骨材料的特性

特 性	描 述
成骨性	包含能直接成骨的细胞
骨诱导性	能刺激和支持未分化的血管周围细胞有丝分裂为骨祖细胞
骨传导性	能支持在其表面骨的生长
骨促进性	能在异位刮擦部位骨愈合已经发生但无法启动和介导成骨时加速或改善骨愈合
骨整合性	能与没有纤维组织隔层的骨表面进行化学连接
生物相容性	诱发极小的免疫反应或无免疫反应
生物力学稳定性	允许早期负载和碰撞以诱导骨形成
生物吸收性	进行重塑

骨近端[12, 17]。目前自体骨仍然是最成功的骨移植物，或者说是脊柱融合手术中植骨材料的"金标准"。这是因为它具备成骨性（髓腔内衬有大量分化的和未确定的基质细胞）、骨诱导性（非胶原骨基质蛋白，包括生长因子）和骨传导性［羟基磷灰石（HA）和胶原］。此外，它还具备良好的组织相容性和骨整合性，且没有疾病传播或免疫排斥的风险。应用自体骨移植物的缺点包括供应缺乏、供区并发症和围术期并发症。特别是ICBG 的收集可能导致 25% 的患者长期出现供区疼痛[18, 19]。其他可用的自体骨移植物包括松质骨片，皮质骨（支撑）、皮质松质骨条或碎骨片，以及带血管或不带血管的支撑植骨。

松质骨比自体皮质骨的骨传导、骨诱导和成骨作用更强，但它的结构性支撑效应更弱。移植物中有活的成骨细胞和骨细胞，具备早期成骨能力。松质骨允许新生血管快速长入，有利于骨祖细胞的汇集。吸收过程中自移植物释放出的骨诱导因子和炎症期释放的细胞因子也有利于愈合过程[15]。

皮质骨（支撑）移植物常用于需要早期结构化支撑的情况。它们结构紧密，比松质骨更紧实，血管无法长入，也无法进行重塑。这就减慢了移植物与脊柱受区的整合。尽管皮质骨移植物的初始强度很高，但仍需内固定或外固定的支持，以保护其在承受过大的机械负荷作用下避免发生骨折。由于移植后仅有不到 5% 的皮质骨细胞存活，故皮质骨的成骨潜力较差。融合开始前，移植物的强度较原始将丧失约 1/3。皮质骨移植物几乎不会完全被重塑，既包含无活性骨也包含活性骨[12, 15, 17]。

皮质松质骨移植物是临床上脊柱融合最常用的植骨材料。松质骨有很大的成骨潜能，因为骨髓中有大量的活细胞，骨小梁环境有利于血管长入，且容易获取骨诱导蛋白。皮质骨则可提供力学强度，有利于结构化支撑。

带血管蒂和不带血管蒂的皮质骨移植物可自腓骨、肋骨或髂嵴获取。带血管的移植物由于有动脉血供仍保持活性，不会出现明显的细胞坏死。它可与受区直接愈合而无须再血管化和爬行替代。软组织蒂的长度可能会明显限制移植物的应用。其更适合应用于无血管移植物融合差的情况，例如在辐射后纤维化区域，或术前接受过放疗和（或）化疗。带血管蒂的骨移植物在初期是优于不带血管蒂的骨移植物的，但是，6 个月以后，并未观察到生物力学强度存在差异。带血管蒂的骨移植物供区并发症多，手术时间长，资源的利用率更高[15]。

1. 骨髓在脊柱融合中的应用

骨髓是一种自体移植物，含有骨祖细胞，临床上被用作一些脊柱融合植骨材料的辅助材料。然而，骨髓里的干细胞数量有限。骨髓中干细胞含量在年轻人中每 5 万个有核细胞中有 1 个，老年人则在每 200 万个有核细胞中才有 1 个[20]。自抽吸液中获取并转运至融合部位的骨祖细胞数量可通过离心或经异体骨基质过滤而增加。临床上，骨髓常与自体骨和异体骨联合用于脊柱融合，或与陶瓷，或其他骨填充物联合使用。从历史上看，在脊柱融合术中单独使用骨髓或与陶瓷一起使用的结果有较大差别[21]。骨髓应用的缺点包括取骨髓导致的额外的并发症，很难获得足够骨祖细胞数量的骨髓，以及在健康成年人骨髓中约占有核细胞0.001% 的骨祖细胞会因衰老或疾病而引起健康骨髓细胞数量明显下降。因此，挑选、扩增和注射骨祖细胞片段的技术将对临床十分有益[21]。

最近发表了 2 篇有关脊柱融合中骨髓应用的前瞻性随机对照研究。一项研究显示，腰椎后外侧内固定融合术中使用混合浓缩骨髓的异体松质骨和单独使用自体髂嵴骨的作用是相同的[22]。另一项研究发现，腰椎后外侧内固定融合术中，自体浓缩骨髓和异体骨联用的融合率（CT 上 80%融合率）要高于单独使用异体骨（40% 融合率）[23]。

目前还不清楚在局部自体骨移植物中添加骨髓是否会有同样的效果。

2. 间充质干细胞用于脊柱融合

MSC 有强大的复制能力，可分化成多种组织类型，包括骨、软骨、肌腱、肌肉、脂肪和骨髓基质。少量骨髓抽吸液中的 MSC 通过培养其数量可扩增十亿倍以上。这种方法使得 MSC 成为临床上融合手术所需骨祖细胞的良好来源。近期的动物研究证实了这些培养细胞在诱导脊柱融合中的有效性[24]。此外，添加生长因子能提高这些细胞的成骨活性。不过，兔模型的结果显示，后外侧脊柱融合每侧 / 每节段所需的 MSC 数量非常大（＞ 5000 万），这一数量的骨祖细胞远多于人体当前使用技术所能获取的数量。BMP 对 MSC 的反应通常不佳，所以仅有 MSC 而没有成骨刺激是不足以成骨的[24]。

近期的一篇文献综述[25]研究了 MSC 在脊柱融合中的应用，共纳入 11 项使用不同动物模型的临床前研究。这些研究中自体骨移植的平均融合率为 59.8%，干细胞移植的平均融合率为 73.7%。此外也分析了 15 项临床研究，包括 7 项前瞻性研究和 8 项回顾性研究。接受混合 MSC 异体骨移植的实验组融合率范围为 60%～100%，平均 87.1%；自体骨移植对照组融合率为 87.2%。虽然这些早期的结果令人振奋，但该领域还需要做很多工作来确定收集和扩增 MSC 最好的办法，明确人体融合所需的最优细胞数量，以及与这些干细胞联合使用的最佳骨移植物类型。当评价任何一项此类 MSC 研究时，非常关键的是要评估研究设计是否排除了 MSC 载体上和载体外的附加效应，比如许多研究使用 DBM 作为载体，其本身就有生物学效应。

（二）异体骨移植物

异体骨是最常用的移植物，有多种形式，如新鲜、冰冻或冻干。处理异体骨的过程常会对其性质产生影响，包括骨诱导性、骨传导性和材料的免疫原性。这些材料具有较强的骨传导作用，较弱的骨诱导作用（如已脱矿化），没有成骨作用，因为移植后细胞无法存活。异体骨可经多种方式制备：DBM、切碎和松质骨片、皮质松质骨和皮质骨移植物、骨软骨和整段骨[12, 15, 26]。

一般不用新鲜异体骨，因为其免疫原性、炎症反应和传播疾病的可能性更大。新鲜冰冻异体骨与新鲜异体骨相比，冰冻过程消除了免疫原性，但保留了比冻干骨更好的力学特性。新鲜冰冻异体骨必须保存在 –70℃的环境下。冻干异体骨经低压冻干（经真空处理移除水分），化学或辐射消毒。这样处理后的产品几乎没有免疫原性，但也会导致其在结构上的弱化。冻干异体骨可储存于室温环境。冻干骨的力学强度与冰冻骨相比下降近 50%。松质骨受消毒的影响似乎更小。加热和高压灭菌会破坏基质蛋白，所以并不常使用。

使用异体骨的优点包括充足的供应量，多种形式的产品，以及避免取自体骨的供区相关的并发症。根据应用需求可选择使用结构化和非结构化异体骨。结构化异体骨尤其适用于椎间融合及次全切后缺损处的重建。可以通过在所取皮质骨干（如肱骨、股骨）中填入术野局部骨组织、自体髂骨或其他植骨材料如 DBM 来构建复合植骨。非结构化异体骨可以敲碎用于加强自体松质骨植骨，是一种优秀的植骨替代物，尤其适用于颈椎前路融合。

使用异体骨的缺点主要是传播疾病的风险，特别是人类免疫缺陷病毒（HIV）和乙型、丙型肝炎病毒。不过，目前为止唯一已知的疾病传播病例使用的是未经加工的冰冻异体骨。脊柱手术中是否使用异体骨植骨需要根据潜在的疾病、脊柱植骨的区域、手术目的、可用植骨类型、受区植骨床的情况及患者和医生的偏好做出决定。新鲜异体骨可诱发最大的免疫反应和排斥反应，而且还有很大可能传播疾病。异体骨移植物的融合经常受限于移植物断裂、感染和不愈合。结构化异体骨几乎无法进行重塑，需依靠内固定装置发挥临床功效[26, 27]。

临床上采用异体植骨联合或不联合自体植骨用于成人腰椎后路融合的结果各不相同。异体植骨最成功的应用是结构化植骨用于前路椎体间融合。异体植骨用于人体脊柱融合最满意的数据来自于颈椎椎间融合的报道。非结构化（切碎的）异体植骨最适合的适应证是接受脊柱侧弯矫形融合术的青少年患者。青少年特发性脊柱侧弯行后路脊柱内固定融合术中使用异体植骨的成功率令人满意，尽管其应用仍充满争议。然而，对于成人后外侧脊柱融合，使用异体植骨的效果要差于使用自体植骨[28]。

脱钙骨基质

DBM 是免疫原性较低的一种异体骨移植物形式，由皮质骨经酸性脱钙制成。DBM 含有胶原、生长因子和非胶原蛋白。Urist 首先描述了 DBM 的骨诱导能力。骨的脱矿化使得基质内具有骨诱导活性的生长因子能够被局部利用。DBM 没有结构强度，其主要用于结构稳定的环境。尽管 DBM 的主要功能是作为一种骨诱导制剂，但其骨传导性也很重要，其最终的产品形态决定了骨传导性的强弱[29]。DBM 中骨诱导性生长因子的绝对含量非常低，这是因为本身骨基质中的含量就低。美国组织库协会（American Association of Tissue Bank）和美国 FDA 要求每一包 DBM 只能从一个人类供体获取，因此多个供体的组织混合是不被允许的。DBM 的加工及其与载体的组合会对其骨诱导能力产生负面效应。骨在加工前室温环境下储存 24h 以上或在特定条件经环氧乙烷和 2.5mrad 的 γ 射线照射消毒均会大幅度减少 DBM 的骨诱导和骨传导能力。DBM 可用的商品形式多种多样，如冻干粉、碎颗粒或碎片、凝胶或糊状或薄片。不同加工方法和形态的产品的骨

诱导性大相径庭，因此无法将 DBM 一概而论[12]。DBM 的一个缺点是在理论上有传播传染病的风险，但在现代病毒灭活和组织加工技术处理后，这种风险是极低的。

Grafton DBM（Medtronic）是最早上市的商用品牌，经过了最为充分的动物实验和人体研究。一项非人类灵长动物研究显示，脊柱后外侧使用的 Grafton DBM 凝胶是一种有效的骨填充物，能用较少的自体 ICBG 达到相同的融合率[29]。一项前瞻性随机对照临床试验也显示，接受 Grafton DBM 和自体局部骨移植的患者 2 年随访时的总体融合率达到了 86%，临床症状的改善可媲美接受单纯 ICBG 植骨的患者。

此外，Tilkeridis[30] 和 Aghdasi 等[31] 近期对 DBM 在脊柱融合中的临床应用效果进行了综述。尽管证据表明 DBM 与自体植骨效果相同，但两篇文章的作者都强调，应进行进一步的研究以更好地明确能从 DBM 的使用中受益的特定目标适应证和患者群。在某研究阶段，DBM 被考虑用作一种能将细胞和（或）生长因子传递到脊柱的结构，目的是研究这些生物活性制剂在脊柱融合中的有效性。为了改善 DBM 的支架特性，一些作者对基质进行了改进：Ye 等[32] 在 DBM 表面加上了多聚赖氨酸涂层，目的是增加骨髓细胞的逗留，继而改善成骨；而 Lee 等[33] 和 Li 等[34] 在其研究中将 DBM 和 NEL 样蛋白 -1（NELL-1）联用。

五、生物合成移植物材料

（一）陶瓷

陶瓷是离子键结合的无机材料，可模仿骨的矿化期。这类材料包括 HA、磷酸三钙（TCP）、硫酸钙水泥和珊瑚 HA。陶瓷仅被用作有骨传导性的植骨替代物。磷酸钙是骨科手术最常用的陶

瓷材料，特别是 HA 和 TCP，或是两者结合。由于具有独特架构和孔隙结构，用作骨传导材料的陶瓷能营造一个适合成骨细胞迁移、黏附、分化和增殖的环境。陶瓷本身既无骨诱导性也无成骨性。它们更适合作为植骨增量剂或某种骨诱导性骨生长因子的载体发挥作用，而不单独作为一种非结构支撑临床应用的植骨替代物[35]。

陶瓷材料的优势包括以下方面：可生物降解、生物相容性好，极小或无疾病传播风险，提供结构化支撑，临床用量不受限制，无自体骨移植过程中发生伴随供骨区相关并发症的风险。融合的优化重塑取决于陶瓷的生物降解性。使用陶瓷的潜在缺点包括刺激无菌性炎症反应，因陶瓷不透射线特性导致融合评估困难（即使使用 CT），重塑或骨整合延迟，以及其脆弱易碎的结构容易发生破裂或断裂[12, 21]。

磷酸钙复合物的可生物吸收特性与众不同。陶瓷最佳的骨传导孔隙为 150~500μm。陶瓷的化学组分、多孔性和表面积都会影响其生物吸收率。TCP 是一种多孔陶瓷，在植入体内后立刻部分转换成为 HA。TCP 孔隙更多，吸收速度是 HA 的 10~20 倍，这使得其在机械应力下更为脆弱。经转换后 HA 吸收变慢，因而大部分 HA 能在原位保持多年。因为 TCP 的生物降解性不可预测，所以它没有成为受欢迎的植骨替代物[21]。

珊瑚 HA 经过水热交换处理，其中的珊瑚磷酸钙转变为晶状 HA，孔隙直径为 200~500μm，结构上非常接近于人类的小梁骨。因其生物相容性极好，用于代替或扩大自体植骨，或作为骨诱导蛋白复合物的一部分时效果十分满意。硫酸钙（熟石膏）也有被当做合成移植物材料用于骨缺损处植骨，但很少有文献记载成功用于脊柱后外侧融合的案例。临床上目前还在使用的另外一种陶瓷植骨替代物是钙 - 胶原移植物材料。这种由 HA、TCP 以及 Ⅰ 型和 Ⅲ 型胶原组成的具有骨传导性的复合材料与可提供骨祖细胞和其他生长因子

的自体骨髓混合使用。这种复合材料没有结构支撑作用，但可作为一种有效的植骨替代物或填充物用于改善急性骨折的愈合[21]。

陶瓷材料在人体脊柱融合最成功的应用是颈椎前路椎间融合。大多数颈椎前路和后路病例系列报道的融合成功率都为 100%。然而，有报道显示，青少年特发性脊柱侧弯后路内固定融合术使用合成陶瓷的作用可媲美自体植骨[36]。重要的是，与患有退行性病变的成人患者相比，青少年患者往往融合更快，而前者融合却较难达成。而且，在生成新骨方面，胸椎后方（椎板间）区域比腰椎后外侧环境容易得多。对于成人患者，报道显示腰椎后方联合使用陶瓷和局部自体植骨可成功用于后路腰椎间融合，或者使用陶瓷联合自体植骨和 DBM 用于后外侧内固定融合。但尚没有一项研究包括有未使用陶瓷的对照组。因此，陶瓷对融合的真正作用无法进行评估。不推荐将陶瓷作为一种单独的骨移植物用于成人腰椎后外侧融合。脊柱融合术中陶瓷植入物的最终作用尚需进一步明确[36, 37]。

（二）复合移植物

复合移植物包含不同材料的所有优点，已在临床上成功用于脊柱融合。复合移植物为受区特定结构和生物学需求的骨移植替代物的设计提供了潜在的可能性，而且与后路长节段固定融合相比，前路椎体间融合术可能使用与之不同的复合材料。陶瓷复合物由骨诱导成分（如 DBM、骨髓、提取骨基质蛋白或重组 BMP 等成骨生长因子）与具有骨传导性的陶瓷复合而成，动物研究显示作为植骨增量剂取得了满意的效果。陶瓷植入物可维持软组织的位置，并提供骨传导基质与蛋白以刺激骨诱导[12, 35]。

（三）骨诱导性生长因子

Marshall Urist 在 1965 年首次将骨基质本身

含有具备骨诱导能力（直接诱导成骨的能力）的蛋白这一概念进行了普及。Urist 几乎将其一生的研究生涯专注于纯化、鉴别和表征这些蛋白并将其命名为骨形态发生蛋白（BMP）[38, 39]。尽管目前已发现超过 20 种 BMP，但只有部分 BMP 具备骨诱导性：BMP-2、BMP-6 和 BMP-9 [40]。BMP 是能够促进骨祖细胞向成骨细胞系分化从而促进骨融合的骨诱导因子。这些因子不能促进有丝分裂，因而不是生长因子。尽管其他生长因子如转化生长因子 -β（TGF-β）、成纤维生长因子（FGF）、胰岛素样生长因子（IGF）和血小板源性生长因子（PDGF）有成骨作用，但只有 BMP 能靠自身启动整个成骨过程。BMP 还能在特定条件下诱导软骨形成，且在许多正常生理活动中发挥作用，包括肢体发育和骨折愈合[41]。

已知 BMP 可与多种不同细胞类型的特定受体结合，包括 MSC、成骨细胞和破骨细胞。这些受体随后在细胞质中激活第二信使系统，反过来影响细胞核中 BMP 应答基因的表达。在细胞内部，名为 SMAD 的一套信号调节蛋白随后进一步调控 BMP 信号。这些次级信使包括细胞内结构域的一个小信号转导分子家族，能从正负两个方向调节 BMP 信号。然后，BMP 受体刺激直接或间接地导致细胞趋化、增殖和分化。在低氧浓度和低氧分压情况下，BMP 促使 MSC 向软骨细胞分化，从而形成软骨基质。该基质随后钙化，血管侵入，重塑为成熟的骨组织，这一过程称为软骨内成骨。当组织氧浓度较高时，BMP 能直接诱导成骨，统称为正常的膜内成骨。

骨组织中发现的 BMP 生理浓度与动物和人体脊柱融合所需的药理学浓度之间存在很大的差距。这种差距有若干种可能的解释。植骨位点的很多 rhBMP 弥散并迅速降解。BMP 活性的天然抑制剂，如 Chordin 和 Noggin，存在于体内，可将 BMP 的活性限制在有利于生理的局部区域——这些抑制剂可能需要被抑制后脊柱融合才能发

生。BMP 以同源二聚体的形式自然存在，其包含有两个相同亚基组成的同型二聚体和两个不同亚基组成的异二聚体形式。研究显示，异二聚体 BMP-2/BMP-7 在体内和体外诱导成骨细胞分化的能力至少强于同二聚体 20 倍。由于异二聚体的制备困难，目前市面上可购买的重组制剂只含有同型二聚体[41, 42]。

（四）重组人骨形态发生蛋白

有充足的证据表明，在多种动物模型中使用药理剂量的 rhBMP-2 进行脊柱融合是有效的，且优于自体植骨。rhBMP-2 的安全性和有效性已经在体内和体外的研究得到证实。近期非人灵长类动物和初步的人类临床试验报道的结果非常令人振奋。rhBMP-2 使用陶瓷载体用于非人灵长类动物的后外侧脊柱融合时，成骨的数量和质量呈剂量依赖性增加。当添加自体植骨时，rhBMP-2 显著增加了融合块的体积和成熟度。也有临床前和临床研究证实，rhBMP-2 可克服尼古丁、化疗和非甾体抗炎药物的抑制效应。已有多项评估不同载体分子对促进脊柱关节融合的有效性的动物研究。能有效促进脊柱融合的 BMP 无机载体包括由煅烧牛骨制成的真骨陶瓷、HA-TCP 及聚乳酸聚合物。有机载体包括胶原和非胶原蛋白载体、矿化骨基质或 DBM 及自体骨移植物[12, 21, 35]。

在临床前研究取得巨大成功的基础上，多项初步人体试验已被启动。最近发表的检测 rhBMP-2 骨诱导能力用于人体脊柱融合的研究提供了人体中 rhBMP-2 骨诱导性的确凿证据。FDA 已批准 rhBMP-2 填充的可吸收胶原海绵（INFUSE Bone Graft，Medtronic，Memphis，TN）作为一种自体植骨替代物置入圆柱状融合器中用于前路腰椎椎间融合（ALIF）。医生主导的 rhBMP-2 应用（说明书外）显示出可能出现局部不良反应，包括水肿、无菌性积液、局部骨

延伸和一过性局部骨吸收。当使用超过推荐剂量的 BMP-2 或在缺损处填塞过多时，前路颈椎术后将出现颈椎水肿，ALIF 术后由于终板吸收将出现移植物下沉。这些问题凸显了限制强效生物制剂用于未经测试的愈合环境中的重要性，除非其剂量和载体（释放动力学）可被安全地进行优化 [12, 21, 43]。

尽管 rhBMP-2 的并发症已有报道，但据估计，rhBMP-2 在整个脊柱中的总使用量中有 85% 是由医生主导、没被临床试验认可。一些研究调查了在后外侧腰椎融合中这种说明书外应用的情况。Singh 等进行了一项包含 52 例患者的前瞻性临床病例配对队列研究，评估 rhBMP-2 与 ICBG 联用是否能增加后外侧腰椎融合成功率并缩短融合时间。rhBMP-2 组总体融合成功率达到 97%，相比之下，单独 ICBG 组融合率仅为 77%。在另一项研究中，Park 和同事在对一系列患者进行前瞻性临床研究，对比了单节段或双节段退变性脊柱滑脱患者行后外侧融合内固定术中使用 rhBMP-2 联合 ICBG 和 rhBMP-2 联合局部植骨的融合率。两组在任何时间点的融合率都没有统计学显著差异，因此结果显示，对于上述适应证，局部植骨联合 rhBMP-2（每位患者 12mg）可替代单独 ICBG 的应用。

此外，FDA 还批准了 rhBMP-7（OP-1，Stryker，Biologics，Hopkinton，MA）在人道主义器械豁免的情况下"作为一种自体植骨替代物用于需进行后外侧腰椎融合翻修的危重患者，该类患者的自体骨和骨髓无法收集，或者预期不能促进融合"。以明确 rhBMP-7 在人类脊柱融合术中的有效性为目的的初步研究结果不太满意。一项近期的多中心临床试验研究了 OP-1 泥作为一种自体植骨替代物用于后外侧融合至少随访 4 年后的安全性和有效性，结果显示，OP-1 泥能够发挥骨诱导作用，在没有自体 ICBG 的情况下达到 X 线片上牢固融合的效果 [44]。rhBMP-7 成骨性的临床和临床前研究结果与 rhBMP-2 的研究所见并不一致。可能的原因包括剂量 / 载体的差异，以及两种 BMP 的相对效力差异。

（五）脊柱融合的基因治疗

基因治疗是指输入编码某种生长因子的 DNA 而不是注入蛋白质本身，这是一种改善脊柱融合的全新方式。基因治疗能让更多生理浓度的生长因子在细胞内更长时间的表达，并可能通过延长生长因子表达而不是单一大剂量给药的方式更为自然地引导成骨。基因治疗的方法包括全身或局部注入编码生长因子的 cDNA，即将含有 BMP 基因的细胞进行离体转导后再植入宿主动物体内，或者直接注射 BMP 载体，如此直接把 BMP 转基因嵌入宿主细胞内，同时利用载体（病毒的或非病毒的）传递基因 [35]。

离体转基因是指从患者身上获取细胞后在组织培养液中将 DNA 转移到细胞内。基因编辑后的细胞随后被注射至患者体内。除了能为预期位点提供骨诱导基因以外，离体方法还有供应能参与骨诱导的细胞（如骨髓细胞）的额外优势。体内转基因是将特定基因直接注入体内，期望它到达目标细胞。为了启动基因表达，外源性 DNA 必须穿透细胞进入转录机制所在的细胞核。细胞可通过转基因过量表达蛋白质，并将其转化为生物性的 BMP-2 工厂，然后被植入到脊柱融合的部位。

已有多项直接和离体 BMP 基因治疗研究成功应用于动物脊柱融合。LIM 矿化蛋白 -1（LMP-1）是一种全新的细胞内蛋白，当 cDNA 转染到白膜层白细胞中后能在体内和体外启动膜性成骨，已被证明可有效诱导体内脊柱融合。尽管 LMP-1 是一种细胞内蛋白，但学术界认为它能通过诱导分泌骨诱导因子并随后诱导其他 BMP 的表达和增加细胞对 BMP 的应答来发挥作用。在具备免疫活性的兔中，通过复制缺陷型 5 型腺病毒载体，将 LMP-1 cDNA 经离体方法转染到骨髓或外周血白膜层细胞内能够诱导横突间融合。植入了包含 LMP-1 基因细胞的部位发生了坚强的融合，而植入对照细胞的部位未发生融合。这项工作验证了哺乳动物应用局部基因治疗在诱导骨和脊柱融合中的可行性。用含有 rhBMP-9 生长因子的腺病毒载体转染啮齿类动物模型椎旁肌组织进行体内治疗，结果形成了牢固的后方融合。局部基因治疗用于脊柱融合具有显著的潜在优势，该领域目前有大量的工作正在推进。基因治疗的潜在风险包括病毒载体的免疫应答可能引起炎性反应、毒性甚至是器官衰竭；植入部位以外病毒扩散和细胞感染可能导致健康细胞遭到破坏；病毒逆转为其原始形态引发疾病的可能性 [35, 45]。

（六）骨诱导小分子

相较于全序列的重组蛋白如 BMP-2 和 LMP-1 来说，能与成骨信号通路相互作用或刺激该通路的小分子药物具有以下几点重要的优势：①它们的制备费用明显更低；②稳定性和远优于常规的保存期限；③设计更便捷，更易整合进入载体以便控制释放空间和时间。另外与重组蛋白相比，它们较小的体积使其免疫豁免 [46]。这些因素显著地增加了在脊柱中使用药理小分子而不是重组蛋白策略的吸引力。缘于此，世界各地的多个实验室都开始了新型骨诱导化合物及其在促进脊柱融合中的作用研究。

天然存在的羟固醇的合成类似物 Oxy133 被发现在体外可诱导骨生成 [47]，在大鼠和兔体内能刺激脊柱融合时的成骨 [48, 49]。研究显示，Oxy133 诱导骨生成是通过与 smoothened（SMO）受体蛋白结合并激活 Hedgehog 信号通路来完成的。有趣的是，研究发现，与 rhBMP-2 生成的融合团块相比，Oxy133 可改善融合团块的微结构特性。

类似的，另一种名为 SVAK-12 的合成小分子也已经测试了其体内增强成骨的能力 [50]，特别是测试了其在啮齿类动物异位模型中使用次优剂量的 rhBMP-2 的条件下增强成骨的能力，以及测试在啮齿动物股骨骨折模型中单次经皮注射 SVAK-12 是否能够加速骨痂形成。在异位模型中，SVAK-12 增强 rhBMP-2 活性的作用是呈剂量依赖性的。SVAK-12 还使得股骨骨折模型的愈合率明显提高，影像学愈合分数和生物力学测试结果（例如强度增加 43%、刚度增加 93%）更好。这一里程碑式的研究第一次显示，单一剂量的小分子药物皮下注射能通过增加细胞对外源性 rhBMP-2（异位模型）和内源性 BMP（股骨骨折模型）的应答而改善骨愈合。需要注意的是，该研究使用的是骨折修复模型，因此这些结果是否可在脊柱融合中复制还不清楚，因为骨折愈合和脊柱融合的生物学愈合环境是不同的。

其他学者研究了小分子能增加细胞对 BMP 应答的细胞靶点。Jab1 就是这样一个研究靶点 [51]，因为 Jab1 可与 BMP 和 TGF-β 超级家族中的关键细胞内信号分子 SMAD4、SMAD5 和 SMAD7 结合，导致 Smad 的泛素化和（或）蛋白质体降解。同样，小分子 phenamil 也被发现通过增加 Smad 和降低 Smurf 活性来促进 BMP 的活性 [52]。脂肪来源的干细胞联合 BMP-2 和 phenamil 的疗法可显著促进体外干细胞向成骨细胞分化，以及体内小鼠颅骨缺损的再生。然而，与 SVAK-12 一样，目前还不清楚 Jab1 抑制剂和 phenamil 在脊柱融合环境中的结果如何。

尽管文献报道还有其他一些小分子具备骨诱导潜力，但总的来说缺乏专门针对它们在脊柱融合中潜力的研究。随着高通量硅筛选等技术的应用和由此而来的新型小分子的快速开发，这些物质应用于临床的新研究也即将开展，尤其是成功促进脊柱融合方面的研究。可以肯定的是，小分子药物代表了世界范围内生物植骨增量药的令人振奋的新前沿领域，有可能解决严重的临床痛点。

六、结论

外科医生必须非常认真地思考脊柱融合术的最终生物学目标：满意的成骨和融合。骨是一种终生承受应力的材料，而内固定仅能提供短期支撑。尽管手术内固定和技术不断进步，脊柱融合手术仍然是一个充满挑战性的工作，同时伴有较高的假关节形成发生率。为预防并发症的发生，促进骨融合的局部辅助药物是十分受欢迎的。自体植骨、异体骨移植物产品和各种各样的植骨增量药如 DBM，在应用中都有其各自的优缺点。

生长因子，特别是 rhBMP-2，被发现能显著地增加融合成功率，但由于价格高昂和可导致局部组织反应，限制了其被广泛接受与使用。展望未来，由于药物小分子在拥有促进有效成骨能力的同时解决了有关安全性和费用的担心，其作为生物植骨增量药应用于脊柱融合术前途光明。尽管在使用小分子提高脊柱融合方面还有很多工作要做，但早期的数据令人振奋，新型骨诱导小分子的特征正在被快速发掘，意味着它们在脊柱手术中的常规临床应用正在迅速来临。

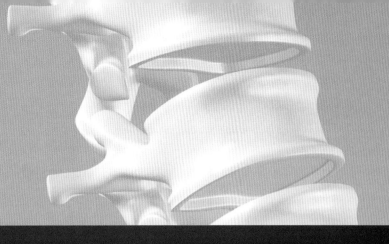

Bridwell and DeWald's
Textbook of Spinal Surgery（4th Edition）
Bridwell & DeWald
脊柱外科学（原书第 4 版）

第二篇　生物力学
Biomechanics

第 5 章

生物力学测试概论
General Considerations of Biomechanical Testing

Anton E. Dmitriev　著

苗　军　张泽佩　译

一、概述

过去的 20 年里，脊柱内固定器械获得快速的发展，由此出现各种各样的重建方案可供选择，显著扩大了脊柱手术可治疗疾病的范围。虽然在设计和手术指征上有所不同，但大多数情况下植入物的目的是脊柱稳定，直至术后脊柱关节达到生物融合。不过，最近非融合技术的发展开启了治疗退行性疾病的新时代，可以保留脊柱的运动和柔韧性。如此广泛发展的脊柱外科医疗器械，使外科医生可以治疗更多具有生物力学挑战的临床病例。因此，脊柱植入物在临床应用之前要进行严格的实验室测试，以阐明其力学强度、疲劳性和磨损参数，更重要是在脊柱上的固定效果。为此，生物力学研究界、工业工程师、美国材料与试验学会（ASTM）及美国食品药品管理局（FDA）已经尽最大努力使脊柱植入物力学测试方案和临床前评估标准化。

二、生物力学术语和分析参数

对生物力学概念、术语和所分析参数的熟悉程度，对于理解和评估相关文献至关重要（表 5-1）。除了单个解剖的椎体外，功能性脊柱单元（FSU）构成最小的脊柱节段，可以在手术操作前后进行运动学分析。一个 FSU，也称为运动节段，由任意两个相邻的椎体、中间的椎间盘和相互连接的韧带组成 [1]。因此，对单个 FSU 的生物力学测试可以简单而精确的描述手术干预后的运动学变化和量化椎体应力改变。根据 Panjabi 的说法 [2]，FSU 中的每个椎体都代表一个刚体，它可以相对于另一个椎体在三个平面（X、Y、Z）上发生位移和在三个旋转轴（X、Y、Z）上发生旋转。这种运动占了刚体在空间中可以移动的最大六个自由度。椎体运动在任何六个自由度中没有被测试装置所阻碍，被称为无约束。根据惯例，轴向扭转被定义为围绕 ±Y 轴旋转的运动，屈曲 – 伸展是围绕 ±X 轴进行的，侧屈是围绕 ±Z 轴进行的（图 5–1）。在实验室设置中，由于每个加载平面上的运动范围（ROM）是受限制的，产生单个 FSU 的无约束加载在技术上更容易实现。然而，这种方法无法检测手术节段的邻近节段的生物力学变化情况。此外，这种单一 FSU 的评估无法进行多节段脊柱的评估，而这往往是正确治疗患者疾病所必需的。因此，必须利用多节段脊柱标本来研究手术治疗的整体效果。

现在，节段 ROM 是生物力学研究最常用的一个指标 [3]。ROM 参数在临床中非常实用，常常用于过伸过屈动力位 X 线片中评估融合情况。同样，ROM 也被用作全椎间盘置换术和其他保留运动功能手术的随访评估工具，对保留的运动功能不仅可以做定量评估，还可以做定性分析[4]。脊柱运动的定性分析包括画出运动节段的瞬时旋转轴（IAR），以及将节段 ROM 分割成两个构成区：中性区（NZ）和弹性区（EZ）（ROM=NZ+EZ）（表 5–1）。

在完整的腰椎，屈 – 伸 IAR 在椎间隙后 1/3 形成一个椭圆形，覆盖下位椎体的上终板[5]。了

解手术节段和相邻节段 IAR 位置变化的相关数据，对于评估全椎间盘置换（TDR）假体及其他保留运动功能的技术时是非常重要的[6]。节段 IAR 的明显改变再加上术后的持续活动可能导致后侧结构负荷过载，从而增加小关节随时间推移而退变加速的概率。

节段 NZ 和 EZ 可以从相应的载荷 / 位移曲线中根据总 ROM 推导出来（图 5–2）。从定义上讲，NZ 代表脊柱运动范围从零到由关节产生的最小阻力区域。因此，明显的术后 NZ 范围增加表明脊柱存在不稳定。采用内固定进行关节融合术后，仍然可以残留一些节段 ROM，这个残留 ROM 在载荷 / 位移图上应该只由一个有限的 EZ 组成，而没有 NZ 区域。脊柱塑性区的运动不适合进行无损多向弹性测试，因为它与韧带破坏和结构完整性受损伤有关。

节段结构刚度是另一个衡量脊柱内固定术后稳定性的指标。刚度是结构在受外力时抵抗弹性变形的能力。它代表载荷位移曲线的斜率，通常是在曲线的弹性区域内获得。不过，结构的刚度不是一个常数，是随着施加力的增加而上升。

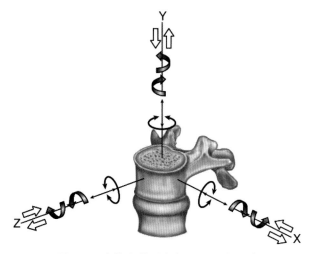

▲ 图 5–1 生物力学测试中 XYZ 坐标示意图

重新绘制，引自 White AA, Panjabimm. Clinical Biomechanics of the Spine. Philadelphia, PA: Lippincott Williams & Wilkins；1990.

表 5–1 生物力学相关术语

术 语	定 义
自由度	刚体在空间中可以进行的独立运动参数的数目。一个椎体最多可以有六个自由度（三个线性位移自由度和三个旋转角度自由度）
应力	材料内部结构发生形变时在表面上产生的单位面积的载荷或力
应变	材料内部结构在外力作用下产生的形变
刚度	是荷载 / 位移或应力 / 应变曲线的斜率
杨氏模量	是弹性模量，或描述固体材料抵抗形变能力的物理量。通过在应力 / 应变曲线的弹性区域中以应变值除以应力值获得
旋转中心（COR）	是在脊柱特定运动中固定不动的身体内的某个点（或这个点的延伸）。在身体上找两个点，身体从位置 A 移动到位置 B，然后分别连接相对应的两个点，形成两条直线，在这两条直线上分别做中垂线，两条中垂线的交点就是旋转中心，也被称为瞬时旋转轴（IAR）
中性区（NZ）	关节由中性位置开始运动直到有初始抵抗力（0.4～0.5N·m）时的运动范围
弹性区（EZ）	关节由中性区末尾开始运动直至无损伤生理运动范围结束之间的运动范围
塑性区（PZ）	在弹性区以外的运动范围，关节可能会发生损坏

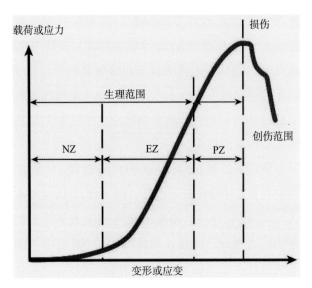

▲ 图 5-2 带有中性区、弹性区和塑性区（分别为 NZ、EZ 和 PZ）标记边界的典型载荷位移曲线

重新绘制，引自 White AA，Panjabimm. *Clinical Biomechanics of the Spine*. Philadelphia，PA：Lippincott Williams & Wilkins；1990.

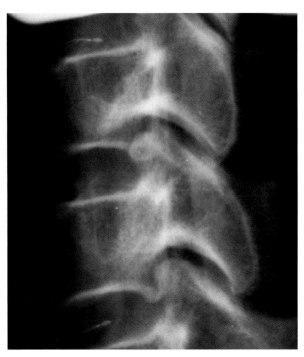

▲ 图 5-3 颈椎侧位 X 线片显示 $C_3 \sim C_4$ 和 $C_5 \sim C_6$ 水平有两个微型椎间盘内压力传感器

文献中常见的其他生物力学参数还有内置物和（或）骨应变、手术节段和相邻椎间盘内的髓核压力和整个结构或其部件之一（螺钉、钩子、钢丝等）被破坏的最大载荷。此外，保留运动功能的器械在临床应用前必须进行连续循环载荷条件下磨损特性的评估。

在非破坏性测试中，植入物的应变可以反映在循环或准静态载荷（在 2～3 个重复循环中，围绕三个运动主轴缓慢连续加载）下分布在整个器械上的应力分布。产生这些数据的应变计可以安装在需要测量的植入物内，也可以固定在纵向元件（杆）的表面上。另外，应变计可以直接固定在椎体表面，包括后侧的椎板、小关节或椎弓根。这些技术有助于评估内置物和周围骨结构之间的负荷分担程度。反过来，微型椎间盘内压力计可以通过纤维环上的小开口放置在椎间盘髓核中心。这些测量仪产生的数据可以作为在手术节段（由于椎间盘必须保持完整，仅用于后路减压/稳定手术）或 Dmitriev 等描述的相邻脊柱运动节段通过前柱传递的载荷量的测试（图 5-3）[7]。

体外生物力学测试模型

1. 人尸体标本

体外生物力学的最终目标是在实验室环境中复制和临床一样的脊柱运动和载荷条件（表 5-2 和表 5-3）。正确模拟这些参数可以直接比较内固定、重建技术和创伤后失稳。临床生物力学模型是将手术操作过的脊柱与完整状态的脊柱进行比较。按顺序先测试正常的脊柱，然后是被破坏的或植入器械的脊柱，可获得内固定物稳定程度的数据或非融合术器械所能维持生理运动的数据。

在实验室里，人尸体标本仍然是体外试验的"标准"模型[3, 8]。临床上，脊柱每个节段的生理运动已经被描述过[1]。相似的运动参数可以在实验室环境中成功复制；然而，测试通常仅限于特定的感兴趣的脊柱区域或过渡区，如颈胸段或胸腰段交界处。整个人体脊柱的整体 ROM 通常超过目前大多数可用脊柱模拟器的范围。这并不是尸体模型的局限性，而是技术的限制，可能会影响研究广泛融合的生物力学特点，特别是在严

表 5-2　颈椎：人体椎间运动的代表值 *

脊柱水平	前屈 + 后伸（±X 轴）平均值（范围）	单侧弯曲（±Z 轴）平均值（范围）	单侧轴向旋转（±Y 轴）平均值（范围）
$C_0 \sim C_1$	25	5	5
$C_1 \sim C_2$	20	5	40
$C_2 \sim C_3$	10（5～16）	10（11～20）	3（0～10）
$C_3 \sim C_4$	15（7～26）	11（9～15）	7（3～10）
$C_4 \sim C_5$	20（13～29）	11（0～16）	7（1～12）
$C_5 \sim C_6$	20（13～29）	8（0～16）	7（2～12）
$C_6 \sim C_7$	17（6～26）	7（0～17）	6（2～10）
$C_7 \sim T_1$	9（4～7）	4（0～17）	2（0～7）

*. 数据引自 White AA, Panjabimm. *Clinical Biomechanics of the Spine*. Philadelphia, PA: Lippincott Williams & Wilkins；1990.

表 5-3　腰椎：人体椎间运动的代表值 *

脊柱水平	前屈 + 后伸（±X 轴）平均值（范围）	单侧弯曲（±Z 轴）平均值（范围）	单侧轴向旋转（±Y 轴）平均值（范围）
$L_1 \sim L_2$	12（5～16）	6（3～8）	2（1～3）
$L_2 \sim L_3$	14（8～18）	6（3～10）	2（1～3）
$L_3 \sim L_4$	15（6～17）	8（4～12）	2（1～3）
$L_4 \sim L_5$	16（9～21）	6（3～9）	2（1～3）
$L_5 \sim S_1$	17（10～24）	3（2～6）	1（0～2）

*. 数据引自 White AA, Panjabimm. *Clinical Biomechanics of the Spine*. Philadelphia, PA: Lippincott Williams & Wilkins；1990.

重畸形应用中。此外，人尸体模型还存在其他缺点。样本变异较大、来源有限和成本过高是使用人体标本的主要问题。此外，尸体标本常有进行性退行性病变和骨质疏松。因此，在实验前采用放射学和骨密度（BMD）检查进行筛选是非常重要的。最后，在使用尸体材料时，必须严格遵守的人体组织处理和处置准则。

2. 动物模型

鉴于上述问题，很多与人体解剖学特征和生物力学参数相接近的动物模型被人们采用。据报道，有很多脊柱测试是利用兔、狗、绵羊、猪、山羊、牛和非人灵长类动物标本进行的。这些动物物种的主要优点是具有高度的组内解剖相似性，在实验室环境中可产生高度可重复的数据。然而，在解剖学和生物力学参数方面人类与上述动物模型之间确实存在显著差异，因此，在将体外动物数据直接转化到临床实践中时必须谨慎。

兔已成为一种常用的动物模型用来研究骨移植替代物、药物或磨损微粒对后外侧融合术的影响。Grauer 等 [9] 系统地描述了兔腰椎的生物力学特性。然而，它不适合于脊柱植入物的体外评估。

相反，牛胸腰椎模型广泛用于脊柱器械的生物力学测试，因为它在解剖上与人类椎体和椎间盘的大小及形状相接近。小牛的标本也更容易获得，而且比人类尸体的脊柱标本要便宜得多。Wilke 等 [10] 研究小牛胸椎和腰椎区域的运动学特性，并将数据与之前发表的人尸体标本的结果进行了比较。作者报道两种模型在轴向旋转和侧向弯曲时的 ROM、NZ 和刚度相似。前屈后伸运动范围略低，但仍在可接受范围内。在 Riley 等 [11] 的另一项研究中，研究组报道了小牛和人体模型 $L_3 \sim L_4$ 水平在失稳和椎弓根钉固定后与原来自然完整状态对比，具有相同的运动变化趋势。然而，两种模型在轴向旋转和侧向弯曲两个运动状态下直接对比 ROM 具有显著差异。因此，尽管作者得出结论，小牛脊柱是人类组织的合理替代品（外科手术后类似的运动变化趋势），但仍建议在将小牛脊柱数据推断为临床情况时要谨慎。

在颈椎区域，绵羊和山羊脊柱的使用已经被报道。为验证模型，Wilke 等 [12, 13] 及以后的 Kandziora 等 [14] 比较了绵羊和人体标本的生物力学和解剖学参数。Wilke 等 [13] 系统地评估了整个羊脊柱分解成单个运动节段的生物力学，然后他们将数据与 White 和 Panjabi 发布的人类 ROM 值进行比较 [1]。作者观察到在两种模型中，虽然各个运动节段之间的 ROM 具有一定差异性，但从头到尾，从颈椎到腰椎，脊柱的运动变化趋势是相似的。在 Kandziora 的工作中，研究人员通过生物力学测试和计算机断层成像对绵羊和人类脊柱节段的运动学和解剖学变异性进行了比较 [14]。与先前的研究一致，研究组得出结论，绵羊脊柱是颈椎研究的合适模型，并强调 $C_3 \sim C_4$ 节段与人类相应节段最相似。

3. 合成脊柱模型

人尸体和动物模型可以分析脊柱在术后即刻的生物力学情况。然而，由于组织的降解，不可能在生物体中模拟长期的假体负重情况。Ashman 等 [15] 估计，在生物融合之前，植入物将承受超过 100 万次的循环重复应力载荷。这是基于术后 4 个月的成熟融合期估计的，即患者每天持续

16h，每 5s 一个应力载荷。

在实验室中，以 1Hz（1cycle/s）的测试频率，单个植入物需要 10 天以上的连续载荷加载才能达到 100 万次循环周期。很明显，在测试周期结束之前，样品会开始分解和降解。Wilke 等 [16] 的实验证明，尸体组织测试前在室温下放置 72h 可增加样本的柔韧性。因此，人们提出了包括超高分子量聚乙烯（UHMWPE）和聚缩醛在内的多种合成模型来研究脊柱植入物的长期疲劳和磨损参数。一般来说，内置物应足够耐用，不仅能承受日常动态载荷，还能承受可能间断出现的最大静态载荷（比如提重物、跳跃等）。在骨折之前模拟内置物的失败是很困难的；因此，合成模型在测试脊柱植入物的极限强度方面是很有用的。在过去的 10 年里，ASTMi 和 ISO 等标准制订组织（SDO）已经提出了一系列的测试标准，这些标准使用合成模型，重点解决了脊柱植入物的长期磨损和极限强度参数测试问题。这些测试现在已经被纳入 FDA 脊柱器械机械特性鉴定要求。尽管如此，合成块模型只是用来研究内植物本身的机械性能，而无法提供关于植入物在脊柱上的行为特性、固定效果、骨界面强度，以及对邻近脊柱节段的影响等方面的信息。因此，评估器械的固定效果时，不能仅基于合成模型的测试数据。

三、标准化测试

（一）ASTM 标准

在 20 世纪 90 年代脊柱器械市场迅速膨胀之后，已经报道大量与植入物相关的失败案例。这些机械强度不足案例促使 ASTMi 总结一系列标准化测试方案，评估所有新内植物的极限强度、疲劳性和磨损参数。在脊柱器械开发和评估中最常用的 ASTMi 标准总结如下。

1. ASTM F1717 椎体切除术模型中脊柱植入物的标准测试方法[17]

本文件是 ASTM 根据 Cunningham 等[18] 描述的方法采用的最早的标准。在最初的研究中，作者概述 UHMWPE 椎体切除模型，用于椎弓根螺钉的长期动态测试。目前的测试程序是采用相同合成模型进行三个静态测试（压缩弯曲、拉伸弯曲和扭转）和一个动态测试（压缩弯曲疲劳）。测试装置模仿颈椎和腰椎结构。对于疲劳测试，施加最大强度偏摆（run-out）负荷，在该负荷下，所有结构都可以承受 500 万次连续加载而不会失败（图 5-4 和图 5-5）。

2. ASTM F1798 脊柱植入物连接机制和组件静态和疲劳性能评估的标准指南[19]

这个标准是用于脊柱内置物中连接机制的生物力学强度评估。各种各样植入物连接装置可以进行静态测试，单轴加载静态载荷直至失效，或进行疲劳测试，在最大偏摆负荷（run-out load）下总循环次数为 250 万次。最大静态载荷加载速率建议设置为 20N/s 或 25mm/min 线性加载和 25N·m/min 或 25°/min 扭转测试。

3. ASTM F2077 椎间融合器测试方法[20]

本测试方法是在静态和动态加载方案下，施加轴向压缩力、剪切力及扭转力时观察椎体间支撑物和融合器。

对于疲劳试验，采用聚缩醛块组件，植入物被加载到 500 万次循环，而在静态载荷测试（线性和扭转）中，则建议使用金属块组件。此外，在所有扭转试验中，建议颈椎、胸椎和腰椎的预载荷分别为 100N、300N 和 500N（图 5-6）。

4. ASTM F2267 静态轴向压缩下测量椎间融合器沉降的标准试验方法[21]

本标准是为了描述非生物型椎间融合器在轴

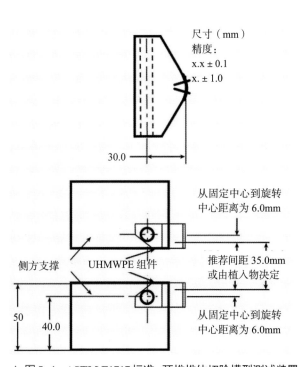

▲ 图 5-4　ASTM F1717 标准：颈椎椎体切除模型测试装置
重新绘制，引自 ASTM F1717 standard test method for spinal implant constructs in a vertebrectomy model, ASTM International, 100 Barr Harbor Drive, West Conshohocken, PA 19428. 版权所有

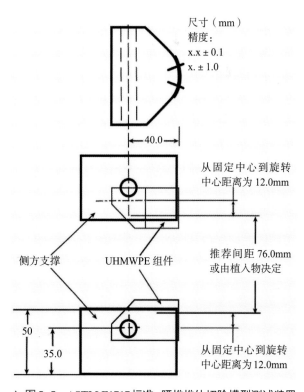

▲ 图 5-5　ASTM F1717 标准：腰椎椎体切除模型测试装置
重新绘制，引自 ASTM F1717 standard test method for spinal implant constructs in a vertebrectomy model, ASTM International, 100 Barr Harbor Drive, West Conshohocken, PA 19428. 版权所有

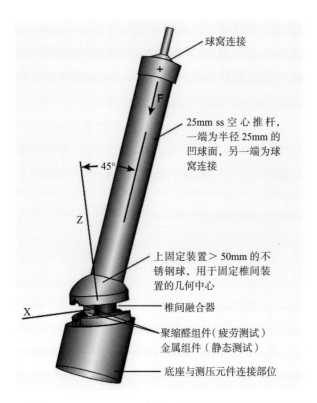

▲ 图 5-6　ASTM F2077 标准：用于评估椎间融合器的测试装置。值得注意的是，此装置与 **ASTM F2346** 中用于评估全椎间盘置换假体的装置相同

重新绘制，引自 ASTM F2077 test methods for intervertebral body fusion devices, ASTM International, 100 Barr Harbor Drive, West Conshohocken, PA 19428. 版权所有

向压缩载荷作用下的沉降特点。该试验本质上是静态的，适用于金属或聚醚醚酮装置的研究。

　　5. ASTM F2346 脊柱人工椎间盘静态和动态特性的标准试验方法[22]

　　本标准描述了人工椎间盘静态和动态载荷测试所需的材料和方法。总体测试装置和方法与 ASTMF 2077 中描述的评估椎间融合器的测试装置和方法相似。主要的区别是假体必须承受而不出现失败的加载循环的总数。除了延长的功能预期之外，推荐在本疲劳试验方案中使用 1000 万次循环载荷。

　　6. ASTM F2423 全椎间盘假体功能、运动和磨损评估的标准指南[23]

　　本标准为颈椎和腰椎 TDR 装置的运动学评估提供指导，概述疲劳组件的动态 ROM。在腰椎中，推荐 1200N 的轴向预负荷，角度设置在前屈 - 后伸（组合）设置为 20°，侧屈设置为 15°（总计），左右旋转设置为 4°。与其他 TDR 测试标准一样，建议总加载循环周期为 1000 万次。此外，该标准还包括使用重量损失评估方法进行器械磨损的分析，与 Serhan 等[24] 所述方法类似。

　　7. 标准化测试和监管应用

　　脊柱器械特性测试使用的其他 ASTM 标准见表 5-4。最近，FDA 公布了根据 ASTM F2077 和 F2267 标准评估的颈椎和腰椎椎间融合器（IBFD）的力学性能数据摘要。FDA 的科学家分析作为市场应用的一部分提交给该机构审查的测试报道，并汇总 7 个最常用的测试数据：静态和动态轴向压缩、压缩 - 剪切、扭转及静态沉降测试。这些数据提供现有 IBFD 的机械参数，并且为将来新器械的开发提供有用的参考[25, 26]。

表 5-4　用于脊柱器械测试的其他 ASTMi 标准

标准 ID 号	名　称
F2346	脊柱人工椎间盘静态和动态特性的测试方法
F2706	枕颈交界区植入物静态和疲劳分析的测试方法
F2789	腰椎髓核机械特性的标准指南
F2624	脊柱非融合植入物的功能、运动学和磨损评估的标准测试方法
F2694	保持活动度的全小关节假体的功能、运动学和磨损评估指南

（二）多节段脊柱无损测试

　　与 SDO 类似，生物医学研究组织致力于建立脊柱结构生物力学测试的指南。作为这些努力的结果，已经公布了几种公认的多节段样本无损测试方案。

　　1. 刚度测试方案[5]

　　根据这一测试方案，将旋转或位移六个自由度运动中的一个施加于脊柱标本，采用位移控制加载方式进行测试。由此产生的力矩、力和运动是通过各个运动单元分别测量的。然而，由于得到的运动很少是无约束的，因此该方案容易产生实验误差。各节段旋转轴必须由用户定义，并在整个加载顺序中保持恒定。所观察到的反应不是生理学上的，与描述脊柱运动的移位 IAR 概念相冲突。此外，该加载方案要求限制节段内的所有耦合旋转，这可能导致在测试过程中对试样造成意外伤害。总的来说，刚度方案可能不是最适合多节段样本无损评估的方案。

2. 柔韧性测试方案 [3]

在此加载设置下，三个旋转力矩中的一个作用于试件。也可以施加平移力，但目前很少有报道。节段运动的结果分量是根据施加的载荷进行测量的。旋转载荷应该是纯力矩，它平均分布在被分析样本中的每个 FSU 上。对于尸体标本，颈椎区域每个轴上的力矩范围为 $1.5 \sim 3 \mathrm{N \cdot m}$ 是可以接受的，而腰椎的载荷应该为 $6 \sim 10 \mathrm{N \cdot m}$。根据 Wilke 等的研究 [16]，$0.6°/\mathrm{s} \sim 5.1°/\mathrm{s}$ 的加载速率是足够的，都会产生类似的节段 ROM。

与刚度方案相比，不需要固定旋转轴和消除耦合运动。因此，所产生的自由度总数成为测试设备的函数，而不是加载模式。在样本的一端顺序施加三个弯矩（轴向旋转、屈曲 – 后伸和侧弯），而另一端则加装在固定或自由滑动的 X–Z 平台上（图 5-7）。

只要在每个脊柱水平上分别记录节段运动（光电、射线或磁跟踪），则可以重建恰当的载荷 / 位移曲线，并且能够根据每个脊柱水平的总 ROM、NZ 和 EZ 精确地阐明椎间运动学特征。

3. 混合测试方案 [5]

混合测试方案最近已被采纳用来研究手术后相邻节段的生物力学变化（ROM、椎间盘内压、小关节应变等）。该方案专门设计用于评估由整个脊柱区域（颈椎、腰椎等）组成的多节段标本。标本放置在中立位，然后施加无约束纯力矩。在所有加载平面上可以获得的脊柱的整体 ROM，然后将这些 ROM 值用作测试仪

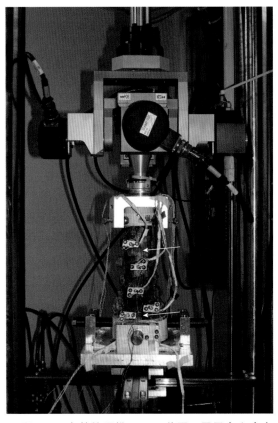

▲ 图 5-7　完整的腰椎 $L_1 \sim S_1$ 装置，用于在六个自由度脊柱模拟器上进行多方向灵活性评估
请注意，连接到每个椎体节段的红外发光二极管（IRLED）可以在多个 FSU 样本中进行节段 ROM 评估。此外，通过植入髓核中心的微型传感器，可以评估标本中 $L_2 \sim L_3$ 和 $L_5 \sim S_1$ 的椎间盘内压力（箭）

器必须要达到的位移极限值，以便于对后续标本的测试。最重要的是，载荷必须仍然是纯力矩施加，并且在所有测试序列中必须保持无约束。通过强迫脊柱获得与完整标本相同的整体 ROM，可以评估手术后相邻节段的应力和运动的重新分布情况。

在评价非融合技术时，混合方案效果最好，但也可以应用于融合术的评估。在后一种情况下，必须特别注意施加在样本上的全部力，因为当测试多个"融合"节段时，它们可能会显著升高，并可能导致样本的意外损坏。

4. 轴向预加载

没有一种体外测试方法能有效重现轴向肌肉系统的稳定特性。以往一些研究已经描述机械模

拟的肌肉力量的方法；然而，这显著增加了测试设置的复杂性。当试图在同一标本内将矢量力和幅度从一次重建复制到下一次测试时，这项技术还可能导致额外的实验误差 [27]。此外，由于患者体型和健康水平的总体差异，肌肉力量对脊柱的稳定性在不同个体之间可能会有很大差异。因此，在同一标本内依次比较不同的固定技术时，是否绝对需要复制肌肉力量仍存在争议。

轴向压缩预加载是模拟体内通过脊柱传递体重载荷的另一种方式。轴向载荷最大的挑战是即使在最低负荷值（腰椎为 50N）的情况下，也能在多节段脊柱中立即观察到屈曲效应。然而，Patwardhan 等 [28] 克服了这一现象，并开发出一种施加生理性轴向预载荷（高达 1000N）的方法，该方法不会导致脊柱塌陷。但这个被称为跟随预载荷的概念被证实仅适用于沿矢状面的脊柱运动（屈伸运动）。跟随预载荷是通过两根连接到样本上部的双向电缆施加的，并通过专门的导向器沿着脊椎两侧延伸。这些导向器固定在每个椎体水平，通过每个锚点的电缆路径必须在前后平面上"优化"，使其与每个单独节段的旋转中心相一致。如果未能将电缆路径与旋转中心对齐将产生错误的节段对准，进而可能导致跨节段的运动范围减小。由于这个原因，以及在其他平面上导向器位置的解剖学限制，跟随预载荷仅被认为适用于屈伸测试模式。

总之，有无预加载荷的节段运动性质是相似的；因此，即使在屈伸运动平面上进行无"预加载荷"的生物力学测试仍然被认为是有效的。

5. 破坏性试验

除了多向柔韧性分析外，还可以进行一些研究来评估内植物所能提供的最大固定强度。椎弓根螺钉、椎板钩、钢丝或椎间植入物的拉伸拔出测试可以提供骨 / 植入物界面强度的有关信息。这些测试可以通过沿植入物长轴方向（即螺钉）或椎体正中矢状面方向施加拉力完成，以进行后路内固定器械评估（图 5-8）。内嵌测试是对所有植入物进行拔出研究的标准方法，而旁矢状面方向施加载荷是模拟前屈或提重物时施加在螺钉上的力。这种方法同时考虑植入物的设计和手术植入轨迹作为影响拔出力的因素 [29]。另外两个对植入物失败有预测价值的参数是椎体骨密度（BMD）和螺钉放置过程中测量的旋入扭矩（IT）。这些评估工具可以在术前（BMD）或在术中（IT）直接应用。

拔出力的施加速度可以是连续的，也可以是递增的，具有独特的加载和保持步骤，这可能解释了植入物 / 骨界面的应力松弛特性。此外，在进行拉伸拔出之前，可以使植入物经受周期性疲劳负荷，该疲劳负荷以生理量施加在头尾平面上。此步骤是模拟可能发生的慢性植入物松动或下沉（椎间装置）。

将破坏性弯矩施加到多节段结构上，可以获得某种固定方法的整体强度和损坏模式。特别是

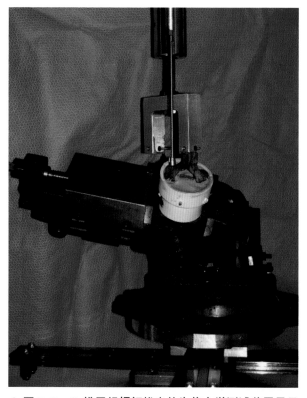

▲ 图 5-8　C₂ 椎弓根螺钉拔出的生物力学测试装置显示驱动装置以及由此产生拉力与螺钉长轴的对准情况

当在长节段重建中评估近端或远端椎体的锚点时尤其重要。

四、体外生物力学的局限性

体外生物力学测试的目的不仅是为了测量植入物的机械性能，而且也是为了测试其对脊柱整体稳定性和运动的影响。通过标准化测试和尸体标本的植入研究，人们可以开始建立预测脊柱器械未来临床性能的基线，并继续优化改良重建技术。此外，外科医生对脊柱内固定的基本生物力学原理的理解是至关重要的，因为它有助于规划恰当的手术过程，并确保所选择的入路和内固定在生物力学上足以维持术后的长期稳定性。

尽管如此，重要的是要认识到，即使是最复杂的生物力学测试装置，也无法评估生物体对外科手术干预和植入物的生物反应。某些在实验室中表现出具有生物力学优势的重建技术，在临床上可能并不合适。主要原因是设计笨重、可供骨长入的空间较小、手术操作难度大或其他因素。此外，能提供有利于脊柱融合的最佳生物力学环境的内植物最佳力学刚度还有待实验阐明。另外，体外模拟的临床状况受到缺乏脊柱重塑、软组织愈合、骨形成和体内长期负荷等因素的限制。

其中一些缺点可以通过进行系统的动物研究来克服，然而，由于这些项目需要大量的成本、人力资源和时间投入，通常是不切实际的。虽然随机临床试验仍然是评估新技术安全性和有效性的金标准，但是相关的花费和时间成本巨大推动了创新型试验设计研究的发展。还要依赖于尖端技术，如计算机模拟和真实世界的临床数据。因此，尽管体外测试存在局限性，但生物力学研究将继续在脊柱器械和外科技术的创新周期中发挥第一阶段的作用。仔细的实验设计、计划和遵守公认的测试指南对于不同临床情况的适当体外模拟是必不可少的。可重复的研究和测试条件反过来将增强我们比较世界各地机构的研究数据的可能性，并进一步加深我们对脊柱重建的理解，以达到最终改善患者疗效的目标。

颈椎临床生物力学
Clinical Biomechanics of the Cervical Spine

Hans-Joachim Wilke　Fabio Galbusera　René Jonas　著
丁文元　马　雷　译

一、颈椎生物力学特性的简介

与脊柱其他部位相比，颈椎的生物力学非常复杂和独特。根据 Bogduk 和 Mercer [1] 两位学者的观点，颈椎可分为 4 个亚功能单位：枕支撑部（$C_0 \sim C_1$）、轴部（$C_1 \sim C_2$）、根部（$C_2 \sim C_3$）及颈椎主干部（$C_3 \sim C_7$）。这几部分共同构建成一个灵活的整体，既能承载头部的重量又能保护脊髓。颈部不同部位肌肉的收缩通过杠杆作用相互协调，最终实现颈椎和头部的活动 [2-7]。由于颈椎承载重量较轻的头部，因此与腰椎相比，颈椎椎体的高度和长度是腰椎椎体的一半 [8]。颈椎整体为前凸型，一般用 T_1 倾斜角度或垂直矢状位轴距表示。一般正常的 T_1 倾斜角为 $13° \sim 25°$ [9]。其他测量颈椎前凸的指标包括颈椎 Cobb 角和 Harrison 后缘切线角。Cobb 角度法也可用于单个运动节段测量 [10]。颈椎的曲度与其灵活性和减震功能特性相关。

支撑部由枕后部和 C_1 椎体构成。C_1 的上关节突面如同一个槽与枕部相连，其周围坚韧的韧带将头颅与颈椎连接在一起，但这种连接允许在矢状面小幅度地旋转。头部在前屈和后伸运动时，枕骨髁在槽内前后滑动。同时，关节面边缘的增强，且由头部自身的重力及颈部肌群给予的轴向拉力保证此关节稳定 [1]。Bogduk 和 Mercer 两位学

者还报道了枕支撑部小范围的轴向旋转功能 [1]。

独特的寰枢关节（$C_1 \sim C_2$）构成了颈椎第一个运动单元，它与颈椎其他运动单元差别很大。它们之间通过齿状突和韧带（如十字韧带）相连，而非颈椎的椎间盘结构。C_2 椎体的齿状突结构（"中轴线"）使头部能够完成较大幅度的轴向旋转，这是人类脊柱结构内最大幅度的轴向旋转活动。因此，寰枢椎向一侧的旋转可达 46°，其幅度大于其他所有的颈椎运动节段旋转角度之和（图 6-1）[6, 11, 12]。另外，只有寰枢椎关节的旋转达到极

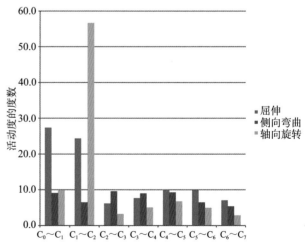

▲ 图 6-1　从体外试验中获得的颈椎活动度数据（纯力矩 1.0 N・m）

引自 Panjabi MM, Crisco JJ, Vasavada A, et al. Mechanical properties of the human cervical spine as shown by three-dimensional load-displacement curves. Spine（Phila Pa 1976）2001；26（24）：2692-2700.

限后下位颈椎才能进行轴向旋转[11]。当寰椎前弓围绕齿状突旋转时，两侧的寰枢关节则会向前或向后滑动。此外，寰枢关节承载着上方的全部重量，此关节属于滑膜关节，这也有助于其轴向旋转。翼状韧带和两侧的寰枢关节外的关节囊能够限制寰椎过度的旋转，因而可预防由过度旋转对脊髓造成的损伤[1, 11]。由于大多数的肌肉止于头部，而只有少数肌肉作用于寰椎，因此，寰椎旋转常被动地由头部运动所带动[1]。

$C_2 \sim C_3$ 运动节段通常被认为是第一个颈椎运动节段。Bogduck 和 Mercer[1] 将其划分为一个单独的功能组，并命名为"根部"，其原因在于与下颈椎节段相比在形态上它有显著的特点。这个运动节段最显著的特点是其关节突关节方向。与下颈椎节段相比，其关节面与中线成 40° 夹角[13]。此外，与颈椎的运动节段相比，C_3 上关节突表面相对于椎体位置更靠下方。Bogduck 和 Mercer[1] 指出，这种结构特点与颈部旋转时的耦合作用相关。当颈部旋转时，运动节段向旋转的反方向侧屈，而下方运动节段的侧屈方向与旋转方向相同。另一个枢椎解剖学特点是：与下方椎体相比枢椎椎体更深。

$C_3 \sim C_7$ 代表颈椎的功能主干。从生物力学角度来看，这些运动节段大多相似，但最重要的是颈椎退行性病变最容易出现在上述节段，尤其是 $C_4 \sim C_6$ 节段[14]。颈椎椎体之间的关节呈马鞍样，以及关节突关节的方向是构成特殊的生物力学特点的基础。每个运动节段传导的载荷几乎都能够均匀地分布于椎体和关节突关节。因此，椎体承载总负荷的 36%，而每个关节突关节分担 32%[15]。

包括 $C_2 \sim C_3$ 在内，颈椎椎间盘是这些运动节段中独特的结构，Mercer 和 Bogduk 及 Tonetti 等从解剖学的角度对其进行了详细的阐述[16, 17]。根据上述学者的观点，颈椎间盘的纤维环是椎间盘前方最重要的结构。颈椎间盘纤维环深部的纤维与腰部椎间盘的纤维相似[1, 18]，每层纤维之间的夹角接近直角，因此这有利于增强纤维环的抗压强度。另外，起于每个椎间盘的后侧面的 Luschka 关节[19] 使颈椎屈伸运动更加顺畅[19-21]。由于上颈椎的钩椎关节体积更大[21, 22]，因此在 $C_2 \sim C_3$ 运动节段，此作用更为明显。

与脊柱其他节段相比，颈椎主干及其相邻的 $C_2 \sim C_3$ 节段有独特的运动力学特点。既往研究中提出了颈椎旋转的双主轴概念，这使得颈椎能够在三个方向旋转（图 6-2）[1, 20]。第一个轴位于椎间盘下方，每个运动节段下位椎体内，其方向呈水平，与矢状面垂直。第二个轴以大约 45° 角贯穿于上位椎体，垂直于关节突关节面。其他的旋转轴被关节突关节面所阻挡[1, 6, 11]。因此，为了完成所需的旋转，尤其是在侧方弯曲和轴向旋转时，每个节段需要耦合以上两方向的运动。体内和体外的研究发现，耦合运动幅度的大小取决于每个轴向运动的幅度[23-28]。有些研究聚焦于量化描述颈椎运动，正如前面所描述的：瞬时旋转中心或三维轴向旋转[29]。

这些测量方法不仅包括旋转角度的绝对值还包括平移的数值[12, 31]。三维轴测量方法也可用于测定与某旋转运动方向相耦合的另一轴向运动的数值。第一个研究是基于体内实验中的前屈后伸

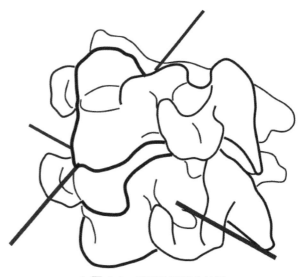

▲ 图 6-2　重要的颈椎旋转轴

运动[30]。此研究印证了上位椎体滑移运动的假设，其运动幅度取决于钩椎关节的大小。因此，靠近头侧的运动节段与靠近尾侧相比，其旋转中心的位置更靠下[12, 31]。通过分析不同平面 CT 扫描影像，可以形象地重建颈椎在侧屈时三维旋转轴线的位置和方向[12]。在 2015 年，Anderst 等能够测量活体颈椎在三个方向旋转时的轴线。在 2018 年，Jonas 等表示，体外试验中应用纯力矩技术测量三维旋转轴线的结果与之前的体内试验研究数据一致[32]。

为了更好地明确颈椎的生物力学特点，人们进行了很多体内和体外研究，但是由于伦理和测量技术等因素的限制，数字化方法变得越来越受欢迎，因为它能够得到其他方法无法获得的数据。因此，为了更进一步了解颈椎的生物力学特点，人们建立了不同的有限元模型。除了体内和体外实验之外，这些有限元模型已被证实是一套有价值的研究方法。此类方法一般应用于基础研究和植入物检测领域[33-37]。

（一）下颈椎前方固定

与胸腰椎相比，颈椎前方手术入路能够直接显露椎间盘，并且相对简单安全。因此治疗下颈椎退变性疾病多采用前方椎间盘切除外加椎间骨块或融合器固定[38]。椎间融合常用自体髂骨，虽然较单纯椎间盘切除临床效果好，但常出现供骨区并发症[39]。目前，椎间融合器比自体骨更受青睐，前路手术时可单独植入融合器支撑或与前方钉板联合植入以防止融合器移位或下沉[40]。

从生物力学角度来看，成功的内固定取决于其提供节段稳定性的能力，以及允许足够的载荷通过融合区域传递，从而促进融合区骨质的重塑。前方刚度过高的钉板系统可能使通过椎间隙的机械载荷不足，从而导致椎间融合受阻。另一方面，前方内固定又需要足够坚固以减少融合节段的运动，否则可能导致椎间不融合。因此，应

避免内固定支撑不良或应力遮挡。前路板不应该向前突出，术中应选用低切迹或零切迹前路板，因为过厚的板会激惹食管从而出现吞咽困难[41, 42]。综合上述原因，为了既满足安全稳定又避免应力遮挡，人们在生物力学和临床研究方面均做了大量的研究[43-45]。目前，固定材料的多样化为医生能够基于个人经验和临床需求做出合理选择提供了可能性。

Galbusera 等通过有限元模型分析了单独椎间融合器固定、融合器联合锁定板或动力板及融合器与板一体化器械 4 种内固定方式的力学特点[46]。研究发现，与动力固定相比，锁定板固定属于刚性固定，会出现应力遮挡的风险，从而抑制椎间融合[47, 48]。有限元模型研究发现不同前路板固定的活动度差异不大，动力固定能够确保融合间隙更高的应力传导。单独融合器固定尤其是在后仰运动时稳定性有限，融合器下沉发生率高。作者认为，与单独使用融合器相比，前路加用钉板提供了生物力学稳定性优势，但生物力学研究无法分辨锁定板和动力板哪一种方式更好。事实上，临床研究结果发现两种固定方式的融合率和临床效果相当，没有发现哪一种更有显著优势[49, 50]。

尽管单节段前路椎间盘切除融合手术已被证实安全有效，但是多节段固定可能存在风险。研究表明，与单节段手术相比，两节段固定的融合失败率增加，三节段则更高，无论是使用独立融合器还是联合前路板来固定的单节段手术，骨不连的发生率会更高[51]。Scholz 等进行了二和三节段固定的体外研究，结果证实稳定性由高到低分别是锁定板、融合器和板一体化装置及单独使用融合器。单独使用融合器几乎没有轴向抗旋转作用。作者指出，多节段内固定出现内固定相关并发症（螺钉松动和移位等），以及吞咽困难的发生率会升高。为了降低并发症，他们建议使用零切迹内固定，尽管它的初始稳定性不如融合器加前路板[52, 53]。事实上，零切迹和融合器加钉

板系统哪种内固定能够获得坚固的融合目前仍未知[51, 54]。因此，在临床实践中，多节段固定是否选用零切迹仍取决于医生个人经验。如果有超过三个节段需要固定，前路板可能无法提供足够的稳定性[55]。

（二）后路固定

尽管目前颈椎手术更倾向于选择前路固定，但是当面对外伤或需要多节段固定的情况时，后路固定也可作为备选方案[55, 56]。历史上，第一例颈椎后路内固定手术选用了棘突[57, 58]或椎板下[59]钢丝捆绑。20 世纪 70 年代，Roy-Camille 发明了椎弓根钉内固定系统[60]。早期生物力学研究发现椎弓根钉系统与既往的捆扎和钩固定在稳定性方面有显著的差异[61, 62]。与传统的捆扎相比，后方钉板固定减少了对相邻节段的受累，并提高了整体稳定性。此技术后来被 Magerl 进一步改进，他提出更优化的螺钉进钉方向[63]。生物力学研究发现，与 Roy-Camille 固定系统相比，Magerl 技术能够提供牢固的固定，而且此技术能够置入更长的螺钉，并带来更好的获益[64-66]。

目前由不同的厂家提供的内固定与 19 世纪 70—80 年代的产品有明显的区别。虽然置入椎弓根钉在技术上很有挑战性，特别是在 C_2 和 C_7 水平侧块较小时，有损伤脊髓、神经根、椎动脉的风险[67]，但双皮质侧块螺钉配合连接棒和不同的连接器目前仍广泛用于外伤和退变性疾病的治疗。在 C_3 和 C_6 之间植入椎弓根螺钉也是可行的[68]，但对于这些节段，外科医生通常更愿意选用侧块螺钉，因为其并发症更低。椎弓根钉的生物力学强度显著优于侧块螺钉[69]。

专家们发明了专门的后路固定技术来治疗上颈椎（$C_1 \sim C_2$）的创伤性疾病。尽管前路齿状突骨折，尤其是新鲜骨折[70, 71]，常可采用前路或经口咽入路植入 1 枚或 2 枚螺钉，但是当前路植入螺钉困难或不融合时可选用后路融合技术[70, 72]。

在 1939 年，Gallie 报道在 C_1 后弓和 C_2 棘突间植入骨块，并加用钢丝捆绑固定（图 6-3A）。Brooks 发明了另一种固定技术，该技术采用两块移植骨块置于 $C_1 \sim C_2$ 后方，选用 C_2 椎板而非原先的棘突来捆绑钢丝，从而提高了固定强度（图 6-3B）。Magerl 发明了经关节突植入螺钉的固定方法，提高了固定强度（图 6-3C）[73]。一项人体标本的体外测试中模拟齿状突骨折，结果显示采用 Magerl 技术的内固定方法生物力学稳定性更显著[74]。现代 $C_1 \sim C_2$ 的内固定系统包括：C_2 椎体的关节突、椎弓根或峡部螺钉及 C_1 椎体的侧块螺钉或钩，并通过棒将两者连接（图 6-3D 和 E）。体外力学研究证实，现代内固定系统较之前单独采用的骨块捆扎技术稳定性更高[75]。

人们也探索出了后方入路枕颈关节固定的技术方案。现代内固定系统由 1 个或 2 个内固定棒或板构成，颅底用螺钉固定，椎体常选用椎弓根钉或侧块螺钉。这样的方案与传统的骨块加用钢丝捆绑方案相比，具有更强的稳定性、更佳的临床效果和更低的并发症发生率[76, 77]。在一项基于人体标本的体外研究中，Richter 等[78] 比较了 3 种不同的枕颈内固定系统（图 6-4），即：①2 个独立的内固定棒；②预弯棒加用枕部 3 枚螺钉和 2 枚枕骨大孔螺钉；③预弯成 Ω 形状的棒加用 5 枚枕部固定螺钉。颈部的固定方式可以是 $C_1 \sim C_2$ 的椎弓根螺钉或 $C_2 \sim C_7$ 的侧块螺钉。以上 3 种固定方式均提供了完好的初始稳定性，预弯成 Ω 形的内固定方案具有更高的内固定强度。

（三）由损伤或医源性所致的不稳定

颈椎解剖结构的完整性可能由于外伤而遭到破坏，例如挥鞭样损伤[79]。在手术治疗颈椎椎管狭窄、肿瘤及重度的退变性疾病过程中，常需要切除与维持颈椎稳定性相关的结构，如黄韧带、椎板甚至整个椎体。临床上外伤性和医源性颈椎不稳的测量常采用颈椎活动度和中立区域法，而

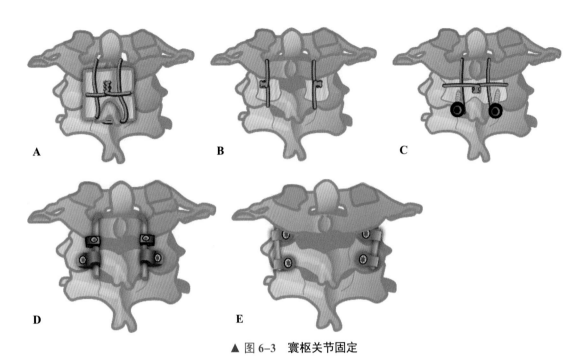

▲ 图 6-3　寰枢关节固定

A. Gallie 法；B. Brooks 和 Jenkins 法；C. Magerl 改良的（结合 Brooks 法和关节突钉）更加现代的技术；D. 关节突螺钉加寰椎爪；E.C_1 侧块螺钉和 C_2 峡部钉

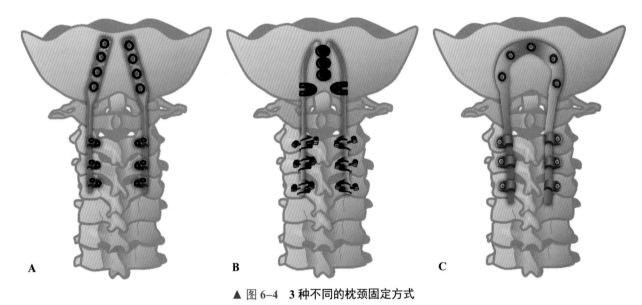

▲ 图 6-4　3 种不同的枕颈固定方式

A. 包括 2 个独立的棒 - 板；B. 1 个预弯棒加 3 枚颅底螺钉和 2 枚枕骨大孔螺钉；C. 预弯呈 Ω 形状的棒并加用 5 枚颅底螺钉固定

　　这些测量方法是从人体标本的活动度实验中获得 [80]。Richter 等进行了一系列的研究，他们检测在过伸损伤中常见的 4 种不稳递增模型的情况，包括前纵韧带和横突间韧带切除、前侧纤维环切除、黄韧带、棘突间韧带和棘突上韧带切除及关节突关节囊切除。所有的模拟样本均出现了屈伸位的不稳定，但只有关节突关节囊切除导致了旋转不稳 [81]。作者发现屈伸位运动是颈椎损伤最易出现的不稳形式，因此，保守治疗应优先考虑限制此方向的运动。

　　人们通过体外标本生物力学测试发现由于减压手术导致的医源性颈椎不稳。Subramaniam

等[82]在尸体标本中通过在椎管内植入半圆形木棒模拟椎管占有率达50%的椎管狭窄，继而进行单开门椎管成形术及椎板切除术手术。结果显示与术前相比，椎管成形术后几乎不会造成颈椎不稳定，椎板切除后也仅会出现细微的无显著差异的不稳定。此生物力学研究结果证明了上述手术方式的安全性。

由前方压迫导致的脊髓受压可通过椎体次全切除方式达到减压的目的[83]。切除部分椎体后由于前方缺乏支撑进而可能导致颈椎不稳，因此需要足够的内固定支撑。为此，通常在前方应用长融合器和钉板的同时加用后方的侧块螺钉或椎弓根钉来辅助固定。Schmidt 等发现后方加用内固定能够提升生物力学的稳定性（图 6-5）[55]。不同的手术方式术后可能不同程度地影响颈部活动度，基于实验研究结果，作者建议当进行多节段椎体次全切除后应该加用后方内固定。

（四）邻椎病和人工椎间盘

大量文献均提出固定融合手术后可能会导致相邻节段载荷增加及过度运动的代偿，从而加速相邻节段退变[84]。由于胸腰椎脊柱整体矢状位平衡理论的出现，此假设现在失去了主导地位。该理论认为邻椎病的出现与内固定术后脊柱不正常的矢状位排列导致的静态力学变化相关，而非与相邻节段代偿性的过度运动有关[85]。尽管已有研究将颈椎与骨盆、腰椎和胸椎相关联，但目前仍没有统一的邻椎病发病与颈椎排列相关的理论[86]。因此，相邻节段过度运动和过大载荷仍是大家目前较为认可的邻椎病的发病原因。

一般而言，临床研究将手术相邻节段过早出现影像学退变，以及发生脊髓和神经根病变定义为邻椎病[87]。20 世纪 80 年代，腰椎疾病治疗中保留运动功能的理念逐渐出现，其目的在于减少由于内固定导致的相邻节段生物力学的变化。该理念也迅速应用于颈椎治疗。颈椎人工椎间盘目前常用于治疗椎间盘突出和症状性的椎间盘退变，可单节段、双节段或与融合术联合应用[88]。由于关节突关节在颈椎活动中扮演重要角色，人工椎间盘置换仅适用于关节突关节无异常或轻度异常的病例[89]。多数商用人工关节由 2 个或 3 个关节原件构成，它可模拟人体椎间盘的活动。与

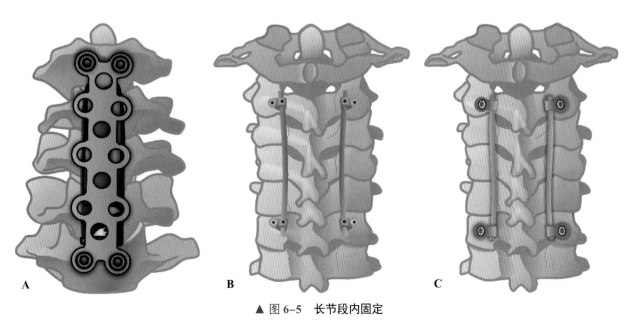

▲ 图 6-5　长节段内固定

A. 前路板和融合器；B. 非限制系统，应用左侧的椎弓根螺钉和右侧的侧块螺钉；C. 限制性系统，使用左侧的椎弓根螺钉和右侧的侧块螺钉

椎体相固定的人工关节组件常是钛合金或钴铬合金材质，也可制成穹窿形状以便于提高内固定稳定性。

假体的关节接头部位需要有耐磨耐冲击的特性，因此材料方面多选用钛或钴铬合金结合高分子聚乙烯或陶瓷材料（氧化锆、氧化铝）。关节面形状及节段轴向旋转角度的设计则是基于健康脊柱生物力学体内外测试的结果 [12, 30, 31, 32]。制造商已在使用的一种简单的关节面设计是球面形状，此球面位于运动节段两主轴的交叉点，即下位椎体的中点。现有产品，例如 ProDisc [TM]–C（Synthes Spine，Inc，West Chester，PA，USA）就采用此设计，它被定义为"半限制"型且能够在屈伸活动中接近生理状态 [90]。

相比之下，"非限制型"椎间盘假体设计则更为复杂，且通常有两对关节面构成。非限制型假体设计上不将旋转轴严格限制在一个点，而是让椎间盘自由跟随脊柱运动，由解剖学结构，如关节突关节和韧带，限制其运动幅度。目前，研究较多的非限制型假体是 BRYAN。该假体由两对球面关节构成，使旋转轴的位置更接近生理位置 [91, 92]。但其缺点是会导致节段前凸减少，长期可能出现活动度丢失及异位骨化等问题 [93]。第一项长达 60 个月随访的研究发现，单节段和双节段的人工椎间盘置换术获得了满意的临床效果 [94]。同时，人们也在尝试新的更接近生理结构的人工椎间盘设计 [95]。

总之，半限制和非限制假体均获得了良好的临床疗效，虽然人工椎间盘置换术存在假体移位、异位骨化及假体下沉等不可忽视的并发症，但由于该术式能够降低邻椎病的发生，目前人们已将其视为前路手术的一个备选方案 [96, 97]。固定手术通常也能取得良好的效果，文献中并未提出哪种方式更优，因此，选择保留运动手术或固定手术最终取决于术者的经验和习惯。

二、致谢

感谢 Steffen Hacker 为我们绘图。

脊柱侧弯三维矫正的生物力学
Biomechanics of Three–Dimensional Scoliosis Correction

Andrew G.S. King　Manish P. Lambat　著

王林峰　王　峰　译

第 7 章

一、概述

（一）特发性脊柱侧弯的三维解剖

脊柱侧弯是脊柱所有组成部分发生在三维空间的螺旋状畸形 [1-5]。但是，我们一般在冠状面、矢状面和横断面 3 个影像片上测量脊柱侧弯曲线。冠状面 X 线片的特征包括 Cobb 角大小、冠状位平衡、躯干偏移和顶椎位移。矢状位片可以测量胸椎后凸和腰椎前凸、两者之间的平衡，以及椎体和椎间盘的大小和形状。横断面的特征包括椎体旋转和胸廓不对称 [6]。

采用数字化 X 线立体摄影技术使脊柱侧弯的三维形态分析更为精确 [7]。其包含 4 种脊柱形状测量方法，即测量 Cobb 角、顶椎旋转、顶椎水平和最大曲率面旋转（PMC）。PMC 是穿过曲线两个端椎和顶椎中心的平面。当对重建进行聚类分析时，会出现 4 个不同的曲线模式，每个模式都有一些相似之处，但也有一些不同于传统的脊椎侧弯 King 分型和 Lenke 分型 [8]。

实际应用中，必须记住，对于脊柱侧弯曲线上下的椎体，患者的标准前后位 X 线片必须是真正的前后位。倾斜的 X 线片观察顶椎时，可能会在冠状面上显示畸形更加严重 [9]。在矢状面中，在标准侧位 X 线片中表现为脊柱后凸，当在顶椎平面内进行侧向投影时，就表现为脊柱前凸 [10]。

许多研究者假设，在特发性脊柱侧弯中看到脊柱复杂的三维畸形是继发于胸段正中矢状面形状的异常。在脊柱后凸处存在相对前凸。这种脊柱前凸可能是由于脊柱前方结构的过度生长所致，是不稳定的，并倾向于形成旋转和冠状面弯曲 [11-12]。

特发性脊柱侧弯患者的胸椎后凸和腰椎前凸明显低于对照组。即使是弯曲较轻的患者也会出现这种情况，这表明它可能是脊柱侧弯的一个始动因素 [13]。

已形成的脊柱侧弯改变了椎体的正常生长，导致包括椎体在内的固定畸形。椎体、椎弓根和椎板在凸侧变大，凹侧变小 [3]。棘突旋转成曲线的凹面。这与正常脊柱侧弯时的耦合旋转方向相反 [5]。脊柱侧弯在 Cobb 角 < 40° 时不发生椎体内改变 [4, 14]。

最常见的特发性脊柱侧弯上下端椎分别为 T9 和 L1，并凸向右侧 [13, 14]。

在考虑矫正横断面畸形时，横断面的旋转中心位置很重要。在正常的脊柱运动节段中，它位于髓核和纤维环的中线 [5]。

脊柱侧弯治疗中 5 个重要的生物力学因素如下。

① 载荷：矫正载荷可以通过各种不同的技术

作用于椎体、椎弓根、椎板或棘突。载荷的大小和持续时间有所不同。椎板钩和椎板下钢丝对椎体后部施加矫正载荷，但椎弓根螺钉施加的载荷可以通过椎弓根和椎体产生机械效应。

② 蠕变和松弛：当施加一个力来矫正脊柱畸形，并且这个力在初始矫正后继续作用，由于相同的模式，一段时间后侧弯的后续矫正力归因于蠕变。当载荷作用于脊柱且变形保持恒定时，随后观察到的载荷随时间的递减称为松弛[5]。脊柱侧弯手术中使用蠕变和松弛的例子包括术前和术中牵引，以及对重度侧弯使用阶段性牵引。Nachemson 和 Elfström 通过使用压力传感器和无线遥测技术研究发现，术后的第一个小时，Harrington 棒上的牵引力下降了 20%～45%[15]。

③ 耦合：这是一个术语，用于描述围绕或沿着一个轴的旋转平移始终与围绕或沿着第二个轴的旋转平移相关联。耦合是脊柱正常运动的一个重要组成部分。可以设想，通过对脊柱侧弯的矫正固定，在一个平面上的改变将伴随着其他平面的改变。

④ 计算机脊柱建模：Gardner–Morse 和 Stokes 使用理想化的胸椎侧弯的有限元模型，预测 Cotrel–Dubusset 内固定的矫正[16]。立体摄影允许使用计算机程序结合平面摄影的测量对脊柱进行三维分析[7]。脊柱运动模型的发展日益成熟，这些模型已经能够准确地预测脊柱侧弯矫正措施的效果，从而起到手术模拟的作用。他们可以准确地预测矫正结果，并显示拟固定的反作用力。如果任何一点的反作用力过大，这可能需要修改原手术计划[17]。

（二）冠状面校正：轴向载荷与横向载荷

使用 Harrington 棒时，是通过牵引力引起的轴向载荷进行脊柱侧弯矫正。横向载荷包括使用 Luque 棒和椎板下钢丝、棘突钢丝，以及使用节段性椎弓根螺钉作为脊柱锚定的棒 – 螺钉矫正。

通过对两种矫正方式的比较，当畸形严重时，轴向载荷提供了大部分矫正。当畸形较轻时，横向载荷行使矫正功能。当 Cobb 角约为 53° 时，矫正脊柱侧弯畸形的每个载荷的相对效率类似。因此，联合载荷是矫正脊柱侧弯畸形的一种更有效的方法。

二、脊柱侧弯畸形的测量

考虑到在 PMC 的投影中可以更好地观察到侧弯的真正严重程度，继续使用 Cobb 法测量脊柱侧弯在冠状面和矢状面的畸形程度是合理的。

测量横断面畸形的方法已经有了很大进展。Cobb 描述了一种根据棘突尖端相对于椎体的位置来测量椎体轴向旋转的方法。该方法的局限性在于难以识别 X 线片上的解剖标志和不同程度椎体畸形所造成的误差。1969 年 Nash 和 Moe 描述了一种更精确的方法，是根据凸侧椎弓根相对于椎体的位置来估计旋转程度。椎弓根的位置相比棘突更少因重建而变形。Perdriolle 使用放置在标准前后位 X 线片（扭转仪）上的椎体模板，测量凸侧椎弓根的图像偏移。分析表明，Nash–Moe 技术在重度脊柱侧弯畸形中倾向于明显高估旋转，Perdriolle 扭转仪在观察者内和观察者间具有显著的可靠性，尤其是随着旋转程度的增加[18]。当椎弓根阴影被内固定遮挡时，两者可能都难以应用[2]。

因此，计算机断层扫描（CT）已成为测量横向旋转畸形的金标准。然而，也有人担心 CT 的辐射和成本问题。最近，Kuklo 等分析了 X 线片上其他横向旋转测量的准确性[19]，包括顶肋隆起、顶椎肋骨比和顶肋扩展差。所有结果均显示出中等至良好的整体相关性，临床上可以使用 X 线片评估三维畸形矫正[2]。

Aaro 和 Dahlborn 描述了一种使用 CT 测量脊柱侧弯术前和术后轴向矫正的方法[14, 20]。横向平面旋转与相对于矢状面（RAsag）的纵轴旋转角度相关性最好。通过椎间孔背侧中心和椎体中部的线与通过椎体前中线（RAml）之间的夹角与冠状 Cobb 角最相关。RAsag 可能与真正的横向平面旋转最相关（图 7-1）。Ho 等用类似的方法在 CT 上测量椎体旋转[21]。研究表明，他们的测量在观察者内和观察者间都具有合理的可靠性，并且与使用 Nash-Moe 法在仰卧位定位片上和使用 Perdriolle 法在站立位 X 线片上测量的椎体旋转高度相关。

关于 Aaro、Dahlborn 和 Ho 法测量准确性的问题是，CT 扫描是在患者仰卧位的情况下进行的，而立位和仰卧位的脊柱空间特征可能存在重要差异[22]。扫描的准确性会受到明显的椎体矢状面或冠状面畸形的影响。因此，使用 CT 扫描时，切面必须与椎体终板平行。

Stokes 等报道了一种利用双平面放射学测量椎体轴向旋转的方法。这涉及到在两个放射平面脊柱图像上标记解剖标志，并使用计算机程序将这些图像的位置测量合并为这些点空间位置的三维坐标[7]。这种方法的辐射量比 CT 扫描少。

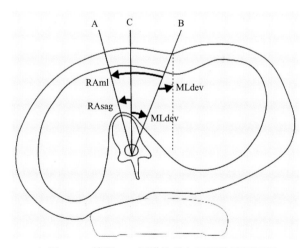

▲ 图 7-1　使用 CT 扫描的横向平面旋转测量图
RAml 是椎体绕椎体纵轴（A 线）相对于身体前中线（B 线）的旋转角度。RAsag 是椎体绕椎体纵轴（A 线）相对于矢状面（C 线）的旋转角度。MLdev 是连接椎体背侧中心和身体前中线（B 线）与矢状面（C 线）之间的夹角。椎体的横面旋转与 RAsag 有关。RAml 对应于椎体顶端移位，冠状面 Cobb 角矫正后可看到改善

三、轴向旋转的可视化分析

与脊柱侧弯相关的横向平面旋转表现为胸椎弯曲时肋骨突出和腰椎弯曲时腰椎突出。同时存在后凸畸形会增强这些视觉效果。这些特征在临床上通过 Adams 前屈试验得到了最好证明，并且可以通过倾斜仪（如侧弯测量仪）或表面形貌扫描进行量化。

躯干的旋转畸形可能会引起患者对其外观的担忧。脊柱侧弯研究协会 -22 患者问卷（SRS-22）中纳入了对外观问题的记录。脊柱外观是该问卷所有内容中是最灵敏的。更详细的信息可能来自视觉评估量表。第一个这样的量表是 Walter Reed 视觉评估量表（WRVAS），后来发展成脊柱外观问卷（SAQ）。此问卷被证明是可靠、有效的，并且较好地反映出侧弯畸形的改善情况。它给患者及父母对脊柱侧弯引起的躯干三维变化提供了可靠印象[23]。

四、脊柱侧弯的三维矫正

外科医生认为矢状面和冠状位平衡是脊柱侧弯畸形矫正的最重要参数。当脊柱外科医生被要求根据最佳三维矫正的重要性对 20 个脊柱侧弯矫正参数和冠状面、矢状面、横断面的矫正及活动度（融合椎体节段数）进行排序时，椎体顶端旋转是最不重要的参数。目前一致认为矢状面和冠状位平衡是最重要的参数，所有其他参数都有很大的差异[24]。

单独使用 Harrington 棒，脊柱侧弯冠状面的矫正率平均为 40%。由于该力是在脊柱运动节段矢状面瞬时旋转轴（IAR）的后部施加的，因此后柱延长引起的胸椎后凸畸形可能得到一定程度的矫正。但是，横断面上没有出现明显的矫正[25]。

20 世纪 80 年代推出了 Cotrel-Dubousset 系统，该系统采用双棒和多个脊柱后路固定锚钉。

使用该系统的校正方法的一个特点是将棒弯曲成正常矢状面曲度，放置凹侧棒以连接脊柱锚钉，然后将棒旋转回矢状平面，矫正脊柱。然后插入凸侧棒，通常具有较小的矢状面曲度，试图通过向升高的右侧施加压力来使脊柱旋转。然后，选择性撑开和加压。改良的 Harrington 棒冠状面和矢状面矫正在 X 线片上可以清楚地看到。早期的影像学和 CT 扫描分析报道显示胸椎整体向中线移位 [26]，顶椎旋转达 40% [27]。然而，随后的许多报道显示，使用 CT 扫描和 Aaro、Dahlborn 和 Ho 的测量方法，相对于中线，顶椎旋转变化很小 [28-30] 或无明显改善 [31, 32]。结论是顶椎及连接在中间钩上的椎体实际上是平移多于旋转。目前大家一致认为，用 Cotrel–Dubusset 棒旋转技术矫正结构性特发性脊柱侧弯畸形，是冠状面平移、胸椎矢状面轻微后凸及轴向平面内最小程度旋转的结合 [30, 33]。在固定节段出现了预期的冠状面和矢状面去旋转、平移的矫正模式 [28]。Gardner-Morse 和 Stokes 在初始脊柱侧弯角度为 65° 和后凸角度为 0° 的理想胸椎侧弯有限元模型中，使用 Cotrel–dubusset 内固定模拟了去旋转的生物力学。这些研究解决了由于需要通过连接到脊柱的单个棒的旋转来矫正脊柱侧弯的两个反向旋转分量而提出的生物力学问题。为纠正这些旋转畸形，棒的旋转必须产生相同方向的脊柱旋转和相反方向的顶椎旋转，但无法模拟产生这种效果。在纠正顶椎旋转时，发现 8° 的顶椎旋转方向错误 [16]。在某些中心，Cotrel–Dubusset 系统及随后的双棒多钩系统无法缓解患者对脊柱在横断面旋转造成的畸形的担忧，导致常规使用肋骨成形术来改善肋骨突起的外观 [34]。然而，肋骨成形术的应用已经减少，有证据表明它会导致永久性的肺功能降低 [35, 36]。

椎弓根螺钉内固定

与使用钩或使用螺钉、钩和（或）椎板下钢丝的混合固定相比，主要使用椎弓根螺钉的脊柱内固定可以更大程度地矫正冠状面内的脊柱侧弯畸形 [37]。这种提高似乎与锚定物有关，而不是复位技术 [38]。

然而，椎弓根螺钉在矢状面矫正并不明显。虽然一些研究者报道了对胸椎后凸畸形的合理矫正，但其他研究者也注意到胸椎后凸角的减少 [39, 40]。Clement 等比较两种不同复位方法对胸椎后凸畸形的治疗效果，第一种是采用悬臂梁技术下压凹侧棒，第二种是全部采用多轴复位椎弓根螺钉。所有的棒都是松散地连接在矢状面上，然后依次逐渐拧紧复位螺母。研究显示，所有使用第二种方法的病例均可恢复或保留胸椎后凸，而使用第一种方法的许多病例仍存在后凸畸形 [38]。恢复适度胸椎后凸的临床重要性尚未得到证实，但严重后凸畸形与肺功能下降有关。

椎弓根螺钉的使用提高了三维畸形矫正的能力，因为螺钉在横断面上延伸至椎体前方 IAR。Lee 等首次报道采用节段性椎弓根螺钉固定的横断面畸形矫正技术的临床结果 [40]。他们将全部使用椎弓根螺钉固定与采用 Cotrel–Dubusset 棒旋转作为矫正策略的已匹配的两组青少年特发性脊柱侧弯病例进行了比较。在第一组中，Cotrel–Dubousset 棒旋转是唯一采用的矫正操作。在第二组中，通过对顶椎周围的凹凸侧螺钉施加去旋转力。这被称为直接椎体去旋转（DVR）。术前和术后的 CT 扫描显示，使用 DVR 的旋转矫正率能够达到 43%，而不使用 DVR 的旋转矫正率仅为 2%。他们的系列研究表明，两种方法在矢状面矫正均保持在 5° 左右。使用 DVR 冠状面矫正率为 80%，不使用 DVR 则为 69%，这可能表明去旋转和冠状面矫正改善之间存在某种有益的关联 [41]。

横向旋转是通过连接在顶椎周围凹凸侧螺钉上的长杠杆旋转器来实现的。当凹侧棒逆时针旋转 90° 时，如 Cotrel–Dubusset 所述，并置螺钉顶端反向旋转。大多数尾端螺钉有两种固定策略。一是对于 Lenke 1A 型和 1B 型侧弯，无须对这些螺钉进行旋转操作，因为在棒旋转操作过程中，腰椎旋转是自发矫正的。然而，当术前代偿性腰椎侧弯穿过骶中线并有明显的旋转（如 Lenke 1C 侧弯）时，两个最下面的螺钉必须与胸椎旋转方向相反旋转，即朝着减少腰椎代偿侧弯旋转的方向上旋转。这有助于自发矫正无结构性腰椎代偿侧弯。

目前大家都关注到使用当前的内固定和矫正策略可以最大限度地改善冠状面和横断面畸形，但影响了对矢状面畸形的矫正。

尽管这些研究者们已经采用他们的方法显示出明显的去旋转，但仍然存在明显的椎间和椎体内旋转畸形。目前，即时进行了相当大的创新和方法研究，椎间旋转矫正最大化为 50%。前路松解可以提高横断面矫正[42]。前柱可能无法改善冠状面矫正，但能在矢状面和轴向进行更大程度的矫正。

King 对尸体标本进行测试，以解答凹侧或凸侧椎弓根螺钉能产生最大去旋转力的问题[43]。尸体标本同时植入凹侧和凸侧椎弓根螺钉固定，并安装在一台试验机上，直至失效。研究发现，凸侧椎弓根螺钉与凹侧螺钉相比，其失效前可以施加几乎两倍的去旋转力。凸侧螺钉的失效是由于螺钉的尖端朝椎体的中线移动，螺钉的主体破坏了椎管周围的皮质，尾端则损伤外侧椎体较薄的皮质。解剖学研究表明，这个皮质只有椎管周围皮质的一半厚[44]。此外，远侧椎弓根螺钉比近侧螺钉能提供更大的去旋转力。

临床上，虽然严重损伤的发生可能伴随着内侧皮质骨折和椎管内螺钉侵入，但螺钉尖端折断了椎体外侧壁并与大血管接触，可能造成同等或更大的损伤（图 7-2）。显然，在 DVR 过程中必须采取受控的轻柔动作，并仔细观察以确定螺钉对椎体骨的固定极限。

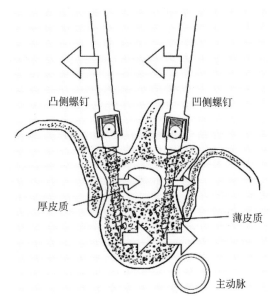

凸侧螺钉　　　凹侧螺钉

厚皮质

薄皮质

主动脉

▲ 图 7-2　后路椎弓根螺钉和双侧椎弓根螺钉旋转时的力和潜在失效示意图[43]

凸侧螺钉的失效是由于椎体内侧的螺钉尖端犁削，螺钉主体与椎管相邻，并可能突破椎管周围相对较厚的皮质。凹侧螺钉的失效是穿透椎体较薄的外侧皮质造成的

五、青少年特发性脊柱侧弯的轴向去旋转方法

（一）凹侧棒的节段轴向去旋转

这种方法首先将凹侧棒插入固定的椎弓根螺钉头部，并松散固定。然后，通过完成 Cotrel–Dubousset 棒的去旋转操作，即将棒旋转大约 90°，并将最大曲度从冠状面传递到矢状面。最后，将棒放在矢状面上并在两端固定。矫正是通过使用棒 – 螺钉复位装置或螺钉延长杆将脊柱平移到棒上来完成校正。采用 Cotrel–Dubousset 棒旋转法或平移法达到最终的三维脊柱位置，两者并无明显差别。这包括冠状面和矢状面的畸形矫正，但很少发生轴向去旋转。在畸形严重或僵硬的情况下，棒和椎弓根螺钉之间的摩擦可能会在棒去旋转操作中增加旋转畸形。在不太严重的畸形中，摩擦可能会减少，棒的旋转操作可能由于耦合运动而允许对横断面旋转进行一些校正[41]。

DVR 操作是通过在顶椎及附近区域向凹侧

和凸侧螺钉的头部施加杠杆，在变形的脊柱顶椎区域施加一个与棒旋转相反方向的去旋转力。这些直接去旋转力可以在棒旋转操作期间或之后施加[42]。

当代偿性腰椎侧弯具有结构性旋转（Lenke 1C）时，腰椎椎弓根螺钉头部应连接到杠杆上，并以与胸椎 DVR 相反的方向旋转。这有助于减少可能因胸部 DVR 而加重的腰椎旋转。对于"悬垂"形腰椎侧弯（Lenke 1A、Lenke 4），无须对代偿性腰椎侧弯进行 DVR[41]。

使用这种技术来提高矫正效果，而撑开和加压不是必需的。通过尽可能多地去除韧带和关节突关节，可以增加最大去旋转矫正的潜力，似乎是合乎逻辑的。因此，我们认为应该在顶椎及其附近的凹侧和凸侧，尤其是在凹侧完全去除下关节突。在更为僵硬的病例中，将考虑切除近端小关节或 Ponte 截骨等其他措施。理论上，前路松解也能增加去旋转矫正的效果。但是，目前文献没有证据表明顶椎及其附近节段的骨、韧带或椎间盘切除能够增加旋转矫正的能力。

影响 DVR 的策略主要有以下两种。

(1) 整体去旋转：顶椎节段整体去旋转。一个助手向下推顶椎凸侧肋骨，同时通过连接在顶椎凹侧和凸侧螺钉上的杠杆来加强节段的去旋转，然后拧紧这些螺钉。必须使用固定螺钉，或仅在矢状面内运动的螺钉（即单轴螺钉）。通过各种方法，横向、纵向或两者同时将顶椎周围螺钉上的杠杆连接起来，以确保它们在整体去旋转操作中一起移动。这样可以减小作用在任何单个螺钉的力。整体去旋转策略在双主侧弯中特别有用，其腰椎和胸椎的旋转可以相互抵消。

(2) 节段去旋转：节段去旋转与整体去旋转在同一起点开始。凹侧棒在棒平移或 Cotrel–Dubousset 棒去旋转后固定在中立位冠状面上。然后，用杠杆将尾端锚固定在横向平面上，为顶部区域去旋转以提供一个固定点。从尾端向头端

移动时，每个运动节段都最大限度地去旋转，依次拧紧螺钉以保持获得的矫正，然后再移动到下一个节段。同样，可以通过在凸侧肋骨上施加压力来提供辅助。可以继续在脊柱上下端去旋转，松开并拧紧每个节段的螺钉，直到无法获得进一步矫正为止。在此操作中，我们试图在凹侧螺钉之间施加撑开力，以期获得更大程度的去旋转，但我们并没有观察到太大的变化。在 DVR 操作后，棒通常会出现更大程度的冠状面弯曲。此时，可以使用原位弯棒器，并仔细观察螺钉固定的极限来矫正。通过 Cotrel–Dubousset 棒去旋转或平移，加上 DVR 和原位弯棒的联合矫正，但最终的矢状面矫正会令人失望，这是由于预弯到棒中的大部分脊柱后凸的丢失。这导致外科医生需使用更粗的棒或尺寸相同但更硬的合金（如钴铬合金）制成的棒。目前，我们还没有一种安全的方法可以在 DVR 完成后通过棒增加脊柱后凸。

我们观察到，每个节段围绕凹侧棒轴线的可用去旋转量远远小于插入凹侧棒之前的允许去旋转量。将横断面上运动节段的 IAR 从椎体改为棒所在的凹侧椎板，使横断面运动的节段僵硬（图 7-3）。理论上解决这个问题的方法是在椎弓根螺钉头上进行外固定，并在插入棒之前进行 DVR。

（二）横断面平移去旋转

Clement 等[38] 描述的这种方法不同于整体矫正，其用于去旋转机动的旋转轴不是凹侧棒。螺钉或钩 – 爪锚作为固定点，每一个都有多轴复位螺纹延伸部分。两个棒都是预弯，并松散地连接到锚上。然后旋转这两个棒，使其垂直放置在冠状面上，与 Cotrel–Dubousset 棒旋转后一样。在此阶段，它们仍然在距离椎体大约 1cm 的位置，所以在 Cotrel–Dubousset 棒旋转动作中几乎没有施加矫正力。将凸侧固定螺钉拧紧，使凸侧棒接近椎板，但仍然允许棒和锚之间的运动。然后，将这根棒充当去旋转轴。在凹侧，去旋转连接器位

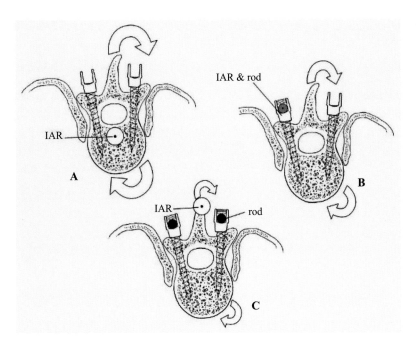

◀ 图 7-3　后路固定角度螺钉节段轴向
去旋转的局限性

A. 以椎弓根螺钉为杠杆的轴向去旋转力。
去旋转发生在解剖瞬时旋转轴（IAR）的周
围。B. 将凹侧棒插入固定头椎弓根螺钉后
的去旋转。此时，棒变成了 IAR，去旋转
力降低。C. 凹侧棒和凸侧棒均插入固定头
椎弓根螺钉。运动节段进一步僵硬，并推
测 IAR 位于棒的后方

于中立位横断面上，拧紧至凹侧棒（图 7-4 Ⅰ）。
现在依次拧紧凹侧固定螺钉，使椎体去旋转（图
7-4 Ⅱ 和 Ⅲ）。最后，拧紧所有固定螺钉，并将延
长部分折断（图 7-4 Ⅳ）。这种方法的理论优势
在于似乎通过更接近生理情况的 IAR 影响脊柱去
旋转，并保留了矢状位后凸畸形的矫正。

六、总结

特发性脊柱侧弯是一种复杂的三维旋转畸

形。标准的前后位和侧位片，虽然有助于量化和
追踪脊柱侧弯的进展，但不能提供真正的三维
图像。目前，脊柱侧弯的手术矫正在冠状面畸形
方面取得了令人满意的改善，但在矢状面和横断
面畸形的改善较少。我们将继续获取关于躯干形
状，以及患者对此的担忧和态度的信息。虽然矫
正椎体内畸形是不可能的，但仍有相当大的空间
改进内固定和固定策略，以期获得更加平衡和更
加令人满意的脊柱侧弯畸形三维矫正。

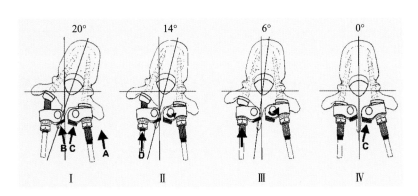

◀ 图 7-4　使用双棒、全部多轴复位螺
钉系统去旋转

去旋转连接器将棒松散地固定在多轴螺钉
延长部分上。然后，旋转两个棒使其平行
于矢状面。Ⅰ. 通过拧紧螺母 A，使凸侧棒
接近椎板。凹侧去旋转连接器（B）拧紧到
棒上。凸侧去旋转连接器（C）松动；Ⅱ. 拧
紧凹侧螺钉螺母（D），开始去旋转；Ⅲ. 当
凹侧螺钉螺母（D）拧紧时，在凸侧棒和
凸侧连接器之间会发生被动去旋转；Ⅳ. 最
后，拧紧所有凸侧去旋转连接器和所有螺
母（C）（经 Medicrea，Neyron，France 许可）

第8章

脊柱内固定的原理及临床应用
Principles and Applications of Spinal Instrumentation: A Clinical Approach

Kenneth G.W. MacKinlay   Joseph L. Laratta   Charles H. Crawford III   著

王林峰　童　通　译

一、临床思考

成功应用脊柱内固定治疗患者需要了解生物力学原理，以及患者特定的因素，如骨骼质量。外科医生需要了解作用在病变脊柱上的力学，以及它们与正常解剖的不同之处。如果不能正确认识不稳定性，如活动性腰椎滑脱或真空椎间盘，可能会导致手术稳定性不足和治疗失败。此外，骨骼质量差（如骨质疏松、肿瘤、骨折等）可能导致生物力学和临床治疗失败，故应根据需要在术前进行评估。当选择内固定时，病程长短、不稳定程度、骨骼质量和预期愈合时间的相互作用是至关重要的。通常情况下，最理想的植入物不一定是最坚硬或最坚固的，了解植入物相对于宿主骨的刚度是至关重要的。一个过大且坚硬的融合器会导致终板骨折或周围骨溶解，从而可能导致临床治疗失败。同样，即使是最坚固的后路内固定也可能无法克服前柱的缺损。随着对各种因素的深入了解，外科医生将更有可能选择合适的内固定策略来提高临床治疗成功的机会，而对这些因素缺乏深入理解则可能导致内固定失败，进而导致临床治疗的失败。

在讨论脊柱内固定时，对生物力学原理的基本理解是必要的。内固定承受载荷的能力是指结构强度和刚度的参数。强度是植入物发生破坏时的机械负荷。刚度是植入物抵抗变形的能力。载荷可以通过多种方式施加到脊柱或植入物上。抗弯强度代表了在垂直载荷作用下的抗破坏性，在临床上与连接棒和螺钉的断裂有关。

应力是指在物体内各部分之间产生相互作用的内力，数学上定义为单位面积上的内力。可以预见的是，基于植入物的几何和材料特性，植入物都是通过结构变形对应力做出反应的。应变是一个物体变形的相对量，定义为变形量除以物体的原始长度。刚度，也称为杨氏弹性模量，表示应力除以物体的应变，或应力应变曲线的斜率。因为应力包含了横截面积，所以刚度与面积成正比。例如，一个椎弓根螺钉的半径是另一个螺钉半径的2倍，则前者的刚度是后者的4倍（面积 = πr^2）。

与主要承受体内弯曲载荷的后路内固定系统相比，前柱植入物（椎间融合器或椎体重建内置物）主要承受轴向载荷，平移剪切应力较小。在临床实践中，前柱融合很少失败；相反，它们会出现下沉。因此，在前柱中考虑骨骼强度和接触面积变得更加重要。

后路内固定失败可能发生在骨-植入物界面（拔出）或内固定本身（断裂）。图8-1显示了术后约 9 个月 L_4～L_5 水平双侧连接棒断裂。患者使用多棒结构和前路腰椎椎间融合（ALIF）进行翻修，并保持稳定超过 3 年。临床上多见骨锚定(螺钉、连接棒、钩) 松动或拔出，继而在重复弯曲的情况下，连接棒因疲劳失效而断裂。螺钉也有可能断裂，特别是当螺钉的远端部分固定良好时，从而将应力传递到螺钉轴上。另一种临床常见的内固定失败是植入物的分离（例如固定螺钉螺帽松动或万向螺钉头轴脱离 ）。

二、椎板钩

为了解决脊髓灰质炎患者的脊柱侧弯畸形，首次将椎板钩作为脊柱后路内固定的一种选择。Paul Harrington 在 1962 年开发了第一个钩棒系统，它由一个两端都有钩子的杆组成，钩子在杆的两端附着在侧弯头尾终端椎板下[1]。一个

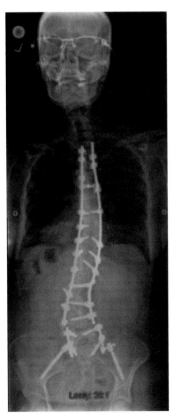

▲ 图 8-1　成人脊柱畸形术后 9 个月 L_4～L_5 双侧棒断裂
图片由 Charles Crawford Ⅲ 医学博士提供

内置的棘轮机构，允许在曲率的凹面上分散应力。通过对脊柱的牵张可在冠状面内纠正畸形，但不能解决矢状面畸形或旋转畸形。尽管如此，Harrington 棒结合后路关节融合术和合适的石膏固定仍是青少年特发性脊柱侧弯（AIS）多年的手术治疗标准。

在 Harrington 介绍他的钩棒系统几年后，Knodt 和 Larrick 创建了一个类似的系统，但他们的目的不是治疗脊柱侧弯畸形[2]。此即 Knodt 棒，是为了治疗腰椎管狭窄和（或）腰椎滑脱患者的腰椎牵引融合而开发的。它由一个螺纹杆组成，两端有两个钩子，插入椎板下方并面向相反的方向，类似于 Harrington 杆。施加的力传导到前部而产生强制屈曲，这被认为可以促进融合。虽有报道其融合率是令人满意的，但该结构的主要并发症是松动（12%），且需要取出[3]。

Cotrel Dubousset 装置（CDI）于 1978 年在欧洲开发，并于 1984 年引入美国。CDI 将钩棒系统的应用扩展到脊柱侧弯畸形的三维矫正。与 Harrington 棒和 Knodt 棒相似，CDI 由带钩的金属棒组成。它引入了分段内固定的概念，通过在多个部位使用许多钩子连接，而不是仅在结构的末端使用钩子（非节段性）。它不仅可以应用选择性牵张和压缩力，而且还可以增加胸椎后凸和保持腰椎前凸。Cotrel 等在 1983—1985 年对 250 例特发性脊柱侧弯患者治疗的最初研究中发现，平均矫正率为 66%[4]。Lenke 等在他们对 95 例接受 CDI 治疗的 AIS 患者的研究中发现，冠状面畸形的平均矫正率为 48%[5]。他们还报道胸椎后凸增加（平均 7°），并保持腰骶交界处和腰椎的矢状面曲度，改善顶端平移（平均 60%）和顶端旋转（平均 11%），提高肺活量（平均 21%）。

节段性钩棒固定系统在纠正脊柱侧弯畸形方面迅速得到普及。但它们仅在一定程度上提供了一种三维矫正畸形的方法。用钩子很容易完成合拢和撑开，但旋转和侧向平移仍然是一个挑战。

如前所述，钩子只能附着在椎板、椎弓根或横突上，因此只作用于后柱。因为不与前、中柱接触，脊柱的真正旋转或平移在生物力学上有所受限。当比较椎弓根螺钉与椎板钩时，大量的研究表明，由于椎弓根螺钉结构能够与脊柱三柱都接合，因此其矫正度得到改善。Suk 等进行最早的一项研究[6]，他们调查了 CDI 在治疗 AIS 时单独使用钩子、螺钉和钩子及单独使用螺钉的情况，其中 20 例患者仅用钩子，47 例使用螺钉和钩子，15 例仅用螺钉。当使用椎弓根螺钉时，冠状面、矢状面及旋转畸形得到更好的矫正、更少的矫正丢失、降低神经损伤的风险并且采用更短的融合节段。Barr 等研究椎弓根螺钉与椎板钩在双主弯 AIS 患者腰椎畸形矫正中的应用[7]。他们的回顾性研究表明，经椎弓根螺钉治疗的患者有更好的侧向平移、腰部曲度矫正和维持度矫正。椎弓根螺钉的曲度矫正率为 72%，而椎板钩的曲度矫正率为 60%。接受螺钉治疗的患者中只有 5% 的腰椎曲度矫正丢失，而接受椎板钩治疗的患者中有 13% 丢失。

Liljenqvist 等评估椎弓根螺钉与钩子在胸椎的使用情况[8]。他们报道，在 AIS 患者中，以螺钉为主的治疗比以钩子为主的治疗有更大的曲度矫正（分别为 59.2% 和 52.5%），但这种差异无统计学意义。也许更重要的是，他们强调钩子最常见的并发症：松动或拔出。与未观察到椎弓根螺钉移位或拔出相比，16.7% 的钩子脱位。Hackenberg 等对此进行了进一步的研究，椎弓根螺钉与胸椎椎弓根钩和椎板钩的生物力学强度及与骨密度的关系[9]。他们在尸体研究的基础上确定，椎弓根螺钉的拔出强度明显高于椎弓根钩和椎板钩。但是当骨密度 < 100mg/ml 羟基磷灰石时（HA），螺钉和钩子的拔出强度没有显著差异。

Kim 等也比较了椎弓根螺钉和钩子在 AIS 中的应用，在胸椎和腰椎中均发现类似的结果[10]。在他们对 52 例患者的研究中，26 例几乎完全用椎弓根螺钉治疗（偶尔在非矫正棒近端使用 1 或 2 个额外的钩子），26 例全部采用钩子治疗。采用椎弓根螺钉治疗的患者主弯有更大的即刻纠正（螺钉 = 76%；钩子 = 50%），术后即刻 Cobb 角较小（螺钉 = 13°；钩子 = 23°）。2 年的随访结果表明，与钩子组平均主弯纠正率（42%）和平均 Cobb 角（38°）相比，螺钉治疗组的平均主弯矫正率为 70%，平均 Cobb 角为 20°。在本研究中，他们还调查两组的近端交界处变化和近端交界性后凸（PJK）的发生率。在比较术前和术后 2 年的近端交界处变化时，螺钉比钩子的增加幅度更大（分别为 8° 和 6°），但未发现有统计学意义。作者将这一观察到的趋势归因于三柱固定导致轴向柔韧性的限制，以及使用椎弓根螺钉时向近端交界处施加的更大应力。

为了防止 PJK 的发生，在 AIS 矫形术中已经使用混合固定，并且一些研究已经对该概念进行了综述。Kim 等观察到混合固定的 PJK［定义为近端交界处后凸 > 10° 和（或）与术前测量相比度后凸增加 > 10°］发生率比仅用钩子的高（分别为 29% 和 22%），但无统计学差异（P < 0.058）[11]。他们还观察到接受椎弓根螺钉内固定治疗的患者中有 35% 发生 PJK。Helgeson 等发现在 AIS 矫形术中单独使用椎弓根螺钉和钩子时，PJK 的发生率具有统计学差异[12]。他们将 283 例患者分为 4 组：组 1 为钩子组，组 2 为混合组，组 3 为螺钉组，组 4 为螺钉 + 近端钩子组。随访 2 年后，组 3（螺钉组）近端交界性后凸增加 5.6°，组 1（钩子组）仅增加 1.4°，组 2（混合组）增加 2.2°，组 4（螺钉 + 近端钩组 4）增加 4.4°。值得注意的是，在他们的研究中，他们将 PJK 定义为术后交界性后凸增加至少 15°。根据这一定义，他们发现组 1 的 PJK 发生率为 0%，组 2 为 2.5%，组 3 为 8.1%，组 4 为 5.6%。由于样本量小，使用螺钉 + 近端钩组（组 4）的 PJK 发生率差异无统计学意义。虽然这一趋势在统计学

上并不显著，但它提示了一种潜在的 PJK 解决方案，即可以在上端固定椎体（UIV）加以钩子辅助固定。Hassanzadeh 等对接受长节段脊柱融合的成人患者进行了回顾性研究，尤其关注了在 UIV 使用横突钩与椎弓根螺钉相比的 PJK 的发生率[13]。在 UIV 用钩子治疗的患者 2 年内没有发生 PJK，而使用椎弓根螺钉治疗的患者中有 29.6% 发生了 PJK。根据脊柱侧弯研究协会 –22 患者问卷调查，接受钩子治疗的患者也获得更高的功能评分。这也在一项使用猪模型的生物力学研究中得到验证[14]。在 UIV 上使用横突钩与椎弓根螺钉相比，前者提供了一个向正常活动更为渐进的过渡。在 UIV 的屈伸活动范围上，使用横突钩者（21%）要比使用螺钉者（9%）大得多。在 UIV 上植入螺钉会形成明显的刚性结构，由于这种刚度的突然转变导致在第一个非固定水平处产生更大的平均运动范围。而在 UIV 上使用钩子则使固定近端移动的运动范围逐渐增加。Metzger 等用椎板钩验证这个概念[15]。在他们的生物力学尸体研究中发现，与椎弓根螺钉相比，在 UIV 使用椎板钩时应力的变化更为平缓。这些临床和生物力学研究提供令人信服的证据，建议在 UIV 上使用钩子，以减少近端交界处的应力集中。

椎弓根钩和椎板钩（包括横突钩）是脊柱后路内固定中广泛使用的两种钩子。椎弓根钩仅用于胸椎，特别是 $T_1 \sim T_{10}$ 节段。通过移除关节突关节囊和下关节突的一部分，并在剩余的下关节突和上关节突之间的头侧植入，坚强地固定在椎弓根上。考虑到椎弓根钩的头侧植入，椎弓根钩只能通过头侧传递矫正力。如果椎弓根钩正确植入，应位于关节突关节间隙内，而不会进入椎管。尽管避开椎管，但使用椎弓根钩仍可能导致并发症。如果钩子没有以正确的角度插入，可发生头侧椎体下关节突或尾侧椎体上关节突骨折。如果把钩子放在下关节突的骨内，而不是在下关节突周围，则可能导致下关节突骨折，进而出现钩子拔出。

椎板钩用于胸椎和腰椎，并根据是否需要加压或撑开，在椎板的头侧或尾侧植入。上端椎板钩（在头侧植入）提供尾向力，下端椎板钩（在尾侧植入）提供头向力。钩子需与椎板的形状相匹配，并在椎板小开窗和必要的黄韧带切除后小心地插入。与椎弓根钩不同，椎板钩进入椎管。尽管椎板钩进入椎管，可能会发生并发症，但是神经并发症很少见。如果外科医生不能将钩子的弯曲度与椎板的形状相匹配，就可能导致神经损伤。如前所述，更常见的椎板钩并发症是松动或拔出。当椎板钩插入不足时尤其如此。根据钩子在内固定中的不同位置，在实施矫正性操作时可能对其施加不同应力而导致钩子拔出。椎板钩会在棒旋转过程中发生松动，因此中间钩子经常需要重新设置。随着旋转，椎板钩也可能进入椎管，造成神经损伤。椎板骨折是椎板钩的另一个潜在并发症。

横突钩本质上是放在横突头侧的椎板钩，与椎弓根钩类似，它们只能用于 T_1 和 T_{10} 之间的胸椎，并提供尾向力。骨折和拔出是横突钩的潜在并发症。

三、钢丝和缆绳

1982 年，Luque 介绍椎板下钢丝和 Luque 棒。与 CDI 类似，Luque 内固定系统提供节段矫正和固定。在 Luque 的最初研究中，他报道脊柱侧弯畸形冠状面矫正率达 72%[16]。几年后，推出了 Isola 固定系统（AcroMed, Cleveland, OH）。Isola 固定系统是一个混合系统，除了钩子和椎弓根螺钉外，还包括椎板下钢丝。在顶椎使用椎板下钢丝，允许侧向平移。Wood 等回顾 Isola 固定系统在 AIS 中的使用，并报道了 67% 的侧弯矫正[17]。

椎板下钢丝仅用于侧弯的顶椎，且后方结构完整的柔软侧弯的矫正，目的是作用于顶椎并提供侧向平移。椎板下的钢丝穿入椎管，并适当地拉紧、固定到一根棒上。椎板下钢丝的插入首先需要去除棘突的尾状延伸，然后将黄韧带显露出来，并小心地将其从上覆的椎板游离。钢丝从椎板下缘中线向头侧方向穿过。金属线有一个半圆的弯曲，其直径应该略大于椎板。钢丝是通过 4 个关键步骤操作，即导入、前进、滚穿及拉通。在导入过程中，钢丝尖端从椎板下缘中线进入椎管。它向前推进约 5mm，尖端与椎板的底面接触。一旦它有足够的前进距离，通过滚动导线的尖端来进行滚穿，因此它会再次沿着中线出现在椎板的上边缘。当用神经钩或持针器抓住钢丝的尖端并小心地将其从头侧拉出时，即可进行拉通操作。钢丝两端在椎板表面卷曲扭结，然后连接到棒上并拧紧，直到获得所需的矫正。

Cheng 等对 50 例行脊柱后路融合术患者（25 例椎板下钢丝和 25 例椎弓根螺钉）在顶椎使用椎板下钢丝与椎弓根螺钉的情况进行了比较[18]。两组术后即刻主弯矫正相似（钢丝 = 67.4%，螺钉 = 68.1%，$P=0.56$），2 年后主弯矫正丢失相似（钢丝 = 4.6%，螺钉 = 5.1%，$P=0.79$）。使用椎板下钢丝的患者平均费用显著降低（钢丝 = $ 8341；螺钉 = $ 13 462，$P \leqslant 0.0001$），但失血量明显增加［钢丝 = （1791±816）ml；螺钉 =（824±440）ml，$P=0.0003$］。两组患者均未出现神经或内脏并发症。

椎板下钢丝并非没有风险和潜在的并发症，特别是考虑到它们进入椎管并和神经组织非常接近。Diab 等回顾了 1300 多例 AIS 脊柱融合术，观察了神经并发症的发生率及潜在的相关因素[19]。不包括硬膜撕裂或位置性神经失用，共有 5 例神经损伤，其中 3 例发生在顶椎的椎板下钢丝（$P=0.034$）。尽管与椎板下钢丝相关的神经并发症的发生率一直存在争议[20-23]，但不可否认脊髓有受到撞击的可能性，以及可能的断丝和移位。为了改善这种内固定的安全性，1991 年 Songer 研发出椎板下线缆[24]。线缆的插入方式与椎板下钢丝类似，但它们的关键区别在于可塑导线及其灵活性。随着棒的插入和钢丝的收紧，脊髓有可能再次挫伤，而这种灵活的设计被认为可以防止这种情况的发生。Songer 测试线缆与 Luque 钢丝的生物力学强度，发现线缆的最大强度比双股 0.05in 的不锈钢钢丝大得多（2.85～2.94 倍），且不锈钢线缆比不锈钢钢丝需要更多的循环周期才能失效。他对 245 根线缆进行了平均 19 个月的随访发现，线缆没有断裂 / 松动，也没有相关的并发症。

椎板下钢丝的概念已经发展到引入复杂的线索，如通用线夹（Abbott Spine，Bordeaux，France）使用聚酯带穿过椎板下方，然后被固定到一个金属夹钳上，而不使用钢丝。聚酯带被认为可以减少脊髓损伤的风险，因为它比椎板下钢丝提供更大的骨表面接触，但不太尖锐。另一个好处是，如果需要，术后可以进行 MRI 检查。与椎板下钢丝相比，去除聚酯带更容易，神经损伤的风险更小。而椎板下钢丝在被去除时有硬膜压迫的风险[25]。研究显示通用线夹取得良好的结果[26, 27]。La Rosa 等报道了 62 例 AIS 患者平均冠状面矫正率为 70%[28]，且术前胸椎后凸减小的患者胸椎后凸平均增加 32°，而术前严重后凸畸形患者的胸椎后凸平均减少 19°。

Hongo 等对通用线夹进行生物力学测试[29]。用尸体标本和伺服液压测试机比较通用线夹、椎板下钢丝、椎板钩和椎弓根螺钉的拔出强度。椎弓根螺钉产生的平均破坏负荷最高，明显高于其他 3 种。而通用线夹、椎板下钢丝和椎板钩之间的拔出强度没有显著差异。这表明通用线夹在生物力学上可以替代钢丝和钩子。

四、椎弓根螺钉

椎弓根螺钉从后路经椎弓根植入椎体，这是目前唯一可贯穿脊柱三柱的内固定。这种经椎弓根的脊柱三柱固定，允许外科医生对脊柱进行撑开、加压、平移和旋转操作。椎弓根螺钉植入的适应证在不稳、创伤、肿瘤和成人畸形手术中被广泛接受。椎弓根螺钉的使用改善了三维畸形矫正的能力，因为螺钉延伸到瞬时旋转轴前方的椎体中。

椎弓根螺钉的轴向拔出强度取决于其设计的几个方面，包括轴长和直径及螺距（表 8-1）。拔出是由于剪切应力导致螺纹接合的骨骼失效。任何能有效增加螺纹与骨界面接触面积的设计改进都会提高螺钉的拔出强度。相反，任何降低骨剪切强度的因素（如骨质疏松症）都会降低拔出强度。Chapman 等研究发现，螺钉的拔出取决于螺钉外径、螺钉 / 螺纹啮合长度、螺纹深度和螺距 [30]。同样，在 Liljenqvist 等的研究发现，螺钉直径和骨密度（BMD）对螺钉的拔出强度均有显著影响 [31]。然而，重要的是要了解螺芯直径和螺钉外径之间的差异。螺芯直径的差异影响螺钉的表面积，以及螺芯与外径之间的骨容积。在不增加外径的情况下，增加螺芯直径会降低螺钉的拔出强度 [32]。

表 8-1　影响螺钉"拔出"阻力的因素

骨的质量	• 骨密度（骨质疏松症 / 骨量减少症） • 椎弓根壁破坏 / 骨折 • 螺钉松动调整
螺纹设计	• 内径和外径（螺纹深度） • 长度 • 螺距（单位长度线程数）
构造设计和 植入技术	• 螺纹聚合 • 多点"角度稳定"固定 • 横向连接器、"交联" • 攻丝 • 椎弓根外 / 并置螺钉

椎弓根螺钉的核心几何结构可以是圆锥形、圆柱形或者两者兼有。Kwok 等报道了锥形内径螺钉的插入扭矩增加，但拔出强度没有差异。重要的是，如果把锥形螺钉拧出，则会失去拔出强度 [33]。Inceoglu 等的一项类似研究表明，不同设计的螺钉插入扭矩和拔出强度之间没有显著的相关性 [34]。

在实际应用中，螺钉外径是影响拔出强度最重要的设计因素，而外径与内径之比起次要作用。螺钉的弯曲强度或抗折断能力取决于内芯直径，以及其他导致应力集中的相关设计因素。

大多数情况下，最大强度的固定是植入最粗、最长的螺钉在椎弓根内而不破坏椎弓根的皮质来实现的。Krag 等在尸体标本上研究最大有效植入深度分别为 50%、80% 和 100% 时相对椎弓根中螺钉的插入深度。在 50% 植入深度时，其平均失效强度仅为 80% 植入深度时的约 75%。100%（至皮质）植入深度的螺钉比 80% 植入深度的失效强度大 124%～154%。然而，作者警告说，长椎弓根螺钉的强度增加必须仔细权衡增加植入深度的风险，直到并可能穿过椎体的前皮质 [35]。

Lehman 等在他们的尸体研究中报道了类似的发现，胸椎椎弓根螺钉的轴向拔出强度的 75% 是通过椎体后部区域的接合来实现的 [36]。作者还报道说，与胸椎椎弓根螺钉的解剖轨迹（沿着椎弓根的真正解剖轴）相比，直行轨迹（平行于椎体终板）可将拔出强度提高 27% [36]。

来自同一组的另一项研究讨论攻丝对拔出强度的影响。尽管攻丝可能是为了获得正确的螺钉轨迹，但由此导致的骨切除与拔出强度的降低有关。作者报道说，在胸椎椎弓根使用同样直径的攻丝相比，小 1mm 攻丝可以增加最大的插入扭矩。交叉置钉也对拉出强度有影响。在一项尸体研究中，与平行放置的螺钉相比，交叉 30° 的螺钉抗拔力增加 28.6% [37]。

在骨质量差的情况下（骨量减少症、骨质疏松），骨水泥增强等技术可能是有益的。Burval 等报道椎弓根螺钉骨水泥增强可提高骨质疏松性椎体的初始固定强度和疲劳强度。采用后凸成形技术的椎弓根螺钉具有最大的抗拔力 [38]。椎弓根螺钉的径向孔被设计用来改善骨 - 植入物的接触，并作为一种骨水泥增强的方法。McKoy 和 An 比较了添加聚甲基丙烯酸甲酯（PMMA）的径向孔椎弓根螺钉和普通椎弓根螺钉的拔出强度。径向孔增加空心螺钉挤出的骨水泥数量，与标准椎弓根螺钉相比，拔出强度增加 278%[39]。然而，重要的是需要注意，骨水泥强化的任何生物力学优势都必须与任何相关的风险（包括渗入椎管或血管系统）进行权衡。

临床使用越来越多的椎弓根螺钉必然将增加需要翻修的情况，已经报道多种翻修、补救技术。Polly 等报道，当用相同尺寸的螺钉更换失效的椎弓根螺钉时，插入扭矩减少 34%；用更大直径的螺钉替换失败的螺钉可以增加扭矩，但增加挽救螺钉的长度而不对前皮质进行双皮质固定则无明显效果[40]。Yerby 等的研究表明，直径增大 1mm 的补救螺钉固定强度提高 73%，而 HA（羟基磷灰石骨水泥）螺钉固定强度提高 384%[41]。

在翻修腰椎椎弓根螺钉的循环加载模型中，Kiner 等发现使用更大直径的螺钉（8mm）对之前的 6mm 螺钉进行翻修，与使用同样大小螺钉（6mm）骨水泥加固相比，具有更好的生物力学性能[42]。胸椎如果在解剖上无法经椎弓根内植入，经椎弓根外置钉可能是另一种选择。O'Brien 等研究表明经肋椎关节螺钉的强度占经椎弓根螺钉的 64%，且在结构上具有良好的功能[43]。此外，失败的平行轨迹可以用解剖轨迹螺钉修补[44]。

五、皮质骨轨迹螺钉

尽管椎弓根螺钉是胸腰椎固定最常用的技术，但它们并非没有局限性。如前所述，在骨质疏松患者中，由于大量重复的剪切应力可能导致螺钉拔出，因此很难获得坚强固定。据报道，骨质疏松症患者的螺钉松动率超过 60%[45]。为提高螺钉的固定率，减少螺钉的拔出，避免螺钉并发症，提出了可替代螺钉轨迹的方法。

2009 年，Santoni 等描述了一种新的用于螺钉固定的皮质骨轨迹（CBT）[46]。与传统的椎弓根螺钉开始于横突 – 上关节突交界处，并在轴面上从外侧向内侧进钉不同，CBT 螺钉开始于椎体上外侧，在轴面上从内侧向外侧进钉。CBT 螺钉在矢状面上是一个由尾向头的轨迹，除了椎弓根内松质骨外，还与皮质骨接合。解剖学研究证实，CBT 通过增加螺纹与皮质骨的接触来改善螺钉的固定[47, 48]。CBT 螺钉最初用于改善骨质疏松性骨的固定，但已被广泛用于各种病理类型的患者。

Mizuno 等报道后路椎间融合加 CBT 螺钉固定治疗脊柱滑脱的病例，其中 1 例术中皮质骨骨折，4 例螺钉断裂，均无神经损伤，随访 20 个月无螺钉松动迹象[49]。

有人提出使用 CBT 螺钉固定治疗邻近节段疾病（ASD），以减少头侧肌肉收缩。Rodriguez 等提出一种在不拆除原有椎弓根螺钉的情况下使用 CBT 螺钉治疗 ASD 的方法，无并发症发生，短期随访效果良好，达到影像学融合[50]。同样 Takata 等报道先前的椎弓根螺钉与新植入的邻近 CBT 螺钉的混搭技术在治疗 ASD 时比传统椎弓根螺钉具有更小的有创性[51]。

Sakaura 等对后路腰椎椎间融合术（PLIF）治疗退行性腰椎滑脱采用 CBT 螺钉和传统椎弓根螺钉的疗效对比，CBT 组患者术后 JOA 评分较好，ASD 症状较少（3.2% vs. 11%，$P < 0.05$），两组融合情况无明显差异[52]。

在一项病例对照研究中，Hung 等在 PLIF 术中分别使用 CBT 螺钉和传统椎弓根螺钉治疗 I 度或 II 度退行性腰椎滑脱，术后 MRI 检查椎旁肌脂肪浸润情况，传统椎弓根螺钉组在上邻近节段（2.52% vs. 9.34%，$P < 0.001$）和下邻近节段的脂肪浸润更大（7.67% vs. 16.71%，$P=0.002$）[53]。

目前，人们普遍认为 CBT 是一种安全的技术，可能会对特定的患者有用；但与传统椎弓根螺钉固定相比，其优越性或等效性尚未得到明确证明。遗憾的是，虽然许多 CBT 螺钉生物力学研究已经发表，但临床证据仍然有限，与传统椎弓根螺钉技术相比，没有高质量数据为适应证和疗效提供明确的指征。

六、椎间融合器

椎间融合术在退行性脊柱疾病的治疗中得到广泛应用。它最初是作为后外侧植骨融合的补充而引入的，目的是将植骨块放置在前柱和中柱，遵循 Wolff 定律促进融合。椎体的骨接触面积更大，血液供应更丰富，也被认为有助于促进融合。目前有 5 种手术入路，包括 PLIF、经椎间孔椎间融合术（TLIF）、ALIF、外侧入路腰椎椎间融合术（XLIF 或 LLIF）、斜外侧入路椎间融合术 / 腰大肌融合（OLIF 或 ATP LLIF）。每一种手术入路都有其适应证和禁忌证，以及相应的优缺点。每一种手术入路都有相应的椎间融合器，这是由于椎间隙的显露、融合器进入椎间隙的路径，以及对融合器的要求不同而造成的。融合器有各种形状、大小和组成，其设计目的是方便进入椎间隙，与准备好的终板紧密贴合，并最大限度地填充，从而增加融合的可能性。椎间融合器都有一个共同的目的，即在恢复椎间隙空间高度的同时促进椎体间融合。根据手术入路和适应证的不同，这些融合器也可用于纠正矢状面和（或）冠状面畸形。每种入路及其相应的融合器都体现出各种手术和生物力学的优缺点。

（一）后路腰椎椎间融合

PLIF 在 20 世纪 50 年代被 Cloward 描述为椎间盘破裂的可行治疗选择[54]。传统上，PLIF 采用标准的正中切口，从棘突向下至双侧椎板并向外进行骨膜下剥离，显露关节突关节和横突到所需节段。通过切除椎板和下方的黄韧带

进入椎间隙。在保留小关节外侧部分的同时，显露并小心地牵拉硬膜囊和神经根。去除后方纤维环和椎间盘组织，并去除软骨终板。试模后，选择合适的椎间融合器和植入物置入椎间隙。椎弓根螺钉固定可以在椎间盘切除和植入椎间融合器之前或之后进行，如果需要可以撑开椎间隙。如前所述，CBT 螺钉可能在骨质疏松患者中发挥作用，并已被用于辅助 PLIF。图 8-2 和图 8-3 是一名 65 岁女性退变性腰椎滑脱患者手术情况。CBT 和 PLIF 联合应用取得了良好的临床和影像学效果。

PLIF 的适应证包括大多数适合融合的退变性腰椎疾病，如症状性退变性椎间盘疾病、复发性椎间盘突出症、腰椎滑脱、矢状面畸形、退变性脊柱侧弯、ASD 和假关节。禁忌证包括严重和僵硬的脊柱侧弯畸形、活动性感染、广泛的硬膜外瘢痕和蛛网膜炎。PLIF 不建议应用在 $L_2 \sim L_3$ 水平以上，因为圆锥和脊髓的牵拉可能导致严重的神经损伤。

（二）经椎间孔腰椎椎间融合

1982 年 Harms and Rolinger 描述了 TLIF 技术[55]，旨在解决 PLIF 的潜在并发症，包括硬膜囊过度牵拉、神经根损伤、硬膜撕裂和硬膜外纤维化[56]。TLIF 手术显露基本上与 PLIF 相同，但完全切除小关节可以提供更外侧的工作通道，减少了硬膜囊牵拉。TLIF 很少在双侧进行，因此只需要对脊柱一侧的后方结构进行减压，减压的一侧取决于要处理的病变位置。在选定的一侧进行上下小关节的部分切除，进入椎间盘。在椎间盘切除并处理好终板后，置入椎间融合器和植入物。这个融合器能够提供双侧前柱支撑。与 PLIF 一样，通常采用椎弓根螺钉内固定，必要时可提供撑开椎间隙。

适应证和禁忌证与 PLIF 基本相同，关键的区别是可以在 $L_2 \sim L_3$ 水平以上应用 TLIF。

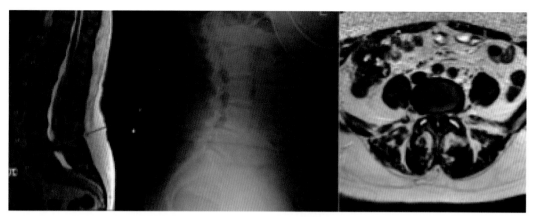

▲ 图 8-2　一例 65 岁女性退变性腰椎滑脱致严重腰椎管狭窄症的患者影像图片
经 Charles Crawford Ⅲ 医学博士许可引用图片

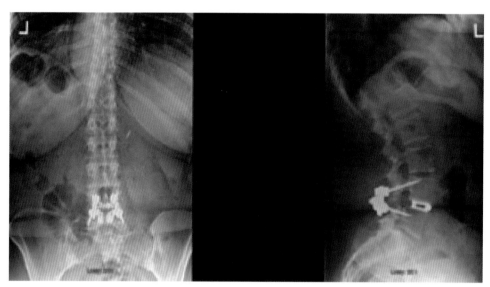

▲ 图 8-3　后路椎间融合术结合 CBT 螺钉固定
经 Charles Crawford Ⅲ 医学博士许可引用图片

（三）前路腰椎椎间融合

其余三种入路（ALIF、LLIF、ATPLIF）均被认为是前路椎间融合术，因为其手术操作空间位于横突前方。Capener 在 1932 年将 ALIF 描述为腰椎滑脱的一种治疗方法[57]。最常用的方法是左侧腹膜后入路，牵开主动脉，以便进入 L_5 以上椎间盘的前部。除非存在解剖异常，$L_5 \sim S_1$ 椎间盘可从大血管的分叉处进入。如果仅需要处理 $L_5 \sim S_1$ 椎间盘，则经腹膜入路可允许在大血管分叉处进行更直接的前路显露。

ALIF 的适应证与后路技术（PLIF 和 TLIF）相似，包括症状性退变性椎间盘疾病、腰椎滑脱、矢状面畸形、退变性脊柱侧弯、ASD 和假关节。另一个常见的适应证是后路融合失败的翻修。禁忌证包括无法复位的重度（Ⅱ度以上）腰椎滑脱[58]、腹部手术史、血管解剖异常、严重的周围血管疾病和孤立肾（如果在显露侧）。

（四）外侧入路腰椎椎间融合

2006 年，Ozgur 等描述了 LLIF，也称为经腰大肌入路或极外侧入路椎间融合（XLIF）[59]，是一种有创性更小的前路椎间融合术。LLIF 包括一个侧切口，进入腹膜后方，利用腰大肌间隙。LLIF 可在 $T_{12} \sim L_1$ 到 $L_4 \sim L_5$ 水平使用，但在 $L_5 \sim S_1$ 无法使用，因为有髂嵴阻挡及血管损伤的风险。LLIF 的适应证包括大多数可用 PLIF、TLIF 或 ALIF 治疗的退变性腰椎疾病，除严重椎管狭窄、严重腰椎滑脱（＞Ⅱ度）和侧隐窝骨性狭窄这些被认为是禁忌证的病变之外[60]，LLIF 的另一个禁忌证是既往有明显瘢痕的腹膜后手术史。

（五）腰大肌前（斜侧）入路

ATP 或 OLIF 是一种前入路，利用一个小的侧切口，在主动脉与腰大肌之间的通道进入椎间隙。OLIF 最初是由 Mayer 等在 1977 年提出的，与 LLIF 不同的是，它最大限度地减少了腰大肌的剥离，从而减少了对腰丛的潜在损伤[61]。OLIF/ATP 的适应证和禁忌证基本上与 LLIF 相同，但该技术可允许进入 $L_5 \sim S_1$ 椎间隙。虽然传统上认为严重椎管狭窄的最佳治疗方法是通过后路手术直接对神经减压，而不是通过间接减压（OLIF 和 LLIF）。但这一观点受到了 Fujibayashi 等的质疑，他们发现，与仅有轻度狭窄的患者相比，术前椎管狭窄程度较重的患者，使用 OLIF 和 LLIF 技术获得了更大的间接减压[62]。他们建议适当扩大 OLIF 和 LLIF 的适应证范围。

（六）不同椎间入路的优缺点

5 种椎间入路的主要目的都是获得椎间隙的融合，恢复椎间隙高度，为神经结构提供直接和（或）间接减压，重建合适的矢状和（或）冠状排列。每一种椎间入路都有各自的优缺点。

后路技术（PLIF 和 TLIF）与前路技术（ALIF、LLIF 和 ATP LIF）的区别较大。后路手术可为神经根直接减压，并充分显示这些结构；在无须改变患者体位的情况下，椎弓根螺钉固定即可加强椎间融合；可以避免前路手术潜在的并发症，如

血管或内脏损伤[63-65]。但前路手术可以避免椎旁肌肉组织的损伤，因为在 PLIF 和 TLIF 中，长时间的牵拉会损伤椎旁肌肉组织；同时也避免神经牵拉损伤、硬膜撕裂和硬膜外纤维化的风险。

ALIF 能更好地直接显示椎间盘，便于椎间盘摘除 / 处理终板。由于是微创技术，LLIF 和 OLIF 视野受到一定的限制。TLIF 和 PLIF 需要切除部分后方结构，以形成进入椎间隙的窗口。采用 TLIF 和 PLIF 技术取出整个椎间盘并充分处理终板可能比较困难。而 ALIF 可以直视下插入植入物，并允许插入体积更大、表面积更大的植入物[66]。直视下进入前柱，ALIF 可以提供更大程度的撑开，恢复脊柱前凸，重建矢状位平衡[67, 68]。

（七）植入物注意事项

在更先进的椎间植入物出现之前，采用异体和（或）自体骨移植，融合率差异较大。当时 PLIF 的融合率为 65%～95%[69-71]。不仅融合率不同，术后椎间隙高度也有明显差异。椎间隙高度通常会恢复到术前的状态，甚至由于下沉而更低[72-74]。由于这些潜在的缺点，20 世纪 90 年代，人工植入物的引入受到了欢迎。Brantigan 和 Steffee 首次报道了使用碳纤维增强的聚合植入物和椎弓根螺钉内固定，接受 PLIF 治疗的 28 例患者全部实现了融合[75]。Tullberg 等后来报道了相同植入物的融合率为 86%[76]。Brantigan 等基于生物力学研究发现，PLIF 植入物至少能够承受 2400N 的术后即刻负荷[77]。大量研究报道，随着 BMD 的降低，抗压强度降低[78-80]。这是影响椎间融合的一个重要因素。严重的骨质疏松是椎间融合的禁忌证，因为存在着植入物下沉和（或）骨折的风险。骨 - 植入物界面的终板必须能够承受一定的压缩力，否则，随着术后椎间隙高度的丢失，进而影响对神经的间接减压。Jost 等研究了 20 世纪 90 年代末在 PLIF 中使用 3 种不同椎间融合器的抗压强度[81]。在尸体研究中他们发现抗压

强度与融合器的形状及辅以椎弓根螺钉内固定无关。既往研究表明，即使是植入椎弓根螺钉，也有显著的压缩力通过前柱传导 [82, 83]。尽管其他研究显示后路内固定可以显著增强 PLIF 结构 [84]。成功椎间融合和恢复椎间隙高度的两个最重要的因素是骨骼质量和椎体横截面积的覆盖率。Gill 建议腰椎终板覆盖率需在 50%～80%，以实现融合和防止下沉 [85]。在过去的 30 年里，基于特定的椎间入路（ALIF、PLIF 等），已经开发椎间装置来解决这些问题并促进植入的简便性。

（八）PEEK vs. 钛

在 20 世纪 80 年代，椎间融合器的引入导致了这些植入物及其成分的不断演变。这些融合器必须能够承受腰椎的压缩载荷，促进椎体之间的融合，并且不能移动或下沉。最常用的腰椎椎间融合器是由钛或聚醚醚酮（PEEK）制成的。每种材料都有其自身的生物学和生物力学优缺点。

第一个用于椎间融合的钛笼是对 Bagby 最初的不锈钢笼的改进 [86]。Kuslich 等对 Bagby 的设计进行了改进，用钛代替不锈钢 [87]，提高了融合率，并具有良好的稳定性。钛合金具有良好的生物相容性和低密度（约 4700kg/m³），是一种适合于制造椎间融合器的材料。它能通过自钝化形成氧化物涂层来抵抗腐蚀，保护金属 [88]。尽管其弹性模量低于不锈钢，但仍然比皮质骨硬得多（钛 100～110GPa vs. 皮质骨 10～30GPa）[89]。钛和骨之间的刚度不匹配，导致融合器周围形成应力遮挡，随着时间的推移会导致融合器下沉，特别是在骨质疏松患者中 [90]。金属椎间融合器还具有很高的放射密度，使得在 X 线片上很难评估融合。钛合金融合器的这些缺点导致在 20 世纪 90 年代引入了 PEEK。

第一个由 PEEK 组成的椎间融合器被称为 Brantigan 融合器 [75]。与钛不同，PEEK 的弹性模量远远小于皮质骨（3.5GPa），但当与碳纤维结合时，如 Brantigan 融合器，弹性模量增加到与皮质骨相似的水平 [91]。PEEK 的另一个优点是辐射通透性，这使得对融合状态的放射学评估更加可行，并使计算机断层扫描的伪影最小化。

为了促进融合，它们的表面必须能够促进细胞附着。融合器表面粗糙度是一个重要因素。粗糙度不仅增加骨 - 植入物界面处的摩擦力，而且就钛而言，其能够支持成骨细胞的分化 [92]。PEEK 已被证明比钛更少地促进成骨分化，这可能是由于其生物惰性状态所致 [93]。

钛和 PEEK 的表面改性都是为了解决明显的缺点而开发的。如前所述，钛的弹性模量引起应力遮挡。为了解决这个问题，开发了多孔钛植入物，并将其弹性模量从 110GPa 降低到 4.2GPa。多孔钛植入物不仅具有与骨相似的弹性模量，而且为增强骨传导性提供了框架 [94]。Fujibayashi 等进行了一项小型前瞻性研究，5 名患者接受 TLIF 手术，术中植入多孔钛融合器，术后 3 个月时融合率为 90%，6 个月时融合率为 100%，没有出现下沉，平均随访 15 个月 [95]。

如前所述，PEEK 在生物学上是惰性的，这是导致其与骨结合程度低于钛植入物的原因 [96]。为了解决这一固有的缺陷，PEEK 融合器被涂上羟基磷灰石（HA）或钛。在 PEEK 融合器上添加 HA 涂层，不仅可以使植入物获得骨传导性，还可以增加弹性模量，使其与皮质骨的弹性模量更接近 [97]。动物研究表明，与未涂层的 PEEK 相比，HA 纳米晶体涂层的 PEEK 植入物具有更好的骨融合性 [98]，但缺乏 HA 涂层 PEEK 融合器的人体研究。在 PEEK 中加入钛，与 HA 相似，增加了弹性模量，增加了骨融合。Wu 等在体外和体内研究中将 Ti-PEEK 与纯 PEEK 对比，发现 Ti-PEEK 具有更大的细胞附着性和 2 倍的骨骼生长速度 [99]。Han 等用电子束沉积法检测 PEEK 融合器钛涂层也发现了类似的结果。当涂层为钛时，体外细胞反应增加 1 倍，而体内动物试验显示骨传导性增强 [100]。Mobbs 等对 Ti-PEEK 融合器在 ALIF 中的应用进行前瞻性研究，20 个椎间隙（共 15 例患者）实现了 95% 的融合，且无相关并发症出现；平均随访 15 个月，根据于 SF-12 和 ODI 评分，疼痛和功能障碍有显著的统计学意义的改善 [101]。

（九）椎间融合器的形状和设计

无论是钛合金还是 PEEK，椎间融合器有各种各样的形状和大小。具体形状通常由使用的方法决定。例如，PLIF 和 TLIF 需要在后部结构中创建一个窗口，但进入椎间隙受限，故用于 TLIF 和 PLIF 的椎间融合器必须在保护神经结构的同时便于植入。它们通常呈子弹形状或肾形。生物力学尸体研究表明，在结构稳定性方面，子弹形融合器和肾形融合器没有区别 [102]。一个更重要的因素是融合器被放置在椎间隙的具体位置。Fukuta 等测试了用于 TLIF 手术的肾形融合器，将融合器放置在接近中心位置会导致更高的下沉风险 [103]。建议将融合器靠前放置。生物力学研究发现，中心是腰椎终板最薄弱的部分，其周围区域更为坚固 [104]。Comer 等对 3 种类型（肾形、子弹形和半月形）的 TLIF 融合器进行了一项生物力学尸体对比研究，将各组根据融合器放置在椎间隙空间的特定位置（中心、前部和外侧）进一步细分 [105]，发现肾形和半月形融合器被放置在中心或前部，而子弹形融合器只能以倾斜方式放置，被放置在中心或侧面。在生物力学测试中，通过压缩、屈曲、伸展和侧向弯曲加载构件，发现基于融合器设计或位置的构件稳定性没有差异。尽管半月形融合器的表面积更大（半月形 500mm^2、肾形 180mm^2、子弹形 220mm^2），但在生物力学稳定性方面没有优势。其他研究则表明，更大的椎间植入物和相关的表面积具有更大的稳定性 [105, 106]。与传统的 TLIF 和 PLIF 融合器相比，ALIF 融合器拥有更大的表面积，能够获得更大的接触面积。LLIF 和 OLIF 技术也能获得

较大的接触面积，通常还能保留前后韧带结构；这是有额外的稳定性和柔韧性。为了实现更大的接触面积，可扩展的 TLIF 和 PLIF 融合器已经被开发出来。这些植入物能够在内 - 外侧平面和沿头 - 尾侧平面扩张，但内 - 外侧扩张更为有利。Cannestra 等对可膨胀钛 TLIF 融合器与传统 TLIF 和 ALIF 融合器进行了生物力学比较，其中包括后路内固定和无内固定 [107]。可膨胀 TLIF 融合器提供的接触面与传统 ALIF 融合器相同。屈曲 - 伸展中最坚强固定的是双侧椎弓根螺钉内固定的 ALIF 融合器，而侧向弯曲中最坚强固定的是双侧椎弓根螺钉内固定的可膨胀 TLIF 融合器。单侧椎弓根螺钉固定的可膨胀 TLIF 融合器与双侧椎弓根螺钉固定的传统 TLIF 融合器具有相似的生物力学特性。这些结果支持使用更大表面积的植入物以获得更大的稳定性。Mica 等还比较了可膨胀 TLIF 融合器与 ALIF 融合器的使用情况，可膨胀 TLIF 融合器具有更好的屈伸稳定性，这被认为是由于 TLIF 保留了前方韧带结构 [108]。

无论选择何种椎间入路和特定的融合器，其目的都是相同的：融合相应节段和恢复椎间高度。每一种椎间入路和每一种融合器都有其各自的优缺点，但是如果没有真正摘除椎间盘，充分地处理终板，选择合适的患者，这些优缺点都是徒劳的。

七、总结

成功应用脊柱内固定治疗特定患者的疾病，需要对生物力学原理有基本的了解，以及对患者特定因素的把握。脊柱内固定从钩子和钢丝到椎弓根螺钉和椎间融合器的不断发展，提高了我们治疗各种脊柱疾病的能力。外科医生必须了解脊柱内固定每个部件的生物力学优缺点，并能够将这些知识应用于合适的患者。对基本生物力学原理的理解将使外科医生能够选择合适的内固定策略，优化临床疗效。

脊柱腰骶段生物力学及治疗考量
Treatment Considerations and Biomechanics of the Lumbosacral Spine

Geoffrey Cronen   Timothy R. Kuklo   著

李淳德   赵耀   译

一、概述

腰骶段由于其独特的解剖特点和生物力学环境，因此具有相对特殊的病理改变。手术治疗的不断进展，致力于减少像假关节形成、内固定松动失效等并发症的发生率，达到手术疗效提高的目的。本章将详细介绍生物力学因素、骶骨解剖及患者相关因素（如骨质疏松）对外科手术入路、方式、内固定物种类等治疗决策的影响。

腰骶段所在的位置和朝向导致其承受着较高的剪切、扭转和屈伸的组合应力。尽管目前仍有争议，但普遍认为 $L_5 \sim S_1$ 椎间盘在脊柱椎间盘中是垂直倾向最明显和活动度最大的区域[1]。$L_5 \sim S_1$ 关节面的朝向对于旋转的限制作用较弱，易产生扭转应力。在前屈时腰骶部的内固定装置将承受约 100N 的应力。而胸腰椎长节段融合固定至骨盆，形成的长力臂使运动在固定物远端集中，更会显著增加骨盆内固定物承受的悬臂应力[2]。若想获得牢靠的固定，则必须克服这些应力。

1992 年，McCord 等展示固定位于瞬时旋转轴（instantaneous axis of rotation，IAR）前方的显著的生物力学优势。IAR 定义为 $L_5 \sim S_1$ 椎间盘与后纵韧带正中的交点，当内固定物超过 IAR 腹侧能获得较好的生物力学稳定性，可显著提高腰骶段屈伸运动的抗拔出力，且越靠前，内固定结构越稳定（图 9-1）[2]。

除了腰骶段独特的生物力学特性，骶骨复杂的解剖结构也影响到内固定的稳定性。骶骨的皮质骨很薄，主体由松质骨组成。而骨小梁的密度也低于腰椎相应的区域。此外，骶骨的椎弓根直径大，椎弓根螺钉位于松质骨中，而与皮质骨接触较少，把持力低。因此，骶骨内固定物增加其被拔出的风险。全身状况引起的骨质疏松，则会进一步降低内固定的可靠性。Zindrick 等证实骨

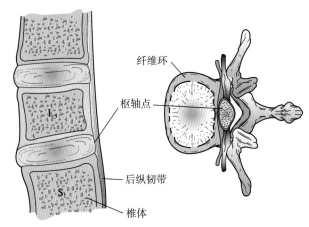

▲ 图 9-1　枢轴点（pivot point）侧位及轴位示意图，又称瞬时旋转轴（IAR），位于 S_1 椎体后上缘

引自 McCord DH, Cunningham BW, Shono Y, et al. Biomechanical analysis of lumbosacral fixation. Spine（Phila Pa 1976）1992；17（8Suppl）：235–243.

质疏松的程度对 L_5 和 S_1 处的拔出力具有显著的影响 [3]。

对腰骶部解剖和生物力学更深入的理解，以及新的内固定方式的出现，已证实可改善融合率、降低内固定物失效的风险。早期的骶骨骨盆固定主要使用椎板钩及椎板下钢丝捆绑法。而随着技术的进步，现在多采用脊柱（包括骶骨和髂骨）的螺钉固定技术。

前柱放置椎间融合器支撑也能增加稳定性。$L_5 \sim S_1$ 椎间的植骨融合能够增加腰骶段的抗压刚度，帮助恢复正常的腰椎前凸和矢状位曲线，增强抗旋转性。可以选择后路经椎间孔入路腰椎椎间融合（transforaminal lumbar interbody fusion，TLIF）或后路腰椎椎间融合（posterior lumbar interbody fusion，PLIF），也可通过前路完成，例如推荐旁正中腹膜后入路。对于 $L_5 \sim S_1$ 节段常规推荐行前柱支撑，对于长节段手术最好也包括 $L_4 \sim L_5$ 节段 [4,5]。

二、适应证 / 禁忌证

在可能的情况下，应尽量考虑远端固定终止于 L_5。这样可以减少手术时间和术中出血，围术期并发症发生率低，且保留 $L_5 \sim S_1$ 活动度，降低假关节形成的发生率 [6-10]。对于短节段融合 $L_5 \sim S_1$ 椎间盘形态正常且腰骶段没有畸形的患者，远端固定终止于 L_5 是可行的 [6,8]。而对于邻近节段存在旋转半脱位、退变性或峡部裂滑脱、后柱缺损等情况，则应包含在融合节段内。当长节段固定远端终止于 L_5 时，可继发 $L_5 \sim S_1$ 椎间盘退变，诱发疼痛、腰椎冠状位或矢状位曲线恶化、骶根压迫症状等。此外，L_5 内固定物的松动失效，会导致节段或整体平衡的丢失，可能需要进行复杂的翻修手术。对于术前就存在矢状位正性失衡的患者，尽管术后纠正了矢状位失衡，但依然存在极高的邻近椎间盘退变风险 [6-10]。

当脊柱手术需要融合骶骨时，S_1 椎弓根螺钉的方向应该朝向骶骨岬，因为骶骨上终板的骨质最致密 [11]。对于短节段手术，如果骨密度较好且达到双皮质固定，通常融合至 S_1 即可。然而，对于长节段融合至骶骨（L_2 或更高节段）、骨密度低或椎弓根螺钉有松动、显著的腰骶段后凸、重度滑脱等情况则需要考虑固定至骨盆。此外，所有的翻修手术都应考虑融合至骨盆（表 9-1）。

多种退变性胸腰椎疾病的治疗中，可能需要骨盆固定以促进融合（表 9-1）。骶骨骨盆固定的适应证包括腰骶段畸形，例如 L_5 椎体倾斜，和（或）腰骶段的退行性变、矢状位失衡、腰骶段不稳，以及高骨盆入射角（pelvic incidence）的 L_5 峡部裂滑脱等。部分学者关注骶骨骨盆固定对骶髂关节的影响，但目前的中期随访研究结果并未显示出不良效果，而且现在的内固定技术需要再取出髂骨钉的概率很低（6%）[12]。

表 9-1　需要骶骨骨盆固定的退行性病变

- 脊柱后路长节段融合（L_2 或更高节段）
- 腰骶段不稳、L_5 椎体倾斜
- $L_5 \sim S_1$ 滑脱（退变或峡部裂）
- 长节段融合伴 $L_4 \sim L_5$、$L_5 \sim S_1$ 椎间盘退变
- 冠状位和（或）矢状位失衡伴远端腰椎退变

三、分类方法

近些年，O'Brien 提出了腰骶段固定在解剖上的三分区法（图 9-2）。每一区都有自己独特的生物力学特性，从而影响内固定方式的选择及其稳定性。

（一）解剖分区

1. Ⅰ区

Ⅰ区由 S_1 椎体及其头侧的骶骨翼组成。S_1 椎弓根螺钉是Ⅰ区主要的固定方法。S_1 椎弓根螺钉朝向前内侧，相比前外侧，其前方的安全区面积大，且 S_1 椎体上终板的骨密度最高，故抗拔出力更强。置入螺钉的方式包括单皮质、双皮质、

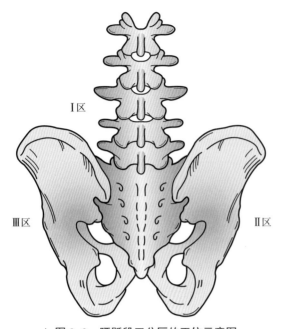

▲ 图 9-2　腰骶段三分区的正位示意图

Ⅰ区：下腰椎及 S_1；Ⅱ区：S_1 尾侧的骶骨；Ⅲ区：髂骨翼

三皮质等 [1-3, 11, 13-24]。

双皮质 S_1 椎弓根螺钉有以下 2 种置入方法，即平行于终板突破前方骶骨皮质，或穿透骶骨上终板进入 $L_5 \sim S_1$ 椎间盘。Smith 发现平行骶骨终板的双皮质螺钉仅比单皮质螺钉增加 4.8% 的把持力 [22]。他认为这与骶骨前方皮质较薄（约 1mm）有关。Luk 等则比较了平行终板的双皮质螺钉和穿透骶骨上终板的双皮质螺钉，发现后者更牢固（图 9-3）[20]。

三皮质螺钉朝向骶骨岬，需同时突破背侧、前方和上终板的骨质。和双皮质螺钉相比，三皮质螺钉可使最大扭力矩增加 99%，同时螺钉的方向应朝中线汇聚 [11]。

Lehman 等证实了 S_1 的三皮质螺钉是Ⅰ区最牢靠的固定方式，因此在手术时应尽可能使螺钉达到骶骨岬，穿透骶骨背侧、前方和上终板的皮质骨，达到三皮质固定 [11]。骶骨岬中间部分的骨密度最高，腹侧也避开了血管神经结构，是解剖上的安全区 [2, 11, 15]。放置 S_1 螺钉时会有外移的风险，太靠外穿透骶骨翼前方可能会损伤 L_5 神经根。考虑到 S_1 椎弓根较宽，松质骨多，因此应

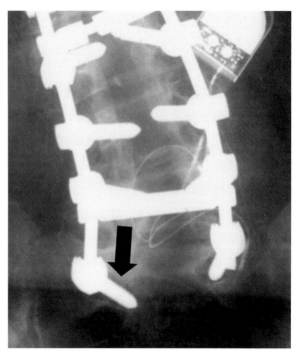

▲ 图 9-3　椎弓根螺钉技术融合至腰骶段的正位 X 线片

注意双侧 S_1 螺钉周围的透亮带（箭），提示可能的内固定物松动及骨不愈合（由 Michael O'Brien 医学博士提供）

选择大直径、合适长度的螺钉 [15, 23]。当患者存在骨质疏松时，可先用小于 2mm 的攻丝准备钉道，这样可以增加扭力矩，且容易把持方向。

S_1 椎弓根螺钉的进针点位于骶骨关节突外侧略偏下，约骶孔上方 1cm 处 [11, 15, 20, 21]，可以先用磨钻磨除进针点处的皮质骨。在透视引导下，逐渐将弯头开路器放到骶骨岬的顶点。扩开器的方向应该朝内侧约 25°。取出开路器后应用球头探子仔细探查钉道。通过探针的标记估测螺钉的长度。背侧皮质骨需要用比螺钉直径小至少 1mm 的攻丝扩开。再次探查钉道确认其完整性。可以使用徒手或透视引导下的方式置入螺钉。S_1 螺钉断裂、后退、松动的情况并不少见，考虑到 S_1 椎弓根的松质性，必要时应补充其他内固定方式以增加强度，降低螺钉拔出的风险 [1, 2, 7, 9-11, 15-19, 21, 23, 25]。

2. Ⅱ区

Ⅱ区包括 S_1 以下的骶骨翼及远端骶骨。通常认为Ⅱ区的内固定锚定力最弱。Ⅱ区常用的内固定方式为骶骨翼螺钉和 S_2 椎弓根螺钉。骶骨翼

螺钉若穿透皮质可能造成髂内血管、腰骶干、S₁关节及 L₅ 神经根的损伤，故常采用单皮质固定，可使骶骨固定强化 20% 以上。同样，S₂ 椎弓根螺钉由于存在结肠损伤的风险，也多是单皮质固定。此外，也有使用爪形的椎间孔钩、椎板下钢丝捆绑的报道。

骶骨翼及 S₂ 椎弓根的松质骨特性、骶骨前后径短、双皮质固定的巨大风险、缺乏其他辅助强化的方法等多种因素导致 Ⅱ 区的内固定运用受限。Ⅱ 区固定的优势包括可以避免对 S₁ 关节的刺激、相比于髂骨固定技术内固定位置与皮肤距离更深、与远端的内固定物更易于连接等。

近年来 Ⅱ 区的固定更倾向于选择 S₂ 翼螺钉，有多个学者描述过该项技术。我们选择的进针点是背侧 S₁ 和 S₂ 骶孔的中点（图 9-4A）。磨钻开孔以方便探针和螺钉的插入。侧位透视引导下，将直头开路器朝向 S₁ 椎体中点插入（图 9-4B）。

开路器尖端应外展约 30° 进入骶骨翼，以便双皮质固定时避开前方的血管及神经根。取出扩开器，用球头探子仔细探查钉道。通过探针的标记估测螺钉的长度。背侧皮质骨攻丝后再次用探子确认钉道的完整性。透视引导下拧入螺钉，要确保与之前方向一致。S₂ 翼螺钉在轴位上向两侧发散，具有较好的生物力学抗拔出性，尤其与两侧汇聚的 S₁、S₂ 螺钉结合使用效果更佳。

3. Ⅲ 区

Ⅲ 区为双侧髂骨。髂骨可提供生物力学重要的锚定点，尤其当长节段融合至骶骨时，髂骨固定的生物力学特性要优于骶骨固定。髂骨钉的主要作用是对抗屈曲力，保护 L₅ 和 S₁ 螺钉，降低其承受的拔出力。螺钉超过 IAR 前方越长，则稳定性越好[2]。髂骨钉朝向髂骨远端，位于坐骨切迹的上方，方向与 S₁ 螺钉相反，进一步增加稳定性。此外，作用于髂骨钉的旋转力矩可被坐骨切

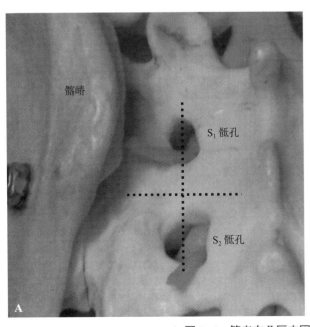

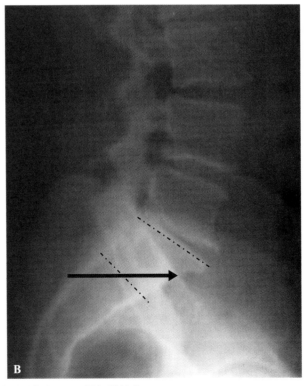

▲ 图 9-4　笔者在 Ⅱ 区内固定中选择的 S₂ 翼螺钉进针点

A. 骨盆模型中 S₂ 翼螺钉的进针点示意图，位于背侧 S₁、S₂ 孔的中点。S₂ 翼螺钉应站在对侧置钉，通常约外展 30°。B. 腰骶部侧位 X 线片显示 S₂ 翼螺钉的投影方向，朝向 S₁ 椎体的中点（箭）。虚线所示为 S₁ 上终板及 S₁～S₂ 骨化融合的骶板

迹处的致密骨质所抵消。既往髂嵴处取自体骨移植并不妨碍同侧髂骨钉的置入。为了避免因为内固定物突出引起的疼痛，螺钉的钉尾应埋于髂嵴深方。可以去除髂后上棘（posterior superior iliac spine，PSIS）内侧的骨质作为进针点，保留头侧和外侧的骨质。注意把多轴螺钉的钉尾埋于剩余骨质的下方。

内固定由Ⅰ区到Ⅲ区强度逐渐增加。Ⅲ区提供了最强大的生物力学特性以对抗拔出力和腰骶段的屈曲运动[21]。Ⅰ区的内固定可以通过增加前柱支撑来强化。单纯 $L_5 \sim S_1$ 或联合 $L_4 \sim L_5$ 的椎间融合可使 IAR 上移，实质上增加了Ⅰ区骶骨骨盆固定点的数量。

Ⅲ区的髂骨钉使旋转中心的前方也能获得可靠的固定，故提高了整体结构的强度。相比光滑的 Galveston 棒，髂骨钉的抗拔出力更佳。螺钉越长，位于旋转中心越前，抗屈曲力越大。依据随访结果，当腰骶段达到确切融合后，可再移除髂骨钉。

髂骨钉置入首先需显露 PSIS 水平的内外侧髂骨。咬骨钳去除 PSIS 内侧骨质，保留外侧皮质骨的完整性，便于隐藏钉尾，减少螺钉突出相关并发症。弯头开路器建立螺钉通道，由于髂骨内侧骨密度更高，前进时使弯头朝内，避免突破外侧皮质骨。螺钉的方向通常外展 45°，朝尾侧45°。注意对于高度滑脱的患者，螺钉方向变化较大。球头探子探查通道的各壁，确保完全位于骨质内。标记并测量螺钉的长度。根据解剖形状和骨质量，放置螺钉前先用比直径小 0.5mm 或 1mm 的攻丝开道。再次用球头探子确认钉道，选择合适规格的螺钉沿原道拧入。通常成人髂骨可放置直径7.0～9.0mm 螺钉，长度选择 70～90mm 以抵达骶骨远端，并刚好位于坐骨切迹上方。螺钉通过纵向的棒和连接器与腰椎的内固定物相接（图 9-5）。

髂骨钉可能的并发症包括刺激或损伤穿行坐骨切迹的组织、刺激髋臼以及症状性内固定物突出。

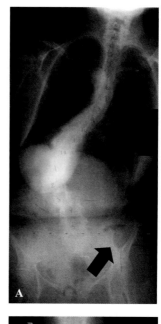
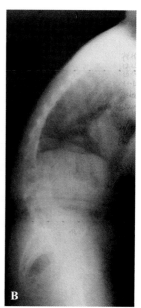
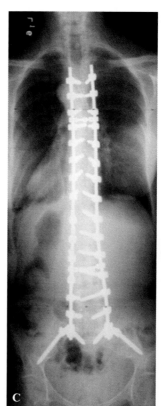
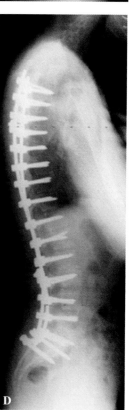

▲ 图 9-5　74 岁女性，僵硬性矢状位失衡伴重度椎管狭窄。既往曾行 3 次手术治疗，1 次多节段椎板切除术和 2 次脊柱后路原位融合术，但未放置内固定物。患者正位（A）和侧位（B）全长 X 线片中注意患者曾取自体髂骨移植（箭）。术后站立位 X 线片（C 和 D）可见患者矢状位曲线得到恢复，且临床症状改善。注意患者既往取自体髂骨移植但不影响髂骨钉的使用

（二）椎间融合前柱强化（表 9-2）

正常生理活动中，椎体前柱及椎间盘承受约 70%～80% 的轴向负荷[2]。椎间植骨融合或放置融合器能够分担前柱的负荷，帮助恢复椎间隙的高度及节段前凸[4]。腰椎椎间融合装置使 IAR 前方也能进行植骨，在压力作用下可促进融合，提高稳定性[2]。椎间融合可采用后路经椎间孔入路完成。该方法需要切除单侧或双侧的关节突、椎间盘，刮除软骨终板，放置椎间融合器。也可使用后外侧腰椎椎间融合技术，虽无须切除关节突，但切除椎间盘并放置融合器时会对硬膜囊产生较大的牵拉。前路腰椎椎间融合术（anterior lumbar interbody fusion，ALIF）可通过腹膜后到达腰骶间隙，该技术需要二次手术，并增加腹腔内容物和神经血管组织损伤的风险。其优势在于椎间盘切除更为彻底，可以放置更大号的融合器以增加内固定的稳定性。近期也有学者推荐采用侧方经腰大肌入路，该入路是相对较新的方法，仍需评估其合适的适应证。并发症包括神经根损伤、术后大腿前方疼痛发生率高，以及节段性血管损伤等。椎间融合入路的选择应考虑到既往的手术史、是否存在融合术后的假关节、是否存在蛛网膜炎、局部解剖、医生使用各种入路的经验等多种因素（表 9-3）。

（三）术后注意事项 / 康复

患者术后第一天便可恢复活动，并鼓励其尽

表 9-2　椎间融合的相对指征

- 椎间盘真空现象
- 患者具有假关节形成的危险因素，如糖尿病、吸烟、肥胖、既往假关节形成、矢状位正性失衡
- 融合至骶骨的内固定超过 3 个节段
- 高椎间隙
- 翻修手术、后方植骨量不足
- 节段性失稳，如峡部裂性滑脱
- 尾端的原内固定物断裂
- 需重建冠状位或矢状位平衡
- 内固定完好的情况下出现延迟愈合

表 9-3　影响椎间融合入路的因素

- 椎间融合术后假关节形成
- 蛛网膜炎
- 邻近节段退变塌陷
- 局部解剖因素：耻骨联合阻挡前方入路、髂骨翼阻挡侧方入路
- 拥有性生活的年轻男性行 ALIF 术后出现逆向射精的风险相对较高

可能多下地走动。可以挑选合适尺寸的轮式助步器等辅助设备协助患者维持站立姿势，防止身体过度前倾。量身定制的胸腰骶支具（thoracolumbar sacral orthosis，TLSO）虽不能限制腰骶段的运动，但可以帮助及反馈患者的步态训练和活动，因此还是建议术后常规佩戴。

（四）预后 / 各手术方式疗效

髂骨钉固定系统显著改善了 L_5～S_1 节段的融合率，降低了长节段融合内固定物失效的风险。Kuklo 等报道使用双侧 S_1 螺钉和髂骨钉治疗成人高度腰椎滑脱或退变性胸腰椎畸形时，融合率高达 95%[19]。骶骨骨盆固定对矢状位的纠正及维持效果更佳[19]。采用 ALIF、TLIF 或 PLIF 等方式增加 L_5～S_1 节段的椎间融合可进一步加强内固定的稳定性。严重并发症并不常见，包括内固定物拔出 / 失效、血管和神经损伤、髂嵴骨折、骶骨骨折等。轻度并发症有置钉位置不佳、螺钉断裂、感染、症状性螺钉突出和臀部疼痛。症状性螺钉突出引发疼痛是骨盆固定最常见的并发症。当 L_5～S_1 完成骨性融合后必要时可取出髂骨钉。文献报道术后髂骨钉的取出率约 6%[12]。我们建议置钉时将钉尾深埋入 PSIS 以避免此问题。

四、总结 / 结论

对于长节段手术（L_3 及以上）、骨质疏松、翻修手术、腰骶段明显后凸、重度滑脱等情况，均应评估是否需融合至骨盆。骶骨骨盆固定的"锚"

状结构可为 IAR 前方提供多个固定点（图 9-6），以获得理想的稳定性。长节段融合至骶骨时，为保护骶骨螺钉、促进融合、恢复冠状位 / 矢状位曲线，应追加椎间融合。目前尚无证据表明髂骨固定会加速骶髂关节的退变，但仍需我们持续地关注。老年患者若出现术后症状的显著变化，则需警惕潜在的骨盆环应力骨折的可能性。

五、展望

微创手术技术及其适应证正在研究当中，目前的结果显示在安全性及有效性上并不优于标准的开放手术。生物强化在促进融合方面具有良好的运用前景，希望能改善外科手术的效果。最近的研究显示其能显著降低假关节形成率，但存在免疫排斥反应、可能影响神经组织、费用昂贵等问题，仍需进一步的前瞻性随机对照试验来确证这些方法在治疗腰骶段病变中的具体作用。

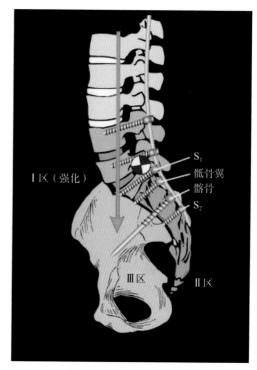

▲ 图 9-6　Ⅲ区的侧位示意图
腰骶部内固定的理念是使内固定物尽量靠前。注意髂骨钉朝前的程度（由 Michael O'Brien 医学博士提供）

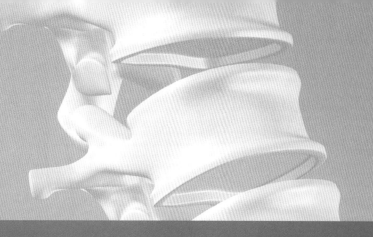

Bridwell and DeWald's
Textbook of Spinal Surgery（4th Edition）
Bridwell & DeWald
脊柱外科学（原书第 4 版）

第三篇　解剖入路
Anatomic Approaches

第 10 章

颈椎前方入路
Anterior Cervical Approaches

Pablo J. Diaz–Collado　Alekos A. Theologis　Lukas P. Zebala　**著**

何　达　高兴帅　**译**

一、概述

颈椎前方入路是治疗多种颈椎疾病的常用手术入路。颈椎前方入路主要有三种方式，即经口咽前侧入路、前外侧入路和劈开胸骨柄入路。本章将重点探讨下颈椎前外侧入路，经口咽前侧入路和劈开胸骨柄入路将在本书的其他章节中讨论。

20 世纪 50 年代，Smith 和 Robinson 首次提出颈椎前外侧入路[1]。随后，Southwick 和 Robinson 对该入路进行改良，使得该入路可显露 $C_3 \sim T_1$[2]。这种手术入路已成为前路下颈椎手术的首要选择，通过该入路可治疗颈椎退行性疾病、创伤、感染、畸形和肿瘤等疾病。通过该手术入路，可行颈椎间盘摘除、椎体钩突及椎体骨赘切除、椎体肿瘤或炎性椎间盘切除、处理硬膜前脓肿、创伤后的减压固定、颈椎后凸畸形矫正、颈椎融合及其他有适应证的疾病。

最近的研究表明，颈椎融合手术呈上升趋势，在老年人群中尤为明显，目前颈椎前方入路最为常用[3]。总体上，与后路及其他手术入路相比，前路颈椎手术的短期并发症发生率较低[3]。

我们将讨论相关的手术解剖理论，常用的颈椎前外侧 Smith–Robinson 入路行下颈椎手术，以及该入路可能引起的并发症。

二、解剖学

学习和掌握颈椎前外侧入路的手术解剖学知识对于确保手术安全及成功利用该方法完成手术是至关重要的。

（一）体表标志

在进行手术切开前，重点注意触诊颈前部重要体表标志。这些体表标志有助于定位颈椎水平（图 10-1）。体表标志包括下颌骨下缘（$C_2 \sim C_3$ 水平）、舌骨（C_3 椎体）、甲状软骨（$C_4 \sim C_5$ 水平）、环状软骨（$C_5 \sim C_6$ 水平）、颈前动脉结节（Chassaignac 结节，C_6 椎体）、胸锁乳突肌的前缘、锁骨上缘和胸骨柄上缘。胸锁乳突肌前内侧缘标记切口的外侧范围，锁骨上缘标记胸腔的顶部，胸骨柄的上缘标记颈部前方的中线。

（二）筋膜层

有五层筋膜与颈椎前外侧入路相关，包括颈筋膜浅层、颈筋膜深层、气管前筋膜、椎前筋膜和颈动脉鞘。颈筋膜浅层覆盖颈阔肌的表面，很难把它作为一个单独的层次来展示。颈筋膜深层或阔筋膜深达颈阔肌和颈外静脉，在前方包裹胸锁乳突肌，在后方包绕斜方肌，并覆盖整个颈部。气管前筋膜包裹着甲状腺、气管、食管和舌下肌。两边气管前筋膜是连续的。椎前筋膜深层位于胸锁乳突肌和斜方肌深面，颈椎前方，它包裹着颈椎、头长肌、颈长肌及颈后伸肌。颈动脉鞘是气管前和椎前筋膜之间的筋膜包裹，双侧均位于胸锁乳突肌的深面。颈动脉鞘的前壁从气管前筋膜延伸，后壁从椎前筋膜延伸。颈动脉鞘保护着神经血管束，鞘内包括颈内静脉、颈总动脉（向下延伸部分）、颈内动脉（向上延伸部分）和迷走神经。颈动脉鞘前面是颈襻，后面是交感神经链。

颈前外侧入路经颈浅筋膜、颈深筋膜、椎前筋膜进入颈椎前方。该入路位于气管前筋膜和颈动脉鞘之间。气管前筋膜向内牵拉，颈动脉鞘向外侧牵拉即可显露。

（三）肌肉

颈前外侧入路中遇到的肌肉可分为浅层和深层。浅层可见颈阔肌、胸锁乳突肌和带状肌群（肩胛舌骨肌上腹、胸骨舌骨肌和胸骨甲状肌）（图 10-2 和图 10-3）。显露至深层可见到颈长肌和食管（图 10-3）。

颈阔肌由面神经的颈支支配。胸锁乳突肌的运动神经由副神经支配，本体感觉由 C_2、C_3 腹前支支配。肩胛舌骨肌上腹、胸骨舌骨肌和胸骨甲状肌由颈襻（$C_1 \sim C_3$）支配，甲状舌骨肌由舌下神经 C_1 分支支配。颈长肌由颈丛 $C_2 \sim C_6$ 的腹支支配，然而食管的副交感神经功能由迷走神经支配，交感神经功能由颈和胸交感神经链支配。

（四）神经

颈前外侧入路应注意的相关神经有喉上神经、喉返神经、舌下神经、舌咽神经和交感神经链。

喉上神经的分支从颈动脉鞘附近分出，并经过气管前筋膜的中央，在 $C_3 \sim C_4$ 水平靠近甲状腺上动脉、静脉。喉上神经有两个主分支：内支

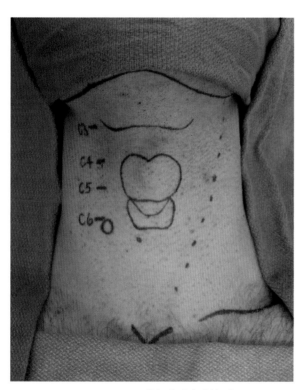

▲ 图 10-1 颈前部体表解剖标志

下颌骨的下缘与 $C_2 \sim C_3$ 水平对应，舌骨与 C_3 椎体对应，甲状软骨与 $C_4 \sim C_5$ 水平对应，环状软骨与 $C_5 \sim C_6$ 水平对应，且颈动脉结节可在 C_6 横突前附近触诊颈动脉搏动。胸锁乳突肌的前内侧边界标志着切口的横向范围，锁骨上边界标志着胸腔顶部，胸骨柄上方标记颈前方的中线（引自 Lehman RA，Riew KD. Anterior cervical approaches. In：Bridwell KH，DeWald RL，eds. The Textbook of Spinal Surgery. Vol. 1. 3rd ed. Philadelphia，PA：Wolters Kluwer Health/Lippincott Williams & Wilkins；2011：118-126.）

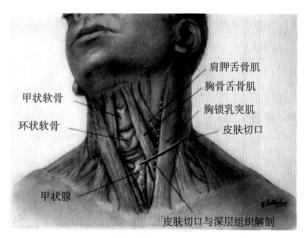

▲ 图 10-2 颈前部浅表肌肉和软组织解剖图

经许可转载，引自 Southwick WO, Robinson RA.Surgical approaches to the vertebral bodies in the cervical and lumbar regions. J Bone Joint Surg Am 1957；39-A（3）：631-644.

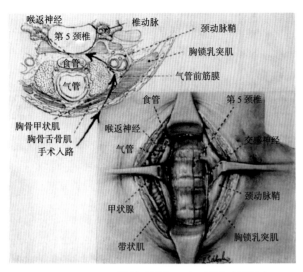

▲ 图 10-3　颈椎前路深部肌肉及软组织解剖
经许可转载，引自 Southwick WO, Robinson RA. Surgical approaches to the vertebral bodies in the cervical and lumbar regions. J Bone Joint Surg Am 1957; 39-A（3）: 631-644.

和外支。内支主要为感觉支，同时它也承担一些运动支的功能，而外支仅承担运动支的功能。内支支配喉腔黏膜，并支配构状软骨间肌的运动，对喉部咳嗽反射起到重要作用。外支支配环甲肌，通过旋转环状软骨来调节声带的张力。

喉返神经是迷走神经的一个分支，作用是支配声带。左喉返神经在主动脉弓周围向下分支，从外侧向内侧交叉，然后在同侧气管食管沟内横行。右喉返神经在右锁骨下动脉周围绕至后方上行。右喉返神经的走行可出现变异，但可认为它跨过 $C_5 \sim C_6$ 水平的手术区域。

舌下神经和舌咽神经沿颈前外侧入路的上段分布。舌下神经横穿颈外动脉，然后深入到茎突舌骨肌和下颌舌骨肌。它是支配舌部肌肉的运动神经。舌咽神经从颅面延伸到喉上神经。它深入颈外动脉，支配咽部肌肉，控制吞咽功能。

交感神经链位于两侧颈长肌的前方。它们纵向走行，逐渐走行至尾部会聚，而颈长肌向尾部分叉。交感神经链通常不可见，除非特意解剖寻找。

（五）血管

颈前外侧入路相关的血管有颈动脉、颈内静脉、颈外静脉和椎动脉。

颈总动脉和颈内静脉与迷走神经一起在颈动脉鞘内走行。这些结构通常在深入显露时不可直接看见，而是通过触诊、辨别和向外侧牵拉识别。

颈外静脉通常走行于胸锁乳突肌的浅表，但有时在胸锁乳突肌与带状肌之间走行。尽可能避免损伤或结扎该静脉。为了能显露清晰，有时结扎该静脉是不可避免的，但在大多数情况下，可以将其悬吊拉开。

锁骨下动脉两侧分叉出椎动脉。椎动脉通常向上进入 C_6 横突孔，并向颅骨方向走行。它们向上穿过横突孔，从寰椎横突孔穿出，并在寰椎内后方回环，然后连接形成基底动脉。基底动脉进入颅骨，与 Willis 环连通，并为脑干供血。椎动脉走行及分支有很大的变异。它们可以在不同的节段进入或离开颈椎，可以在椎体的内侧（即内侧循环）行进，一侧可以发育不良，这里仅列举其中几种可能出现的变异（图 10-4）。因此，如果在常规 MRI 平扫怀疑或发现异常，术前应使用 MRA 或 CT 血管造影等先进的影像技术来评估椎动脉的走行。

（六）骨

除颈椎椎体外，颈前外侧入路可能会遇到的骨结构是舌骨。舌骨通常在高位颈椎 C_3 水平周围可显露。它通常位于下颌骨下缘。这块马蹄形的骨块通过肌肉、韧带与其他骨头相连，控制舌的运动和吞咽功能。舌骨位于口腔底部，通过舌的肌肉与颅底相连，喉部的带状肌附着在尾侧，而会厌和咽部则附着在后侧。

其他重要的骨结构是胸骨和胸骨柄。胸骨柄上缘限制颈前外侧入路可延伸至远端的距离，通常颈前外侧入路可向远端显露至 T_1，而不需要劈

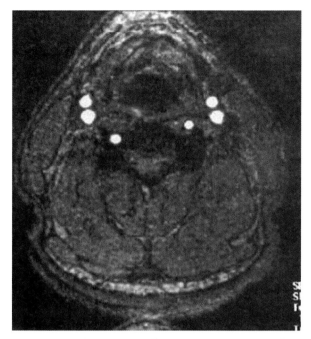

▲ 图 10-4　轴位磁共振图像（MRI）显示了 C_6 横突孔前方的左椎动脉的异常走行

引自 Lehman RA，Riew KD. Anterior cervical approaches. In：Bridwell KH，DeWald RL，eds. The Textbook of Spinal Surgery. Vol. 1. 3rd ed. Philadelphia，PA：Wolters Kluwer Health/Lippincott Williams & Wilkins；2011：118–126.

开胸骨柄。劈开胸骨柄的方法将在本书的另一章中讨论。

三、手术技术

（一）体位摆放

患者仰卧于可透视的平坦手术床上。气管插管固定在将要进行手术的对侧。将软凝胶卷或卷起来的毯子放在患者的肩部下方，使颈椎正常前凸。需要注意的是，定位时不要过伸颈部，在颈椎过伸位融合椎体可能导致术后神经根病，因为颈椎过伸使得椎间孔变小。手术床通常调成有几度的头高足低位，以减少术中静脉出血。

（二）前额胶带固定与牵引

患者前额通常用 2～3 道胶带中立位固定于手术床，防止术中头颈旋转（图 10-5）。有医生喜好将头偏旋至对侧远离手术区域以利于显露，我们发现旋转头部有助于显露上颈椎，如 C_2～C_3。对于退变性病例、伴有小关节损伤的高度不稳定创伤病例、肿瘤及感染病例，我们习惯进行前额胶带固定。

另一个稳定头部的办法就是牵引，用 Gardner-Wells 牵引弓提供 10-15lb 的牵引力持续牵引（图 10-6），特别是对于伴有关节脱位的创伤患者、后凸畸形或需椎体切除椎间融合患者。对于非常不稳定或需多节段椎体切除患者，要小心应用牵引弓，过大的牵引力会造成脊髓损伤。

将患者双肩用胶带固定于手术床尾侧利于下颈椎 C_5～T_1 的 X 线透视（图 10-5B 和 C）。不要过多向尾侧牵拉，否则易引起术后 C_5 神经根麻痹，如果术中需要透视下颈椎，我们可卷个 Kerlix 环套住手腕向尾侧牵拉双臂，以使下颈椎更好的显像。

（三）神经监测

应用经颅刺激运动诱发电位、体感诱发电位和肌电图对所有的颈椎患者进行神经监测。

（四）左-右侧入路

初次手术患者我们通常采用左侧入路，左侧喉返神经解剖轨迹较右侧相对固定。对于翻修病例，我们会请耳鼻咽喉科专家对他们进行术前声带功能评估。如果两侧声带功能均正常，我们采用既往手术的对侧入路来避免瘢痕组织的影响。如果既往手术入路对声带功能有影响，我们采用既往手术的同侧入路，以免损伤对侧声带。若双侧声带都受到损伤，将导致患者不能讲话，甚至需要永久性气管切开。

（五）切口

消毒铺单前先标记手术切口，切口水平可根据侧位片（图 10-7A）或体表标志来确定

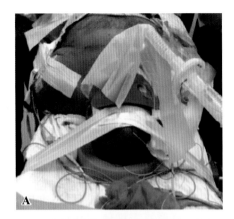

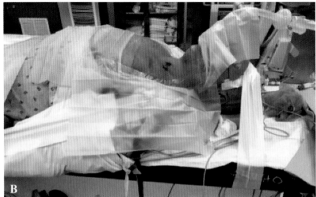

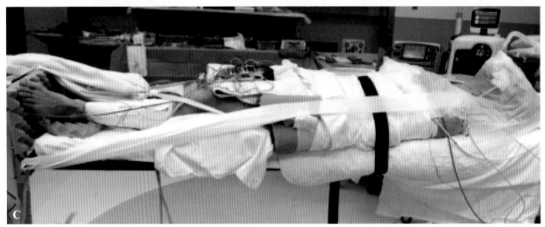

▲ 图 10-5　颈椎前方入路的患者的术前固定

A.将前额用胶带固定于手术床以防止头部旋转，气管插管用胶带固定于手术操作对侧以利于显露；B 和 C.将双肩用胶带固定于床的尾端利于下颈椎 $C_5 \sim T_1$ 的 X 线透视

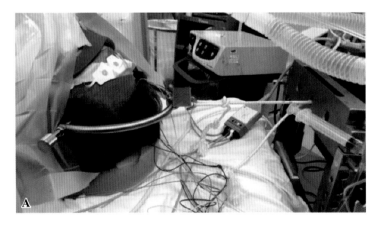

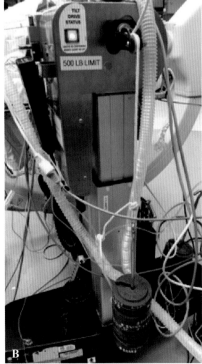

▲ 图 10- 6　颈椎前方入路中牵引稳定头部

A. 用 Gardner-Wells 牵引弓牵引，可提供持续牵引力，并可辅助控制头部旋转；B. 于床头提供 10～15 磅牵引力进行牵引，以提供足够的防旋转稳定

（图 10-1）。我们采用内侧颈正中到外侧胸锁乳突肌内缘的横切口，切口长度依据手术节段数来确定。若需显露更多的头侧节段，切口可向外侧延长；若需显露更多的尾侧节段，切口可向内侧延长。最好将切口置于目标节段尾侧端，自切口向上显露头侧节段更易操作，视野更佳。

较纵切口相比，横切口瘢痕更美观，尽管有人喜好采用沿胸锁乳突肌内缘的纵切口来进行更广泛的剥离和多节段手术，但我们发现采用横切口可进行 7 个节段的显露。

在切皮前，通常在手术前几分钟在手术区域局部注射局麻药和稀释的肾上腺素混合物。

（六）显露浅层

切开皮肤皮下，电刀止血，显露浅筋膜和颈阔肌（图 10-8 A）。沿切口方向横向切开浅筋膜和颈阔肌，可明显减少出血（图 10-8 B）。用电刀、组织剪、手指进行颈阔肌下分离（图 10-9），这

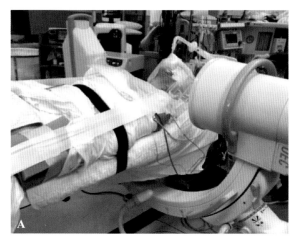
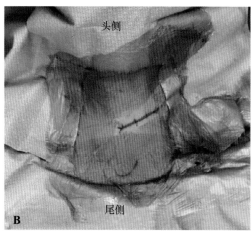

▲ 图 10-7　颈椎前方入路的切口定位和范围

A. 术前侧位 X 线透视标记切口；B. 沿皮纹线或屈曲皮肤折痕所作的横切口的瘢痕更美观，横切口范围是从内侧颈正中到外侧胸锁乳突肌内缘

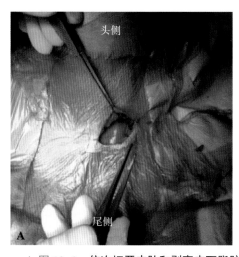
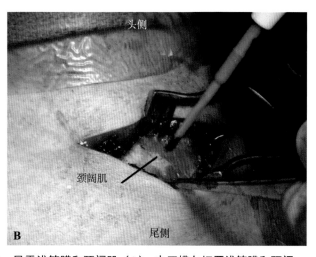

▲ 图 10-8　依次切开皮肤和剥离皮下脂肪，显露浅筋膜和颈阔肌（A），电刀横向切开浅筋膜和颈阔肌以减少出血（B）

引自 Lehman RA，Riew KD. Anterior cervical approaches. In：Bridwell KH，DeWald RL，eds.The Textbook of Spinal Surgery. Vol. 1. 3rd ed. Philadelphia，PA：Wolters Kluwer Health/Lippincott Williams & Wilkins；2011：118-126.

一操作可减少牵张力，特别是在多节段显露中可提供足够的移动性。

（七）显露深层

辨认胸锁乳突肌前内缘与带状肌群间隙，用组织剪沿胸锁乳突肌前内缘纵向切开深筋膜。颈外静脉及其分支位于胸锁乳突肌浅层，我们倾向于向内侧或外侧牵拉保留颈外静脉。小心用组织剪分离表层的带状肌群及胸锁乳突肌与深层的气管前筋膜及颈动脉鞘之间的平面。一旦触及颈动脉搏动、确认颈动脉位置，向外侧牵拉保护颈动脉鞘，然后用手指钝性分离气管前筋膜与颈动脉鞘之间的平面。用直角拉钩小心地将气管、食管拉向内侧，注意不要损伤食管和喉返神经，喉返神经最常位于左侧气管食管沟处。确认椎前筋膜，椎前筋膜下为椎体及椎间盘。

通常在前外侧显露时会遇及血管，结扎或电凝止血。C$_3$～C$_4$ 显露时，在显露水平的上部通常会遇及甲状腺上下动脉。可结扎甲状腺上下动脉，利于显露上颈椎，但要小心结扎甲状腺上动脉，喉上神经通常位于该动脉附近，损伤会造成同侧声带麻痹[4]。在下颈椎，倾斜交叉的肩胛舌骨肌一般位于 C$_6$～C$_7$ 水平，尽量保留该肌肉，若肩胛舌骨肌位于显露的中间位置，用电刀横切，关闭切口时不再对它进行修复（图 10-10）。

仔细解剖气管食管，并将其从椎前筋膜牵拉开，牵拉可显露颈椎前部及颈长肌，用组织剪将椎前筋膜于中线处剪开，然后用镊子 – 剪刀交叉操作进行纵向钝性分离（图 10-11）。用"花生米"钳可方便分离已经打开的椎前筋膜。打开椎前筋膜后，可看到覆盖在颈前部的白色前纵韧带，还可看到位于椎体和椎间盘两侧侧面的颈长肌。交感神经链位于颈长肌表面，常不能观察到，要注意在椎体和椎间盘中线上进行操作避免损伤交感神经链。损伤交感神经链会造成同侧 Horner 综合征，会引起瞳孔缩小、眼睑下垂、面部无汗。

（八）节段定位、颈长肌高度和牵开器位置

完成颈前部显露后，应用 Burlisher 夹夹住椎体或椎间盘，侧位透视来进行定位。先进行准确定位，再进行前纵韧带、椎间盘及椎体的相关操作，以免做错节段。确定好手术节段后，电刀切除前纵韧带，显露椎体和椎间盘，应用"落地式"显微镜进行显微操作。

小心用电刀于椎体上由内向外分离颈长肌直至双侧钩突关节。术前应熟知椎动脉的解剖轨

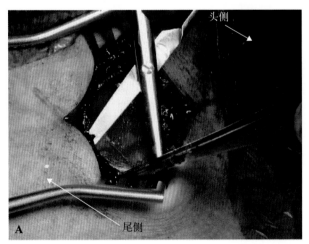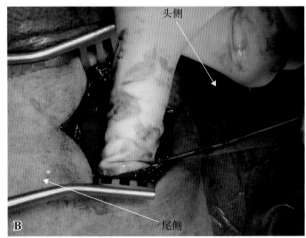

▲ 图 10-9　用电刀、组织剪进行颈阔肌下分离（A），手指辅助进行钝性分离（B）

引自 Lehman RA，Riew KD. Anterior cervical approaches. In：Bridwell KH，DeWald RL，eds. The Textbook of Spinal Surgery. Vol. 1. 3rd ed. Philadelphia，PA：Wolters Kluwer Health/Lippincott Williams & Wilkins；2011：118-126.

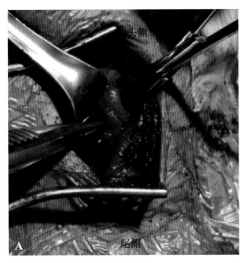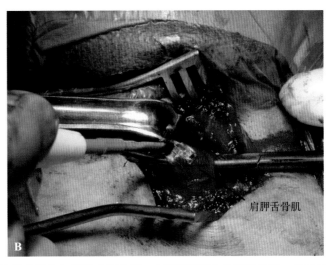

▲ 图 10-10　肩胛舌骨肌位于 C₆～C₇ 水平附近的带状肌和胸锁乳突肌之间，血管钳所指为肩胛舌骨肌，位于其右侧的是胸锁乳突肌（A）。尽量保留肩胛舌骨肌，若无法保留，用电刀横切，关闭切口时不再对其进行修复（B）

引自 Lehman RA，Riew KD. Anterior cervical approaches. In：Bridwell KH，DeWald RL, eds. The Textbook of Spinal Surgery. Vol. 1. 3rd ed. Philadelphia, PA：Wolters Kluwer Health/Lippincott Williams & Wilkins；2011：123. Figure 13-10B.

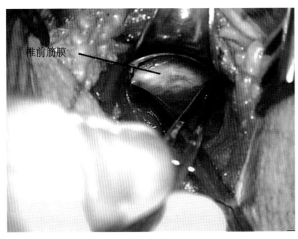

▲ 图 10-11　用镊子 - 剪刀交叉操作，纵向钝性分离并打开椎前筋膜

引自 Lehman RA，Riew KD. Anterior cervical approaches. In：Bridwell KH，DeWald RL, eds. The Textbook of Spinal Surgery. Vol. 1. 3rd ed. Philadelphia, PA：Wolters Kluwer Health/Lippincott Williams & Wilkins；2011：118-126.

迹，畸形椎动脉可能位于横突孔前外侧，在用电刀分离颈长肌时可能会对其造成损伤。对于椎动脉畸形的病例，钝性分离颈长肌可避免造成损伤，适用于 C₇ 及以下椎动脉进入脊柱的情况。椎动脉位于其进入脊柱下方的横突孔前方水平时，容易造成损伤。

自动牵开器（Black Belt、Shadow-Line 等）

可向外侧牵拉颈长肌、颈动脉鞘，向内侧牵拉气管和食管。将第一组自动牵开器横向置于颈长肌下方，以免损伤气管、食管、喉返神经、交感神经及颈动脉鞘。纵向放置另一组自动牵开器，以充分显露。

四、并发症

（一）一般情况

尽管颈椎前路融合术是最常见的脊柱外科手术，其并发症通常少见，一旦发生则后果严重。大多数并发症是由于在颈椎前方入路操作过程中，重要的解剖结构受到损伤造成的（表 10-1）。术前熟悉解剖，以利于为患者提供更好的指导，降低患者手术期望值，解释可能出现的并发症，并采取相关的预防措施，在并发症出现时进行正确的处置。

最近，在门诊进行颈椎前路椎间盘切除融合术已成为一种趋势[5]。与腰椎减压术相比，门诊颈椎前路手术耗时更长，这可能会出现手术医生担心的潜在的术后严重并发症，如术口血肿或气

表 10-1　颈椎前方入路的危险结构

危险结构	不良后果
• 食管	• 穿孔 / 感染 / 吞咽困难 / 纵隔炎
• 交感神经链	• Horner 综合征
• 颈动脉鞘 / 血管	• 血管损伤 / 脑血管意外
• 喉返神经	• 声音嘶哑
• 甲状腺上神经 / 血管	• 声音高调
• 气管	• 气道狭窄
• 椎动脉	• 脑血管意外
• 舌下神经	• 舌偏
• 舌咽神经	• 吞咽困难
• 胸导管	• 乳糜池

引自 Lehman RA, Riew KD. Anterior cervical approaches. In: Bridwell KH, DeWald RL, eds. The Textbook of Spinal Surgery. Vol. 1.3rd ed. Philadelphia, PA: Wolters Kluwer Health/Lippincott Williams& Wilkins; 2011: 118-126.

道阻塞。

在本章的其他部分，我们将回顾颈椎前入路手术的最常见并发症。

（二）吞咽困难

颈椎前路手术最常见的并发症是吞咽困难。最近一项 Meta 分析表明，颈椎前路椎间盘切除融合术后吞咽困难的总发生率为 8.5%[6]，但文献报道吞咽困难发生率为 1%～80%，不同文献中数据相差较大，且大多数是回顾性研究，在诊断时常受回忆偏倚和低敏感性影响。吞咽困难的诊断标准在文献中尚不统一，使得很难确切研究真正的发病率。

大多数吞咽困难的病例症状较轻和持续时间较短，约 70% 的患者在术后 2 个月内康复[7]。颈椎前路术后吞咽困难的病因和危险因素尚有争议，人们对此了解甚少[6, 8]。现已提出一些相关的危险因素，包括颈椎前路手术操作器械、椎前软组织肿胀或血肿、食管牵拉、气管内插管管套气囊压力、手术时间、rhBMP-2 的使用、喉返神经或喉上神经损伤、多节段手术、翻修手术、上颈椎手术及老年等。

已证实可预防吞咽困难并发症的措施包括术前牵引锻炼气管、戒烟、气管内插管管套气囊压

力≤ 20mmHg、避免使用 rhBMP-2、减少手术和牵拉时间、术中局部使用和围术期使用全身性类固醇、低切迹内植入及限制手术节段数量等[8-11]。

（三）发音困难

发音困难是一种不太常见的并发症，可能是因喉返神经和（或）喉上神经损伤所致。

颈部手术喉返神经损伤的发生率为 0.6%～2.9%[12]。喉返神经麻痹可无症状，单侧声带麻痹可表现为声音嘶哑和（或）吞咽困难。有力的证据表明，颈椎前路翻修术是喉返神经损伤并导致发声困难的危险因素。已确定的其他危险因素包括右侧颈椎前入路、手术节段、多节段手术和手术时间，但通常仅有一半的患者需要治疗。治疗的方法包括类固醇、声音疗法、声带注射、营养神经、血管扩张药和神经移植术。大多数患者（约 75%）可完全治愈，而少数患者（15%）只能部分改善[12]。预防措施包括将气管内插管管套气囊压力降低至 < 20mmHg（降低气管和牵开器之间的压力）、左侧入路（喉返神经更长，沿气管食管沟的走行更一致）及术中神经监测[13]。

喉上神经损伤是颈椎前路手术中罕见的并发症，发生率为 0%～1.25%[14]。喉上神经损伤后诊断困难，常需喉镜及喉肌电图检查。喉上神经起源于 C_2 水平的颈动脉鞘，它有 2 个主要分支：内支和外支。内支主要传导喉的感觉和副交感作用，外支为运动神经支配环甲肌，使声带紧张以产生高音。因此，喉上神经外支受到损伤的患者音调会变低，无法尖叫、发高音或吞咽困难。上颈椎显露（C_2～C_4）、长时间牵拉是造成这种损伤的危险因素。治疗措施包括语音疗法（可加强环甲肌肌力）、注射疗法和手术。由于喉上神经损伤发生较少，很难研究其预后，但大多数喉上神经麻痹是短暂的。若手术患者是歌手，应注意喉上神经损伤这种潜在的并发症，因为这可能会改变患者的生活质量。

（四）动脉损伤——椎动脉

椎动脉损伤是颈椎前路手术中一种罕见的、潜在的灾难性医源性并发症，发生率为 0.3%～0.5%[15]。椎动脉损伤会导致严重后果，包括动静脉瘘（AV）形成、假性动脉瘤、迟发性出血、血栓形成、栓塞、脑卒中甚至死亡。主要的危险因素是动脉解剖畸形和动脉夹层。颈椎开路器钻孔（59%）和内植物置入（10%）时最容易发生损伤[15]。

椎动脉受损时，必须及时识别及处理，以防造成严重后果[15]。首先，必须用填塞和止血药局部使用控制出血，一旦出血得到控制，应由血管外科医生修复。可行术后血管介入手术，以防迟发性并发症，例如 AV 瘘形成、假性动脉瘤及出血。如果没有血管外科医生或动脉无法修复，在控制了局部出血的情况下，可考虑关闭术口并进行术后血管造影和血管介入手术。如果填塞无法控制出血，可行血管内栓塞、支架置入、钳夹并结扎。若健侧椎动脉不能提供足够的侧支循环灌注，可能会带来神经系统并发症。术后患者应送至重症监护室进行监护，以防发生迟发性出血和（或）神经功能损伤。

为了预防椎动脉损伤，了解椎动脉解剖结构，仔细阅读术前影像至关重要[16]。约有 5% 的椎动脉解剖异常[17]，1% 的患者有椎动脉内侧循环，这增加了椎动脉损伤的风险[18]。普通 CT 可能会无法发现内侧循环，特别是如果内侧循环不涉及椎体的话。如怀疑椎动脉解剖异常，应行颈椎的 CT 血管造影或 MRA。

（五）气道阻塞

气道阻塞是颈椎前路手术后可能发生的另一种罕见灾难性并发症，发病机制仍不清楚，但局部水肿和血肿均可致其发生，气道阻塞发生率在 1%～2%。大多数患有气道阻塞的患者（85%）在术后 48h 内发生[19]，但有些患者可能会延迟至一周或更长时间发生。气道阻塞危险因素包括年龄、吸烟、肥胖、手术时间、手术节段和节段数量[19]。

发生气道阻塞时，需要紧急行气管内插管以保护气道，可以考虑全身应用类固醇。为确保气道通畅，有时需行紧急环甲膜切开术，此时需重新打开切口，直至确定气管中线、环状软骨和甲状软骨。止血钳钝性分离气管前筋膜，显露环甲膜，用止血钳在中线处刺穿环甲膜，扩大开口，以便进行气管插管。

（六）食管损伤

食管损伤是另一种罕见严重的医源性并发症。文献报道发病率在 0.02%～1.6%[20]。食管穿孔可导致瘘管形成、脓肿、椎间盘炎、纵隔炎、败血症，甚至死亡。食管穿孔的死亡率很高，即使于 24h 内发现，死亡率仍高达 20%，若延迟诊断，则高达 50%。牵开器、磨钻、手术刀、电刀，以及器械突出或松动会造成食管医源性损伤。

食管损伤的诊断和发现较为困难，可于术中发现，也可在术后数周或数月后发现。食管损伤可在一段时间内无症状，其典型表现为呕吐、胸痛、皮下气肿，又称 Mackler 三联征。其他症状包括发热、吞咽困难、咽痛、颈部胀痛。要及时诊治食管损伤，否则会导致致命后果。

如果怀疑术中食管撕裂可能，应请耳鼻咽喉科（ENT）医生会诊。可用亚甲蓝定位受伤部位。如果怀疑术后食管撕裂，可行钡餐食管造影、食管镜检查或 MRI、CT 进行诊断。一旦确诊，立即冲洗和清创，并进行颈部探查、食管修复，应用广谱抗生素，有时需行食管分流（放置 PEG 管），尤其是在反复食管漏的翻修术病例中。

（七）胸导管损伤——乳糜胸

胸导管损伤是一种非常罕见的医源性并发

症，通常与颈椎左侧入路有关[21]，但有报道称颈椎右侧入路与其发生也相关。乳糜渗漏不易发现，因而难以治疗。为使伤口部位自发愈合，需低脂饮食甚至完全肠外营养。若无法自发愈合，可行手术修复。

（八）交感神经链损伤

交感神经链的损伤会导致同侧瞳孔缩小、眼睑下垂、面部无汗，即 Horner 综合征，这是一种罕见的医源性并发症，发生率为 0.1%～0.3%[22]，交感神经链在颈长肌的浅表面纵向延伸，位于下颈椎内侧，故下颈椎手术容易损伤。

大多数 Horner 综合征患者无严重的功能障碍，但影响外观。大约 40% 的患者可完全康复，20% 的患者可部分康复，20% 的患者可出现永久缺陷[22]。以下是预防交感神经链损伤的技术要点：沿中线切开，小心牵开颈长肌（避免切断颈长肌），将牵开器置于颈长肌下方，长时间手术时定时松开牵开器。

（九）血肿

术后咽后血肿是一种罕见的并发症，需快速诊治以防灾难性气道损害，其发生率约为 0.7%[23]。大多数术后血肿（65%）在 24h 内出现，余下约 1/3 血肿（35%）平均在术后第 6 天左右出现[23]。一旦确诊，应保护气道并紧急清除血肿。

已确定的咽后血肿的危险因素包括弥漫性特发性骨质增生（DISH）、后纵韧带骨化症（OPLL）、肝素、手术时间、手术节段数量。使用引流管并不能完全预防术后血肿，约 1/4 的血肿患者在血肿清除时发现血管损伤[23]，成功清除血肿后，远期疗效不受影响。

（十）感染

颈椎前路手术后发生感染极为罕见，发生率为 0.05%～1.0%[24, 25]。感染的危险因素包括手术时间、肥胖、糖尿病、既往感染史和颈椎后路手术[26]。术前 3 个月内硬膜外注射类固醇会增加术后感染的风险[27]。发生感染时，应通过外科冲洗和清创积极治疗。

（十一）其他神经损伤——C_5 神经根麻痹

神经损伤，特别是 C_5 神经根麻痹，较吞咽困难以外的大多数其他并发症更为常见，发生率约为 7%～8%[28]。通常是单侧，发病原理尚不清楚，大多数学者认为与脊髓后移有关。已确定的风险因素包括 OPLL、脊髓畸形、C_4～C_5 椎间孔狭窄、年龄、减压节段、脊髓软化病，一旦发生可应用类固醇或功能锻炼进行治疗。95% 的 3 级或更高级别的运动功能障碍患者可完全康复，而 2 级或更低级别的运动功能障碍患者只有 70% 可完全康复。

五、结论

颈椎前外侧入路通常用于治疗多种颈椎病变，包括退行性、外伤性、肿瘤、畸形和感染。颈椎前路手术的并发症发生率相对较低，掌握颈前部的解剖结构并使用安全的技术可避免潜在的医源性并发症。

颈椎后路手术
Surgical Approach to the Posterior Cervical Spine

Paul A. Anderson   Andrew J. Pugely   著

周非非   译

第 11 章

一、概述

颈椎后路手术适用范围广，可根据需要向头侧和尾侧延伸。颈后路手术临床解剖学简单、易操作，如果准确规范操作，可做到术中出血极少。但是，由于颈后路手术破坏了项韧带和关节突关节囊，术后可继发后凸畸形和椎旁肌挛缩，从而导致难治性的术后慢性颈部疼痛。因此，术者应充分了解颈后路显露及关闭切口涉及的临床解剖学上的细微之处。此外，切口相关并发症，如手术区域感染（SSI）在颈后路的发生率高于脊柱其他部位，故精细的术中操作是取得满意疗效的关键。

本章旨在通过对临床解剖学的回顾，强调颈后路术中对重要的骨与肌肉韧带复合体保护与重建的重要性。显露部分本章节会分为上、下颈椎两部分，并着重对重建椎旁肌和重要韧带结构进行详细介绍以避免相应术后并发症。

二、颈椎后路手术指征

颈后路手术应用范围很广，可以完成减压、稳定、融合及矫形等多种目的。与颈前路手术相比，颈后路手术的优势在于可根据需要向头、尾侧延伸至颅颈交界区和颈胸交界区。同时，很多颈后路手术还属于运动保留技术，例如椎板成形术。但是，其劣势在于术后轴性疼痛和继发后凸畸形，以及切口感染发生率均高于前路手术。

三、手术解剖学

（一）骨结构解剖

1. 枕骨

枕骨是颈后路手术显露及安全置钉非常重要的解剖标志。枕外隆突是一个在枕骨大孔上方 3～5cm 的中线上骨性隆起结构，项韧带附着于此（图 11-1A）。自此向外延伸形成的增厚的骨性结构称为上项线。自枕外隆突至枕骨大孔的骨性隆起称作中项线。术中可使用磨钻在中项线两端斜行钻孔，并使用刮匙在骨脊下潜行构成通道，其中穿过线缆构成一个锚定点[1]。枕外隆突与枕骨大孔中点向外延伸成下项线。

自内面观，枕骨由十字形隆起交叉分为 4 个陷凹或窝（图 11-1）。十字形隆起骨脊的交叉点为枕内隆凸（图 11-1）。枕内隆凸在枕外隆突的深面。向外侧延伸的骨脊构成横窦，向头端延伸的骨脊构成上矢状窦。靠下方的枕骨内板为三角形增厚的骨结构，延伸至枕骨大孔，构成枕窦。枕骨在枕内隆凸处最厚，可达 17mm，越靠近枕

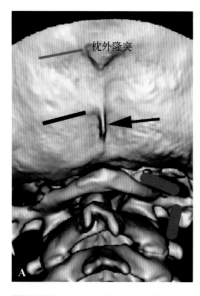

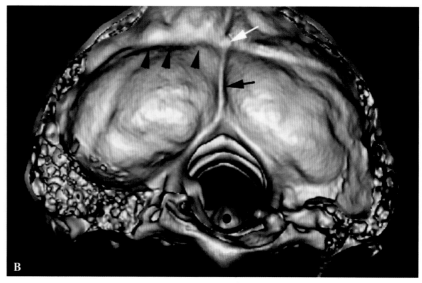

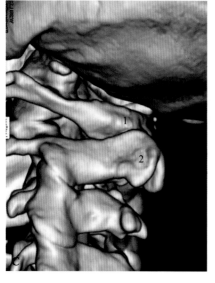

▲ 图 11-1 上颈椎解剖

A. 上颈椎解剖外面观。枕外隆突是最头端可供置钉的解剖部位。灰线为上项线，黑线为下项线。箭所标记的增厚部分为中项线。椎动脉在 C_1 和 C_2 走行以红色标记。B. 枕骨解剖内面观。下方枕骨大孔内偏前部所标记的为齿突尖（黑点）。十字隆起交叉如白箭所示。向外延伸（箭头所示）的骨脊内为矢状窦。靠下方的枕骨内板为三角形增厚的骨结构，延伸至枕骨大孔，常于此置入枕骨螺钉。单独黑箭标出的是下项线。C. 上颈椎侧面观。C_2 棘突较长，显露时常可触及。C_1 后弓在枕骨和 C_2 棘突之间，位置较低

骨大孔越薄[2]。自中线向外，枕骨厚度很快变薄。因此枕骨螺钉应靠近中线且低于枕外隆突，这样钉道足够长并且有足够的强度。在枕外隆突上方进钉可能进入横窦，会引起出血导致血肿形成。

2. 下颈椎

C_7 和 T_1 棘突较长，尾端有项韧带附着（图 11-2A）。棘突的侧方向前与椎板相延续，并继续向外与侧块和关节突关节相连接（图 11-2B）。关节突关节表面覆盖关节囊，在显露时容易损伤。C_6 棘突比 C_7 棘突略短，尾端不一定分叉。第一个确定分叉的棘突是 C_5，呈鞍形覆盖于 C_6 棘突之上。这种情况在 C_3 和 C_4 棘突也是如此。

下颈椎的椎板常呈叠瓦状，颈部处于中立或过伸时，棘间的距离可能会非常小。但是，在颈椎后凸畸形时，由于椎板间距离变大，显露时电刀可能会灼烧损伤硬膜或造成神经损伤。为避免这类并发症，显露时务必在骨结构上操作。笔者推荐先显露尾侧的棘突，再逐步显露头侧的棘突。

行椎板成形术和螺钉置入时很重要的一个解剖标志是椎板关节突移行处（图 11-2B）。从后面看，侧块近正方形，内界为椎板，外界为侧块边缘，头尾端为上、下关节突[3]。椎动脉位于侧块内界向前的投影上，因此侧块螺钉进钉点应远离内界，方向朝外[3]。

椎弓根螺钉置钉要求较高，需要对解剖结构非常熟悉，尤其是椎动脉的解剖。C_2～C_6椎弓根小且短，呈漏斗形的管状结构。椎弓根外侧为横突孔和椎动脉，头侧为发出的神经根，内侧是硬膜和脊髓（图 11-2C）。椎弓根内倾角可达 46°：C_3角度最大，角度逐渐向尾侧减小，C_7角度约为 35°[4]。在矢状面上，C_2～C_3略头倾，C_4～C_5较平，C_6～C_7略尾倾。从后方只有切除部分椎板，否则无法直视椎弓根。但是，一些骨性解剖标志有助于确定椎弓根螺钉的进钉点。在侧块的外缘常有一陷凹，可以作为确定椎弓根头 - 尾端位置的参考标志[5, 6]。在C_3～C_5，椎弓根螺钉的进钉点位于这个陷凹内侧 2mm 处。在C_7，进钉点则位于陷凹内侧 5mm 处。由于个体解剖变异较大，因此术前应仔细分析患者的影像学资料。

3. 寰枢椎

C_2棘突较长且分叉，后路显露过程中容易辨认（图 11-1A）。自棘突尾端，C_2椎板逐渐向外、向上延伸。一般情况下，C_2椎板都会覆盖

C_3椎板的头侧部分。C_2椎板头侧是菲薄的寰枢间膜，术中很容易损伤。C_2椎板较宽，可使用骨膜剥离子钝性分离显露。C_2椎板的侧下方延续为C_2～C_3关节突关节。在C_2～C_3关节突关节面头侧 3～4mm 处是C_1～C_2关节突螺钉的进钉点。C_2下关节突深面为椎动脉。沿着C_2椎板上缘向外，在硬膜外侧可探及C_2椎弓根。这可作为C_2椎弓根螺钉置钉的重要参考标志。C_2椎弓根方向朝上、内。沿着椎弓根上缘分离可到达C_1～C_2侧块关节。此处有C_2背根神经节及硬膜外静脉丛。置入C_1侧块螺钉或牵开C_1～C_2侧块关节时常需牺牲掉C_2神经根。切断C_2神经根有一定的争议，因其可能会造成头皮麻木，但是否具有临床意义仍有不同意见。C_2外缘的正前方为椎动脉。

寰椎后弓头尾端方向上非常窄，位置深。C_1后弓常比C_2棘突尾端低 1～2cm，因此有时候非常难以显露，需要同时显露部分枕骨。C_1后弓中部有一骨性结节，一些短旋转肌发自与此。显露时应锐性分离。椎动脉位于寰椎后弓上缘向外约

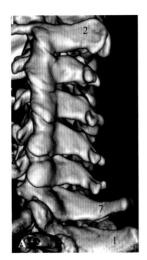 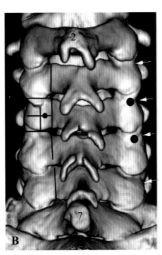 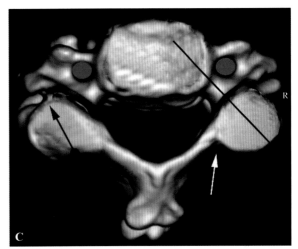

▲ 图 11-2 下颈椎解剖

A. 下颈椎 3D 重建侧面观。C_2、C_7和T_1的棘突最长。B. 下颈椎 3D 重建后面观。C_2～C_5及部分C_6棘突部分叉，呈"鞍形"覆盖于下位棘突上。"关节突 - 椎板移行处"（黑线）是椎板成形术门轴及开门的标志，也有助于侧块螺钉置钉时作为重要的解剖学参考。侧块的边界在图中标出（C_4方框）。侧块螺钉进钉点位于侧块中点偏内 1～2mm 处（小黑点）。进钉方向尽可能与侧块关节面平行，水平面上朝外偏 15°～20° 以防止损伤椎动脉。在关节面下方、侧块外缘常有一向内的凹陷（白箭），在中颈段椎弓根螺钉置钉时用来判断椎弓根的上下边界。C_3～C_6椎弓根螺钉进钉点位于侧块外缘凹陷偏内 2mm 处（大黑点），C_7椎弓根螺钉进钉点则位于侧块外缘凹陷偏内 5mm 处。C. 3D 重建C_4轴面观。白箭所示为椎板与关节突移行处。侧块螺钉进钉点位于侧块中点偏内 2mm 处（黑点），进钉方向向外（黑箭），防止损伤椎动脉（两侧红点）。黑线所示为颈椎椎弓根螺钉方向，钉尾尽可能内倾，避开椎动脉

1.5cm 处。此处常有一个切迹。寰枢椎解剖的骨性变异很多（如寰椎沟桥），常与血管变异共存，手术中需特别重视。CT 血管成像在存在骨性解剖结构异常和创伤病例时是必需的检查 [7, 8]。距中线向外 2cm，C_1 后弓下方和 C_2 椎弓根上方是 C_1 侧块。术中可探及 C_1 侧块，其中点即 C_1 侧块螺钉的进钉点。

（二）肌肉组织

颈后椎旁肌连接棘突和椎板并延续至关节突关节囊的一组复杂交错的肌群。背侧浅层肌群长直，深层肌群较短，斜行走行（图 11-3A）。颈后肌群分为深浅两层。浅层为斜方肌，发自枕骨，至颈椎和上胸椎的棘突，而后附着于肩胛冈（图 11-3B）。深层肌群组成较复杂，难以用单一肌肉及筋膜组织命名。深部肌群的浅层绝大部分为头夹肌，起自下位颈椎和上胸椎的棘突，并在枕骨外侧插入（图 11-3B）。颈夹肌同样源自胸椎棘突，止于 $C_1 \sim C_3$ 的横突。侧方的颈最长肌起自上胸椎的横突，止于 $C_2 \sim C_6$ 横突上方（图 11-3D）。颈髂肋肌起自上胸椎胸肋关节内缘，止于 $C_2 \sim C_6$ 侧块外缘。深部肌群深层由 3 组肌肉组成。浅面自外向内分别为头半棘肌和颈半棘肌（图 11-3E）。头半棘肌起自上胸椎和 C_7 横突，形成一宽大肌束向上止于枕骨的上、下项线。颈半棘肌起自上胸椎横突，止于 $C_2 \sim C_5$ 棘突。在浅面的两组肌肉深面、外侧为胸半棘肌，起自下胸椎横突，止于 $T_1 \sim T_4$ 和 $C_6 \sim C_7$ 的棘突。最深层的深部肌肉是多裂肌（短、长回旋肌），呈短三角形，起自横突和侧块外缘，上行 1～2 个节段止于棘突夹分叉处（图 11-3F）。

枕骨下肌群由两侧共 4 块结构独特的肌肉组成：2 块直肌和 2 块斜肌（图 11-3G）。头后大直肌自枢椎棘突至枕骨下项线外侧部。头后小直肌起自寰椎后结节，止于枕骨下项线内侧部。头下斜肌起自枢椎棘突，止于寰椎横突。头上斜肌起

自枢椎横突，止于枕骨外侧部。

（三）肌肉神经支配

颈椎后方肌肉由脊神经背支支配。脊神经背支自 C_2 以下各神经根发出，向后外走行，沿关节突关节，走行在横突下方（图 11-4）。在这里脊神经背支进而分为内侧支和外侧支。内侧支分节段支配绝大部分颈后路显露时涉及的椎旁肌。内侧支还支配相邻节段小关节关节囊。C_1 神经根在寰枕关节内侧发出，位于椎动脉下方、C_1 后弓上方。$C_1 \sim C_2$ 关节突关节正后方是 C_2 神经节，正好位于 C_1 侧块螺钉的置钉范围之内。C_2 神经根分为较粗大的背侧支和较细小的腹侧支。腹侧支进一步分为内侧支和外侧支。内侧支转向头侧组成枕大神经走行于头半棘肌和斜方肌之间。其进一步向上走行于枕外隆突外侧。C_1 和 C_2 神经根背侧支支配四块枕下肌。

（四）项韧带

项韧带是维持头部直立姿势很重要的解剖结构 [9]。项韧带呈扇形，由两部分组成（图 11-5）。浅层增厚的线索样组织发自枕外隆突，分别止于 C_7、T_1 和 C_2。深层分层状纤维组织起自浅层的线索结构，止于 $C_2 \sim C_6$ 的棘突。其他在颈后路手术中有重要意义的韧带结构还有棘上韧带（连接各棘突尖部）、棘间韧带和关节突关节囊。此外，椎板间还有黄韧带，起到保护脊髓和硬膜的作用。在枕骨和 C_1 及 C_1 和 C_2 之间没有黄韧带连接，只有一层菲薄的膜状结构，在显露时要加以注意，避免损伤。

（五）血管

椎动脉是颈椎后路手术非常重要的解剖结构（图 11-6A 和 B）椎动脉的行径可以分为四段：第一段椎动脉在颈部发自锁骨下动脉，上行于前斜角肌和颈长肌之间。第二段位于颈椎椎体

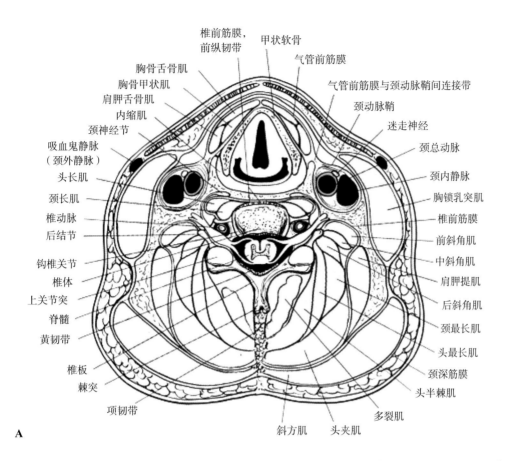

胸骨舌骨肌
胸骨甲状肌
肩胛舌骨肌
内缩肌
颈神经节
吸血鬼静脉
（颈外静脉）
头长肌
颈长肌
椎动脉
后结节
钩椎关节
椎体
上关节突
脊髓
黄韧带
椎板
棘突
项韧带

椎前筋膜，
前纵韧带
甲状软骨
气管前筋膜
气管前筋膜与颈动脉鞘间连接带
颈动脉鞘
迷走神经
颈总动脉
颈内静脉
胸锁乳突肌
椎前筋膜
前斜角肌
中斜角肌
肩胛提肌
后斜角肌
颈最长肌
头最长肌
颈深筋膜
头半棘肌
多裂肌
头夹肌
斜方肌

A

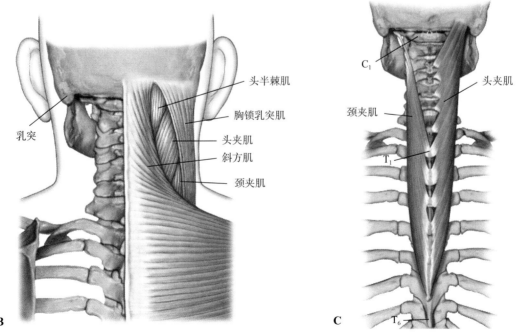

头半棘肌
胸锁乳突肌
头夹肌
斜方肌
颈夹肌

乳突

B

C_1
头夹肌
颈夹肌
T_1
T_6

C

▲ 图 11-3　颈后路解剖

A. 颈椎中段横断面示复杂的颈后部肌肉组织（经许可转载，引自 Clark CR, ed. The Cervical Spine. 4th ed. Philadelphia, PA：Lippincott Williams & Wilkins；2005：23. Figure 1.21.）；B. 斜方肌形成颈后最浅层肌肉。斜方肌的深处是中层肌群，包括头夹肌、颈夹肌及外侧的胸锁乳突肌（经许可转载，引自 Clark CR, ed. The Cervical Spine. 4th ed. Philadelphia, PA：Lippincott Williams & Wilkins；2005：26. Figure 1.24.）；C. 颈后深部肌群的浅层包括头夹肌和颈夹肌

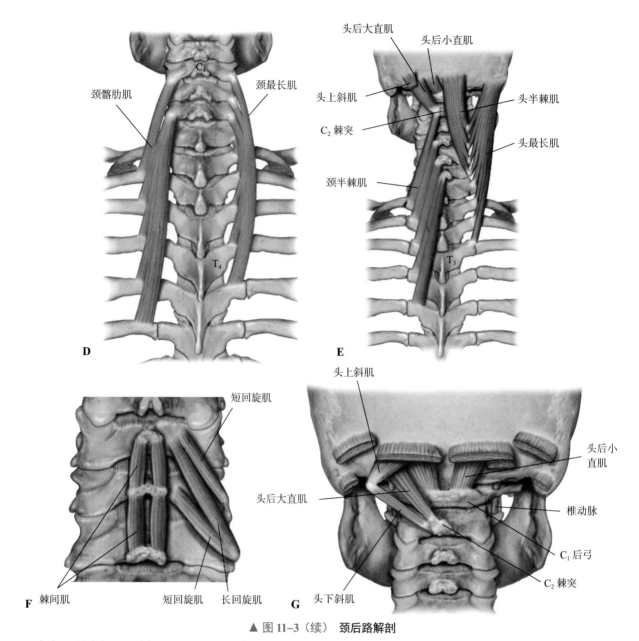

▲ 图 11-3（续）　颈后路解剖

D. 侧方肌群包括深层肌群浅层的颈最长肌和颈髂肋肌（经许可转载，引自 Clark CR, ed. The Cervical Spine. 4th ed. Philadelphia, PA：Lippincott Williams & Wilkins；2005：27. Figure 1.26.）；E. 颈部肌群深层（经许可转载，引自 Clark CR, ed. The Cervical Spine. 4th ed. Philadelphia, PA: Lippincott Williams & Wilkins；2005：28. Figure 1.27.）；F. 短和长回旋和多裂肌为颈后路肌肉的最深层（经许可转载，引自 Clark CR, ed. The Cervical Spine. 4th ed. Philadelphia, PA：Lippincott Williams & Wilkins；2005：29. Figure 1.28A.）；G. 枕骨下肌群（经许可转载，引自 Clark CR, ed. The Cervical Spine. 4th ed. Philadelphia, PA：Lippincott Williams & Wilkins；2005：29. Figure 1.29.）

部分，椎动脉一般在 C_6 进入横突孔，并上行至 C_2（图 11-6A）。在横突孔内，椎动脉位置相对靠前。第三段椎动脉经枢椎和寰椎横突孔后，在寰椎后弓转向内侧（图 11-6B）。第四段椎动脉转向腹侧，进入椎管，在中线汇入基底动脉。椎动脉行径上有很多解剖学变异，颈椎手术显露、置入内固定前应予以确认。

四、手术操作

（一）麻醉

对于存在颈椎管狭窄、颈椎畸形或不稳定的患者，要注意可能发生困难插管。术前手术医生应该与麻醉医生对患者的颈部活动和能够耐受的

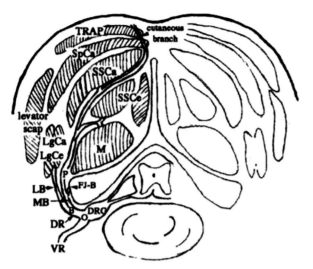

▲ 图 11-4　颈椎横断面的颈后部肌肉的神经支配

DRG. 背根神经节；SSCa. 头半棘肌；SSCe. 颈半棘肌；M. 多裂肌；LgCa. 头最长肌；LgCe. 颈最长肌；VR. 腹侧支；DR. 背侧支；LB. 外侧支；FJ-B. 关节突关节支；O. 背侧支起始部；B. 背侧支分为内、外侧支的分叉点；P. 内侧支到达多裂肌外侧止点；MB. 内侧支；TRAP. 斜方肌；Cutaneous branch. 皮支；SpCa. 头夹肌；levator scap. 肩胛提肌［经许可转载，引自 Zhang J, Tsuzuki N, Hirabayashi S, Saiki K, Fujita K. Surgical anatomy of the nerves and muscles in the posterior cervical spine: a guide for avoiding inadvertent nerve injuries during the posterior approach. Spine（Phila Pa 1976）2003；28（13）：1379–1384.］

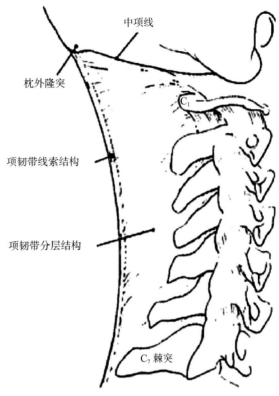

▲ 图 11-5　项韧带解剖图

经许可转载，引自 Fielding JW, Burnstein AH, Frankel VH. The nuchal ligament. Spine 1976; 1（1）: 3-14.

极限程度进行讨论并达成共识。颈椎管狭窄的患者尤其应避免在插管时过伸颈部。对有不稳定和严重畸形的患者在插管时需要准备纤维支气管镜等特殊器械。对颈椎创伤的患者，笔者的经验是在插管时维持颅骨牵引或颈托制动，或由医生用手维持患者头部稳定。电生理监测是否必需仍有争议。一般来说，畸形矫形手术、半脱位复位或严重压迫进行减压等操作时建议使用。

（二）体位

颈后路手术的俯卧位体位摆放时，如果位置不佳或不稳定，有损伤脊髓的风险。以下介绍一些体位摆放时能够保证头部稳定的方法。最简单的一种是将患者沿长轴翻滚至 Jackson 手术床，胸部垫胸枕，髂棘软垫保护或使用四柱式棉垫保护，头部使用 3 枚头钉的 Mayfield 头架固定。第二种方法是使用 Gardner-Wells 牵引

弓固定头部并维持牵引，患者放置在一个特殊的翻转装置上，沿身体长轴翻身至俯卧位（图 11-7）。这种方法能够一直保持牵引状态，对那些已经为复位而行颅骨牵引或颈椎稳定性差的患者来说更加安全。第三种方法是四柱式或 Wilson 架和 Mayfield 头架与常规手术床搭配使用，尤其适用于颈椎重度后凸畸形或颌胸畸形。

患者体位摆好以后，颈椎的序列可进行调整并通过透视确认。患者手臂可以使用胶带向尾端固定于身体两侧，上胸段背侧的皮肤褶皱也可以使用胶带拉开，更有利于术中清晰透视。

（三）皮肤准备

切皮前应静脉输入预防使用的抗生素。若拟行枕颈融合术，备皮应至枕外隆突。皮肤使用氯己定乙醇溶液清洁。

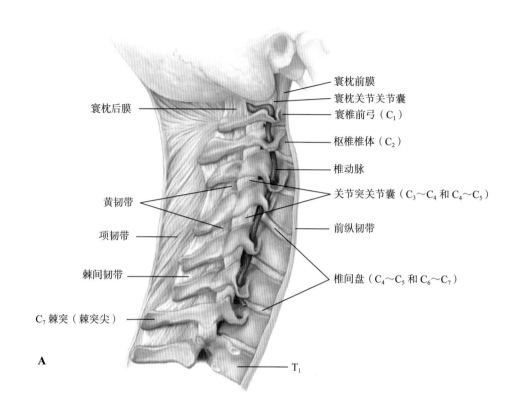

寰枕前膜
寰枕关节关节囊
寰椎前弓（C₁）
枢椎椎体（C₂）
椎动脉
关节突关节囊（C₃～C₄ 和 C₄～C₅）
前纵韧带
椎间盘（C₄～C₅ 和 C₆～C₇）

寰枕后膜
黄韧带
项韧带
棘间韧带
C₇ 棘突（棘突尖）

A

T₁

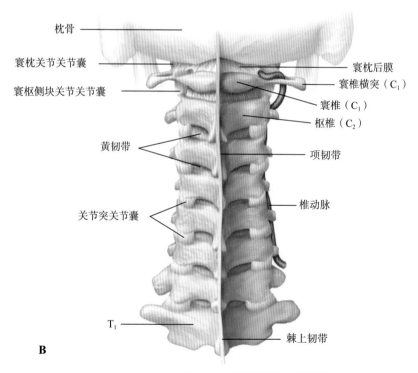

枕骨
寰枕关节关节囊
寰枢侧块关节关节囊
黄韧带
关节突关节囊

寰枕后膜
寰椎横突（C₁）
寰椎（C₁）
枢椎（C₂）
项韧带
椎动脉

T₁
棘上韧带

B

▲ 图 11-6　颈后路椎动脉解剖

A. 椎动脉自 C₆ 经各横突孔上升至 C₂，继而向外经 C1 横突孔转向内侧，位于 C₁ 后弓上方。距中线约 1.5mm 处椎动脉向内经硬膜外间隙继续向上进入枕骨大孔（经许可转载，引自 Pansky B，Gest TR. Lippincott s Concise Illustrated Anatomy：Head & Neck. Vol. 3. Philadelphia，PA：Wolters Kluwer Health/Lippincott Williams & Wilkins；2013：57. Figure 1.9H. ）；B. 椎动脉在 C₁～C₂ 的走行。椎动脉自 C₂ 向外经 C₁ 横突孔并转向内侧，位于 C₁ 后弓上方。距中线约 1.5mm 处的椎动脉向内经硬膜外间隙继续向上进入枕骨大孔（经许可转载，引自 Pansky B，Gest TR. Lippincott s Concise Illustrated Anatomy：Head & Neck. Vol. 3. Philadelphia，PA：Wolters Kluwer Health/Lippincott Williams & Wilkins；2013：57. Figure 1.9I. ）

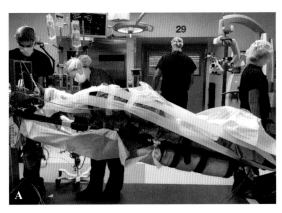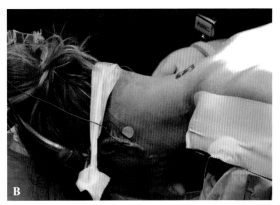

▲ 图 11-7 颈椎后路体位（A），使用 Gardener-Wells 牵引弓维持颈椎稳定。患者已经被翻转成俯卧位于 Jackson 手术床上，手臂用胶带向尾端牵拉固定，有助于显露及术中透视。近景特写显示 Gardener-Wells 牵引弓将颈部固定于轻度屈曲位（B）

（四）皮肤切口及显露

切皮前在体表触摸确认标志性棘突，在 C_6 和 C_7 的棘突处有明显的升高，C_7 的棘突最长，易于在体表触及。一般最尾端的棘突标志是 T_1 棘突，C_2 棘突往往在枕骨尾侧可于体表触及。通过颈椎侧位 X 线片及 CT 横断面可以帮助判断棘突的高度和棘突尾端的分叉情况，给手术医生体表定位时提供参考。

（五）下颈椎显露

正中切口切开皮肤及皮下组织。中线无血管，应始终保持沿中线显露。如果显露时发现进入肌肉，那么一定是偏离了中线，需要重新找到中线后再继续操作。显露范围依据手术节段而定。骨膜下剥离椎旁肌，保留项韧带和棘上韧带。笔者先找到棘突尖部，沿其外缘切开深筋膜，再将电刀尖朝内，与 Cobb 骨膜剥离子配合使用，显露出棘突、椎板和侧块。如无特殊需要，应保护关节突关节囊，避免使用电刀灼烧。尽可能保护肌肉韧带复合体，仅显露出手术所涉及的节段。显露完成后，使用深部撑开器牵开椎旁肌。

（六）C_1～C_2 显露

显露 C_1～C_2 区域时，先显露出 C_2 棘突尖

部。然后用电刀骨膜下剥离，方向先朝内下至椎板，再向外、并略偏头侧显露。显露出 C_2 椎板后，用 Cobb 骨膜剥离子向外剥开椎旁肌。由于 C_1～C_2 椎板间没有黄韧带，因此显露时应小心操作，否则易发生医源性硬膜损伤。沿 C_2 棘突向头侧可扪及 C_1 后弓。在 C_1 后弓中部常有一骨性隆起，电刀显露后弓时可作为标志。越靠近外侧显露时，建议使用 Cobb 骨膜剥离子，这样可以避免 C_1～C_2 间硬膜外静脉丛出血。椎动脉常位于 C_1 后弓上缘距中线约 1.5cm 处，因此在 C_1 显露时，沿下缘显露更为安全，上缘显露时务必小心，避免医源性椎动脉损伤。C_1 后弓常低于 C_2 棘突尖 1～2cm，故有时显露 C_1 后弓前需要先显露部分枕骨。所有的显露应在无血管区内操作，最大限度减少出血。C_1～C_2 外侧有密集的硬膜外静脉丛，C_2 背根神经节位于 C_1～C_2 侧块关节的内侧。显露时应避免对这些血管的损伤，笔者建议使用 Cobb 骨膜剥离子钝性剥离，不推荐使用电刀，因为电刀可能会损伤上述静脉而发生较难处理的出血。此处一旦出血，双极电凝止血效果差，应使用液态明胶海绵及其他止血材料局部压迫止血。

（七）颅颈交界区显露

枕骨的显露比较简单，自枕外隆突至 C_2 沿

中线切开皮肤。颅颈交界区显露的顺序应先显露 C_2，再沿枕骨至枕骨大孔，最后显露寰椎后弓。枕骨可以用电刀从枕外隆突向枕骨大孔显露，两侧的范围自中线两侧向外 2~3cm。最后，小心显露寰椎后弓，防止损伤椎动脉。

（八）切口关闭

笔者常在伤口内使用万古霉素粉以降低感染的风险。将韧带重建于残留的棘突上有助于避免术后后凸畸形和慢性疼痛的发生。笔者建议使用 1 号可吸收缝线间断缝合。C_7 和 T_1 棘突附着的项韧带重建非常重要。避免缝合时绞合过多的肌肉，以防止肌肉坏死的发生。深筋膜缝合后，皮下组织使用可吸收线间断缝合。对于缝合皮肤，笔者推荐使用皮肤钉。靠近背部的皮肤因张力高而变厚，缝合时需要更加致密以防止伤口裂开。也可以使用尼龙缝线间断缝合并配合皮肤凝胶（如 Dermabond 和 Prineo）。如果术中出血较多或有硬膜撕裂，应常规放置伤口引流管。

五、并发症

（一）手术区域感染

手术区域感染（SSI）是颈椎后路手术常见的并发症，发生率 1.5%~10%。Nassr 基于美国外科医师学会数据库资料的研究结果显示 SSI 发生率为 10%[10]。研究显示，创伤、高龄、BMI > 35、长期使用激素以及手术时间超过 3h 都是 SSI 的危险因素[11]。各类尝试降低感染发生率的措施也被证明有效。多项措施并重，包括术前血糖控制、预防应用抗生素、术前金黄色葡萄球菌的监控及根除等系列措施。最近对术中切口内使用万古霉素粉的研究显示可将 SSI 发生率减少 80%~100%，但是也有研究结果显示是否局部使用万古霉素并无差异[12, 13]。

（二）椎动脉损伤

椎动脉损伤常发生于颈椎后路融合手术置入螺钉的过程中；但是，先天发育畸形和创伤性因素使得在手术显露过程中就会有椎动脉损伤的风险。Hong 和 Yamazaki 将显露时发生椎动脉损伤的畸形分为三种类型[7, 8]：第一种类型是椎动脉不走行于 C_1 后弓的椎动脉沟内，而是在 C_1 和 C_2 之间穿行于硬膜外间隙；第二种类型是椎动脉在 C_2 分为两支，一支常规向上走行至 C_1 后入颅，另一支则走行于 C_1 和 C_2 之间；第三种类型是椎动脉进入颅内后，形成椎基底动脉环后分出的小脑后下动脉发出了独立的内侧支。O'Donnell[14] 通过对北美 975 例患者颈椎 CT 血管成像的研究发现，其中只有 6 例存在上述先天畸形，第一型 1 例，第二型 2 例，第三型 3 例。该作者这一研究发现北美人群椎动脉先天畸形发生率远低于亚洲人群中所报道的 10%。

（三）术后疼痛及后凸畸形

近期研究显示高达 30% 的颈椎椎板成形术的患者术后存在慢性颈痛。其原因在于后方入路还是与骨结构和肌肉韧带复合体结构的破坏相关尚不明确。一个可能的原因是术后发生后凸畸形，头向前倾，患者为了维持视线水平不得不非常困难地维持头部抬起的姿势。这种情况可能与破坏了项韧带的完整性有关。保留 C_2 和 C_7~T_1 项韧带的附着点，避免切除这些节段的椎板，重视对棘突的重建等都是减少术后慢性疼痛的关键步骤。术后早期颈部主动后伸练习则有助于防止术后后凸畸形的发生。

（四）颌胸畸形

破坏项韧带的完整性或切除棘突，尤其在 C_2、C_7 和 T_1，会造成项韧带力学强度减弱，使得患者维持头部直立的稳定性下降。这会进一步导致颈椎后凸畸形、头部相对于肩部前倾。由于韧带和棘突的缺失，使得颈椎后方伸肌装置增加做功来维持头部的直立位置，这会在生物力学上产生负面作用而造成慢性颈部疼痛。因此，在术中应尽可能维持术后生物力学环境，重建后方韧带复合体结构且尽量避免去除 C_7 和 T_1 的棘突。

六、结论

颈椎后路手术实用且相对安全。了解患者个体化解剖特点并在术中尽量保留项韧带的完整，是术后获得满意疗效的关键。

第 12 章

下颌劈开入路在上颈椎中的应用
Jaw–Splitting Approaches to the Upper Cervical Spine

Jonathan Nakhla　Ryan Holland　Daniel M. Sciubba　Ziya L. Gokaslan　著

马向阳　邹小宝　译

一、概述

大部分颅颈区的病变位于颅椎交界区的背侧或背外侧，可通过后入路到达病变部位，而对于颅颈交界区腹侧或腹外侧的病变，其手术入路的选择则比较复杂。颅颈交界区的腹侧或腹外侧部位可发生多种病变，包括脑膜瘤、脊索瘤、神经鞘瘤、转移瘤、血管病变、先天性异常和髓内病变。

多种前方入路都可显露颅颈交界区（枕骨大孔至 C_2）、颅底和上颈椎的中间和侧方。经口咽入路是多数脊柱外科医生所熟知的一种手术技术，手术中可到达斜坡、C_1 和 C_2。在经口入路章节已介绍了经口入路相关的解剖学和技术基础，而更为复杂的下颌劈开入路正是基于经口入路这一基础。尽管经口咽入路的显露程度有限，但其适用于活检、感染引流、颅颈交界区骨性结构的减压、小肿瘤和可分块切除的较大肿瘤。然而，对于需要更大显露范围的手术，例如为了更彻底切除颅底低级别恶性肿瘤，可以采用更为复杂的上颌骨劈开和下颌骨劈开入路。一般而言，这个区域的手术入路可分为单纯经口入路、经上颌骨入路（上颌截骨术）、与下颌骨移位相关的联合经口 – 经下颌骨入路（下颌骨旋转经颈入路、双侧下颌骨截骨术）。由于头颈外科医生比脊柱外科医生更熟悉这些入路，因此本章的目标是详细描述每种入路

的手术技术，并着重关注这些扩大性手术入路所带来的额外获益与复杂性。每种入路相关的解剖、围术期处理及并发症也一并讨论。

二、解剖学

颅颈交界区由枕骨及其围成的枕骨大孔、寰椎、枢椎和诸多相关的韧带和肌肉组织组成，该区域包括颈髓交界区及其供应血管、上升段椎动脉和基底动脉。

神经血管的异常是颅颈手术后总体并发症的主要决定因素，因此应特别注意该区域的主要神经和血管的显露和辨识。口腔和咽的解剖学不在本章节的范围之内。

（一）下颌骨

下牙槽神经

下颌骨截骨术存在损伤下颌神经血管束的风险。下牙槽神经是三叉神经 [脑神经（CN）V_3] 下颌分支的一个分支，支配了下颌和下颌牙齿的感觉。下牙槽神经起源于三叉神经节，与上颌动脉的一个分支即下牙槽动脉相伴行，形成一个神经血管束，经下颌孔进入下颌支的中间。下牙槽神经向远端分支，形成颏神经，从下颌前外侧的颏孔处发出。一般来说，下颌骨截骨术是在下颌

孔外侧和颏孔内侧进行，以避免损伤下颌神经血管束。下颌神经血管束损伤后可导致下颌同侧至正中面的所有牙齿、下唇的皮肤和黏膜、唇齿黏膜、牙龈，以及由颏神经分支支配的下巴皮肤的感觉丧失。

（二）上颈部显露

1. 舌神经

舌神经是三叉神经（CN V_3）下颌支的一个分支，支配了舌前 2/3 的大部分感觉。鼓索神经是面神经（CN Ⅶ）的一个分支，支配了舌头前 2/3 的味觉，虽然此神经是一个单独的神经，但它与舌神经伴行并在舌神经鞘中走行。因此，在下颌骨劈开术过程中存在损伤这两支神经的危险。舌神经起源于三叉神经节，在舌骨舌肌和颏舌肌的外侧前方走行延伸，并向远侧深入舌根前部。由于舌神经在舌静脉（颈内静脉的分支）和舌动脉（颈外动脉的分支）的前方走行，所以在下颌骨旋转经颈入路时应仔细地辨认舌神经及其邻近结构。

2. 舌下神经

除了腭舌肌，舌的所有肌肉都受舌下神经（CN Ⅻ）的支配。舌下神经起源于大脑的髓质，经枕骨大孔附近的舌下管出颅，经颈内静脉与颈内、颈外动脉之间的偏外侧走行，再向前弯曲进入舌头。舌下神经和舌神经一样，走行于舌骨舌肌下部的前面、颏舌肌的外侧。经颈下颌骨劈开术中颈部剥离时必须要辨别舌下神经。该神经的损伤可能导致同侧的半舌肌瘫痪甚至萎缩。

三、病理学

颅颈交界区前方的很多病变都可采取手术处理。退行性疾病导致的颅底凹陷、类风湿关节炎伴颅颈移位和（或）血管翳形成、齿状突骨折或骨不连、齿状突发育不全和肿瘤等病变大都可以通过手术治疗 [1, 2]。了解颅颈交界区腹侧的病理学对于决定最佳的手术入路至关重要。一般来说，颅颈交界区的理想手术入路是由一个特定的病理实体是否可以通过分块切除或者整体切除来决定。整体切除需要更广泛的显露，从而使外科医生可以切除全部病变组织，但这可能会导致严重的并发症。实际上，大多数退行性疾病可以通过枕骨大孔和脊柱前方的分段减压来治疗，同时也适用于治疗小的、非侵袭性的肿瘤，如神经鞘瘤和神经纤维瘤。另一方面，整块切除主要用于原发肿瘤，如脑膜瘤或原发骨肿瘤，通过对局部病灶的长期控制来提高生存率或神经功能，另外，当该区域存在血管畸形或高度血管化的肿瘤时，也可能需要大范围的显露来处理病变中的血管。

四、前入路在颅颈交界区的应用

经口咽入路是更为复杂的下颌骨劈开入路的基础。因此，由于两者的相关性，我们将简要讨论经口咽入路这一技术。此外，经颈入路内镜下齿状突切除术也将作为一种微创的方法进行讨论，利用此方法进入颅颈交界区腹侧不需要穿过口腔。下面是基础入路及其相关的改良方法。

① 经口咽入路。

② 经口咽入路联合上颌骨劈开术。

• 单侧 Le Fort Ⅰ型截骨术 + 硬腭正中截骨术。

• 双侧 Le Fort Ⅰ型截骨术 + 上颌骨和硬腭下段劈开术。

• 双侧 Le Fort Ⅰ型截骨术 + 硬腭正中截骨术。

③ 经口 - 经下颌骨入路。

• 经下颌骨入路，舌正中切开术。

• 经下颌骨旋转经颈入路。

• 经下颌 - 舌外 - 咽后入路（TCR）。

• 双侧下颌骨矢状劈开截骨术（BSSMO）。

• 经上颌骨和下颌骨联合入路。

④ 经颈入路。

经口咽入路

传统的经口咽入路可处理颅颈交界区前方区域，该入路也称为"口咽入路"。该入路可到达斜坡下方、枕骨大孔、C_1 前弓、C_2 齿状突下方及部分患者的 C_3 椎体。一般来说，经口手术的目的是纠正颈髓交界处难以复位的前方压迫（图 12-1）[3-6]，是脑干和上颈髓腹侧病变最直接的手术入路。自 1917 年 Kanavel 首次描述了采用经口咽入路摘除嵌在颅颈交界区的子弹后[7]，经口入路就被广泛应用于治疗各种颅颈交界区的病变。Kanavel 经口咽入路取出的子弹位于寰椎和斜坡之间，然而，1957 年，Robinson 和 Southwick 通过类似的入路也成功切除了 C_2 骨瘤。1962 年，Fang 和 Ong 详细描述了经口咽入路[1]。此后，主要得益于成像技术的进步和手术显微镜的逐渐普及，经口咽入路的有效性和安全性在过去的几十年里有了显著的提高[2, 3, 6, 8]。

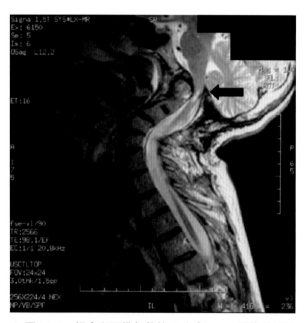

▲ 图 12-1　颅底和颈椎矢状位 T_2 加权 MRI 图像显示了颅颈交界区狭窄伴脊髓内高信号（箭）

经 Springer 许可，改编自 Sciubba DM, Garonzik IM, Suk I, et al. Frameless stereotaxy in a transmandibular, circumglossal, retropharyngeal cervical decompression in a Klippel-Feil patient: technical note. Eur Spine J 2006; 15（8）: 1286-1291. © 2006 Springer-Verlag. 版权所有[10]

技术

患者取仰卧位，麻醉插管可经口气管插管或经气管切开插管。如果是经口气管插管，则必须将导管置手术视野之外。全麻后，放置胃管。然后，通过直接触摸咽后壁探及 C_1 前弓和 C_2 椎体，从而确定手术的解剖位置。在咽后放置纱布包以堵塞喉部和食管，以防止出血漏入胃内。然后用葡萄糖酸洗必泰清洗口腔，并静脉使用抗生素。遮盖患者的脸并露出口腔和鼻腔。使用自动口腔牵开器撑开口腔，再将另一牵开器连接于口腔牵开器上将舌头向下压。每隔 30min 应松开舌头 1 次，以防止因静脉和淋巴压迫而造成舌部充血。

从中线处切开软腭，扩大上侧和两侧的显露并防止悬雍垂的遮挡。显示清楚后，从软腭与硬腭的交界处于中线分开软腭，一直延伸到悬雍垂底部，在悬雍垂底部时，偏移中线切口以保护悬雍垂。用丝线将软腭两瓣牵开并固定在口腔牵开器上。但是，为了避免术后因腭切开而可能出现的吞咽和发音问题，一些学者建议将悬雍垂固定在一根红色橡胶导管上，然后将该导管通过鼻孔穿出咽部，并加以固定以牵开软腭。

用 1% 利多卡因和 1/100 000 肾上腺素浸润咽后黏膜后，从斜坡基底部向第三颈椎上缘作朝向后方的正中切口，切口的范围可以通过侧位透视或无框导航系统来引导。一些学者建议建立一个基底朝下的 U 形咽部皮瓣，皮瓣的顶端刚好位于 C_1 前弓上方，如必要时，该切口可以向上延伸，以显露更多的斜坡部位。咽部黏膜、咽缩肌、颈长肌和头长肌整体从前纵韧带上剥离，用绝缘电刀将前纵韧带从斜坡下方、C_1 前弓、C_2 和 C_3 椎体前方剥离下来，然后用 Crockard 自动牵开器牵开咽部软组织。

经口咽入路可显露斜坡至 $C_2 \sim C_3$ 椎间隙、距中线 2cm 内的部位。下方的显露范围受舌的压低程度限制，但大致可达 $C_2 \sim C_3$ 椎间隙[9]。虽然可以进一步显露两侧，但有可能损伤位于 $C_1 \sim C_2$

交界水平的咽鼓管口、舌下神经、翼管神经和椎动脉。

如果需要切开硬脊膜，可根据需要使用筋膜、牛心包膜、脂肪和（或）纤维蛋白胶来完成硬脊膜的基础缝合。在这种情况下，可在手术前放置一个腰椎蛛网膜下腔引流管，以备脑脊液（CSF）分流，术后持续放置 3～7d。咽后壁的严密缝合应分为两层（咽部肌肉组织和咽部黏膜），然后小心地将软腭（如果切开了）大致分为三层（鼻黏膜、肌层和口腔黏膜），使用可吸收缝线间断缝合。舌头上涂抹曲安奈德霜（0.025%）（E. Fougera，Melville，NY）以减少术后肿胀[11]。术后应尽快给予固定以维持稳定。

将标准的经口入路与下颌骨劈开及舌切开术相结合，向下可显露至 $C_4 \sim C_5$ 椎间隙[9]。最近对标准经口入路的改良包括不进行舌切开而向下延伸显露至 C_4、通过立体定向导航引导、术中磁共振成像（MRI）及内镜，使得在不进行额外截骨的情况下扩大手术视野[11]。需特别说明的是，经口入路对斜坡中下部的显露有限，可能需要进行全软腭劈开、硬腭劈开或广泛的上颌骨劈开术。由于这些手术可能增加手术时间，延长恢复时间，并增加并发症，可使用 30° 内镜来避免这些额外的扩大术式[11]。

五、经口咽入路联合上颌骨截骨术

经口咽入路联合上颌骨截骨术主要为以下几种。

① 单侧 Le Fort I 型截骨术 + 硬腭正中截骨术。

② 双侧 Le Fort I 型截骨术 + 上颌骨和硬腭截骨术。

③ 双侧 Le Fort I 型截骨术 + 硬腭正中截骨术。

Le Fort I 式上颌截骨术传统上主要用于矫正面中部畸形和切除鼻咽肿瘤。对于颅颈交界区，Le Fort I 式入路可广泛显露颅底中线颅外区域。虽然这对于口腔颌面外科医生来说是一种标准的、相对简单的手术，但耳鼻咽喉科医生和脊柱外科医生可能不熟悉这种手术。在必要的时候，标准的经口入路可联合单侧 Le Fort I 型截骨术、双侧 Le Fort I 型截骨术、单侧扩大上颌骨劈开术，甚至是下颌骨旋转经颈入路，来实现更大范围的显露。一般来说，如果不显露 $C_1 \sim C_2$ 关节，而只需显露颅外颅底中线区域，那么 Le Fort I 式入路的并发症率低于经下颌骨入路。此外，与经下颌骨入路不同的是，这种颌面部手术不会遗留面部瘢痕。然而，吞咽和说话困难在上颌骨截骨术中很常见，尤其是同时切开软腭。此外，下颌骨旋转经颈入路的操作距离小于扩大上颌骨劈开术，并且能提供更多的下方显露。因此，尽管 Le Fort 上颌骨截骨术被用于扩大经口入路的显露上限，而下颌骨劈开被用于扩大经口入路的显露下限，但下颌劈开入路可以让外科医生的双手置于更低的位置，有利于扩大上方的显露，并通过颅骨标志进行定位[12, 13]。

至少有三种 Le Fort I 式上颌骨截骨术已被报道。最少涉及的类型是单侧 Le Fort I 型截骨术联合硬腭正中截骨术。术中上颌骨的一侧旋转至外下方，但仍附着在一个完整的软腭上。第二种类型是双侧 Le Fort I 型截骨术，不行硬腭和软腭切开。在这个手术中，上颌骨和硬腭向下整体离断入口腔。最后是双侧 Le Fort I 型截骨术联合正中截骨术及软硬腭切开术，术中上颌骨的双侧均分别离断至同侧外下方，以增加中线的显露。

虽然上述三种改良手术中的任何一种都可以采用，但经口咽联合单侧 Le Fort I 型截骨术、硬腭正中截骨术常能提供足够的显露，且并发症的发生率最低[14]。例如，已有研究证明单侧 Le Fort I 型截骨术的口腭功能恢复更快，这可能是由于保留了软腭和一半的上颌骨[15]。此外，在选择双侧 Le Fort Ⅰ型截骨术时，若没有从正中劈开硬腭，向下移位的上颌骨和硬腭会遮挡下方的手术视野。尽管在这 3 种方法中，双侧 Le Fort Ⅰ型截骨术可以提供最好的手术显露，但这种方法更容易导致口腭并发症和牙齿咬合不正（图 12-2）。下面介绍了单侧 Le Fort Ⅰ型截骨术的手术技术。如果单侧 Le Fort Ⅰ型截骨术的显露有限，可在对侧采取同样的手术步骤进行操作，从而建立双侧入路（图 12-3）。

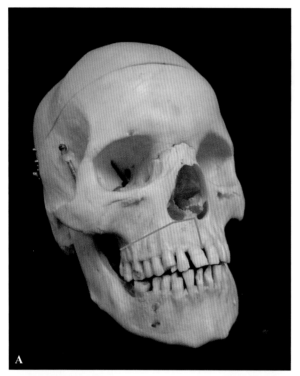

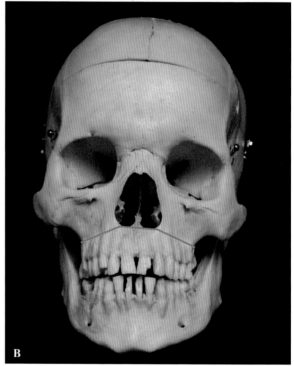

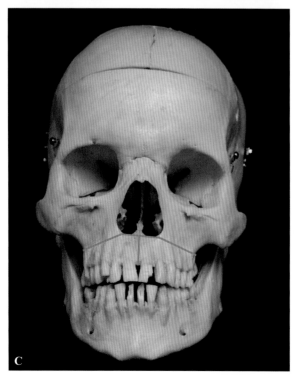

▲ 图 12-2　经口咽入路联合上颌骨截骨术

A. 单侧 Le Fort Ⅰ型截骨术联合硬腭正中截骨术的截骨规划；B. 双侧 Le Fort Ⅰ型截骨术中上颌骨、硬腭整体向下方离断；C. 双侧 Le Fort Ⅰ型截骨术联合硬腭正中截骨术

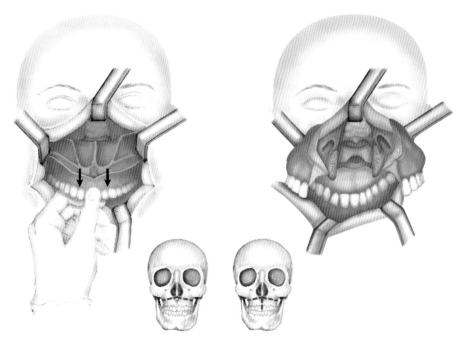

▲ 图 12–3　左图为双侧 **Le Fort Ⅰ** 型截骨术中上颌骨、硬腭向下断裂；右图为双侧 **Le Fort Ⅰ** 型截骨术联合上颌骨正中截骨及向两侧侧移

经 Congress of Neurological Surgeons 许可转载，改编自 Ammirati M，Bernardo A. Analytical evaluation of complex anterior approaches to the cranial base：an anatomic study. Neurosurgery 1998；43（6）：1398–1407；discussion 1407–1408.

（一）技术

上颌骨和下颌骨劈开术要求术前对有牙齿的患者进行牙科评估，以确定牙根或牙科用具的异常情况，以免影响手术显露，有助于截骨的规划。为了口腔内有更大的手术操作空间，我们建议进行气管切开。与标准的经口入路相同，患者取仰卧位，颈部轻微过伸，面部、下颌、上颈部和口咽准备好并显露出来。先用局部麻醉注射将牙龈黏膜从上牙槽缘分离，然后在上唇下方沿牙槽缘至上颌粗隆（上颌第二磨牙之上）切开，将牙槽组织骨膜下剥离至鼻孔水平。然后在硬腭上方，在中线处切开黏膜并向上抬起。为了减少术后牙齿咬合不正的发生，在进行截骨手术之前，先将颅面微型钢板预弯适配上颌骨，提前钻好螺钉孔。然后，进行单侧 Le Fort Ⅰ 型截骨术和中线旁矢状面截骨术，从上中切牙之间，使用骨锯切开硬腭，完成截骨。将一侧可活动的上颌骨与翼状突分离，鼻骨及其附着的骨块向外下移位。在

多数情况下，软腭不需要切开，因为后方的鼻咽和口咽部的显露已足够。如果需要，也可以切除后鼻中隔。此时，切开咽后壁，手术按照先前描述的标准经口咽入路进行。

完成减压后，如前所述缝合咽后壁，并将移动的上颌骨复位和固定。用可吸收缝线缝合硬腭黏膜和唇下黏膜，填塞鼻道将鼻中隔复位至中线。术后提供肠内营养，直至鼻黏膜和口腔黏膜愈合。

（二）经下颌骨入路

在某些情况下，标准经口入路的显露程度是不够的。特别是下颌骨游离受限（颌开口＜ 25mm）、巨舌或其他口腔内畸形可能限制牵开器系统和内固定的放置。虽然腭切开可以扩大经口入路的通道，但往往会导致术后口腭功能障碍。此外，当需要显露颅底外侧区域以切除较大的肿瘤或血管畸形时，可采用更复杂的下颌劈开入路。当广泛的斜坡肿瘤同时累及中线和外侧颅底区域或向下

延伸至颈椎前方时，这种入路尤其适用，因为经上颌骨入路、经口入路或经颈入路都很难将这些病变充分地显露[16]。有作者已经描述了下颌骨劈开的各种技术。在这种情况下，舌有可能保留完整并向下压低，也可能与下颌骨一起在中线处被切开分离，或者当可以从侧面处理颅颈交界区时，舌可能移向侧方[12, 17]。与以上所讨论的经口入路联合上颌骨劈开术不同，下颌骨劈开的复杂显露操作可能导致更严重的口咽肿胀，因此必须行气管切开术。对于此入路的显露，用三点式钉固定以保护头部是有好处的。如果需要，还可将无框架立体定向导航系统固定在框架上，使用等中心 3D 透视图像进行术中导航。

（三）下颌骨正中劈开术 + 舌切开术（快速入路）

经口下颌骨入路比标准的经口入路可以更好地显露斜坡的下 1/3 至上颈椎椎体。将下颌骨劈开也提供了较大的手术操作空间，因此，外科医生可以调整头侧和尾侧的操作角度，可达到更上方的病灶[14]。所有经口手术都有相同的适应证、禁忌证和并发症，然而，下颌骨劈开通常会增加伤口感染的风险。牙齿咬合不正、吞咽困难、发音困难、舌头功能障碍、下颌骨不连和骨坏死都是下颌骨劈开术的风险，这些与上颌骨劈开术一样。虽然更靠近外侧的下颌骨旋转手术在一些医院机构中比下颌骨正中劈开和舌切开术可能更常见，但相比侧方入路，正中入路可缩短到达颅颈交界区中线的手术距离，同时可以避开咀嚼肌和神经血管结构，而正中入路的缺点是很难到达颅颈交界区的侧方，而该区域往往可能受较大颅底肿瘤的侵犯。

技术

我们建议术前进行牙科评估，以帮助规划截骨部位。气管切开术后放置饲养管，以避免因咽部肿胀而发生的术后并发症。患者取仰卧位，对颌、口

咽和上颈部进行消毒并显露出来。在下唇划一标记线，以便在手术结束时能够更好地对合下唇。在下唇上作一个直切口或之字形切口。在下牙龈黏膜注射局麻药后，在下唇和牙龈黏膜边缘作切口。然后通过骨膜下剥离从内侧向外侧显露下颌骨，直至显露到颏孔，大致相当于下颌第一前磨牙 – 尖牙交界处的位置。最重要的是颏部的对合要尽可能准确，故颅面钢板应预弯，同时预钻螺钉孔，以便更好地进行颏部对合。应注意的是，螺钉孔应该钻到 4mm 深，以避免损伤牙根。

然后使用摆锯按阶梯式将下颌骨劈开（图 12-4）。舌头在两半下颌骨之间压低。如果显露不够，可以沿着中线切开舌头，并与同侧半的下颌骨一起移到外下方（图 12-5）。正如 Ammirati 和 Bernardo 所描述，这种额外的显露可为颅底中线区域提供极好的手术视野[14]。然后触摸咽后壁，注射局麻药，再切开。

减压后，关闭咽壁，对合后缝合舌头（如果已经被切开），再对合下颌骨并用钢板固定。牙

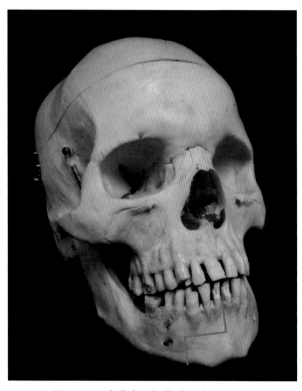

▲ 图 12-4　阶梯式下颌骨劈开术的截骨规划

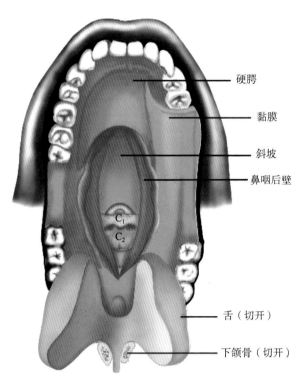

硬腭

黏膜

斜坡

鼻咽后壁

C_1
C_2

舌（切开）

下颌骨（切开）

▲ 图 12-5　下颌骨正中劈开术与舌正中切开术示意图

经 Congress of Neurological Surgeons 许可，改编自 Ammirati M, Bernardo A. Analytical evaluation of complex anterior approaches to the cranial base: an anatomic study. Neurosurgery 1998; 43 (6): 1398-1407; discussion 1407-1408.

槽的边缘用可吸收缝线间断缝合，下唇分为黏膜层、肌层、真皮深层、唇部皮肤四层进行缝合，注意重新对合标记线。如果插管留置时间延长，则继续肠内营养。

（四）下颌骨旋转经颈入路

尽管经口入路，无论是否联合行下颌骨正中劈开术和舌正中切开术，均可直接显露中线颅颈交界区，但可能难以切除伴有外侧侵犯的较大肿瘤。因此，许多手术可以采用经颈入路联合下颌劈开术。这样，经口咽入路可达到经颈入路的颈部显露效果，可以广泛地显露后咽侧方[14, 18, 19]。具体地说就是，劈开的下颌骨连同上颈肌皮瓣一起向外侧牵开。显露范围可向上延伸至颞下窝，向下延伸至上颈椎的椎体，可以更好地从侧方到达中枢神经系统和血管结构[18]。因此，该方法不仅在治疗较大的、侵犯两侧的肿瘤时优于标准经

口入路，而且在考虑同期进行颈椎融合前路重建时也优于标准经口入路。

技术

患者的体位摆放和消毒与上述的下颌骨正中劈开术一样。对于这种手术，建议进行术前的气管切开术和经皮内镜胃造口术（PEG）。用 Halo 环固定头部，再通过 Mayfield 头架固定到手术台。皮肤切口从下唇中线开始，一直向下到舌骨水平，然后转向外侧并继续延伸到右胸锁乳突肌的前缘，再转向上终止在乳突。如果还需要显露中下颈椎，皮肤切口应从颈横纹开始。在这种情况下，切口从颈部的侧面开始，一直延伸到颈横纹的中线，然后沿中线通过下唇。颈部的皮下组织和颈阔肌用 Bovie 电刀一直切至下唇，但不进入下唇，再改用新手术刀片切开全部下唇。

骨膜下剥离显露下颌下腺，然后在腺体下方进行剥离。在胸锁乳突肌旁边显露颈动脉鞘，然后触摸舌骨，辨认附在舌骨上的肌肉，分开二腹肌和茎突舌骨肌，再将下颌舌骨肌和颏舌肌从舌骨上剥离出来。应辨认和保护深层的二腹肌、浅层的颈内、颈外动脉及舌下神经。此时，从中线骨膜下剥离显露下颌骨。下颌骨截骨术通常在颏神经内侧（下颌第一前磨牙前方）进行，以避免损伤下颌骨外侧的下牙槽神经。如此，继续向外侧进行剥离，直到在颏孔处显露颏神经。对下颌骨钢板进行预弯，钻好螺孔。然后用阶梯式截骨术将下颌骨从第 24 和第 25 颗牙（下方中间两颗门牙）之间劈开。

截骨完成后，显露口腔底部。切开下颌舌骨肌遮挡显露的部分，显露并保护其下面的舌神经。然后在舌下方下颌骨已劈开处进行切开，切口继续围绕舌周至扁桃体柱 / 舌咽神经沟。将舌向内侧收拢，下颌骨的一半与颈肌皮瓣向外侧转动。在分开部分的下颌舌骨肌后，口咽和上颈部空间此时应该是相通的。颈外动脉和颈内静脉的分支应根据需要进行辨认和结扎。然后向上至颅

底探查颈内动脉、颈内静脉以及第Ⅸ、Ⅹ、Ⅺ、Ⅻ对脑神经。对软腭、咽鼓管和腭肌进行剥离可以增加上、外侧的显露，但同时也增加了并发症。然后如前所述切开咽后壁。根据需要确定下段颈部切口位置及相应的颈部剥离，该方法可以实现从斜坡到下颈椎的显露（图 12-6）。

闭合切口首先是重新对合咽部的结构，然后修复下颌舌骨肌、二腹肌和茎突舌骨肌。然后将预弯

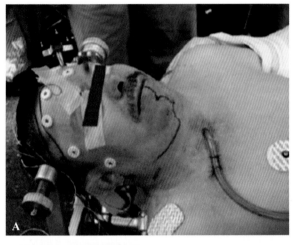
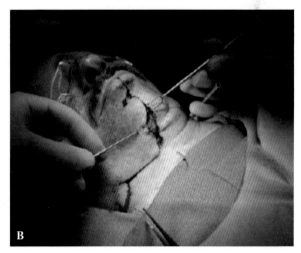
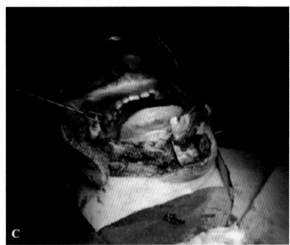
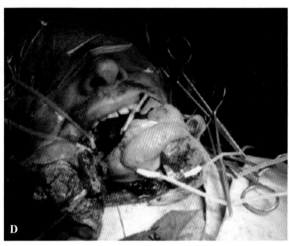
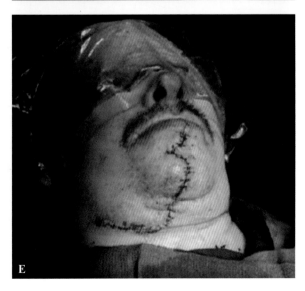

▲ 图 12-6　A. 术中所见下颌骨旋转经颈入路进入颈椎前方。患者体位摆放，患者体位摆放要点包括三点式颅骨固定、手术参照标记、气管切开的合适位置等。B. 从颈外侧至下唇切口。C. 右半侧下颌骨横移及截骨。D. 牵开器将舌向外侧牵引，以便显露咽后壁。E. 术后照片显示多层软组织缝合和下颌骨重建以达到美学标准

经 Springer许可，改编自 Sciubba DM, Garonzik IM, Suk I, et al. Frameless stereotaxy in a transmandibular, circumglossal, retropharyngeal cervical decompression in a Klippel-Feil patient: technical note. Eur Spine J 2006；15（8）：1286-1291. © 2006 Springer-Verlag 版权所有 [10].

钢板固定下颌骨。用可吸收缝线缝合口腔黏膜，再分层缝合颈阔肌及颈部组织。术后患者避免经口饮食 4～6 周，以便口腔黏膜和下颌骨的愈合。

（五）经下颌骨 - 舌外 - 咽后入路（TCR）

传统咽正中切开术（如上所有手术所述）可直接显露手术区域，并使其与口咽直接连通。因此，尽管 TCR 入路与上述的下颌骨旋转经颈入路非常相似，但术中可形成一个侧方基点咽瓣，使得手术区域在修复之前与上呼吸消化道隔开 [14, 16, 18–20]。所有经由口腔的硬膜内手术都会增加患者脑膜炎的风险；然而，咽正中切开术可能会进一步增加这种风险，因为咽正中切开术的边界很难准确对合。在 TCR 入路中，提拉侧方基点咽瓣和其随后的复位有助于保护任何需要进行的硬脊膜修补。与其他经下颌骨入路一样，该入路的主要适应证是颅底和上颈椎中、外侧区域的巨大肿瘤。有趣的是，Ammirati 和 Bernardo 系统地评估了复杂的颅底前入路，并确定 TCR 入路可以最大限度地显露颅外颅底中、外侧区域 [14]。

技术

患者的体位和准备与下颌骨旋转经颈入路相同，切口根据需要显露的颈椎范围而规划。将颈下皮瓣提起以显露上颈部和下颌下腺，并进行舌骨上颈部的剥离。辨别舌神经和舌下神经及内、外颈动脉和颈内静脉是必要的。在对下颌骨进行骨膜下剥离后，进行阶梯式下颌骨劈开术。从口腔底部后方到舌咽沟进行显露，同时辨认此处向上延伸至颅底的神经血管结构。

与涉及咽正中切开术的下颌劈开术不同，TCR 入路的口腔切口在向后切开并接近扁桃体前柱时分为两支 [16]。切口的上支延伸至软腭，然后延伸至距牙槽嵴约 1cm 的硬腭，再绕着牙槽嵴向前到对侧硬腭。然后，切断腭大动脉和神经，如果需要更多地显露上方，可以切除硬腭的基底部，显露蝶窦 [16]。口腔切口的下支延伸至下咽，

再经侧方至扁桃体和咽鼓管口。然后，横切向外侧连接软腭和咽鼓管的上提肌和腭膜张肌肌瓣。将咽皮瓣从中间提起与长头肌和长颈肌分离而显露咽后方，从而显露出斜坡和上颈椎。

闭合切口是首先将上收缩肌与颅底部的肌肉重新缝接，然后重建腭瓣，修复软腭和硬腭黏膜。正如 Demonte 等所述，术前准备的腭部支架可用于支撑腭部黏膜，可使咽部皮瓣恢复到正常位置，并在此处将其小心地重新缝合到后外侧黏膜边缘 [16]。口腔底、下颌骨、颈部软组织和皮肤的缝合与前述一样。术后护理与下颌骨旋转经颈入路相同。

（六）双侧矢状劈开下颌骨截骨术（BSSMO）

虽然 BSSMO 不像上述的一些下颌劈开术那样常见，但它被用于扩大标准经口入路在颅颈交界区的显露范围 [21]。BSSMO 最初是用于患有严重咬合不正的缩颌和其他面部或颌畸形的患者，可以向前调整下颌和固定 [22]。在脊柱经口入路中，BSSMO 技术为合并口腔内异常或下颌骨偏移不足的患者优化了手术入路。此外，由于该技术所有的切口都是在口腔内的，所以不像下颌骨正中劈开术那样会毁坏容貌。需要特别注意的是，术中必须避免可活动的下颌骨长时间或过度的下移，因为可能会导致下牙槽神经或舌神经的损伤。

技术

建议术前进行牙科评估，以帮助规划截骨部位。与标准的经口入路一样，可以进行气管切开，特别是在需要口腔或口咽内额外的手术空间时。患者取仰卧位，对颌、口咽和上颈部进行消毒准备和显露。然后用局麻药浸润下颊沟并在右侧切开。经骨膜下剥离，显露外侧支和下颌骨体后部。在下颌骨中间，辨认下颌舌骨，即下颌神经血管束进入下颌骨的地方。

矢状面劈开的位置在舌骨上方，从而避开下颌神经血管束，沿着第二和第三磨牙外侧支的前

缘，穿透外侧皮质[21]。在显露结束时，对颅面钢板进行预弯，并预先钻好螺钉孔，以便精确地重新对合。然后用往复式锯和薄截骨器进行截骨。待对侧截骨也完成后，下颌弓向下移位，用牵开器固定。在颅颈减压术结束时，修复咽后部的软组织，将下颌骨与下颌后段重新对合，并用钢板固定。用可吸收缝线间断缝合口腔黏膜。患者进食流质饮食约 4 周，再改为软质饮食，然后逐渐恢复正常饮食[21]。

（七）经上颌骨和下颌骨联合入路

尽管以上所述方法可以进行较大范围的显露，但在一些情况下可能需要更广泛地显露颅颈交界区。因此，上颌骨截骨术联合下颌骨截骨术被报道应用。多位作者报道了经上颌骨截骨术和正中唇下颌舌骨切开术在治疗颅颈脊索瘤中的应用[23, 24]。在这个手术中，双侧的 Le Fort Ⅰ型截骨术与硬腭正中劈开术及正中唇下颌舌骨切开术相联合。结果，上颌骨和下颌骨的两半都向外侧移位，从而优化了颅颈交界区中间区域的手术通路。有趣的是，Neo 等改良了下颌骨上方的切口和颈部的软组织剥离。更具体地说是，垂直皮肤切口经过下唇，当切口经过颏隆突下方时，要向两侧延伸。因此，当切口沿着下颌骨的下边缘延伸时，就形成了一个倒置的 Y 形。随后，从中间劈开下颌骨、舌头和舌骨及软腭。然后进行双侧 Le Fort Ⅰ型截骨术和硬腭正中截骨术。这样的显露可能为颅颈交界区的上、下段提供了手术入路，但手术并发症限制了这种有创方法的广泛应用（图 12-7）。

（八）经颈入路内镜下齿状突切除术

经咽入路的一个缺点是要经过咽部，这会使手术区域受到口腔菌群的污染。感染、咽部愈合不良和脑膜炎（如果硬脑膜被侵犯）的风险都可能增加。此外，经咽入路手术常常需要长时间的

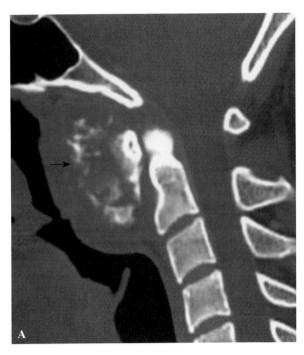

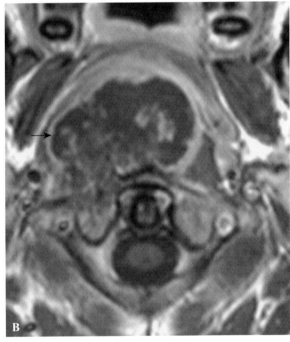

▲ 图 12-7　颅颈前方脊索瘤，术前矢状位重建 CT 扫描（A）和轴位 MRI 扫描（B）

术后插管和（或）管饲，以便使口咽和颌部愈合。经口手术后，患者通常需要至少 1 周的鼻饲管饮食。经口显露的解剖学也不同于经口外入路。对于经口入路，周围区域显露取决于患者的口腔张开的能力、颞下颌关节的完整性，以及患者颅底的解剖学条件。经口入路最适合于位于腹侧中线

的较为局限的病变。而经口外入路在同侧寰椎前弓和后弓上提供了更宽的侧方操作空间[25]。

另一种到达颅颈交界区前方的方法是内镜经颈入路[26]。该入路基于传统的 Smith-Robinson 颈椎前路入路，与齿状突螺钉的入路相同，因此可以从颈椎中段（C_4）显露到斜坡下部。脊柱外科医生熟悉这种手术方法及其解剖。更重要的是，口腔与手术区域完全隔开，因此，不需要行气管切开或放置鼻饲管，可以术后早期拔管和经口进食。然而，由于手术必须使用管状牵开器，因此该方法只能对颅颈区病灶进行分段切除，不推荐用于巨大肿瘤的治疗。此外，与齿状突螺钉置入的情况相同，对于肥胖、胸廓粗大或严重后凸的患者，可能无法建立理想的手术入路。

技术

患者仰卧在可透视的手术台上，用 Halo 环固定在头上，再通过 Mayfield 头架固定到手术台上。摆好体位后，将无框架立体定向导航系统固定于 Halo 环上。使用术中计算机断层扫描（CT）获取图像，将患者实时的解剖位置信息导入到导航系统中。采集图像后，颈部消毒并铺单，术前静脉注射抗生素。该入路基于标准的 Smith-Robinson 颈椎入路[27]。取右侧切口，大约在 $C_4 \sim C_5$ 水平，从中线开始，横切 3.5cm。在颈外侧结构（胸锁乳突肌、颈动脉鞘及其内容物）、颈内侧结构（气管、食管）和位于尾侧的肩胛舌骨肌之间，用手指钝性剥离无血管层。当触及脊柱时，使用尖端进行剥离，直到确定 C_1 的前结节。然后插入一个倾斜的管状牵开器，并牢固地固定在手术床上，使其位于中线上，牵开器的前端尖嘴位于 C_1 结节上，尾侧位于 $C_2 \sim C_3$ 椎间盘上方（图 12-8）。将 30° 内镜置于牵开器内，紧

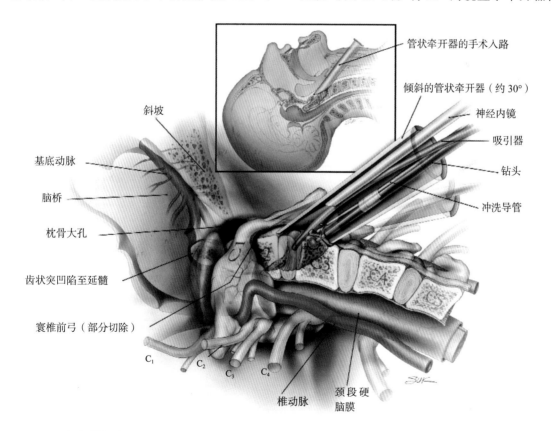

▲ 图 12-8　倾斜管状牵开器放置在颈椎前方，为器械和内镜进入颅颈交界区提供工作通道。插图显示了患者在手术室的体位

经许可改编自 Wolinsky JP, Sciubba DM, Suk I, Gokaslan ZL. Endoscopic image-guided odontoidectomy for decompression of basilar invagination via a standard anterior cervical approach. Technical note. J Neurosurg Spine 2007; 6（2）: 184-191.

贴管壁上方放置，以使内镜位于牵开器视野的上方。此时，利用无框架立体定向导航系统证实内镜可视化下的解剖标志。

Wolinsky 等报道了使用该方法治疗颅底凹陷症，影像学和神经学结果良好（图 12-9）[26]。使用此方法减压之后，采取与 Smith-Robinson 颈椎前路入路手术一样的标准的、多层的方式进行切口闭合。然后，将 Halo 环固定在 Halo 架上，使颈部固定在中立位置，患者再更换体位行后路颈椎或枕颈融合术。术后，气管插管保留 1 晚，拔管后，患者可恢复经口进食。

（九）保留齿状突经鼻入路

内镜经鼻入路通常需要切除齿状突，这可能导致颅 - 寰 - 枢不稳。齿状突常被切除以处理其后方的病变。为了在避免失稳风险的情况下能达到类似的治疗效果，Shawky Abdelgawaad 等报道了一种保留齿状突的方法来清除齿状突后方硬膜外脓肿。

患者取仰卧位，并使用自动口腔牵开器撑开口腔。通过每个鼻孔放置一个 4mm 的内镜，选择能更好地显示后鼻咽中线的鼻孔作为内镜的端口。

将 1.2mm 导丝经口插到寰椎前弓中线上，并使用透视进一步确认位置。用显微手术剪沿导丝向上至斜坡剥离黏膜。对黏膜下软组织和韧带行直线垂直切开和剥离，以显露前结节的上半部分和齿状突尖。采用钝性 90° 牵开器经口牵开后咽壁黏膜瓣和黏膜下组织。然后，切除寰枕前膜中段和齿突尖韧带。此手术成功地切除了齿状突后硬膜外脓肿 [28]。

（十）内镜辅助下侧方经寰椎入路

Martins 等描述了一种内镜辅助下的侧方经寰椎入路。首先，从 C$_4$ 棘突沿中线向上延伸至上项线上方，然后横向至上项线的外缘，再沿胸锁乳突肌的前缘向下作马蹄形皮瓣切口，形成一个无遮挡的颅颈交界区的侧方视野及上颈椎椎板的后外侧视野。

分离胸锁乳突肌、夹肌和头长肌与枕骨，再分离肩胛提肌与 C$_1$ 横突，打开枕下三角肌。

切除 C$_1$ 横突后支，然后切除寰椎侧块外侧皮质骨。用 30° 角内镜确认横韧带和齿状突间隙。然后在枕骨髁上钻孔，露出齿状突尖端和上部 [29]。

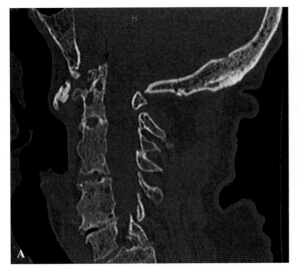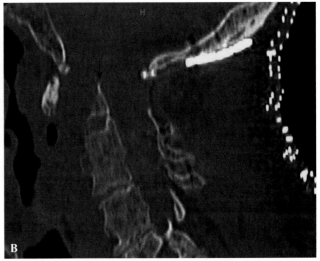

▲ 图 12-9　二维矢状位重建的 CT 扫描显示术前的颅底凹陷症（A），以及经颈入路内镜下齿状突切除（B）
经许可转载自 Wolinsky JP, Sciubba DM, Suk I, Gokaslan ZL. Endoscopic image-guided odontoidectomy for decompression of basilar invagination via a standard anterior cervical approach. Technical note. J Neurosurg Spine 2007；6（2）：184-191.

（十一）远外侧与极外侧入路的对比

远外侧入路和极外侧入路的方向与椎动脉有关。远外侧入路是在胸锁乳突肌后面的后外侧入路，通向枕骨髁。极外侧入路是沿着胸锁乳突肌前缘的一种直接外侧入路，常被用作寰枕经关节入路。

远外侧入路和极外侧入路均可使椎动脉移位。然而，远侧入路不能显示对侧硬膜外前方的手术区域。远外侧入路可以较好地治疗同侧的颅颈交界区前外侧方向的病变。极外侧入路可以显露整个齿状突、对侧寰枕关节内侧面和斜坡下部，并且在中线显露斜坡时尽量减少了对硬膜囊的牵拉。

远外侧寰枕经关节入路是治疗同侧、前侧、前外侧颅颈交界区硬膜外区病变的最佳入路。极外侧寰枕经关节入路是治疗跨越中线和齿状突至对侧寰枕关节的病变的最佳入路。

（十二）内镜经鼻内入路

1. 术前规划

内镜经鼻内入路的术前规划首先是进行鼻窦、颅颈交界区及上颈椎的薄层 CT 扫描。使用或者不使用钆对比剂的容积 MRI 可以用来显示脑神经与病变的关系，以及硬脊膜的完整性。CT 血管造影（CTA）可用于评价斜坡旁颈动脉的解剖变异或评估其血管侧支循环。这些影像图像可以被导入到影像导航装置中。几乎所有的鼻内镜病例都使用无框架立体定向导航装置。

患者通常在鼻内镜手术前由耳鼻咽喉科医生进行评估。术前直接的双侧鼻腔评估对于了解解剖变异尤为重要，例如鼻中隔是否偏移或有无骨刺或穿孔。鼻窦疾病可能需要术前抗感染治疗。吞咽评估或直接喉镜检查可以评估其基本功能[30]。

2. 技术

鼻腔黏膜注射局部血管收缩药，切除下鼻甲，必要时切除中鼻甲。蝶窦口位于上鼻甲内侧，从蝶窦口沿鼻中隔向前延伸作切口。然后，分离鼻中隔后部与蝶窦的喙部，并用粗糙磨钻或 Kerrison 椎板咬骨钳切除喙部并切除鼻中隔后部，形成广泛的双侧蝶骨样切开术[31]。

为了到达斜坡下部和上颈椎，向下磨除蝶窦底部，与鼻咽部形成一广泛的连通。沿着正中烧灼鼻咽黏膜和肌层并推向侧方。随后，长头肌（下斜坡）、颈长肌（上颈椎）和寰枕前膜也从正中烧灼并推向侧方，形成到达斜坡下部、C_1 前弓和齿状突的通路[32]。

在鼻内手术中止血尤其困难，可使用止血注射剂、温灌和双极电凝装置。对于顽固性出血，可以用压碎的大腿肌肉压迫出血部位来止血。

此手术也有损伤下中枢神经系统和下脑干的风险。轻柔的剥离和维持足够的脑灌注压力是必要的。术中神经监测可用于监测有风险的神经牵拉或操作。此外，在手术过程中，切除任何明显黏附在关键神经血管结构上的组织均必须格外谨慎[33]。

（十三）下颌下咽后入路

头部轻度过伸并向左旋转。在下颌骨线以下 4～5cm 处做一个弓状 U 形切口，以避免损伤面神经。切开颈阔肌，显露下颌下腺。切除下颌下腺后，显露下颌下三角。向前牵拉下颌舌骨肌，直接进入咽后间隙。将牵开器置于下颌骨下缘下方，然后插入一个硬质 30° 内镜，利用 C_1 的前结节确定正中位置。分离颈长肌，显露 $C_2 \sim C_3$ 椎间盘[34]。

1. 下颌下腺切除术

切除下颌下腺可扩大手术显露，尤其是 C_1 前弓的显露。还可以显露 C_3 和枕骨大孔之间的区域，便于钻孔操作，并减少舌下神经损伤的风险。切除腺体可以更方便地辨认舌下神经。

2. 并发症

这种手术最常见的并发症是由于长时间的咽部牵拉而导致的短暂吞咽困难，也可能出现面神经下颌支或舌下神经暂时性麻痹[35]。

Wissinger 等报道了由于切断自主神经引起的术后舌下神经麻痹[36]。在打开硬脊膜后，必须仔细地将其闭合。Fox 等报道了术后的咽后间隙脑脊液聚集，需要进行再一次的手术[37]。

六、并发症

经口咽入路一直是处理颅颈交界区前方病变的金标准，但是需要了解口腔和咽部的解剖。此入路是口腔颌面外科医生和耳鼻咽喉科医生常用的技术，但非脊柱外科医生所常用。标准经口入路的缺点包括手术视野受限、操作距离较远、正常口腔菌群污染、咽后部切口并发症、口腭功能障碍、舌水肿、可能需要长时间插管，以及通过管饲使咽部愈合。

硬脊膜撕裂和脑脊液漏或脑脊液瘘形成也可能发生，术前放置腰椎引流管在预防和治疗这类并发症方面具有多种优势。如果偶然发生硬脊膜撕裂，可以将脑脊液从手术区分流出去，并在术中处理硬脊膜撕裂，当硬脊膜存在严重的骨性结构压迫时，此方法还可以在手术中释放硬脊膜压力[38]。

颅颈交界区的经口入路因为是前方入路，使得应用器械固定脊柱的能力受限。如果同时需要前后联合入路，手术通常分期进行。

显露受限可以通过舌切开术、上颌骨截骨术或下颌骨截骨术来解决。但是，采用这些操作可能会大大增加并发症。具体而言，术后并发症可能包括咬合不正、舌下和舌神经损伤并伴有下面部和口腔及舌头的神经损害、下颌骨假关节、下颌骨骨坏死（特别是术后进行放疗）、唇面瘢痕、牙周病、颞下颌关节功能障碍、传导性听力丧失、因咽鼓管切开术引起的浆液性中耳炎、吞咽和说话困难[39]。此外，这类手术通常需要气管切开和插管。

经口咽入路手术有很大的风险和很多的并发症。然而，考虑到颅颈交界区病变的总体高并发症率，以及提升该区域大肿瘤局部控制的可能性，这些复杂的前路手术在正确选择的患者中的应用总体上是成功的（表 12-1）。Ammirati

表 12-1 颅颈交界区前方的手术入路

	显露的解剖结构	优 势	劣 势
经口咽入路	斜坡下部、寰椎前方、齿状突、C_2 椎体	直接、最少并发症、脊柱外科医生最熟悉	较小的操作空间、侧方显露受限、手术区域污染
经口 – 上颌骨劈开术	斜坡中下部、寰椎前方、齿状突、C_2 椎体	直接、斜坡显露	较小的操作空间、侧方显露受限、口腭功能障碍
经口 – 经唇下颌骨入路	斜坡下部、寰椎前方、齿状突、$C_2 \sim C_3$ 椎体	直接、不会像经口入路受巨舌或有限开颌的限制	较小的操作空间、侧方显露受限、口咽功能障碍
经下颌骨旋转经颈入路	迷路下间隙、斜坡下部、寰椎前方、齿状突、颈椎前方	广泛的侧前方显露、血管保护、有行颈椎融合的可能性	脑神经损伤可能性低、广泛的软组织剥离、口腭功能障碍
经下颌骨 – 舌外 – 咽后入路	迷路下间隙、斜坡下部、寰椎前方、齿状突、颈椎前方	广泛的侧前方显露、血管保护、有行颈椎融合的可能性、咽外手术	脑神经损伤可能性低、广泛的软组织剥离、可提供侧方入路角度
双侧矢状劈开下颌骨截骨术	斜坡下部、寰椎前方、齿状突、$C_2 \sim C_3$ 椎体	直接、和其他下颌骨截骨术一样无面部瘢痕	较小的操作空间、侧方显露受限、下牙槽神经损伤
经上颌骨联合经下颌骨入路	斜坡中下部、寰椎前方、齿状突、$C_2 \sim C_3$ 椎体	直接、与单纯上颌骨截骨术或下颌骨截骨术相比增加了中线的显露	广泛的软组织剥离、大范围的截骨、口腭和口咽功能障碍
经颈内镜入路	斜坡下部、寰椎前方、齿状突、$C_2 \sim C_4$ 椎体	咽外手术、标准的颈部剥离、不需要截骨、康复快	管状牵开器通道狭窄、需要内镜

和 Bernardo 对各种手术入路解剖学进行了研究，以帮助选择本章讨论的一些复杂的前路手术入路[14]。有趣的是，他们认为能够较好地显露颅外颅底中线区域的是下颌骨正中劈开术 / 舌正中切开术（可达 70% 的显露）、Le Fort I 式入路联合硬腭劈开术（可达 80% 的显露）和下颌骨旋转经颈入路（可达 96% 的显露），但并发症及复杂性也在逐步增加[14]。因此，如果寰枕关节和

$C_1 \sim C_2$ 关节不需要显露，他们建议采用下颌骨正中劈开术 / 舌组织切开术或 Le Fort I 式入路联合硬腭劈开术显露颅外中线区域。然而，如果寰枕关节和 $C_1 \sim C_2$ 关节需要显露，那么可考虑采用下颌骨旋转经颈入路[14]。此外，当颅外颅底的侧方区域需要广泛的显露时，下颌骨旋转经颈技术（可达 100% 的显露）相对于其他方法有很大的优势。

第13章

改良颈胸段交界处前方入路手术
The Modified Anterior Approach to the Cervicothoracic Junction

Jason Pui Yin Cheung Keith Dip Kei Luk 著

王向阳 邵振轩 译

一、概述

脊柱颈胸段交界处前入路术式难度较大。其适用于 $C_7 \sim T_4$ 或 $C_7 \sim T_5$，其中胸椎后凸的自然形态导致该部位手术操作的视野显露困难。胸骨和锁骨解剖位置的特殊性影响手术过程中该部位的入路，导致手术难度增加。与此同时，考虑到该术野所分布的血管和神经结构，术野显露极为复杂且风险极大。既往研究针对该区域的手术类型已有诸多技术报道，但对于大多数脊柱外科医生来说仍较为陌生。其原因在于病变在该区域并不常见，且有多种后路术式。本章主要目的在于回顾总结颈胸段交界处前方入路手术，并侧重该术式相关的优势和并发症。

二、解剖学

了解胸廓入口区的解剖结构对确保手术安全性至关重要。胸廓入口或胸廓上口位于胸腔入口处。胸廓入口区呈椭圆形，其前部被胸骨柄、锁骨内侧部和胸锁关节所包绕，侧面为第 1 肋骨，后部为 T_1。胸廓入口区有众多重要结构穿过。具体而言，在胸骨柄正后方平面，其中心部分由胸骨舌骨肌和胸骨甲状肌组成，其他结构包括残余

胸腺组织、甲状腺下静脉、气管、气管食管沟及其左侧喉返神经、食管、胸导管和脊柱前方的颈长肌。喉返神经是迷走神经的分支之一，其右支勾绕右锁骨下动脉，左支勾绕主动脉弓后走行于气管食管沟和喉部。选择下颈椎入路时，气管食管沟和喉返神经显露，可导致神经损伤风险的增加。侧面探查可见，胸廓内动脉在胸膜顶前方，后者与患者术后呼吸功能相关。后部探查由内至外可见交感神经干、上肋间动脉和 T_1 神经的腹支。较远侧面视角可见左右两侧结构各不相同。其中，迷走神经、头臂静脉和膈神经在两侧均有分布（图 13-1）。而左颈总动脉和左锁骨下动脉位于左侧，头臂干位于右侧。颈胸段脊髓的血供来源于神经根动脉，其中后者起源于锁骨下动脉的椎动脉、甲状颈干、肋颈干分支。而腹侧中线切口对以上血管结构干扰较小。锁骨上缘通常对应于 C_7/T_1 区域。

三、术前准备

任何术前准备前，第一要务均为预先确定目标术式的适应证。针对颈胸段交界处病变，大多数外科医生可能选择具有显露范围广且操作较简单优势的后方入路手术。例如，在一些患者中，

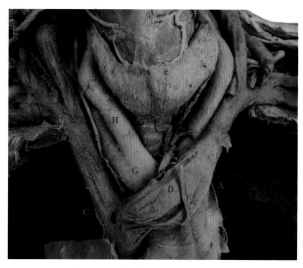

▲ 图 13-1　胸廓入口的重要结构展示

A. 左侧喉返神经；B. 右迷走神经；C. 右膈神经；D. 左头臂静脉；E. 右头臂静脉；F. 左颈总动脉；G. 头臂干；H. 右颈总动脉；I. 右锁骨下动脉

经后方入路采用椎弓根清创和骨融合治疗结核分枝杆菌感染效果理想[1]。然而，后入路术式的主要缺点在于术中可能需牺牲部分节段神经根，从而显露脊椎前柱。但是，除非治疗绝对必要，操作应尽量避免对 C_8 或 T_1 神经根造成损伤。因此，前路手术适应证众多，如肿瘤切除、感染清创和骨折前路固定，其中颈胸段交界处前路手术为首选术式[2]。少部分病例若需长节段固定（如畸形矫正），则可能需采用联合入路手术。

　　考虑到可能发生的胸腔入侵风险，术前有必要对患者进行全面的呼吸评估。术前影像学检查是决定手术入路选择的关键。普通 X 线片在此部位意义不大，原因在于肩胛带重叠可影响影像学效果。然而，考虑到 X 线片通常是术中成像的唯一可用参考，术前仍有必要核实确定患者病变节段。因此，在前后位摄片基础上，通常会加照游泳者侧位片。一般而言，肿瘤、感染或骨折等大多数病理均需作进一步成像，如计算机断层扫描（CT）和磁共振成像（MRI），以便更好地评估骨性解剖结构和周围软组织状况。此类影像学检查也有助于确定拟采用术式的类型。

　　术前须确认是否有必要进行胸骨柄切开以显露颈胸段交界处。Fraser 等[3] 在其研究中建议可通过评估 C_7~T_1 椎间盘与胸骨柄顶端的距离，利用 MRI 确定颈胸段交界处的入路方式。然而，该研究团队报道的算法较为复杂，且并未将重要软组织解剖结构纳入考虑。例如，颈部较长的患者可能无须胸骨柄切开，即可实现术野的充分显露。基于术前影像学检查的两种简单实用的技术可有助于进一步确认胸骨切开术 / 胸骨柄切开术的技术要求[4]。Teng 等[5] 的研究中有提及，即依据颈胸角进行判定，通过作胸骨上切迹向后上方至 C_7~T_1 椎间盘前缘中点和胸骨上切迹向后水平延长线的连线，两线之夹角即为颈胸角（图13-2）。这两条线将颈胸段交界处三等分，有助于手术决策。高于该角度水平上的操作可采用标准颈椎前路手术；该角度内的水平为边界线，可采用颈椎前路手术或胸骨柄切开术；而低于颈胸角的病变需采用胸骨柄切开术 / 胸骨切开术进行术野显露。另一更为简单的方法为直接利用矢状位 CT 扫描确定是否需要进行胸骨柄切开术，

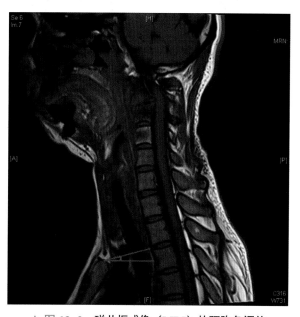

▲ 图 13-2　磁共振成像（MRI）的颈胸角评估

从上胸骨切口的水平线与从上胸骨切口到 C_7~T_1 椎间盘连线，将颈胸交界处分为三个部分。若手术部位高于颈胸角水平，可以采用标准的颈前路入路手术。若手术部位位于颈胸角之间，采用标准的颈前路或胸骨切开术皆可。若手术部位低于颈胸角，推荐采用胸骨切开术 / 胸骨柄切开术

Karikari 等 [6] 在其研究中有报道。具体而言，通过并平行目标椎间盘添加一条直线，该直线可通过胸骨柄上方或穿过胸骨柄（图 13-3）。如果该直线位于胸骨柄上方，则可采用标准入路的内固定治疗；若该直线位于边缘区域，仅通过胸骨柄顶端，则可通过切除胸骨柄部分结构后再行内固定治疗。在此类情况下，虽然手术通道较为狭小，但应尽量避免进行常规胸骨柄切开术 / 胸骨切开术。以上指南为临床操作提供了一定参考，有助于确定额外胸骨柄切开术 / 胸骨切开术的必要性。须注意，由于置钉操作难度制约，部分外科医生选择不进行前路内固定治疗，而采用前路减压植骨和后路内固定治疗。

四、手术入路介绍

既往已有众多研究 [7-16] 报道前路手术，具体手术入路取决于手术部位。本文在此列举了几种常见的前路手术（表 13-1）。

（一）下颈椎入路手术

下颈椎入路为 Southwick 和 Robinson 所报道的颈椎前路术式的扩展和延伸 [16]。如果手术通道未受胸骨柄制约，或者患者颈部较长，可适用颈胸段交界处手术入路。环状软骨位于 C_6 处，可作为切口的重要参考点。颈胸段交界处前路手术的定位与颈椎其他部位相似。在术中，保持颈部过伸位，在肩胛骨后部垫枕抬高，以便显露前颈部术野。一般情况下，应避免头部旋转，保持头部正中位置，因为确定颈中线在深部解剖中至关重要。与采用右侧入路更便于惯用右手的外科医生进行术野显露和椎间盘入路手术的高 / 中颈椎部位相比，下颈椎处的手术操作建议从左侧入路 [17]。其原因在于下颈椎显露时，喉返神经上升支在术中直视显露，导致喉返神经损伤风险较高。

一般横向切口即可满足手术需求，若需要大切口，可以沿胸锁乳突肌前缘做斜行切口。在

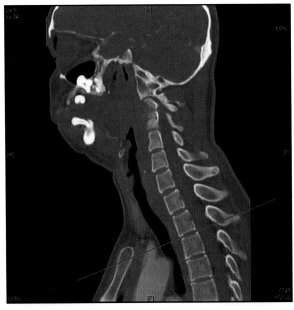

▲ 图 13-3　计算机断层扫描（CT）的辅助线评估

做通过目标椎间盘的辅助线，若该线高过胸骨柄，则可不需要进行胸骨切开术

表 13-1　颈胸段前方入路对比

入路方法	下颈椎入路手术	胸骨全切入路手术	单侧或双侧胸骨柄切开术	内侧锁骨切开术
适应证	$C_6 \sim T_1$	$C_4 \sim T_4$	$C_3 \sim T_5$	$C_6 \sim T_3$
切口	朗氏线或纵向切口	T 形切口	L 形或 T 形切口	T 形切口
优势	操作常规	显露范围广泛	避免胸锁关节离断	避免胸锁关节离断
劣势	尾端显露程度有限，无上胸骨柄部分切除	高并发症发生率：广泛剑突切除术	远端有限显露，无左无名静脉结扎	锁骨假关节风险
风险关联结构	右侧：喉返神经 左侧：胸导管	纵隔结构、喉返神经、胸导管	纵隔结构、喉返神经、胸导管	纵隔结构、喉返神经、胸导管

手术操作过程中，常通过肌肉劈裂入路切开颈阔肌，明确胸锁乳突肌前缘并牵向外侧。胸骨舌骨肌和胸骨甲状肌（带状肌）牵向内侧。触诊颈动脉脉搏以确定颈动脉鞘并牵向外侧，然后切开气管前筋膜。在此阶段，甲状腺下动脉和静脉通常显露在术野范围内，可能需进行结扎。深层解剖过程中，气管和食管牵向内侧，而肺尖部和无名血管牵向下方（若可见）。明确颈长肌、椎前筋膜、前纵韧带应在脊柱前方。喉返神经在右侧入路中容易损伤。究其原因在于喉返神经勾绕右锁骨下动脉后走行于气管旁，从外侧向内侧交叉并抵达颈中线部位。左侧入路下，应对胸导管加以保护（若可见）。

（二）胸骨全切入路手术

对于需显露颈胸段交界处但下颈椎入路手术存在风险的患者，可进行胸骨柄切开 / 胸骨切入路。Hodgson 等 [18, 19] 报道胸骨全切入路手术治疗脊柱结核可实现 $C_4 \sim T_4$ 的广泛显露。虽然最初在 Hodgson 的报道中并未提及，但 Luk 的后期补充研究 [9] 中强调了这一点，即在手术准备过程中有两个关键注意事项。其一，在麻醉监护过程中，应避免使用中心导管进行左头臂静脉插管，因为术中可能需结扎该静脉以扩大手术范围。考虑到侧支通路丰富（如奇静脉 / 半奇静脉、内乳静脉和胸外侧静脉），静脉处分离的风险较低 [20]。其二，此手术过程中患者为仰卧位，肩胛骨间应放置一圆枕，从而有利于前路胸骨切开的操作。

该手术需作一个 T 形切口，横切面沿下颈部皱褶，垂直切面沿剑突外侧中线延伸。垂直切面可向上延伸，以显露颈中部。手术过程中需将胸骨舌骨肌和胸骨甲状肌（包括颈前和气管前筋膜）从胸骨附着点中松解出。在胸骨下端切除剑突后，以手指伸入胸骨任一端行钝性剥离，从胸骨后缘游离胸膜和纵隔。后用胸骨锯沿中线处切开

胸骨，牵向侧方，显露残余胸腺和心包。过程中可结扎左无名静脉和左甲状腺下动脉。而后，在左侧颈动脉和无名动脉、甲状腺、气管和食管间的手术通道（图 13-4）行深层解剖。在此操作过程中应注意保留胸导管和左喉返神经。基于此，该操作可有向下显露至 T_4 的脊椎前柱，从而扩大术野可视范围。在此程度显露下，内固定安装并不难（上端瞄准头部，下端瞄准尾部）。术后采用金属线对胸骨进行捆扎固定，以避免术后畸形并发症的发生。

（三）单侧或双侧胸骨柄切开术

胸骨全切入路手术的主要弊端为相关并发症的发生。此外，一般情况下胸骨全切入路手术并非必须，究其原因在于心脏和大血管对尾端术野范围的显露存在一定制约。考虑这一点，Luk 等 [9] 报道采用单侧或双侧胸骨柄切开入路改良胸骨全切入路手术，使创伤减少。其麻醉和定位类似于胸骨全切入路手术。单侧（L 形）或双侧（倒 T

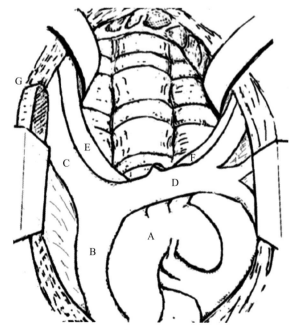

▲ 图 13-4　正中经全胸骨劈开后的手术窗
A. 主动脉弓；B. 上腔静脉；C. 右无名静脉 / 头臂静脉；D. 左无名静脉 / 头臂静脉；E. 头臂干 / 无名动脉；F. 左颈总动脉；G. 劈裂的胸骨

形）胸骨柄切开术可显露 $C_3 \sim T_5$，无须显露胸骨下半部结构。执行该术式时，从胸骨切迹正中向尾端到距胸骨角 3cm 处作纵向切口。通过该切口可延伸至颈中部，通常采用 Southwick 和 Robinson 的方法[16]。提起胸骨处皮瓣，将内侧肋骨显露在外（达 2cm）。确定胸廓内动脉（又名乳内动脉）位于第 2 肋间，并结扎。胸骨切开术前，对胸骨柄后表面行钝性分离。胸骨切开术的横支应延伸至第 2 肋间隙处，确保单侧达 4cm 的显露宽度，或双侧达 8cm 的显露宽度。牵开胸骨柄后，确认胸腺和大血管位置。该手术通道边界包括左侧左颈总动脉、右侧头臂动脉和静脉，以及尾端无名静脉。选择左侧入路时，气管和食管牵向左侧；若选择右侧入路，则应在深部 $C_7 \sim T_4$ 椎体显露前，先确定右喉返神经位置。进一步分离升主动脉右缘至心包膜处可显露 T_5 椎体。如若必要，可结扎左侧无名静脉，以改善尾端显露效果。同样，考虑到脊柱在矢状面上的自然形态，应避免该手术入路对螺钉轨迹造成干扰。胸骨柄切开术应采用金属丝进行捆扎固定。

如图 13-5 所示为一则应用该技术的实例分析：一名 52 岁甲状腺癌女性患者伴有 T_2 转移，表现为病理性骨折和脊髓压迫。采用单侧胸骨柄切开的前路手术入路切除病灶。支撑植骨并应用钛板固定。

（四）锁骨内侧骨切开术

Sundaresan 等[21] 所述经前方胸骨全切入路手术的替代方案包括锁骨切开术，以显露 $C_6 \sim T_3$。该术式最初用于切除可能导致脊髓压迫和臂丛神经受累的椎旁肿瘤，如乳腺癌或胰腺癌。手术开始时，在患者肩胛骨下放置一垫枕到颈部。作一 T 形皮肤切口，水平切口位于锁骨上方 1cm，外延至胸锁乳突肌外侧缘，中线切口延伸出胸骨体。水平切口沿颈外静脉和内侧锁骨上神经，将颈阔肌分为两部分。游离胸锁乳突肌的锁骨止点

并连同带状肌移至上方。刮除胸锁关节后，剥离并切除右锁骨中半部和矩形胸骨块，以辅助更彻底的切除效果。行骨切除术，分离锁骨下静脉，清除胸腺残余。而后，在颈动脉鞘外侧与气管和食管内侧间形成一无血管平面，进入椎前间隙。喉返神经显露于术野内，须加以保护。正中剥离椎前筋膜，显露椎体和椎间盘。手术结束时并未对切除锁骨和胸骨进行修复，但其可作支撑植骨。

改良 Sundaresan 技术既往报道众多[8, 14, 22]。例如，Kurz 等[8] 仅作一横向切口而非 T 形切口，并考虑到喉返神经解剖结构上的一致性，更倾向左侧入路，仅切除锁骨，保持胸骨柄完整。为避免肩弓骨缺损，Sar 等[14] 对切除锁骨进行再植，并应用克氏针固定。Birch 等[22] 报道了一种将锁骨内侧端转变为以胸锁乳突肌为蒂的锁骨瓣的改良术式。该骨瓣由锁骨内半部、胸骨柄上角和胸锁关节组成。抬高该骨瓣可在无锁骨内侧端广泛剥离下促进 $C_3 \sim T_4$ 的显露。锁骨切开术只能在固定板钻孔后进行，以便于闭合时捆扎固定。图 13-6 所示为一名 49 岁男性患者，患有 T_1 节段巨细胞瘤，经 Birch 入路切除肿瘤。右锁骨切开术为切除肿瘤提供了良好的显露效果，并应用腓骨支撑植骨和锁定钢板进行固定治疗。

（五）微创切口入路

在微创手术时期，支持者们基于导航、手术显微镜和内镜对上述技术进行了改良[23-25]。部分胸骨柄切开或胸骨切开术均具有一定可行性。同样，胸骨柄后表面亦可采取类似方法进行钝性分离。手术空间和通道的内侧缘达头臂动脉，外侧缘抵右头臂静脉，下部至头臂静脉汇合处。上腔静脉（右缘）、升主动脉（左缘）和肱头动静脉（上缘）形成的另一手术空间和通道可使尾椎体术野显露更为宽阔。虽然该术式可显露 $C_6 \sim T_5$，但所述报道相对较新，尚未被广泛采用。

五、并发症

正确认识该手术入路的重要结构，可有助于减少并避免相关并发症的发生。然而，对于尚处于学习曲线中的外科医生，建议在心胸外科医生协助下进行该项手术。然而，在手术操作过程中，任何结构（如心包、大血管和食管）的意外损伤均可能造成灾难性的后果。在既往报道的并发症中，喉返神经损伤占 11%，永久性麻痹占 3.5%[26-28]。医源性吞咽困难多为暂时性的，发生率为 9.5%[29]，而穿孔发生率为 0.2%～1.2%[28]，通常归因于植入物腐蚀。因咽后脓肿和纵隔炎所

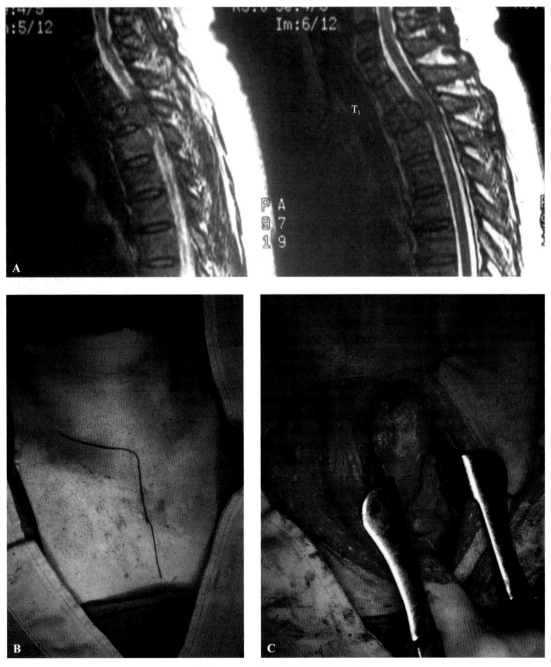

▲ 图 13-5　单侧胸骨柄切开术示例

A. 52 岁女性，甲状腺癌转移至 T_2 椎体导致病理骨折，急性脊髓受压；B. 单边胸骨柄劈开入路切口为 L 形；
C. 将胸骨柄往外牵引，显露前纵隔

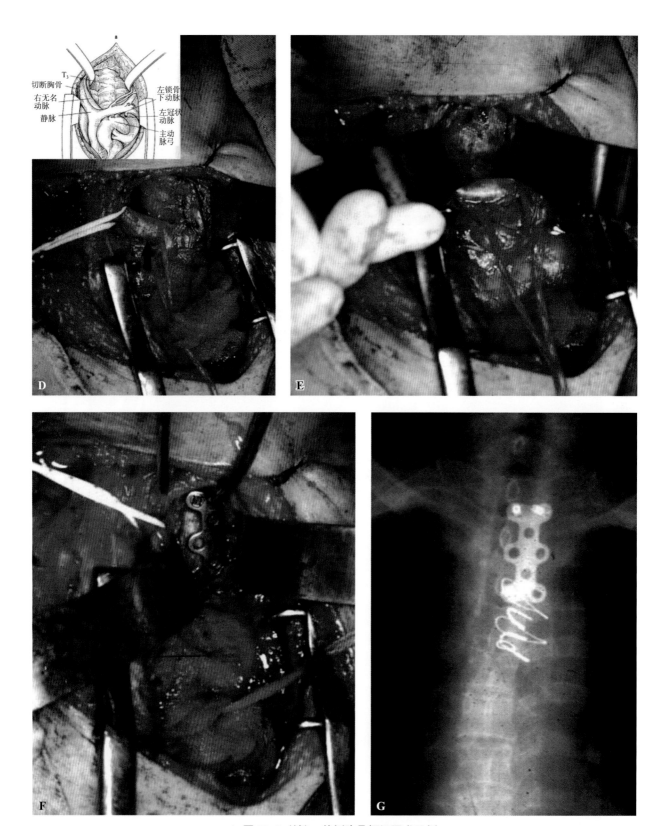

▲ 图 13-5（续） 单侧胸骨柄切开术示例

D. 在左侧颈总动脉、右侧头臂动脉和静脉、下方头臂静脉之间开一个窗口（黑箭）；E. 气管、食管往内牵引，显露椎体；
F. 采用支架固定；G. 术后 X 线显示固定椎体的钢板和固定劈开胸骨柄的钢丝

致食管穿孔的患者死亡率可达 50%[30, 31]。左侧入路手术切除常伴随胸导管损伤风险，应在锁骨下静脉背侧对其进行识别并加以保护。当慢性乳糜液丢失导致电解质和蛋白质缺乏、代谢紊乱、外周淋巴细胞减少和免疫力低下时，应进行一期修复[32]。此外，脊柱外科胸骨切开术后深部胸骨伤口感染的发生率目前尚不清楚。然而，基于既往心脏外科报道，开胸术后胸骨深部伤口感染率高达 1.3%，常需皮瓣重建[33]。

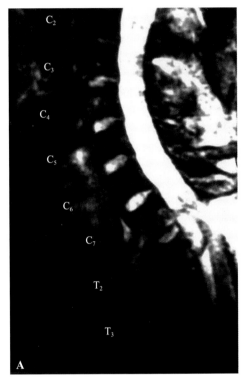

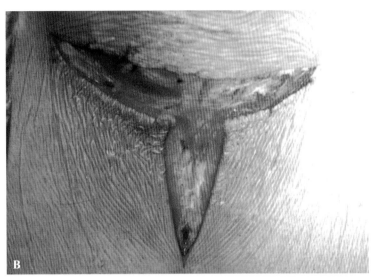

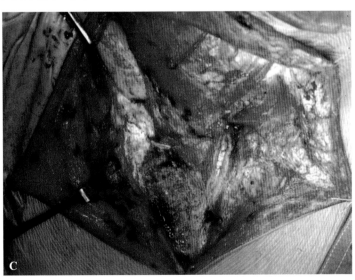

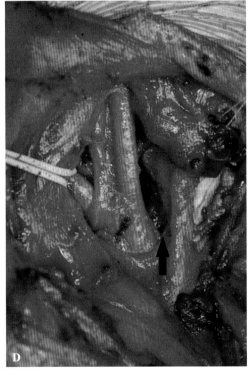

▲ 图 13-6　锁骨内侧骨切开术

A. 1 名 49 岁男性，在脊柱 T_1 节段患有巨细胞瘤，通过内侧锁骨离断入路行肿瘤切除；B. 在锁骨上方 1cm 处做一个 T 形切口；C. 显露右侧锁骨内侧和胸骨柄，行骨离断；D. 将带有锁骨和胸骨柄的骨瓣往旁牵引后，分离锁骨下静脉（黄带所示）和显露颈动脉鞘外侧与气管食管内侧之间形成的无血管区域（黑箭所示），通过无血管区域进入椎前间隙

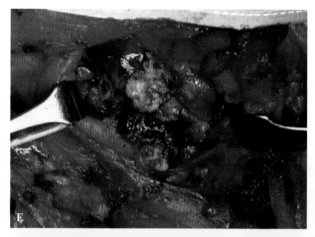
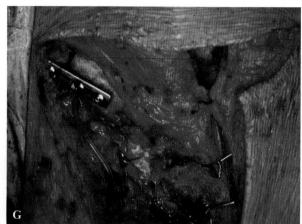
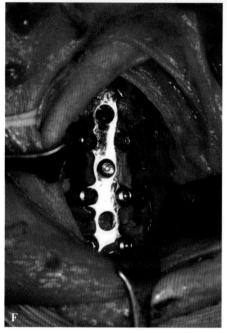
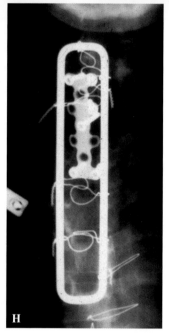

▲ 图 13-6（续） 锁骨内侧骨切开术
E. 椎前筋膜沿正中线剥脱，肿瘤显露并被切除；F. 腓骨自体移植物填充和钢板固定；G. 锁骨截断处用钢板固定；H. 术后 X 线显示脊柱钢板固定良好

六、讨论

由于前路手术操作的复杂性，其进一步加大颈胸段交界处病变的处理难度。颈胸段交界处分布有重要的神经血管结构，需注意识别和牵开；同时鉴于脊柱后凸的自然形态，该部位的显露较为困难。值得庆幸的是，胸骨柄切开术或胸骨切开术为经上纵隔的手术入路提供了便利。既往一些研究已报道颈胸段交界处手术操作方法[2, 7-16, 18, 19, 23, 24, 34-36]。本章节将其大体简化为几个主要类别并加以报道。所述类别包括颈椎前路扩展、广泛胸骨全切入路，以及改良胸骨柄和（或）

锁骨有限骨切开入路。

下颈椎入路是颈椎前路的扩展延伸，可显露颈中部。若解剖学条件允许（如患者颈部较长、术前 CT 和 MRI 指示显露足够多的间隙），该技术可达颈胸段交界处。该术式并发症发生率最低，为多数颈椎手术的脊柱外科医生所部分切除上方胸骨柄刚好妨碍手术通道的非典型病例，不会破坏胸锁关节稳定性，为术野显露和器械治疗提供有限但充足的手术空间和通道。如若胸骨柄上缘入路不能充分显露病变区域，胸骨柄切开 / 胸骨切开术则成为术野显露的必要选择。全胸骨切开术是颈胸段交界处的经典前路手术，但

由于全胸骨切开术和剑突切除术的潜在并发症，两者目前在临床应用和治疗效果方面并不太理想。改良胸骨柄和（或）锁骨有限骨切开入路手术因其类似的术野显露程度、手术并发症少而在临床上应用更为广泛。

上述方法皆适用于 $C_6 \sim T_4$ 或 $C_6 \sim T_5$ 的多数脊柱损伤治疗。所有脊椎尾段均需开胸或胸腔镜辅助入路。尽管目前颈胸段交界处病变的治疗多采用后路入路，但前路入路手术同样具有显著优势，例如可直接进入肿瘤、感染和骨折等前柱病变区域，并具有较好的手术显露。

七、结论

即便困难重重，颈胸段交界处前方入路手术在治疗前柱病变上仍优势突出。可实现广泛和直接的手术显露，纵隔结构和大血管间隙清晰。综上所述，颈胸段交界处前方入路手术可作为椎体切除和结构植骨重建的有效途径，且其并发症发生率较低。

致谢：我们感谢香港大学解剖学系提供图 13-1 所示的解剖样本。

第 14 章

经胸骨的脊柱前入路
Transsternal Approaches to the Spine

Jonathan Nakhla　Mousa K. Hamad　Daniel M. Sciubba　Ziya L. Gokaslan　著

马晓生　张　帆　译

一、概述

在过去的 250 年中，诸多学者尝试前入路进行下颈椎或上胸椎手术。直到 19 世纪后期，基于损伤胸前区重要结构及对医源性并发症的担忧，胸前区和大脑一样始终被外科医生称为无法被显露或手术治疗的"黑匣子"。该区域的操作需要术者同时具备脊柱外科、心胸外科甚至有些病例需要血管外科、耳鼻咽喉科的知识与技能。经胸骨的脊柱入路最早报道是用于治疗脊柱结核（Pott 病）的患者，而目前该术式亦可用于骨折、骨折脱位、椎间盘脱出、滑脱、感染、活检及肿瘤切除等各种疾病[1-5]。尽管涉及该区域的操作技术有难有易，但相较于其他部位的脊柱入路而言，经胸前入路更为复杂，因此外科医生需要对该区域特有的解剖结构有更加清晰的认识，尤其要注意避免损伤那些与呼吸道和消化道并行的众多神经和血管，从而降低术后并发症发生率。此外，由于恶性肿瘤的转移更倾向于累及椎体前部，且僵硬性颈胸段后凸畸形也并不少见，因此该区域需要选择可靠的手术入路[6]。本章节将通过解剖结构、围术期护理及相关并发症的分析对上胸椎前入路的技术要点进行深入讨论。

二、解剖

（一）胸廓

颈胸交界前路手术的显露主要受到胸廓限制，使标准颈椎前路手术（Smith-Robinson 入路）中尾侧术野的显露不充分。胸骨从上到下由三个部分组成，包括胸骨柄、胸骨体及剑突。胸骨柄定位较为容易，因为胸锁关节位于其两侧的上缘，在胸锁关节下方，胸骨柄向外侧延伸并与第 1 肋软骨形成关节。胸骨柄与胸骨体的交界部位为胸骨角，是计数肋骨的重要体表标志，第 2 肋软骨在其侧面与胸骨柄和胸骨体共同形成关节。第 2~7 肋软骨均附着于胸骨体，剑突也通过肋剑突韧带附着于胸骨体的尾端。

胸骨与脊柱也有潜在的解剖关系，据报道胸骨上切迹在约 40% 的人群中位于 T_2 水平，50% 位于 T_3 水平，剩下的 7% 位于 T_4 水平[7]。Lakshmanan 等[8] 的研究显示，在连续的 102 份正中矢状面 T_2 磁共振成像（magnetic resonance imaging，MRI）图像中，胸骨柄投影有 15.7% 位于 T_2 水平、25.5% 位于 T_2~T_3 水平、27.5% 位于 T_3 水平，其余图像难以准确判断；而在另一项由 Sharan 等[9] 主导的相似研究中，胸骨柄投影有 16% 位于 T_2 上缘水平、25.5% 位于 T_2 下缘水平、25.5% 位于

T_3 上缘水平、23.6% 位于 T_3 下缘水平。综上所述，虽然部分患者通过颈部的切口可以显露到 T_2 和 T_3 的位置，但如此小且深的空间会显著妨碍术者进行病变切除或脊柱内固定的操作。

（二）肌肉

该区域肌肉适当的剥离是实现术中充分显露的前提条件，且术后将肌肉妥善缝合即可，以避免相关并发症的发生。颈阔肌下方起自胸大肌上方，与下颌骨相连，是颈部最表浅的肌肉。颈阔肌下方可见到胸锁乳突肌（sternocleidomastoid，SCM），SCM 具有胸骨头和锁骨头，前者起自胸骨柄前方，后者起自锁骨内 1/3 段上缘。SCM 深面为舌骨下肌群：胸骨甲状肌起自胸骨柄与锁骨连接处的后方，止于甲状软骨；胸骨舌骨肌起自锁骨内 1/3 段的后方，止于舌骨体；肩胛舌骨肌起自舌骨体，止于肩胛骨，其中份为中间腱，中间腱恰好覆盖在颈内静脉上方且容易滑动，常被视为颈内静脉的定位标志。肩胛舌骨肌上腹位于颈内静脉内侧，在甲状腺至舌骨水平斜向内上，其下腹从颈内静脉外侧横向（稍向尾侧）走行至肩胛骨上缘（近肩胛上切迹处）。上述所有的肌肉在显露过程中均因仔细分辨，保证安全牵拉或者离断。

（三）血管

根据标准的术中显露顺序，颈内静脉是向尾端显露过程中遇到的第一个重要结构（图 14-1），颈内静脉从下颌角起向下走行，穿过前斜角肌的腹侧后在胸锁乳突肌锁骨头的后方与锁骨下静脉汇合，并形成双侧的头臂静脉。左侧的头臂静脉向内侧走行，跨过中线后与右侧头臂静脉汇合，形成上腔静脉。

在重要的动脉结构中，颈动脉位于颈内静脉的背内侧，在胸锁关节附近出胸腔，并继续向颅骨方向上行。左颈总动脉在左锁骨下动脉的分叉处与主动脉弓直接相连，两者与主动脉弓均相交于气管外侧及左侧第 1 肋间软骨下方。右颈总动脉与右锁骨下动脉均在右锁骨的上方及气管外侧从头臂干分出，头臂干则在第 1 肋软骨下缘水平与中线交汇处从主动脉弓分出。

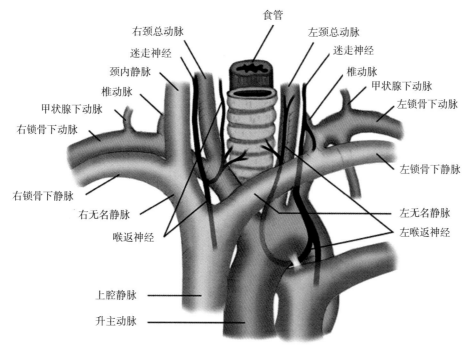

▲ 图 14-1　颈胸交界区的腹侧解剖

胸导管是该区域中重要的淋巴管，从横膈膜起沿食管后方向头端走行，最终在左颈内静脉与左锁骨下静脉外侧成角处注入左静脉角。在 C_7 水平，胸导管自食管向后外侧的颈内静脉走行，故在分离食管和颈内静脉时需注意勿损伤胸导管。

（四）神经

经胸骨入路过程中需要准确识别迷走神经、喉返神经和膈神经，以避免医源性损伤。迷走神经是第 X 对脑神经，与颈内静脉及颈总动脉一起自颈动脉鞘出颅腔。在内侧的右颈总动脉及外侧的椎动脉之间，右侧迷走神经从前方绕过右锁骨下动脉。右侧的喉返神经（recurrent laryngeal nerve，RLN）在 T_1 水平从锁骨下动脉下方绕过，沿颈总动脉内侧上行后斜向进入甲状腺内侧，并在 C_7 水平从背侧跨过甲状腺下静脉（图 14-1）。在左颈总动脉与锁骨下动脉之间，左迷走神经在主动脉弓腹侧下行，并在主动脉弓前方分出左喉返神经，后者在 T_4 水平从下方绕过主动脉弓后，上行于气管与食管间沟内。双侧的膈神经发自 C_3～C_5 神经根，下行时越过前斜角肌及锁骨下动脉的腹侧，在胸腔内与胸廓内动脉伴行向下，并继续在心包与两层胸膜之间的前纵隔腹侧走行，最终通向膈肌。

三、经胸骨入路

经胸骨入路主要包括以下术式。
① 正中劈胸骨入路。
② 胸骨部分切开入路。
③ 胸骨柄部分切除入路。
④ 改良胸骨柄部分切除入路。
⑤ 正中胸骨联合前外侧进胸入路。
⑥ 正中胸骨联合无名静脉下发入路。

（一）正中劈胸骨入路

1957 年 Cauchoix 和 Binet [10] 报道的胸骨正中全切开术是首个上胸椎的入路方式，该术式显露效果充分但并发症发生率高。1960 年 Hodgson 等 [4] 报道了首个 Pott 病治疗的大样本研究，但当时该术式的死亡率高达 40%。此后，通过改进围术期的护理，以及根据患者特定的解剖结构和病变范围调整并改良胸骨切开范围，术后并发症发生率有所降低。但即便如此，正中劈胸骨入路仍然是上胸椎入路的标准入路，由于其技术要求低、操作简便，至今仍被广泛使用 [11]。此外，部分学者认为相较于截骨范围较小的其他改良术式，胸骨正中全切开术的纵隔显露更为充分，并且能更好地掌控锁骨下动静脉等大血管（表 14-1），因此也更为安全。此外，正中劈胸骨入路能垂直显露 T_3、T_4 甚至 T_5，因此可以更好地直视后纵韧带和硬膜。最后，由于该术式不涉及锁骨，所以不会破坏肩胛带的稳定性或影响上肢功能 [11]。在头臂静脉、上腔静脉和升主动脉之间创造空间（正中劈胸骨入路 + 腔静脉主动脉间无名静脉下方入路）可以额外向尾端显露胸椎至 T_5，该部分内容会在本章节后面进一步讨论。

手术技术

患者取仰卧位，沿下颈部皱襞做横切口，从皱襞至剑突以远做垂直切口，两者形成 T 形切口（图 14-2A）。将胸骨舌骨肌和胸骨甲状肌均从胸骨附着处分离，之后在胸骨上切迹处的颈前及气管前筋膜上做一个切口。尾端切除剑突，在胸骨体远端探入一指，通过钝性分离沿肋间软骨将上纵隔软组织及胸膜从胸骨后方轻轻分离下来，之后用线锯或摆锯沿中线切开胸骨（图 14-2B）。将胸骨向两侧牵开即可显露胸腺及心包，切断胸腺静脉后显露胸腺并牵拉至右侧。此时可见到左头臂静脉，将其钳夹剪断并结扎。左甲状腺下动脉从颈动脉内侧分出。此时显露操作会受到外侧

表 14-1 经胸骨切开术至颈胸椎椎前的手术入路

手术入路	显露范围	优 点	缺 点
正中劈胸骨入路	C₃~T₄	直接，方法最熟悉	截骨范围大，需放置胸管
胸骨部分切开入路	C₃~T₄	直接，截骨范围较胸骨正中全切开术更小	截骨范围大，需放置胸管
胸骨柄部分切除入路	C₃~T₄	胸骨体保持完整，无须放置胸管	操作空间较小，锁骨切除影响美观，锁骨切除后胸锁关节疼痛
改良胸骨柄部分切除入路	C₃~T₄	胸骨体保持完整，无须放置胸管，美观，胸锁关节疼痛有限	操作空间小，胸骨柄和锁骨必须全部移除及修补
正中胸骨联合前外侧进胸入路	双侧 C₃~T₃ 单侧 T₄~T₁₂	显露最广泛	截骨范围大，需放置胸管，开胸术后疼痛
正中胸骨联合无名静脉下发入路	C₃~T₅	直接，基于熟悉的正中胸骨切开术，在 T₄~T₅ 处留有内固定角度	截骨范围大，需放置胸管，需进行血管解剖并在主动脉和上腔静脉之间放置内固定

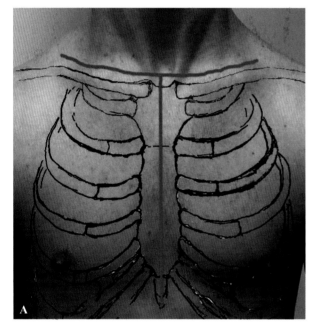

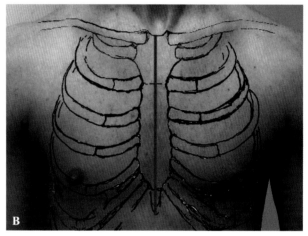

▲ 图 14-2 正中劈胸骨入路

A. 切口；B. 截骨

的左颈动脉和内侧的头臂动脉、甲状腺、气管及食管的阻挡，牵开上述组织，沿椎前筋膜做纵切口后即可观察到下方的椎体及椎间盘（图 14-3），注意勿损伤胸导管及左 RLN [3, 4]。术毕可用钢丝或钢缆重新复位并固定劈分的胸骨，并重新缝合胸骨肌群及筋膜。

（二）胸骨部分切开入路

与 Orringer [12] 等在 20 世纪 60 年代提出的上胸椎显露方法类似，Darling 等报道了正中部分

胸骨切开术作为上胸椎的前方入路，以减少胸骨正中全切开术相关并发症 [13]。尽管这种骨切开术的范围大大减小，但仍然能够将上胸椎结构完美显露。

手术技术

患者取仰卧，沿左侧胸锁乳突肌前缘至胸骨切迹作切口，并将此切口沿着胸骨的中线向下延长至第 3 肋软骨水平（图 14-4A）。在患者颈部稳定的情况下，可在其下方放置如沙袋类的物品使患者颈部过伸，同时将头部转向右侧。优先选

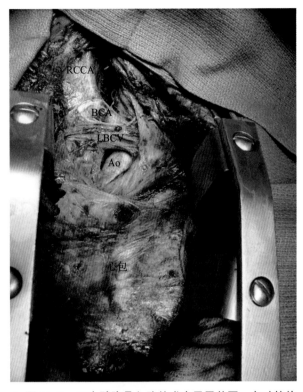

▲ 图 14-3　正中劈胸骨入路的术中显露范围。自动拉钩牵开后上方可见大血管，下方可见心包

RCCA. 右颈总动脉；BCA. 头臂动脉；LBCV. 左头臂静脉；Ao. 主动脉

择左侧入路的原因是因为左侧喉返神经在反向之前走行于主动脉弓下方更偏尾端的位置，因此其远离手术区域，手术安全性较高。

　　沿着皮肤切口分离颈阔肌，将胸锁乳突肌向外侧牵拉并分离舌骨肌群，将颈动脉鞘向外侧拉开即可见椎前间隙。将气管和食管向中线方向牵拉即可显露椎体。随后进行胸骨操作，打开胸骨浅筋膜，将胸骨沿着胸骨中线从胸骨切迹至第 2 肋间隙切开（图 14-4B）。根据起点将颈带肌肉从胸骨上妥善分离直至与颈部切口汇合。放置拉钩显露胸腔，注意避免损伤大血管；小心结扎、切断甲状腺下动脉和甲状腺下静脉，同时注意不要损伤左侧喉返神经或者喉上神经，这些神经对压力和术中牵拉程度极为敏感。将胸腺和纵隔脂肪从左侧头臂静脉上剥离后，接下来的手术操作步骤取决于要显露的范围。以上分离操作可显露 T₄～T₅ 椎体水平。如果同时希望显露 T₃～T₄，

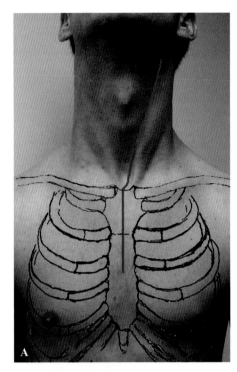

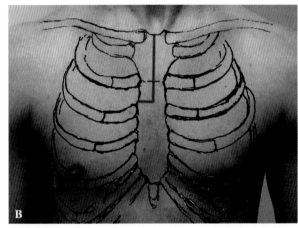

▲ 图 14-4　正中劈胸骨入路切口（A）和胸骨正中部分切开术截骨（B）

则必须要分离胸腺和（或）左侧头臂静脉。

　　关闭切口时使用 2～3 根粗的不锈钢钢丝重建胸骨。将颈带肌肉重建至胸骨上并关闭胸骨前筋膜。另建切口放置一根软性硅胶引流管行闭式引流，可引流椎前间隙，最后缝合颈阔肌和皮肤[13]。

（三）胸骨柄部分切除入路

　　另一种非胸骨正中全切开显露上胸椎的术式是由 Sundaresan 等[14, 15]首次提出的胸骨柄外

侧部分切开术，需要同时对锁骨和胸骨柄进行部分切除。该显露方法的好处是患者术后无须使用胸腔引流管，并且术中术者可以更好地观察大血管情况，切除的锁骨还能作为自体移植骨材料[1, 6, 14, 15]。

手术技术

患者取仰卧位，皮肤切口与前文描述的术式类似。一种选择是先沿着胸锁乳突肌的中部作一长的垂直切口至胸骨柄，随后顺着中线向下延长切口直至剑突。第二种选择是作一个 T 形切口，横切口距锁骨上方约 1cm，垂直切口为沿着胸骨中线并超过胸骨角水平。切开皮肤通过浅筋膜层后，术者需要切断并结扎颈前静脉和颈外静脉，然后将胸锁乳突肌的胸骨端及锁骨端剥离，并向外上方牵拉。随后，将左侧的胸骨舌骨肌和胸骨甲状肌于锁骨水平上方切断后向内上方牵拉。

完成上述步骤后，可移除部分锁骨和胸骨柄（图 14-5）。首先，切断胸大肌、锁骨下肌及斜方肌以备切除锁骨。使用 Gigli 线锯或者摆锯截除锁骨内侧半，截取的骨质可作为支架用于后期稳定性重建。注意可以使用咬骨钳咬除锁骨和胸骨柄之间的软骨关节以便游离锁骨内侧半。接下来准备去除胸骨柄，用手指钝性分离内侧面的软组织，Sundaresan 推荐在胸骨柄与软组织分离后使

用 Midas Rex®（Medtronic，Memphis，TN）的 B1 型切割头去除部分胸骨柄[14, 15]。

截骨后骨性断端使用骨蜡止血。由于头臂静脉横穿上纵隔，因此本术式和其余手术一样，术中务必注意该血管的保护。如若胸腺及周围脂肪组织妨碍术中显露可将其切除，尤其部分年轻患者中胸腺体积较大者。随后继续在动脉鞘和气管、食管之间向下分离进入椎前间隙。置入 Cloward 撑开器后沿着垂直方向撑开叶片扩大视野。如果术野在左侧，该术式有利于辨认左侧喉返神经并避免损伤该结构。而正如上文所说，向右侧显露则可能存在右侧喉返神经损伤的风险，因为右侧的喉返神经并不像左侧的喉返神经位于气管食管沟内具有一定的保护作用，且右侧喉返神经常常位于手术显露区内。术中另一个需要注意的地方是锁骨切除时要避免锁骨下静脉损伤，因为该血管可能黏附在锁骨下方骨膜上。因此，Kurz 等对该术式做了一定的改良[6]，体现在一方面将皮肤横切口局限在手术侧形成一个倒 L 形，而不是 T 形（图 14-6）；另一方面他们尽量减少对于胸骨柄的损伤，以能移除锁骨即可。

（四）改良胸骨柄部分切除入路

为进一步改善胸骨柄外侧部分切开术患者

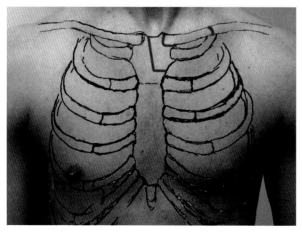

▲ 图 14-5　胸骨柄部分切除入路截骨术中锁骨及胸骨柄切口

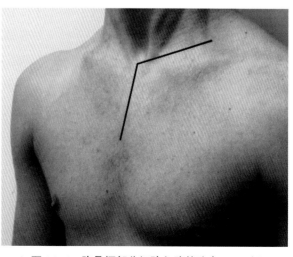

▲ 图 14-6　胸骨柄部分切除入路的改良 Kurz 切口

术后的切口外观，Sar 等对最初的胸骨柄外侧部分切开术进行了较大程度的改良，旨在最大程度降低锁骨切除后遗留骨缺损所造成的外观缺陷 [16]，即将锁骨内侧和胸骨柄外侧整块切除以便保留胸锁关节。该方法仍然可以实现 C₃ 下终板至 T₄ 上终板水平的理想显露 [16]。

手术技术

患者取仰卧位，在两肩之间放置沙袋或其他物品以过伸颈部，同时保持头部右转。在距离右侧锁骨上方 1cm 平面行横行切口，直至左侧锁骨的中 1/3 处。随后，在横行切口的中线位置向下跨过胸骨柄作一切口直至胸骨柄 - 胸骨体关节水平（图 14-7A）。将颈阔肌远端附着点离断，并将胸骨舌骨肌和胸骨甲状肌从锁骨内侧的下方骨膜处向上抬高，使用 Gigli 线锯或摆锯切断锁骨中 1/3。在胸骨柄下方轻柔地钝性分离纵隔结构，随后垂直切开胸骨柄以保护对侧的胸锁关节和第 1 肋关节，去除截骨块而不破坏胸锁关节（图 14-7B）。结扎分离甲状腺下动脉以便向外侧牵拉动脉鞘。分离这些结构后即可显露椎前间隙，然后将头臂静脉和胸膜顶向尾端牵拉即可完全显露所需手术视野。最后胸骨柄和锁骨断端复位并使用钢板固定。

（五）正中胸骨联合前外侧进胸入路

Nazzaro 等于 20 世纪 90 年代中期提出一种新的入路，即"开门"方法实现脊柱前入路显露 C₄~T₃ 椎体前方 [5]。据报道该术式安全性更高，因为它不需要锯断胸锁关节，且所有的椎旁腹侧软组织可以完全从脊柱上分离，减少了为显露双侧的上胸椎而导致的牵拉损伤。该方法包含了标准颈部显露、正中劈胸骨入路及改良胸骨柄部分切除入路 [5]。

手术技术

在摆放体位之前放置双腔气管导管进行选择性单肺通气。选择右侧入路时患者取仰卧位，右

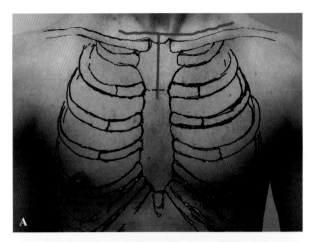

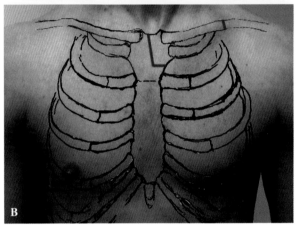

▲ 图 14-7 Sar 等的改良胸骨柄部分切除入路，图示皮肤切口（A）和胸骨柄和锁骨的整体切除（B）

臂置于侧面，左臂伸出置于平板上，头转向左侧，角度为 30°~45°。皮肤切口沿着胸锁乳突肌的内侧缘自右侧下颌角下方至胸骨切迹，到达胸骨上切迹后，顺着胸骨中线延长切口至第 4 肋间隙，然后转向外侧直至右侧腋中线（图 14-8）。结扎乳内动、静脉，劈分胸大肌、肋间肌至腋中线后进入第 4 肋间隙。置入胸骨牵开器后，从颈阔肌作一经颈部皮肤切口，沿着右侧胸锁乳突肌前缘，跨过舌骨肌直至视野范围内显露颈动脉鞘。分离右侧头臂动脉和右侧锁骨下动脉，并游离升主动脉。解剖出右侧颈总动脉并向头侧追踪，直至辨认颈内动脉和颈外动脉。游离锁骨下动脉、椎动脉、头臂动脉、头臂静脉、锁骨下静脉及颈内静脉并妥善保护。

此时注意保护右侧喉返神经，迷走神经走

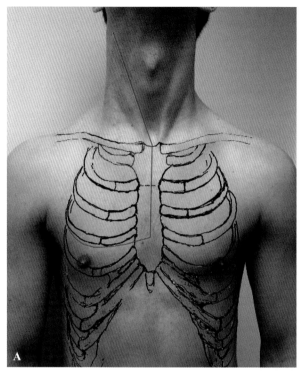

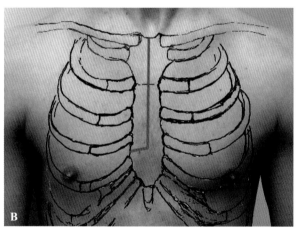

▲ 图 14-8　正中胸骨联合前外侧进胸入路（开门）的皮肤切口（**A**）和截骨术切口（**B**）

行于右侧头臂动脉下方，将右侧喉返神经从右侧头臂动脉和舌咽神经上轻柔地分离开。用同样的方法处理右侧膈神经，它下行于斜角肌上方、右侧胸廓内动脉下方、肺尖内侧、心包外侧。将气管、喉、甲状腺和食管均向内侧牵拉，从而显露出椎前间隙。麻醉师将右肺减少通气使之萎陷后即可从两侧观察到 $C_4 \sim T_3$ 椎体前方。基于术者习惯也可选择左侧入路，但注意此时主动脉弓会影响术野显露。

（六）正中胸骨联合无名静脉下发入路

虽然正中劈胸骨入路可以完美显露上胸椎，但它并不适用于所有类型的内固定置入。例如，当需要在 $T_1 \sim T_3$ 间放置椎体前方钢板时，术者需要在头段及尾端均能够触及胸椎体部以获得理想的螺钉置入钉道，正中胸骨联合前外侧进胸入路可以改善这种情况，但此入路带来的并发症较多。为了能够从更低水平（如 T_5 水平）显露上胸椎，Cohen 等介绍了一个新的方法可以实现尾端向上可做到 T_3 水平 [2]。

手术技术

皮肤切口自左侧下颌角开始沿着胸锁乳突肌内侧向中线方向延伸直至胸骨切迹，随后切口沿着胸骨中线向下延长至剑突。与上述所列的其他术式一样，游离颈部解剖结构后向内牵开气管、食管和甲状腺，识别左侧喉返神经并避免损伤。在胸骨区加深切口并切开胸骨前筋膜，随后使用摆锯进行胸骨正中全切开。放置胸腔拉钩显露胸骨下组织，将胸腺在两叶之间分开可看到左侧的头臂静脉，随后将其从上腔静脉处拉开。将位于升主动脉上方的心包膜游离，并从邻近组织中游离出头臂动脉。血管游离后，可将主动脉旋转至患者的左侧，并将上腔静脉牵拉至患者右侧，即可见 $T_1 \sim T_3$ 椎体前方的间隙（图 14-9 和图 14-10）。

四、围术期处理

在上胸椎前路手术前，以下几个问题医患双方都需要认真考虑。首先要确定患者是否能耐受经胸操作并评估术后康复效果，对于老年患者及合并免疫系统或循环呼吸系统疾病的患者，他们恢复的过程可能会更长。其次，患者常常是因为病变位置的原因不得不选择某一类型的经胸骨前入路，例如选用广泛的胸骨正中全切开术后患

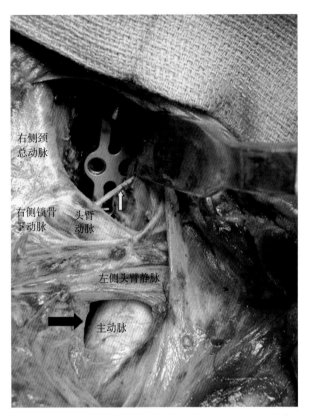

右侧颈总动脉

右侧锁骨下动脉

头臂动脉

左侧头臂静脉

主动脉

▲ 图 14-9　正中胸骨联合无名静脉下发入路窗口（黑箭）中的术中显露照片，该术式允许在脊柱前方钢板上置入位置更低的螺钉。手持拉钩将气管和食管拉向患者左侧。注意横跨的右侧喉返神经（白箭）

者需要大量的康复治疗，这在健康状况较差的患者中是需要慎重考虑的 [3]。由于术中可能损伤包括胸大肌在内的多组肌肉，所以患者术后数周到数月的活动将受到严重的限制。虽然 Sundaresan 报道的胸骨柄部分切开术被认为创伤较小，但由于术中需要移植锁骨作为支撑，这也会导致术后疼痛及肩关节功能障碍 [11]，当从锁骨内侧段取骨并破坏胸锁关节时，术后的疼痛会更加明显。为降低胸骨柄部分切开术的术后并发症发生率，Sar 等 [16] 建议在不必要时应避免切除锁骨作骨移植，而必要时建议取锁骨中 1/3 段移植以保留胸锁关节。

在确定某一个手术入路之前，另一个需要考虑的关键因素为患者是否可以耐受胸管。长时间放置胸管对既往有免疫系统受损或严重的呼吸循环系统疾病史的患者伤害较大。幸运的是诸多改

良胸骨正中全切开术的出现实现了充分显露的同时尽量降低医源性损伤，多数学者认为，传统的正中劈胸骨入路应该作为术者最后的选择 [3]。例如胸骨柄部分切除入路可以充分显露术野，且不需要术后放置胸管。可如果患者确实需要行胸骨正中全切开，根据既往大量开放心脏手术的术后康复经验，该类患者也可以获得较好的康复效果。有意思的是，在一项决定患者是否需要胸骨切开的临床研究中，Mihir 等 [17] 根据患者影像学和临床证据进行分类，在排除因全部病灶位于胸骨柄区域内而确实需要经胸入路的患者后，他们发现颈部较短的患者在不切开胸骨柄的情况下几乎无法对病灶进行充分显露，而颈部较长的患者中有 82% 以上可以通过单纯肌肉的分离就可进行内固定的操作。

五、并发症

由于上胸椎前方软组织解剖结构复杂，基于以下原因，该区域的手术入路容易带来相关组织的损伤。首先手术过程中需要牵拉胸腔上方的大血管，一旦出现损伤会引起大出血、血栓或卒中 [18]，即使没有发生损伤，显著的术中激惹也会导致低血压及心动过缓。此时术者应该暂缓对血管的牵拉并等待各项生命体征恢复正常，并且随后的手术操作应该更加谨慎。

在神经相关并发症方面，下颈部的手术操作容易损伤右侧 RLN 引起相关并发症。左侧 RLN 与右侧 RLN 有所不同，前者绕过主动脉弓下方后上行于气管与食管间沟内，后者绕过右锁骨下动脉下方后斜向颈部内侧上行，跨过位于外侧的颈总动脉与内侧的气管食管复合体之间的无血管平面（C_7 周围）。Mihir 等 [17] 发现，在经胸骨柄入路治疗上胸椎结核的 42 名患者中，喉麻痹的发生率低于 5%。尽管左侧的 RLN 受到更多的保护，但手术过程中仍应该识别清楚以避免可能的损伤。

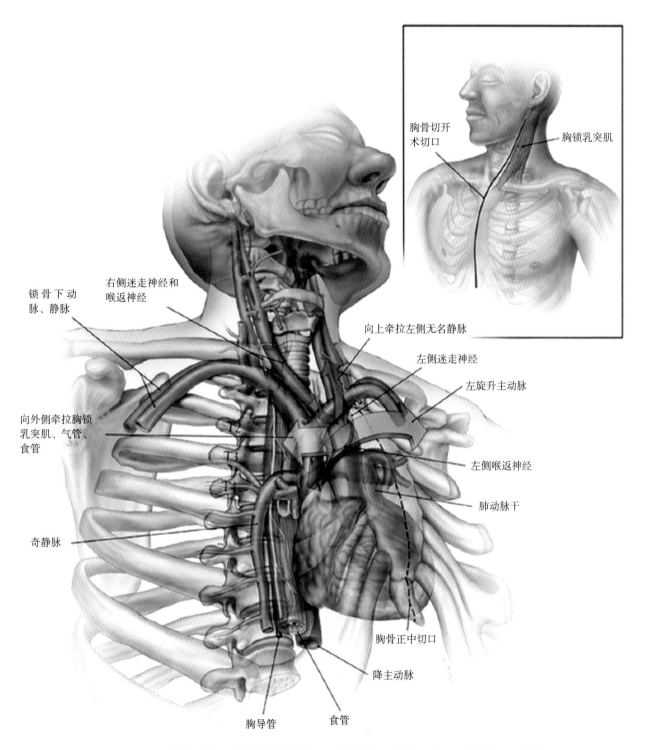

胸骨切开术切口

胸锁乳突肌

锁骨下动脉、静脉

右侧迷走神经和喉返神经

向上牵拉左侧无名静脉

左侧迷走神经

左旋升主动脉

向外侧牵拉胸锁乳突肌、气管、食管

左侧喉返神经

肺动脉干

奇静脉

胸骨正中切口

降主动脉

胸导管　　食管

▲ 图 14-10　**正中胸骨联合无名静脉下发入路（箭所示）示意图。右上方插图显示皮肤切口**

SVC. 上腔静脉［经许可转载，引自 Cohen ZR, Fourney DR, Gokaslan ZL, Walsh GL, Rhines LD. Anterior stabilization of the upper thoracic spine via an "interaortocaval subinnominate window": case report and description of operative technique. J Spinal Disord Tech 2004；17（6）：543–548.］

既往也有报道显示在左侧经胸骨入路行颈部淋巴结清扫术后，由于对左侧 RLN 的刺激会导致术后一过性声音嘶哑。

胸导管是重要的淋巴管，该结构的破裂和阻塞都可能导致乳糜胸的发生。此外，食管破裂（特别在有既往手术瘢痕、放疗史或肿瘤病史的患者当中）也是一个在分离和牵拉过程中需要注意的问题[19]。建议术前预置一根口胃管或鼻胃管，术者可以触及并识别食管的位置。胸骨出现的深部切口感染，即胸骨切开后纵隔炎，是胸骨切开术后较严重的并发症之一，其发生率为 1%～3%，且严重致残致死率高达 25%[20]。在三级综合医院中，建议在更熟悉胸部解剖和显露操作的心胸外科医生辅助下进行开胸操作，能有效降低上述并发症的发生率。

六、椎旁肿块的经胸骨入路

Prezerakos 等[21] 回顾了 28 例 C_6～T_4 椎旁肿块伴上纵隔侵犯的病例，并提出了一种简单的肿瘤定位及手术入路的方法，其中 10 例为良性神经鞘瘤，18 例为恶性的骨或软组织肿瘤。在该项研究中，3 例患者术后出现 Horner 综合征，2 例患者出现手术部位感染，4 例出现暂时性的神经功能障碍。他们指出根据占位与锁骨下窝（subclavicular fossa，SCF）解剖关系和椎体侵犯程度可以指导颈胸段椎体旁的肿块分类，从而优化手术入路的选择、降低并发症发生率、最大限度的切除肿块并获得最好的疗效。在上述分类系统中，脊柱受累的患者可行前路松解及后外侧入路椎体切除的联合手术治疗，前内侧 SCF 受累的患者可行局限性胸骨正中切开术，前外侧 SCF 受累的患者可行经颈前及经胸骨的联合入路手术，后侧 SCF 受累的患者可行后外侧入路胸椎切除术。他们证明这样的分类系统可最大限度地扩大切除范围、缓解局部的侵袭程度并改善良性病变的预后。

七、典型案例分析

女性，26 岁，曾因软骨肉瘤行截肢术，现诊断为 C_7～T_1 转移性间充质软骨肉瘤。患者因右上肢疼痛、无力及右手无法完成精细动作就诊，MRI 显示该区域椎旁及右侧椎间孔处有信号增强及中央坏死（图 14-11），患者按计划接受了脊柱肿瘤瘤段全切术。最初她接受了 C_7、T_1 及 T_2 的部分半椎板切除、C_7～T_1 关节突关节完全切除、右侧 C_8 及 T_1 神经根减压、C_4～T_5 的后方融合及软骨肉瘤切除术。大约 3 年后，患者出

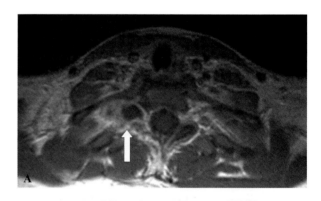

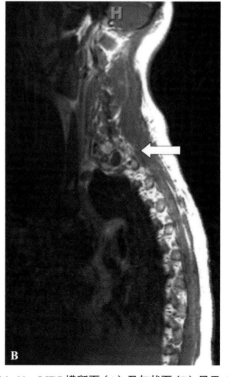

▲ 图 14-11　MRI 横断面（A）及矢状面（B）显示 C_7～T_1 周围的信号增强区域（箭）

现了 $C_6 \sim T_2$ 椎体的复发，伴有硬膜外侵犯及脊髓受压，表现为手部无力及其他髓性症状。经沟通后，患者同意行前路的肿瘤切除减压及脊柱重建术，术者遂通过正中劈胸骨入路（图 14-3

及图 14-9）行 $C_6 \sim T_2$ 椎体切除、硬膜外肿瘤切除，并通过融合器及钢板行 $C_5 \sim T_3$ 的重建融合（图 14-12）。

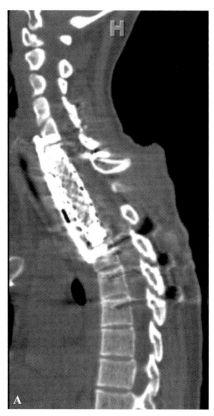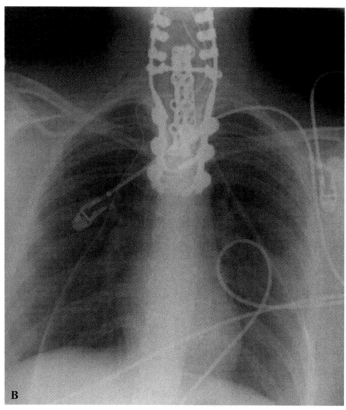

▲ 图 14-12　患者在正中劈胸骨入路下行 $C_6 \sim T_2$ 椎体切除、硬膜外肿瘤切除，并通过钛网及钢板行 $C_5 \sim T_3$ 的重建融合。A. 术后 CT 矢状面重建；B. 正位胸部 X 线片

第15章

"显微"腰椎后路减压术
"Microscopic" Approach to the Posterior Lumbar Spine for Decompression

Patrick S. Hill   Sheeraz Qureshi   Steven J. McAnany   著

吴　兵　译

一、概述

在过去几十年里，涉及腰椎的显微和微创手术技术得到了发展，其目的在于最大限度地减少对周围结构损伤的同时，有效地进行各种各样的手术。与传统的开放式入路相比，显微微创技术对周围结构的损伤更小（包括椎旁肌、腰背筋膜、后方韧带复合体、小关节囊和骨骼），可以降低手术并发症，减少术后疼痛，缩短恢复时间，并改善短期功能预后[1-9]。

微创技术的疗效已受到广泛研究。这些技术已被证明可以减少手术失血量、住院时间和麻醉药物的使用，并降低总体并发症的发生率[3, 10-17]。在这里需要理解一个关键的观点，即传统中线开放入路会对后方椎旁肌肉造成巨大损伤，破坏附着在棘突上的多个附件结构，显露过程中肌肉受到进一步的损伤，肌肉组织的长时间牵拉也会导致额外的损伤[18]。这些因素叠加可能引起肌肉血液供应中断和失神经支配，最终导致肌肉萎缩、肌力降低和疼痛[6, 13, 14, 19-32]。背部衰竭综合征患者的肌肉活检显示慢性的失神经和萎缩性病变，这被认为与后中线开放入路的肌肉牵拉有关[33]。因此，外科医生急需一种能够接近后方腰椎并且最大限度地减少上述创伤的新手术方法，同时还

希望用这种方法开展各式各样的手术。

管状牵开器系统是一个重要的进步，并且可以降低手术部位的病态变化。管状牵开器不需要水平自锁牵开器，可减少肌肉剥离和肌腱附件损伤，减少对神经血管供应的破坏，并减少直接的缺血性损伤。其优点在于逐级顺序扩张、管状牵开器系统本身性质及其安装到手术台上的功能。管状牵开器使其表面积最大化，从而使周围的接触压力最小化。引起肌肉缺血性损伤的最大肌肉间压力在自锁牵开器放置的整个过程中保持恒定；而管状牵开器产生的最大压力仅在初始扩张期间存在，并且在1~3s内减小至不到一半的水平[34]。自锁牵开器依靠其在内侧向外侧方向的恒定压力来保持展开状态，而管状牵开器则能够保持其刚性，并将其固定在远离手术区域的连接点上，同时牢牢地锁定在手术台上。锁定装置可以根据手术计划进行调整，以适应多种不同的位置，同时持续保持对肌肉组织的直接压力最小化。

除了减少软组织的创伤外，生物力学测试显示，与开放入路相比，微创技术导致的节段不稳定性更小[35]。其他研究表明，开放的椎板切除术导致屈曲、伸展和轴向旋转活动度增加，所有这些都会导致纤维环的应力增加[36]，并且随着时间

推移其退变的概率也相应增加。由于对脊柱解剖结构的损伤较少，术后不稳定和邻近节段疾病的发病率可能会减少，从而提高了长期生存率[37]。这一观点在腰椎退行性滑脱病例中得到进一步证实，微创减压不会导致不稳定或进一步滑脱。

二、适应证/术前规划

有症状的腰椎管狭窄患者（无论先天性或是退行性），均适合通过微创或是开放方式接受腰椎减压手术。从症状上看，这些患者可能患有神经源性跛行，表现为下肢疼痛、沉重或无力，往往导致行走或站立的耐受力下降。同样，也可能表现为神经根性症状，即定位明确的疼痛、无力或麻木[38, 39]。当这些患者有持续的症状且保守治疗（包括但不限于口服消炎药或类固醇、物理治疗或硬膜外类固醇注射）无效时，应考虑手术治疗。

存在椎间盘突出的有关症状且保守治疗无效的患者也可以考虑进行手术干预。显微椎间盘切除术是一种理想的微创手术。已有多项研究对微创通道下显微椎间盘切除术和开放显微椎间盘切除术两种方法进行了比较，结果显示通道方法同时具有安全性和有效性[40-42]。此外，对于复发性椎间盘突出症，微创入路有良好的手术预后效果，并且不会导致并发症的增加[43]。

虽然退行性脊椎滑脱患者的情况更为复杂，但也可考虑只进行单独减压的手术。如前所述，通过微创方法，保留后部稳定结构可以防止脊柱进一步滑脱，同时还可以进行彻底的减压[37]。但是，在Ⅱ度或更高程度的脊椎滑脱中，不建议使用无内固定的单纯减压术[44]。

开放减压和微创减压共同的其他适应证包括神经功能障碍，影像学表明神经根受压与临床表现呈正相关的患者，以及任何马尾综合征的症状，即鞍区感觉麻木，直肠或膀胱功能障碍，或

累及臀部或腿部的渐进性感觉变化[45]。

腰椎微创手术的禁忌证很少（例如俯卧位会严重增加手术风险的患者），事实上有些患者更适合微创手术。考虑到微创手术切口更小，椎旁血管损伤更少，因此组织出血更少，微创手术对身体的损伤往往小于开放手术。但由于手术可供操作的空间要小得多，从而增加硬膜外血肿发生的可能性，所以对于有出血性疾病的患者来说，术中应尽量做到细致的止血。

对于肥胖病例，有创性较小的手术更为困难；但对于腰椎后路手术，肥胖患者实际上更适合微创手术。管状牵开器及手术器械配备了不同的型号，从而适合对不同体型的患者及不同节段的脊柱部位进行各种手术。对体型较大的患者，开放手术通常需要扩大切口，同时需要剥离更多软组织以实现足够的显露范围。然而，在微创手术中，可以增加管状牵开器的长度而并不需要剥离更多的软组织。在 2009 年的一项研究中比较了肥胖和非肥胖患者的腰椎显微手术结果，发现两者的临床效果和并发症发生率相同，手术时间和失血量同样没有差异[46]。

一旦选择了合适的患者，术前计划即可开始确定减压的位置和范围。磁共振成像（MRI）是确定压迫或狭窄精确部位的首选方法，其成像结果必须结合临床症状来做进一步分析。对于 MRI 有禁忌的患者，可以做 CT 脊髓造影。X 线片可作为初步评估的检查手段，并可与术中拍摄的透视图像进行比较。有时 MRI 仰卧位成像会特异性掩盖腰椎滑脱的区域，对于这种情况，屈曲/伸展位的 X 线片可显示滑脱病变区域。

因椎管狭窄或 MRI 提示中央椎间盘突出而表现为神经源性跛行的患者，应考虑后路减压术，并可通过单侧入路有效地完成，如显微椎间盘切除术（图 15-1 和图 15-2）。同样，因椎间孔狭窄而出现神经根症状的患者亦可以通过单侧入路减压而获益；但是，由于解剖结构的变异，

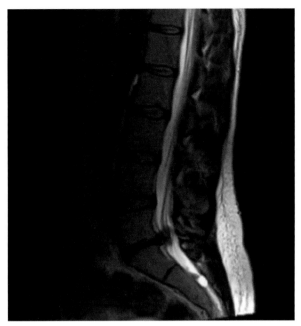

▲ 图 15-1　T₂ 矢状位 MRI 显示大块椎间盘突出

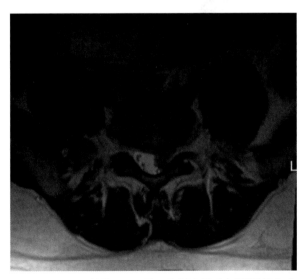

▲ 图 15-2　T₂ 轴位 MRI 显示左侧大块旁侧型椎间盘突出伴走行的 S₁ 神经根受压

在某些区域行单侧入路减压术可能存在困难，因此在术前应做详细的检查。例如，特别是在椎板较窄的上腰椎，在不破坏或去除大部分下内侧关节突的情况下，可能很难对同侧侧隐窝进行减压。因此，对于需要双侧侧隐窝减压的病例，建议通过对侧椎板切开术对每个侧隐窝或椎间孔进行减压[47]。

当多个腰椎水平同时出现问题时，可通过一个切口处理多个相邻节段。比如 L₄/L₅ 节段、L₅/S₁ 节段同时存在中央型狭窄，只要简单地改变管状牵开器的角度，就有可能通过一个切口对两个节段进行充分减压，这是因为下腰椎通常有足够的前凸空间来实现这一操作。但是，如果病变节段不是前凸而是后凸，术者就很难通过一个切口解压多个节段，因此应该考虑用多切口减压多个节段。无论节段数量或狭窄部位的多少，外科医生在术前都必须对影像学相关的症状进行彻底的分析，以规划手术入路、牵开器放置的位置及减压范围的大小。

三、手术技术

（一）体位和配置

手术采用全身麻醉，患者取俯卧位。根据医生的习惯决定是否使用神经监测，但不推荐使用神经肌肉麻痹药。使用可透视的手术床，最好是带有 Wilson 架的 Jackson 手术床。Wilson 架可以减少腰椎前凸的程度，术中更容易进入椎板间隙，同时可使腹部自由悬空（图 15-3）。髋、膝关节略屈曲，并在腿下适当添加软垫或软枕，手术全程都可进行机械性深静脉血栓（DVT）预防。与其他手术一样，骨突起部位应该用护具填充。注意不要让压力点承受异常压力，并且避免周围神经牵张。手臂抬高以更好地在手术过程中成像。肩部外展，肘部弯曲，双臂置于患者头部的外侧和前方。外科医生通常站在病理或症状最严重的一侧，而显微镜和管状牵开器对接设备则位于对侧。

X 线透视或计算机导航可用于定位。外科医生首先定位要处理的手术节段，并通过影像确认。在切开皮肤之前标记手术节段。如果使用计算机导航，则可以将患者的术前 CT 或 MRI 与导航器械配合使用，以精确定位病变部位。

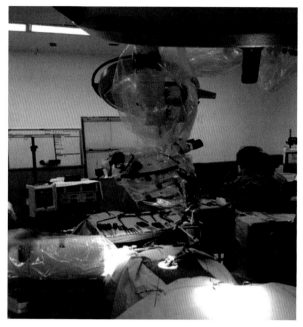

▲ 图 15-3 微创显微椎间盘切除手术室的手术设置，安装管状牵开器，显微镜进入手术区域

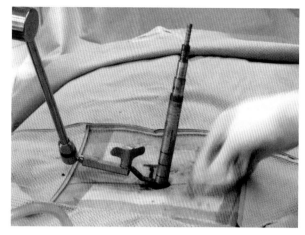

▲ 图 15-4 最后一根通道套在逐级扩张器的外面并通过器械臂固定于手术床上。手术切口直径 2cm 且位于中线外侧

（二）手术方法——单侧入路

切口长度应等于或略大于拟使用的管状牵开器的尺寸。外科医生可根据个人偏好选择管状牵开器直径，但同时须考虑以最小范围的软组织剥离实现最佳的可视化效果。切口位于中线的外侧，可以使用计算机导航来提高准确性（图 15-4）。手术切口以能把管状牵开器放置于下位椎板棘突旁为宜。为了保护小关节，切口和牵开器的位置不能太偏外。锐性切开皮肤和胸腰筋膜，显露椎旁肌肉。入路的早期阶段会有出血，术者应该进行细致的止血。切口内放入逐级扩张器，使其放置于下位椎板棘突旁（图 15-5）。尽管有些人主张使用放置在椎板中的克氏针来保持位置，但该技术存在刺入椎管的风险，因此不应使用。扩张器末端呈钝头状，与 Cobb 骨膜剥离子类似，可用于骨膜下剥离，以便将覆盖在骨骼上的软组织分离，以助于显露。扩张器除允许软组织的连续扩张外，其侧面还有测量标记，以便调节管状牵开器至适当的长度。完成扩张并确定牵开器尺寸后，将牵开器套在扩张器上，并使用连接器固定

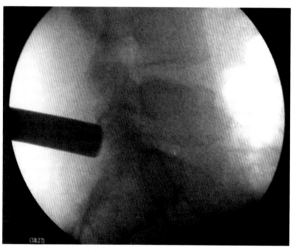

▲ 图 15-5 术中侧位 X 线显示通道位于 L_5/S_1 椎间隙小关节处

至工作台上。在进行下一步剥离前，应再次使用计算机导航或透视检查确认位置。

在后续的手术过程中应该使用显微镜，因为它可以提供高分辨率的图像。显微镜上套无菌膜，并放置于手术台的适当位置，以便术者和助手获得舒适的手术视野。如果管状牵开器放置正确，即可看到下位椎板，其内侧为棘突，外侧为小关节内缘（图 15-6）。用电灼法清除残留在椎板上的软组织。接下来，使用高速单边切割钻去除下位部分椎板。但应该注意的是，在硬脊膜附近操作时，使用金刚砂钻头风险较大，不建议术

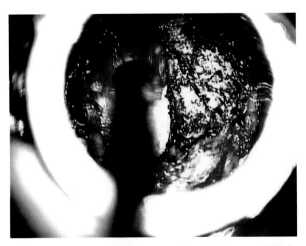

▲ 图 15-6　通道内的影像：中线在图像上方，L₅ 椎板在右侧。偏侧椎板切除和黄韧带切除，显露下方的走行根

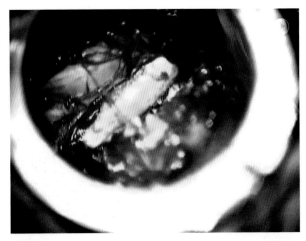

▲ 图 15-7　通道内的影像：中线在图像上方，L₅ 椎板在右侧。显微椎间盘切除已经完成，神经根彻底减压

者进行此项操作。应向外侧和上方扩大切开椎板，确保椎板切开术的范围不会破坏小关节的稳定，也不会超过椎板的下半部分。去除的骨量只需满足适当的减压即可。仔细游离并切除黄韧带，显露椎管和硬膜囊。硬膜外血管可能会迅速出血，应用双极电凝止血。随着黄韧带向近端附着，其在椎板下表面的附着处将变薄，然后在止点处被硬膜外脂肪替代。一旦黄韧带近端附着点游离，近端的减压范围就完成了。随后进行侧方减压时应特别小心。当黄韧带向外侧延伸至小关节囊深处时，其厚度增加，常导致关节下狭窄，故必须减压。单侧入路通常难以看到同侧小关节下的区域。因此，考虑到棘突的限制，管状牵开器应尽可能向外侧倾斜。然而通常情况下，通过适当调节牵开器和显微镜位置，可以看到包括走行根和出口根在内的整个硬膜囊的外侧范围。在进行外侧显露时可能会犯一个错误，即切除了过多的骨骼，导致部分骨缺陷。为了确保骨切除的范围适中，应注意外侧部的外侧边界及下关节面清晰可见。关节下区域的减压延续至小关节的深面，由近端至远端均可见到走行根，以免遗漏任何狭窄区域（图 15-7）。沿着出口根方向进一步向外侧减压，以保证椎间孔附近的神经得以减压。可在神经近端、远端和侧面探查时使

用神经钩，以确保所有区域均已充分减压。神经钩可沿着走行根和出口根的方向轻松通过相应区域。

（三）双侧减压

为保证良好的视野并最终完成对侧椎管的减压，调整管状牵开器角度使视线位于椎板下方，瞄准对侧。调整显微镜位置使术野不受阻挡，手术床向术者对侧旋转以获得最佳视野，同时术者获得舒适的站立位置。如果初始的同侧减压范围足够大，对侧不应去除过多的骨性结构。相反，可以使用神经钩或 Woodson 剥离子轻柔牵拉硬膜以显露对侧小关节下的区域。如果为了获得更好的术野而需要切除多余椎板，应使用手术钻或 Kerrison 咬骨钳小心操作。

黄韧带的对侧部分应充分显露并仔细切除，以适当处理可能存在的关节下狭窄。椎管外侧较中央区更易发生硬膜外出血，应根据情况控制出血。黄韧带中央部分较薄，减压至外侧时其厚度增加，术者必须处理这种生理狭窄以保证走行根的空间。另外，对侧小关节囊的腹侧增厚，甚至与黄韧带粘连，也需要进一步切除。然而，与处理同侧小关节囊一样，应谨慎操作以免破坏小关节的稳定。

当对侧充分减压后，走行根和出口根都能充分显示出来，术者可仔细松解局部粘连。完全减压后，神经钩应沿走行根和出口根方向轻松通过相应区域。最后进行冲洗，以去除任何残留的软组织或碎骨块。

（四）椎间孔减压

如果需要或者如果无法通过中央入路实现充分减压，使用管状牵开器系统的微创外科手术技术可为椎间孔减压提供最佳方法。初始步骤相同，但是切口须更靠外侧，以便于放置牵开器。使用透视或计算机导航来定位小关节，然后在距小关节外侧缘约 2cm 处做切口。如先前所述使用逐级扩张器，但此时需要将牵开器放置在需要减压的椎间孔上方或下方的横突上。由于出口神经根是从中央管由内向外穿过椎间孔并向外侧离开，因此术前 MRI 应检查其走行以便确定其特定的受压部位。在减压前，应充分了解病变特点，如果过度处理，可能会导致小关节不稳。

牵开器连接并固定后，小心地松开横突间韧带，然后可定位并触及椎间孔外侧，该处有出口根。应特别注意是否存在极外侧椎间盘突出，因为椎间盘可能游离至出口根的上方，正好位于上位横突的下方。在没有椎间盘突出的椎间孔狭窄病例中，导致狭窄的原因通常是上关节突。因此，可以用手术钻或 Kerrison 咬骨钳小心地切除上关节突的外侧部分，由外至内直到彻底减压为止，以神经钩可轻松通过出口根区域为宜。减压时要保护出口根，尽量减少对背根神经节的操作，因为这会导致术后的神经根症状。

四、并发症

显微腰椎减压术后的总体并发症发生率较低，但同任何脊柱外科手术一样，仍然存在一些风险。有报道显示硬膜囊损伤是一种相对常见的

并发症[13, 48, 49]。使用管状牵开器时，操作空间更小，故硬膜撕裂可能比开放手术更常见；然而显微手术的无效腔更小，脑脊液持续大量渗漏的风险更低。无论如何，如果硬膜破损，应尽可能修补、修复和封闭。

尤其在进行微创手术时，由于潜在的无效腔较小，容易导致硬膜外血肿。一旦出现，血肿延伸的空间很小，使硬膜囊受压，从而增加马尾综合征的风险。因此，在缝合前一定要仔细进行止血。

神经损伤的风险较低，并可通过适当调整视野和改进外科技术来避免。虽然使用管状牵开器会限制手术区域的范围，进而限制操作视野，但所有的结构都应在适当的位置及减压开始时得以辨认。如果按照前文所述的手术步骤，神经结构的损伤风险可始终保持在最低水平。

绝对不应该做错手术节段。在手术室内选择适当的成像方式（无论是透视或计算机导航）即可以避免此类错误。同样，术前应该研究患者的影像特点，并与术中成像进行对比，以正确选择手术节段。

微创减压术后手术部位感染率极低[50]；然而，当感染发生时，应该及早发现并适当处理。只要考虑感染存在就应该进行手术清创，根据术中细菌培养的结果选择抗生素治疗。如果能做到早发现和早治疗，患者几乎不会发生任何长期后遗症。

五、手术预后

总体来说，微创腰椎减压术后的效果非常好。其临床预后已被频繁报道，许多研究证实微创减压术，包括单侧椎板切除双侧减压，对伴有或不伴有腰椎滑脱症的椎管狭窄患者，都有很好的效果[3, 8, 9, 17, 39, 51-53]。与开放椎板切除术相比，微创单侧椎板切除术同样可以达到很好的双侧减

压效果，且恢复时间更短，阿片类药物的使用也更少[38]。在 2 年的随访中，70% 以上的患者临床预后良好[54]，仅有 22% 的患者偶感疼痛。

微创减压术也能带来良好的经济效益。由于住院时间缩短、手术部位并发症降低和恢复时间缩短，患者可以在更短的时间内恢复日常生活，从而更早地返回工作岗位。虽然对整体的经济影响还有待全面分析，但微创手术的成本可能比开放式手术更低。然而，在得出具体结论之前，可能需要更多的长期研究[55]。

六、总结

微创腰椎减压术是一种有效的手术技术，并且仍在不断发展。通过使用小切口和管状牵开器系统，可以进入所有的狭窄区域。中央管椎管、关节突下、椎间孔和椎间孔外的狭窄均可获得彻底减压。手术对椎旁肌肉和其他软组织的损伤较小，因此手术出血和疼痛减少，同时保持较低的手术并发症发生率，患者住院时间缩短，恢复速度较快。

应用管状牵开器治疗椎间盘突出和椎管狭窄的微创技术

Minimal Access Techniques Using Tubular Retractors for Disc Herniations and Stenosis

R. Nick Hernandez　　Christoph Wipplinger　　Sertac Kirnaz　　Roger Hartl　著

毛克亚　刘建恒　译

第16章

一、概述

在过去的 20 年里，脊柱微创技术受到广泛的欢迎。自从 Foley 和 Smith [1] 于 1997 年引入管状牵开器和显微椎间盘切除术，以及 Palmer [2, 3] 于 2002 年应用显微镜以来，管状牵开器辅助微创脊柱外科（MISS）技术已经应用于脊柱的各级手术。MISS 旨在减少组织创伤和侵扰，同时实现与传统开放手术相同的手术目标。与开放手术相比，微创脊柱外科的优势包括能够减少术后疼痛和镇痛药物使用、日常活动恢复快、住院时间短、术中失血量少、切口小、并发症和医源性不稳定发生率低。事实上，这些优势已经在相关研究中得到证实。本章节将讨论使用管状牵开器技术治疗腰椎间盘突出症和腰椎管狭窄症。我们将讨论应用管状牵开器进行腰椎间盘切除术、腰椎椎板切除术和经椎间孔椎间融合（TLIF）技术，并讨论文献报道的结果。

二、适应证

患者选择对于脊柱微创技术的成功至关重要。因此，需要全面的病史和与影像学发现相关的详细体检，以确定哪些患者将从脊柱手术中受益，哪些患者应由其他专家进行评估，如疼痛管理、临床理疗、神经病学和（或）物理治疗。检查应包括高级的影像学检查，如 CT 和 MRI。新发症状患者应首先进行保守治疗，包括物理治疗、药物治疗、运动、减肥、针灸、硬膜外类固醇注射和（或）生活方式改变。对于保守治疗至少 6 周以上的患者仍出现神经功能缺损或保守治疗过程中神经功能明显恶化的患者应考虑手术干预。

手术适应证包括以下多种指征。

① 腰椎间盘切除术

• 有神经根压迫相关症状的椎间盘突出症（例如神经根疼痛、麻木、受累神经根的肌力减弱）。

② 腰椎板切除术

• 黄韧带或小关节肥大引起的中央管狭窄。

• 黄韧带或小关节肥大引起的侧隐窝狭窄。

• 腰椎小关节滑膜囊肿。

• 硬膜内或硬膜外肿瘤。

③ 腰椎融合术

• 神经孔狭窄，单纯神经减压可导致节段失稳。

- 低级别动态不稳定型腰椎滑脱。

- 严重的腰椎滑脱。

- 退行性脊柱侧弯。

- 复发性椎间盘突出，仅切除小关节突去除会导致节段不稳定。

- 高于 / 低于先前腰椎融合水平的邻近水平疾病 / 狭窄。

- 医源性不稳定。

三、通用技术

所有手术步骤均在全身麻醉下进行。为扩大椎间隙，采用带 Wilson 架的 Jackson 手术床进行腰椎间盘切除和椎板切除。TLIF 技术时，Jackson 手术床可维持良好腰椎前凸。患者俯卧位，手臂垫好，放在肩膀以上的臂板上。

（一）切口

腰椎间盘切除术和椎板切除术的切口方法相同。金属器械垂直放置在患者的腰椎，侧位透视确定手术节段。切口位于定位的金属器械中点，

头侧第 4 个椎间盘正上方（图 16-1）。根据椎间盘突出的位置，在中线左侧或右侧 2cm 处作 2cm 的纵向切口。使用 15 号手术刀作直线切口，电刀切开软组织直到筋膜层。用 15 号刀锐利地切开筋膜，以便于在手术结束时缝合。TLIF 切口规划将在 TLIF 部分单独讨论。

（二）逐级扩张和管状牵开器放置

在这 3 种手术中，逐级扩张和放置管状牵开器过程是相似的。筋膜切开后，穿过肌肉层放置扩张器，直至接触到底层的骨骼。使用扩张器时，应触诊棘突底部和椎板下缘。第一扩张器进行内侧 – 外侧和头尾 – 尾侧滑动，剥离骨骼上的软组织。然后，依次增大扩张器的直径，直至扩张器大小合适。放入每个扩张器时应做旋转动作，促进肌肉扩张。管状牵开器深度由最终扩张器侧面的深度标记确定，再次使用旋转运动确定所需牵开器的直径，并用固定臂将其固定。对于腰椎间盘切除术、腰椎板切除术和 TLIF 手术，我们分别使用 15mm、18mm 和 21mm 的管状牵开器。侧位透视［或计算机辅助导航（CAN）］，确认牵开器

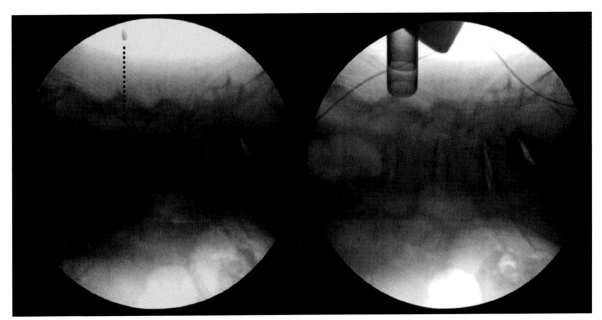

▲ 图 16-1　左侧侧位透视图显示金属器械用于 $L_2 \sim L_3$ 椎间隙的切口定位，右侧侧位透视图显示管状牵开器放置在 $L_2 \sim L_3$ 椎间隙，固定在 L_2 椎板下方

放置在正确的水平（图 16-1）。此时，将显微镜放置到视野，并使用电刀完成解剖标志显露（表 16-1）。图 16-2 描述了一套 18mm 管状牵开器。

（三）初步磨除

一旦解剖结构被清晰显露，在相同的位置开始磨除，即黄韧带的顶部，刚好在棘突和椎板下缘交界处尾部。磨除时使用弯曲、延伸的高速火柴棒钻头。这种钻头有一个钝的尖端，可以安全地放在黄韧带上，同时侧方削刀可以磨除骨骼（图 16-3）。磨钻的范围取决于下一步要开展的手术，小关节内侧、头侧和外侧到峡部，或者头侧到黄韧带附着点（图 16-4）。

四、腰椎间盘切除术

磨除开始于黄韧带的头侧，刚好在椎板下缘

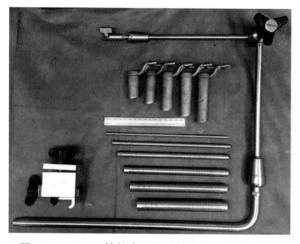

▲ 图 16-2　18mm 管状牵开器器械套件，包括桌夹和刚性臂、逐级扩张套筒及各种深度的 18mm 管状牵开器

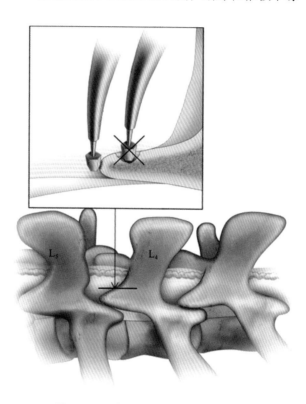

▲ 图 16-3　开始钻孔的正确解剖位置示意图

表 16-1　手术准备和手术入路

方　式	手术床	牵开器尺寸	解剖标志	初始钻孔方向
椎间盘切除术	带 Wilson 架的 Jackson 手术床	15mm	• 椎板下缘及 1/2 处 • 棘突基底部 • 关节突内侧 • 椎板间隙	侧面
椎板切除术	带 Wilson 架的 Jackson 手术床	18mm	• 椎板下缘及 1/2 处 • 棘突基底部 • 关节突内侧 • 椎板间隙 • 峡部[①]	颅侧
经椎间孔椎间融合术	Jackson 手术床	21mm	• 椎板下缘及 1/2 处 • 棘突基底部 • 关节复合体 • 椎板间隙 • 峡部	颅侧和侧面

①. 无须显露峡部，但是外科医生应该知道其位置，以避免医源性不稳定

的尾部，然后横向进行到小关节的内侧，显露底层黄韧带。在 $L_5 \sim S_1$ 节段，有时不需磨除 L_5 椎板的下部，但对于头侧的其他节段，必须磨除椎板下部。磨除时应保留黄韧带，以起到保护硬膜的作用。磨除应向外侧延伸，以便进入出口根的外侧，但不应破坏关节复合体的稳定性。使用上行刮匙或 Penfield 4 号剥离子在黄韧带下方进行分离，以便在黄韧带和硬脑膜之间形成一个间隙。然后可使用椎板 Kerrison 咬骨钳切除黄韧带，显露硬膜囊和（或）出口根。切除黄韧带，直到神经根可以在内侧活动。使用球形探头来确定神经根的外侧，并将神经根牵拉到内侧。同时，可以触摸到突出的椎间盘。如果需要显露神经根外侧可进一步地磨除小关节。神经根牵开器向内侧牵拉神经根，由手术助手辅助操作。使用双极电凝环状凝结组织，并在延长手柄上使用 15 号刀片切开一个足够大的环状切口，能够容纳球形探子。此时，助手对神经根牵引器向下的压力或外科医生对纤维环向下的压力通常有助于显露突出的椎间盘，可使用微型髓核钳将其切除。如果突出的椎间盘显露不明显，则可以将球形探子插入环形切口中，并通过环形切口显露椎间盘。使用微型髓核钳切除椎间盘。椎间盘切除后，应检查穿越的神经根，使用球形探子探查出口根和硬膜囊的腹侧，确保足够的减压。神经根搏动通常表明减压适当。用抗生素制备的冲洗液大量冲洗伤口，达到止血目的。使用双极电凝或止血药处理软组织出血，然后慢慢取出管状牵开器。接着是筋膜层、真皮层和皮肤。

五、腰椎"过顶"椎板切除术

"过顶"是指"越过硬膜囊"给对侧减压。这一步目标是通过单侧椎板切除实现双侧减压。

（一）技术

椎板磨除开始于黄韧带头侧，正好位于椎板下缘，然后向头侧继续，识别黄韧带的头侧附着点（图 16-4），并可见硬膜外脂肪。使用磨钻过程中，保持黄韧带完好，以作为硬膜的保护层（图 16-5A）。一旦识别硬膜外脂肪，用椎板咬骨钳去除椎板的剩余部分，直至显露出硬膜为止。磨钻还可以横向延伸以显露黄韧带同侧小关节。应注意不要侵犯峡部或超过 50% 的同侧关节

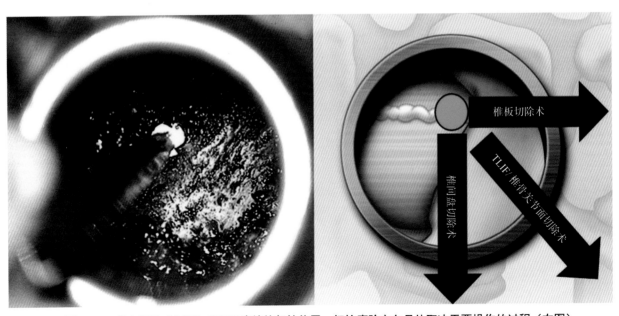

▲ 图 16-4　术中照片（左图）显示了磨钻的起始位置，初始磨除方向具体取决于要操作的过程（右图）

内侧的小关节，以避免造成医源性不稳定。使用球形探子将同侧黄韧带从其头侧椎板附着处游离（图 16-5B）。同侧和对侧的黄韧带在中线被硬膜外脂肪分开，可使用球形探子确定。使用椎板咬骨钳切除黄韧带显露硬膜囊。黄韧带切除按照从头侧到尾侧的顺序进行。然后将管状牵开器向内侧"倾斜"（即远离术者），并将手术台倾斜进行对侧椎板切除术。使用球形探子在对侧黄韧带和硬膜之间创建一个操作平面。使用 9 号金属吸引器硬脑膜和黄韧带顺序调换，同时使用磨钻从棘突根部向对侧方向操作，磨除对侧椎板的腹侧部分。保持黄韧带的完整，其可作为防止硬膜损伤的保护层。术者可以在黄韧带上面进行对侧椎板的切除术（图 16-5C）。或者，在对侧椎板上磨出一个槽，在黄韧带上面留下一条薄薄的骨质，然后可以用向上的刮匙将其取出。磨钻向对侧方向操作延伸，直到对侧黄韧带的侧隐窝处。在头尾方向磨钻延伸直至黄韧带头尾侧附着点。使用球形探子在黄韧带和硬膜之间创建操作空间，椎板咬骨钳完全切除对侧的黄韧带。完成上述操作后，过顶减压应延伸至对侧椎弓根，出口根应充分显露并确认减压良好。然后，管状牵开器横向移动（朝向术者），并且手术台返回到中立位置。检查同侧椎板切开情况，并使用 90° 椎板咬骨钳切除附着在同侧小关节复合体上的残留黄韧带。图 16-5D 描述了最终的术中情况。注意不要切除太多的同侧小关节内侧部分，因为对侧减压通常比同侧减压更彻底。因此，如果患者有双侧症状，并且一侧症状重于另一侧症状，或者患者存在单侧症状，入路应该从症状较重侧的对侧进行，从而对症状侧实现更彻底的减压。出于这个原因，我们通常采用"过顶"技术处理滑膜囊肿。伤口的闭合方式与上述管状椎间盘切除术相同。

（二）注意事项

计划管状牵开器辅助椎板切除术时，有几个要点需要考虑，如手术入路、切口距离中线的距离及切口数量。

1. 手术入路

一般来说，对于双侧症状患者，惯用右手的外科医生会倾向于右侧入路，因为大部分椎板咬骨钳操作是在尾部方向进行的，这有利于右手操作。相反，惯用左手的外科医生更喜欢左侧入路。

使用管状牵开器辅助下椎板切除术时，对侧减压大于同侧减压。术者必须注意保护同侧小关节复合体和峡部以避免医源性不稳定，从而限制了同侧减压范围。相反，对于对侧侧隐窝和神经孔而言，"过顶"技术是有利的，可以实现更广泛的对侧减压。因此，如果患者一侧症状较重，则应采取对侧入路，以便对症状较重的一侧实现更大范围的减压。此外，对于既有中央狭窄又有侧隐窝或神经孔狭窄患者，如滑膜囊肿或内侧孔椎间盘突出症，应该从椎间孔病理改变较重一侧的对侧接近椎管，以获得进入对侧椎间孔的"过顶"角度，从而进行更大范围的减压。

2. 切口旁开距离

在上腰椎（如 $L_1 \sim L_2$、$L_2 \sim L_3$、$L_3 \sim L_4$），椎板较小，小关节处于更矢状位的方向。与下节段（如 $L_4 \sim L_5$、$L_5 \sim S_1$）相比，峡部较薄。因此，当在上腰椎手术时，为了避免医源性节段不稳，切口应该更加接近于中线，距离中线约 1cm 而不是 2～3cm。管状牵开器应该垂直放置，以避免同侧小关节过度切除或峡部破坏（图 16-6）。在下腰椎（如 $L_4 \sim L_5$、$L_5 \sim S_1$），由于较宽的椎板和较厚的峡部，可以在距离中线 2～3cm 处进行切口，并且可以使管状牵开器的倾斜角度更大以便于减压。

3. 多节段"交替"减压技术

对于需要多节段腰椎减压患者，Mayer 和 Heider 提出"交替"减压技术，即交替从两侧进行单侧椎板切除双侧减压（ULBD）[4]。从理论上讲，交替进行椎板切除可能会导致医源性不稳定，但这还没有得到生物力学证实。此外，正如

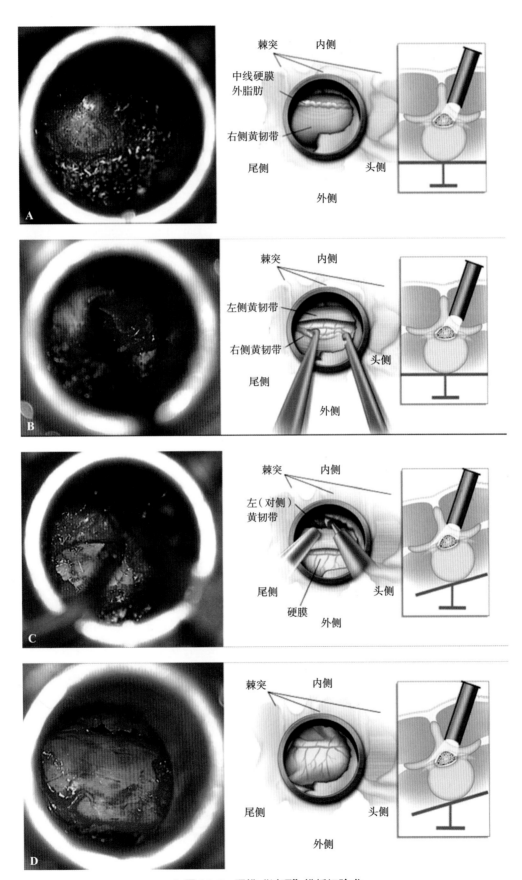

▲ 图 16-5　腰椎"过顶"椎板切除术
A. 同侧椎板切除术；B. 切除同侧黄韧带；C. 对侧减压；D. 双侧减压和黄韧带切除后的最终解剖学视图

我们在实践中所采用的那样，"交替"技术允许两名外科医生使用两台显微镜同时进行手术，这有助于缩短手术时间（图 16-7）。或者，一名外科医生使用显微镜，而另一名外科医生可使用放大镜，同时将光源连接到管状牵开器上。

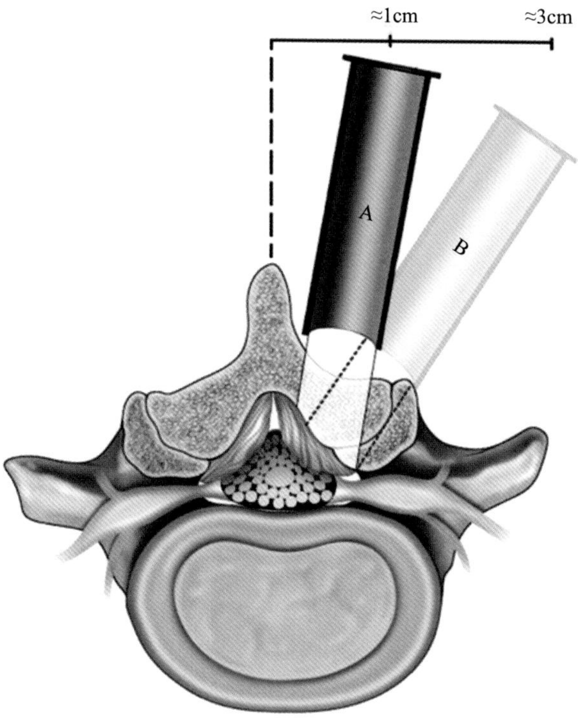

六、经椎间孔椎间融合术

（一）术中规划和切口

我们的技术已经在前面描述过[5]。对腰椎和双侧髂嵴区域进行广泛的无菌消毒准备。我们使用术中 CT 和 CAN 系统来提供手术位置下患者解剖导航。将两个 Steinmann 钉牢固地插入 TLIF 入路对侧髂嵴上，使 CAN 参考阵列位于骶骨下方的中线上（图 16-8）。获取术中 CT 数据之后，就可以进行导航。CAN 可以提高螺钉放置的准确性，并且在 TLIF 手术中避免使用铅衣和克氏针[6]。为了标记切口，导航探头被用来识别两侧皮肤表面椎弓根螺钉的理想起始点。椎弓根螺钉进钉点应该在横突和上关节突（SAP）的交界处，平行于上终板（图 16-9）。确定进钉轨迹，标记所有椎弓根螺钉在皮肤的起点位置，确定起点与椎弓根的连线。在 TLIF 手术入路侧，标记的切口向内移动 1cm，以便通过同一切口实现小关节切除及椎间融合器和椎弓根螺钉置入。切开皮肤，进行软组织剥离，直到筋膜层。

▲ 图 16-6　根据减压节段确定切口旁开距离
上腰段切口距中线 1cm，管状牵开器应垂直放置，以避免过多的同侧小关节切除和潜在的医源性不稳定。下腰段切口可距中线 3cm。A. 同侧减压的轨迹；B. 对侧减压的轨迹

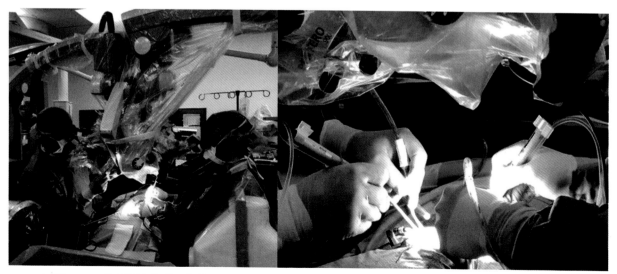

▲ 图 16-7　使用两个外科显微镜进行"交替"减压，两名外科医生同时在两个不同的腰椎节段上进行手术

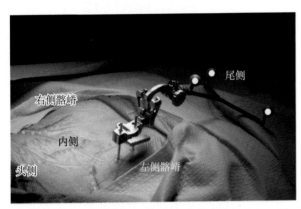

▲ 图 16-8　计算机辅助导航参考阵列髂嵴定位照片。外侧弯曲的绿虚线代表髂嵴，而正中的绿虚线代表棘突正中线

（二）椎弓根螺钉置入

一旦显露两侧筋膜，使用导航探头重新识别椎弓根螺钉轨迹，并在筋膜上按照椎弓根螺钉轨迹做 1cm 的线性切口。然后导航探头穿过肌肉系统接触到横突以确保准确性，然后安全置入椎弓根螺钉。在进行 TLIF 手术的一侧，术者不得不向侧面回拉皮肤以获得适当的椎弓根螺钉轨迹。通过相同的皮肤切口，在椎弓根螺钉切口内侧切开筋膜，完成小关节切除和椎间融合器置入。

（三）椎间融合器

在筋膜水平，使用导航探头确定 TLIF 入路的理想轨迹。理想的进入点是在椎板和小关节下缘的上方，保持一定内倾角度，以允许椎间融合器的置入。一旦确定了这个轨迹，在筋膜上做 2.5cm 的线性切口。这个切口应该与之前为椎弓根螺钉创建的筋膜切口分开并位于中间。然后，逐级扩张并放入管状牵开器。对于 MISS-TLIF 技术，通常使用直径 22mm 的通道。然后使用导航探头确定管状牵开器的位置。此时，使用手术显微镜，显露骨骼解剖结构。在黄韧带的头侧，也就是椎板下缘开始使用磨钻，向头侧和侧面至峡部（图 16-4 和图 16-10A），然后切除下关节突（IAP）（图 16-10B）。或者，也可以使用骨刀。将从小关节切除的骨制备成颗粒状，接下来可用于自体骨移植。根据需要将椎板切开，显露硬膜囊，并向内侧牵拉硬膜。探查椎弓根内侧壁和上壁，使用磨钻或骨刀切除上关节突（图 16-10C）。剩余骨质使用磨钻或者椎板咬骨钳切除，直至椎弓根下缘。此时，应该可以看见椎间盘（图 16-10D）。使用导航确认椎间盘位置和椎间融合器置入轨迹。椎间盘进行环状切开，使用铰刀和刮刀取出椎间盘。充分准备终板，以利于骨性融合。终板的处理十分关键，因为 MISS-TLIF 技术效果主要依靠椎间的骨性融合。小关节切除后的颗粒状自体骨可填塞到椎间隙中。然后在导航下将装满自体骨的

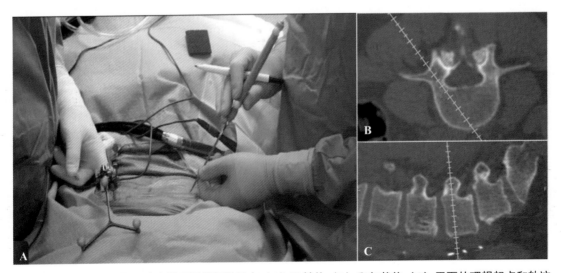

▲ 图 16-9　使用导航探针确定椎弓根螺钉进针点（A）及轴位（B）和矢状位（C）平面的理想起点和轨迹

TLIF 椎间融合器植入至椎间隙（图 16-10E 和图 16-11A 和 B）。一旦将椎弓根螺钉和椎间融合器置入，术中 CT 检查再次确认位置是否合适（图 16-11C）。

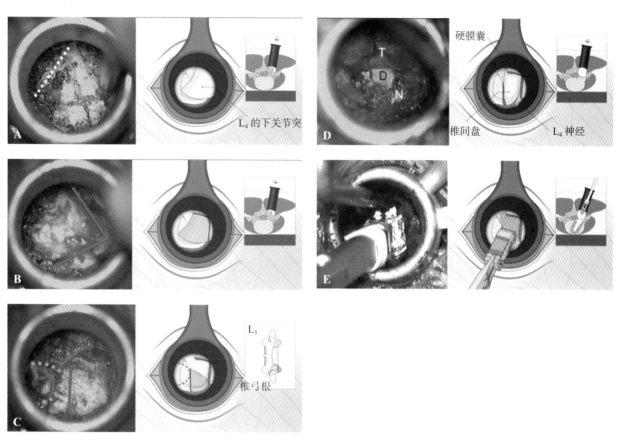

▲ 图 16-10　术中置入椎间融合器

A. 通过管状通道显露骨性解剖结构，白虚线表示椎板的下缘；B. 下关节突切除，左图表示小关节突在移除前已断开连接，部分旋转；C. 下关节切除后的解剖结构。上关节突（SAP）已被显露。蓝虚线代表椎弓根。绿线（左图）和红线（右图）代表用于切除 SAP 的路径。D. 上关节突切除后的解剖结构，可以看到硬膜囊（T）、硬膜（D）和神经根（N）；E. 植入椎间融合器，红实线代表骨切除切缘（经许可转载，引自 AOSpine MISS material：Step-by-step guide：Key steps in a MISS TLIF procedure, prepared by Drs. Roger Hartl and Daniel Gelb.https://aospine.aofoundation.org/Structure/education/online-ducation/mis-material/Pages/mis-material.aspx.AOSpine International，Switzerland 版权所有）

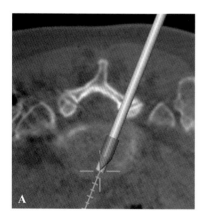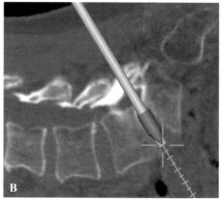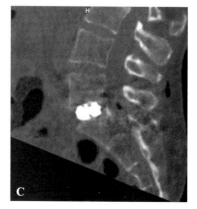

▲ 图 16-11　椎间融合器位置显示及再确认

A. 计算机辅助导航下椎间融合器轴位相位置；B. 矢状位椎间融合器位置；C. 术中 CT 扫描显示椎间融合器的位置

（四）上棒和伤口闭合

棒的长度可以在术中 CT 上或使用卡尺测量。将前凸棒插入椎弓根钉尾并锁定。缓慢移除椎弓根钉尾，软组织出血可以用凝血药和止血药处理。使用标准的方式缝合筋膜层和皮肤。

七、临床效果

（一）腰椎间盘切除术

Yasargil 将手术显微镜应用于腰椎间盘切除术，是腰椎间盘突出症治疗的金标准，所有新技术都将与之比较[7]。使用管状通道进行腰椎间盘切除术，无论是内镜（即显微内镜椎间盘切除术）还是显微镜，在过去的 20 年里越来越受到欢迎。3 项随机临床试验的 Meta 分析比较了 MISS 椎间盘切除术和传统椎间盘切除术，结果显示患者术后主观评分（PROs）或总体并发症发生率没有差异[8-10]。MISS 椎间盘切除术出血量较少，但手术时间较长。一项 Meta 分析显示微创组与开放组在并发症发生率指标上没有区别。而另一项 Meta 分析显示微创组并发症发生率要高于开放组。此外，2 项 Meta 分析报道称，与微创组相比，开放组椎间盘突出复发率较低。表 16-2 总结了

这 3 项 Meta 分析的结果。1 项 Meta 分析比较了 MISS 组和开放组进行极外侧椎间盘切除术后的并发症发生率，发现没有显著差别（均为 1%），再手术率分别为 3% 和 4%，患者满意率相似（分别为 94% 和 86%）。与 MISS 组相比，开放手术组出血量多，手术时间长，住院时间长，恢复工作的时间更长[11]。

（二）椎板切除术

目前，只有 2 项公开报道的随机对照试验，比较了传统开放椎板切除术与管状牵开器辅助单侧椎板切除双侧减压（ULBD）的效果。Yagi 等开展一项随机对照研究，比较显微内镜椎间盘切除术（n=20）与传统切开椎板切除术（n=21）的临床疗效，结果发现显微内镜椎间盘切除术患者术后住院时间短、恢复快、出血量少、VAS 评分低。同时，显微内镜椎间盘切除术患者 CPK-MM 水平较低，以及术后 1 年内椎旁肌萎缩发生率较低，其原因可能是由于开放椎板切除术需要避免骨膜下肌肉剥离和牵拉。两组术后 ODI 评分和并发症发生率没有明显差异，没有剖腹手术报道[12]。Mobbs 等报道一组研究，其中 ULBD 组患者平均随访时间 36.9 个月，开放组患者平均随访 44.3 个月。两组患者 ODI 和 VAS 评分较术前均有显著改善，其中 ULBD 组 VAS 评分的改善

表 16–2　评价微创与开放椎间盘切除术的 Meta 分析

研　究	硬膜撕裂率	失血量	手术时间（min）	并发症发生率	LOS	感染率	复发率	再手术率
Dasenbrock 等，2012	MISS 5.7% Open 2.9% $P < 0.05$		MISS 49 Open 44 NS	MISS 16.5% Open 11.1% NS				MISS 8.5% Open 5.4% NS
Chang 等，2014		$P < 0.001$ 支持 MISS	$P < 0.001$ 支持 Open	MISS 11.6% Open 12.3% $P=0.74$	$P=0.002$ 支持 MISS		MISS 7.6% Open 3.8% $P=0.008$	
He 等，2016	MISS 7.5% Open 4.8% $P=0.23$	$P=0.03$ 支持 MISS	$P < 0.001$ 支持 Open		$P < 0.001$ 支持 MISS	MISS 1.3% Open 3.9% $P=0.11$	MISS 4.9% Open 1.7% $P=0.06$	MISS 6.6% Open 5.1% $P=0.50$

LOS. 住院时间；MISS. 微创脊柱手术；NS. 无明显差异；Open. 开放椎间盘切除术

幅度优于传统开放椎板切除术组。此外，与传统开放组相比，ULBD 组住院时间更短，术后下地活动时间更短，术后阿片类药物的使用更少，出血量更少。与开放椎板切除术相比，ULBD 组患者对该技术满意度更高，但组间没有统计学差异[13]。Phan 和 Mobbs 开展的 Meta 分析比较了 MISS 技术和开放技术治疗腰椎管狭窄症的临床疗效。结果发现 MISS 组患者 VAS 评分较低、满意度较高、住院时间较短、出血量较少、再手术率较低。MISS 组和开放组的总体并发症（包括硬膜撕裂、脑脊液漏和手术部位感染等）发生率相似。与开放组相比，MISS 组手术时间较长，

平均延长 11.1min，一些学者认为这在临床上没有明显差异[14]。表 16-3 总结概括了上述 3 项研究的结果。

（三）经椎间孔椎间融合术

相关研究报道了 MISS-TLIF 的长期随访（即 4 年或更长时间）临床研究，结果显示其临床效果较好（表 16-4）。Perez-Cruet 等发表了一项关于 MISS-TLIF 技术的临床研究，其纳入 304 例患者，平均随访时间为 47 个月。结果显示，随访过程中患者的主观评分有显著改善，并且该技术具有较高的融合率（＞95%）及较低的再手术

表 16-3　评价微创与开放腰椎椎板切除术的研究

研 究	类 型	硬膜撕裂率	失血量（ml）	手术时间（min）	住院时间（h）	术后下地时间（h）	感染率	再手术率	患者满意率
Yagi 等，2009	RCT	MISS 0% OL 0% P=NS	MISS 37 OL 71 P<0.05	MISS 71.1 OL 63.6 P=NS	P<0.05 支持 MISS	P<0.05 支持 MISS	MISS 0% OL 0% P=NS		
Mobbs 等，2014	RCT	MISS 3.7% OL 3.7% P=NS	MISS 40 OL 110 P<0.05		MISS 55.1 OL 100.8 P<0.01	MISS 15.6 OL 33.3 P<0.001		MISS 3.7% OL 11.1% P=0.18	MISS 85% OL 62% P=0.26
Phan 和 Mobbs，2016	Meta 分析	MISS 4.8% OL 4.8% P=0.83	P<0.001 支持 MISS	P<0.001 支持 OL	P<0.001 支持 MISS		MISS 0.9% OL 2.2% P=0.47	MISS 1.6% OL 5.8% P=0.02	MISS 76% OL 62.7% P=0.03

LOS. 住院时间；MISS. 微创脊柱手术；NS. 无明显差异；OL. 开放椎板切除术；RCT. 随机临床试验

表 16-4　评价微创经椎间孔椎间融合术长期结果的研究

研 究	随访时间	融合率	再次手术率	PROs（MISS vs. Open）
Cheng 等，2013	5.05 年（平均值）	MISS 92% Open 100% P=0.09	MISS 10% Open 12% P=0.86	末次随访无差异
Seng 等，2013	5 年	MISS 97.5% Open 97.5% NS		五年时无差异
Perez-Cruet 等，2014*	47 个月（平均值）	95%	3.9%	N/A
Wong 等，2014	45 个月（平均值）	MISS 92.5% Open 93.5% NS	MISS 12% Open 12% NS	MISS 4 年时 VAS 和 ODI 评分更优，P<0.01

*. 仅评价微创经椎间孔椎间融合术（无开放经椎间孔椎间融合术对比）。PROs. 患者报道结果评分；MISS. 脊柱微创手术；NS. 无明显差异；ODI. Oswestry 功能障碍指数；TLIF. 经椎间孔椎间融合术；VAS. 视觉模拟评分法；Open. 开放椎间盘切除术

率[15]。Wong 等开展了一项队列研究，其中 144 名患者接受 MISS-TLIF 手术和 54 名患者接受开放 TLIF 手术，平均随访时间为 45 个月。研究结果显示，患者术后主观评分立即得到显著改善，持续时间长达 1 年。随后，ODI 和 VAS 评分开始增加，但随访 4 年内仍较术前基线有显著改善。然而，与开放 TLIF 技术相比，MISS-TLIF 组在术后 3 个月和 4 年背部疼痛 ODI 和 VAS 评分明显较低。此外，MISS-TLIF 组邻近节段病变的再手术率明显低于开放 TLIF 组。邻近节段手术率增加可能是由于开放 TLIF 技术中肌肉剥离和后韧带复合体的破坏所致。随访 4 年，两组间的椎间融合率没有显著差异[16]。在另一项研究中，50 例患者接受 MISS-TLIF 技术，25 例患者接受开放 TLIF 技术，平均随访时间为 5.05 年。Cheng 等报道最后随访时两组间 VAS 评分没有明显差异；与术前基线相比，两组 VAS 评分均有明显改善，并且组间变化相似。随访期间两组的融合率和再手术率也相似[17]。最后，Seng 等报道了一项随访 5 年的临床研究，其中 40 例患者接受 MISS-TLIF 技术和 40 例患者接受开放 TLIF 技术。术后 5 年，两种技术 ODI 和 VAS 评分均有持续并且相似的改善，且融合率相同[18]。

最近的多项 Meta 分析证实与开放 TLIF 相比，MISS-TLIF 的效果更佳，表 16-5 中概括总结了这些结果。简而言之，与开放 TLIF 相比，MISS-TLIF 失血量少、卧床恢复时间短、住院时间短、总体并发症发生率低、感染发生率低；同时具有相似融合率、相似或更低的特定并发症发生率，以及相似或更优的主观评分[19-21]。

八、管状牵开器的其他优点

MISS 技术核心的理念是利用最小的组织损伤实现传统手术的目标。管状通道牵开器通过保留棘突的肌肉和韧带来实现这一目标，通过单侧椎板切除实施双侧减压来减少骨性结构切除（图 16-12）。与开放技术相比，这种技术理想优势是减少减压术后医源性不稳定的发生。生物力学研究证实了这一点，与传统开放椎板切除术相比，单侧椎板切开术（如 ULBD）可较少地导致脊柱生物力学不稳定[22-24]。临床上，一项回顾性研究比较 MISS 组与开放组椎间盘切除术后椎间融合情况，结果发现 MISS 组与开放组椎间盘切除术后复发率没有显著差异，但开放组椎间二次融合率要高于 MISS 组，虽然组间没有统计学差异（10.3% vs. 4.4%）[25]。同样，另一项 Meta 分析发现，与开放技术相比，低度腰椎滑脱患者接受 ULBD 手术后具有较低的二次融合率（3.3% vs. 12.8%）和再次手术率（5.8% vs. 16.3%），以及更

表 16-5　评价微创与开放经椎间孔椎间融合术的 Meta 分析

研　究	硬膜撕裂率	EBL	手术时间	并发症发生率	LOS	感染发生率	再次手术率	融合率	PROs（MISS vs. Open）
Khan 等，2015		P < 0.001 支持 MISS	P=0.34	MISS 16.5% Open 23.2% P < 0.001	P < 0.001 支持 MISS			MISS 96.3% Open 97.9% P=0.52	1 年后 MISS 有更低的 VAS 评分
Phan 等，2015	MISS 2.6% Open 4.7% P=0.15	P < 0.001 支持 MISS	P=0.88	MISS 14.9% Open 20.0% P=0.20	P < 0.001 支持 MISS	MISS 1.2% Open 4.6% P < 0.001	MISS 5.5% Open 6.4% P=0.15		MISS 有更低的腰背部 VAS 评分和 ODI 评分
Goldstein 等，2016	MISS 3.8% Open 5.4% P=0.27	P < 0.001 支持 MISS	P=0.78	MISS 8.9% Open 18.5% P=0.002	P < 0.001 支持 MISS	MISS 2.5% Open 4.6% P=0.26	P=0.97	MISS 97.1% Open 96.7% P=0.95	MISS 有更好的 ODI 评分改善

EBL. 估计失血量；LOS. 住院时间；MISS. 微创脊柱手术；ODI. Oswestry 功能障碍指数；PROs. 患者报道结果评分；VAS. 视觉模拟评分法；Open. 开放椎间盘切除术

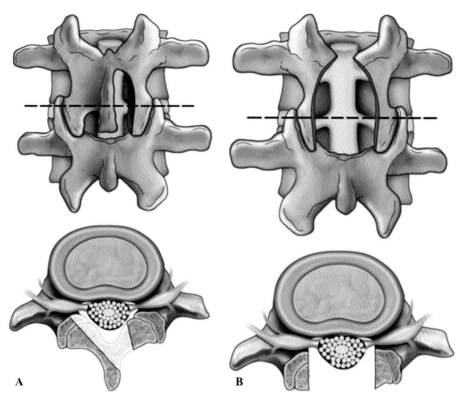

▲ 图 16–12　**ULBD（A）和开放椎板切除术（B）的截骨范围**
ULBD. 单侧椎板切除双侧减压

高的满意度（76% vs. 62.7%）[26]。此外，MISS 减压后较低的二次融合率可能有助于提高 MISS 的成本效用，但这一点尚未得到研究证实。然而，对直接和间接的医疗费用的研究较多。多项研究和系统综述表明，与开放手术相比，MISS 技术具有较高的成本效用。这通常归因于 MISS 技术患者住院时间短，失血量少，以及术后并发症（尤其是手术部位感染）发生率低[27-30]。有意思的是，MISS 通常增加手术成本，但其增加的成本与开放手术相关的术后成本大体相当[31]。此外，MISS 可能具有更大的社会效益，因为接受 MISS–TLIF 技术的患者比接受开放 TLIF 的患者能更快地恢复工作[32]。

肥胖患者已被证实可从管状牵开器辅助手术中受益。对肥胖患者进行传统开放式手术可能是一种挑战，因为手术区域的深度及必须解剖和牵拉大量软组织和脂肪组织才能充分显露手术区域。使用管状牵开器技术避免了这种问题，并能充分显露手术区域，同时这也被证明是安全有效

的，其结果与非肥胖患者相似[33]。Adogwa 等进行了一项前瞻性、多中心研究，比较 MISS–TLIF 和开放 TLIF 技术在肥胖和病态肥胖患者中的应用。该研究表明，与开放 TLIF 技术相比，MISS–TLIF 技术可在疼痛和功能评分方面带来相似的改善，并具有相近的并发症发生率。两组在再次手术率、SSI 发生率、神经根损伤、内置物问题或骨不连率方面没有显著差异。但 MISS–TLIF 组的硬脑膜破裂率明显减少[34]。Terman 等对体重指数（BMI）> 30kg/m² 的患者开展了一项回顾性研究，比较了 MISS–TLIF 与开放 TLIF 技术的疗效，结果发现两组间患者主观评分没有显著差异，但 MISS–TLIF 组在失血量、硬膜破裂和总并发症发生率方面要优于开放 TLIF 组[35]。

九、并发症

总体而言，管状牵开器手术并发症是比较

少见的。由于切口小，软组织损伤小，所以术后出血很少见。最常见的并发症是硬脑膜破裂导致脑脊液漏。通常可以使用侧切（火柴棍）磨钻减少这些并发症的发生。由于其尖端较钝，不太可能损伤如硬脑膜等软组织。减少硬脑膜损伤的另一种方法是在使用磨钻处理骨性结构时保留完整的黄韧带；但是，如果发生硬膜破裂，有几种处理方法可供选择。对于小的硬脑膜破裂，可使用纤维蛋白胶；对于较大的破裂，则可能需要用显微缝合器械直接修复。由于管状牵开技术仅产生很小的操作空间，可使得手术遗留的无效腔最小化，因此大多数硬膜损伤能够愈合良好。

十、学习曲线

对于减压操作（如椎间盘切除术和 ULBD）[36, 37] 和 TLIF 技术 [38-40]，学习曲线可以进行充分的记录。虽然手术时间、预估失血量和术后下床活动时间增加，而外科医生逐步克服学习曲线，但并发症和结局并未受到影响；这意味着由于外科医生的学习而使最初的手术需要更长的时间才能完成，但在此学习期间进行手术是安全的，同时患者的治疗效果并未受到影响。这些研究还表明，经验与手术时间和并发症发生率之间呈负相关。Ahn 等在腰椎椎板切除术的学习曲线方面得到类似的结论，同时将 ULBD 患者与开放性椎板切除术患者进行对比，发现 ULBD 组具有手术时间短、出血量少和住院时间短等优点，再次手术率也与 30 天内再入院率无显著差异 [36]。一项系统回顾研究发现，与椎间盘切除术和 TLIF 的学习曲线相关的最常见的并发症分别是硬膜破裂和内植入物位置不正确。该研究表明，通过连续对

20～30 例患者的学习才能克服上述问题 [41]。最终，克服学习曲线的外科医生能够比开放技术更快地完成 MISS 技术 [16, 17]，并且与传统开放技术相比，具有诸多优势。随着住院医生和研究人员越来越多地参与管状牵开器辅助手术，脊柱外科医生会更快地适应这种技术，住院医生甚至可以在培训期间度过学习曲线。

一项调查研究评估了脊柱外科医生对 MISS 技术的看法，他们认为技术困难和缺乏培训机会是采用 MISS 技术的两大障碍 [42]。对于没有 MISS 经验的外科医生，重要的是要知道可以通过培训和教育来克服这种学习曲线。参加培训和尸体操作是十分宝贵的学习资源，希望开展管状牵开器技术的外科医生应寻求该资源。此外，MISS 专家级别脊柱外科医生作为教员应继续参加会议、课程、网络研讨会等，以促进脊柱外科医生的培训并推动 MISS 技术的发展。

十一、结论

研究数据表明，MISS 技术和开放手术治疗腰椎间盘突出症和椎管狭窄症的临床结果相似或相对有所改善。与开放技术相比，MISS 技术的临床结果至少是相似的，而且经常是有改善的，同时 MISS 技术的手术创伤小，可加快患者的康复速度。与开放技术相比，MISS 技术能给患者带来一系列好处，包括患者满意度提高，更早恢复工作。在不会影响并发症、融合率和患者主观评分的情况下，提升 MISS 技术的成本效益。随着外科医生继续推进 MISS 技术并进一步适应此类手术技术，越来越多的外科医生会熟练使用这种技术，期望更多研究能证实 MISS 技术的优势。

胸椎、胸腰椎及腰椎开放性前方入路
Open Anterior Exposure of the Thoracic, Thoracolumbar, and Lumbar Spines

Henry Halm Clara Berlin 著

刘新宇 王连雷 译

第 17 章

一、概述

尽管目前微创技术及胸腔镜辅助手术已取得显著进展，但对于很多脊柱疾病而言，前路开放手术仍然不失为一种选择，甚至是不可或缺的。因此对于脊柱外科医生来说，熟悉这些入路和手术步骤非常重要。即使有专科医生的协助，脊柱外科医生也应对前方入路了然于心。开放性前路脊柱矫形手术的失血量、感染率和神经系统并发症均要少于后路开放手术。除此之外，以前许多脊柱疾病，尤其是创伤、肿瘤和感染性疾病都是经前路行脊柱前柱手术治疗。

基于 20 世纪 50 年代 Arthur Ralph Hodgson 医生（1915—1993）在中国香港的卓越工作成果，治疗脊柱结核的标准化前路术式得以建立[1, 2]。Hodgson 的创新包含了经前路治疗脊柱结核，其成果首次发表于 1956 年，该手术在国际上被称为"中国香港手术"。手术过程主要包括根治性病灶清除和稳定性重建（椎体间植骨）[1, 2]。20 世纪 60 年代后期，澳大利亚的 Allen F. Dwyer 医生采用这种经胸入路行胸椎侧弯矫形。Dwyer 医生还向 Hodgson 医生学习了经胸腹联合入路，形成了矫正胸腰椎和腰椎侧弯的 Dwyer 前路脊柱矫形[3]。

本章描述胸椎和腰椎开放手术的前方入路。着重讨论如何确定正确的显露节段，以及向头尾侧扩大显露的方法。

二、$T_1 \sim T_4$ 高位经胸入路

侧方经胸入路显露头侧的上胸椎比显露中段胸椎及胸腰椎 / 腰椎更具挑战性。因此，对于上胸椎手术，必须决定是沿用该入路还是采用可显露颈胸交界区的改良前方入路（可显露颈椎至 T_4）。由于显露上胸椎较为困难，目前最常用的仍然是后方入路。

适应证

根据头侧需要显露的上胸椎（T_1、T_2 或 T_3），必要时须切除第 3 或第 4 肋骨。脊柱后凸程度越大，则越容易显露 T_2 或 T_1。通过肋骨切除或经肋间入路显露高位胸椎时，需要将肩胛骨向头端尽可能地牵拉。

原则上，从哪一侧入路应根据病变部位来决定（表 17-1）。患者取侧卧位。患侧上胸部、肩部及上臂都应充分消毒、铺单，以便必要时将肩胛骨向头侧牵拉以扩大显露范围。

皮肤切口应位于肩胛骨后方远侧，从 $T_1 \sim T_2$ 的椎旁区域开始，延伸至肩胛骨下角稍远侧，然

表 17-1　$T_1 \sim T_4$ 高位经胸入路的适应证

- 脊柱后凸 / 脊柱侧弯松解
- 骨折
- 肿瘤
- 脊柱炎 / 椎间盘炎

后在腋下继续延伸至 T_3 或 T_4 的肋软骨（取决于需要切除的肋骨）[4]。由于肋骨从后到前呈下降趋势，因此从头端向尾端延长切口更为简单。也就是说，如果不确定应该切除哪根肋骨或选择哪个肋间水平，最好选择头侧的肋骨（选择 T_3 而不是 T_4）。另一方面，可以切除上位或下位的其他肋骨扩大显露范围（图 17-1）。

切开皮肤和皮下组织后，用电刀切开肩胛骨下的背阔肌。这一步骤是在肌肉松弛状态下进行的，避免刺激胸背神经引起的肌肉收缩。由于背阔肌的神经支配（胸背神经）起自头侧，因此尽可能靠近远侧分离背阔肌，尽可能保留有神经支

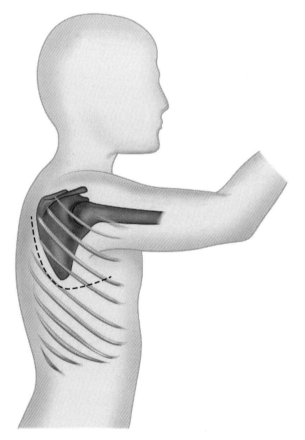

▲ 图 17-1　患者采取侧卧位，高位经胸入路的切口已用虚线标出

配的肌肉组织。从前内侧切开前锯肌；从后外侧部分切开大菱形肌、斜方肌和上后锯肌。

在切开或者部分切开这些肌肉之后，将肩胛骨向头侧及前内侧牵拉，显露第 3 或第 4 肋骨。为确保切除正确的肋骨，必须准确地触摸检查和计数。第 1 肋骨通常是通过触摸第 2 肋骨上方的前斜角肌或中斜角肌附着点来确定[4]，也就是说通常触摸不到第 1 肋骨。定位准确后切开并剥离肋骨骨膜（在青少年患者中较易操作，而在老年患者中相对困难）。为充分显露，骨膜切开范围应前至肋软骨区，后至肋角。随后用骨膜剥离器剥离肋间肌，头侧肋间肌从后向前剥离，尾侧肋间肌从前向后剥离。在肋软骨连接处和肋角区域离断并切除肋骨，后侧断端应尽量靠近肋骨近端以扩大显露。然后切开骨膜和肋胸膜，并插入胸腔扩张器增加视野。一般情况下，对于高位和中位经胸入路，麻醉医生此时应通过双腔气管插管使手术侧肺部萎陷。最后纵行切开覆盖椎间盘和椎体的壁胸膜，特别注意不要损伤位于椎旁中部的节段动脉和静脉。电凝或结扎血管后离断，从而充分显露脊柱。

三、$T_4 \sim T_{12}$ 中低位经胸入路（包含双开胸术，以及可显露至 $L_5 \sim S_1$ 的胸膈腰切开术）

经胸前外侧入路是胸外科手术的经典入路，例如肺部手术一般就采用该入路。Dwyer 在 1969 年报道使用这种入路矫正胸椎侧弯[3]。

适应证

开胸手术通常会切除肋骨，以扩大显露范围，切除的肋骨还可用于椎间融合。切除哪根肋骨取决于脊柱病变（肿瘤、创伤、感染）或畸形的节段。对于多节段的 Scheuermann 脊柱后凸或者肿瘤、创伤和感染，建议切除病变节段或

后凸顶点向上 2 个节段的肋骨或经肋间入路显露。例如，如果脊柱后凸的顶点位于 T_8，则通常会切除第 6 肋骨显露，切除 $T_6 \sim T_{11}$（5 个节段）的椎间盘松解，甚至 $T_6 \sim T_{12}$（6 个节段椎间盘）。对于后者，必要时可能需要部分离断肋弓（图 17-2）。

对于脊柱侧弯前路内固定手术，单侧开胸只适用于侧弯较短和（或）单侧钉棒系统内固定。肋骨切除节段应不低于上端固定椎。作者一般切除上端固定椎向上一个节段的肋骨进入胸腔（表 17-2）。理想情况下，切除肋骨后可显露的椎体如下 [5]。

● 切除第 5 肋：显露 $T_5 \sim T_{11}$ 椎体。

● 切除第 6 肋：显露 $T_6 \sim T_{12}$ 椎体。

● 切除第 7 肋：显露 $T_7 \sim L_1$ 椎体（切开部分膈脚）。

只有二次内侧开胸需要向头侧延伸切口。然而，为了在前方处理长 C 形弯（如神经肌肉型侧

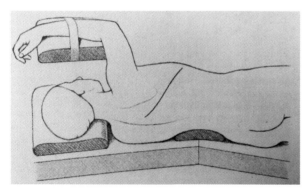

▲ 图 17-2　患者取侧卧位，取中位经胸入路行单侧开胸，皮肤切口已在图中标出。如果是双侧开胸手术，肋软骨区域的切口起点应更靠近远端，切除肋骨后继续向头侧延伸切口至该肋骨的肋角，行二次内侧开胸

表 17-2　$T_4 \sim T_{12}$ 中下段经胸入路的适应证

● 胸椎和胸腰椎后凸、腰椎后凸（如 Scheuermann）松解和矫形内固定
● 脊柱侧弯松解术和矫形内固定
● 骨折
● 肿瘤
● 脊柱炎 / 椎间盘炎

弯），切除肋骨后均需要向尾侧延伸切口，显露并部分离断肋弓。

对于多节段长侧弯，如使用双钉棒系统提高矫形能力和稳定性，需要行二次内侧开胸扩大显露范围。

对于胸椎侧弯，笔者（H. Halm）通常切除上端固定椎向上一个节段的肋骨，更靠近头侧行双开胸术。长侧弯手术需要大量自体骨量，两次开胸可切除相应节段肋骨而不会产生任何不良后果。肋骨越向下倾斜，上端固定椎就越难显露。在两次开胸节段之间，作者通常间隔 3 根肋骨。也就是说通常经肋间入路行尾侧开胸（图 17-3）。如经前路矫正胸腰椎 / 腰椎侧弯，则还需要行膈腰切开术。

仅从手术技术上讲，如仅行前路松解，可只行尾侧开胸并切除上端固定椎向上一个节段或者同节段的肋骨。

四、胸腰椎 / 腰椎侧弯胸腹联合入路

典型的胸腰椎侧弯一般需要显露 $T_{10} \sim L_3$，因此需要胸腹联合入路。切除第 9 肋开胸，在肋软骨连接处离断第 10 肋，离断肋弓后经腹膜后入路显露。

根据病变部位选择左侧或右侧入路 [4]。由于主动脉位于左前外侧，因此首选右侧入路。而脊柱侧弯手术患者最好选择从凸侧入路 [5]。

如需椎管直接减压（如胸椎间盘突出），则开胸部位应向上 1 ~ 2 个节段。还需切除突出椎间盘相应病变节段包括肋骨头在内的肋骨。例如 $T_8 \sim T_9$ 椎间盘突出，需切除第 7 肋开胸并切除第 9 肋。需注意的是，中胸段（$T_4 \sim T_9$）肋椎关节位于椎体偏头侧并覆盖椎间隙后部；而 $T_{10} \sim T_{12}$ 节段肋椎关节通常位于椎体中部，因此低于椎间隙。这意味着为了切除 $T_4 \sim T_9$ 后半部分椎间盘充

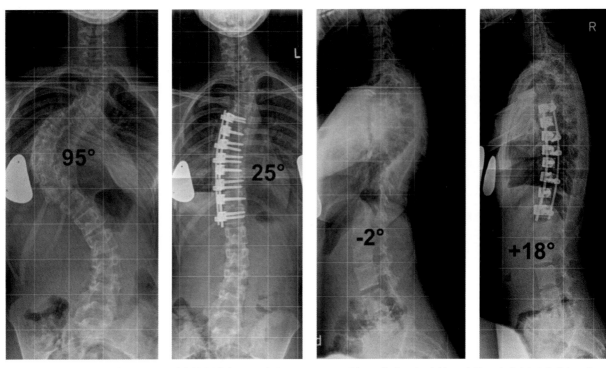

▲ ▲图 17–3　重度 Lenke 2 型脊柱侧弯行双开胸术（$T_7 \sim T_8$ 经肋间开胸术、切除第 4 肋骨二次内侧开胸术），脊柱冠状面及矢状面矫形满意。从左至右依次为手术前后的正位片及侧位片

分松解脊柱，必须切除部分肋骨头，如有必要亦可切断后纵韧带。

患者取侧卧位并铺单。单切口开胸的切口位于计划切除的肋骨上方，但应低于肩胛骨下角；因此，切口可以略微弯曲或呈 S 形。皮肤切口通常从肋软骨连接处向后延伸至竖脊肌的外侧缘。如行双切口开胸，切口的前内侧起点应位于尾侧开胸肋间入路相应的肋软骨区域，然后向后延伸至头侧开胸需要切除的肋骨上方[6]。为定位正确的肋间水平，应先触摸到第 12 肋，然后向上计数。计数之前，应先观察脊柱全长正位 X 线片，确定第 12 肋是可以触摸到的长肋骨。有些患者只有 11 对肋骨，或者第 12 肋相对较短、发育不全，此时触摸到的最远端肋骨是第 11 肋。如果术者错误判断了触摸到的最远端肋骨，就会显露错误的肋间隙或切除错误的肋骨。

显露胸腰椎入路时，在髂前棘前方 3～5cm 切口沿腹外肌向下延伸。切口长度取决于需要显露的腰椎范围。$L_5 \sim S_1$ 椎间隙也可通过此入路显露，但注意不要损伤覆盖在该椎间隙前方的髂血管。这些血管在节段性血管结扎或电凝切断后可能向前移动。此外，骨盆过高也会使这一区域的显露变得困难。在骨盆较低的患者中，甚至可以经该入路行 L_5 内固定。

切开皮肤和皮下组织后，尽可能靠近远端水平分离背阔肌，以保留其功能（图 17-4）。在前方显露并尽可能靠近远端分离前锯肌，以保护胸长神经（图 17-5）。依据开胸节段，在后方部分切断大圆肌、大小菱形肌和斜方肌（图 17-6）。显露胸壁后，可从第 12 肋向上计数肋骨，或在肩胛骨下从第 1 或第 2 肋向下计数。最准确的计数方法是根据脊柱全长正位片从最远端肋骨向上计数。

使用电刀纵行切开并剥离肋骨骨膜，然后行肋骨切除或肋间开胸手术。靠近头侧进入胸腔，避免损伤位于肋骨正下方的肋间神经及血管（图 17-7）。若行肋骨切除，术者可使用半圆形 Zielke 肋骨骨膜剥离器（rasp）（图 17-8）。对于

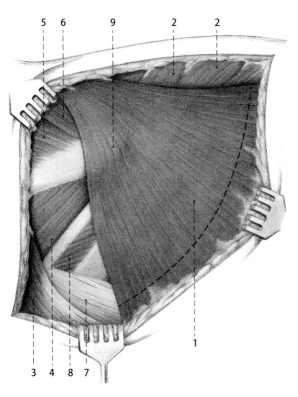

▲ 图 17-4　皮肤和皮下组织切开后的解剖层次

1. 红色虚线表示背阔肌的解剖区域；2. 前锯肌；3. 斜方肌；
4. 大菱形肌；5. 冈下肌；6. 大圆肌；7. 胸髂肋肌；8. 肋间肌；
9. 肩胛骨下角

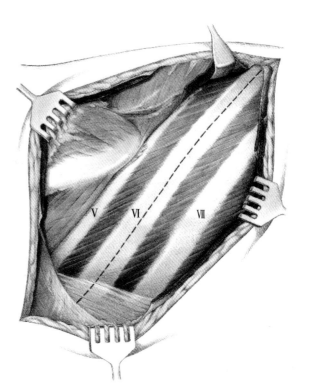

▲ 图 17-6　红色虚线表示第 6 肋骨骨膜的纵向切口
（Ⅴ～Ⅶ . 第 5～7 肋骨）

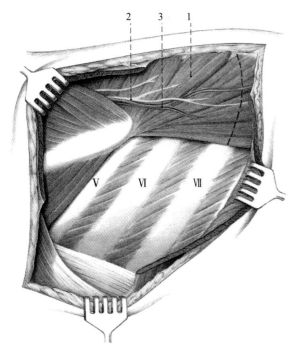

▲ 图 17-5　切开背阔肌后显露出第 5～7 肋，完整的前
锯肌（1）及其来自头侧的血管和神经、肩胛骨下角（1. 红
色虚线表示前锯肌的解剖区域；2. 胸长神经；3. 胸外侧
血管束）

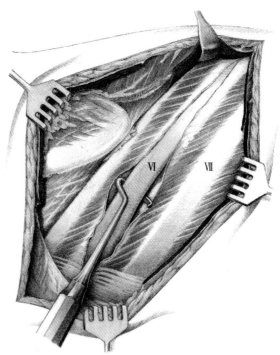

▲ 图 17-7　使用半圆形 Zielke 肋骨骨膜剥离器（rasp）
剥离切开的第 6 肋骨骨膜（Ⅵ . 第 6 肋骨；Ⅶ . 第 7 肋骨）

青少年患者可以保留骨膜，但对于成人患者很难保留。在肋软骨连接处和靠近肋骨近端处（通常是肋弓区域）离断肋骨。如果需要向后扩大范围显露，可将肋骨头从肋椎关节处游离并切除。然后用电刀电凝肋骨床周围的小血管。纵向打开骨膜和壁胸膜，此时应钝性分离以避免损伤肺的脏胸膜。如果使用气管内双腔插管，此时麻醉医生应该使肺部萎陷。即使胸膜存在粘连，一般也很容易剥离。避免肺组织损伤是避免术后气（血）胸的重要预防措施。如果不进行膈腰切开术，则插入胸部扩张器（图 17-9）。如行双开胸术，则应先行尾侧开胸或胸膈腰切开术，松解并内固定椎体。

纵行切开椎体和椎间盘表面的壁胸膜。向内侧和外侧剥离胸膜，充分显露椎体和椎间盘。如有必要，在椎旁中部电凝或结扎节段性血管[4-7]，同时保护在椎间孔处的节段性动脉间侧支循环[4]。部分外科医生会先夹闭节段性血管监测脊髓状态后再将其结扎[7]。然而，是否使用神经监测取决于引起疾病的病因及其对脊髓造成的特殊风险。为了手术安全，应该结扎管腔较大的血管。如果只是松解，通常没有必要，但如果要进行内固定，通常需要结扎或电凝节段性血管（图 17-10）。如行椎体切除，则需结扎该椎体周围的血管，然后纵向分离前纵韧带以显露椎体对侧，这有利于在放置螺钉时触摸螺钉尖端是否穿透对侧皮质。

如有必要行再次头侧开胸，应与尾侧开胸间隔 3 个肋骨和肋间隙。但术中可以根据需要显露的椎间盘和椎体的数量决定二次开胸节段。长节段侧弯双开胸手术（或胸膈腰切开术加二次内侧开胸手术）的皮肤切口如图 17-11 所示。在头侧开胸术中，尾侧横断的背阔肌制成头侧皮瓣，以保护其神经支配。肋骨切除、开胸、壁胸膜切开及剥离同前述。

经腹膜后入路显露时，在髂前棘前方 3～5cm

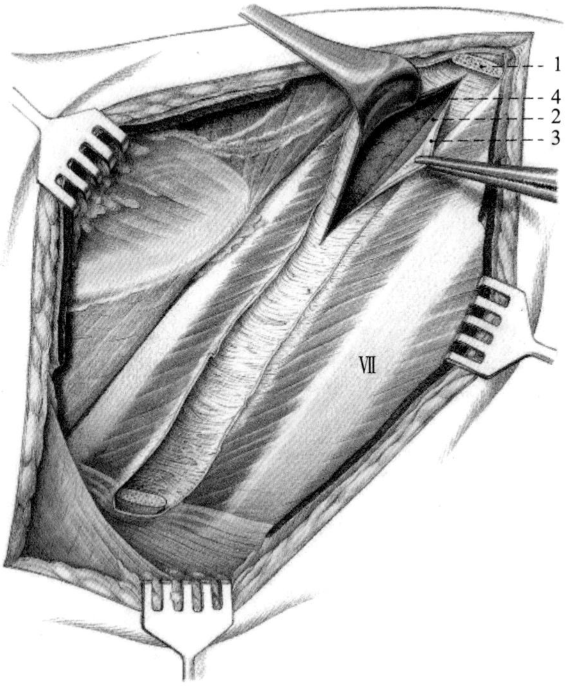

▲ 图 17-8 切开第 6 肋骨深层的骨膜和胸膜，可以显露肺
1. 钝性离断第 6 肋骨；2. 壁胸膜；3. 骨膜；4. 肺；Ⅶ. 第 7 肋骨

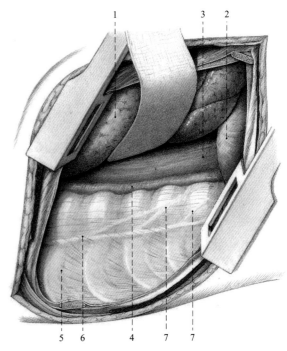

▲ 图 17-9 插入胸部扩张器的位置
肺（1）被钝性牵开器向前牵拉。尾侧可见完整的膈肌。可见 5 个椎间盘和椎体及其表面完整的壁胸膜。壁胸膜下方可见交感神经干（6）和内脏神经（7）（2. 膈肌；3. 食管；4. 奇静脉；5. 肋间血管束）

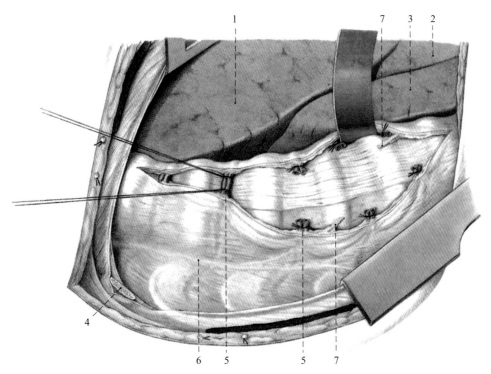

▲ 图 17-10　纵行切开壁胸膜，结扎并切断 4 个椎体的节段性血管（5），结扎其中最头侧的一对血管

1. 肺上叶；2. 肺中叶；3. 肺下叶；4. 钝性离断第 6 肋骨；6. 交感神经干；7. 内脏神经

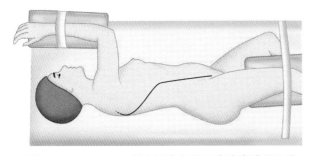

▲ 图 17-11　Hodgson 提出的胸腰椎经胸腔腹膜后入路，红线表示切口线

沿着腹外斜肌方向向尾侧延伸切口。显露下胸椎时可能需要离断肋弓，然后经肋软骨交界处进入腹膜后。仔细分离内侧的腹膜囊和输尿管，轻轻向前内侧牵开腰方肌和髂腰肌表面的腹膜囊及其后方输尿管[4]。将腹膜囊从后外侧腹壁及膈肌表面牵开后，用电刀切断膈肌、腹内斜肌和腹横肌。尽量靠近肋骨附着点（1cm 以内）切断膈肌，以保护下行的膈神经）。膈神经自 C_4 发出，向下穿过颈、胸部，可见膈神经与心包膈动脉紧邻沿心包表面下行包。如有必要，可单纯经后外侧腰膈切开显露 L_1 至 $L_5 \sim S_1$，不必开胸。在这种情

况下，Mirbaha[8] 所描述的经胸膜外腹膜后入路不必切开第 12 肋骨膜，而是在膈肌以下将腹膜囊向内侧牵开（图 17-12）。

向后牵开腰大肌显露椎旁中部的节段血管。结扎节段血管后可进一步牵开腰大肌，在侧面完整显露椎体、椎间盘、椎弓根和椎间孔（图 17-13）。

显露完成后，可经该前外侧入路行椎间盘切除脊柱侧凸或后凸松解术（图 17-14）、终板刮除伴或不伴前路内固定、感染组织清创、椎体肿瘤切除、创伤后脊柱后凸植骨融合或椎体切除术等（表 17-3）。

将胸腔引流管放置在腋前线并指向肺尖。尝试在椎体和椎间隙表面关闭胸膜壁层。使用低切迹植入物有助于闭合胸膜，而不需要额外的组织修复材料，如 Lyodura 硬脑膜（图 17-13）。然后逐层关闭胸廓。需要注意的是，关胸时麻醉医生应使肺部充分扩张并维持呼气末正压通气（PEEP），预防术后气胸。

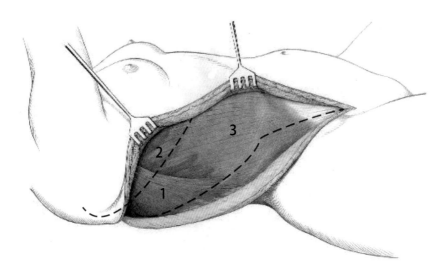

▲ 图 17-12　Hodgson 入路和二次内侧开胸（双开胸），红色虚线表示切口
1. 背阔肌；2. 前锯肌；3. 腹外斜肌

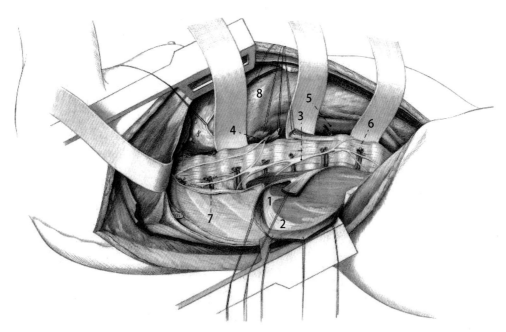

▲ 图 17-13　Hodgson 入路显露完成示意图
向前牵开腹膜，横断膈肌，向后牵开髂腰肌，切开 T₉～T₁₂ 壁胸膜，离断 T₁₀～L₄ 节段血管并结扎(6 和 7)（1. 内侧弓状韧带；2. 外侧弓状韧带；3. 交感神经干；4. 内脏神经；5. 下腔静脉；6. 腰动脉和腰静脉；7. 肋间后动脉和静脉；8. 肝脏 ）

五、术后管理

术后 2～3 天，引流液少于 50～100ml/24h 可拔除引流管。患者应尽早下地，建议使用激励性肺活量计改善肺功能。

六、手术风险及并发症

总体而言，开放性经胸或胸膜联合入路的并发症相对较低，且术中失血量和术后感染率都低于后路手术。但术中应控制出血、检查离断的节段血管是否结扎牢固，节段性血管尤其是动脉

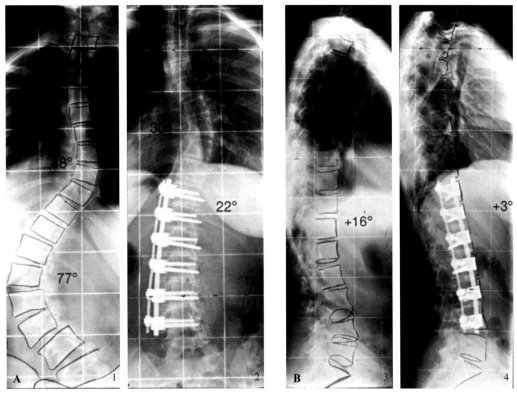

▲ 图 17–14　重度 **Lenke 6** 型脊柱侧弯经 **Hodgson** 入路手术后，内固定与融合效果满意。融合节段短，腰椎前凸和代偿性胸弯矫形满意

1. 术前正位片；2. 术后正位片；3. 术前侧位片；4. 术后侧位片

表 17–3　前路开胸显露策略

显露范围	显露策略
T$_4$～T$_{11}$	T$_6$～T$_7$ 水平开胸，切除第 3 肋行二次内侧开胸
T$_5$～T$_{12}$ 或 L$_1$*	T$_6$/T$_7$ 水平开胸，切除第 3 肋行二次内侧开胸
T$_6$～L$_1$	T$_8$/T$_9$ 水平开胸，切除第 5 肋行二次内侧开胸。如需要可离断部分肋弓和膈肌
T$_7$～L$_2$	T$_9$～T$_{10}$ 水平开胸，切除第 6 肋行二次内侧开胸并离断肋弓。沿腹外斜肌方向向下延长皮肤切口以显露腹膜后入路
T$_9$～T$_{10}$ 椎间盘	切除第 8 肋开胸

*. 显露 T$_5$～T$_{12}$ 或 L$_1$ 节段：T$_7$/T$_8$ 水平开胸，切除第 4 肋行二次内侧开胸，可能需要离断部分肋弓（译者注：原著表述似有误，已修改）

血管出血，会经胸腔引流造成大量失血。同样也应避免肋间动脉出血。如拔除引流管后患者出现大量胸腔积液，可临时置管引流。少量积液一般可在几天或几周内自行吸收，无须特殊处理。

另一个罕见并发症是胸导管损伤合并乳糜胸[9]。Nakai 和 Zielke 观察了 2000 例患者，有 6 例发生了这一并发症，其中 4 例与开放性前方入路有关，2 例与 Harrington 棒内固定（撑开矫形）有关[10]。但经过几天无脂饮食后导管通常会闭塞，一般无须行翻修手术。

开胸术后急性疼痛需要有效的早期治疗，既

可使患者舒适也可减少肺不张或低氧血症等肺部并发症[11]。术后急性期内可应用胸膜外或硬膜外置管镇痛，椎间盘切除后经前方在侧弯顶椎头侧的椎间孔上方置管。因矫形后（凸侧压缩）缺乏置管空间，对于脊柱侧弯患者应在矫形前置管，也可由经验丰富的麻醉医生术前行胸膜外置管镇痛术。

虽然开胸术后慢性疼痛在青少年患者中极为少见，但在成人患者中则比较常见且治疗困难。因此对于成年患者，我们更倾向使用后路手术。第二次世界大战期间，外科医生注意到因胸部创伤行开胸手术的男性患者常有胸部慢性疼痛，称其为慢性肋间痛。尽管大多数认为这种疼痛只是一过性的，但实际上很多是慢性疼痛或长期性疼痛[11]。

近年来，脊柱侧弯前路开放性手术对肺功能的影响在文献中引起了广泛讨论[12, 13]。我们没有发现开放性前路脊柱侧弯术后的与肺功能相关的问题。前路手术患者术后及 3 个月随访时肺功能受损的程度略重于后路手术。然而，术后 2 年随访时，即使是接受双切口开胸术的患者，其肺功能也已恢复至术前水平，这与接受后路手术加胸廓成形术的患者并无显著差异[12]。由于更好地去旋转效果，前路手术无须行胸廓成形术。

下腰椎和骶骨前入路
Anterior Approaches to the Distal Lumbar Spine and Sacrum

John R. Dimar Ⅱ　　Mikhail Lew P. Ver　著

肖嵩华　刘华玮　译

第 18 章

一、概述

1932 年，Capener 首次描述了下腰椎前路植骨治疗腰椎滑脱症，现在称之为前路腰椎椎间融合（ALIF）技术 [1-3]。此后其他学者使用经腹入路治疗腰椎滑脱和退行性下腰痛，对前路技术进行了更详细的描述 [4-6]。早年间，前路手术多用于脊柱结核治疗，但 20 世纪 80 年代起，随着外科技术的进步、对融合的理解和新型器械的研发，这种技术得到了快速发展并推广 [3]。

下腰椎前入路有几个优点（表 18-1）。首先，它能直接显示椎体和椎间盘，以及各种脊柱前方病变，包括感染、肿瘤和骨折 [7]。其次，这种方法可以对腰椎前凸进行解剖矫形，为植骨和融合提供更大的接触面积。与后路椎间融合相比，椎间植入融合器的解剖标志更清晰，联合使用内固定时增加了结构强度，并可以重建前柱 [8, 9]。其他优点还包括减少围术期出血、避免椎旁肌肉损伤和脊柱后方韧带结构断裂。但是前入路也可能有明显的缺点和并发症，包括需要熟悉入路显露的医生辅助、手术时间延长、大血管损伤、输尿管损伤、交感神经损伤、肠梗阻、逆向射精（RE）和腹壁疝 [10-13]。根据腰椎手术节段不同，前入路有多种变化；通常上腰椎手术入路偏侧方，而下腰椎手术入路偏前方。熟练的技术大大减少了可能的并发症。并且需要掌握腹部的解剖知识，包括腹壁、腹膜及其内容物、大血管及其分支，以及贯穿该区域的神经结构 [14, 15]。

二、解剖

（一）腹壁层

腹壁位于腹腔的前外侧，与包含腰椎的后腹壁连续。前外侧腹壁为肌肉腱膜结构，而后腹壁不同。在本章中所指的腹壁主要指前外侧腹壁。

从表面上看，腹壁被覆皮肤，皮肤松散地附着在皮下组织上，但在脐周围变为牢固地附着（图 18-1）。皮下两层分别是①浅层脂肪层，称为 Camper 筋膜；②深层筋膜，称为 Scarpa 筋膜。在 Scarpa 筋膜下面是三层薄的筋膜，覆盖腹壁的

表 18-1　**下腰椎前入路的优缺点**

优　点	缺　点
● 直接显示前柱 ● 恢复腰椎前凸 ● 便于处理终板 ● 允许植入更大的融合器 ● 减少失血 ● 缩短手术时间 ● 保留椎旁肌和脊柱后方韧带	● 需要解剖保护大血管 ● 腹膜和腹腔器官损伤的风险 ● 神经根和自主神经损伤的风险 ● 大腿前部疼痛和无力 ● 可能需要后方固定

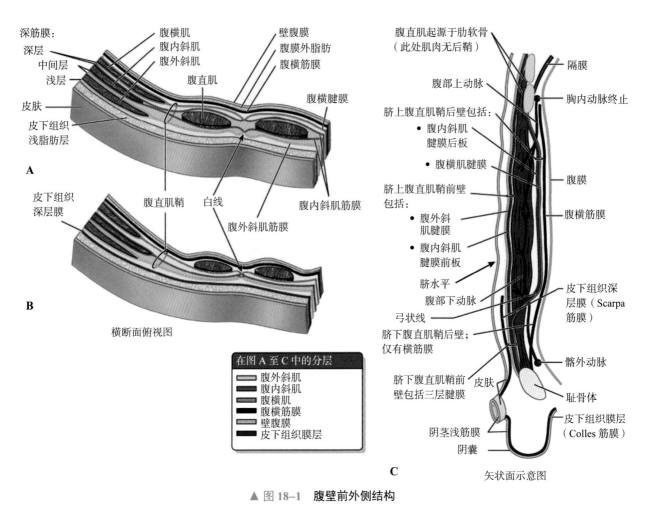

▲ 图 18-1　腹壁前外侧结构

A. 脐上部的横切面；B. 脐下部的横切面；C. 矢状断面（经许可转载，引自 Moore KL, Agur AMR, Dalley AF, eds. Essential Clinical Anatomy. 5th ed. Philadelphia, PA：Wolters Kluwer Health；2015.）

三层肌肉及其扁平的肌腱。坚固的腹横筋膜位于最深部肌肉下方，腹横筋膜的下方是腹膜外脂肪和壁腹膜。体重指数（BMI）不同，所有解剖层的厚度可能有很大差异。

　　腹壁三个主要肌层，从前侧方开始，依次是腹外斜肌、腹内斜肌和腹横肌。在做前路手术时，必须明确这三层肌肉。这些肌肉筋膜继续向前内方向走行，形成包裹腹直肌的腹直肌鞘。这些肌肉筋膜在中线处汇聚成白线。

　　三层扁薄的肌肉均被筋膜所分隔。腹外斜肌起自肋骨，向内下方走行，是最强韧的浅筋膜。腹内斜肌起自双侧胸腰筋膜和髂嵴前部，向前上方走行，与腹外斜肌肌纤维方向垂直。腹横肌起自双侧胸腰筋膜和下部肋软骨内侧面，横向走

行，经腹直肌鞘至白线。在脐以上水平，腹外斜肌腱膜位于腹直肌的前方，腹内斜肌腱膜分为两层，分别位于腹直肌前后，腹横肌腱膜位于腹直肌鞘的最深方。而在脐以下水平，这三层肌肉的腱膜都位于腹直肌鞘的前方，只有腹横筋膜在腹直肌鞘的深方。弓状线或半月线在脐水平分界这种过渡，并与腹膜后脂肪平面直接相连。

（二）腹膜和腹膜后隙解剖

　　腹膜由两层组成：①壁腹膜，衬覆于腹壁内侧；②脏腹膜，覆盖于腹腔脏器表面。两者包夹形成的间隙称为腹膜腔，内含腹膜液。腹膜内位器官包括小肠、乙状结肠及其相连的肠系膜。突出的腹膜皱褶即大网膜，覆盖于小肠前方。大血

管、肾下极、输尿管和膀胱位于腹膜腔以外，称为腹膜外位器官。

腹膜后隙是腹腔后方的间隙，位于腹后壁的壁腹膜和后方腹壁之间。腹腔后方的腹膜外位器官靠筋膜贴附于腹后壁，可通过腹膜外脂肪层显露，腹膜外脂肪层在腹横筋膜和前方壁腹膜之间。

对于下腰椎入路，如果向近端显露，将腰大肌表面的腹膜后隙脂肪牵开，可能会显露到肾下极。向尾侧显露时，应辨别并保护位于骶髂关节骨盆缘表面和髂总动脉分叉处的输尿管。腰大肌位于椎体两侧，腰方肌位于腰大肌浅层的外侧。两块肌肉都被覆胸腰筋膜，向侧方延伸成为腹内斜肌筋膜和腹横肌筋膜。

（三）血管系统

腹前壁周围血管呈斜向分布，而腹直肌处的腹壁血管为垂直走行。腹壁上动脉是胸廓内动脉的终支之一，向尾侧脐部走行。腹壁下动脉是髂外动脉分支，向头侧走行。两者在脐水平相吻合。这些腹壁血管在腹横筋膜前方走行。在下腹壁，股动脉的两个浅支在皮下组织中走行，即旋髂浅动脉在腹股沟韧带之上，以及腹壁浅动脉向脐走行。白线内几乎没有血管。

腹腔后方，腹主动脉位于腰椎椎体的左侧，向下在 L_4 水平处分为左、右髂总动脉（图 18-2）。主动脉分叉存在变异，应在术前影像学检查中明确。髂总动脉和髂总静脉沿腰大肌向下走行，在骨盆缘水平分为髂内动脉和髂外动脉。右侧血管

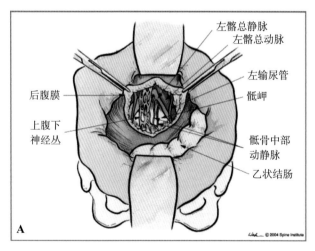

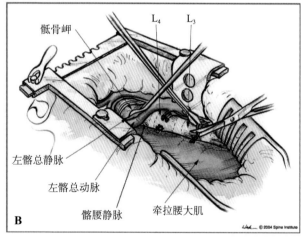

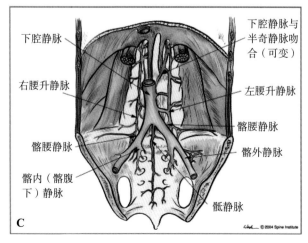

▲ 图 18-2 **下腰椎入路的相关血管解剖**
A. 经腹膜入路血管分叉水平的血管解剖；B. 腹膜后入路的血管解剖；C. 下腰椎的静脉解剖

比左侧血管短，更难牵拉。髂外动脉继续沿髂腰肌走行，在离开腹部前发出上腹壁下动脉和旋髂深动脉。骶正中动脉为单支，自腹主动脉后方左右髂总动脉分支处发出，在 L_5 水平向内后方至骶骨走行，其位置是可变的。据统计，94.4% 的该动脉出现在 L_5 椎体水平，距右侧边缘 3.31cm，距左侧边缘 2.39cm。从出分支点到骶岬的平均长度为 2.73cm [16]。在腰椎右侧，下腔静脉起始于 L_5 椎体前方，髂总动脉分叉下方，右髂总动脉后方。它距椎体中心的平均距离是 1.4cm [17]。在髂外静脉和髂内静脉分叉的水平，腔静脉的外侧是重要的髂腰静脉，被认为是 L_5 节段血管，与腰大肌、髂骨和 L_5 椎体的其他静脉相吻合 [18]。髂腰静脉汇入髂总静脉，被认为是腰下静脉，不同于腰升静脉 [19]。注意，髂腰静脉的位置经常变异，在显露腰骶交界处时必须仔细辨别并结扎。最常见的情况是由髂总静脉分出的单一血管变异 [20]。

（四）神经结构

腹前壁在腹内斜肌和腹横肌之间有一个神经血管间隙，胸腹神经、肋下神经、髂腹下神经和髂腹股沟神经通过该间隙支配相应皮节区。这些神经的损伤可能导致感觉或疼痛的丧失。

腹腔后方，腰丛发出 3 个大分支，即腰大肌外侧的股神经、发自腰大肌内侧缘的闭孔神经和骶骨上方的腰骶干 [21]。髂腹股沟神经和髂腹下神经在髂嵴上方走行，最后进入腹前壁。生殖股神经自腰大肌前方穿出，股外侧皮神经经髂肌表面穿行，在髂前上棘（ASIS）至股部 [22]。

自主神经位于腹膜后隙的中央。腰交感干位于脊柱两侧，分出腰内脏神经形成肠系膜间、肠系膜下（L_2）和上腹下神经丛（L_3～L_4），分别到达各消化道脏器。Kepler 等的研究测量椎体前缘至腰丛之间的距离在 L_4～L_5 水平为 22.1mm，而在 L_5～S_1 水平为 0.4mm [23]。椎间盘外缘至腰丛内缘的距离，在 L_4～L_5 为 4.7mm，而 L_5～S_1 为 11.2mm [23]。上腹下神经丛在腹主动脉分叉处远端分支，通过腹下神经向远端延入下腹下丛。下腹下丛位于骨盆缘，向远端与骨盆副交感内脏神经（S_2～S_4）相连。这些神经丛受交感神经和副交感神经的控制。

（五）淋巴网络

淋巴结构是由许多平行于下肢静脉的脉管组成，这些脉管与引流腹膜和胃肠系统的脉管吻合，形成一个扩大管网系统，称为乳糜池，位于 L_1～L_2 椎体前方。乳糜池逐渐变窄，形成胸导管，经膈肌和左侧胸腔向头侧延伸，直至引流至左颈内静脉或锁骨下静脉 [24]。淋巴系统的功能是吸收过多的组织液并将其回流入血液，将脂肪从胃肠系统输送到静脉循环，以转运白细胞、抗原和免疫球蛋白 [25]。腰椎前路手术中淋巴系统的损伤在文献中是一种罕见的并发症，但是随着前路手术的开展，对淋巴系统的认识应该包括在并发症鉴别中。淋巴系统损伤通常在肾移植或妇科手术中报道 [26]。淋巴管肉眼看不见，因此从技术上讲，避免对这些结构的损伤是不可能的，也是不可预测的。主动脉或髂动脉周围的剥离可导致淋巴管破裂、淋巴漏和引流减少 [26]。

三、适应证

下腰椎的前入路手术在最初的记录是治疗腰椎滑脱和下腰痛，现已发展并广泛应用于各类脊柱疾病的治疗 [3, 27-30]。许多专家认为前路手术是治疗严重的脊柱前方病变的首选方法，因为这类病变需要一种直接的显露方法以重建前柱，并恢复合适的腰椎前凸。目前有证据证明前路手术治疗这类前方病变的有效性。一些研究表明，前路手术治疗矢状位畸形、退行性腰椎侧弯和涉及下腰段的退变性疾病，可以更好地恢复椎间盘高度，并且与后路手术相比，可以获得相似的临床效果[3, 31-33]。

我们认为腰椎前路手术有 5 个主要适应证。

第一个手术指征是外伤性爆裂骨折，导致椎体粉碎和椎管损伤（图 18-3）[3, 27, 29, 34, 35]。其次是需要恢复腰椎前凸，使用新型的多孔、过度前凸融

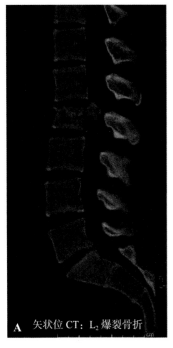
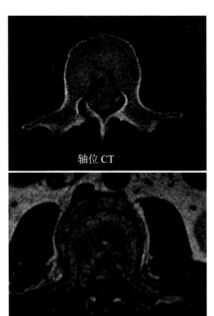
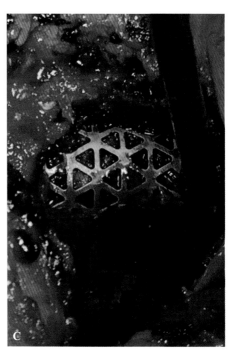

A 矢状位 CT：L₂ 爆裂骨折　B 轴位 CT／轴位 MRI　C

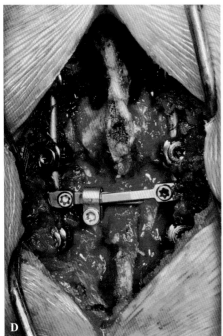
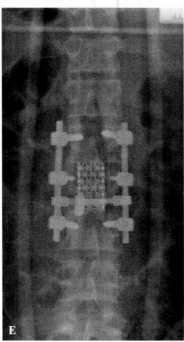
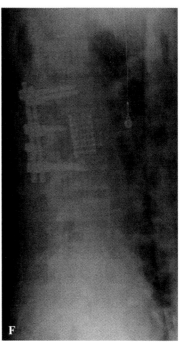

D　E　F

▲ 图 18-3　腰椎爆裂性骨折

18 岁男性翻车事故，且未系安全带。多发伤，下肢无力，ASIA 分级为 C。A. 矢状位 CT 显示 L₂ 爆裂性骨折伴典型的后上缘骨块突入椎管，并节段性后凸；B. 轴位 CT 和 MRI 显示，脊髓圆锥尖端水平，L₂ 椎体中部严重的（＞ 90%）椎管侵占；C. 前路术中图像，椎体切除（90%）、前方减压、钛笼并自体骨植骨重建前柱。图像下方为腰大肌，右侧是头侧，左侧是尾侧。D. 术中图像显示后路复位、内固定并融合。图像上方为头侧。E. 术前后位 X 线片显示，前路减压并后路固定融合术后复位；F. 侧位片显示，重建前柱并恢复稳定性。患者 ASIA 分级恢复至 D，运动功能改善至社区内步行

合器（hyperlordotic cage）（图 18-4）。恢复正常的腰椎前凸，可以通过联合后路截骨并使用内固定器械 [3, 27, 32, 36]。第三个适应证是治疗假性关节炎和需要环周固定的邻近节段病变 [27, 29, 37]。第四个指征是当有原发性或转移性肿瘤累及脊柱前柱需要切除和重建（图 18-5）[12, 30, 32, 38]。最后一个指征是化脓性骨髓炎、结核和真菌感染，需要充分显露前柱结构，以便于清创，以及使用结构性植骨或融合器以重建前柱较大的骨缺损（图 18-6）[3, 7, 39]。

由于前路手术可能会产生入路并发症，因此仔细选择患者是前路手术成功的先决条件。术前评估应注意，前路手术的禁忌证包括病理性肥胖、既往腹部手术、腹部疝、腹腔或腹膜后感染或肿瘤 [3]。既往放射治疗导致腹膜后纤维化，会增加显露难度，在严重的情况下，可能无法完成显露。伴发肺部并发症和较高衰弱指数的患者发生 ALIF 并发症的风险增加 [40]。年龄增加尚未被证明是并发症的危险因素，但肥胖和糖尿病与较高的并发症发生率相关，主要是

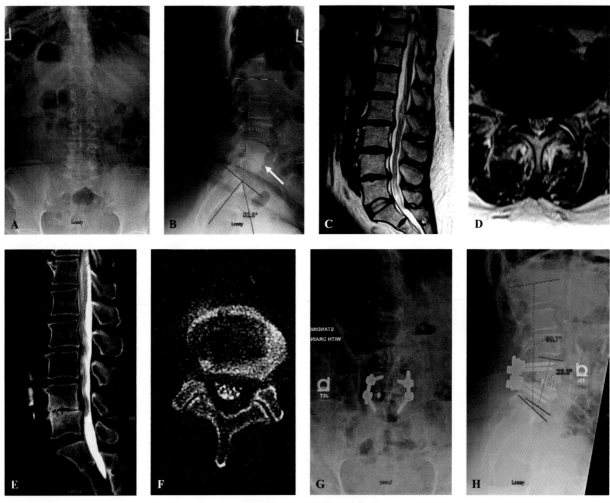

▲ 图 18-4　腰椎退行性疾病

59 岁女性，无合并症，不吸烟，下腰痛进行性加重 2 年，伴近期严重的右下肢 L$_5$ 根放射性疼痛。使用非甾体抗炎药、物理治疗、2 次硬膜外阻滞和止痛药治疗效果不佳。A. 正位 X 线片显示严重退行性病变和 L$_4$～L$_5$ 间隙塌陷；B. 侧位 X 线片显示节段性前凸为 0°，白箭显示 L$_4$～L$_5$ 椎间隙严重塌陷、退行性变；C. 矢状面 T$_2$ MRI 显示多节段严重的椎间盘退行性病变；D. 轴位 T$_2$ MRI 显示中央椎管和侧隐窝狭窄；E. 矢状位脊髓造影和 CT 扫描显示严重椎间盘退行性病变，椎间隙塌陷伴终板硬化和椎管狭窄；F. 轴位脊髓造影和 CT 扫描显示椎管狭窄和小关节退行性变；G. 正位 X 线片显示应用了自体骨植骨的前路椎间融合、后路内固定并后外侧自体髂骨植骨融合；H. 侧位 X 线片显示，L$_4$～L$_5$ 间隙使用大角度融合器，节段性前凸恢复了 24°

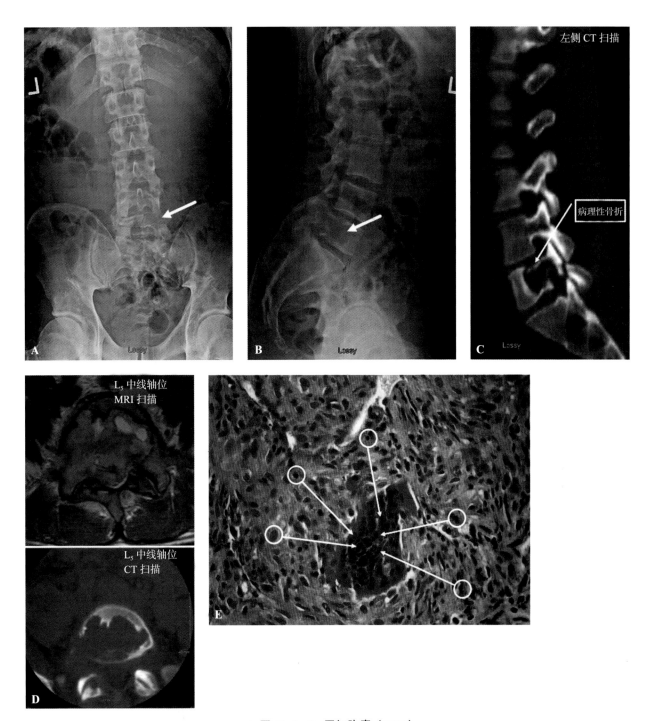

▲ 图 18-5　**L₅ 巨细胞瘤（GCT）**

41 岁男性，既往体健，下腰痛进行性加重 1 年余。严重的左侧 L₅ 神经根放射痛和足背屈无力 2 个月。最初考虑为退行性椎间盘病变。A. 正位 X 线片显示，右椎弓根缺失，白箭标示"猫头鹰眨眼征"；B. 侧位片中白箭标示 L₅ 椎体破坏性溶解性病变；C. 矢状位 CT 扫描显示，L₅ 椎体和椎弓根超过 75% 以上溶解性破坏，伴有白箭标示的上终板病理性骨折；D. 上方的椎体轴位 MRI 显示，L₅ 椎体破坏性病变累及范围为 90%，肿瘤破坏椎体后壁，侵袭入椎管内；下方的椎体轴位 CT 扫描显示，L₅ 椎体广泛性破坏；E. 骨巨细胞瘤 HE 染色组织学切片显示，在大量单核细胞中，存在一个单核细胞（白箭所示）汇聚形成的典型巨细胞

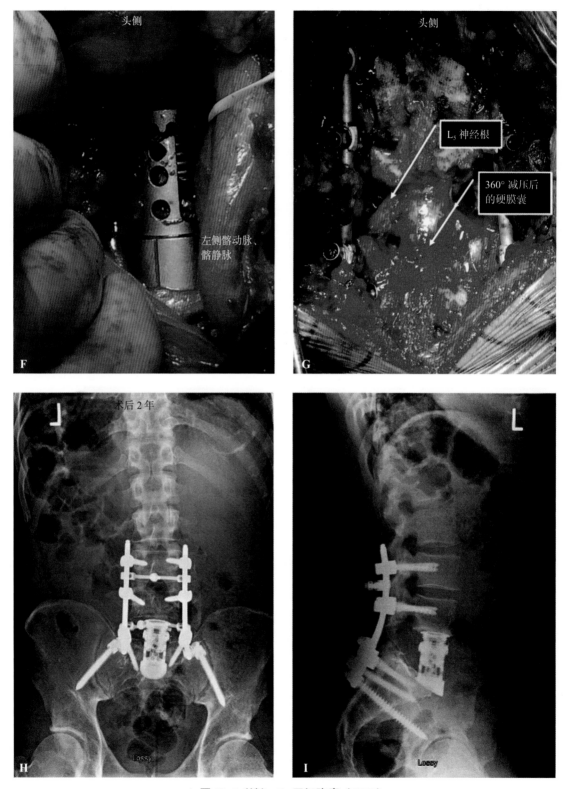

▲ 图 18-5（续） **L₅ 巨细胞瘤（GCT）**

F. 治疗需要前后路联合彻底切除以防止肿瘤局部复发。前路术中照片显示，使用可扩张的融合器并自体髂骨植骨进行重建。注意左侧血管蒂已完全牵拉开，以便于前路椎体切除。G. 后路术中照片显示，彻底减压，完整切除后方结构，内固定植入并进行后外侧自体髂骨植骨；H. 正位 X 线片显示术后 2 年 L₄～S₁ 腰骶椎固定融合图像；I. 侧位片显示前路融合器和 L₄～S₁ 骨腰骶椎固定融合图像

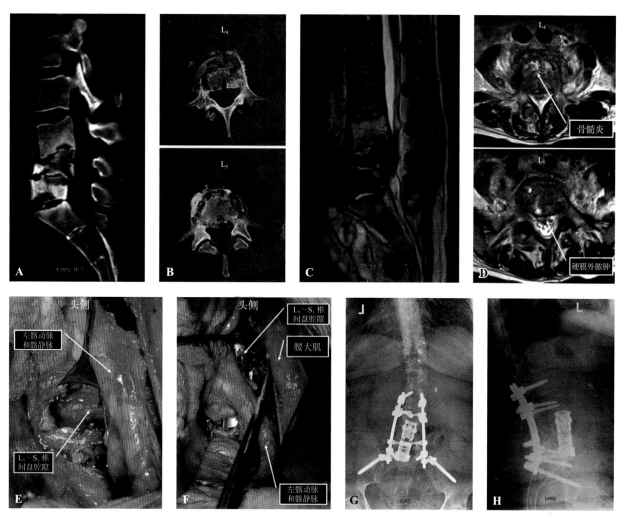

▲ 图 18-6　L₄~L₅~S₁ 骨髓炎

42 岁女性，吸烟，严重下腰痛并进行性加重 6 个月。既往有长期静脉注射阿片类药物史。此前多次于当地急诊就诊，自诉已戒断药物，现主诉体重明显下降，双侧 L₅ 神经根放射性疼痛和下肢无力。A. 矢状位 CT 扫描显示，L₄、L₅、S₁ 椎体和终板广泛破坏，腰椎前凸消失；B. 轴位 CT 显示，终板破坏伴病理性骨折，可见小脓肿病灶形成；C. 矢状位 T₂ MRI 显示，典型的骨髓炎影像学特征：椎间盘破坏、椎体塌陷、节段性脊柱后凸和椎间盘内积液；D. 轴位 T₂ MRI 显示，双侧腰大肌内椎旁软组织信号增强，慢性硬膜外脓肿和死骨；E. 术中照片显示，L₄~L₅ 和 L₅~S₁ 椎间盘切除，然后进行两个节段的椎体切除，并切除所有感染的骨组织；F. 术中照片显示，牵开左侧血管束以进行椎体切除，并植入可撑开融合器；培养结果为甲氧西林敏感的金黄色葡萄球菌；G. 正位 X 线片显示，术后 2 年感染控制并且融合效果满意；H. 侧位 X 线片显示，术后 2 年脊柱前凸恢复良好，前方和后方内固定器械牢固在位，360° 环形融合效果满意

感染和手术时间增加^[41, 42]。血管解剖结构的变化、动脉粥样硬化病变的存在和术前神经状态决定了前路手术的方法。因此，最重要的是外科医生要精心计划前路手术，包括细致的查体，例如仔细检查外周血管脉搏，研究影像学资料，以确定手术节段、选择合适的前入路方法和内固定器械^[23, 43-48]。

四、术前评估

在选择手术入路之前，应询问既往手术史，特别是对于曾接受过腹部手术的患者。因为可能存在粘连和瘢痕组织，妨碍显露正常的解剖结构。尽管既往腹部手术对前路手术的并发症发生率影响甚微，但外科医生应注意显露过程中可能出现腹膜、肠和血管损伤^[41]。建议术前对手术

节段进行影像学检查，以确定周围神经血管结构，确定显露的范围。通过 MRI 和 CT 扫描可以仔细检查腰骶椎前方的血管结构。MRI 检查中主动脉和腔静脉随仰卧位和侧卧位体位变化而位移 2～3mm，与上腰椎相比，腰丛位于 $L_4\sim L_5$ 和 $L_5\sim S_1$ 更偏前的位置。此外，主动脉和腔静脉的分叉也可能发生在 L_4 至骶骨的顶部，因此了解血管分叉位置有助于规划入路，避免严重的血管损伤风险[49-51]。椎体前部 1/4～1/3 被认为是下腰椎的安全区域[51]。表 18-2 详细介绍下腰椎两种主要入路的优点[52]。

表 18-2　腹膜后入路与经腹膜入路的比较

腹膜后入路	经腹膜入路
单侧入路，可延伸显露 $L_1\sim S_1$ 节段	$L_5\sim S_1$ 节段前方显露良好
前外侧入路抵达前柱	前方入路抵达前柱
腹膜囊和输尿管向内侧牵开	肠损伤、术后粘连和肠梗阻风险增加
髂腰静脉损伤风险增加	骶骨中部血管损伤风险增加
术后腰丛损伤或大腿前疼痛、无力	术后逆向射精

五、腹膜后入路

（一）优点

　　侧卧位或仰卧位，均可采用腹膜后入路以显露多节段腰椎，获得良好的视野。腰骶段显露也可以通过旁正中的腹直肌鞘入路或腹外斜肌分离 / 横断入路。腹直肌入路的显露范围是 $L_3\sim S_1$，而腹外斜肌入路可以显露 $L_1\sim L_2$ 至 $L_5\sim S_1$，应注意在 $L_5\sim S_1$ 节段解剖血管应格外谨慎。

（二）体位

　　患者可以侧卧位或仰卧位，左侧臀下和背部放软垫，使用可调节的透视手术床。右侧斜卧位

（45°，左侧向上）是首选，因为主动脉比腔静脉更坚韧，从而避免损伤腔静脉。左侧斜卧位仅在有左侧手术史或右侧病变需采用此入路彻底显露时使用。一般来说，目标手术节段越高，就需要更多的躯干旋转，甚至最终将患者置于与手术床表面完全 90° 垂直的位置。主动脉位于椎体前部稍上方，主动脉中膜结构的内部支撑作用允许我们对血管牵拉。手术床的折叠处和垫枕空隙应在手术区域正下方，以便于术中延伸手术节段。将髋关节弯曲以放松髂腰肌，并在显露过程中可以活动髋关节；但是注意过度屈曲可能会限制前方显露。屈曲状态下，腰神经根位置相对于椎体前缘也发生了改变[53]。注意将软垫放在下肢处，以保护周围神经，特别是腓总神经。注意使用正位和侧位透视，确认手术节段。$L_4\sim L_5$ 节段位于髂嵴水平，$L_5\sim S_1$ 节段位于脐和耻骨联合中点。

（三）显露

　　腹膜后显露的切口设计有很多种。如果要显露多个节段，可以使用纵向切口，如正中切口、旁正中切口和侧方切口（图 18-7）。沿皮纹线走行的下腹横切口（Pfannenstiel）可提供良好的美容效果，但仅能显露于 1～2 个腰椎节段。经正中、旁正中或横切口显露皮下组织后，垂直切开腹直肌前鞘，将肌腹向外侧牵开。应注意避免损伤腹壁下动静脉。辨别腹横筋膜和弓状线，并从侧腹壁分离，以便进入腹膜后隙。如果使用腹膜后斜切口，皮肤切口应沿着椎间隙方向定位。皮下组织用电刀分离，至腹外斜肌筋膜。沿腹外斜肌肌纤维方向切开筋膜，沿肌纤维走行钝性分离肌肉。牵开腹外斜肌肌腹，显露腹内斜肌筋膜。以相似方法处理腹内斜肌，并牵开腹内斜肌肌腹，显露腹横肌。我们推荐沿肌纤维方向分离肌肉，从而减少肌肉损伤，且愈合更快更好（图 18-8）。腹部肌肉分离的替代方法是，使用电刀直接切断三层肌肉。然而，这种方法导致切口更

一旦充分显露，应仔细辨别腰大肌表面的生殖股神经和椎体前 1/3 的交感神经链并注意保护，防止损伤。用电刀和 Cobb 剥离子分离腰大肌，并向外侧牵开，显露下方椎间盘，这是解剖的安全区域。应保护椎体中部的节段血管，以避免严重出血。

（五）解剖神经血管

主动脉、腰下静脉、椎体节段血管和 L_5 处的髂腰静脉是 L_1 至骶骨前方显露的最大难点。可以向前内侧牵拉这些结构以显露椎体和椎间盘（图 18-9）。在显露时，应尽早解剖并依次结扎节段血管和髂腰静脉，以避免因牵拉主动脉或髂总动静脉导致血管意外撕脱出血（图 18-10）。节段血管一般位于椎体中部，而髂腰静脉在 L_5 椎体中部，由左髂静脉发出，并与之垂直走行。髂腰静脉活动度小，因此向内侧牵拉会导致髂腰静脉自左髂静脉撕脱，导致左髂静脉损伤而活动出血。如果发生这种情况，立即压迫止血，请血管外科医生会诊，以协助修复。请记住，可能有不止一条髂腰静脉和许多其他分支静脉需要结扎。

一定要用专业的血管器械解剖节段血管及其附着的软组织，并使用丝线牢固打结以防止松动；在解剖过程中，血管夹可能会松动，从而需要重新用丝线打结以控制出血。椎体中央有一个滋养孔，从节段动脉撕脱会导致大量活动出血。可使用骨蜡封闭滋养孔，以控制出血。如果仅为显露椎间盘，则无须结扎节段血管；但如果需要显露椎体，则需要结扎节段血管。向侧方牵拉显露时，应注意保留交感神经链，如果横切交感神经，相当于意外进行交感神经切断术。

（六）显露腰骶部

对于 $L_5 \sim S_1$ 的显露，解剖左髂血管的前内侧是关键，特别要注意平行于骶正中血管的许多小静脉分支。这些分支从髂静脉后方发出，可能

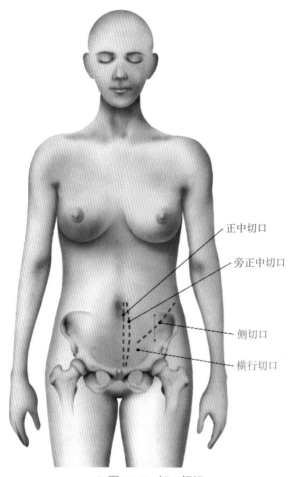

▲ 图 18-7　切口标记

用于腹膜后入路的垂直切口包括正中（紫）、旁正中（蓝）和侧方入路（红）。对于经腹膜入路，通常采用垂直的正中切口（紫）或横向 /Pfannenstiel 切口（绿）

难愈合，更容易发生腹部疝 [54]。保护髂腹股沟神经和髂腹下神经，它们出现在腹内斜肌和腹横肌之间。

（四）显露腹膜后隙

切开腹横筋膜，小心地将骶部腹膜及其内容物推向内侧，腹膜外脂肪组织内钝性分离以进入腹膜后隙。如果不慎打开腹膜，确定破损位置，将腹膜从肠道表面提起，用可吸收的 3-0 或 4-0 缝线缝合。一旦进入腹膜后隙，应确定输尿管位置并与骶部腹膜一起向内侧牵开。现在市面上有多种自动牵开器，在纱布叠保护下便于显露；我们推荐 Thompson 可透视普通外科手术牵开器。

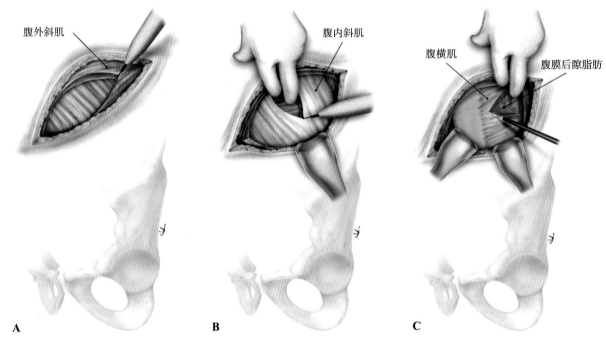

▲ 图 18-8　腹膜后入路斜切口

A. 腹外斜肌纤维向内下走行，沿肌纤维方向分离肌肉；B. 腹内斜肌肌纤维向内上走行，沿肌纤维分离肌肉；C. 沿腹横肌肌纤维方向分离，与肌肉的横纤维成一条直线分开。腹横筋膜下可显露腹膜外或腹膜后的脂肪

需要结扎。L$_5$～S$_1$ 椎间盘可以在主动脉分叉处触及；记住两条髂总静脉位于相应动脉的下方和偏内侧。接下来，解剖骶正中血管，丝线结扎，然后避免使用电刀，钝性剥离椎间盘前方附着的软组织。另一个需要识别的重要结构是上腹下交感神经丛：避免直接在椎前组织内进行剧烈的横向剥离和电烧，避免损伤交感神经丛，以防止逆向射精并发症。与 L$_4$～L$_5$ 显露不同，将右髂血管和左髂血管向外侧牵拉，L$_5$～S$_1$ 节段可以显露更充分。一旦确定了合适的椎体和（或）椎间盘，就可以按照预定计划进行手术，包括穿刺活检、椎间盘摘除、椎体切除，必要时还可以进行植骨和前路内固定。脊柱手术完成后，检查血管完整性，然后依次取下牵开器，使腹膜后结构向后方回位。可以考虑放置腹膜后伤口引流，但实际很少使用。在关闭旁正中经腹直肌腹膜后入路时，用双股（double-arm）PDS 2-0 缝合线关闭筋膜。确保腹直肌鞘复位，并牢固缝合腹直肌前鞘。对于外侧经肌肉入路，腹内斜肌和腹外斜肌均使用强韧的筋膜缝线缝合。这两种方法都可根据外科医生的喜好使用标准的皮下和皮肤缝合术。

六、经腹膜入路

（一）优点

与腹膜后入路相比，经腹膜入路仅用于 L$_5$～S$_1$ 椎间盘病变，且显露更清楚。经腹膜入路需要牵开 L$_5$～S$_1$ 椎间盘前方结构，如肠道、大血管和上腹下神经丛。

（二）显露

肠道准备应在手术前一晚进行，以排空肠道。患者仰卧位，髋关节弯曲。使用可折叠手术床使脊椎过伸，以增加椎间隙的高度。可以使用正中线纵切口或者在耻骨缘正上方做一个腹横切口（图 18-7）。腹横切口适合单节段显露，术后外形美观，但需要在腹直肌筋膜前后行组织分离。

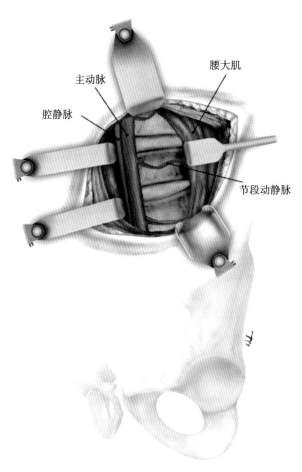

▲ 图 18-9　前外侧显露下腰椎椎体前柱。将腹膜囊和输尿管向内侧牵拉，将大血管向内侧牵拉，将腰大肌向外侧牵拉，可以显露下腰椎椎体前柱。如果要完整显露椎体，需要解剖节段血管

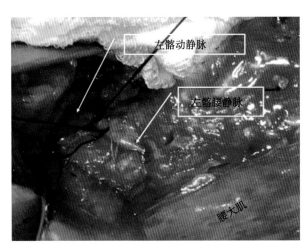

▲ 图 18-10　髂腰静脉
位于腰大肌内侧，结扎左髂腰静脉，以向内侧牵拉左髂血管，从而显露椎体的前外侧

标准的纵切口，需进行皮下脂肪组织解剖。确定白线，电刀切开，直至腹膜（图 18-11）。切断腹直肌后鞘后，在腹膜作纵切口，进入腹部。使用大棉垫保护腹膜内容物并牵开，其中小肠和大网膜向前内侧牵拉，结肠向外侧牵拉。触摸大血管和 $L_5 \sim S_1$ 椎间盘以帮助定位节段（图 18-12）。一旦确定节段，使用钝性器械将后方壁腹膜从大血管表面提起，并做纵向切口。

（三）解剖神经血管

确认髂总动静脉后，牵开腹膜。应避免在髂肌间横切和电烧，以免损伤上腹下神经丛。为了显露 $L_5 \sim S_1$ 椎间盘，将椎体前组织和上腹下神经丛一起轻柔地向内侧牵开，髂血管向外侧牵开（图 18-13）。如有必要，解剖并结扎骶正中血管。软组织牵开后，拍 X 线片以确认间隙，并放置叶片式自动牵开器以便于显露。此时外科医生可以完全切除椎间盘，进行前路椎间融合、植入椎间融合器或进行椎间盘置换术。这种入路仅适用于 $L_5 \sim S_1$ 椎间盘操作，不能用于 L_5 椎体切除术。我们建议使用旁正中切口 $L_5 \sim S_1$ 腹膜后入路，用血管环将左侧血管束牵开后，清楚显露并进行 $L_4 \sim L_5$ 椎间盘、L_5 椎体和 $L_5 \sim S_1$ 椎间盘切除术。脊柱操作完成后，使用可吸收的 3-0 缝线缝合各层腹膜，然后用可吸收的 2-0 PDS 双股缝合线连续缝合腹直肌鞘。切记解剖缝合白线。根据外科医生的喜好进行皮下组织和皮肤缝合，我们通常推荐皮下缝合。

七、术后处理

应适当使用抗生素，尤其是出现肠损伤时。观察术后是否有肠梗阻。待肠道功能恢复后再经口进食。通常前入路失血量很小，除非合并医源性血管损伤。患者可在术后 2～3d 站立和走动，这取决于植入材料的差异。通常，植入物可获得

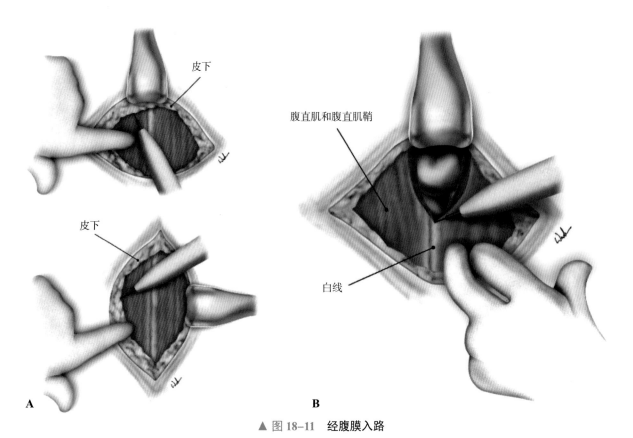

▲ 图 18-11　经腹膜入路

A. 纵向切口或横行切口，均将皮下组织牵开，观察垂直走行的肌纤维，以确认腹直肌和白线；B. 沿白线纵行切开至腹直肌后鞘。腹直肌后鞘的深方是腹膜囊

即刻稳定，但在某些情况下，前入路联合分期的后入路手术，这需要先卧床休息，直到后方固定完成，以避免内置物移位。

八、前入路演化

（一）腹腔镜

由于外科器械的改进和新型植入材料的引入，前路手术产生了各种改良 [55]。腹腔镜和内镜手术逐步发展，与传统开腹手术相比，既减小切口也降低潜在的并发症风险，但这些术式需要一个陡峭的学习曲线来掌握 [56-58]。这类术式切口很小，但通过成像系统可以获得很清晰的术野。腹腔镜手术既可以使用腹膜后隙也可以使用经腹膜入路。

（二）侧方椎间融合

新型器械和植入材料的引入，推动了手术技术的发展，如侧方腰椎椎间融合（LLIF）、直接侧方腰椎椎间融合（DLIF）、极外侧腰椎椎间融合（XLIF）和斜外侧腰椎椎间融合（OLIF）[32, 33]。以上各种融合术式，本质上都采用腹膜后间隙入路，只是皮肤切口不同，都要使用较大的椎间融合器植入并撑开椎间隙。Ozgur 等最早提出了侧方椎体间融合技术，于前外侧腹壁和后腹壁的交界处，将通道扩张器朝向腰大肌方向，从外侧入腹 [59-64]。与传统开放手术 ALIF 相比，主要的优点是切口更小，出血更少，手术时间缩短，并发症发生率相似。LLIF 是经腰大肌入路，经肾后筋膜和部分腰大肌后方，将通道扩张器直接置入腹膜后隙，直至显露椎体和椎间盘。因腰大肌与腰丛位置紧密，所以该术式的主要并发症为腰

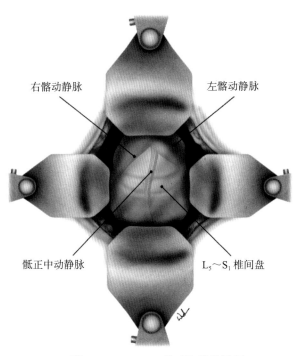

▲ 图 18–12 **L₅～S₁ 处后腹膜的显露**

一旦在骨盆缘触及 L₅～S₁ 的椎间盘，即将腹膜内脏器从术野牵开，以显露后方壁腹膜。骶正中血管垂直走行于 L₅～S₁ 前方及左髂总血管内侧。上腹下神经丛于主动脉分叉处向远端走行

右髂动静脉　　左髂动静脉

骶正中动静脉　　L₅～S₁ 椎间盘

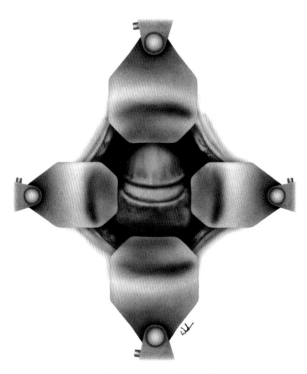

▲ 图 18–13 **腰骶段显露**

结扎骶正中血管，将上腹下神经丛与椎前组织一起向内侧牵开，将左髂总血管向外侧牵开，可以充分显露腰骶段前部

丛损伤，术后出现大腿前方疼痛和无力等腰丛神经病变，据报道，超过 20% 的患者为一过性症状，8% 的患者症状永久性遗留 [59, 64]。所以该手术应在术中使用神经监测，以避免损伤神经结构。开放腹膜后入路的另一个演化是 OLIF 术式，该式式本质上只是切口位置更偏髂棘的斜外侧，经腹外斜肌进入腹膜后间隙 [65-68]。OLIF 是 LLIF 和传统开放手术的综合，较 LLIF 损伤更大，但是比传统开放手术损伤小。与 LLIF 不同之处在于，OLIF 是经腰大肌前方的安全区显露椎体和椎间盘。所有的前入路改良术式，仍然需要以开放手术的知识和熟练的显露技术为基础。

九、内固定和植骨

前路手术技术进步、融合器设计改进和生物材料学的发展，极大改善了生物力学结果和临床功能。目前的证据表明，前路下腰椎手术提高了融合率，改善了临床结果。目前内固定器械和植入材料的选择很丰富，下文进行综述。但请记住内固定器械、植骨材料、手术技术和宿主内环境的差异，最终都会影响融合率和临床效果。

20 世纪 80 年代，由 Bagby 和 Kuslich 设计的螺纹型钛合金融合器最早应用于前路腰椎融合术。钛合金融合器具有增强细胞黏附和骨长入、低密度且耐腐蚀的优点，表现出优异的生物相容性 [69, 70]。通常使用的是锥型螺纹钛合金融合器，锥型设计可以用来矫正腰椎前凸。另一种常用的是柱状钛笼融合器，可以用做结构性支撑（图18-3）[69, 71, 72]。使用钛合金融合器实现了优异的融合率，但它们的长期缺点是其与骨组织的弹性模量不匹配，导致应力遮挡和植入物下沉 [70]。为了改进钛合金融合器的缺陷，研发了聚醚醚酮（polyetheretherketone，PEEK）材料融合器（图18-4）。PEEK 材料的弹性模量与皮质骨相似，从

而分散应力，并且不同于钛合金，PEEK 是可透视的 [69, 70]。虽然关于两种材料的优越性尚无定论，但使用自体骨植骨，两者长期融合的效果都很优异，尽管使用钛合金融合器会增加植入物下沉 [70]。其他材料还有多孔金属植入物，多孔钛金属和多孔钽金属均模拟松质骨的弹性模量和结构，可以获得快速的骨长入 [73, 74]。PEEK 材料是化学惰性的，并且已证明与钛合金相比，其骨生长能力降低，因此已经开发了诸如钛涂层的 PEEK 和羟基磷灰石 PEEK 的复合材料，以获得更快的骨生长 [75, 76]。

目前用于前路腰椎融合术的椎间融合器很多，其设计多种多样，包括有各种形状、高度、深度和宽度，还有 0°～30° 的不同角度设计（大角度融合器），以恢复所需的节段前凸。使用前路融合器还有一个优点，即恢复正常椎间盘高度，从而恢复椎间孔高度及椎间孔区横截面积（图 18-4）[77]。增加节段前凸的方法，还包括松解前纵韧带和切除脊柱后方结构，如棘突和关节突 [78-80]。应避免椎间隙过度撑开，特别是对于多节段手术，因为可能导致神经麻痹、融合器下沉和假关节形成。融合器的形状和大小都很重要，所以当前融合器设计增加了宽度和长度，以更好地匹配终板形状，从而降低融合器沉降的风险，更好地分布应力，并改善前柱载荷，最终促进融合 [81]。植入融合器必须小心操作，特别是对 PEEK 材料，植骨时也应注意，避免出现融合器碎裂。

专用的前路器械已广泛用于前路腰椎手术。螺纹锥型柱状前路融合器是典型的前路专用产品，单间隙融合率和临床效果都很优秀，但也存在植入物下沉和终板骨折的相关风险 [82-86]。还有很多类型的融合器，如使用螺钉和（或）钢板防止移位和获得初始稳定的融合器。厂家宣称这种设计可以提供术后即刻的前方稳定性，无须后路固定，但是这种说法存在争议 [87-89]。

前方钢板通常用于稳定前路椎间融合，对于前路不稳定的手术，也可使用钢板以辅助前方固定 [90, 91]。尽管已有研究证明，这种新型融合器在结构稳定性和临床效果上都与前方椎间融合联合后方固定相似，但是对于多节段手术，仍然认为单一前方结构的稳定性较差。在前路重建中增加经椎弓根螺钉后路固定，可显著提高结构的刚度，并已证实可降低假关节的发生率。

腰椎椎体切除术后重建前柱的有效方法包括固定形状融合器和可撑开式融合器。这些柱状融合器填充植骨材料，并与后路辅助固定和植骨相结合，一起实现 360° 环形融合。固定形状融合器通常指钛网支架，可以提供前方的结构支持，然后再联合后方的固定融合（图 18-3）。与传统的固定形状融合器相比，新型的可撑开式融合器可以让外科医生在术中更方便地调节腰椎前凸，减少手术时间（图 18-5 和图 18-6）[92-94]。但是可撑开式融合器也是有争议的，因为一些学者认为，与传统的固定形状融合器相比，可撑开式融合器的下沉发生率增加 [95, 96]。

植骨材料传统的金标准是自体髂骨。但是，传统髂骨取骨存在取骨区病变、疼痛和骨量有限等缺点。为解决这些问题，目前发展出用于前路重建和融合的新型植骨材料。结构性植骨材料，例如异体股骨与异体松质骨联合使用，替代融合器用于椎间融合，可以获得满意的融合率 [97]。不同的植骨材料，如脱钙骨基质和羟基磷灰石，无论单独使用，还是更常见与自体骨或同种异体骨混合使用，都能达到与金标准相似的融合率 [98-101]。重组人骨形态蛋白（rhBMP），尤其是 rhBMP-2，是一种用于脊柱融合的成骨诱导材料。最近的证据显示，前路腰椎手术的融合率有所提高，感染和逆向射精的并发症发生率较低，癌症发生的风险没有增加 [102-105]。目前这种材料是 FDA 认可的，可与 LT、Perimeter、Clydesdale 和 Pivox 融合器联合用于前路腰椎融合。

十、并发症

多项研究报道过前路显露所导致的特有并发症和特定前路内固定术所导致的并发症[32, 35, 56, 59, 106-113]。Bateman 最近的一项研究综述显示，在 76 项研究的 11 410 名受试者中，前路腰椎手术的总体并发症发生率为 14.1%，术中和术后分别为 9.1% 和 5.2%[56]。最常见的并发症有静脉损伤（3.2%）、逆向射精（2.7%）、神经损伤（2%）、术后肠梗阻（1.4%）和浅表感染（1.3%）（表 18-3）。

据报道，血管损伤是最常见的损伤，发生率为 1.7%～13%[44, 45, 48, 56, 109, 113, 114]。常见的损伤是静脉结构，特别是 L_4～L_5 和 L_5～S_1 区域的髂腰静脉或下腔静脉。静脉平滑肌壁较薄的中膜层比动脉壁更容易发生医源性破裂。因此，在任何牵拉显露动作之前，应仔细解剖血管和结扎分支，以避免静脉破裂。有研究显示，在专业医生协助下显露，血管损伤的风险降低[115-118]，并且患者的预后也会得到改善[12, 37, 54]。术中应结扎出血的分支血管，而对损伤的主要血管应积极修复。建议在取出牵开器和关闭伤口前仔细检查血管的完

整性，以减少术后出血的风险。另一种血管并发症是术中或术后血栓栓塞，其原因是术中血管长时间牵拉，发生率为 0%～2%，据报道更常见于右侧入路[8, 9, 56, 106, 109, 111]。术前评估血管状态有助于确定高危患者，以决定是否使用腔静脉滤器和开始血栓栓塞预防性治疗。

据报道，在接受下腰椎前路手术的男性中，术后逆向射精发生率为 0%～10%[56, 109, 119-121]。研究表明，对于单节段 L_4～L_5 或 L_5～S_1 前入路融合，采用经腹膜入路的术后逆向射精发生率比腹膜后入路高 10 倍，报道的永久性逆向射精发生率为 10%[119, 122]。事实上，当排除其他因素时，发生率可能远低于文献报道，通过射精定量评估可以更准确评价[13]。射精主要是交感神经功能，勃起是副交感神经功能。在 L_4～L_5 或更常见的 L_5～S_1 节段，损伤上腹下交感神经丛，抑制了膀胱颈闭合，导致逆向射精。副交感神经的功能是在射精时放松外括约肌，但由于膀胱颈持续开放时压力梯度的差异，精液流回膀胱。术前谈话应关注男性患者暂时性和永久性逆向射精的风险。术中，建议避免在主动脉分叉水平的椎体前组织中进行锐性剥离、横切和电烧。从 L_4 椎体以上的水平进行椎前组织钝性分离再牵拉更安全。

前入路可能出现的神经损伤包括：①腹部神经，如生殖股神经、髂腹下神经、髂腹股沟和股外侧皮神经；②腰椎神经根；③腰丛。文献报道的神经损伤发生率为 1%～10%，取决于所使用前入路方式[22, 23, 46, 51, 56, 109, 123-125]。建议在显露时，保护已辨别的神经，再分离肌肉。明确腰大肌安全区范围，将牵开器放置在合适位置，有助于减少医源性神经损伤。同样道理，大腿前方疼痛和屈髋无力与术中牵拉腰大肌的操作相关。大多数大腿前方无力和麻痹都是一过性的，是由于多节段手术中过度牵拉，使用过高的椎间融合器，植入物错位或移位所致。术中可使用神经监测，特别是采用经腰大肌入路时，以降低术后神经损伤

表 18-3　**下腰椎前路手术常见的术中和术后并发症（发生率 %）**

术中（9.11%）	术后（5.22%）
静脉损伤（3.15%）或动脉损伤（0.15%）	逆向射精（2.73%）
神经损伤包括交感神经链或上腹下神经丛损伤（2.01%）	术后肠梗阻（1.4%）
深静脉血栓形成（0.58%）或动脉血栓形成（0.15%）	术后感染（1.11%）
腹膜（0.45%）或肠损伤（0.25%）	出血和血肿形成（0.53%）
泌尿生殖道或膀胱损伤（0.17%）	腹壁疝（0.36%）
	血栓栓塞事件（0.1%）

引自 Kwon B, Kim DH. Lateral lumbar interbody fusion: indications, outcomes, and complications. J Am Acad Orthop Surg 2016; 24（2）: 96-105.

的发生率。

普通外科并发症，如输尿管和膀胱损伤、腹膜和肠损伤，以及腹部疝的发生率为 0%～2%[56, 109]。膀胱损伤通常发生于 L_5～S_1 节段经腹膜入路，建议在显露过程中使用钝性牵开器以避免膀胱损伤。输尿管损伤多因牵拉腹膜囊或髂总血管分叉处解剖。术前置入输尿管支架可用于辨别和保护输尿管，特别是对既往有腹部手术史、腹部放射或肿瘤累及腹膜后隙的患者。一旦发生输尿管和膀胱损伤应立即修复。同样，腹膜和肠损伤也应先行修复再继续进行显露。与肠撕裂伤一样，应给予适当的抗生素。更常见的腹部脏器损伤是术后肠梗阻，发生率为 1%～5%[56, 109]。术后出现腹部疝最常见的原因是腹部缝合不严密，包括腹直肌后鞘、腹横筋膜和最重要的浅部 Scarpa 筋膜。开始显露时，建议将筋膜切口位置与皮肤切口错开，并对筋膜层进行端到端的严密缝合。

髂动静脉和主动脉处腹膜后分离时损伤淋巴管，可导致淋巴漏，随后形成淋巴囊肿或淋巴瘤[24-26, 126]。虽然它被认为是前路腰椎手术中罕见的并发症，据报道其发生率为 0.1%，但外科医生必须对淋巴解剖、损伤原因和必须采取的纠正措施有透彻的了解[24]。因为淋巴液在腹膜中被重新吸收，所以容易发生在腹膜后入路[126]。淋巴囊肿是由于淋巴流动缓慢逐渐形成的，它将以腹部肿块的形式出现，对周围脏器产生压力作用，出现腹部压痛，可能还会出现淋巴水肿[26]。可以通过传统的淋巴管造影术来诊断，这种技术比较复杂，并且有较高的并发症发生率；或者通过 MRI 来诊断，由于液体中的脂肪，MRI 显示低信号[126]。建议的治疗方法包括早期低脂饮食以减少乳糜微粒的产生，这将在术后快速地减少淋巴

流量；经皮抽吸或引流；使用硬化药如多西环素、聚维酮碘、四环素和纤维蛋白胶[26, 126]。

十一、结论

前路腰椎手术是一项必备的技术，尤其对于传统后路手术无法治疗的腰椎病变。主要适用于需要恢复腰椎前凸并融合的情况，包括脊柱前路感染、原发性和转移性肿瘤、假关节炎和腰椎骨折，特别是伴有神经损伤的严重爆裂性骨折等。基于广泛的适应证，为满足重建腰椎前柱的需要，前路专用的器械和骨移植材料研发进展迅速。前路手术要求外科医生具有相关专业知识和前路手术经验。作者推荐建立手术团队的方法，请经验丰富的血管外科医生配合，以确保良好的手术效果。

◆ 要点

某些病理状况最好采用前路脊柱手术治疗。

● 熟悉腹部解剖和熟练掌握手术入路是前路手术成功的关键。

● 肌肉分离显露比肌肉锐性切断造成的腹部损伤小。

● 小心显露主动脉、腔静脉和髂总血管分叉处的血管可减少血管损伤。

● 在牵拉大血管前辨别并结扎髂腰静脉，以防止意外出血。

● 在显露过程中保护交感神经丛和上腹下神经丛，可以降低逆向射精发生率。

● 许多新研发的植骨技术、椎间植入物和前路器械，改善前路脊柱手术的效果。

腰椎手术的侧方入路
Direct Lateral Approach to the Lumbar Spine

Joshua T. Wewel Juan S. Uribe 著
宁广智 班德翔 译

一、概述

微创侧方经腰大肌入路已成为人们越来越熟悉的腰椎手术入路。该入路由 Pimenta 在 2001 年首次描述 [1]。其适应证包括感染、创伤、肿瘤、退行性脊柱侧弯、脊椎关节病和脊椎滑脱的治疗等 [2-19]。侧方经腰大肌入路的价值在于其不破坏关节突关节，以及前方或后方的张力带结构。这种入路优势包括：不需要外科医生帮助显露，可以放置较大的椎体间植入物来恢复椎间隙的高度和腰椎前凸，提供较大的融合面积，以及对中央椎管和椎间孔的神经组织间接减压 [20-25]。

用于椎间盘切除和椎间植骨融合的其他手术方式包括后方入路腰椎椎间融合术（PLIF）、经椎间孔腰椎椎间融合术（TLIF）和前方入路腰椎椎间融合术（ALIF）。当需要恢复腰椎前凸时，前路融合手术和侧路相比可以置入更大的椎间融合器，但是下腔静脉和腹主动脉的解剖位置限制了其应用。前路手术的并发症包括内脏、血管、输尿管损伤及男性逆行射精。1953 年 Cloward 首次描述的 PLIF 手术后来被 Harms 等改进为 TLIF 手术，它可以在相关器械的帮助下更多地从腰椎后侧方进入椎间盘，从而减少对神经根的牵拉 [26]。然而，经椎间孔入路不能像前路和侧路手术那样放入大的融合器。

除了上述所说的侧路经腰大肌入路的优点之外，出血少、组织创伤小以及患者下床活动早等优势同样使此入路变得越来越流行 [5, 20, 24, 25, 27, 28]。侧路手术在不同的厂商间的命名有些不同。常见的如，NuVasive 公司（San Diego，CA）将其称为极外侧椎间融合（XLIF），Medtronic 公司（Memphis，TN）称作直接外侧椎间融合（DLIF）。为了在本章中保持一致性，我们将侧方腰椎经腰大肌入路称作 XLIF。

二、解剖学要素

侧路腰椎融合的手术范围向上被第 12 肋骨限制，向下被髂嵴限制。手术由浅入深所遇到的肌肉组织依次为腹外斜肌、腹内斜肌和腹横肌 [29, 30]。穿过腹横筋膜进入腹膜后间隙。在腹膜后间隙内，可以看到腰方肌，它起自第 12 肋骨和上腰椎的横突，止于髂嵴。触摸腰方肌，沿着腰方肌触到腰椎横突，稍向前到达腰大肌。腰大肌起于上腰椎横突，与髂肌一起止于股骨小转子。

由肋下神经（T_{12}）和 $L_1 \sim L_4$ 神经根组成的腰丛位于腰大肌的深面（图 19-1）。腰丛的运动支有股神经（$L_2 \sim L_4$）和闭孔神经（$L_2 \sim L_4$）。股神经是运动和感觉并存的混合神经，它有两个分

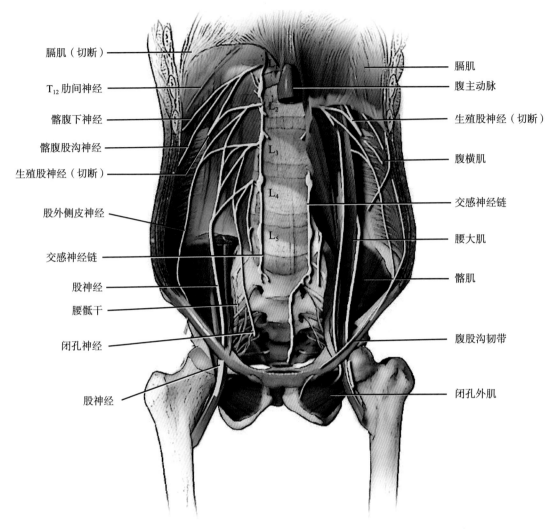

膈肌（切断）

T₁₂ 肋间神经

髂腹下神经

髂腹股沟神经

生殖股神经（切断）

股外侧皮神经

交感神经链

股神经

腰骶干

闭孔神经

股神经

膈肌

腹主动脉

生殖股神经（切断）

腹横肌

交感神经链

腰大肌

髂肌

腹股沟韧带

闭孔外肌

▲ 图 19-1　腰丛的解剖示意图

经许可转载，引自 Badlani N and Phillips FM. "Lateral Lumbar Interbody Fusion" In：Zdeblick TA；Albert T. Master Techniques in Orthopaedic Surgery：The Spine.（Fig. 29-9, pg 365）Philadelphia：Wolters Kluwer. 2014

支：前方肌肉运动支和前方皮神经感觉支。后部有隐神经和运动支的感觉成分[29-31]。股神经支配股四头肌（股外侧肌、股内侧肌、股中间肌和股直肌）。除了这些横穿腰大肌实质的神经外，还有一些仅有单纯运动功能的腰大肌神经。

皮肤感觉功能包括分布于男性阴茎和阴囊上部及女性阴阜和大阴唇皮肤的髂腹股沟神经（L₁）。髂腹下神经（L₁）分布于下腹壁的皮肤。生殖股神经（L₁～L₂）分布于女性的大阴唇和阴阜的皮肤，还分布于男性阴囊的皮肤及支配提睾肌。生殖股神经股支分布于股三角上方的皮肤。股外侧皮神经（L₂～L₃）分布从大转子水平

到大腿中部的前外侧皮肤。最后，股神经前皮支（L₂～L₄）支配下腹部皮肤[32]。

大量的前期研究工作都在寻找解剖安全区域，目的是为了在横穿腰大肌时避免损伤腰丛。Moro 等和 Benglis 等在安全区域的解剖和牵开器的放置方面做出了很大的贡献[20, 29]。Turner 等做了进一步工作来寻找安全手术区域[30]。通过将腰椎侧位片上的椎体分成四等份来定义 4 个区域，其中最前面的区域为 I 区，后面的 1/4 区域为 IV 区。因为腰丛从腰大肌穿过，所以对于 L₁～L₂、L₂～L₃、L₃～L₄ 来说，其安全进入椎间盘的位置在 III 区中点（图 19-2）。L₄～L₅ 间隙的安全区

在Ⅱ区和Ⅲ区的交界处（如椎体的中点）。生殖股神经的独特之处在于它是唯一出现在 $L_2 \sim L_3$、$L_3 \sim L_4$ 和 $L_4 \sim L_5$ 水平的Ⅲ区之前的神经。

髂腹股沟神经、髂腹下神经和股外侧皮神经先沿腹后壁走行，然后斜行穿过腹膜后间隙向前下朝髂嵴方向走行。当我们进行软组织和腹膜后分离时应牢记这些神经的走行。

三、手术适应证

正如 Ozgur 等[33] 所述，在没有明显中央椎管狭窄的情况下，XLIF 的手术指征在退行性椎间盘疾病伴腰痛的原指征的基础上扩大了。这种术式的适应证已经扩展到椎体骨折、退变性畸形和肿瘤的治疗。禁忌证包括 $L_5 \sim S_1$ 椎间盘间隙、重度腰椎滑脱、既往有腹膜后手术史（因为

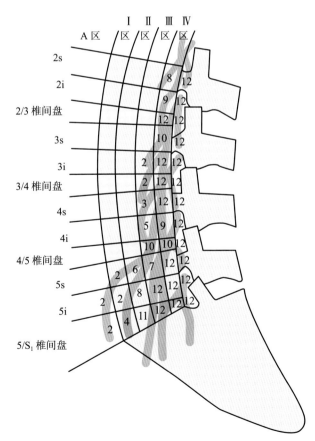

▲ 图 19-2 腰椎侧方经腰大肌入路的安全区域和腰丛的相应位置

这可能导致瘢痕形成）和覆盖在椎体侧方或前外侧上的血管异常，以及椎间盘间隙明显的骨赘和（或）骨化。术前行 MRI、CT 和站立位前 - 后（AP）和侧位 X 线片检查，以评估侧方入路的可行性。

四、手术体位

理想的体位对于侧路手术很重要。患者侧卧于可以在髂嵴处折叠的标准手术床上（图 19-3）。在我院，我们使用 Amsco 床（Steris, Mentor, OH），而其他医院更多使用 Skytron 滑动手术台（Skytron, Grand Rapids, MI）。手术床必须能透 X 线，且可以进行打开、折叠、头低足高位和头高足低位的调节。屈髋屈膝，腋下垫卷垫。另一个卷垫置于髂嵴下，以允许最大的侧屈。

在脊柱冠状位畸形的病例中，我们更倾向于将患者置于侧位，并且凹侧朝上。这样做可以更容易进入 $L_4 \sim L_5$ 水平。另外，通过将凹侧朝上，有机会通过体位和在髂嵴水平折叠手术床来矫正冠状畸形。将凹侧朝上，还可以在手术时通过一个较小的切口或较少的切口进入多个间隙。

体位摆放完成后，利用术中透视来获得标准的前后位和侧位 X 线片。正位片应该呈现出双侧椎弓根至棘突的距离相等并且上下终板平行。理想的侧位片应该是终板和椎弓根对齐，使终板和椎弓根平行。当获得了满意的正侧位片后，将患者固定在手术床上，用胶带先在髂嵴和乳头水平进行环形固定，最后从髂嵴开始，沿着股骨长轴，一直固定到床尾。

再次拍摄正侧位片。将手术床的折叠程度调整到一个最小的标准数值。过度的侧方屈曲会对腰丛造成过度的牵拉。通过使用头低足高位或头高足低位，抬高或降低下肢和旋转手术台的方法操作手术台，以达到手术进入目标间隙时垂直于地面的目的。侧位片可确定手术皮肤切

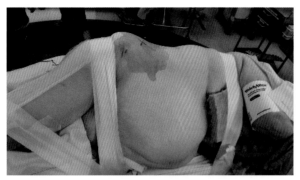

▲ 图 19-3　一名病态肥胖患者术中侧卧位图像

患者的胸部、骨盆和腿部用胶带固定，髂嵴位于手术台折叠点的上方

口，在 $L_1 \sim L_4$ 水平，切口正对椎间隙的后 1/3。在 $L_4 \sim L_5$ 水平，切口正对椎间隙的中央[30]。对于单节段手术而言，采用一个横切口，然后横向切开筋膜。对于多节段手术而言，我们更愿意采用一个有效的纵切口，然后行多处筋膜横向切开。

五、手术步骤

我们所采用的是 NuVasive 公司（San Diego, CA）生产的 XLIF 系统。其侧路系统的特殊性在于自由运行的定向电生理监测，这对于来自其他厂家的系统可能不适用。

摆放好体位后，消毒铺单。用 15 号手术刀片切皮。放置自动牵开器并使用单极电凝止血，分离皮下组织至深筋膜。与皮肤标记相一致，直接横向切开筋膜，以便保持完全垂直于目标椎间盘间隙。切开筋膜后可见腹外斜肌。用两把止血钳顿性分离肌肉。通过分辨肌纤维走行的不同，逐层解剖分离腹外斜肌，腹内斜肌和腹横肌。一定要沿着皮肤标记线小心分离。分离完腹横肌后就可以看到腹横筋膜。用合拢的止血钳刺破腹横筋膜，通过辨认腹膜外脂肪组织来确认已经达到腹膜后间隙。

用示指钝性分离腹膜后间隙。在后方可触到腰方肌，再向内侧移动，可以触到腰椎横突。横突内侧可以触到腰大肌。放入一级扩张器，示指保持在腹膜后间隙、腰大肌的上面、扩张器的前面，来引导扩张器达到目标间隙。扩张器应该放到腰大肌上，但不要刺穿它。侧位 X 线片用以确定手术节段是否正确，以及扩张器的投影是否在安全区内。这时将神经电生理监测设备与扩张器相连并开起。360° 旋转扩张器以确认腰丛的相对位置。在后方可以观察到较低的电流阈值读数，表明腰丛在后方，然而当定向神经电生理监测面向前方时可以观察到较高的阈值。如果低阈值读数在前方被观察到，那么就应该移除扩张器并重新定位。如果神经电生理监测的读数合适，就将扩张器穿过腰大肌并且与椎间隙对接。然后，照侧位 X 线片来确定位置是否正确。再次定向神经电生理监测，用来确认没有病理性的神经电生理反应。然后，将一枚克氏针通过一级扩张器置入椎间隙。

将示指放在初级扩张器的前方以提供一个安全的通道逐级放入扩张器。每放入一级的扩张器，都将定向神经电生理监测器连接并转动360°。当置入最后一级扩张器并确认较低的神经监测阈值位于后方后，保持持续下压的情况下沿扩张器放置牵开器，以限制肌肉的挤入，然后将牵开器与事先安放好的床旁附件设备相连。保持克氏针的位置不变，移除扩张器。

将光源与牵开器相连。下压牵开器，用吸引器清理使椎间隙清晰可见。检查术野，观察牵开器管与克氏针的关系。如果看到了腰大肌，那么就得重新扩张。椎间盘纤维环应该清晰可见，不要和腰大肌的筋膜层相混淆。最重要的是，应该检查任何穿行在手术区域的神经，并且可以手动刺激以评估其肌电活动。感觉神经和支配腰大肌的神经不会被刺激。

一旦确定手术野中没有神经组织，行侧位 X 线片来评估牵开器和椎间隙的关系。在牵开器后部叶片上放一个稳定钉。松开连接臂，优化管状牵开器位置，并将固定钉锤入适当位置。将固定于手术台上的牵开器臂拧紧固定。照侧位 X 线片，通过牵开器的轴位来确定固定钉和管状牵开器的位置。拔出克氏针。最小程度扩大牵开器使其能够容纳植入物。高效的椎间盘切除和椎间融合器的置入以减少对于腰丛的牵拉时间是至关重要的。

再次检查术野。手术医生要重视辨认前纵韧带（ALL）和其相关的斜坡结构，避免将其损伤。用刀片在椎间隙处做宽的矩形切开并切除纤维环。髓核钳去除游离椎间盘碎片。然后，将一个 Cobb 剥离器放入椎间隙并行前后位 X 线透视。将 Cobb 剥离器敲击穿过椎间隙，直到穿过对侧纤维环。此操作过程中需反复进行前后位 X 线透视。当穿破对侧纤维环时，旋转 Cobb 剥离器使纤维环分离。移除 Cobb 剥离器并转向 180°，重复上述步骤。再次用髓核钳清理游离髓核组织碎片。将盒状铰刀放置在纤维环切开处。起始方向朝向后并与后部牵开器叶片平齐，在前后位 X 线透视的指引下将盒状铰刀打入椎间隙。再次注意不要损伤前纵韧带。当通过透视确认盒状铰刀置入椎间隙后，在不损伤椎体终板的情况下将其经椎间隙打入。移除盒状铰刀并用髓核钳清理游离的椎间盘碎片。然后，用一个圆形的刮匙处理终板并清除椎间盘碎片。

根据医生的喜好和手术目的准备直的或弧形的、不同长宽高的椎间融合器。也可以使用有或没有钛涂层的聚醚醚酮（PEEK），或纯钛融合器。目前在市面上的生物制品种类繁多。高年资医生更喜欢使用组织工程骨生物产品 Osteocel（NuVasive，San Diego，CA）。在 X 线前后位透视引导下，将椎间融合器置入椎间隙，确保椎间融合器跨越椎体边缘，融合器中线不透射线的标记位于平行于棘突的中线。移除融合器置入装置并观察出血情况。用双极电凝或带有凝血酶的止血材料止血。彻底止血，移除牵开器。移除所有的

设备和牵开器后，再次拍正侧位 X 线片。

六、关闭伤口

在大量冲洗和止血后，用间断可吸收缝线缝合腹外斜肌上方的筋膜。皮下组织用可吸收缝线间断内翻缝合。缝合皮下组织，皮肤胶闭合皮肤。筋膜闭合不应被忽视，因为有 1% 发生切口疝的概率。

七、并发症

避免风险对于任何手术来说都是至关重要的，一般可以通过彻底的术前检查来最小化风险。手术计划应首先仔细分析术前影像学检查结果，以确定可行 XLIF。用磁共振成像来评估神经血管结构是否为手术提供了足够的通道。需要对患者的腰椎 CT 图像进行评估，以便更好地了解骨骼解剖，并评估可能形成骨连接的节段，这样有利于选择入路的优先侧。标准前后位和侧位 X 线片对于髂嵴高度相对于治疗节段的影响是至关重要的。

据报道，有高达 63% 的病例会出现潜在的术后并发症，包括大腿麻木和感觉异常，多数在 1 年内缓解 [1, 34, 35]。股神经运动损伤发生率为 3.4%～23.7% [1, 34-36]。据 Cummock 等报道，术后运动和感觉损害的患者，90 天恢复为 50%，1 年恢复为 90% [34]。采用实时神经电生理监测可降低运动神经损伤的发生率 [24]。术前必须告知患者术后同侧感觉运动缺损的可能性。

融合器和侧路钢板的失败率为 5.9%～15% [37, 38]。更常见的是融合器下沉。Malham 等的报道显示有 3% 的早期融合器下沉可见于术后第 2 天的影像学检查，10% 的患者在术后 6 个月的影像学检查中发现融合器下沉 [39]。下沉的危险因素包括椎体终板处理过度；融合器长度过小，以致于融合

器不能覆盖椎体的冠状宽度从而包含其骨突环；还有就是融合器高度过大[5, 39-43]。

Dakwar 等对假性腹疝已经有了描述[44]。假性腹疝是由于在分离腹壁肌肉时损伤了髂腹下神经、髂腹股沟神经或生殖股神经而引起的腹壁肌肉功能不完全性瘫痪。假性腹疝的特征包括同侧腹壁不对称隆起、疼痛、感觉异常或感觉迟钝。在诊断假性疝时，应与切口疝相鉴别，后者的发病率在 1%。

较不常见的是，有部分医生报道在行 XLIF 之后出现横纹肌溶解症。横纹肌溶解症在脊柱手术中也有报道，对于手术时间过长且术后发生急性肾衰竭的患者，应考虑横纹肌溶解症[45]。

八、结论

微创侧方经腰大肌入路提供了一种可以到达胸腰椎前外侧的入路选择。恰当的适应证选择和仔细的术前影像分析是手术成功的基础。了解腰丛的解剖和其神经支配、放置牵开器的安全区和腹膜后间隙有助于减少手术并发症，提高患者的治疗效果和预后。外科医生必须熟悉侧路系统中的所有器械，并经常使用实时、定向的神经电生理监护，以提醒外科医生已经邻近腰丛。术后短暂的大腿感觉减退和髋关节屈曲减弱是常见的术后并发症，但会随着时间的推移好转。外科医生必须仔细了解局部解剖，以防止出现严重的内脏或血管损伤。

Bridwell and DeWald's
Textbook of Spinal Surgery（4th Edition）
Bridwell & DeWald
脊柱外科学（原书第 4 版）

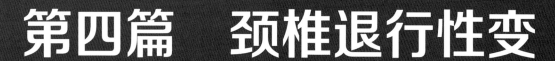

第四篇　颈椎退行性变
The Cervical Degenerative Spine

第20章

颈椎外科新进展
Cervical: State of the Art

John M. Rhee　著

李危石　赵衍斌　译

颈椎外科发展迅速，虽然技术和科技在不断进步，治疗的关键仍是明确致病因素和制订相应的手术方案。我们将用一个章节讨论轴性颈痛的评估和治疗。大部分无神经功能障碍单纯颈痛可采取非手术治疗，而一些单纯颈痛也有手术指征，包括不稳定、假关节、畸形（如颈椎后凸畸形）、肿瘤和感染。手术治疗椎间盘源性颈痛的成功率很低，因为很难确定引起颈痛的致病因素，但是小关节突病变，特别是 $C_1 \sim C_2$ 小关节突病变，手术治疗疗效较好。$C_1 \sim C_2$ 神经压迫引起的难治性疼痛症状，$C_1 \sim C_2$ 关节融合术后患者的疼痛症状可以马上缓解，我自己的经验也是患者对该手术疗效满意。

神经根型颈椎病是临床常见病。Mcanany 和 Wang 医生详细介绍了神经根型颈椎病的发病机制、临床表现和治疗策略。希波克拉底宣言的第一个原则是不产生伤害，所以神经根型颈椎病一般非手术治疗，大部分病例保守治疗恢复良好。但对于顽固性临床症状的病例，手术疗效也很好。ACDF 是主流的经典术式，近期的研究证实椎间盘置换术疗效也很好。Lebl 医生对颈椎人工椎间盘置换术进行了全面综述分析，包括适应证、禁忌证、相对适应证和未来发展方向。

脊髓型颈椎病是引起神经功能障碍的常见病因，尤其在老年人群中。有一个章节将讨论脊髓型颈椎病的临床表现和治疗。对于早期或轻度脊髓型颈椎病，文献没有证据证实手术优于保守治疗，而手术本身也有风险和缺点。但对于中度和重度脊髓型颈椎病，风险/收益比支持手术治疗，主流观点也认为手术是最好的治疗方案。手术的主要目的是预防脊髓型颈椎病进展，大部分患者术后神经功能有不同程度改善。存在多种手术方案选择，文献证实手术成功不取决于手术入路，而是取决于充分减压和稳定（不是必须行融合术）。也就是说，医生应该选择去除脊髓型颈椎病致病因素的手术方案。手术入路选择需结合颈椎曲度、稳定性和是否有严重轴性痛。

本书中我们荣幸地邀请到一些颈椎专家介绍手术技术。Traynelis 医生介绍了枕颈和寰枢椎固定融合技术，包括现代的短节段螺钉固定和传统的钢丝捆绑技术。经典的颈椎前路手术技术由 Kang 医生分两个章节进行介绍，包括椎间盘切除神经根管和脊髓减压、椎体次全切除术和植骨方法介绍。Menenzes 医生介绍了枕颈交界区病变的经口和枕骨大孔减压技术。Zebala 医生介绍了颈椎前路钛板内固定的历史、疗效和技术要点。

多个章节介绍了后路手术。Ludwig 医生回顾了后路椎板切除固定融合术的手术技术。Tay 医生有丰富的椎间孔成形术经验，他介绍了开放和微创入路的后路椎间孔成形术。椎间孔成形术费用较低，在某些病例可以替代 ACDF 并同样取得很好的疗效。Heller 医生介绍了椎板成形术，他促进了该项技术在美国的推广。椎板成形术在美国还有很大的发展空间，对于曲度良好和无明显颈痛的多节段脊髓型颈椎病患者，我认为椎板成形术无疑是最佳选择。Albert 医生介绍了下颈椎侧块螺钉技术。Abumi 医生介绍了他的下颈椎椎弓根螺钉技术，椎弓根螺钉固定可靠，但有椎动脉损伤和神经根损伤的风险。

颈椎畸形部分主要关注矢状面畸形。退变（退行性后凸畸形或头颅下垂综合征）可以导致矢状位失衡，也有很多病例是医源性畸形。手术治疗应避免出现医源性矢状位失衡，也就是说，制订神经根型或脊髓型颈椎病患者治疗方案时需评估矢状面曲度。然而，并不是每个曲度不完美的患者都需进行大的矫形手术。盲目矫形属于过度治疗，将给大部分患者带来其他医源性后果。我认为手术应该至少维持患者的矢状面曲度。如果风险 / 收益比高，那么应该进行矢状面矫形，至少在手术节段同时进行矫形手术。完全矫正矢状面畸形适用于严重畸形合并明显临床症状的病例（如平视困难、严重颈痛、吞咽困难 / 卫生问题），或脊髓病或神经根病需行多节段融合术的病例。Albert 医生介绍了前后联合入路治疗颈椎畸形的技术，具体病例分别展示了不同的畸形治疗技术。对于严重的融合固定畸形，Riew 医生有丰富的手术经验和技术，介绍了经椎弓根截骨技术。上述矫形方法有一定风险，但矫形效果可靠，可以显著改善严重畸形患者的临床症状。

颈椎手术避免出现并发症至关重要。Protopsaltis 医生详细介绍了避免并发症的要点。当出现需要二次手术的并发症时，要比初次手术前更加认真地进行治疗方案评估。Patel 医生总结了需要二次手术的多种情况，包括早期和晚期病因。尽管颈椎外科手术取得了很好的疗效，但并发症章节提醒我们，颈椎外科手术需时刻注意风险。

第21章

颈椎轴性痛的评估：手术与非手术治疗的选择，如何进行保守治疗，如何缓解患者症状

Evaluation of Axial Neck Pain: Who Is a Surgical Candidate and Who Isn't: How to Manage the Nonoperative Treatment, How to Work Up the Pathology

Chase Bennett   John M. Rhee   著

于海龙   张昊聪   译

一、概述

对于脊髓型颈椎病、神经根型颈椎病、创伤引起的颈椎不稳或者存在神经功能障碍等常见的颈椎病类型，我们普遍认为应该行手术治疗[1]。但是对于主要症状为颈椎轴性痛（axial neck pain）的患者，其手术指征尚不明确。治疗颈椎轴性痛的难点在于找出引起疼痛的原因。但由于部分患者的疼痛耐受力差，之前的经治医生未予以重视或者没有采取相应的治疗，使得患者对疼痛的感知更加强烈，并且渴望让外科医生相信他的疼痛真实存在等混杂因素，使对颈椎轴性痛的评估更具挑战性。

与所有脊柱疾病患者一样，仅以颈椎轴性痛为初发主要症状的患者同样有必要进行系统化治疗。首先需要排除感染、肿瘤、医源性不稳及创伤等致病因素，然后再进行系统的非手术治疗。只有少部分患者在经过充分的非手术治疗后仍然无效，或是导致轴性疼痛的病因已明确，并且手术方式已被证实可以解决其致病因素时，外科医生才会采取手术治疗。总之，最理想的手术指征

应该是患者在颈椎轴性痛的同时，伴有神经压迫［脊髓型和（或）神经根型］、畸形或者颈椎不稳的情况。我们尽量避免对仅有单纯的椎间盘源性疼痛而没有明确的神经压迫存在的患者进行手术。

二、颈椎轴性痛的发生率

大部分成年人一生当中至少要经历一次颈椎的轴性疼痛[2-4]。Saskatchewan 健康与背部疼痛调查显示，67% 的受访者曾经历过至少一次明显的颈部疼痛，55% 的受访者在过去的 6 个月内经历过颈部疼痛，22% 的受访者在接受调查时正在经历颈部疼痛[3]。这些患者中，5% 的患者表示颈部疼痛症状让他们出现明显的功能障碍。Hill 发现上个月在英国，找家庭医生就诊的成年人中，颈部疼痛的患病率为 31%，其中女性（48%）高于男性（38%）[3, 5]。Hill 还发现，超过 25% 的慢性疼痛患者存在头部外伤史，超过 33% 的患者颈椎曾有颈部扭伤病史。

三、颈椎轴性痛的自然病史

急性的颈椎轴性痛病程通常是良性的，且具有自限性，绝大多数患者可以得到缓解，即使没有完全缓解，也很少或者不会进行干预。然而，仍有相当一部分患者会继续出现慢性症状[6]。Hill 的研究报道称，在 1 年的随访中 28% 的患者持续存在慢性或功能障碍性颈部疼痛[5]。Pernold 的一项研究表明，持续 3 个月以上的疼痛可以认为是慢性的[7]。在一项 5 年的研究中，75% 的男性与 59% 的女性疼痛强度明显下降，只有 22% 的男性和 17% 的女性在 5 年内疼痛消失[7]。Enthoven 的一项研究报道了类似的结果，50% 的受试者在 5 年随访中存在持续性疼痛和（或）功能障碍的情况[8]。最近一篇纳入 23 项颈背痛患者相关研究的 Meta 分析显示，平均只有 46% 的患者在随访中得到疼痛缓解（22%～79%）。并且，在 5 年的随访过程中，这一患者群体的疼痛平均缓解程度仅有 47%（37%～95%）[4]。

四、颈椎轴性痛的病理生理学

肌肉拉伤和韧带扭伤是急性轴性疼痛的常见原因。退变性因素例如椎间盘退变、小关节炎、颈椎后凸和节段性不稳同样是引起颈椎轴性痛的原因。然而，椎间盘退变、脊柱后凸和滑脱可导致广泛的颈痛，有症状的小关节炎通常表现为受累关节的单侧局部疼痛。融合术后的骨质不愈合，可能也是导致颈椎轴性痛的原因，但并不总是引起疼痛。

脊柱结构性因素引起疼痛的确切机制尚不清楚。可能与止于纤维环外层和椎间关节的痛觉神经末梢有关。通过对枕颈关节或者 C_1～C_2 关节、关节突关节和颈椎间盘进行实验性注射来研究与特定的颈痛模型之间的关联（图 21-1）[9]。颈椎病变，特别是涉及上颈椎问题，可能与颈源性头痛有关。例如，对 C_1 神经根的痛觉刺激可产生单侧额面部、眼眶或耳部的疼痛，对 C_2 神经根的类似刺激可产生单侧耳痛或枕部痛。以上症状可能会伴有结膜充血、流泪及同侧的舌头感觉异常（颈 - 舌综合征）。

神经根受压的典型症状为上肢的放射痛，但有时也会表现为颈椎的轴性痛。神经根型颈椎病的患者只出现单侧颈部、斜方肌或肩胛周围的疼痛，并没有出现沿手臂向下的放射痛的情况也不少见。脊髓的受压有时也表现为颈椎轴性痛。硬膜囊受压导致轴性疼痛的情况并不常见，但确实可能发生。脊髓空洞、肿瘤和血管畸形都可能导致颈部僵硬和疼痛，应将其列为所有慢性、持续性颈部疼痛的鉴别诊断中。

其他潜在的导致疼痛的原因包括肌筋膜性疼痛和心理社会因素。充分考虑颈部以外可能产生疼痛的部位也很重要，疼痛可能会来自颞下颌关节、肩膀或定位更模糊的肌筋膜处。

五、颈部疼痛鉴别诊断

一个完整的针对颈部疼痛的鉴别诊断内容是相当多的（表 21-1）。最初的评估应侧重于了解病史，并首先排除可能出现急重症的重要病理表现。

颈部疼痛患者的评估

1. 病史

对于接诊颈椎轴性痛患者，详细了解病史一直都是最重要的过程。那些有手术史的患者应该与那些初次寻求医疗评估的患者区分开来。我们需要重点了解疼痛的发病时间、持续时间、特征、位置、强度、放射的范围及改善或恶化因素相关的重要问题。首先应该重点排除那些可能发展为急症的病例，并区分患者是否有神经症状的主诉。通常情况下，有明显髓性症状或者根性症

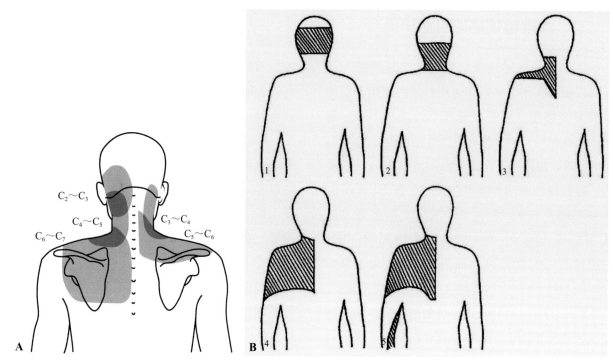

▲ 图 21-1　无症状受试者的疼痛试验模型

分别在关节突关节（A）和颈椎间盘（B）注射生理盐水。在相同平面的小关节和颈椎间盘分别进行注射，以及在使用相同生理盐水进行注射的不同受试者间，疼痛的分布情况存在明显的差异。A. 关节突关节注射无菌生理盐水后引起的疼痛分布图［经许可转载，引自 Bogduk N. The anatomy and pathophysiology of neck pain Phys Med Rehabil Clin N Am 2011；22（3）：367–382. © 2011 Elsevier. 版权所有］；B. 相应平面颈椎间盘注射无菌生理盐水后引起的疼痛分布图。1. $C_2 \sim C_3$ 椎间盘；2. $C_3 \sim C_4$ 椎间盘；3. $C_4 \sim C_5$ 椎间盘；4. $C_6 \sim C_7$ 椎间盘；5. $C_7 \sim T_1$ 椎间盘［经许可转载，引自 Grubb SA, Kelly CK. Cervical discography：clinical implications from 12 years of experience. Spine 2000；25（11）：1382–1389.］

状的患者可能会有颈椎轴性痛的主诉，但是在具体的问诊过程中，患者主诉里神经症状仍然是主要的，而轴性痛是次要问题。

　　如果轴性痛是由颈椎的退变引起的，那么其症状一般是机械性的，表现为休息后症状可得到明显缓解（例如减轻脊柱负荷或者使脊柱充分休息）。与此相反，如果疼痛持续剧烈，且与姿势和活动无关，那么我们应该寻找"危险信号"（表21-2）。如果患者近期有意外创伤史、恶性肿瘤病史、老年系统性炎性疾病疼痛、感染、不明原因的体重减少、食欲不振、非机械性疼痛或是夜间痛、盗汗及发热等，均提示可能存在急性病变，如肿瘤、骨折、韧带不稳或者感染。如果有颈椎后路手术史的患者表现为进行性脊柱畸形或者伴有颈部和背部疼痛的肌肉疲劳，则可能提示出现了术后的脊柱后凸和不稳。庆幸的是，颈部

疼痛的人群调研表明，以颈部感染 / 脓肿或者肿瘤为主要病因的发病率低于 0.4%[10]。颈椎轴性痛患者如没有出现上述的急性症状，且疼痛症状也没有经过合理程度的休息来缓解，通常不太适合任何类型的手术干预。

　　有关神经症状的具体问诊是现病史中的重要组成部分。我们应该对神经系统的改变进行明确，包括根性症状或髓性症状、步态障碍、肠或膀胱功能改变、Lhermitte 征，以及其他感觉或力量的改变。小关节的炎性病变通常与其他小关节病变共同引起颈部疼痛。颈椎间盘退变引起的疼痛会在颈椎屈曲时加重，而小关节病变引起的疼痛会在颈椎伸展时加重。枕骨～C_1 联合部的疼痛会在头部屈伸动作时加重，表现为前额或者耳部疼痛。$C_1 \sim C_2$ 关节疼痛会在头部向患侧旋转时加重，表现为受累关节上方颈部局部性疼痛。这两

表 21-1　颈部疼痛常见原因

严重或紧急原因	椎体肿瘤
	软组织肿瘤
	椎间盘炎
	硬膜外脓肿
	骨髓炎
	脑膜炎
	创伤性脊柱骨折 / 脱位
非紧急且常见原因	神经根病变
	小关节病变，包括 $C_1 \sim C_2$
	肌肉扭伤 / 拉伤
	挥鞭伤
	姿势障碍
	假关节形成
非紧急且不常见原因	亚急性创伤合并骨折
	类风湿性关节炎
	强直性脊柱炎
	弥漫性特发性骨肥厚（DISH 病）
	后纵韧带骨化
	Paget 病
	血清阴性脊柱关节病
	胸廓出口综合征
	精神性疼痛
	纤维肌痛症
	胸锁乳突肌腱炎
	长杆菌性肌腱炎
	风湿性多肌痛症
	晶体沉积性关节病

表 21-2　颈椎轴性痛"危险信号"的早期表现

分　类	调查结果
病史	
年龄	儿童疼痛（＜ 18 岁）
	成人持续性疼痛（＞ 55 岁）
创伤	高能量创伤（高处坠落伤、MVA）
	有潜在疾病的患者低能量创伤（强直性脊柱炎、恶性肿瘤）
既往病史	长期激素使用
	骨质疏松症
	恶性肿瘤病史
	近期外伤史
	静脉注射毒品史
	系统性感染（艾滋病、肝炎）
	炎性疾病
现病史	无诱因体重下降
	食欲下降
	夜间痛
	非机械性疼痛（与负重或运动无关）
体格检查	
神经查体	神经系统表现（虚弱、感觉改变、反射改变）
	肠道与膀胱功能改变
	脊柱结构明显畸形
	根性症状较轴性疼痛重
	步态障碍
	明显的体重下降
	严重全身性疾病
	持续严重的运动受限
全身系统	晨僵

种类型的疼痛均会在对颈椎轴向性加压时加重，在牵引时缓解[10]。

2. 体格检查

完整的颈椎查体需要进行详细的神经系统检查。特殊的物理检查结果对评估颈椎轴性痛的患者具有一定的价值。检查包括颈椎的主动和被动活动范围。颈椎畸形患者的颈椎活动度可以在脊柱无负重的情况下，通过主动、被动修正进行评估。局限性压痛、疼痛加剧及颈部 / 头部的活动度减低 / 不对称可能提示患者存在小关节病变。$C_1 \sim C_2$ 关节病变的患者向患侧旋转颈部时可能会引发疼痛，但在进行轴向牵引减轻关节负荷时，同样的旋转动作引发的疼痛会相应减轻。

3. 影像学检查

如果轴性疼痛患者表现出创伤、恶性肿瘤、畸形或感染的危险信号，或者患者有手术史，则应在初诊时就安排影像学检查。如果患者没有表现出危险信号，那么患者在初诊时是否行影像学检查，对最初的疾病管理影响不大[11, 12]。但当患者在接受充分保守治疗后（标准治疗 6 周左右仍有轻 - 中度的疼痛）症状仍然持续存在，或者患者的症状引起了功能障碍，抑或患者症状已经持续了 6 周以上，这时影像学检查就非常必要了。

我们可以通过颈椎侧位 X 线片获得很多信息[6]，包括颈椎的整体矢状位力线、骨折、椎体或关节突半脱位 / 脱位、关节或小关节病变、椎间盘退变、钩椎关节病变、C_1 和 C_2 与枕骨的位置关系、先天性畸形、先天性椎管狭窄，以及评估椎管的有效容积。除了骨骼情况，我们还需要观察软组织影，比如咽后壁水肿，可以提示咽部肿块或者创伤导致的水肿。如果患者有其他临床表现，我们可以采用如颈椎正位、张口位、斜位和屈伸位的 X 线片进行评估。颈椎正位片可以

有效评估颈椎整体的冠状位平衡、旋转和关节疾病。对于有颈椎畸形和手术史的患者，我们可以通过颈椎屈伸位 X 线评估其稳定性和畸形的柔韧度，或者了解其融合术后保留的活动度（图 21-2）。张口位的齿状突视图对 $C_1 \sim C_2$ 关节病变或者 C_1、C_2 骨折的评估有一定帮助（图 21-3）。

更进一步的影像学检查可能有助于对轴性疼痛患者的评估。大多数患者会首选 MRI 检查，因为它是无创的，并且可以显示骨的病变和神经结构形态。在椎间盘退变早期的病例中，T_2 加权像上的信号减低可能会先于 X 线片上的椎间盘高度丢失出现。肿瘤、骨折和感染通常会表现为受累椎体内的相应信号改变，因此我们可以通过 MRI 扫描很好地对其进行筛查（图 21-4）。CT 平扫可以很好地展现骨骼的详细情况，并且对手术方式的选择有很大帮助，例如对肿瘤和创伤或者感染病灶的清除和重建方案制订有很好的帮助（图 21-5）。关节突形态和关节病变在 CT 扫描上通常比 MRI 更容易显示。通常，MRI 和 CT 扫描都用于评估复杂的问题，如骨折、肿瘤或感染（图 21-6）。脊髓造影检查可以用于那些需要确定神

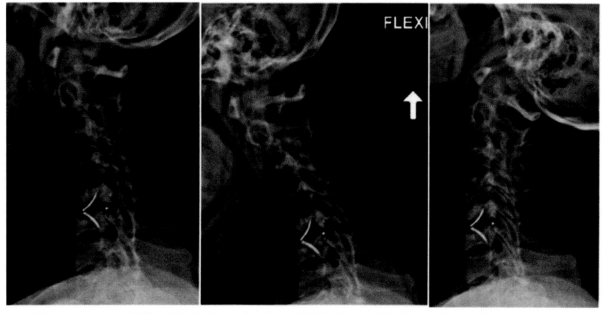

▲ 图 21-2 $C_5 \sim C_6$ 颈椎前路减压融合术后，患者出现颈椎轴性痛，行颈椎侧位和屈伸位 X 线检查。颈椎侧位 X 线片提示存在一定程度的颈椎后凸。除了椎体间骨桥缺如外，在颈椎过伸过屈时，$C_5 \sim C_6$ 棘突间仍存在残留的活动度

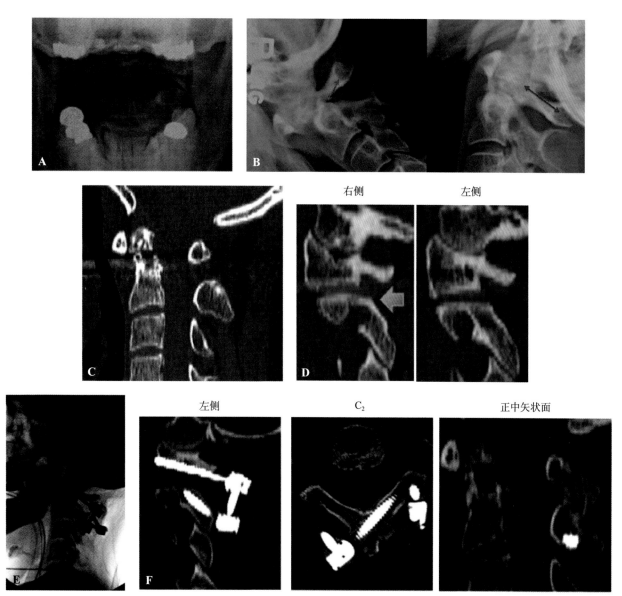

▲ 图 21-3　50 岁男性患者，颈椎外伤数年后出现上颈椎慢性疼痛，且无神经症状。**A.** 齿状突影像提示齿状突基底部存在骨折；**B.** 屈伸位 X 线片显示寰枢后间隙的改变（红箭和蓝箭），反映 $C_1 \sim C_2$ 不稳定。**C.** CT 显示陈旧性的齿状突不连；**D.** 旁矢状位图像显示右侧椎动脉的内侧变异（绿箭），阻挡了 C_2 螺钉的置钉路径；**E.** 术中透视见双侧 C_1 侧块、左侧 C_2 椎弓根螺钉、右侧 C_2 椎板螺钉固定，取髂骨植骨融合。**F.** 术后 6 个月行 CT 检查，提示内固定位置良好，$C_1 \sim C_2$ 融合牢固

经形态但又无法行 MRI 检查的患者。

　　虽然影像学检查有助于对颈痛患者进行评估，但必须注意临床表现和影像学发现的因果关系。因为退行性改变在无症状人群中也很常见。事实上，随着患者年龄的增长，颈椎病是很常见的。在一项研究中，200 名无症状患者（60—65 岁）的 X 线片显示，95% 的男性和 70% 的女性至少有一处退行性改变[13]。在另一组无症状

队列研究中，Fenlin 报道称在对 70 岁以上人群的研究中 70% 的人出现退行性改变[14]。MRI 检查在鉴别病因和病理方面，并没有优于 X 线。Matsumoto 和 Boden 两人共同对无症状的受试者进行了研究，发现了受试者普遍存在明显的退行性改变。在 497 名受试者中，Matsumoto 发现 12% 的女性和 17% 的男性在 20 多岁时就已经出现了椎间盘退变。在 80 岁以上的人群中，89%

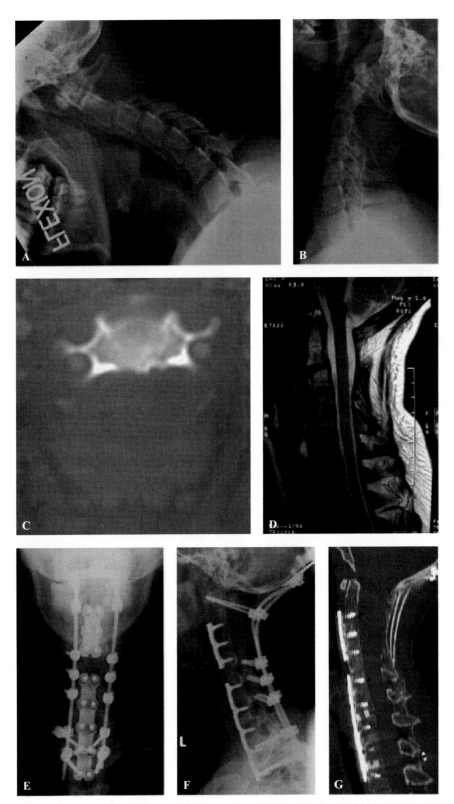

▲ 图 21-4　31 岁女性患者，慢性颈痛病史。症状持续 5 年且保守治疗失败，她最终以严重的颈部疼痛和直立时双手麻木为主诉求助。她的症状可以通过平卧得到完全缓解。A 和 B. 颈椎过伸过屈位 X 线片提示上颈椎的不稳定，以及在 $C_1 \sim C_4$ 层面颈椎后方结构出现大部分骨缺损；C 和 D. CT 和 MRI 检查显示 $C_1 \sim C_4$ 后方的骨缺损和 C_2、C_3 椎体的信号改变，但是没有发现肿块或者肿瘤。与 Gorham-Stout 综合征（侵袭性血管瘤）中的大量骨溶解表现相似。采取了前后路联合手术重建，范围从枕骨至 T_2，并使用自体肋骨移植来填充骨缺损和稳定脊柱。E 至 G. 术后 1 年的 X 线片和 CT 检查提示固定融合牢固并且无复发表现

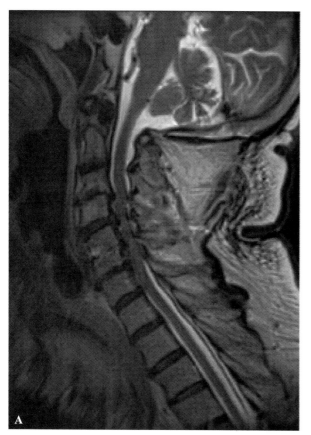
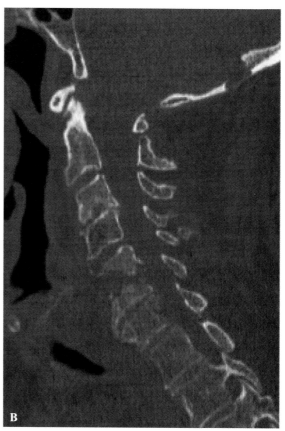

▲ 图 21–5　血糖控制不佳的糖尿病患者伴多节段水平脊髓病变，MRI（A）和 CT（B）提示颈椎间盘炎症和骨髓炎。对比 MRI 与 CT 所提供的信息可以发现，CT 可以更好地显示骨破坏的程度，这也强调了在对病变（如感染和肿瘤）进行评估时，需要同时参考两种检查的结果。A. 矢状位 T_2 加权 MRI 像显示多节段颈椎管狭窄伴脊髓变性，C_5～C_6 椎间盘炎症和骨髓炎；B. CT 矢状位重建，提示感染并继发 C_5～C_6 椎体骨质破坏

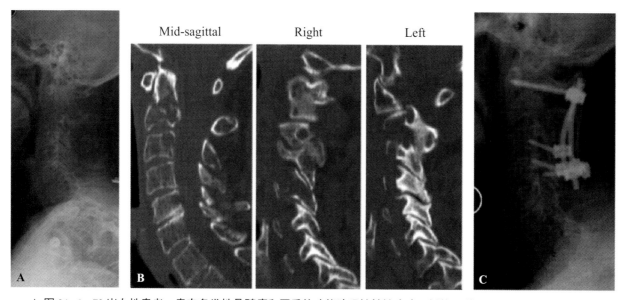

▲ 图 21–6　73 岁女性患者，患有多发性骨髓瘤和严重的功能障碍性轴性疼痛。侧位 X 线（A）显示多节段颈椎透光影。CT（B）显示存在 2 型 /3 型的病理性齿状突骨折。旁矢状面图像显示双侧 C_2 部分骨折。右侧 C_3 和 C_4 侧块的骨量严重减少，肿瘤侵袭严重，左侧的侧块出现骨质硬化。颈椎术后 2 年 X 线片（C）显示 C_1～C_4 固定融合可靠（可在连接棒背侧看见植骨结构）。在骨量重度缺少的情况下，C_4 右侧侧块置入螺钉时突破前方皮质以提高固定强度。C_3 和 C_4 左侧侧块置入双皮质螺钉以保证固定效果。C_3 右侧螺钉无法置入。患者得到治愈，颈部疼痛消失

的女性和 86% 的男性存在椎间盘退变[15]。Boden
得出了类似的结果。在 40 岁以下的人群中，14%
的人存在椎间盘退变，40 岁以上的人中，28% 的
人存在椎间盘退变[16]。因此把影像学表现与临床
症状相关联是至关重要的。

4. 诊断学研究

尽管对临床表现和影像学检查进行了评估，
但大部分颈椎轴性痛患者的致病原因仍然没有明
确，尤其是那些患有多节段颈椎疾病的人群。在
这种情况下，诊断性注射或椎间盘造影等有创检
查将用来进一步明确诊断。然而，这些方法只适
用于那些在最初的微创非手术治疗（如物理治疗
或服用消炎药）中失败的患者。

小关节（关节突关节）封闭可用于诊断和治
疗症状可疑的小关节疾病的患者。关节突关节由
相应节段颈神经背根内侧支负责支配。例如，C_4
和 C_5 背根内侧支支配 $C_4 \sim C_5$ 关节突关节（图
21-7）。操作过程中，在影像学引导下将一根 25
号 90mm 的脊椎穿刺针穿入责任节段小关节的基
底中心位置。然后注射 0.5ml 的局麻药进行内侧
支神经阻滞。影像学研究显示，这种剂量的麻醉
药不会弥散到其他潜在的致痛源部位，如神经根
或者硬膜外[17]。阳性结果为通过注射至少能够部
分缓解患者的疼痛症状。

相反，诊断性椎间盘造影的阳性结果是将
对比剂注射进疑似责任椎间盘后，激发出了患者
的轴性疼痛。通过观察影像学的表现，根据对
比剂渗漏的情况分析纤维环是否破损。进一步
的证据表明，在疑似椎间盘内给予低压力注射
（0～137.9KPa）时就可以引起疼痛，而在对照椎
间盘中以高压力（551.6KPa 以上）注射，患者仍
然不会引出疼痛。尽管应用椎间盘造影对椎间盘
源性疼痛进行诊断的可取性仍然存在很多争议，
但其一般原则主要包括以下几点[5, 18]。首先，解
剖结构正常的椎间盘在低压诱发性椎间盘造影术
中一般不会引起疼痛。第二，解剖异常或以前做

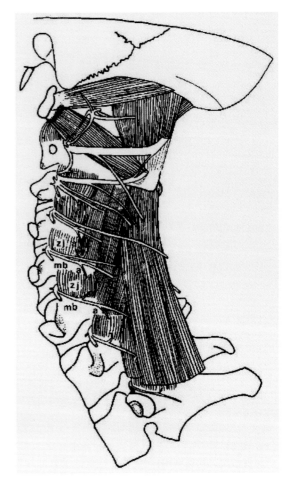

▲ 图 21-7　关节突关节神经支配
颈神经背根内侧支负责支配相应的关节突关节（经许可转载，
引自 Clark CR, ed. The Cervical Spine.4th ed. Philadelphia,
PA：Lippincott Williams & Wilkins；2005：256.）

过椎间盘手术的椎间盘造影术患者可能会因造影
引发疼痛，但并不总是如此。第三，椎间盘造影
的结果并不是绝对准确。此外，有证据显示，对
正常椎间盘进行造影会加速椎间盘的退变。综合
以上原因，就像我们不支持对无神经压迫的椎间
盘源性颈痛患者手术一样，我们也不支持对患者
常规行椎间盘造影。

六、非手术治疗干预

颈椎轴性痛患者的临床表现可分为急性症
状和持续疼痛超过 12 周两种表现。由于这两组
患者的预后不同，因此在制订治疗策略时应该分

别考虑[12]。

（一）急性和亚急性轴性颈痛的非手术治疗

大多数急性轴性颈痛患者的症状将在 6～12 周内得到显著或完全缓解[19]。对这类患者的处理应根据患者病状的严重程度进行金字塔式治疗。金字塔底部的治疗方式包括非麻醉类药物的使用和物理疗法。在金字塔顶部的治疗方式为封闭注射之类的有创治疗。

对乙酰氨基酚和（或）非甾体抗炎药都是治疗颈椎急性疼痛的一线止痛药物。对于那些存在明显肌肉紧张的患者，可以增加肌松药。对于重度或功能障碍性疼痛的患者，可以保守地进行不超过 2 周的短疗程阿片类药物治疗[11]。通常应该避免使用阿片类药物，因为它们具有潜在的耐药性和成瘾性。除此之外，如果最终需要进行手术，术前麻醉的使用可能会加重术后疼痛。

针对急性损伤，比较适合短时间的颈托固定。随着急性疼痛的减轻，患者可以逐渐过渡到物理治疗，包括热 / 冷治疗、有氧训练、肌肉增强和活动度锻炼。积极的运动和治疗已被证实对颈椎急性疼痛（包括挥鞭伤在内）有显著的治疗效果[12]。Mealy 的研究证明积极运动和手法治疗的病例组的颈部疼痛缓解程度及颈椎活动度恢复效果要优于单纯休息的治疗组。Levoska 比较了主动治疗与被动行热疗、拉伸和按摩治疗的效果，发现主动治疗组在 3 个月和 1 年的时间节点显著缓解了疼痛[12]。Pernold 也发现与不进行锻炼或者低强度锻炼的患者相比，更高强度锻炼的患者疼痛缓解效果更好[7]。

有创治疗中，药物注射和颈椎结构封闭最好保留给那些其他治疗方式失败的患者。此外，尽管关节突药物注射可以一定程度地缓解疼痛，但硬膜外和神经根阻滞更适用于神经根型颈椎病，并且它们对急性颈椎轴性痛的治疗效果有限[20, 21]。

（二）慢性轴性颈痛的非手术治疗

针对不伴有脊髓症状和神经根性症状的慢性颈椎轴性痛患者的治疗是非常困难的。由于患者的症状已经持续超过了 12 周，所以患者在接受治疗后仍有很大可能出现症状持续存在及功能障碍[12]。因此我们需要一个多元化的治疗策略，包括疼痛管理、行为和认知治疗及物理治疗。

一般来说，药物治疗对使人衰弱的慢性轴性颈痛的结果不佳[22]，非甾体类抗炎药对慢性疼痛的治疗也没发现任何效果。慢性轴性颈痛可以引起中枢神经系统对有害刺激的感觉和应答发生强化和改变[6]。非甾体抗炎药物的局部抗炎作用明显，但是对中枢神经系统强化的疼痛感应的药效有限。因此，需要辅助使用一些阿片类药物、抗抑郁药物和神经抑制药等。认知和行为疗法的目的是让患者正确看待疼痛在日常生活中的影响和主导，使患者更好地应对和掌握症状。物理治疗、有氧训练和强化训练在功能恢复和疼痛缓解方面起到一定作用，但这种缓解通常不是永久性的。Chiu 随访了接受支持疗法及教育和接受主动物理治疗的慢性疼痛患者。发现运动组在 6 周时疼痛和功能障碍明显减轻。然而，这些改善在 6 个月时并无明显差异[2]。一项 Cochrane 评估研究得出的结论是，进行主动物理治疗的患者在较长时间内疼痛能得到更大程度的缓解，而且很少影响工作。但所有患者都存在明显的疼痛残留和功能障碍[23]。

（三）慢性轴性颈痛的注射治疗和射频消融治疗

对于有局灶性疼痛和小关节疾病的慢性疼痛患者，小关节突注射既可用于诊断，也可用于治疗。如果反复使用关节突注射去改善症状，随着时间的推移，效果会越来越不明显。这时，射频消融可能是一种好的选择。通过射频对有孔探针周围的组织进行加热以实现神经的消融。Lord 进行了一项利用射频消融治疗挥鞭伤后小关节疼痛的随机对照试验。接受射频消融治疗的患者疼痛缓解平均持续 263 天（症状缓解 50% 以上）。对照组的患者疼痛缓解平均 8 天 [17]。McDonald 用同样的方法治疗了一组相似的患者，疼痛症状平均缓解了 219 天，其中 71% 的患者症状完全缓解 [24]。但是，总体来说，所有患者疼痛缓解时间平均不到 1 年，许多患者需要反复手术。射频消融术无法达到疼痛长期缓解的效果，甚至需要反复治疗的情况并不少见。

（四）医源性颈痛伴畸形的非手术治疗

颈痛伴畸形的患者并不常见。通常，后凸畸形由先前的颈椎手术引起。我们并不知道椎板切除减压术后的后凸畸形真实发生率，但是有研究报道称是 11%～47% [25, 26]。在经过多节段颈椎后路减压手术的患者中有 20% 出现了进行性的后凸畸形 [4]。这些患者最初可能会接受物理治疗以加强颈部伸展力量，但对这种治疗的确切疗效还缺乏研究。当颈椎出现明显的进展性后凸、影像学上显示颈椎不稳、顽固性疼痛或存在神经根性症状 / 脊髓性症状时，应考虑手术治疗。

七、颈椎轴性痛的手术指征

当患者没有神经根性症状、脊髓性症状或者危险信号时，我们需要在患者经过充分保守治疗无效后或者为了实现患者的期望时，考虑手术治疗。当疼痛为压倒性的，无法缓解的且与活动或姿势（排除感染或肿瘤）无关时，提示着预后不良。从逻辑上讲，如果致痛因素是机械性的（如椎间盘退变、小关节疾病），那么症状应该也是机械性的。所以，如果能通过脊柱融合术等机械性操作来解决疼痛，患者应表现为明显的静止性缓解。患者存在单纯或原发性轴性疼痛且休息后

无缓解，或无法明确致痛因素时，一般不适合手术治疗。这并不是说颈椎轴性痛永远不能通过手术得到改善。当轴性痛伴有神经压迫症状时，可以通过手术进行改善，特别是当疼痛是单侧局灶的并且严重程度要低于神经症状时。在这些患者中，颈痛实际上可能是神经压迫的表现。然而，如果具有神经根性症状或脊髓性症状的患者所伴随的轴性疼痛分布更居中且范围弥散性，或疼痛比神经症状更严重，这些患者在术前应当被告知手术的主要目的是神经减压，轴性疼痛可以在一定程度上得到缓解，但不能完全保证。选择合适的伴有椎体不稳和畸形的颈椎轴性痛患者进行手术，有助于手术的构思和开展。如前所述，我们不建议对无神经压迫、没有不稳或畸形的单纯椎间盘源性疼痛患者进行手术。

（一）颈椎滑脱

退行性脊柱滑脱是一种众所周知的腰椎疾病，但最近的研究已经认识到它对颈椎的影响。Kopacz 和 Connolly 报道称在一项非脊柱相关适应证研究中，接受钡餐检查的 174 例患者中有 9 例（5.4%）出现 > 2mm 的颈椎前滑脱 [27]。在对有症状患者的观察中，20% 的患者存在至少 2mm 的颈椎滑脱，并且多发生在 $C_4 \sim C_5$ 和 $C_5 \sim C_6$。2mm 以上的脊柱滑脱一般导致颈椎平向运动的增加和相应节段椎管直径的减少 [28]。

对于保守治疗无效的患者，融合手术是合理的选择。Dean 等观察了 58 例颈椎前路减压融合术后的颈椎滑脱患者。发现有 38 例患者的次要主诉是颈椎轴性痛或枕区疼痛。术后随访发现，44.7% 的患者疼痛完全缓解，19 例（50%）的患者症状部分缓解，且残留一些持续症状。2 例（5.2%）患者无明显改善，仍然持续性颈痛。没有患者出现较术前症状加重的情况 [29]。值得注意的是，这个研究序列的每个患者都有神经症状。关于无神经症状的颈椎滑脱患者手术效果的研究很少。

（二）假关节形成

有过颈椎融合手术史的患者，应排除是否存在假关节形成的情况。大部分的颈椎融合术是通过颈椎前路椎间盘切除和椎体融合来完成的。单节段的融合术，特别是用钛板加强的术后融合率在 90% 以上。然而在双节段融合术中，融合率下降到 94%，在三节段融合术中，融合率下降到 82%。假关节最常发生于手术节段的尾端，大部分患者可能无症状[30]。

假关节形成后的颈椎翻修手术可能通过颈椎前路或者后路进行手术。颈椎前路翻修手术出血量少，住院时间短。但是，前路翻修手术会面临着因为持续的骨不愈合而行二次手术的风险（44%）。相反，后路翻修手术的二次手术发生率仅为 2%[31, 32]。最终的骨性愈合可以使患者症状得到确实的减轻[30]。当考虑对颈椎前路椎间盘切除减压融合术后患者进行前路翻修手术时，我们需要对 CT 扫描进行仔细查看，以评估椎体的骨量是否足够用于再次植骨和螺钉内固定。

（三）椎间盘源性的颈椎轴性痛

Palit 回顾了 38 例因颈椎轴性痛行颈椎前路椎间盘切除减压融合术的患者，术前均行 MRI、CT、椎间盘造影和心理评估。所有对象均为进行充分合适的保守治疗后失败的患者。那些椎间盘造影结果阳性且精神性手术风险评分合适的患者接受了颈椎前路手术。术后患者的 VAS 评分从 8.3 下降到了 4.1。患者的功能障碍程度有所减少并且患者术后的满意度高达 79%[33]。Garvey 对 87 例类似的患者进行了研究。术后患者的 VAS 疼痛评分由 8.4 下降至 3.8。ODI 评分由 58.8 改善至 30.7。82% 的患者临床效果自评为好至极好[34]。基于这些研究，融合手术治疗颈椎间盘源性颈痛可能会对非常有限的、高选择性的一类患者群体有效。

（四）小关节源性颈椎轴性痛

顽固性 $C_1 \sim C_2$ 骨关节炎是公认的手术指征（图 21-8）。Ghanayem 对因保守治疗后仍存在顽固性骨关节炎而接受寰枢椎融合手术的 15 例患者进行了回顾性研究。在平均 7 年的随访中，1 例患者因其他原因死亡，1 例患者认为疼痛缓解一般，其他 13 例患者认为疼痛缓解极好[35]。关于融合手术治疗枢椎下关节疼痛临床效果的文献很少，据说，融合手术的确可以改善经过严格筛选的枢椎下关节疼痛患者的症状，其疗效与治疗寰枢椎关节疼痛相似。

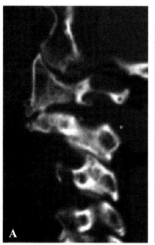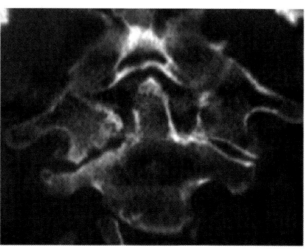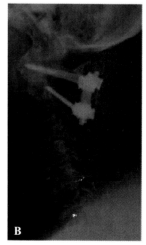

▲ 图 21-8　67 岁女性患者，严重的单侧颈痛。**A.** 矢状位和冠状位 **CT** 重建影像中显示，右侧 $C_1 \sim C_2$ 关节重度关节病变。C_1 的侧块显著受累。**B.** 使用自体髂骨植骨，$C_1 \sim C_2$ 后路融合术后 6 周。患者表示术前的颈痛症状完全缓解

（五）颈椎后凸

颈椎后凸可能由脊柱后凸或者医源性后凸自然发展形成，医源性因素通常包括单纯的椎板切除术或者椎板成形术。对于颈椎后凸畸形的手术治疗策略部分取决于畸形的柔韧度和畸形的程度。针对柔韧度好的颈椎畸形患者，无论是前路还是后路的单纯固定都能很好地解决问题。Zdeblick 和 Bohlman 对一组后凸伴脊髓症状的患者全部进行了前路手术治疗，结果所有患者的轴颈疼痛明显减轻[36]。然而，对那些显著后凸畸形、成角畸形、骨质较差，以及尤其是椎板切除术后的后凸畸形患者，前后路联合的内固定融合术能提供更好的预期获益（图 21-9）。对于颈椎椎板切除术后后凸畸形的患者，单纯前路多节段椎体次全切除术会导致十分不稳定的情况，

存在较高的失败率。由于先前的椎板切除术，前路的椎体次全切除会引起颈椎明显不稳。因此，在不做后方加强固定的情况下，内置物移位很常见[37]。

（六）颈源性头痛

目前，有关颈源性头痛的病因和有效治疗方式的争论仍在继续。因此，人们采用经皮微创和开放性手术两种方式治疗各种颈源性头痛。同时，诊断性和治疗性神经根阻滞和神经松解术也被提倡应用于颈源性头痛。Lozano 报道通过 C_2 神经节切除术来治疗枕区顽固性疼痛的患者。只有 49% 的患者术后疼痛缓解超过 90%。对于那些创伤导致的枕后疼痛患者疗效要好些，约 78% 的患者具有良好的手术效果。这项研究证明了这种诊断和治疗的效果并不理想[10]。

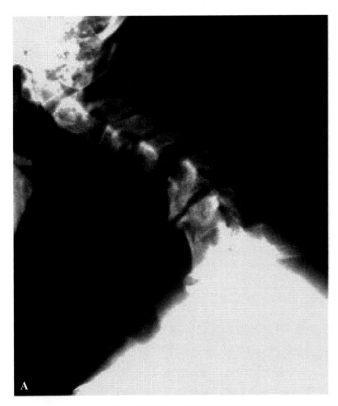
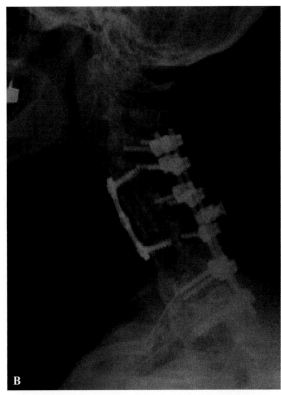

▲ 图 21-9　54 岁女性患者，颈痛并且需要双手支撑头部保持直立状态。很久以前曾接受颈椎间盘摘除与多节段椎板减压和神经根孔减压术，未行固定融合。A. 术前颈椎侧位 X 线片提示 C_6～C_7 后凸节段自发融合，椎板切除术后后凸畸形，并且存在 C_4～C_5 医源性不稳；B. 颈椎前后路联合重建术后 1 年，颈椎力线得到改善

八、总结

在大多数颈椎轴性痛患者中，症状多为良性的且具有自限性，通常在 6～8 周缓解。对于小部分进展为持续性慢性椎间盘源性颈椎轴性痛的患者，很少有好的治疗方法。当明确患者致痛因素，且该因素有明确手术方式可去除时，才应考虑手术治疗。假关节形成、寰枢关节病变及颈椎不稳和后凸畸形，都是合理的、被广泛接受的手术指征。那些有明显的神经压迫但只有单纯轴性痛症状的患者，术前需告知手术的主要目的是神经减压和脊柱稳定性重塑，术后轴性痛症状并不一定能缓解。

第22章

神经根型颈椎病的非手术治疗
Nonoperative Management of Cervical Radiculopathy

Guang-Ting Cong　Philip Saville　Sheeraz Qureshi　Steven J. McAnany　著
鲁世保　丁浚哲　译

一、概述

　　神经根型颈椎病是一种以神经根损伤引起的感觉、运动和反射异常为特征的临床综合征。尽管多数神经根型颈椎病是由于压迫性病因导致，但该病的病因是多种多样的，并且其他一些疾病也具有与神经根型颈椎病类似的临床表现。在进行治疗决策时，应考虑机械性病因和患者自身因素的复杂影响。尽管非手术治疗是神经根型颈椎病早期治疗的主要方式，但必须掌握手术适应证，并了解可能需要紧急干预的症状和体征。

二、解剖

　　神经根型颈椎病涉及的神经根通常包括 $C_4 \sim T_1$，即主要构成臂丛神经的神经根。大约 60% 的神经根病变涉及 C_7 神经根，25% 的神经根病变涉及 C_6 [1]。$C_1 \sim C_3$ 神经根损伤通常不会导致典型的神经根型颈椎病，而是表现为枕神经痛临床综合征，其特征表现为上颈部疼痛，头痛和眼球后疼痛，伴或不伴上颈椎部受神经支配的肌力下降 [2]。Cruveilhier 丛的神经互连导致了 $C_1 \sim C_3$ 神经根的体表定位有一定程度的变化 [3]。另外，C_1 和 C_2 神经根没有通过典型的椎间孔，即常见的神经根型颈椎病变的病理部位。此外，

由于膈神经的起源，$C_3 \sim C_5$ 损伤可能会导致膈肌无力。颈神经根几乎水平地由脊髓发出，而腰神经根因其倾斜走行而分为出行神经根和下行神经根，因此颈椎间盘病变倾向于影响出行根，这一点与腰椎不同。同样需要注意的是，颈神经根的编号方式是各神经根都在其相应编号的椎弓根上方发出，而不是胸椎和腰椎中在相应编号的椎弓根下方发出。

　　在年轻的健康成年人中，颈神经根大约占据椎间孔面积的 1/3 [4]。通常，各种原因导致的神经孔受压会引起神经根型颈椎病的症状。颈椎退变和椎间盘突出是大多数神经根型颈椎病的病因 [1]。急性椎间盘突出可在神经根发出位置或椎间孔内挤压神经根（图 22-1）。慢性椎间盘突出症可出现钙化并进一步侵犯神经根。颈椎病的特征表现为椎间盘退变，椎间隙高度降低，以及椎骨和钩椎骨赘形成，同样能够导致椎间孔内的骨性压迫（图 22-2）。

三、临床评估

　　神经根型颈椎病是一类临床诊断。获取详细的病史、起病、症状进展、严重程度和功能障碍水平，对于为每位患者选择适当的治疗策略很重要。例如，在椎间盘突出症中，患者可能会有

明确诱因的神经根痛急性发作，随后逐渐缓慢好转的病史。神经根型颈椎病患者通常会出现单侧为主的疼痛和（或）神经系统症状。尽管神经根型颈椎病的症状通常遵循体表定位分布，但缺少根性体表分布的症状并不能排除该病。Heckman等[5]在大量患者中发现99%的患者出现上肢疼痛，85%出现感觉改变，80%出现颈部疼痛，71%出

现反射异常，68%出现运动障碍。然而，不典型的症状也很常见：52%的患者出现肩胛疼痛，18%出现前胸疼痛，10%出现头痛。另一项研究在回顾846例接受手术治疗的连续病例时发现，只有55%的患者出现单纯的根性症状[6]。另外，症状可能仅限于下颈椎神经根导致的颈肩部、肩部或肩胛间区疼痛，以及通常由上颈椎神经根病变导致的枕神经痛。常见症状表现如表22-1所示。

对患者的体格检查应包括对脊柱和四肢的详细检查。初次见面时，应观察患者的步态是否有无力、失平衡、轮替运动障碍的迹象，同时，姿势会提供根性颈部疼痛的病因和可能的中枢神经系统疾病的线索。脊柱视诊可发现脊柱畸形、既往手术的愈合切口，四肢视诊可发现肌肉萎缩、运动障碍、皮肤异常和既往外伤的痕迹。应进行详细的神经血管检查以排除与神经根型颈椎病相似的病变，包括肩部病变、血管病变和周围神经病变（表22-2）。如果疼痛或感觉异常很严重，应尝试检查疼痛部位是否存在解剖结

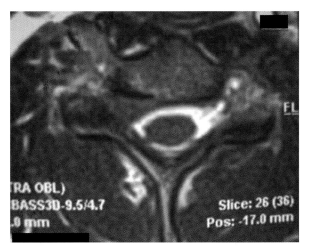

▲ 图 22-1 轴位 T₂ MRI 扫描显示后外侧软性椎间盘突出压迫出行根

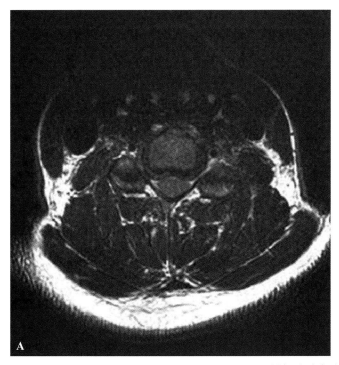

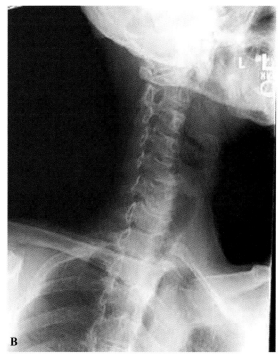

▲ 图 22-2 椎间孔狭窄致神经根型颈椎病

A. 轴位 T₂ MRI 扫描显示椎间孔狭窄导致神经根型颈椎病；B. 颈椎斜位 X 线片显示 C₅～C₆ 椎间孔狭窄

表 22-1　神经根型颈椎病的常见表现

神经根	疼痛 / 感觉障碍	运动障碍	反　射
C_2	枕神经痛、颞部疼痛		
C_3	枕神经痛，眼球后疼痛或耳后疼痛		
C_4	颈肩部疼痛		
C_5	肩部 / 上肢外侧疼痛	三角肌	肱二头肌
C_6	前臂桡侧、拇指 + 示指疼痛	肱二头肌、腕伸肌	肱桡肌
C_7	中指疼痛	肱三头肌、腕屈肌	肱三头肌
C_8	环指、小指疼痛	指屈肌	
T_1	前臂尺侧疼痛	骨间肌	

表 22-2　神经根型颈椎病的鉴别诊断

分　类	举　例
压迫性神经病变	肩胛上神经卡压 四边孔综合征 肘管综合征 腕管综合征 神经鞘瘤
中枢神经病变	脊髓病 多发性硬化 脊髓空洞症 Arnold—Chiari 畸形
骨骼肌肉疾病	肩袖病变 肩关节病变 肱骨上髁炎
臂丛神经紊乱	神经损伤 Parsonage—Turner 综合征
感染	带状疱疹
血管病变	胸廓出口综合征
内脏病变	心绞痛 胆囊炎

构异常，以免干扰神经系统检查。应尝试进行神经根型颈椎病的特殊检查。后伸颈部，头部转向患侧（Spurling 征，图 22-3）会压迫同侧颈椎后部并诱发症状，据报道，该检查对于起源于神经孔水平的神经根病具有高达 0.89～1.0 的特异性。Spurling 试验的敏感性变化较大，据报道为

0.38～0.97[7]。相反的前屈颈部的动作应能够缓解消除症状。前屈颈部出现疼痛提示压迫椎管前壁引起的中央病变。

四、影像学评估

放射影像对于神经根型颈椎病的初步评估至关重要。它们是评估椎间隙高度、脊柱序列和大体骨性解剖结构的第一步。由于过伸过屈位片能够鉴别脊柱不稳，影像学检查中应常规拍摄。尽管斜位片能够获得椎间孔的正面投影，有时能够识别椎间孔狭窄，但其对于神经根型颈椎病较低的特异性限制了目前的应用[1]。

磁共振成像（MRI）对软组织病变具有很高的敏感性。MRI 的分辨率、特殊序列和影像采集速度的提高使其成为识别非骨性脊柱结构病变的主要无创影像学检查方式。脊柱的 T_1 序列 MRI 平扫可以在椎间孔脂肪的白色信号背景中轻松识别出神经根的解剖结构。非抑脂像 T_2 序列进一步提供了明亮的脑脊液影像，并具有更高的图像对比度。含有少量低流动性水的组织，如皮质骨，韧带和椎间盘的纤维环，在 MRI 中显得较暗。因此由椎间盘突出或颈椎退变引起的神经根受压容易辨认，并且有助于明确诊断。MRI 还可以帮助识别髓内病变。在寻找颈椎椎间孔压迫时，作者倾向于选择斜位的矢状面影像。

需要注意的是，轴位影像可能会过度诊断病变。在 Boden 的经典研究中，高达 1/5 的无症状者出现 MRI 表现异常。神经根型颈椎病是一种临床诊断，而 MRI 是一项有价值的影像学验证工具，并有助于确定治疗方法。

五、其他评估

计算机断层扫描（CT）能够获得颈椎结构的精确影像，但对神经组织的分辨率较差。因此，

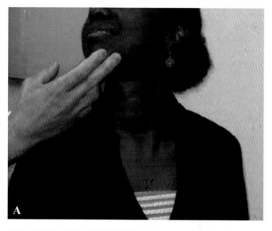

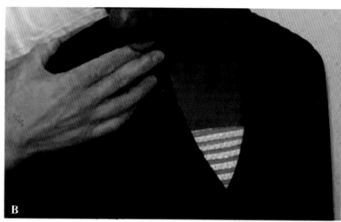

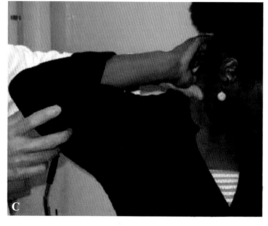

▲ 图 22-3 **Spurling 试验**
A. 后伸颈部，头部转向患侧导致症状出现提示椎间孔内神经根受压；B. 对于中央型椎间盘突出，后伸和旋转颈部可能导致疼痛加重；C. 上肢外展和颈部转向健侧可降低神经根张力，减轻疼痛

它在神经根型颈椎病的诊疗中起的作用相对较小。然而，CT 平扫作为 MRI 快速而无创的补充手段，能够显示椎间孔周围的骨性病变，仍然是评估骨性解剖结构的首选影像学方法。由于三维术前设计和脊柱微创手术的普及，CT 成像也变得越来越有用。

肌电图和神经传导检查也是可行的评估方法。这些检查有助于区分周围神经病和神经根病变。然而，这些检查中常见的假阴性结果限制了其应用。颈椎间盘造影术用于评估神经根型颈椎病的适应证仍存在争议[8]。选择性颈神经根注射或关节注射（例如可疑肩袖病变的肩袖和肩峰下滑囊注射）可能具有诊断和治疗意义。

六、流行病学

第一项关于神经根型颈椎病自然病程的研究开展于 20 世纪 70 年代[1]。研究表明，年龄调整后的年平均发病率为 0.83/1000。50—54 岁的人群中发病率最高，为 2.0/1000。在近 5 年的随访中，1/4 的患者接受了手术治疗。在非手术治疗的患者中，90% 的患者是无症状的。Lees 和 Turner 报道了 51 例患者在长期随访中的神经根型颈椎病自然病程[9]。45% 的患者出现了单次发作的疼痛并得到缓解，30% 的患者出现了持续的轻微症状，而 25% 的患者的症状持续存在或加重。没有患者进展为脊髓病变。在一项时间较短的随访研究中，Saal 等[10]发现 26 例神经根型颈椎病患者中的 24 例接受非手术治疗有效；20 例的疗效为好或非常好。近期的一项研究记录了美国军方 10 年内神经根型颈椎病的相关数据，其年发病率为 1.79/1000。在 13 813 333 例高危人群中，共诊断 24 742 例神经根型颈椎病患者。年龄调整后的发病率在 20 岁以下年龄组中非常低，为 0.12/1000，而在 40 岁以上年龄组中为 6.2/1000。其中女性比男性（1.95 vs. 1.76）、白人比黑人（1.61 vs. 1.54）、高级别士兵比低级别士兵（2.84 vs. 0.53）和高级别军官比低级别军官（4.09 vs. 1.68）的发病率高。

七、治疗决策

由于神经根型颈椎病的自然病程大多为良性，初期通常采用非手术治疗。大多数患者在症状发作后的头 4～6 周内都会有所改善。但如果患者出现脊髓病变的症状和体征、明显的运动障碍、持续的麻木或进行性神经功能损害，应积极考虑进行早期手术干预。图 22-4 给出了用于评估和治疗患者的建议路径。神经根型颈椎病的非手术治疗包括药物治疗、佩戴矫形器、牵引、物理治疗、手法治疗和注射治疗；但文献中尚无被证明有效的非手术治疗方案，尚不清楚积极的非手术治疗对于改变自然病程是否有作用。

八、非手术治疗

（一）药物治疗

椎间盘突出会引发局部炎症反应，可采用非甾体类抗炎药（NSAID）治疗。然而目前文献中

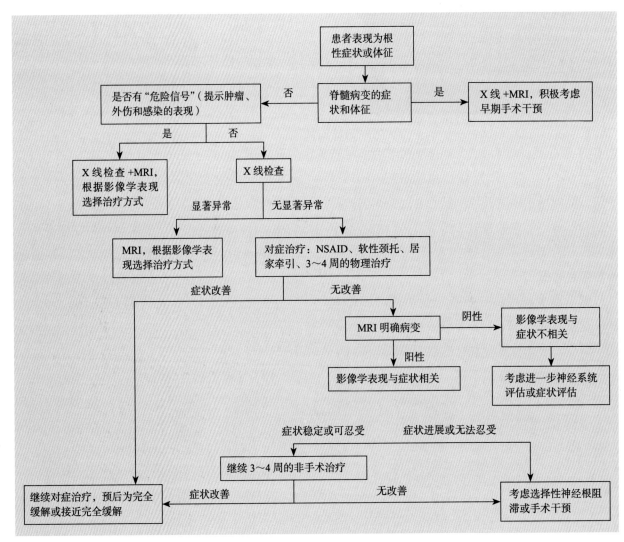

▲ 图 22-4　表现为神经根型颈椎病症状的患者的评估和治疗路径

缺乏支持使用非甾体抗炎药的证据，尚无随机对照试验表明 NSAID 在改善颈椎根性疼痛方面优于安慰剂[12]。腰椎相关文献中的 2 级证据表明 NSAID 可改善神经根放射痛，由于类似的病理生理机制，可能适用于神经根型颈椎病[13]。鉴于 NSAID 的低风险性，它经常被用于神经根型颈椎病的非手术治疗。需要注意的是，NSAID 的用量常常需要增加，以达到有效药理剂量，并且近期的数据表明，尤其对于心血管风险高、并发症多及有消化道溃疡病史的患者，需要预防胃肠道并发症的风险[14]。此外，肾病患者禁用 NSAID，NSAID 能够减少保障肾血流量的前列腺素的生成，从而导致肾小管坏死和急性肾损伤。长期使用 NSAID 也可能导致慢性肾脏疾病，即镇痛性肾病[15]，因此长期使用 NSAID 必须由专业医疗人员进行监测。

皮质类固醇具有与 NSAID 类似的抗炎作用，且肾毒性风险较小。通常，口服皮质类固醇单次处方为 5～7 天内逐渐减量。一项随机双盲对照试验中使用口服泼尼松龙 50mg/d，连续 5 天，之后 5 天内逐渐减量，比较泼尼松龙与安慰剂治疗神经根型颈椎病的疗效[16]。共 59 例患者的样本中，颈部功能障碍指数（12.9 vs. 35.7）及疼痛语言评分（1.6 vs. 4.4）出现显著下降。由于耐受性的影响，长期应用类固醇可能无法持续缓解疼痛，而麻醉性镇痛也仅适用于急性症状。长期使用皮质类固醇和麻醉药物需要患者密切配合内科或疼痛医生，以监测药物的使用情况并根据需要调整剂量。

包括加巴喷丁和普瑞巴林在内的抗精神病类药物，以及较不常见且通常在屈光类患者中使用的三环类抗抑郁药，可能能够在一定程度上减轻放射痛。这些药物被认为可以治疗神经根病的神经病变而起作用，并且通常与一线治疗方案结合使用[17]。患者对加巴喷丁的反应存在差异，应从每天 2 或 3 次顿服，100mg 的起始剂量开始调整

用量，并最多增加到 2700mg/d，分 3 次服用。普瑞巴林的剂量为每晚 75mg 至每天 2 次 150mg，并且镇静作用可能较加巴喷丁弱。普瑞巴林治疗根治性疼痛的回顾性观察研究表明，与未使用普瑞巴林的患者相比，使用普瑞巴林的患者疼痛严重程度明显降低，平均疼痛水平降低了约 50%[18]。同时，使用普瑞巴林的患者出现了并发症的改善，包括睡眠不足、抑郁和焦虑，并没有日间嗜睡的不良影响。生活质量评分和质量调整生命年也得到了提高。然而，这类药物具有神经系统不良反应风险，应谨慎管理用药。

（二）物理治疗

物理治疗对于神经根型颈椎病的有效性尚不明确。从概念上而言，颈椎节段的运动、伸展、强化和活动度锻炼可以减轻作用于脊柱的直接机械负荷，从而降低神经根所受的压力。然而，对物理治疗有效性的评价受制于不同文献中治疗方法的多样性。一项随机对照试验比较了 81 例神经根型颈椎病患者中手术组、物理治疗组和颈托治疗组的疗效。在 4 个月随访时，与颈托治疗组相比，物理治疗组出现了疼痛的较早改善，但 1 年随访时，各组的疼痛和肌力情况没有显著差别。在研究期间，三组患者的临床症状均出现显著改善。从牵引运动到按摩，从手法治疗到冷冻治疗，物理治疗应用的方式千差万别，许多手术治疗的患者也应用了物理治疗[19]。另一项短期随访的随机对照试验纳入了 205 例病程小于 1 个月的神经根型颈椎病患者，结果显示在第 6 周，物理治疗患者与佩戴颈托并休息的患者相比，上肢和颈部疼痛缓解基本相当。但是，与无干预组相比，物理治疗和颈托组患者均显示出颈部和上肢疼痛的逐步显著改善，在无干预组中，6 周后患者的颈部疼痛没有改善，上肢疼痛改善程度较小（19mm/100mm 视觉模拟疼痛评分）。该研究中，物理治疗被作为侧重于颈部肌力和活动度的"放

任"疗法[20]。一项 5~8 年长期随访的随机对照试验对 59 例接受手术合并物理治疗与单纯物理治疗的患者进行了比较。手术组患者接受了颈椎前路椎间盘切除融合术，出现了下颈部功能障碍和颈部疼痛，而物理治疗组获得了同等的上肢疼痛缓解和 EuroQol-5D 总体健康结果[21]。

各种物理治疗和锻炼方法疗效没有显著差别。随机试验结果偏向于颈部局部的屈伸运动锻炼[22, 23]，颈部深层和浅表肌肉锻炼[20, 23]，以及一般的体育锻炼[22]。一项随机双盲对照试验表明，颈椎牵引与颈部锻炼相结合与单独锻炼相比，在 6 个月随访时，上肢疼痛、颈部疼痛及颈椎功能障碍都得到更好的改善，但 12 个月随访时两者并无显著区别[23]。

（三）颈椎制动

颈椎制动作为临时措施能够改善严重的颈部肌肉痉挛和姿势性疼痛，但由于存在导致颈部肌肉退变的风险，通常不建议长期颈椎制动[24]。在偏屈曲的位置固定颈托能够通过减轻颈椎后柱的负荷来获得症状的暂时缓解。对于急性神经根型颈椎病的患者，可以进行 1~2 周的短期颈椎制动[25]。然而在大多数情况下，稳定的颈椎可以进行能够耐受的运动。

（四）颈椎牵引

从概念上而言，对狭窄的椎间孔应用牵引可以减轻神经根压迫，并且已有一些研究报道了颈椎牵引在治疗神经根型颈椎病中的积极作用[26, 27]。然而其他研究驳斥了颈椎牵引的作用[28]。颈椎牵引的不便可能制约了其在实践中的应用和疗效。如果决定进行颈椎牵引，则可安全施加约 10kg 或 25 磅（1 磅 ≈ 0.45kg）的牵引重量[27]。此外，在颈椎严重失稳、严重后凸畸形、颈椎结构异常（如 Klippel-Feil 综合征）和脊髓病变的情况下牵引颈椎应格外小心。

（五）颈椎手法治疗

2015 年的一篇对颈部和上胸部的手法治疗和活动治疗颈部疼痛的 Cochrane 评价显示，在 51 项试验的 2920 例研究对象中，目前关于手法治疗与对照组疗效比较的证据总体级别较低且数量较少；这些研究显示手法治疗具有较好的短期疗效，但在短期随访中效果渐渐减退[29]。另外，目前的文献无法证明手法治疗神经根型颈椎病的效果优于颈椎制动。与物理治疗一样，颈椎手法治疗的方式多种多样，且没有哪项治疗方式的疗效具有明显优势。从理论上而言，手法治疗至少可以缓解神经根型颈椎病可能引起的颈椎肌肉疼痛，并减轻可能加重神经根压迫的压力。

尽管临床效果并不显著，但颈椎手法治疗通常是安全的。尽管有颈椎整脊手法治疗造成严重损伤的报道，但真正的伤害发生率是非常低的[30]。一项针对 2.6 万例患者的 5 万多次手法治疗的研究中没有出现严重损伤[31]。但有个位数百分比的患者出现了临时的轻微不良反应（疼痛加重、头晕、根性疼痛加重）。有趣的是，尽管数千例患者接受了整脊手法治疗，但这种治疗很少造成严重神经功能损伤。因此不应该过分担心手法治疗的安全性。

（六）类固醇注射

颈椎类固醇注射通常用作根性症状非手术治疗的扩展方法（图 22-5）。类固醇可以注射至硬膜外或神经周围（即选择性神经根注射）。硬膜外注射通常使用类固醇制剂，而选择性神经根注射则合并使用麻醉类药物和类固醇制剂。目前已出现多种类固醇注射技术（椎板间注射、经椎间孔注射），以及多种影像学引导技术（断层扫描、X 线透视引导）。对于硬膜外前间隙的注射和引导方法的研究并没有显示出具有明显优势的注射方式[32-35]。

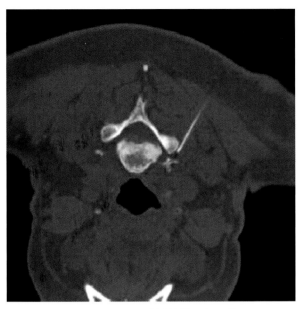

▲ 图 22-5　C_6 选择性神经根阻滞

研究证据支持应用颈椎类固醇注射，但目前大型对照研究很少。一项长期随访的随机双盲前瞻性研究探讨了颈神经根阻滞的应用。根性症状持续 6 周以上的待手术患者，随机接受有或无合用倍他米松的布比卡因选择性神经根阻滞。纳入研究的 45 例患者中，6 例（13%）在 26~45 个月内无须手术治疗[36]。一项大型随机双盲对照试验纳入了 120 例患者，随机接受有或无合用倍他米松的 0.5% 利多卡因选择性神经根阻滞，随访时间 12 个月。在 3 个月、6 个月和 12 个月随访时，两组患者在疼痛改善、功能评分和阿片类药物使用方面均无显著差异[37]。类固醇的不良药物代谢动力学特性可能导致长期随访的临床效果不明显。一项针对 CT 引导下的地塞米松联合利多卡因和布比卡因的研究显示，神经根阻滞后 1 个月出现根性症状的显著复发[38]。硬膜外注射类固醇主要缓解根性疼痛，而非感觉异常，因此其对于主要表现为感觉异常的患者疗效不佳[39]。

类固醇理论上能够抑制局部炎症反应和炎症介质，阻滞交感神经和改善神经周围粘连。此外，选择性神经根注射能够诊断性定位病变节段。神经根阻滞的缺陷之一是继发的神经功能损

害，包括皮质盲、四肢瘫痪和脊髓或脑干梗死导致的死亡[40]。在颈椎神经根阻滞时，误将粒状类固醇注射入椎动脉，被认为是导致部分严重并发症的原因，而应用非粒状类固醇则可以避免。一项猪模型研究表明，注射 Depo-Medrol（粒状类固醇）的动物均出现了神经功能损伤，而注射可溶性类固醇的对照组均未受到影响[41]。然而在有经验的操作者中，这些并发症的发生率很低。一项纳入 1036 例连续颈神经根阻滞病例的研究中，并未出现严重并发症[42]。此外，与可溶性皮质类固醇相比，粒状皮质类固醇并没有额外的益处[43]，在确定治疗方案时应考虑到这一点。外科医生和患者必须权衡潜在风险与收益，以决定是否采用神经根阻滞。即使对于大多数非手术治疗 6 周无效的患者，接受类固醇注射后最终仍需要手术，注射治疗也是一种值得考虑的方式。因此我们建议患者在接受手术前采用神经根阻滞来缓解根性疼痛。同时，神经根类固醇注射具有重要的诊断意义。对于诊断困难的患者，显著的症状改善（50%）能够帮助确定诊断和指导进一步的治疗。

九、结论

出现放射性颈部疼痛的患者应仔细评估，以区分神经根型颈椎病与其他导致疼痛和神经系统症状的病变。标准的影像学检查，结合询问病史和体格检查，能够成功确定这些患者的责任病因。神经根型颈椎病的自然病程通常是良性的，并且对于这种通常具有自限性的疾病，有多种非手术治疗方式。然而，目前尚无证据支持神经根型颈椎病的最佳治疗路径，且非手术治疗并不能改变神经根型颈椎病自然病程的最终结局。出现脊髓病变、持续性疼痛或进行性神经功能损害的患者应考虑手术治疗。

神经根型颈椎病
Cervical Spondylosis and Radiculopathy

Andelle L. Teng　Corey J. Wallach　Jeffrey C. Wang　著
史建刚　孔庆捷　译

一、概述

颈椎病是伴有颈椎、椎间盘、关节突关节、韧带等相关结构组织退变的颈椎退行性疾病。这些退行性改变随着年龄增长而不断进展，将导致椎体和关节突关节骨质增生、椎间盘退变和颈椎稳定性改变，继而刺激或压迫邻近神经组织而发生病理改变，引起各种临床症状和体征。尽管颈椎病的患病率随年龄增长而增加，除小部分患者出现临床症状外，患者通常无症状表现。医生需要全面了解神经根型颈椎病的解剖、自然病程、非手术治疗和手术治疗方式，才能制订合适的治疗方案。

二、解剖

颈椎由 7 个椎体和 8 对神经根组成。颈部约 50% 的屈曲和后伸运动发生在寰枕关节，约 50% 的旋转运动发生在寰枢关节[1]，其余的颈部运动发生在下颈椎（C_3～C_7）。颈椎椎间盘与胸椎和腰椎椎间盘不同之处在于其独有的钩突结构。钩突处于颈椎间盘的侧缘，呈骨性突起，构成椎体边缘凹形上终板（图 23-1）。钩突与其上位椎体所构成的关节称为钩椎关节或 Luschka 关节（图 23-2）。在钩椎关节中，上位椎体的下终板表面呈

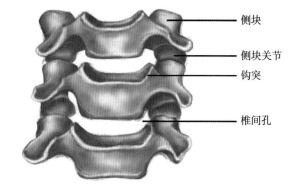

側块
側块关节
钩突
椎间孔

▲ 图 23-1　颈椎正面观显示重要解剖结构和位置

凸出状，而下位椎体的上终板对应处轻微凹陷[2]。颈椎间盘呈前厚后窄，使得颈椎呈现 20°～40° 的前凸曲度[3]。颈椎的椎弓根较短，发自椎体后方，向后内侧衍变形成椎板，向后外侧衍变形成侧块。侧块的上下面形成关节突。相邻的两个关节突组成一个被关节囊包裹的小滑膜关节，即关节突关节，其关节囊内有滑液，关节面有关节软骨。颈椎关节突关节呈扁平状，与冠状面呈约 45°，这种结构保证了颈椎具有一定的前屈、后伸和侧弯的活动范围[4]。颈椎神经孔中有相应的神经根通过，其上下界为椎弓根，后界为侧块，前界为椎间盘和钩椎关节（图 23-2）。

三、病理解剖 / 病理生理学

颈神经根周围正常结构的退行性改变将刺

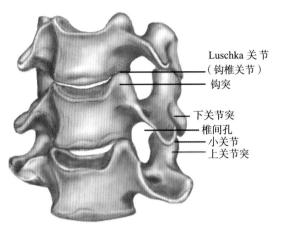

▲ 图 23-2　颈椎斜位图示重要解剖结构

Luschka 关节
（钩椎关节）
钩突
下关节突
椎间孔
小关节
上关节突

激或压迫神经根，继而出现神经根型颈椎病的临床症状、体征。这些退变最有可能发生在椎间孔周围，比如骨赘形成、椎间盘突出，将导致椎间孔狭窄，从而对从中穿过的神经根造成损伤（图 23-3）[5, 6]。随着颈椎的退变老化，椎间盘发生退变，导致其水合作用减弱和软骨细胞数量减少[7]。蛋白多糖转化为胶原和硫酸角蛋白转化为硫酸软骨素的能力也出现了退化[7]。这会导致椎间盘纤维环变薄，椎间盘突出，同时椎间盘脱水将导致椎间盘高度丢失，致使相邻椎体的间距变小，从而导致椎间孔狭窄[6]。关节突关节或钩突应力的改变可能会导致椎间失稳及异常活动，同时伴有

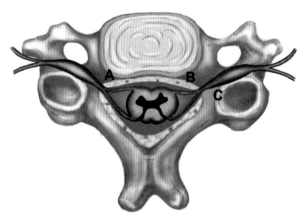

▲ 图 23-3　颈椎轴位切面显示其与脊髓和神经根的解剖关系
典型病变可能导致神经根病的区域。A. 左侧后外侧椎间盘突出的位置；B. 右侧钩椎关节骨赘的位置；C. 右侧小关节骨赘的位置

骨赘和狭窄的形成。这些改变将导致脊柱生物力学和正常颈椎曲度的改变。随着整个椎间盘高度塌陷，但黄韧带纤维并未变短，就会发生卷曲并突入椎管内，从而导致中央型颈椎管狭窄。值得注意的是，颈神经根通常是从对应椎体的上方发出，这对于定位由椎间孔狭窄造成的神经根损伤至关重要，例如 $C_5 \sim C_6$ 水平神经孔狭窄通常会导致 C_6 神经根损伤。但颈胸段例外，因为 $C_7 \sim T_1$ 水平椎间孔狭窄对应的是 C_8 神经根的损伤。

四、神经根病变

神经根型颈椎病的临床表现为上肢、肩部、项背部和颈部的放射性症状。这些症状是由颈神经根功能障碍所致，典型症状通常是单侧的，且与各神经根支配的肌肉和皮肤区域相对应[8]。不同患者对其症状的描述各异，如放射样痛、电击样痛、锐痛、皮肤烧灼样痛、钝痛或酸痛。患者可能产生麻木、感觉迟钝、痛觉异常等感觉功能障碍。如果病情较重，对应区域的运动功能会减弱，正常反射会消失。多数学者认为机械性颈椎轴性痛患者的病因通常是椎间盘源性的，而不是神经根源性的，但尚存争议。解剖学研究表明，椎间盘、后纵韧带、骨膜和椎弓根的感觉均由窦椎神经支配，这也可能与颈椎轴性痛有关[9]。如果患者有中央型颈椎管狭窄，将呈脊髓型颈椎病的表现，患者可能会表现为上运动神经元损伤 / 长束征（薄束楔束、脊髓丘脑束、皮质脊髓束）。需要注意的是，患者可能会同时出现神经根型颈椎病和脊髓型颈椎病的表现，这两种情况并不相互矛盾。神经根型颈椎病的鉴别诊断包括肩部病变，如肩袖撕裂、肩部撞击伤，以及其他原因导致的神经损伤，如周围神经卡压、臂丛神经炎、臂丛损伤、多发性硬化症、肌萎缩侧索硬化症、神经肿瘤引起的神经病变或其他非神经源性肿瘤（表 23-1）[10]。

表 23-1 神经根型颈椎病的鉴别诊断

鉴别诊断	鉴别要点
周围神经卡压综合征（如腕管综合征）	表现为受压神经支配区的感觉和运动功能减退（例如腕管综合征，累及拇指、示指、中指和环指桡侧半；尺神经卡压：累及第四指、第五指和拇指内收肌）；腕管综合征通常表现为 Tinel 征和腕背屈试验阳性；腱反射正常；腕管综合征患者有神经传导异常，而神经根型颈椎病患者神经传导正常
肩袖及肩部疾病	表现为肩部或上臂外侧的疼痛，极少数放射到肘以下，活动肩部或者肩部做抗阻运动时疼痛加重，活动颈部不加重；感觉和腱反射均正常
急性臂丛神经炎（神经痛性肌萎缩或 Parsonage–Turner 综合征）	典型的症状出现在 $C_5 \sim C_6$ 支配区，引起颈、肩和手臂的剧烈疼痛，并在随后几天到几周内出现明显的手臂无力，这种情况随着疼痛的缓解而消退[13, 14]（不像在神经根型颈椎病中，疼痛和神经症状同时发生）
胸廓出口综合征	肩部和手臂的疼痛因手臂运动而加重；常在 $C_8 \sim T_1$ 出现间歇性感觉异常（在神经根型颈椎病中很少出现此类情况）；可以通过激发试验再现症状，包括 Roo 试验（上臂外展外旋 90° 时手指的快速屈曲和伸展）；神经查体常正常；如果伴有动脉压迫（少见），则会出现桡动脉搏动减弱或消失；神经传导常正常
疱疹病毒感染	在皮肤病变区出现神经性疼痛（患处皮肤出现神经痛），几天内出现典型的水疱性皮疹
Pancoast 综合征	臂丛受压引起肩、上臂疼痛；$C_8 \sim T_1$ 支配区（手固有肌）感觉异常、肌力下降；同侧上睑下垂、瞳孔缩小\眼球内陷和同侧面部少或无汗（Horner 综合征）
交感神经综合征	手臂和手部弥漫性疼痛和灼热，伴有肿胀、感觉过敏、痛觉超敏和血管舒缩障碍（局部皮温和颜色改变）；神经查体常正常
颈部转移性躯体疼痛	源自于颈椎结构的疼痛，包括椎间盘和关节突关节，通常呈节段性分布（如 $C_5 \sim C_6$ 节段、颈后和冈上窝；$C_6 \sim C_7$ 节段、冈上窝和肩胛骨）。与神经根型颈椎病不同，肘部以下很少感觉到疼痛，神经查体也是正常的[15, 16]

引自 Carette S, Fehlings MG. Clinical practice. Cervical radiculopathy. N Engl J Med 2005；353（4）：392–399.

五、诊断

神经根型颈椎病的诊断需结合患者的病史、全身检查及神经系统检查来确定[1, 11]。由于涉及下运动神经元，临床检查可表现为受累神经根支配区的运动功能减弱。如果受累神经根支配腱反射，则可能会发现腱反射减弱或无法引出。感觉和运动功能异常表现为所支配区域的皮肤和肌肉功能障碍，且可能会交叉累及邻近的神经根支配区；通常情况下，症状和体征并不一定与医学教科书中所示的图表完全相符（表 23-2）。一项对736 例神经根型颈椎病的手术患者的研究显示，其中 99% 有手臂疼痛，85% 有感觉障碍，80% 有颈痛，71% 有反射异常，68% 有运动障碍，52% 有肩胛骨疼痛，18% 有前胸痛，10% 有头痛，6% 有前胸和臂痛，1% 有左侧胸、臂痛[12]。

表 23-2 典型的神经根型颈椎病神经根支配区

神经根	运动支配区	感觉支配区	腱反射
C_1	—		—
C_2	—	枕骨	
C_3		枕底、耳后	
C_4		颈基底部、斜方肌、三角肌	
C_5	三角肌	三角肌、上臂外侧	肱二头肌
C_6	肱二头肌、腕伸	前臂桡侧、拇指、示指	肱桡肌
C_7	肱三头肌、腕屈	中指	肱三头肌
C_8	指屈肌	环指、小指、前臂尺侧	—
T_1	手内在肌	前臂尺侧、上臂内侧	
T_2	—	上臂内侧	

—. 不适用 / 不可检测的

最为重要的是，医生应牢记每个神经根所对应的运动区域、皮肤感觉区域和腱反射（图 23-4 和图 23-5）。

　　一般检查包括观察患者的步态及患者头颈部与身体的协调性。通常情况下，头颈部能够自然活动，如果发现头颈部活动受限或强迫体位，如强迫斜颈、颈部僵硬、颈部强直、异常旋转等，就应认为头颈部存在异常。检查时应该触诊患者的颈部，检查骨性标志和颈部软组织，以发现颈椎不稳、颈痛或颈部压痛。应检查包括前屈、后伸、旋转和侧弯的被动和主动活动度，并记录数值。最后，应该进行神经查体，评估肌力、感觉功能，并检查腱反射和病理征。肌力按 0～5 的标准等级进行分级。感觉功能可分为感觉缺失、感觉异常、感觉受损、感觉正常。腱反射的分级为 0～4+ [1]。

　　上位颈椎很少发生神经根型颈椎病。C_1 神经根形成枕下神经，支配颅底枕下三角的肌肉，体格检查无法发现枕下神经的运动障碍。C_2 神经根支配头背侧和枕部的皮肤。C_3 神经根损伤将影响

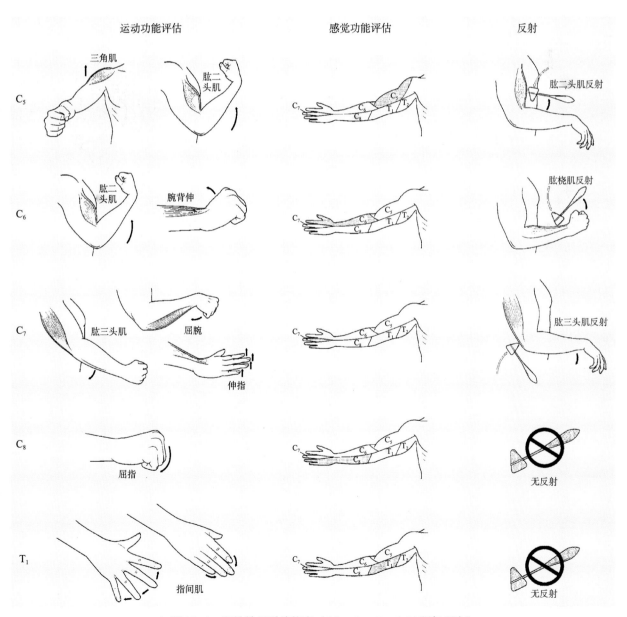

▲ 图 23-4　颈椎神经系统检查（©Stephen Busfield 版权所有）

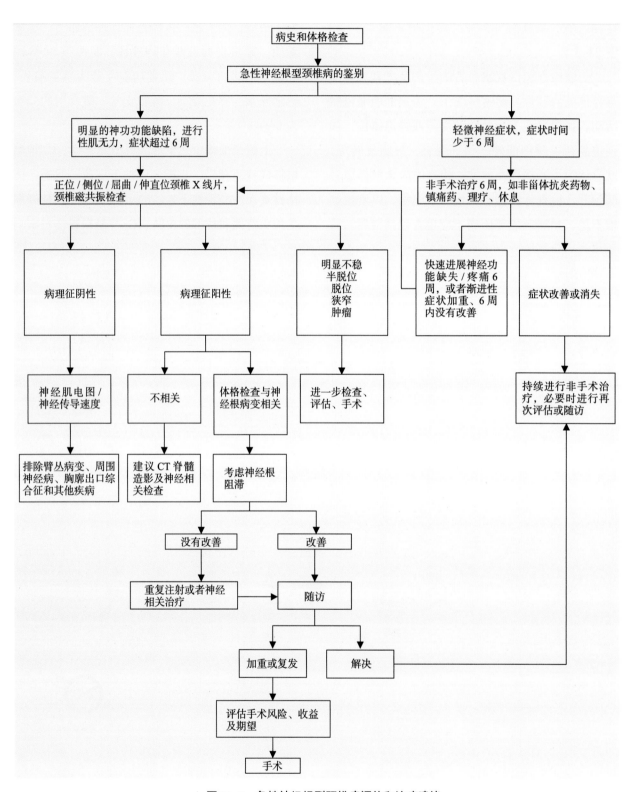

▲ 图 23-5　急性神经根型颈椎病评估和治疗建议

枕底和颈后部。头夹肌、斜方肌、肩胛提肌、胸锁乳突肌和肩带肌由 C_3 神经根支配，但通常其运动功能障碍临床上很难发现。C_4 神经根损伤将导致颈后基底部、斜方肌、肩部和肩胛区的疼痛。肩胛提肌、菱形肌和斜方肌由 C_4 神经根支配，在体格检查时很难辨认出他们的肌力减弱。大多数颈神经根病变发生在 $C_5 \sim T_1$ 神经根水平，其中 C_6 和 C_7 是神经根型颈椎病最常见的发病节段[17]。C_5 神经根受累会产生肩部和上臂外侧症状。由于三角肌仅受到 C_5 神经根的支配，因此如遇 C_5 神经根损伤将表现为肩外展无力。肱肌、肱二头肌和肱二头肌反射受到 C_5 和 C_6 神经根的双重支配，因此，屈肘无力或肱二头肌反射减弱高度提示 C_5、C_6 神经根病变。C_6 神经受累的表现起自上臂外侧，经过前臂桡侧向下，至拇指、示指和中指桡侧的皮肤。由于 C_6 神经根支配桡侧腕长伸肌和腕短伸肌，因此，C_6 神经根受累可发生屈肘和伸腕无力。虽然尺侧腕伸肌也参与伸腕运动，但它由 C_7 支配。C_6 神经根受累可影响肱桡肌反射。C_7 神经根受累，会影响从后肩、上臂、前臂到手指的感觉，偶尔可能会有示指和环指受累。C_7 神经支配肱三头肌和腕屈肌功能。腕关节的屈曲大部分由桡侧腕屈肌提供动力，另外还部分由 C_8 神经根支配的尺侧腕屈肌辅助。当 C_7 神经根受累，肱三头肌反射可能会减弱。C_8 神经根的感觉支配范围包括前臂尺侧、尺侧两指、有时还包括中指尺侧。C_8 神经根受累时，体格检查可以发现手指屈曲外展肌肌力下降。T_1 神经根的感觉支配区为前臂和上臂的内侧，并支配手指外展运动。C_8 和 T_1 神经根没有与之相关联的反射[1]。

咳嗽、打喷嚏或 Valsalva 动作会增加受累神经根的压力或张力，从而导致神经根型颈椎病的症状加重。患者习惯于做出肩外展动作，通过把患侧的手放在头上，缓解同侧神经根的张力，从而缓解症状。当患者出现根性症状时，可以进行 Davidson 肩外展试验，要求患者将患侧的手高举过头，观察是否能缓解其症状。另一种检查方法是 Spurling 试验，通过让患者的颈部后仰，并把头部偏向患侧来加重根性症状。这种手法会减少同侧神经孔的面积，导致进一步的神经根压迫。经证明，这项测试的敏感性为 30%，特异性为 93%，因而更适合作为神经根型颈椎病的确诊试验，而不是筛查试验[15]。人们所认可的激发试验还有很多，包括肩外展试验、臂丛牵拉试验、压顶试验、肩部下压试验、Valsalva 动作 / 试验；但尚没有任何一种激发试验同时具有高度的敏感性和特异性[18]。

六、辅助检查

神经根型颈椎病辅助检查的选择应依据患者的病史、体格检查和症状持续时间来决定。神经根型颈椎病可以通过及时的非手术治疗缓解，患者可能存在与当前症状无关的假阳性影像学检查结果（图 23-6）。在患者没有外伤、疑似肿瘤、感染或神经功能受损进行性加重的情况下，一些学者建议在进行辅助检查之前先行 4～8 周的保守治疗[19]。

最简单的辅助检查应选择颈椎 X 线片。最常用的是颈椎的正位、侧位和斜位片（图 23-7）。如果怀疑有颈椎不稳，就应该拍摄颈椎过屈过伸位片。X 线片可显示椎间隙变窄、椎间孔狭窄、骨赘形成、先天性椎管狭窄或融合椎、颈椎半脱位和颈椎不稳。Gore 等在观察一组无症状者颈椎 X 线片时，发现在 60—65 岁人群组中，95% 的男性和 70% 的女性有颈椎退行性改变[3]。

如果患者神经功能明显受损，或其症状呈快速进展、加重，可以使用磁共振成像（MRI）来评估脊髓和神经根与其周围结构的关系（图 23-8）。MRI 的优点是它没有电离辐射，无创，且各种软组织和结构之间的对比度很好。一项针对 34 例因颈椎病理改变接受手术的患者的回顾性研究

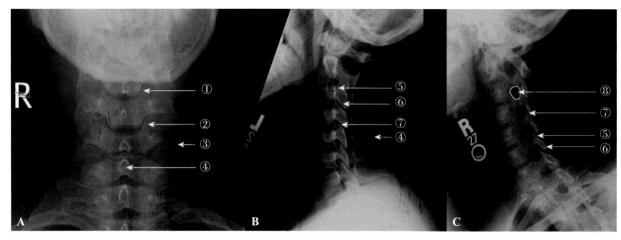

▲ 图 23-6　正常颈椎 X 线片

①钩椎关节；②钩突；③侧块；④棘突；⑤上关节突；⑥下关节突；⑦关节突关节；⑧椎间孔。A. 前后位；B. 侧位；C. 斜位

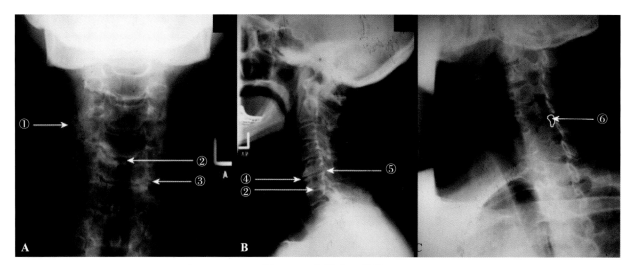

▲ 图 23-7　颈椎病 X 线片

① 侧块 / 小关节骨赘；② 椎间盘高度降低；③ 钩椎关节退变及骨赘；④ $C_5 \sim C_6$ 椎体前骨赘；⑤ $C_5 \sim C_6$ 椎体后骨赘；⑥ 椎间孔狭窄；A. 正位；B. 侧位；C. 斜位

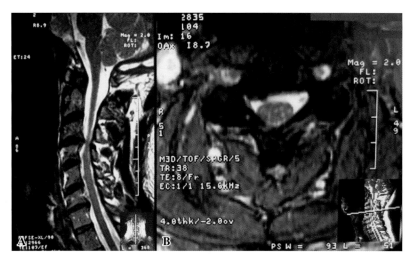

◀图 23-8　颈椎磁共振图像

A. 正中矢状位图像示，$C_3 \sim C_4$ 有椎间盘突出 / 骨赘复合体，$C_6 \sim C_7$ 椎间盘突出；B. 轴位图像显示右侧后外侧椎间盘突出 / 骨赘复合体伴椎间孔狭窄 / 椎管狭窄

显示，34 例患者中 22 例为椎间盘突出。MRI 对颈椎间盘突出的准确率为 85%，CT 脊髓造影为 75%，脊髓造影为 36%，CT 平扫为 25%[20]。因此，MRI 在显示脊髓自身病变方面优于其他影像技术。此外，已经证明斜位 MRI 在评估颈椎椎间孔狭窄方面优于矢状位 MRI[21]。然而，由于部分无症状患者存在有 MRI 影像学异常，因而只有当 MRI 影像学结果与临床症状相符时，才能确诊[22]。且研究证实 MRI 的影像学结果与临床实际结果存在显著性差异，这更加说明了影像学结果与临床症状相符合的重要性[22]。

CT 脊髓造影是一种有创检查，它包含了 CT 平扫的优势，可显示骨赘、椎间孔狭窄、骨化物，并且可通过脊髓造影显示对比剂的流量变化来间接提示脑脊液流动的情况。脊髓造影的原理在于显示对比剂受阻的区域，以提示此处神经受到压迫，但不能确定致压物的具体病理性质。一项对脊髓型颈椎病和神经根型颈椎病的 CT 脊髓造影与 MRI 的对比研究显示，这两种成像技术对椎间盘退变、关节突退变、神经孔退变及脊髓形态的显像与实际病理的一致性程度仅为较好[23]，因此认为应该将这两种诊断成像技术互补应用[14]。此外，如果患者有不适合行 MRI 检查的情况，譬如植入了有可能导致 MRI 检查结果出现伪影的金属内固定物、人工起搏器或体内有不宜行 MRI 检查的假体等情况，则应该首选 CT 脊髓造影检查。

神经电生理检查是一种辅助检查方法，当出现临床症状不典型的颈痛、上肢痛或症状、体征与影像学检查结果不符时，可以用神经电生理检查来进一步明确病因。肌电图和神经传导检测可以用于神经根型颈椎病与周围神经病变或神经脱髓鞘病变的鉴别诊断[16]。神经传导检测通过振幅、远端潜伏期和传导速度来检测神经的电生理改变。其可检测颈椎椎旁肌和上肢肌肉的活动，结果可能显示为纤颤电位和正向尖锐波，此时提示肌肉失神经支配。然而，一些研究结果也提醒我们，在无症状的受试者中也可以记录到纤颤电位和正向尖锐波，这些异常情况在中老年人中的发生率较高[16, 24]。一项关于颈神经根型颈椎病诊断试验的综述报道称，对于出现神经根型颈椎病相关的神经受损症状或影像学表现的患者，针刺肌电图的敏感度为 50%～71%。

与神经电生理检查相比，影像学检查难以鉴别压迫性神经损伤和非压迫性神经损伤。且临床上存在着影像学上没有压迫，但仍有神经根疼痛表现的患者[25]。因此，要准确诊断神经根型颈椎病，应结合临床症状、影像学检查和神经电生理检查的结果。三者之间互相结合，有助于减少与影像学相关的假阳性率和与神经电生理检查相关的假阴性率[18]。

七、自然病程

虽然颈椎病在老年人中很常见，但大多数情况下患者无症状[2, 6, 10, 22, 26-29]。颈椎病的临床表现和病理分型可分为颈椎轴性痛型、神经根型、脊髓型和混合型[10, 30]。由于神经根型颈椎病通常呈自限性，所以这类患者最初应该接受非手术治疗[10, 31]。其中小部分患者的病情会继续进展，可表现出因疼痛导致的严重功能障碍或出现严重神经功能缺失，这部分患者则需采取手术治疗。神经根型颈椎病最终共同的病理改变是退行性改变所致的神经根功能障碍。这些退行性变包括椎间盘退变和突出、椎间孔狭窄、钩椎关节、关节突关节或椎间盘边缘骨赘形成。这些改变最终会导致神经根受压损伤致使出现神经症状。这种对神经根的机械性压迫将会导致神经传导异常，从而导致运动或感觉功能的异常或缺失。此外，在这一过程中会存在炎症反应并有神经源性疼痛化学因子的释放，从而导致水肿、纤维化及炎性疼痛反应的恶性循环。

Lees 和 Turner 在一项回顾性研究中报道了神经根型颈椎病的自然病程和预后改变[29]。他们对在神经内科门诊就诊的 51 名患者进行了 2～19 年的随访，其中 10 名病程在 10～19 年的神经根型颈椎病患者的分析结果显示，30% 的患者症状在几个月后缓解，30% 的患者残留轻微症状，40% 的患者症状略有恶化。在 41 名随访 10 年以下的患者中，46% 的患者症状没有进一步发展，29% 的患者有轻微的间歇性症状，24% 的患者有中度残疾，1% 的患者在首次就诊后即出现严重的神经功能恶化。他们认为各种非手术治疗方法间的治疗效果并没有明显差异，因为那些仅戴颈托的患者，症状改善率为 66%；而那些没有戴颈托，采取物理治疗、整骨或推拿的患者，症状改善率为 60%；那些没有接受任何治疗而仅是休息的患者，症状改善率为 71%。在这部分人中，没有一例最终发展成脊髓型颈椎病。

一项调查神经根型颈椎病非手术治疗效果的研究得出了类似的结论。该研究调查对象为 26 例神经根型颈椎病患者，随访至少为 1 年的时间，对其采取包括牵引、物理治疗、口服消炎药、患者宣教等非手术治疗方案，而后对他们的症状变化、运动和感觉功能、用药情况、工作状况和治疗满意度等进行综合评估。结果提示，24 例患者（83%）采取非手术治疗获得成功，其中 20 例患者治疗效果满意，4 例患者（15%）治疗效果一般，这 4 例患者中有 3 例出现了中央型椎管狭窄，而全部 4 例患者都出现了多节段退行性改变；2 例患者采取手术治疗，1 例为椎间盘突出，另 1 例为椎间盘膨出。此外，89% 的椎间盘脱出患者，以及 80% 的椎间盘突出患者都有良好的预后，没有一例出现神经功能恶化，总体调查结果显示患者对非手术治疗有较高的满意度[32]。

Radhakrishnan 等[33] 进行了一项 1976—1990 年明尼苏达州罗切斯特市的神经根型颈椎病的流行病学调查。他们回顾性调查研究了 561 名患者，中位随访时间为 4.9 年，年龄为 19—91 岁，其中 40% 是女性，60% 是男性，男性患者平均年龄 47.6 岁，女性患者平均年龄 48.2 岁。结果提示，最常累及的是 C_7 神经根，其次是 C_6 神经根，这些患者当中 21.9% 的症状是由于明确的椎间盘突出所致，68.4% 是由于颈椎管狭窄、椎间盘退变或两者同时存在所导致，8.8% 是由于外伤或不明原因所致。他们认为根性疼痛、感觉缺失或运动减弱是提示手术的关键因素，其中 26% 的患者需要进行手术干预。在最后一次随访中，90% 神经根型颈椎病患者的症状消失或仅遗留轻度功能障碍。在他们的调查中，神经根型颈椎病的平均年发病率为 83.2/10 万，其中由椎间盘突出引起的神经根型颈椎病在当地的年发病率为 18.6/10 万，并且发病率在 60 岁以后有所下降[33]。

Sampath 等[13] 进行了一项多中心非随机前瞻性研究，研究成员包括颈椎研究协会的 41 名医师，246 例仅为神经根型颈椎病的患者，对他们进行了为期 1 年的随访。调查结果显示，患者的平均症状持续时间为 26.7 个月（8 周至超过 352 个月），平均年龄 48 岁，44.7% 的患者为女性，86 例（35%）患者被建议行手术治疗，160 例（65%）患者被建议行药物治疗。在随访资料完善的 155 例患者中，51 例（33%）接受了手术治疗，104 例（67%）接受了药物治疗。手术治疗的患者在疼痛、神经症状、肢体功能和日常生活质量方面有显著改善。然而，26% 的手术患者在随访中仍有持续的或剧烈的疼痛。药物治疗的患者在疼痛和部分神经功能方面有所改善，但这些神经功能改善并不具有统计学意义，且这部分患者的日常生活质量有所下降。比较治疗前后的疼痛情况后发现，手术治疗的患者比药物治疗的患者疼痛改善更明显。但这项研究对于手术治疗和药物治疗患者的选择标准具有局限性，医生更倾向于让那些疼痛剧烈、神经症状较重、肢体功能较差的患者接受手术治疗。此外，随访时间仅为 1 年，医生也没有对患者的感觉、肌力和反射进行评估。

因为神经根型颈椎病的自然病程呈自愈性，如果患者没有剧烈的疼痛及任何神经功能损伤，初始治疗方案应采取非手术治疗，包括调整生活方式、药物治疗、物理治疗和局部封闭治疗。如果这些方法都无效，或者有严重的持续性神经根性疼痛及神经功能障碍，则推荐手术治疗。

八、手术治疗

目前已有多种神经根型颈椎病的手术方案被报道[34]。在选择合理的手术方案前，外科医生必须了解患者目前症状的病因和手术适应证，且病史的采集、体格检查和辅助检查应该围绕受累神经有针对性地开展。治疗神经根型颈椎病的 2 种常用手术方式包括颈前路椎间盘切除减压融合术（ACDF）和颈后路椎间孔切开减压术（表 23-3）。而对于符合适应证的特定患者，颈椎间盘置换术也已成为一种可靠而有效的第 3 种手术选择。

（一）颈前路椎间盘切除减压融合术

前路手术是治疗脊髓和神经根受压的常用术式，其可以治疗神经根型颈椎病、脊髓型颈椎病或两者同时存在的混合型颈椎病。当引起神经根型颈椎病的病变是突出的椎间盘或钩椎骨质增生时，ACDF 可在不损伤神经结构的情况下，直接减压切除病灶。即便是椎间盘突出偏向中间，前路手术亦是首选术式。椎间盘切除后，椎间隙内置物的置入不仅可以恢复椎间隙高度，同时可以增加椎间孔的空间，从而实现对该区域的间接减压。之前，曾有医生仅进行颈前路椎间盘切除减压（ACD），而不做融合，以期避免自体移植区并发症及内置物脱出的发生。然而，此方法可能导致颈椎后凸和颈部疼痛加剧[35]。对于颈部疼痛较重的神经根型颈椎病患者，ACDF 是首选术式[36]。以上两种技术都是采取的颈前肌间隙入路，因而减少了对颈前部肌肉的损伤，患者具有良好的耐受性，且术后疼痛较轻。据报道，颈前路手术在改善神经根型颈椎病的症状及融合成功率方面有 80%～90% 的优良率[37-39]。

（二）颈后路椎间孔切开减压术

颈后路椎间孔切开减压术是治疗神经根型颈椎的一种常用后路术式。该术式适用于后外侧型椎间盘突出、骨赘或椎间孔狭窄所致的神经根受压。其通过椎间孔去顶术，完成对神经根的减压。其也可以切除前方的骨赘或椎间盘突出，但通常不需要这样操作。需要注意的是，此方法可

表 23-3 治疗神经根型颈椎病的常用手术术式

	一般适应证	优 势	劣势/风险
颈前路椎间盘切除减压融合术	• 中央型或宽基底型椎间盘突出或骨赘 • 钩椎骨质增生 • 先前进行过颈后路手术	• 中央或侧方入路 • 避免神经根反复牵拉 • 颈阔肌入路（保留颈前肌肉） • 术野清晰 • 内置物的置入可以间接减压椎间孔 • 围术期疼痛较小 • 切口并发症少 • 相邻节段运动稳定	• 自体移植区并发症（如果使用） • 吞咽困难 • 声音嘶哑 • 食管损伤 • 喉神经损伤 • 椎间融合失败 • 相邻节段退变 • 假关节形成
颈后路椎间孔切开减压术	• 脊柱解剖异常 • 颈椎关节突骨质增生 • 椎间孔狭窄 • 后外侧型椎间盘突出或骨赘 • 先前进行过颈前路手术	• 神经直接减压 • 无须融合 • 适合多节段颈椎手术 • 复发率低	• 可能需要反复牵拉神经根 • 颈椎曲度丢失 • 颈椎不稳 • 运动节段持续退变

能需要反复牵拉神经根，会增加刺激或损伤神经根的风险。此方法的优势在于患者复发率低，且不需要融合。由于前路手术涉及节段超过 3 个以上时会增加融合失败的风险 [40]，因而此法更适用于手术节段超过 3 个以上的多节段神经根型颈椎病的治疗。该术式可能导致术后颈椎失稳，且可能降低颈椎前凸曲度，因而其更适用于术前轻微或无颈椎轴性痛及颈椎前凸曲度良好的患者。几项研究都表明，颈后路椎间孔切开减压术治疗神经根型颈椎病的治愈率超过 90% [12, 41, 42]。

（三）颈椎间盘置换术

颈椎间盘置换术（CDA）在过去的几十年里已经逐渐成为 ACDF 的一种替代术式 [43]。CDA 的手术目的与融合技术相似，在于实现神经减压和恢复椎间隙高度。CDA 与 ACDF 的不同之处在于，它在实现上述两点的同时保留了颈椎的活动度。通过保留颈椎活动度，其可维持颈椎正常的生物力学特性。从理论上讲，这有助于防止相邻节段退变的进展。ACDF 的并发症包括吞咽困难、发音困难、颈椎活动度丧失、假关节形成和邻近节段退变。CDA 旨在通过保持颈椎正常活动度、降低相邻节段椎间盘和关节突的压力来减少这些并发症的发生率 [44]。但也有研究指出 CDA 可能导致颈椎术后失稳和异位骨化 [45]。目前 CDA 可以单独应用于单节段及多节段神经根型颈椎病，或与 ACDF 混合应用。

九、总结

颈椎病通常会随着患者年龄的增长而逐渐进展。当颈椎退行性变导致神经根功能障碍时，可表现为神经根型颈椎病。外科医生需要熟知颈椎解剖结构，并熟练掌握颈椎病的相关查体方法。通过结合病史、体格检查和辅助检查，可以明确神经根病变的节段和部位。值得注意的是，大多数神经根型颈椎病具有自限性；因此，对于几乎所有的神经根型颈椎病，应首选非手术治疗。当患者非手术治疗无效或出现进行性神经功能障碍时，则需要手术治疗。手术方式的选择取决于病灶的位置和类型、涉及的节段及外科医生的专业技术。

脊髓型颈椎病
Cervical Myelopathy

Amit Jain　K. Daniel Riew　John M. Rhee　著

李危石　陈　欣　译

第24章

一、概述

本章由本书前一版的版本修改而成。

脊髓型颈椎病是指一种其特征与颈脊髓压迫相关的一系列体征、症状和影像学表现的疾病。脊髓型颈椎病的临床表现多种多样，但通常包括步态和精细动作协调困难、无力和麻木。脊髓型颈椎病可表现为轻微到严重的神经功能损害。

近年来，"退行性脊髓型颈椎病（DCM）"被提出作为一个总括性术语，以涵盖导致脊髓型颈椎病的各种密切相关的退行性病变过程[1]。DCM最常见的病理生理过程[2]：①颈椎关节退变（CS）导致脊髓型颈椎病（CSM）；②骨化异常，如后纵韧带骨化（OPLL）或黄韧带骨化（OLF）；③先天性异常，如发育性椎管狭窄。

可能还有其他非退行性病因可能导致颈脊髓病，包括脊椎肿瘤、硬膜外脓肿、骨髓炎/椎间盘炎、颈椎创伤，以及椎板切除术或放射治疗后的后凸畸形。在评估DCM的患者中，需要排除上述病因。此外，对脊髓型颈椎病患者的评估需要排除可能与DCM特征相似的广泛的脊髓外病理改变，这包括脑卒中、帕金森病、肌萎缩性脊髓侧索硬化症、多发性硬化症和周围神经病。在本章的其余部分，我们将重点介绍DCM。

CS是导致DCM最常见的病理生理过程。

CS是一种自然衰老现象，可能有症状，也可能没有症状，可能是颈椎间盘退变（椎间盘突出与脱出、椎间盘高度降低、骨赘）、黄韧带或小关节退变，以及脊椎滑脱（不稳定）的组合原因所致[1]。CS可能存在于单个或多个节段。然而，它最常出现在下颈椎的$C_5 \sim C_6$或$C_6 \sim C_7$节段。虽然CS在普通人群中很常见，但只有小部分CS患者会发展为DCM[3]。

与CS不同的是，发育性椎管狭窄不是退行性病变，而是椎管横截面积的发育性狭窄。因为脊髓可用空间减少，先天性狭窄患者对OPLL或CS（椎间盘突出、黄韧带肥厚）相关的占位性病变的耐受性较差。因此，即使是相对轻微的CS，发育性椎管狭窄的患者也更容易发展为DCM[4]。

OPLL是一种导致后纵韧带骨化的化生过程。OPLL是一种占位性病变，可导致脊髓在一个或多个椎体水平的腹侧受压（图24-1）。

影像学上有CS、OPLL/OLF或发育性椎管狭窄表现的患者最终发展为DCM的确切比例尚不清楚。DCM的自然病史一般是循序渐进的，患者可能表现出长期稳定的神经症状，随后症状迅速恶化和加重[5]；因此，早期识别和处理是防止脊髓损伤和疾病预防的关键。

脊髓型颈椎病手术的目的是脊髓完全减压，脊柱稳定。实现这一目标的方法有多种，包括颈

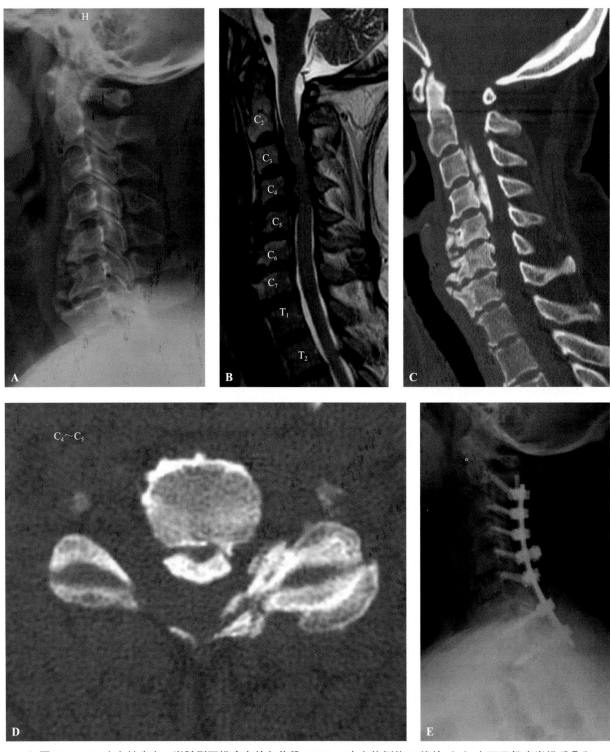

▲ 图 24-1　54 岁女性患者，脊髓型颈椎病合并多节段 OPLL。中立位侧位 X 线片（A）上可见轻度脊椎后凸和跨越 $C_2 \sim C_5$ 的高密度改变的 OPLL；MRI 图像（B）显示 $C_2 \sim C_5$ 多节段脊髓腹侧受压。CT 图像（C）显示多节段 OPLL、$C_5 \sim C_7$ 前纵韧带骨化，以及 $C_4 \sim C_5$ 轴位片（D）显示椎管和椎间孔左侧黄韧带骨化。由于广泛的 OPLL 仅合并轻度后凸，选择 $C_2 \sim T_2$ 后路椎板切除固定融合。术后侧位 X 线片（E）显示内固定位置良好，颈椎序列较术前整体改善（E）

椎前路减压融合术（ACF）（图 24-2）、后路颈椎减压融合术（PCF）、颈椎管扩大成形术，在某些情况下还包括前后路 / 环形减压融合术（APSF）[6]。不管采用哪种手术方式，脊髓病的手术治疗已被证明能显著改善患者症状和生活质量 [7]。

二、流行病学、遗传学和病理生理学

（一）流行病学

由于症状程度轻重不一，以及不同的病理生理机制（CSM、OPLL/OLF、先天性狭窄），DCM 在流行病学中没有很好的定义。Boden 等 [8] 发现，在一组无症状的患者中，年龄 60—65 岁的 95% 的男性和 70% 的女性表现出 CS 的影像学证据。

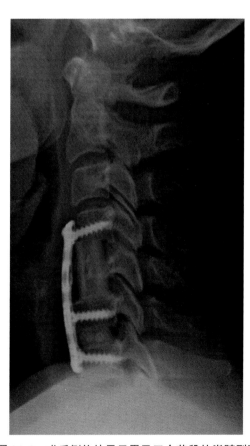

▲ 图 24-2 术后侧位片显示累及三个节段的脊髓型颈椎病采用 C_5 椎体次全切除及 $C_6 \sim C_7$ 颈椎前路椎间盘切除椎间融合术（ACDF）。$C_4 \sim C_6$ 存在椎间隙和椎体水平的脊髓压迫，而 $C_6 \sim C_7$ 只存在椎间盘脊髓压迫，所以采取单节段椎体次全切除术而不是双节段椎体次全切除术

只有少数 CS 病例与 CSM 有关，但确切的比例尚不清楚。

文献中评估 CSM 患病率的一种方法是使用住院患者数据。Boogaarts 等 [9] 根据他们在荷兰的一家医院的手术病例，报道 CSM 患者每 10 万人中有 1.6 人需要手术治疗。同样，Wu 等 [10] 根据中国台湾数据库估计与 CSM 相关的住院总发病率为每年每 10 万人中有 4.04 例。上述研究中的问题是，只有需要住院或手术治疗的晚期脊髓型颈椎病患者才会纳入住院数据进行评估。这些数据不包括轻度或非手术治疗的脊髓型颈椎病患者。基于对非创伤性脊髓损伤的估计，Nouri 等 [2] 估计北美 DCM 的发病率和患病率分别为每百万人中有 41 人和 605 人。

虽然继发于 OPLL 的 DCM 的发病率和患病率并没有明确，但众所周知，OPLL 在亚洲血统的患者中更为常见，据报道，OPLL 在日本普通人群中的患病率在 1.0%～4.3% [11, 12]。在 AOSpine 研究中，对 458 名接受脊髓病治疗的患者进行了 MRI 分析，发现亚太地区 OPLL 患者的比例明显较高（29%），而颈椎滑脱患者的比例明显较低（1.9%）[13]。此外，日本的一项调查研究报道，24% 的 OPLL 患者的二级或更近一级的亲属和 30% 的兄弟姐妹有 OPLL 的影像学证据 [11]。研究报道中 OPLL 在北美人群中的患病率尚未得到很好的证实。无论是何种族，只有小部分 OPLL 患者会发展为 DCM。在一项对 450 名 OPLL 患者进行纵向随访的日本研究中，29% 的患者在开始评估时有 OPLL 但没有脊髓型颈椎病，经过 30 多年的随访后，患者最终都发展为脊髓型颈椎病 [14]。

（二）遗传学

由于 DCM 可以从多个病理生理过程发展而来，因此遗传学研究的目标也是多种多样的。虽然涉及多种遗传途径，但一些最有力的证据表明

MMP-2 和 COL9 参与了 CS [15] 的发展。

同样，一些研究，特别是在亚洲人群中的研究，都集中在 OPLL 的遗传学上。这些研究表明，OPLL 可能是多因素、多基因的。对 DCM 遗传学的系统回顾发现，COL6A1/ 内含子 32（-29）和 COL11A2/ 内含子 6（-4）的单核苷酸多态性在 OPLL 病例中出现的频率较高 [16]。OPLL 遗传学中最大的病例对照研究使用了大约 1600 例病例对照队列，检测了 35 个候选基因中的 109 个序列多态性，并报道了转化生长因子 β3（TGFB3）与 OPLL 的发生有关 [17]。

（三）病理生理学

DCM 的病理生理学仍是一个活跃的研究领域。CS 可导致对脊髓的静态和动态压迫，这可能通过慢性缺血、血管结构改变和慢性炎症等机制导致脊髓损伤。

脊髓型颈椎病脊髓的静态压迫（腹侧或前侧椎间盘突出和椎间盘高度丧失，以及背侧或后侧小关节病变和黄韧带肥厚）可导致神经元和胶质细胞的直接损伤 [18]。此外，运动过程中对脊髓的动态压迫可进一步导致神经元的直接损伤。

DCM 除了直接损伤外，还可能表现为慢性脊髓压迫引起的慢性缺血，甚至是脊髓张力增加引起的间接脊髓损伤 [19]。与急性创伤性脊髓损伤对脊髓有局灶性机械损伤不同，DCM 的机械损伤是慢性的，因此没有急性出血性坏死。1975 年的一项犬类研究表明，脊髓变形导致颈髓局部缺血，从而出现脊髓局部血流量减少，进而出现脊髓型颈椎病表现 [20]。除了机械压迫外，颈椎序列不良（如急性后凸）对脊髓造成的张力也可能导致慢性脊髓缺血，从而产生间接脊髓损伤。

最近，研究人员发现，从前后结构对脊髓进行静态和动态的环形压迫可能会导致脊髓大血管和微血管结构的改变，这也可能导致 CSM [21]。在他们的实验模型中，研究人员发现 CSM 的慢性改变可能导致内皮细胞功能和数量的破坏，这反过来可能导致血管基底膜和血脊髓屏障的完整性丧失，并最终将损伤扩散到神经结构。进一步讲，机械压迫或脊髓张力增加，以及慢性缺血可能导致慢性炎症和 Fas 介导的神经元和少突胶质细胞凋亡，这也可能参与 CSM 的病理生理过程 [22]。

三、临床评估

（一）病史

DCM 通常在 50—70 岁出现 [1]。患者可能会出现一系列症状，其中最显著的往往是步态不平衡和精细动作协调障碍。症状中可能包括或不包括疼痛。患者可能会发现字迹有变化、双手笨拙、掉东西、扣衬衫纽扣困难及感觉走路"摇摇晃晃"。在较年轻的患者中，脊髓型颈椎病症状的发展可能足以引起重视而进行诊治，而在老年患者中，脊髓型颈椎病症状有时可能会被长期忽视，并被错误地归因于"自然衰老"。

患者或家属可能会提供新的病史，包括跌倒频率的不断增加，或者需要拐杖或其他助行装置来保持平衡等。DCM 患者经常描述行走时感觉不协调、不平衡和"控制不住易撞墙"。这些病史上的特征应该高度怀疑脊髓型颈椎病，并进行进一步的诊断。

虽然神经根性症状可能并存，但只有一部分脊髓病患者表现出特定的运动或感觉障碍。神经功能障碍的患者通常表现为弥漫性、非皮节分布的麻木或无力。DCM 患者中，其最初表现为脊髓型合并神经根型颈椎病的患者和单纯脊髓型颈椎病患者的确切比例尚不清楚。

一些患者可能会有 Lhermitte 现象的病史，即由于颈部的屈曲或伸展，手臂、腿部或脊柱出现类似电击一样的感觉。一项研究发现，Lhermitte

现象可能是脊髓受累的早期临床表现[23]。根据我们的经验，它通常在严重的脊髓受压的情况下出现。在收集病史期间询问潜在症状是很重要的，例如是否有尿急或大小便失禁。直肠或膀胱症状的存在不一定是 DCM 病因导致的，因为可能有多种髓外因素导致这些症状。

（二）体格检查

所有疑似脊髓型颈椎病的患者都应该进行全面的神经系统检查。检查应包括肌力、感觉变化、反射、协调性、平衡性和步态的评估。此外，病理征和腱反射是至关重要的，包括 Hoffmann 征、桡骨膜反射、Babinski 征和膝腱反射。

缺乏体征并不意味着没有脊髓型颈椎病，因为在一项研究中，21% 的患者体征为阴性[24]。此外，MRI 上脊髓信号改变的严重程度与体征没有很好的相关性。在对 43 名有脊髓信号改变的患者的研究中，67% 有 Hoffmann 征，60% 有步态异常，44% 有 Romberg 征[25]。在另一项对 225 名接受手术治疗的 DCM 患者的研究中，68% 的患者的 Hoffmann 征呈阳性，60% 的患者有腱反射亢进[26]。

运动功能检查可能表现出明显的无力、轻微的乏力，甚至可能是完全正常的。在进展期脊髓型颈椎病患者中，可以观察到手和手指固有肌肉的萎缩。Wartenberg 手指逃逸征指由于小指伸肌无对抗力量而导致小指的非主观性外展。这一特征是在 CSM 患者中看到的另一个表现。感觉检查可能会发现皮节分布或非皮节分布神经损害。在一些患者中，后索受损可能很明显，并可通过震颤试验检测到。后索受损的出现可能预示着脊髓型颈椎病处于进展期。

步态评估是脊髓病体检的关键环节。患者可能表现出不稳定的步态，或特殊的运动无力导致的步态不佳。在一项研究中，60% 伴有脊髓信号改变的脊髓病患者显示出步态异常[25]。此外，在接受手术治疗的患者中，步态异常的存在可能与预后较差有关。一项多中心 AOSpine 脊髓型颈椎病研究的分析发现，在接受手术治疗的患者中，步态障碍与预后明显较差有关（OR = 2.7）。

脊髓型颈椎病患者经常表现出阳性的上运动神经元损害的体征，最常见的形式是腱反射亢进。日本的一项研究发现，腱反射亢进是 DCM 患者最常见的体征（94% 的患者）[27]。应该注意的是，没有腱反射亢进并不意味着没有脊髓病。伴有颈椎椎间孔狭窄的患者、严重腰椎管狭窄的患者或那些导致严重周围神经病变（如晚期糖尿病）的患者可能会表现出自相矛盾的腱反射减退。除腱反射亢进外，脊髓型颈椎病的上运动神经元受损可能表现为肌痉挛。然而，这通常在病程晚期发现。

能够将颈脊髓压迫与脑部病变引起的腱反射亢进区分开来是很重要的。下颌反射是通过轻敲下颌，嘴巴微微张开来进行的。正常的反射在普通人群中是不存在的。下颌反射亢进可能是头部至枕骨大孔区病变的征兆。

（三）影像学诊断

脊髓型颈椎病患者的影像学检查始于 X 线片，包括站立前后位（AP）、侧位、过屈过伸位 X 线片。前后位片可用于评估脊椎骨关节病的严重程度，侧位片可用于评估椎间盘高度、是否存在自发强直、小关节病和任何发育性椎管狭窄。侧位 X 线片上 < 0.8 的 Torg-Pavlov 比率（椎管前后直径除以椎体前后直径）一直被用来识别发育性椎管狭窄[28]。过屈过伸位 X 线片对于评估脊椎滑脱和不稳定是必不可少的。

磁共振成像（MRI）是评价脊髓型颈椎病的主要影像诊断手段。矢状位和轴位 T_2 加权序列是最有价值的序列。CSM 的特征性 MRI 表现为前方椎间盘高度降低和椎间盘 – 骨赘复合体，后方黄韧带增厚，偶见 OPLL。

对 AOSpine 北美和国际脊髓型颈椎病亚分析研究发现，89.7% 的患者存在颈椎骨关节病，59.9% 的患者发现黄韧带肥厚 [13]。此外，C_5 和 C_6 是最常累及的、受压最重的节段。进一步研究发现，大约 10% 的患者伴有 OPLL，OPLL 在亚太地区的患者中明显更为常见 [13]。此外，超过 90% 的 OPLL 患者伴有颈椎骨关节病的改变。在同一项研究中，大约 10% 的 CSM 患者在 MRI 上发现了颈椎滑脱。

MRI 也可用于识别发育性椎管狭窄。AOSpine CSM 全球队列的另一个亚分析研究发现，≥ 70% 的脊髓侵占率（SCOR）是诊断发育性椎管狭窄的有效标准 [4]。SCOR 是通过测量脊髓的前后直径除以非受压部位椎管的前后直径来计算的。

在一些患者中，由于各种原因，包括与 MRI 不相容的心脏起搏器、支架或动脉瘤夹的存在，或者金属植入物导致的 MRI 信号失真，无法获得 MRI 图像。在这些情况下，可以考虑 CT 脊髓造影。CT 平扫能有助于对怀疑有 OPLL 的患者的颈椎骨性结构进行评估，对需要手术治疗的患者制订术前计划有帮助。

（四）患者报告结局评估

运用各种患者报告结局（PRO）问卷评估 DCM 患者的情况。这些问卷依赖于对患者一般健康状况的自我评估，而且是专注于受脊髓型颈椎病影响的特定的疾病评估工具。最常用的疾病特异性 PRO 是改良的日本骨科协会问卷评分（mJOA）。

mJOA 是一个 18 分的评分量表，用来评估上肢和下肢的运动功能障碍、上肢的感觉功能和膀胱功能 [29, 30]。文献中已经定义了 mJOA 轻度、中度和重度 DCM 状态之间的界限 [31]。脊髓型颈椎病严重程度定义为，mJOA 评分为 15～17 分为轻度，mJOA 评分 12～14 为中度，mJOA 评分 0～11

分为重度。文献报道，轻度脊髓病患者 mJOA 的最小临床重要差值（MCID）为 1，中度脊髓病患者为 2，重度脊髓病患者为 3 [32]。

最初的 mJOA 不是真正的患者问卷调查，而是由评估者完成的问卷调查。因此由于评估者的偏差，在评估中存在潜在的不利因素。此外，除非评估者在访问时直接给 mJOA 打分，否则必须根据可获得的记录回顾完成评分。回顾性数据收集可能会导致评分不完整或不准确，从而降低作为研究工具的实用性。最近，另一个根据患者评估衍生的 mJOA 版本，称为 P-mJOA，已经通过少量修改 mJOA 的问卷而被开发出来，以便它可以由患者直接完成，而不是由评估者完成 [33]。在这项研究中，P-mJOA 在评估脊髓型颈椎病方面提供了与 mJOA 相同的平均分数，具有中到高度的一致性。

除了疾病特异性 PRO 问卷外，与一般健康相关的生活质量问卷，如 SF-36、EQ-5D 和美国国立卫生研究院 PROMIS，也可用于 DCM 患者的评估。一项专注于脊髓型颈椎病患者健康相关生活质量评估的研究发现，mJOA 和 Nurick 评分两者之间或与一般健康 EQ-5D 评估之间都没有很强的相关性 [34]。作者建议，疾病特异相关健康评估问卷和一般健康评估问卷可以向临床医生提供脊髓型颈椎病患者健康状况的不同方面的信息，应结合使用进行综合评估。

四、脊髓型颈椎病治疗

（一）自然病史与非手术治疗

了解脊髓病的自然病史对于决定治疗策略是很重要的。脊髓型颈椎病的自然病史具有循序渐进的特点 [35]。Lees 和 Turner 提供了一项自然病史的早期描述，他们报道了对 44 名保守治疗随访的脊髓型颈椎病患者的病程 [36]。作者描述了加重期和长时间的静止期。在他们的随访研究中，最后一次随访时超过 88.7% 的患者有中重度残疾。

对最近文献的系统回顾表明，20%～60% 的 DCM 患者在没有手术干预的情况下，3～6 个月内会出现神经症状恶化[37]。虽然在中重度脊髓病患者中进行手术减压的必要性是显而易见的，但对于轻度脊髓病患者，或者在 MRI 证据显示脊髓受压而没有症状或脊髓病体征的患者中，是否进行手术减压的决定是有争议的。对轻度和中度、非进展性或缓慢进展性 DCM 患者进行的随机对照试验的 10 年随访结果发现，接受保守治疗的患者与手术治疗的患者之间预后没有显著差异[38]。在这两组患者中，一些患者有所改善，而另一些患者则病情恶化。然而，最近的文献的系统评价[39] 得出结论，非手术治疗不应该是中重度脊髓病患者的主要治疗方式，因为脊髓病通常是一种进展性疾病，几乎没有证据表明非手术治疗可以阻止或逆转疾病的进展。

非手术治疗的一个主要困难是缺乏可靠的预后评估方法来识别哪些患者的病情进展缓慢或稳定，哪些患者具有较高的进展风险。更复杂的是，虽然可能性尚不清楚，但可能会出现病情急性加重甚至脊髓损伤，并伴有不同程度的颈椎损伤。一些证据表明，这种进展在伴有 OPLL 时，特别是当 OPLL 侵占很大时更有可能发生。在 27 例轻微颈椎外伤的 OPLL 患者中，19 例残留椎管狭窄（＜10mm）的患者中有 18 例出现了神经功能恶化[40]。此外，在 8 例既往有脊髓病的患者中，7 例患者出现神经功能恶化。然而，目前的治疗指南通常不是仅仅基于影像学表现，而是基于脊髓型颈椎病的整体严重程度来预测的。在最近的一份临床实践指南中，作者建议"中重度 DCM 患者"接受手术治疗，另外建议"为轻度 DCM 患者提供手术干预或结构化康复指南"[41]。在未经手术治疗的轻度 DCM 患者中，如果注意到神经功能恶化，而且患者在随访期间没有改善，应建议手术治疗。

对于没有任何脊髓型颈椎病临床证据的无症状性脊髓受压患者，决策可能会更加复杂。在前面引用的系统综述中没有令人信服的数据来明确指导这一队列患者的治疗[39]。然而，现有文献的结论是既不支持也不反驳轻微创伤是这些患者神经功能恶化的危险因素这一观点。但此观点推荐力度较弱，证据水平较低。在上面讨论的最近的临床实践指南中，作者建议"对于有证据表明颈髓受压而没有神经根病迹象或症状的非脊髓型颈椎病患者不采取预防性手术"，而是建议他们"就潜在的进展风险进行咨询，医学教育告知患者脊髓型颈椎病的相关体征和症状，并进行临床随访"[41]。

（二）手术治疗指征

脊髓型颈椎病患者手术治疗的目标是脊髓减压、稳定脊柱。实现这一目标的方法有多种，包括 ACF、PCF、APSF 和颈椎管扩大成形术。综合多种因素决定采用前方入路、后方入路还是前后联合入路。这些因素包括疾病因素（脊髓受压的位置、节段和严重程度）、患者本身因素（并发症、骨质量）、影像学因素（序列、后凸、畸形）、患者临床特征（颈痛、脊髓型、神经根型、混合型）和患者预期（恢复时间、生活质量、颈椎活动保留度）（图 24-3）。

一项前瞻性多中心 AOSpine 北美 CSM 研究，对 278 名接受手术治疗的 DCM 患者进行了分析，涉及 12 个北美中心的 2005—2007 年的资料，结果显示在手术前和术后 1 年的随访中，所有的患者报告结局（PRO）都有了显著的改善，这包括了 mJOA 评分、NDI 评分和 SF-36 的所有维度评估[7]。此外，对 AOSpine 北美 CSM 研究的亚分析发现，在前路和后路手术入路治疗结果之间，PRO 的改善程度没有显著差异[42]。

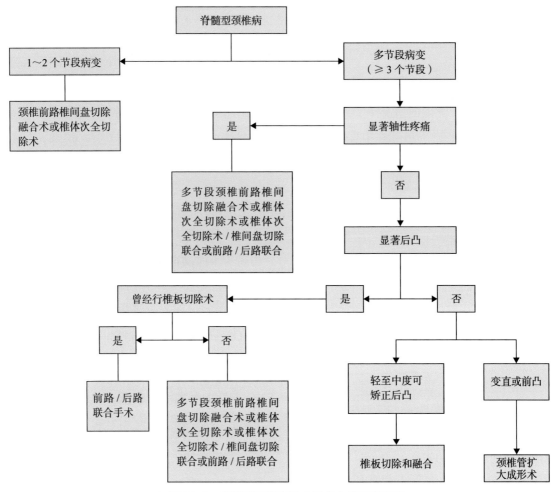

▲ 图 24-3　脊髓型颈椎病手术治疗中的注意事项

需要考虑的重要因素包括所涉及的节段数目、是否存在明显的颈部轴性疼痛、是否接受过手术及矢状位序列

关于 AOCSM 研究的另一个亚组分析发现，与手术后预后较差相关的因素包括患者年龄较大、术前症状持续时间较长、吸烟、术前步态异常、术前心理状况差，以及磁共振成像上脊髓的基线横截面积较小[43]。此外，该研究的另一个亚组分析发现，患者发生并发症风险最高的为施行前后路联合减压和融合手术（37%）。而接受 ACF 手术的患者风险最低，并发症发生率为 11%，而在 PCF 患者中为 19%[44]。此外，与 ACF 相比，接受 PCF 的患者伤口感染率明显更高。在该研究中，C_5 神经根麻痹的发生率与前后路手术入路无关。

与 AOSpine 北美 CSM 研究的结果类似，这项前瞻性多中心 AOSpine 国际研究涉及全球 16 个地区 2007—2011 年的患者，结果显示在所有专业指标（mJOA 评分、NDI 评分以及 SF-36 身体和精神部分评分）上，接受手术治疗的 DCM 患者的 2 年随访结果都有显著改善[45]。AOSpine 国际研究的一个亚组分析比较了 OPLL 患者和 CSM 患者的结果，发现两组患者的手术治疗结果是相似的[46]。然而，OPLL 患者围术期并发症的风险普遍增加。

（三）不融合的单纯颈椎椎板切除术

由于几个潜在的缺点，不融合的颈椎椎板切除术现在很少施行，其中最主要的风险是椎板切除术后出现颈椎后凸畸形[47]。虽然这种并发症的确切发生率尚不清楚，但如果颈椎后凸畸形造成脊髓腹侧受压，可能会引起颈脊髓病复发。除了潜在的神经后遗症，颈椎后凸本身可能是颈部疼痛的来源，并可能导致代偿性颈椎序列紊乱。如果在椎板切除的同时施行过多的小关节切除术，可能会发展成脊椎滑脱，并进一步加重脊髓受压。最后，如果患者需要再次后路手术，显露在整个椎板切除长度上的硬脑膜可能会使翻修手术更加烦琐、困难和危险。

跳跃式椎板切除术是一种改良的手术方法，可以进行有限的颈后肌肉止点剥离，从而减少轴性颈痛和颈椎前凸的丧失[48]。该手术包括在给定的水平上执行标准的椎板切除术，并切除下位椎板的头侧一半和椎板间黄韧带，而不将颈半棘肌和多裂肌从下方椎板的棘突上剥离。然而，此手术应仅限于轻度至中度狭窄或黄韧带骨化的患者，因为对于重度狭窄、先天性狭窄或广泛OPLL的患者可能减压不足。

（四）颈椎后路减压融合术（PCF）

可以增加后路融合术，以避免单纯椎板切除术出现的问题。多中心 AO 北美 CSM 研究[7]和 AO 国际 CSM 研究[45]都发现 PCF 是手术治疗 DCM 的有效技术。椎板切除和融合通常和侧块螺钉固定一起进行。融合术有几个潜在的好处，包括改善颈椎骨关节退变性颈痛和预防椎板切除术后产生后凸畸形。此外，尽管对于高度后凸，通常推荐采用前后路联合入路，但椎板切除术后，通过将颈椎固定在伸展位置，可以改善之前存在的中度后凸。

尽管 PCF 比单纯椎板切除术有优势，但 PCF 也有其自身的潜在缺点。在一项关于颈椎管扩大成形术与 PCF 的非随机研究中，基于对 Nurick 评分和患者报告结局的客观评估显示 PCF 有降低神经改善率的趋势[49]。此外，颈椎管扩大成形术的并发症发生率较低。椎板切除融合组的大多数并发症是与融合相关的，包括植骨不融合、供

区疼痛、植骨失败和相邻节段退变。根据这些发现，对于某些多节段脊髓病合并重度机械性颈痛或轻度后凸需要融合矫正的脊髓病患者，PCF 和侧块融合术可以考虑作为前路手术的替代方法。然而，如果不需要融合，颈椎管扩大成形术可能是更好的后路选择式式，如果后凸明显，应该考虑前路或前后路融合。

（五）颈椎管扩大成形术

颈椎管扩大成形术在 20 世纪 80 年代末和 90 年代作为 PCF 的替代术式在日本普遍推行[50]。在文献中描述了各种各样的颈椎管扩大成形术，包括单开门椎管扩大椎板成形术[50]、双开门椎管扩大椎板成形术[51]、各种形式的间隔装置的使用[52]、和微型钛板的使用[53]。在一篇系统综述中，Heller 等介绍了各种颈椎管扩大成形术。研究发现，没有足够的比较研究来证明颈椎单开门椎管扩大椎板成形术或双开门椎管扩大椎板成形术的优势，或者证明使用微型钛板或不使用钛板进行稳定手术的优越性[54]。

颈椎管扩大成形术的理想适应证是脊髓病变发生在多节段（≥ 3 个运动节段）且颈椎维持前凸序列，以及颈部没有轴性疼痛[55]。与融合的手术相比，颈椎管扩大成形术有几个潜在的优势。首先，由于实施的是间接减压术，一般来说，它比多节段前路椎体次全切除术更安全，技术上更容易实施，特别是在严重狭窄或需要切除 OPLL 的患者中。Yonenobu 等[56]对 42 名接受颈椎管扩大成形术和 41 名接受多节段前路椎体次全切除术治疗脊髓型颈椎病的患者进行了比较。两组患者的神经功能改善情况相似，但是颈椎管扩大成形术组的并发症发生率明显低于椎体次全切除术组（7% vs. 29%）。其次，颈椎管扩大成形术是一种保留运动功能的手术，不需要融合，但如果需要，可以在施行颈椎管扩大成形术的同时进行融合和内固定。因此，所有与融合相关的并发症都

可以消除。第三，颈椎管扩大成形术允许外科医生在一次手术中对未来有风险的节段进行减压，而不会显著增加患者的发病率。对于那些在某些节段上有严重狭窄，但在另一些节段上有轻度狭窄的患者，执行融合手术的外科医生可能只在严重狭窄的节段进行手术，但随后患者未手术的节段容易受到后续的影响。相反，另一些外科医生可能会选择融合轻度脊髓受压的相邻节段，因为他们担心将来这些节段会牵涉其中，从而增加邻椎病发病率。相比之下，颈椎管扩大成形术可以将另外的轻度或即将发生的狭窄节段包括在手术范围内，而这样发病率几乎没有差异。

颈椎管扩大成形术的相对禁忌证包括：术前颈椎后凸、可前路手术治疗的一个或两个节段的病变、术前存在的颈部轴性疼痛。颈椎管扩大成形术脊髓减压的原理为脊髓向后漂移，这在颈椎曲度为前凸和变直的序列排列的患者中可以实现。然而，如果颈椎后凸，脊髓可能不会出现向后漂移的情况。Suda 等的研究发现，在接受颈

椎管扩大成形术的脊髓型颈椎病患者中，术后恢复不良的最高风险因素是颈椎局部后凸角超过 13°[57]。然而，在我们的实践中，我们通常避免对那些出现任何程度的整体颈椎后凸的患者施行颈椎管扩大成形术，而只为那些保留颈椎前凸的患者施行颈椎管扩大成形术，因为即使在颈椎管扩大成形术后也可能发生一些前凸的丢失（图 24-4）[58]。

此外，我们通常避免对以颈部广泛的轴性疼痛为主诉的患者施行颈椎管扩大成形术，因为颈椎管扩大成形术可能会加重轴性疼痛。而在那些没有广泛性轴性疼痛和仍存在前凸的患者中，最近一项研究比较了颈椎管扩大成形术和椎板切除融合术，发现颈椎管扩大成形术不会导致术后颈部疼痛的恶化，并且与椎板切除融合术有相似的显著改善的临床结果[59]。

（六）颈椎前路减压融合术（ACF）

前路手术治疗脊髓型颈椎病的主要优点是能

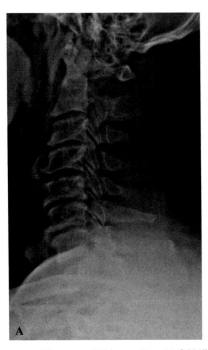
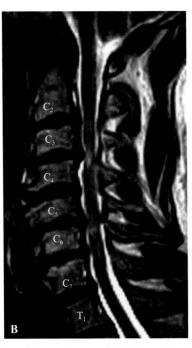
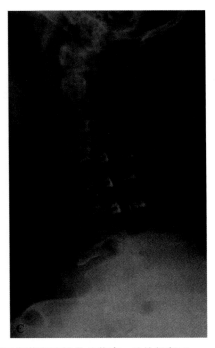

▲ 图 24-4　男性，58 岁，无痛性进行性脊髓型颈椎病。术前侧位 X 线片显示多节段颈椎骨关节病，总体保留了前凸序列（A）。MRI 显示 C₃~C₄ 和 C₅~C₆ 脊髓信号改变（B）。采用 C₃ 椎板切除加 C₄~C₆ 颈椎管扩大成形术，维持了前凸序列（C）

够直接减压最常引起脊髓压迫的结构（如椎间盘突出、椎间隙后缘骨赘、OPLL）。如果有后凸畸形，前路手术也是矫正后凸的最好方法。前路手术减压可以直接通过切除后凸导致的压迫脊髓的椎体来解除神经压迫。此外，与前路减压相关的融合术有助于缓解颈椎病导致的疼痛，使减压段颈椎固定，从而保护减压节段，防止融合节段再次出现狭窄。

对于由一个或两个椎间隙水平压迫引起的颈脊髓病，医生在治疗上将选择单节段颈椎前路椎间盘切除融合术（ACDF）、两节段 ACDF 或单节段椎体次全切除融合术（如果存在椎体后方脊髓压迫）。然而对于有三个或三个以上椎间盘水平节段狭窄的患者，后路手术可以同样有效 [42]，前路手术的优势并不明确。一般来说，考虑到生物力学稳定性问题，我们倾向于避免施行多节段前路椎体次全切除术 [60]。如果存在多个节段的椎体后方脊髓压迫，我们倾向于在可能的情况下采用后路手术。在极少数情况下，多节段椎体次全切除术是绝对必要的，同时在一般情况下应该辅以后路固定。或者根据脊髓压迫情况，可以采用椎体次全切除术加上椎间盘切除术（图 24-5），其中在需要椎体后减压的单个节段上进行椎体次全切除，在仅涉及椎间盘水平脊髓压迫节段进行椎间盘切除。

多节段（三个或更多运动段）ACDF 也是治疗单纯椎间隙水平椎间盘突出导致脊髓压迫的一种选择。然而，假关节形成可能是多节段 ACDF 的一个常见问题。此外，任何前路手术都会带来其特发的风险，包括言语和吞咽障碍、气道梗阻和食管损伤。前路手术并发症中椎动脉损伤很罕见但确实存在。前路手术出现感染和伤口并发症的风险很低 [44]。

（七）前后路联合手术

强烈建议椎板切除术后颈椎后凸的患者采用前后联合入路（图 24-6）[61]。同样，对于需要多节段前路减压的严重后凸畸形患者，通常辅助施行后路固定和融合术，以提高融合率，防止内固定物拔出，并维持畸形矫正。

五、结论

脊髓型颈椎病通常被认为是一种外科疾病，尤其是那些中到重度疾病的患者更需要手术治疗。大量研究证明了手术治疗在阻止疾病进展方面的有效性，在大多数情况下，手术治疗实际上改善了神经功能和其他功能。建议在永久性脊髓损伤发生前进行早期治疗。对于那些脊髓病程度轻微的患者，达到高度怀疑程度才能做出诊断。对于在一个或两个椎间盘节段脊髓压迫引起的脊髓病患者，通常首选前路手术。如果涉及三个或三个以上的运动节段，手术方式需要考虑多种因素，例如显著的后凸畸形或颈部轴性疼痛。如果在这种情况下选择前路手术，则应考虑选择性施行椎体次全切除以达到前路手术减压的目的，同时最大限度地减少与骨移植物相关的并发症。在其他多节段受累的患者中，颈椎管扩大成形术可能是比前路手术更好的选择，因为它导致的并发症更少，与前路手术的神经恢复率相当，特别是患者仅有颈椎轻度疼痛、没有或有轻度后凸，以及患者愈合能力差或有严重的骨质疏松，医生由于难以融合等因素影响疗效而不希望施行前路手术时，则颈椎管扩大成形术更有优势。对于那些需要后路手术，但需要根据矢状位序列、不稳定因素或严重的颈部轴性疼痛问题进行融合的患者，可以考虑施行椎板切除融合术。对于有明显后凸或椎板切除术后颈椎后凸的患者，前后路联合入路可能是最好的术式。无论选择哪种入路，手术过程都必须根据患者的狭窄情况、可能出现的并发症和症状的具体情况制订个性化手术方案，而不是遵循固有方案。

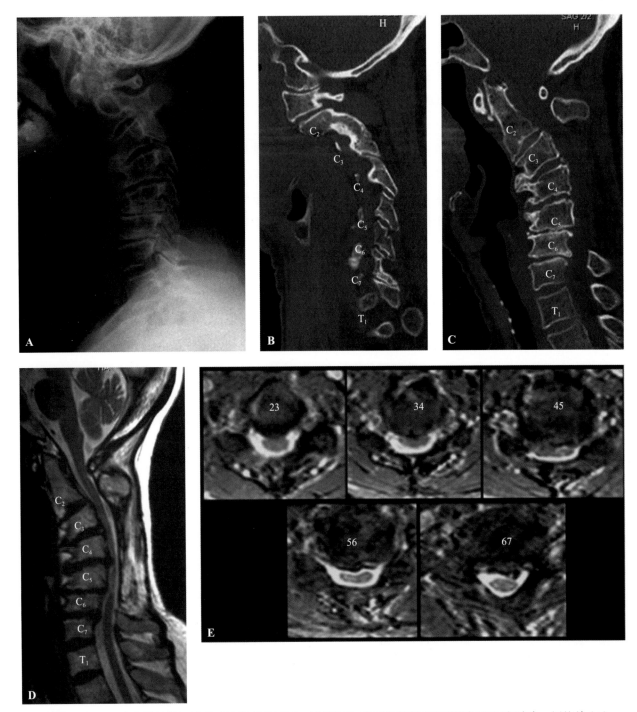

▲ 图 24-5　81 岁女性椎板切除术后颈椎后凸畸形。她表现为严重的颈部疼痛和进行性颈脊髓病。侧位片（**A**）显示 C₂～C₇ 有 **40°** 颈椎后凸畸形。**CT** 扫描（**B** 和 **C**）显示多节段椎体前缘骨赘，C₂～C₃ 小关节有稳定的自发融合。其他小关节在 C₃～C₇ 节段未融合。脊髓从 C₃～C₄ 向下至 C₅～C₆ 节段都贴附在后凸椎体上，多节段脊髓腹侧受压（**D**）。存在脊髓软化症。还要注意的是，由于椎板切除后瘢痕膜性结构存在，C₄～C₅ 和 C₅～C₆ 处的硬膜囊和脊髓的背侧是扁平的（**E**）

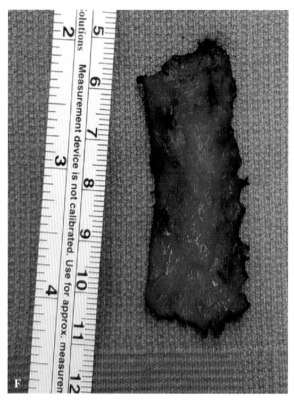
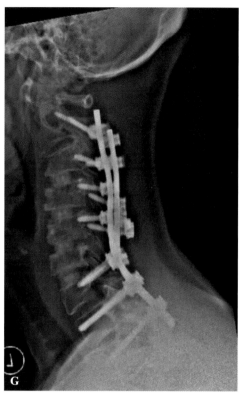

▲ 图 24-5（续）　81 岁女性椎板切除术后颈椎后凸畸形。椎板切除术后瘢痕膜性结构切除物术中图片（F）。它的移除使硬脑膜囊实质上向背部扩张。术后 X 线显示颈椎前后路联合融合术（G）。颈椎前凸在 $C_3 \sim C_7$ 进行了重建。在 $C_2 \sim C_3$ 无脊髓压迫和有自发融合的情况下，此节段的局部后凸没有变化

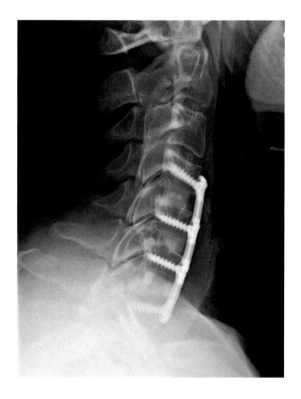

◀图 24-6　55 岁男性三节段脊髓型颈椎病患者的 X 线片。$C_4 \sim C_7$ ACDF 采用同种异体骨植骨融合加钛板固定。$C_6 \sim C_7$ 节段植入了两个移植物，以获得较大的椎间隙

第25章

前路减压、固定及融合技术：椎间盘摘除、椎间孔扩大、椎间隙处理
Anterior Decompression, Instrumentation, Fusion Techniques: Discectomy, Foraminotomy, Disc Space Carpentry

Andrew B. Pham James D. Kang 著
吴子祥 崔 轶 译

一、背景

颈椎间盘退行性疾病在我们的社会中很普遍，可由外伤、椎间盘负荷增加或衰老的自然退变所致。神经受压的继发症状可表现为脊髓病变、神经根病变和（或）脊髓神经根混合病变。尽管颈椎退行性疾病的颈痛和神经根病变初期治疗方法包括非手术方法，但对于非手术治疗失败的患者也可考虑进行外科手术减压。

标准的 X 线片可显示椎间隙狭窄、局灶性后凸畸形、前后骨赘形成、脊柱畸形和（或）半脱位。对于神经根性病变、脊髓病变和持续性疼痛，需要行进一步影像学检查（MRI 或 CT/脊髓造影）。手术患者必须具有与影像学结果相符的临床表现。评估影像学时要重点考虑冠状面和矢状面情况、受累节段的数量、椎管狭窄的严重程度、存在脊髓信号变化和解剖结构异常（如先天性脊椎融合，椎动脉走行或单侧优势血管）（图25-1）。

表25-1列出了颈椎前路椎间盘切除、植骨融合术（ACDF）的适应证和禁忌证。

二、公认的外科治疗方法

目前广泛接受颈椎神经根病和椎管狭窄的治疗方法包括加或不加前路钢板的 ACDF、带骨移植的椎间融合（自体骨移植 vs. 同种异体骨移植）或植入物（椎间融合器或钛笼）。尽管不需融合的前路部分椎间盘切除和椎间孔切开术较少在临床开展；然而，已有成功的手术报道。其他方法包括无须融合的后路髓核椎间孔切开

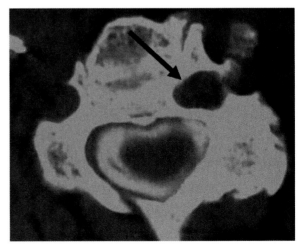

▲ 图 25-1 椎体内异常椎动脉（箭）的轴向 CT 扫描图像

表 25-1　ACDF 手术适应证

适应证
- 保守治疗失败
- 神经损伤
- 顽固性 / 持续性颈部或手臂疼痛
- 脊髓受压

禁忌证
- 活动性感染（全身性）
- 肿瘤
- 缺乏客观证据
- 严重的并发症

进行减压，或需要融合的全椎板切除术。当前的外科治疗趋势聚焦在保留运动功能的技术上，包括人工全椎间盘置换术，现在正在进行的研究表明，单间隙和双间隙人工椎间盘置换术的结果令人满意。

三、手术治疗技术

（一）麻醉

常规 ACDF 手术需要气管插管全身麻醉。在严重颈椎管狭窄或明显脊髓病变的情况下，应在清醒时为患者插管，尽量减少颈部后伸，并在手术开始前使用纤维内镜插管以确保神经系统安全。使用神经生理监测时，应当指定使用的麻醉药物的类型及肌肉松弛程度，以提高神经监测灵敏度。

除麻醉外，还应重视维持患者基础血压，以确保对脊髓有足够的灌注压力（尤其是在脊髓型颈椎病）。在这种情况下使用升压药可能是必要的，以最大限度地减少缺血性脊髓损伤发生的可能。

放置经口胃管或经鼻胃管便于胃肠减压，并且在手术区可通过触诊来识别食管。

（二）体位

ACDF 的常规体位是仰卧在标准手术台上，包裹手臂并塞在手术台侧面。为了让颈部后伸，可以在两侧肩胛骨之间垫上方垫或圆筒。然后通过添加或移除头部后面的垫子或折叠的毯子来调整颈部后伸的程度。所有口腔内的置管均应固定在手术入路的对侧。在无菌消毒和铺单之前，通常用胶带将两肩向尾侧方向固定，以获得最佳的术中透视。根据外科医生的习惯，患者可以屈髋或平髋。如果需要稳定头部或在手术节段的椎间盘保持牵拉力，可以使用 Gardner-Wells 钳牵引头颅（牵引力 10～15 磅），但是 ACDF 手术通常不需要头颅牵引。在我们的医院中，常常在消毒铺单前，患者双侧下肢使用血栓弹力袜和连续加压装置以预防深静脉血栓。

（三）神经电生理监测

根据手术方式和所选择的监测方式不同，神经电理监测的有效性有所差别。经典的体感诱发电位（SSEP）监测背侧脊髓的功能通路，而运动诱发电位（MEP）则评估腹侧脊髓的功能。研究发现对单节段 ACDF 常规术中进行 SSEP 监测，其在预测术后神经功能损伤方面效果甚微[1]。然而，一项关于椎体次全切除术中使用 SSEP 的回顾性研究发现，对术中不良事件的敏感性为 100%。最近一项针对 15 000 多例 ACDF 病例的大型研究表明，目前使用神经电生理监测的比率正在下降，但未能表明神经电生理监测的使用率改变了术后神经系统并发症的发生率[2]。我们建议，在以下情况中应常规使用神经电生理监测：术前脊髓功能异常或脊髓型颈椎病。在非复杂的 ACDF 过程中选择性使用电生理监测，反映了当地医院外科医生的工作习惯和护理标准。

（四）手术区域

手术区域应足够宽，可看见患者下巴及双侧下颌角，可触及胸锁乳突肌（SC）的外侧缘，并确定胸骨切迹。颈部的体表标志可辨认并可触及，以确保轻松地到达手术间隙。

切口的位置对于需显露的手术节段至关重要。可用体表标志定位手术切口。然而，一个有用的、可触摸到的标志是颈动脉结节，其在 C6 椎体的侧面和略偏头侧可触及。在多个节段减压的情况下，切口应位于中间节段的椎间盘位置。在多个节段的情况下，应根据要处理的节段数量，向内外侧方向略微延长切口。如果体表标志不清楚，并且需要显露多个节段，可以使用平行于胸锁乳突肌内侧缘的斜切口，并根据显露的需要进行切口的延伸。

（五）手术入路

Smith-Robinson 手术入路是 ACDF 手术最常用的颈前路入路。其他更靠外的颈椎外侧入路（Verbiest）已经很少在临床应用。关于喉返神经损伤的风险，已有文献对采用左侧入路还是右侧入路的选择进行了讨论，但在通常的实践中，外科医生的习惯和经验决定手术入路[3, 4]。在翻修情况下，原手术入路的对侧可提供天然组织间隙；然而，为避免双侧喉返神经损伤引起潜在的灾难性气道并发症，必须确保正常的声带功能。对于单侧喉神经损伤患者，应采用损伤侧作为手术入路，以预防双侧喉返神经损伤的并发症。Smith-Robinson 手术入路利用了胸锁乳突肌和内侧带状肌之间的血管组织间隙。解剖颈深筋膜下方通常采用钝性分离，应注意保持在颈动脉鞘内侧进行分离，避免损伤神经血管结构。

> **技术提示**：下颈椎椎间盘的显露可能被肩胛舌骨肌的下腹部所遮盖。如果需要，可以切断该肌肉以利于显露。

显露到颈椎前方后，可见颈长肌对称排列在椎体两侧，可通过颈长肌辨别脊椎中线。颈动脉结节可在术中鉴别，以定位解剖节段，避免意外显露或引起非病理性的邻近椎间盘的损伤。通常，责任间隙水平可以触及前方椎间盘骨赘复合体，这也可作为一个判定责任间隙的线索。术中再通过侧位 X 线透视进一步确认责任间隙。既往研究表明，使用粗的椎体针来标记并穿刺椎间盘可能会加速椎间盘退变。因此，可采用椎体钉或止血钳钳夹前纵韧带作为的替代方法进行定位。如果使用粗的针头穿刺椎间盘，我们建议对针头进行剪短，以防止针头意外穿过椎间盘后侧并刺入脊髓。

（六）显露

确定手术节段后，可使用手术显微镜辅助，使手术视野放大数倍并清晰可见。带头灯的手术放大镜也是一种选择。分离双侧的颈长肌，显露前纵韧带下方组织。分离应在前方椎间盘 - 骨赘复合体表面进行，并且分离范围不超过相邻上下椎体 50%，以避免造成邻近椎间盘的医源性伤害。侧方分离至两侧裸露的钩椎关节，小心显露，避免在椎体侧方使用电刀，以免损伤两侧的椎动脉。

当从一个角到另一个角可看到椎间盘全貌时，这样显露范围已经足够。在此处可以使用 Leksell 咬骨钳或高速磨钻来平整和修剪前骨赘，暴露下面的椎间盘。自持式牵开器可以椎间盘间隙为中心，并在双侧颈长肌皮瓣下锚定。

> **技术提示**：在安放牵开器之前需要将椎体表面骨赘清除，否则难以将牵开器安放在椎体表面合适的位置。

应注意牵开器的放置时间，并应尽量减少使用牵开器的时间，以减少术后软组织水肿的风险。在多个节段的情况下，可以使用垂直自固定式牵开器来辅助显露多个椎间盘。

（七）椎间盘切除术

用 15 号刀片进行椎间盘切除，从侧方的钩椎关节朝向中线切开椎间盘前环，并将椎动脉损伤的风险降至最低。开始减压和椎间盘切除是通过直角髓核钳和小刮匙交替进行。

> 技术提示：在初步完成椎间盘切除后，可用中号 Cobb 剥离子放置在椎间隙内轻柔地旋转以撑开椎间隙。

切除椎间盘可为椎板钳提供足够的空间，咬除上位椎体下终板前缘骨质。所有的骨质和椎间盘切除都需要延伸至侧方的钩椎关节处。

在邻近椎体中央置入 Casper 螺钉，然后撑开椎间隙。术者应该注意椎体的方向，避免 Casper 螺钉过度成角、穿入邻近椎间隙或造成损伤。Casper 螺钉的角度应该平行于终板或倾斜于终板以矫正局部后凸。应充分撑开椎间盘以显示后方骨赘和后纵韧带（PLL）。椎间隙撑开的替代方法包括使用颅骨重力牵引，或在钩椎关节处内放置窄的薄片椎板撑开器（以减少终板中央的损伤）。

（八）终板的处理

充分撑开椎间隙后，为制备理想的植骨床，需小心翼翼处理椎间隙。用 4mm 高速磨钻打磨上下终板。注意需要进行 7 个区域的骨切除从而获得充分的椎管减压并制备融合床。从前方看，天然的椎间盘空间是呈凸起状，椎间盘组织向上和向下延伸超出前方骨赘边缘。去除软骨终板并打磨终板呈平坦，终板表面出血以实现最佳的骨接触面，这对于成功完成植骨融合至关重要（图 25-2）。

我们更倾向用高速磨钻来打磨终板，一般从头侧椎体开始处理。在不穿透软骨下骨的情况下，终板从中心向外、左右两侧及前 / 后水平打磨终板。然后，用磨钻打磨后方椎间盘 – 骨赘复

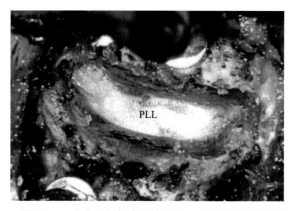

▲ 图 25-2　术中见椎间盘彻底切除、后纵韧带清晰可见
注意平行的骨性终板表面渗血，双侧椎间孔广泛减压。
PLL. 后纵韧带

合体，使其变薄以显露后纵韧带下方垂直纤维。显露后纵韧带两侧后，将后角作为打磨下位椎体上终板的侧方边界。由于终板中央常常是最低最软的区域，因此需要用磨钻打磨上终板的侧方部分，使其与终板中央平齐。终板处理完成后，椎间隙空间应类似于对称的矩形空间，并具有平行的顶部和底部，使得移植物和上下终板之间无缝接触。

（九）椎间孔扩大术

通过使用角状小刮匙，将后纵韧带从后上、后下终板骨赘上抬起并剥离，再进行椎间隙后方及椎间孔减压。2mm 的椎板钳特别适合用于咬除增生的骨赘。如果后纵韧带存在破口或椎间盘突破后纵韧带，就可以通过这种方法咬除后纵韧带。切除后纵韧带有利于观察及探查椎间隙及双侧椎间孔。可通过 2mm 椎板钳转向切除钩椎关节处骨赘，实现侧方减压[5]。测量椎间孔减压是否充分，可通过神经探钩或角状刮匙探查测量。

> 技术提示：在神经根的出口附近通常有一个小的脂肪垫，可以用作侧向减压充分的标志。

（十）自体髂骨移植

尽管一些文献显示合成人工骨、同种异体移植和自体移植之间的融合结果无差异[6]，但是，就最佳融合率和愈合速度而言，椎间隙移植物的金标准仍是自体三皮质髂骨移植。在进行术中透视定位过程中，通常可以进行有效的移植骨切取，以缩短手术时间。最佳的移植骨块大小（高度）可以通过术前测量邻近正常椎间盘高度判断，通常移植骨块高度不超过 9mm。由于髂骨形状的不规则，在髂前上棘（ASIS）后方约 5cm 处获得最宽的髂骨移植骨块，可使用摆动锯和骨刀切取（图 25-3）。靠后切取移植骨块还可降低术后骨移植供区骨折的风险。为避免切取移植骨块的风险、缩短手术时间，还可以使用同种异体骨和人工椎间融合器。

> **技术提示**：只要条件允许，作者更倾向在所有情况下均使用自体骨移植。其他的医生更倾向于使用自体骨移植来治疗创伤性损伤，或者担心潜在的骨愈合和融合的问题。如果使用椎间融合器，则从上终板前缘咬下的骨赘用于植骨融合。

（十一）椎间融合

椎间隙准备完成后，移植骨块或椎间融合器的放置就是一个简单操作过程。通过调整三皮质的自体骨移植物或人工骨的形状及角度，重建局部或整体颈椎前凸。常规的骨移植物高度为 7～9mm，并且应参考相邻节段椎间盘高度，以避免关节突关节应力过分改变（图 25-4）。测量深度以避免移植物的前后径过大。放置移植物

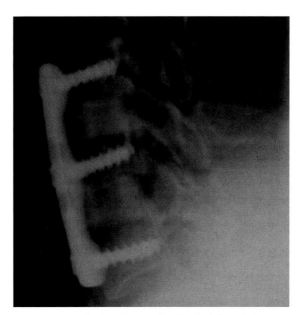

▲ 图 25-4　椎间隙过撑，关节面间隙增宽，患者出现后方颈部和肩部疼痛

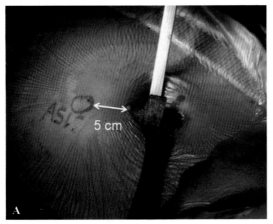

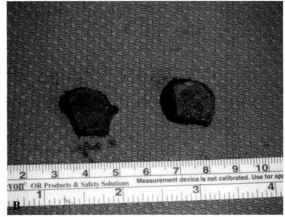

▲ 图 25-3　自体髂骨移植
A. 术中照片见髂骨取骨处相对于髂前上棘的位置，术中使用弧形骨刀完成髂骨取骨；B. 术中图片可见三皮质髂骨骨块外观、大小合适

时，应使其皮质边缘与相邻椎体的前皮质骨齐平，这有助于最大程度降低移植物下沉或塌陷的风险（图 25-5）。

> **技术提示**：放置移植物时，需要将椎间隙撑开力减小，以提供紧密塞进骨块，避免将移植物敲入椎管内。

（十二）内固定器械

颈椎前路钢板可实现较高的融合率，并且无须长时间颈托固定[7]。近期已有文献比较了动态钢板与静态钢板的优点，两者均有支持的文献[8, 9]。静态钢板可提供刚性稳定并维持椎间盘高度，主要通过钢板进行载荷分享，并且理论上在移植物-骨界面可能产生应力遮挡的风险。动态钢板能够进行前方载荷分享并对移植物-骨界面进行加压，以增强椎间融合，但有钢板及椎间移植物下沉的风险。既往文献研究表明在长节段（3～4 个节段）手术中，静态钢板具有较高的手术失败率，而在累及后方结构损伤的创伤患者，动态钢板固定强度较弱。在我们医院，我们

使用带有可变角度锁定螺钉的静态钢板（联合自体髂骨移植）。无论使用哪种钢板，都应选择最佳的规格大小和安放位置，以最大限度地减少对软组织的刺激并提供足够的稳定性。钢板的上下缘最长止于椎体的中点，与邻近椎间隙的理想距离是 5mm[10-13]。选好钢板大小后，使用磨钻将椎体前方表面打磨平整，或留出空间平放钢板。此时，需去除所有牵引力量（如 Caspar 螺钉、牵引重量）。植入螺钉向头尾侧倾斜且远离椎间隙，方向略向内。最佳的钢板放置位置需参考术中解剖标志，如终板方向、双侧钩椎关节（图 25-6）。术中应拍摄最终的 X 线透视照片，以确保钢板、移植物位置及螺钉长度合适。

> **技术提示**：通过术前侧位片判定椎体前方骨赘切除的程度，以获得平整的椎体表面。

四、术后管理

我们医院的标准做法是让患者常规接受术

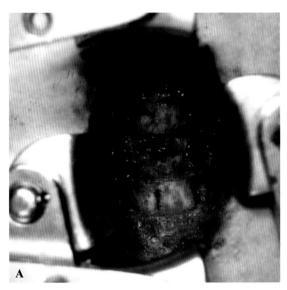
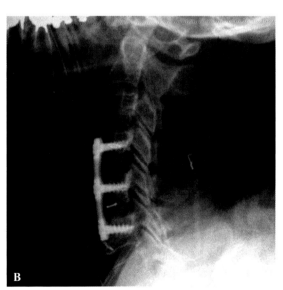

▲ 图 25-5　两节段 ACDF 术中图片和术后影像

A. 两节段 ACDF 术中图片显示椎间隙高度恢复、移植物位置居中，以及移植物和终板之间的接触面严密；B. 术后侧位片显示两节段 ACDF 术恢复了颈椎前凸（自体骨和坚强内固定）

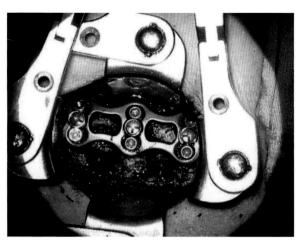

▲ 图 25-6 术中显示两节段 ACDF 手术钢板位置合适

后疼痛管理、麻醉恢复，以及当夜的神经监护和气道监测。患者的住院时间通常取决于融合节段的数量、自体骨移植和术前功能水平。即使是对最常规的病例，我们都建议对患者进行整夜监测，以避免发生潜在的灾难性神经系统和气道并发症。

由于内固定使用的增加，术后佩戴颈椎刚性矫形器已经大大减少。既往文献支持单节段 ACDF 术后使用软颈托 3～4 周，具有与异体骨移植辅助钢板固定类似的融合率[14]。同时，最近的一些数据表明，外固定支具不能提高融合率[15]。在我们的手术中，我们对大多数单节段 ACDF 患者均提供软颈托固定。而采用自体骨移植的多节段 ACDF 患者，我们使用硬支具固定至少 3 周。用同种异体骨做椎间植骨融合通常需延长颈托固定至 6 周。即使采用同种异体骨移植，良好的终板处理也可以提高融合率并缩短愈合时间。终板处理欠佳和移植物 - 骨界面接触不良会导致延迟愈合或不融合。需要注意的是颈托并不是没有并发症，文献已经有报道颈托引起皮肤破裂、吞咽和呼吸困难、咳嗽、呕吐和神经麻痹。

在住院期间，我们会对患者进行正规的物理治疗和职业训练，以便患者更好地下地行走和日常活动（ADL）。一旦患者能够进行日常活动，

正规的颈部理疗就需要推迟到术后 6 周才开始。待影像学证实椎间融合，就可以恢复正常的颈椎运动范围和强化训练。最初的活动限制包括持续的颈托固定、不能进行剧烈的举重 / 锻炼，以及不能开车。

我们建议避免在术后中短期使用非甾体抗炎药（NSAID）。根据最近的研究显示 NSAID 导致骨折愈合延迟、骨长入缓慢，以及骨不连的危险性增加[16]，我们通常建议在 ACDF 后至少 3 个月内不使用 NSAID。

在围术期使用类固醇药物是有争议的，而且取决于外科医生。在我们的医院，我们选择性地使用静脉注射地塞米松（地美隆）来减少颈部软组织肿胀。术中牵开器使用时间过长和显露广泛的病例，通常在 24h 内使用地塞米松，以尽量减少气道和食管水肿，有利于尽早气管拔管。

五、并发症的讨论

在本章中，我们将讨论最常见的术中和术后并发症及处理方法。颈椎前路手术的并发症可以根据并发症的发生时间和涉及的解剖结构进行归类。理想情况下，处理并发症最有效的方法是通过细致的术前计划和准备来避免或预防并发症；然而，控制并发症第一步就是认识并发症。术中或术后并发症的最佳处理方法依赖于手术医师对潜在、可能会发生并发症的认知能力。在任何并发症发生以前，相应的医疗资源和设施均可用于处置潜在的并发症。ACDF 术中的并发症可根据解剖进行分类。

（一）血管

在颈部手术显露过程中引起大血管损伤。最常用的颈椎前路手术方法是改良的 Smith-Robinson 手术入路。在该入路，通常在颈前筋膜深处钝性分离至椎前筋膜。在分离过程中，过度

牵拉或侧支血管的损伤会导致颈动脉鞘及鞘内血管损伤。大血管的血管损伤应根据外科医生处理能力或向血管外科医生咨询，采用标准的血管修复技术来处理大血管的损伤。

在椎间隙的显露和减压过程中可能会发生椎动脉的损伤。椎动脉的正常解剖位置是在 $C_2 \sim C_6$ 的横突孔内。大约 7% 的患者椎动脉异常，有些椎动脉进入 C_5 或 C_7 的横突孔。在一些患者中，椎动脉走行迂曲，可在横突上方或下方之间椎体水平的前内侧走行[17]。在这种情况下，用电刀显露椎体侧方可能损伤椎动脉。同样在双侧钩椎关节做椎间孔减压过程中，在靠近椎间隙中央位置过多地切除钩椎关节骨赘可能会存在损伤同侧椎动脉的风险。

椎动脉损伤常伴有迅速而大量的出血。应立即用填塞和加压的方法处理。下一步应该是迅速建立大口径的血管通路，以便进行快速输血和复苏。建议血管外科紧急会诊。一旦患者稳定下来，外科医生需要决定是修补、结扎还是栓塞出血血管，必须调动相关人员协助抢救[18]。

由于存在通过 Willis 环的逆行血流，椎动脉的控制必须在损伤部位的近端和远端同时进行。可以在上方邻近节段的横突之间控制头侧的椎动脉血管。在试图钳夹或临时阻断椎动脉时，外科医生必须意识到在椎动脉后方颈神经根邻近距离，以避免医源性颈神经根损伤。椎动脉尾侧的处理可以在 C_7 横突前方完成，椎动脉走行于颈长肌和前斜角肌之间。在 C_7 椎体侧方钝性分离颈长肌 7～10mm，可触及椎动脉波动，在该平面用血管夹控制椎动脉。

如果能够修复椎动脉，且结扎或栓塞是禁忌（优势血管或单一血管），应在血管外科医生的协助下进行修复。可以通过在血管尾侧临时阻断血流来评估哪侧为优势血管。血管栓塞通常是在介入手术室紧急进行，这需要患者血流动力学保持稳定，便于转运患者。

（二）神经

神经损伤通常发生在减压过程中，据报道有两种主要类型的损伤：硬脊膜损伤和神经根/脊髓损伤[19]。ACDF 过程中出现脑脊液（CSF）漏，硬脊膜修补是标准操作。然而，由于显露有限和器械操作空间不足，CSF 漏的常见处理方法包括直接修补、补片移植和（或）腰大池引流[20]。患者术后应将床头抬高以降低颈椎硬膜内压力。

椎间孔减压过程中引起神经根损伤并不常见，但在椎间孔内过多使用椎板钳而造成钝性创伤时，可能导致神经根损伤。预防和认识神经根损伤是处理的关键。最后，由于医源性操作导致脊髓受压而引起的脊髓损伤是非常罕见的 ACDF 并发症，但有文献报道。对疑似脊髓损伤的处理方法应根据类固醇使用原则和神经休克的处理方法，并采用进一步的影像学检查确认损伤的病因。

（三）口咽/食管

食管损伤很少见，但没有发现会导致灾难性的并发症[19]。食管损伤可能是由于显露、长时间的过度牵拉和（或）植入物并发症引起的直接创伤。显露过程中，通过触诊和观察，小心鉴别和保护食管。触摸胃管有助于鉴别食管。牵开器应放置于颈长肌内侧缘的下方，应避免在脊柱前方放置锋利、大块的金属植入物，已有文献报道食管糜烂和穿孔的并发症[21]。食管损伤如果没有发现，可能会导致伤口感染、融合失败和（或）潜在的致命的纵隔感染。在关闭伤口前，术中应通过肉眼观察、腔内染色或是否存在气泡来评估食管，这有助于发现这一潜在的灾难性并发症。一旦发现，建议术中请耳鼻咽喉科及食管专科医生会诊并立即修复。

（四）椎体骨折

一些外科医生使用撑开器来辅助椎间隙减压。Casper 螺钉、椎板撑开器可能会导致椎体骨折的潜在风险，带来椎体结构及脊柱固定完整性丧失。最佳的螺钉位置应在相邻椎体的中心，避免过度撑开和保留软骨下终板对于预防椎体骨折至关重要。如果发生椎体骨折并影响固定效果，则处理方法包括椎体次全切除、选择较大的椎间植入物或辅助后路手术固定融合。

（五）急性术后并发症

脊柱外科医生最担心的并发症之一是患者术后立即出现神经功能障碍。这种并发症的诊断评估与急诊处理是很难决断的。急性硬膜外血肿致瘫痪最佳的处理方法是急诊探查减压治疗；然而，由于患者术后反应迟钝、缺乏快速的影像学诊断，确诊较为困难。我们的经验是对术后患者主诉恶化，并表现出手术节段脊髓功能障碍及脊髓损伤，则紧急手术探查减压，无须进一步的影像学检查。而在反应迟钝的患者，急诊手术指征则不是很明确，需要依赖于外科医生的经验。无论如何，脊髓损伤治疗方案应该依据每个医院的政策制订。

术后即刻出现呼吸困难可能危及患者生命。任何患有阻塞性呼吸困难或喘鸣音的患者均应接受密切监测，以防止因颈部血肿扩大而导致通气障碍。主诉呼吸困难，应在手术室或必要时在床旁紧急行插管或同时紧急血肿引流处理。

ACDF 术后最常见的症状之一是术后出现吞咽困难和发声困难。大多数不适都可以通过镇痛药得到妥善的处理。若症状持续出现超过 2～3 周，应提醒外科医生注意可能是医源性原因，需要进一步检查和处理。如果怀疑喉返神经损伤并危及声带功能，应作进一步的诊断、评估和处理，以避免误吸。

其他不太常见的并发症包括 Horner 综合征（同侧上睑下垂、无汗症和眼裂变小）。由于牵拉损伤位于颈长肌腹侧表面的交感神经链，这种情况通常与长时间使用自动牵开器并安放位置不当有关。单纯观察和支持性治疗后神经麻痹症状可以自然消失。

六、结果

ACDF 手术是脊柱外科最具回报价值的手术之一。已发表的文献证明，术后 2 年内 90%～95% 的手臂疼痛和 80%～85% 的颈部疼痛缓解效果明显。多节段 ACDF 手术患者的临床疗效略有下降，但总体临床疗效仍然相对显著。随着手术节段的增加，假关节的发生率亦增加，单节段 ACDF 发生率为 3%～5%，三节段 ACDF 为 18%～53% [22, 23]，使用自体骨移植的椎间融合率最高 [24]。但最近的报道显示，用同种异体骨移植与自体骨移植的单节段 ACDF 融合成功率相当，且没有自体骨移植产生的供区损伤。文献报道使用椎间融合器与自体骨移植，单节段 ACDF 中两者的融合率相当，或椎间融合器较自体骨移植的融合率稍低一些。

七、未来趋势

目前颈椎前路手术的趋势之一是动态稳定的人工椎间盘置换术。这一趋势是源于 ACDF 术后长期随访发现邻近节段出现明显退变 [11]。据报道，术后出现临床症状的患者，发生影像学退变的比例高达 90%，每年 2.9% 的患者需要进一步手术，10 年手术率为 25%。当前的理论研究集中在融合术后的邻近节段应力改变，这会加速邻近节段的退变 [25, 26]。这一问题仍存在争议，因为邻近节段退变可能是自然退变的结果，无论采取哪种治疗方案都是不可避免的。目前，在经过

2～7 年的短期和长期随访，FDA 已批准可对单节段和连续型双节段颈椎疾病的人工椎间盘置换术 [27]；但没有确切的文献显示人工椎间盘置换术优于 ACDF [28]。椎管减压并维持节段运动的人工椎间盘置换术，是否能获得与 ACDF 同样的良好长期疗效、同时减小邻近节段退变的发生率仍有待观察。在大多数的椎间盘置换手术设计中，完成 ACDF 同样严格的椎间隙处理与植入合适的假体同样重要，甚至更重要。此外，与 ACDF 相比，人工椎间盘置换不需要椎间融合，而需要进行更彻底的椎管减压及椎间关节成形。

其他的非融合方法也在研究中，包括椎间盘髓核置换和利用生物因子或基因治疗进行椎间盘

的生物修复或重建。目前，大多数生物替代品正在动物模型中进行研究，可能在未来退行性椎间盘疾病的治疗中发挥重要作用。

八、总结

由于其高成功率和患者满意度，颈椎前路减压融合术（ACDF）仍被认为是退变性颈椎病的金标准治疗方法。许多精巧的手术技术和细微的操作过程使得手术效率更高，融合率更高，同时最大限度地减少了并发症。尽管未来的趋势倾向于非融合替代品，但 ACDF 成功的临床效果是经过时间考验和公认的。

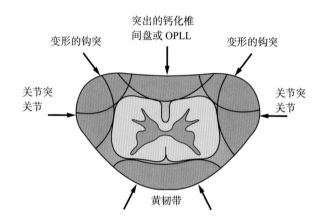

<table><tr><td>

第26章

颈前路减压内固定融合技术：椎体次全切及支撑植骨
Anterior Decompression, Instrumentation, Fusion Techniques: Corpectomy, Strut Grafting

Shalin S. Patel　James D. Kang　著

昌耘冰　陈崇　译

一、概述

颈前路椎体次全切除融合术（ACCF）对严重颈椎管狭窄的减压和颈椎后凸畸形的矫正是一个非常有效的技术手段。最常见的适应证包括脊髓型颈椎病（CSM）、神经根型颈椎病或继发于椎管狭窄的脊髓神经根型颈椎病。同时，它也可应用于治疗颈椎外伤、肿瘤和感染等。

颈椎退行性疾病的患者可出现一系列临床症状，包括轴性颈痛、神经根痛、脊髓症状及并发症状。脊髓型颈椎病患者通常表现为平衡感减弱或缺失、无法良好地控制手部精细运动、颈部疼痛、头痛、神经根性手臂疼痛及胃肠和膀胱功能障碍[1]。然而，对于高度怀疑的患者即使表现为非常轻微的临床症状，也需进行仔细的鉴别诊断，且一旦确诊，通常建议手术治疗。手术方式可以选择前路、后路或前、后联合入路进行减压，但也受多种因素的影响，包括颈椎矢状位序列、涉及节段数量和压迫的原因等。神经或脊髓的压迫可由多种病因引起，常见的有突出的椎间盘、骨赘复合体、钩椎或关节突的骨刺及向后折叠的黄韧带等（图 26-1）。

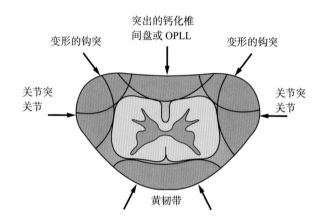

▲ 图 26-1　脊髓型颈椎病中脊髓受压的解剖结构
OPLL. 后纵韧带骨化［经许可重绘，引自 Bernhardt M, Hynes RA, Blume HW, White AA. Cervical spondylotic myelopathy. J Bone Joint Surg Am 1993；75（1）：119–128.］

颈椎椎体次全切除可对腹侧脊髓进行直接减压，通常被选择用于解决颈椎后凸或不稳定的情况，以及当后路间接减压不可行之时。

二、脊髓型颈椎病分类

脊髓型颈椎病有多种分级系统，最常见的是 Nurick 分型（表 26-1）[2]。另一个评分系统是 Hirabayashi 等提出的日本骨科协会（JOA）的脊髓型颈椎病评分分级（表 26-2）[3]。Crandall

表 26-1　Nurick 脊髓型颈椎病致残分级

0 级	轻微神经根受累症状和体征，无脊髓受累证据
Ⅰ级	脊髓受累体征，无步态异常
Ⅱ级	轻度步态障碍，但不妨碍工作
Ⅲ级	步态不稳，妨碍工作和日常生活
Ⅳ级	仅能搀扶下行走
Ⅴ级	不能离开轮椅或需要卧床

表 26-2　日本骨科协会（JOA）脊髓型颈椎病变评分

上肢运动功能
0 = 不能用筷子或汤匙吃饭
1 = 能用汤匙吃饭，不能用筷子
2 = 用筷子吃饭很困难
3 = 用筷子吃饭很困难
4 = 正常
下肢运动功能
0 = 不能行走
1 = 平地上行走需要辅助器具
2 = 上下台阶需要扶栏杆
3 = 不用任何辅助器具，可以缓慢行走
4 = 正常
感觉功能
上肢
0 = 明显感觉缺失
1 = 轻微感觉缺失
2 = 正常
下肢
与上肢评分相同
躯干
与上肢评分相同
膀胱功能
0 = 完全尿潴留
1 = 严重尿潴留（排尿不充分、尿液残留或点滴状排尿）
2 = 轻微尿潴留（尿频、排尿踌躇）
3 = 正常

和 Batzdorf[4] 提出五种 CSM 分类：①横向病变综合征：累及皮质脊髓束、脊髓丘脑和脊髓后束；②前脊髓综合征：累及皮质脊髓束和前角运动神经元；③中央管综合征：上肢受累多于下肢；④ Brown-Sequard 综合征，患侧运动功能障碍伴有对侧痛、温觉消失；⑤臂痛和脊髓综合征：上肢放射样刺痛，损伤平面以下腱反射亢进。Ferguson 和 Caplan[5] 提出四种综合征，即内侧综合征（长束症状）、外侧综合征（根性症状）、内外侧联合病变综合征和血管综合征（由于脊髓供血不足而迅速发作）。

三、自然史

脊髓型颈椎病的自然病史通常难以确定，因为患者常常无法自我准确辨识，常将症状归因于高龄。根据病例对照的队列研究分析，发现脊髓型颈椎病的自然病史似乎是随着临床稳定期的进展而进行性恶化。大多数患者在长时间内表现出随着时间的推移，功能状态逐步下降。Clarke 和 Robinson[6] 等报道了 120 例患者的情况，发现约 75% 的患者存在逐步的功能恶化，有 20% 的患者为缓慢而稳定的功能下降，有 5% 的患者为症状突然发作，随后神经功能长期处于稳定状态。Lees 和 Turner[7] 随访了 44 例早期具有神经系统损害的患者，发现其处于长期稳定性的临床状态。Nurick[2] 还发现，该疾病在发病早期就已伴有神经损伤，但具有长期的临床稳定性，随着年龄的增长，功能残疾具有发展的趋势。Symon 和 Lavender[8] 的研究提到，67% 的患者表现出持续的神经功能恶化，而未出现临床静止期。Sampath[9] 等的最新研究中，比较了一组接受手术和非手术治疗的患者，发现手术改善了神经系统症状和功能状态，而非手术组表现出症状和功能的持续恶化。

四、患者评估

（一）病史采集及体格检查

根据脊髓受压的位置、严重程度和持续时间，CSM 的病史和体格检查可能存在较大差异。仔细的病史评估通常会发现步态障碍、手和手指进行精细运动时存在早期失衡，包括笔迹变差、扣衬衣纽扣和处理小硬币较为困难。患者可能没有疼痛症状，或者仅有轴向疼痛或根性疼痛。进行常规系统的检查十分必要，以发现引起脊髓病变的非常见原因，如肿瘤或感染等。也有患者仅以头或头面部疼痛为主诉就诊。

体格检查方面，CSM 有意义的检查包括踇趾步态的共济失调、腱反射亢进、阵挛和 Romberg 征、Babinski 征和 Hoffmann 征阳性。而某些反射有助于定位脊髓压迫的节段，例如肩胛肱骨反射可定位颈脊髓高位病变，即轻叩肩胛骨的脊椎缘下部，肩外旋减弱或消失。肱桡肌反射通常定位于 C_6 水平，敲击肱桡肌肌腱可导致手指弯曲。

"脊髓病手"表现为脊髓损伤后手内在肌萎缩并常伴有感觉功能减退。脊髓病手相关的检查包括手指逃离征阳性，当要求手指伸直、内收时表现为尺偏，以及由于痉挛而表现出抓握和伸展速度降低[10]。如果存在肠或膀胱不适症状（尽管不常见），也应通过直肠检查进行评估。

体格检查中发现感觉障碍的问题，应仔细评估疼痛、温度感觉及本体感觉。Lhermitte 征阳性表现为被动快速进行颈部屈、伸动作时诱导出触电样刺痛感，从颈部放射到躯干及四肢。

（二）影像学分析

脊髓型颈椎病患者的常规影像学评估包括颈椎 X 线片、磁共振成像（MRI）和计算机断层扫描（CT）脊髓造影（图 26-2）。X 线片应包括前后位、侧位、过屈和过伸位，评估整体的矢状位序列，寻找不稳的证据。MRI 有助于确定脊髓压迫的位置、严重程度，以及脊髓实质内的信号变化。在计划进行椎体次全切除手术时，必须在轴位像上确定椎动脉的位置，以确保减压过程中避开变异的椎动脉。当 MRI 禁忌或条件不允许时，CT 脊髓造影很有必要，此外 CT 扫描还有助于识别后纵韧带骨化（OPLL），并进一步评判考虑是否有必要选择前路手术。

五、处理

（一）非手术治疗

脊髓型颈椎病非手术治疗效果有限，有些患者可通过使用软质颈托缓解症状[6]。如果临床症状已趋于稳定，则可观察到软性椎间盘突出引起的颈椎病症状。一些学者告诫不要使用颈椎牵引、按摩和注射用类固醇等治疗，因为它们对治疗该疾病的作用有限，且存在相当多的潜在风险。尽管轻度脊髓型颈椎病患者可以进行观察，但大多数患者症状将持续恶化，建议及时进行手术减压以维持神经功能。

（二）手术指征

颈椎椎体次全切除术的手术适应证包括严重椎管狭窄伴或不伴脊髓病变，持续性疼痛和（或）进行性神经功能损害。手术迫切程度取决于临床进展和疾病的严重程度，对所有的患者，应该强调的是尽管手术可以改善神经症状，但外科治疗的主要目标是阻止神经功能恶化的进展[11, 12]。

（三）禁忌证

禁忌证与其他脊柱外科手术类似，包括身体健康状况不佳而无法耐受手术、血液系统疾病且凝血异常，以及未经系统治疗的感染患者。对于外科医生而言，全面了解手术区域解剖结构及椎

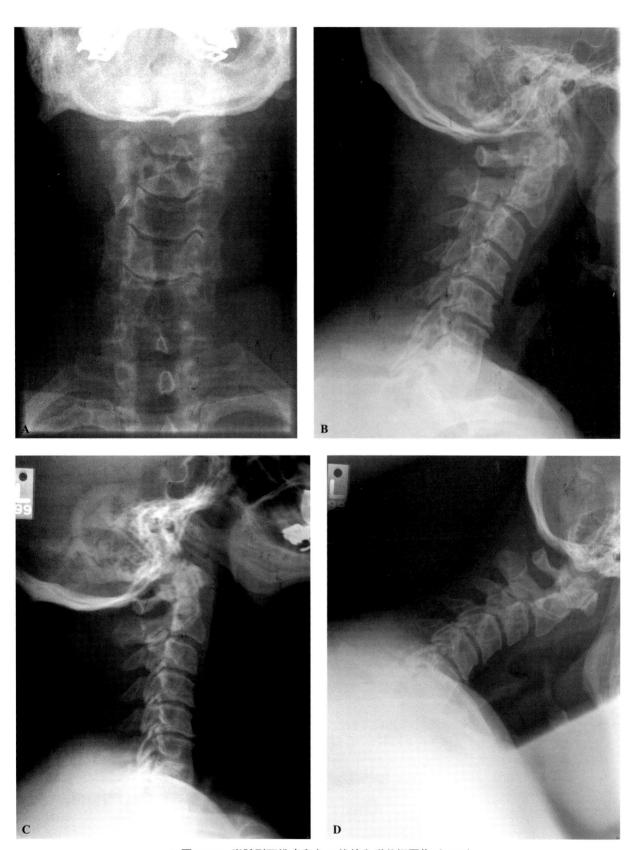

▲ 图 26-2　脊髓型颈椎病患者 X 线片和磁共振图像（MRI）

A. 术前前后位 X 线片；B. 侧位 X 线片显示颈椎前凸丢失；C. 过伸位片；D. 过屈位片

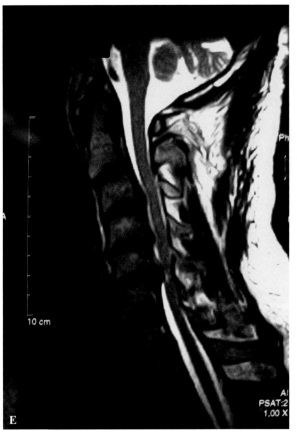

▲ 图 26-2（续）　脊髓型颈椎病患者 X 线片和磁共振图像（MRI）

E. MRI 矢状位 T₂ 加权相显示，多节段椎管狭窄，C₅~C₆ 节段最严重，并伴有实质性脊髓信号改变

动脉的走行至关重要。减压操作过程中遇到椎动脉变异情况常导致灾难性后果。OPLL 为相对禁忌证，尽管已经成功应用前路减压技术处理该疾病，但主要考虑的方面是骨化的后纵韧带常伴有硬膜缺损。

六、围术期注意事项

（一）患者因素

患者术前应进行常规医学及麻醉评估，以及全面、适当的实验室检查。必须向患者解释术后相关的并发症，因为这并发症会造成灾难性的后果。

先前经历过颈椎手术的患者可能对本次手术有一定影响，患者需要通过喉镜进行术前声带功能评估。入路侧选择是基于声带功能检测，如果在先前的术后治疗中存在单侧声带功能障碍，则应采用同侧入路，以避免双侧声带功能损伤及随后引起的误吸和严重言语障碍。

对于颈前部多次手术显露、解剖结构异常或可能存在解剖困难的患者，例如先前接受过恶性肿瘤放疗，应考虑寻求耳鼻咽喉头颈科医生的协助进行颈椎的显露操作。

使用动脉监测进行麻醉后的血压管理对避免术中血压过低至关重要，因为脊髓对血液灌注不足非常敏感。虽然目前没有关于脊髓型颈椎病手术期间最低血压的明确指南，但是，我们建议应始终保持平均动脉压 > 70mmHg。

（二）神经电生理监测

随着脊柱外科手术的普及，神经电生理监测的使用也越来越频繁。体感诱发电位（SSEP）主要监测脊髓背侧功能，而运动诱发电位（MEP）主要监测脊髓腹侧功能。对于神经生理监测的方式在当前麻醉条件下应该如何选择的问题，Magit 等 [13] 对 180 位脊柱外科医生和神经外科医生进行的一项调查，显示在脊髓减压操作时大多数情况会常规使用 SSEP，但 MEP 的使用频率在逐渐增加。诱发电位的基线应该在手术操作前获取。

（三）麻醉管理

对于 CSM 手术治疗的患者，应特别考虑麻醉管理因素。这些患者通常年龄较大，患有多种并发症。术前评估口咽、颌骨和颈部运动范围有助于确定合适的插管技术。患有严重狭窄或脊髓病变的患者应考虑进行清醒下可视纤维支气管镜引导气管插管，以最大限度地减少由于颈部无意伸展而导致神经功能恶化的风险。Sahin 等 [14] 的一项研究中，对一组 33 位患者用 3 种不同的插管方法，显示可视纤维支气管镜引导气管插管组颈椎活动范围最小。

脊髓对低血压极为敏感。因此，在麻醉诱导和整个过程中必须格外小心，以确保维持适当的灌注压力。应当使用动脉血压检测，以确保患者血压保持或高于术前平均动脉压。Tsuji 等 [15] 的一项研究表明，术中超声检查显示当平均压力低于 60mmHg 时，脊髓前动脉的血流减少，应尽量避免控制性降压的麻醉策略。

如果在手术过程中进行 MEP 监测，则必须对麻醉药给予特殊考虑。在这种情况下不可使用肌松药，也应避免使用异氟烷，因为它们会干扰 MEP 信号。

若颈前路手术时间过长，则必须考虑让患者保持插管，以缓解术后喉头水肿，并避免再次插管。

Sagi 等 [16] 的研究发现，术后气道阻塞的发生率约为 6.1%，需要重新插管的发生率为 1.9%。易患此并发症的危险因素包括：手术时间延长（＞5h）；3 个或 3 个以上手术节段；C_2、C_3 或 C_4 节段的显露；失血量超过 300ml。

（四）患者体位

患者置于平坦手术台上，取仰卧位，如需要取自体骨移植重建，则可在髂后上棘下放置隆起物。在肩膀下方垂直于身体的长轴处放置一凸起物，使颈部柔和地伸展。将泡沫圈或毛巾放在头部下方，稳定枕骨并限制颈部的过伸。颈部手术操作时，必须格外小心，以免造成过度的牵拉导致神经功能恶化。了解患者术前疼痛、无症状的运动范围可能会对体位摆放有所帮助，神经生理监测的基线也有助于确定最佳的颈部位置。将手臂放在患者的两侧，用泡沫充分填充，然后用手臂滑橇或床单在患者躯干下方将其裹紧。可将肩部轻轻向下按压，以增强侧位 X 线或透视检查的可视性。应避免用力按压肩膀，以防臂丛神经过度牵拉而受伤害。放置 Gardner–Wells 夹钳，大

约 4.5kg 的重量用于稳定头部并提供柔和的椎间盘应力分散，有助于椎间盘切除术的操作。然后准备与调整颈前区域，从下巴到下颌骨再到胸骨切迹，包括双侧胸锁乳突肌的内侧。

七、手术技巧

（一）显露

充分掌握颈部解剖对于避免显露相关的并发症至关重要。颈椎前内侧入路是首选的方法，以手术节段为中心的皮肤切口，通过几个解剖学标志能帮助确定切开位置（图 26-3）。下颌角通常在 C_2 水平，舌骨对应 C_3 水平，甲状软骨对应 $C_4 \sim C_5$ 水平，环状软骨对应 C_6 水平。可通过触诊颈动脉结节来证实，常起源于 C_6 椎体的横突。

显露可以从右侧或左侧进行，但对大多数右利手的外科医生而言，右侧入路更为方便，但从理论上讲左侧入路对喉返神经造成损伤的风险更低 [17]，但这尚未在临床上得到证实。Beutler 等 [18] 对此进行了总结，328 例颈椎前路手术发现两种入路之间的语音障碍发生率没有临床差异，但在翻修手术中发现了右侧入路的发声困难的发生率更高。较低节段操作选择如左侧入路，更容易损伤胸导管。

大多数颈前路的显露中使用皮肤横向切口，必要时沿胸锁乳突肌内侧的斜行切口可获得更大显露范围。横向切口可提供更好的美容效果，特别是经颈前皮纹的皱褶。如果需要更广泛的显露，可将横切口扩展至中线。若皮肤切口在颈阔肌上方，则会稍有破坏。

沿着切口的长度切开颈阔肌，从下方的颈深筋膜处稍微将其分离，以允许放置表面自固定式牵开器。颈深筋膜分开后，再于胸锁乳突肌内侧之间进行钝性分离，直至颈椎椎体前方（图 26-4），该过程可使用手持式牵开器辅助操作。颈动脉鞘可

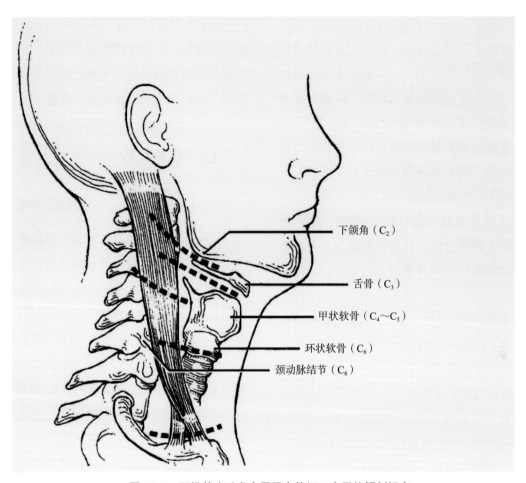

下颌角（C₂）

舌骨（C₃）

甲状软骨（C₄～C₅）

环状软骨（C₆）

颈动脉结节（C₆）

▲ 图 26-3　颈椎前路手术中用于定位切口水平的解剖标志

经许可重绘，引自 Kuklo TR, Lehman RA Jr., Taylor BA, et al. Surgical approaches to the subaxial cervical spine. In: Frymoyer JW, Wiesel SW, eds. The Adult and Pediatric Spine. 3rd ed. Philadelphia, PA: Lippincott Williams & Wilkins; 2004: 764.

在外侧触及，食管在内侧可直接显露。使用两个钝性牵开器，在颈椎前确认椎前筋膜。用剪刀在中线纵向切开筋膜，用 Kittner 海绵进行钝性解剖，识别椎间盘和椎体。对双侧颈长肌内侧进行解剖时，需进行手术节段的透视确认。可在椎间盘间隙或椎体中央放置一个预弯针头，应注意避免穿刺到错误的椎间盘节段，例如最近 Nassr 等[19] 对 87 例患者的回顾性研究，发现错误椎间盘定位可导致相邻节段椎间盘加速退变。等待透视的同时，可从髂骨或腓骨进行自体骨移植物的获取。透视一旦确定准确的节段，可进行电刀灼烧标记。

在手术操作的节段上，将颈长肌内侧从椎体和椎间盘间隙进行松解（图 26-5），钝性剥离子可协助此操作。松解后，将牵开器放置在颈长肌下方，头尾侧牵开器的放置有利于获得更好的手术视野（图 26-6）。必须注意的是，确保牵开器保持在颈长肌下方，以免因颈长肌腹侧的无意切割而导致交感神经链损伤和继发的 Horner 综合征。鼓励外科医生在放置牵开器后，将气管内套囊气体释放并重新充气至合适的压力，以减少对喉返神经的潜在伤害。在椎间盘间隙水平进行颈长肌下方的解剖，直到双侧钩突的前侧面。进行椎体次全切除前，应充分了解局部解剖结构，钩突的正确识别有助于保持外科医生的操作范围，不会偏离一侧而导致椎动脉损伤。食管相对于手术区域的位置必须不断进行监控，以免造成伤害。电刀尖带上护套有助于减少显露过程中对重

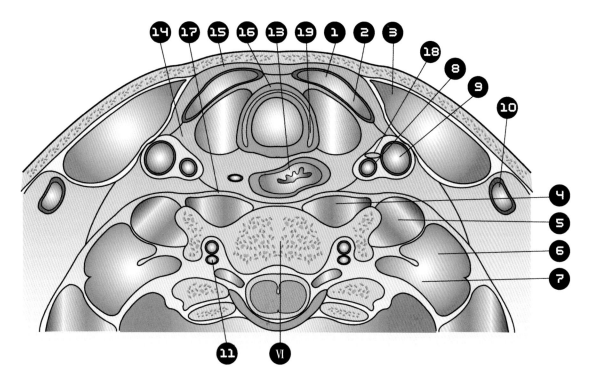

1. 胸骨舌骨肌	11. 椎血管
2. 胸骨甲状腺肌	12. 气管
3. 胸锁乳突肌	13. 食管
4. 颈长肌	14. 甲状腺
5. 前斜角肌	15. 颈筋膜，浅层
6. 中斜角肌	16. 颈筋膜，气管前层
7. 后斜角肌	17. 颈筋膜，椎前前层
8. 颈总动脉	18. 迷走神经
9. 颈内静脉	19. 喉返神经
10. 颈外静脉	Ⅵ . 颈椎

▲ 图 26-4　C₆ 横切面显示颈椎前内侧入路涉及的解剖结构

经许可重绘，引自 Bauer R，Kerschbaumer F，Poisel S，eds. Atlas of Spinal Operations. New york：Thieme；1993.

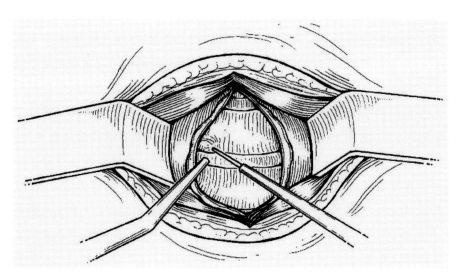

◀图 26-5　颈长肌从中线剥离
经许可重绘，引自 Kuklo TR，Lehman RA Jr.，Taylor BA，et al. Surgical approaches to the subaxial cervical spine. In：Frymoyer JW, Wiesel SW, eds. The Adult and Pediatric Spine. 3rd ed. Philadelphia，PA：Lippincott Williams & Wilkins；2004：764.

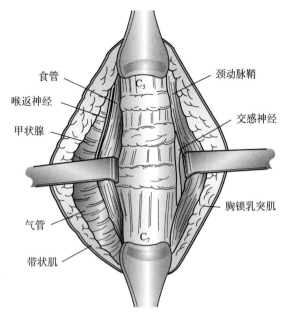

▲ 图 26-6　经左前内侧入路显露颈椎前表面

经许可重绘，引自 Zdeblick TA, Bohlman HH. Cervical kyphosis and myelopathy. Treatment by anterior corpectomy and strut-grafting. J Bone Joint Surg Am 1989; 71（2）: 170–182.

要生命结构的意外伤害。

　　此时，使用可视化显微镜辅助手术操作大有裨益。显微镜具有许多优点，包括手术助手的可视化效果得到改善，在不离开手术视野的情况下进行教学的机会增加，以及手术视野的放大倍数增大。但关键的是，显微镜必须始终垂直于手术平面放置，以避免造成椎体斜形切除槽而无意中穿透横突孔，进而损伤椎动脉（图 26-7）。

　　椎间盘切除术是在上、下和要切除的椎体之间进行。用 15 号刀片切开椎间盘纤维环，用垂体咬钳取出椎间盘材料。刮匙用于移除软骨终板和剩余的椎间盘组织，直到显露后纵韧带和钩突的前侧面以确定边界。

　　用 Leksell 咬骨钳去除椎体的前部和中央部分骨质，骨质可用于关节植骨融合（图 26-8）。一旦形成中央沟槽，就可以使用高速磨钻来安全地完成椎体切除。再次强调，外科医生必须注意显微镜的方向，以确保正确的位置和椎体沟槽的轨迹。逐渐加宽、加深沟槽，直到遇到椎体的后皮质（图 26-9）。沟槽的宽度取决于术前模板设

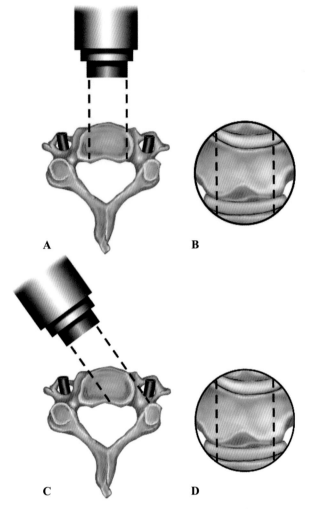

▲ 图 26-7　可视化显微镜辅助手术操作

A. 显微镜垂直于颈椎前表面；B. 显微镜下的手术视野，虚线表示计划的椎体切除槽；C. 显微镜的倾斜方向可能导致意外的椎动脉损伤；D. 显微镜下的手术视野，虚线表示计划的椎体切除槽

计，通常与示指宽度相仿。可以通过刮匙将骨质变薄，再将骨化的后纵韧带和骨化硬膜从中取出（图 26-10）。后纵韧带通常可以保留，至于是否切除取决于术者的经验。通过 459 例连续病例的回顾性研究发现，在接受颈椎前路次全切除术的患者中，完全或部分切除后纵韧带导致 C_5 神经麻痹的概率提高了 4 倍。此外，在 3 个或 3 个以上节段的椎体次全切除术，都是术后 C_5 神经麻痹的重要危险因素[20]。如果存在 OPLL，则必须谨慎操作，因为硬膜缺损或撕裂可能导致严重的脑脊液漏或神经损伤。小口径的 Kerrison 咬骨

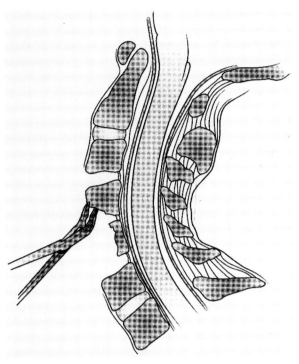

▲ 图 26-8　椎间盘切除术后，用咬骨钳取出椎体前部

经许可重绘，引自 Whitecloud TS. Multilevel cervical vertebrectomy and stabilization using cortical bone. In: Sherk H, Dunn eJ, eismont FJ, et al., eds. The Cervical Spine: An Atlas of Surgical Procedures. 3rd ed. Philadelphia, PA: JB Lippincott; 1994: 202.

钳对于切除骨槽后外侧的骨质是一个非常好的选择。如果必要，可以在椎间盘间隙水平进行椎间孔的潜行扩大减压。可将钩突的内侧半部分骨质打磨，然后使用小口径的 Kerrison 咬骨钳或刮匙完成椎间孔扩大成形，用一个小的神经钩穿入椎间孔，以确定获取适当的减压。

然后用高速磨钻或刮匙去除在骨槽末端残留的软骨终板。终板的准备工作取决于移植物和内固定的类型。自体髂骨或腓骨是较为理想的移植物，但供体部位并发症发生率较高。髂骨通常适合于 1～2 个节段的椎体次全切，而腓骨适合于 2～3 个节段。如果要使用内固定器械，则通常将终板处理平坦，以容纳在端部形成轻度前凸的内置物。如果不使用内固定器械，则移植物 – 终板的界面对于重建体的稳定性至关重要。自体骨移植可提高同种异体骨的融合率，从椎体切除开始就收集骨质，填充到同种异体骨的中心和（或）邻近部位。同种异体腓骨支撑术后，尤其是 2～3

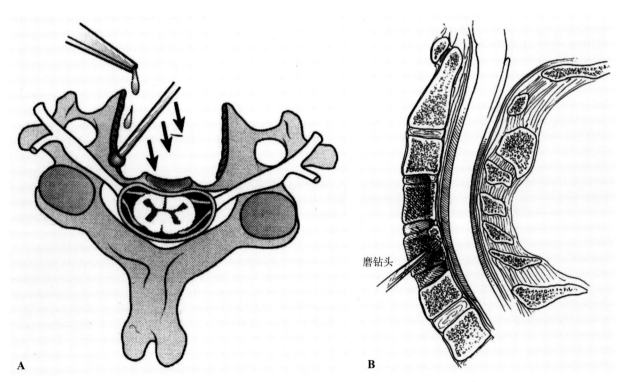

A　　　　　　　　　　　　　　　磨钻头　　　　　　　　B

▲ 图 26-9　高速磨钻削薄后方骨皮质和扩大椎体切除槽的术中示意图

A. 轴向视图；B. 矢状视图（经许可重绘，引自 Shrek HH, Larson SJ, eds. The Cervical Spine: An Atlas of Surgical Techniques. Philadelphia, PA: JB Lippincott; 1999: 191. ）

个节段椎体次全切除术后，应考虑后路固定，以提高结构的稳定性，因为这些较长节段的前路手术失败率较高。

在此介绍两种常用植骨技术。第一种是 H 型腓骨移植[21, 22]。这包括在下椎体的上终板和上椎体的下终板上打磨出一个中央凹陷，移植腓骨

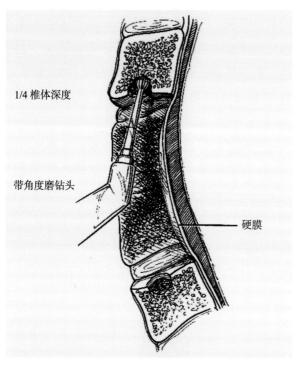

▲ 图 26-10　显示 H 型植骨的椎体终板接口的侧位视图
经许可重绘，引自 Shrek HH, Larson SJ, eds. The Cervical Spine: An Atlas of Surgical Techniques. Philadelphia, PA: JB Lippincott; 1999: 206.

两端中央有相应的接口（图 26-11）。然后通过 Gardner-Wells 钳将颈部牵开后，将腓骨移植物锁定到准确位置（图 26-12）。

另一种技术是 Zdeblick 和 Bohlman[23] 所描述的（图 26-13）。在该技术中，在终板处制备成一个浅凹面，以匹配腓骨支柱的凸面。移植物比椎体切除槽的长度稍长。将移植物置入头侧终板，麻醉医生协助通过 Gardner-Wells 钳进行手动牵引，并使用撞击器将移植物的尾侧部分敲入

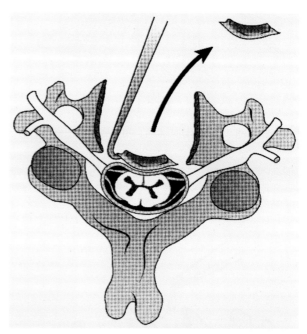

▲ 图 26-11　后方皮质骨打磨变薄后，用小刮匙取出

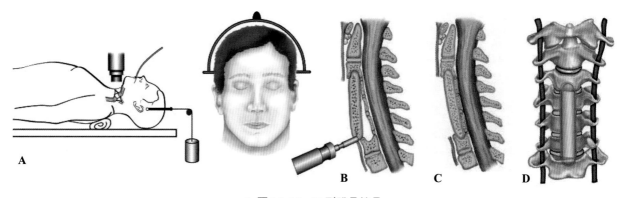

▲ 图 26-12　H 型腓骨植骨

A. 减压后用 Gardner-Wells 钳进行骨骼牵引，放置腓骨支撑；B. 椎骨上下终板的浅凹通过高速磨钻打磨形成，以容纳固定腓骨。移植物的末端是圆形，以便填塞。C. 释放牵引力，锁定移植物；D. 两侧移植物位于椎动脉间的中心位置 [经许可重绘，引自 Zdeblick TA, Bohlman HH. Cervical kyphosis and myelopathy. Treatment by anterior corpectomy and strut-grafting. J Bone Joint Surg Am 1989; 71（2）: 170–182.]

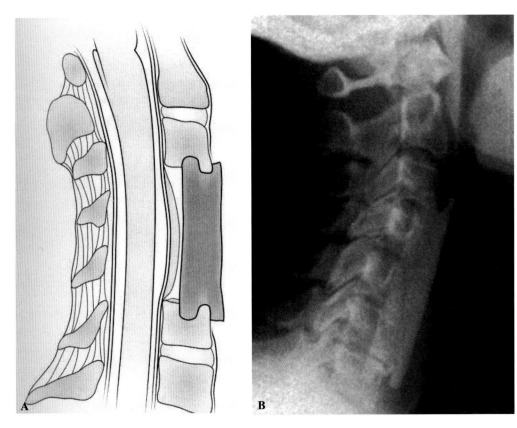

▲ 图 26-13　示意图（A）和术后侧位片（B）显示 C_4、C_5 和 C_6 颈椎前路椎体切除术后 H 型腓骨移植重建

经许可重绘，引自 Whitecloud TS. Multilevel cervical verte‑ brectomy and stabilization using cortical bone. In: Sherk H, Dunn eJ, eismont FJ, et al., eds. The Cervical Spine: An Atlas of Surgical Procedures. 3rd ed. Philadelphia, PA: JB Lippincott; 1994: 209, 211.

凹面。释放牵引后，通过手动轻轻弯曲和伸展颈部将移植物锁定到位。

必须注意不要将移植物放置到椎管内。腓骨的平坦部分放在背侧，并在腓骨前外侧的三角形部分形成两个浅槽，以简化该操作。随后，用 Kocher 钳夹在移植物浅凹处，以防止在撞击动作中腓骨过度后移至椎管内（图 26-14）。

术中获得侧位影像以确保移植物的水平和位置正确。置入深层引流管，用可吸收缝线对颈阔肌和皮肤进行逐层缝合。患者术后穿上硬质围领或 Halo 背心，固定可能为 3 周至 3 个月，取决于支撑结构的性质、内固定器械和连续的术后 X 线片复查结果。

（二）内固定

前路、后路或联合入路内固定器械可增强术后即刻移植物的稳定性，也可以减少使用硬质围领或 Halo 背心等外部固定的时间。尽管理论上使用前路内固定器械可以增强 ACCF 术后的稳定性，但它并不能消除移植物的移位，且在长节段手术中并发症发生率依旧很高。Vaccaro 等 [24] 报道，椎体次全切除后采用支撑植骨、前路钢板和螺钉固定，两节段和三节段的早期失败率分别为 9% 和 50%。Sasso 等 [25] 的另一项研究表明，接受两节段 ACCF 的 33 例患者中只有 2 例内固定失败，而三节段 ACCF 中，7 例患者就有 5 例发生内固定失败。内固定失败几乎总是发生在内固定的下方。生物力学研究表明，颈椎钢板固定后，正常的负荷模式发生了逆转，可能是这些结构失效的原因之一 [26]。除非与颈椎后路固定结合使用，否则在单纯结构性的支撑钢板并不能有效地减少这些并发症 [27]。虽然没有确切的文献支

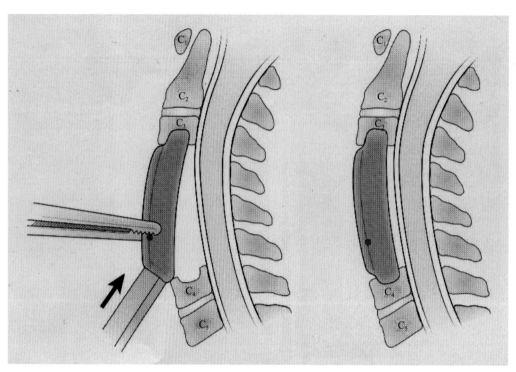

▲ 图 26-14　移植物先放置于头侧椎体下终板的凹陷处。用 **Kocher** 钳夹持移植物的前外侧，形成两个浅凹，以防止移植物向背侧过度移位。撞击器将移植物的远端夯实到位

持，但经验而言，一到两节段的 ACCF 可以考虑单独前路钢板，而三节段的 ACCF 应该考虑额外增加后路固定，以尽量减少并发症（图 26-15）。

（三）植骨选择

比较自体骨移植和异体骨移植的融合率，文献报道认为存在显著差异。但尽管大多数文献表明自体骨移植具有较高的融合率，但自体骨的显露和获取也有其相关并发症。一些作者主张使用钛合金或聚醚醚酮（PEEK）融合器填充从椎体切除或髂骨取骨的自体骨。骨形态发生蛋白可一定程度上提高融合率，但最近研究报道它的使用与炎症反应和气道阻塞有一定关系。这可能与给药的方式有关，需要更多的研究来确定颈椎手术使用骨形态发生蛋白的安全性和有效性。

文献中报道使用自体腓骨或髂骨的融合率为 70%～99%。Fernyhough 等 [28] 在一项研究中比较了 126 位接受 ACCF 手术的患者，采用自体腓骨与同种异体腓骨植骨两种方式进行比较，同种异体腓骨的假关节形成率约为 41%，而自体腓骨假关节发生率仅为 27%。Emery 等 [11] 报道，在术后 2～17 年随访中，使用自体腓骨的无内固定 ACCF 的融合率为 97%。Hillibrand 等 [29] 报道了 59 例接受自体髂骨或腓骨非内固定 ACCF 患者的融合率为 93%，其中 6 名患者（4 名椎板切除术后脊柱后凸患者）发生移植物移位，仅 2 名患者发生融合而避免翻修手术，假关节形成的患者临床预后通常较差。钛笼填充自体骨与颈椎前路钢板联用时，融合率超过 90% 且并发症率较低。Elder 等 [30] 对颈椎可扩张性钛笼的使用进行系统回顾，结果表明可扩张性钛笼在前路颈椎次全切除手术中有较好的安全性。理论上来说，可扩张式颈椎笼的优点包括植入和形成前凸的操作技术较为简单 [31]，缺点包括与自体或同种异体骨相比，成本明显较高，且颈椎可能出现过度前凸。

（四）疗效

已有研究显示 CSM 患者通过椎体次全切除

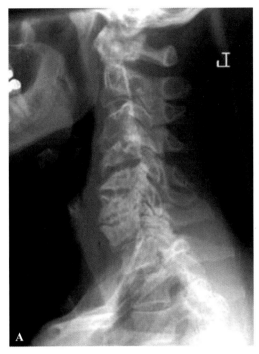

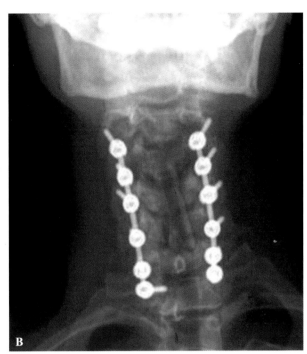

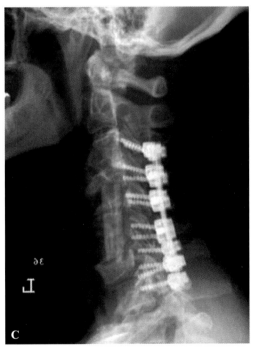

▲ 图 26-15　术前侧位片（**A**）、术后前后位片（**B**）和侧位片（**C**）示颈椎前路椎体切除、同种异体腓骨支撑融合、后路固定髂骨植骨融合治疗颈椎管狭窄症

和辅以支撑性植骨来实现前路减压，在手术减压后临床症状改善显著[9]（图 26-16）。无内固定的ACCF 依赖于良好的骨 - 终板界面，但即使内置物看似非常稳定，移位发生率仍然很大，据报道高达 29%[28]。Wang 等[32] 描述了 249 例无内固定的 ACCF 的患者，其中 16 例发生内置物的移位，风险因素包括多节段的椎体次全切除和累及 C_7

节段。如前所述，使用前路内固定器械并不能完全消除这类风险，且内固定本身也会引起一系列并发症。防止移植物移位和塌陷的一种方法是在椎体次全切除的尾端处使用三皮质楔形异体皮质骨进行椎间盘切除和融合术。这样可以消除相邻椎间盘节段的运动，并允许在更坚硬的平台上进行腓骨支撑性植骨。

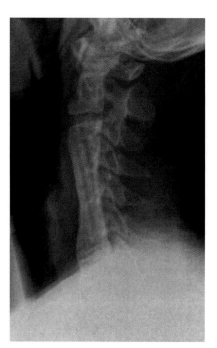

▲ 图 26-16　一位 60 岁男性患者，颈椎前路椎体切除术后 3 年的侧位片显示自体腓骨植骨融合良好

大多数系列文献认为 ACCF 手术对于脊髓型颈椎病患者可获得良好或优异的临床疗效。Bernard 等 [33] 报道了 21 例使用自体腓骨支撑植骨的 ACCF 患者，其中 16 例术后功能得到明显改善。Okada 等 [34] 报道了 37 例 ACCF 患者，其中有 29 位获得满意的神经功能改善，其中 3 位出现晚期的功能恶化，主要考虑与邻近节段疾病相关。在平均 49 个月的随访中，除 1 名患者外，所有患者的行走状况均得到改善。

Emery 等 [11] 报道了 55 例接受 ACCF 的患者，作为一个更大的系列研究（108 例患者）的一部分，前路手术治疗 CSM 选用自体髂骨或腓骨植骨用于关节融合。在末次随访中，平均 Nurick 分级从 2.4 级提高到 1.2 级，86% 的患者步态障碍得以改善，99% 的患者运动功能得以改善或维持，仅 1 名接受椎体切除的患者出现不融合，而16 名接受单纯椎间盘切除术的患者出现不融合，可能与多节段椎间盘切除术中必须融合多个骨性界面有关。

同种异体骨植骨会导致假关节发生率升高，预

示着较差的临床预后。Swank 等 [35] 报道，同种异体髂骨植骨联合前路内固定重建，在单节段椎体融合率为 90%，而两节段椎体融率就下降至 56%。

若存在严重颈椎后凸畸形，ACCF 后是否需要辅以后路固定目前尚存在争议。Zdeblick 等 [36] 报道了 14 例严重颈椎后凸畸形的患者，均接受了自体腓骨植骨，术后佩戴 Halo 背心，除 1 名患者外，所有患者均取得了一定程度神经功能改善，其中 12 例患者获得了牢固的关节融合。Riew 等 [37] 报道了 11 例椎板切除术后存在后凸畸形的患者，其中 9 例发生了内置物移位相关的并发症，作者认为在这一组患者中存在 Halo 背心的固定并不充分，因此在重建时建议加以采用后路内固定融合术。

八、并发症

（一）术中并发症

1. 神经损伤

颈椎前路手术中的神经系统损伤很少见，据研究报道，比颈椎后路手术的神经损伤略低。整个前、后路手术合并统计来看，术中神经系统损伤的总发生率约为 1% [38]。与脊髓损伤相比，前路手术更容易导致神经根的损伤，其中大多数为术后即刻或早期的神经功能损伤。如果高度怀疑脊髓损伤，则需要立即进行 CT 脊髓造影、MRI 或手术探查，尤其是在怀疑有硬膜外血肿的情况下。SSEP 和 MEP 有助于确定手术当中的神经功能变化。

2. 交感神经链损伤

交感神经链位于颈长肌的前表面，在分离过程中容易误伤，并在颈长肌上方回缩。损伤该结构会导致 Horner 综合征，伴有上眼睑下垂、瞳孔缩小和无汗症状（图 26-17）。幸运的是，这种伤害非常少见，而且通常为自限性。

3. 喉返神经损伤

颈椎前路手术后的另一个并发症是喉返神经损伤。虽然在手术操作时可能会直接损伤神经，但据推测，由于气管插管内球囊充气压力不足和手术牵开器的不当放置也可导致神经麻痹。Apfelbaum 等[39] 进行的一项研究中，认为释放气管插管球囊气体，并在牵开器叶片放置后重新充气会使暂时性声带麻痹的发生率从 6.4% 降低至 1.69%。然而该说法也存在争议，Audu 等[31] 对 94 名患者进行了一项随机双盲的前瞻性研究，发现牵开器放置后气管内球囊进行气压重新调整与否和声带麻痹发生率之间无统计学差异。左侧或右侧手术入路的选择也存在争议，尽管研究未能显示手术左、右侧入路相关的言语障碍有明显差异，但喉返神经可能更容易受到右侧入路的损伤[17]。

4. 血管损伤

ACCF 术中颈动脉或椎动脉的损伤较为少见，通过在显露过程中仔细的钝性解剖，可最大限度地减少对颈动脉的伤害，持续探查以确保颈动脉鞘保持在侧面。颈椎前路手术后椎动脉损伤的发生率约为 0.3%[40]。椎体切除术中，当椎体减压向椎体外侧壁延伸并进入横突孔或椎体存在解剖变异时椎动脉易受损伤，尤其是术前影像学未发现变异的椎动脉时[41]。使用徒手加压和止血药可有效控制出血，使用大口径静脉导管和快速补液以防止灌注不足。动脉直接损伤部位常在手术区域两端，如果必要，需直接进行缝合修补[40]。只有出现头部血流逆行至损伤部位时才应结扎动脉，因为结扎一侧椎动脉会导致大脑 Willis 环不完整而致缺血性脑损伤。仔细观察椎钩关节可以帮助外科医生保持减压范围位于中线，避免误入横突孔。

5. 硬膜撕裂

如果条件允许，硬膜撕裂应在受伤时及时修补。OPLL 本身可能存在硬膜的缺损，术前应仔细评估影像学资料。如果无法直接进行硬膜修补，可以使用筋膜或硬膜替代物来增强修复效果。如果无法进行严密的防水修补，则应考虑改行腰椎蛛网膜下腔引流。

6. 食管损伤

食管损伤很少见，据报道其发生率不到 1%[42]。术中损伤通常归因于锐器损伤，包括牵开器或高速磨钻。迟发性损伤可能与突出的内固定器械或内置物移位有关。吞咽困难、发热、伤口渗出或白细胞增多等症状发生时，外科医生应考虑该损伤，可通过食管造影或内镜检查来确诊并处理。这种损伤的后果包括伤口裂开、骨髓炎、纵隔炎，甚至是死亡。如果在手术时就高度怀疑，应及时进行修复，并放置鼻－胃管。在将 Foley 导管置入可疑损伤部位，通过口腔或鼻－胃管注入靛蓝胭脂红有助于确定损伤及部位。延迟修复通常利用肌肉瓣，患者的肠内进食应推迟至影像学检查完全正常并获得恰当的治疗方可进行。

（二）自体骨移植并发症

并发症主要与自体髂骨和腓骨取骨相关，包括慢性疼痛、髂骨翼骨折、残留畸形和髂嵴切除

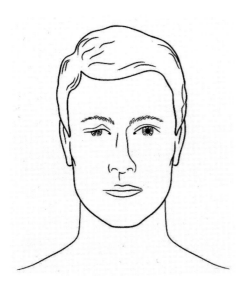

▲ 图 26-17 右侧 Horner 综合征，伴有同侧上睑下垂、瞳孔缩小、无汗和眼球内陷

经许可重绘，引自 Brower RS. Differential diagnosis of cervical radiculopathy and myelopathy. In: Clark CR, ed. The Cervical Spine. 4th ed. Philadelphia, PA: Lippincott Williams & Wilkins; 2005: 999.

后的神经瘤形成。腓骨取骨与腓神经损伤、胫骨应力性骨折、慢性踝关节疼痛和不稳、深静脉血栓形成、踇长屈肌和趾长屈肌肌腱挛缩有关。

（三）术后并发症

1. 感染

颈椎前路手术感染率较低，感染风险的因素包括患者自身因素，如糖尿病、免疫功能低下、营养不良和肥胖。对于食管或咽下损伤，应警惕严重感染的发生，这些并发症的发病率和死亡率密切相关。通常浅表感染难以与深层感染区分开，在用口服抗生素治疗时应谨慎。一旦确诊为深部感染，应进行手术清创，在一定时期（通常为 6 周）内进行微生物培养指导的静脉抗生素治疗，然后口服抗生素治疗直至达到稳定融合。应保留内固定和植骨材料，直至获得稳定的关节融合，自体植骨在大多数情况下都可实现融合 [43]。可以考虑在关节融合后停用抗生素，并观察血清 C 反应蛋白和红细胞沉降率，以便及时发现感染复发的迹象。一旦复发，应去除内固定、清创并再次使用静脉注射抗生素。对多次清创和抗生素治疗失败的严重复发性感染的病例，前路或后路内固定器械的移除仅在颈椎已出现实质性融合后才能进行。

2. 吞咽困难

颈椎前路手术后吞咽困难的发生较为常见，大多数患者可在手术后一个月内得以缓解。但有报道指出，严重的病例通常与手术时间过长、高位节段的显露、咽或食管损伤或舌下神经损伤有关 [44]。其他原因包括血肿、水肿或感染等。持续吞咽困难需要进行吞咽检测、内镜检查和耳鼻咽喉科医生评估，将会有较大帮助。

（四）呼吸窘迫

颈椎前路手术后急性呼吸窘迫是非常严重的并发症。通常与术后血肿有关，其他原因包括水

肿、喉痉挛、急性呼吸窘迫综合征、肺炎和肺水肿。一旦怀疑，应立即清除血肿以解除气管压迫。喉痉挛情况下，气管插管通常非常困难且很可能需要气管切开。手术时间过长的患者风险较高，应考虑延迟气管拔管，直至气道肿胀消退 [45]。

（五）内固定失败

在长节段椎体次全切除手术中，内固定失败更为常见。Vaccaro 等 [24] 研究发现两节段 ACCF 内固定失败率约为 9%，三节段却高达 50%。

如前所述，内固定的下方更容易出现相关并发症，包括吞咽困难、呼吸困难或死亡（图 26-18）。指南指出，对于严重的颈椎后凸畸形或需要长节段固定时，可通过增加后路内固定来预防该情况 [27, 37]。

（六）假关节

如前所述，支撑性植骨术后的假关节形成率低于多节段椎间融合术。在大多数研究中，相对于自体骨而言，同种异体骨的融合率更低。并非所有假关节形成都有临床症状，对于有症状的假关节，最佳治疗方法尚存在争议，文献支持前路或后路进行翻修手术。后路手术提供的高融合率和低翻修率使其成为处理这类疾病的一个可靠选择 [46]。

九、总结

ACCF 手术通过前路椎管的直接减压，使大多数 CSM 患者可获得很好的疗效。通过恰当的适应证选择、术前仔细的影像学资料分析、细致的病史采集和体格检查及娴熟的手术操作，可一定程度上避免相关并发症发生。三节段的 ACCF 具有一定挑战性，由于内置物移位风险增加，应考虑辅助进行后路内固定。但应强调的是，尽管大多数患者的神经功能会得以改善，减压手术的最终目标是阻止神经功能恶化的进展。

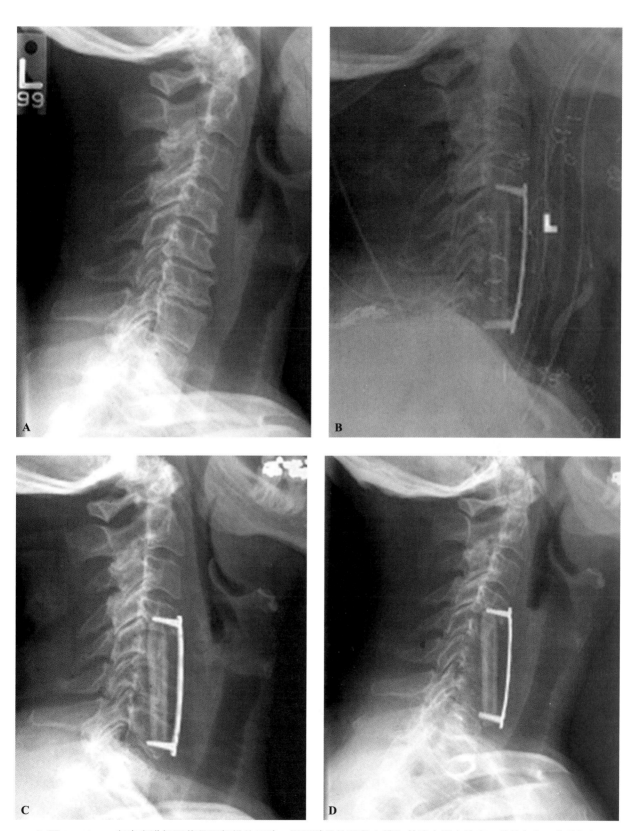

▲ 图 26-18　一名患者进行两节段颈部椎体切除，用同种异体腓骨支撑和前路内固定治疗，术前（A）、术后（B）、术后 3 周（C）和术后 6 周（D）的侧位片显示内固定和移植物在尾侧移位

颈前路固定板
Anterior Cervical Plating

Alekos A. Theologis　Pablo J. Diaz-Collado　Lukas P. Zebala　著

权正学　译

一、概述

颈椎疾病普遍存在，其病因、严重程度和治疗方式多种多样。神经减压（椎间盘切除或者椎体次全切除）联合颈前路板固定是治疗颈椎疾病的主要策略。内固定是颈椎前路手术中相对较新的概念，彻底革新了颈椎疾病的治疗方法，尤其是多节段病变和颈椎畸形。本章节将系统回顾颈前路板的发展历史，聚焦在设计、材料和生物力学。另外，将讨论颈前路板固定的临床疗效和相关并发症，有利于优化颈前路固定板的治疗效果。

二、历史回顾

1955 年 Robinson 和 Smith 提出颈椎前路手术[1]，Cloward 于 1958 年改进腰椎内固定器械以满足颈前路手术的椎体间融合。他在椎间隙钻了一个圆孔，并将圆柱形移植物植入骨缺损处，从而治疗单个或多个节段的椎间盘突出症（图 27-1）[2]。该技术未使用内固定器械和外固定支架，后在 1961 年被用于治疗新发的颈椎骨折脱位[3]。1984 年，Boni 等利用该技术进行多节段椎体次全切除，增宽骨槽，并延伸到椎体后壁（图 27-1）[4]。适当撑开椎体切除部位，嵌插植骨块，

不需要内固定或者术后外固定（图 27-1）[4]。

在多节段椎体次全切后，移植骨块或支撑物进行多节段椎体融合，不用内固定器械辅助，可能引起较高的假关节发生率和移植物不稳定等并发症[5-10]。Connolly 等报道两节段融合的假关节发生率为 70%，而三节段和四节段融合的假关节发生率高达 100%[8]。Bohlman 等报道两节段和三节段椎体融合的假关节发生率为 27%[10]。Fernyhough 等利用骨移植重建多节段次全切后的稳定性，不使用内固定板辅助固定，发现自体骨和同种异体骨移植的不愈合率分别为 27% 和 41%[9]。另外，Wang 等报道每增加一个节段的椎体次全切除，植骨移位的风险增加 1.65 倍[5]。尽管使用 halo 架外固定，四节段融合的植骨移位发生率高达 16.7%[5]。该项研究也发现 88% 的移植物脱落发生在融合末端 C_7[5]。

当前颈前路内固定的理念是在 20 世纪 60 年代引入的，目的是避免颈椎外伤术后长时间的外固定或环形固定，降低多节段颈椎融合后假关节和内置物移位的发生率。颈椎前路内固定术最初的尝试包括嵌插钢棒到圆柱形骨槽内连接相邻椎体[11]和骑缝钉形的克氏针固定移植骨[12]。1964 年，Bohler 采用四肢骨折手术的内固定钢板技术稳定颈椎骨折脱位[13]。自从这个成功案例的报道，颈椎前路固定板在过去 50 年里获得了巨大

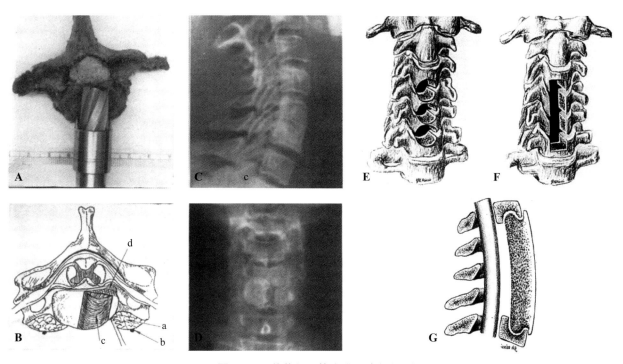

▲ 图 27-1　单节段颈前路减压融合术示例

A. 钻孔；B. 嵌插圆柱状植骨块；C 和 D. 术后 X 线片显示术后骨愈合良好（无前路固定）；E 至 G. 该技术在多节段椎体
次全切除术和骨移植重建中的应用［A 至 D 图片经许可转载，引自 Cloward RB. The anterior approach for removal of ruptured
cervical disks. J Neurosurg 1958；15（6）：602–617. E 至 G 图片经许可转载，引自 Boni M, Cherubino P, Denaro V, Benazzo F.
Multiple subtotal somatectomy. Technique and evaluation of a series of 39 cases. Spine（Phila Pa 1976）1984；9（4）：358–362.］

的发展，它经历了一场技术革新和多次设计改
进，以减少颈前路板并发症，提高融合率，获得
良好的短期和长期临床效果。

三、颈前路固定板的革新

颈前路固定多种多样，颈椎研究专家组根据
技术的差异提出了统一的分类和命名系统[14]。自
从这个分类被报道以来，新的颈前路板就被设计
出来。我们提出了一个更新和更全面的分类（图
27-2），并在后面的章节进行详细阐述。

（一）第一代：动态锁定（非限制退出）

1964 年 Bohler 使用的颈前路板为第一代，
包括 AO H 型 Orozco 不锈钢板和 Caspar 板（图
27-3）[15, 16]。尽管螺纹孔间距离固定，但 Orozco
板用途广泛，因为有不同的长宽尺寸，可以根据

解剖形态塑型[17]。两种颈前路板都被认为是非锁
定和非刚性板，因为它们使用传统的皮质螺钉，
在螺钉钢板界面没有固定。因此，它们创造了一
个悬臂系统，允许椎体下沉，并且理论上植骨可
承受更多的压力荷载[14, 18-24]。随着内置物下沉，
可能引起单皮质螺钉拔出率增加（图 27-4）[17, 20-25]。
双皮质螺钉固定可改善内固定板的稳定性（图
27-3），需要透视协助安全置钉，但靠近颈椎
尾侧置钉较困难。在操作过程中，不能完全依
赖透视协助，因为颈椎体后边缘呈微凹形，透
视协助可能导致估计的螺钉偏长，误穿入椎管
内[26]。因此，所有的螺钉长度都应该钻孔后用
测深尺测量（图 27-3）。尽管有精细的手术技术
和透视指导，螺钉过长引起神经损伤的问题仍然
存在。鉴于上述的缺点和并发症，已设计出新
的颈前路板取代 Orozco 板和 Caspar 板并在临床
应用[27]。

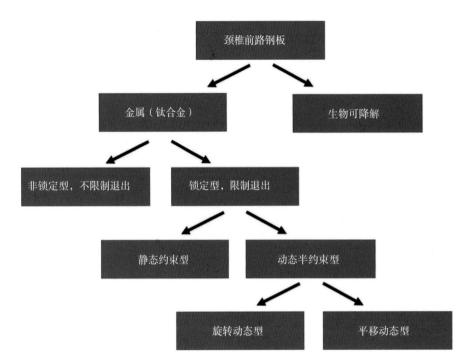

◀ 图 27-2　颈前路板系统的主
要类别

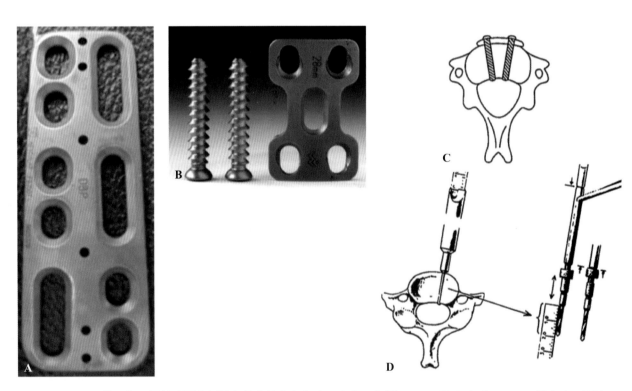

▲ 图 27-3　第一代颈椎前路固定板特点是非锁定和角度可变的，包括 **Caspar** 板（**A**）和 **Orozco** 板（**B**）。放置
双皮质螺钉才能使固定板获得足够的稳定性（**C**），测深尺测量保证足够的螺钉长度和防止神经损伤（**D**）

A 经许可转载，引自 Moftakhar R, Trost GR. Anterior cervical plates：a historical perspective. Neurosurg Focus 2004；16（1）：
E8.；B 经许可转载，引自 Aebi M, Zuber K, Marchesi D. Treatment of cervical spine injuries with anterior plating. Indications,
techniques, and results. Spine（Phila Pa 1976）1991；16（3 Suppl）：S38–S45.；C 经许可转载，引自 Vaccaro AR, Balderston
RA. Anterior plate instrumentation for disorders of the subaxial cervical spine. Clin Orthop Relat Res 1997；（335）：112–121. D 经
Springer 许可转载，引自 Lehmann W, Blauth M, Briem D, Schmidt U. Biomechanical analysis of anterior cervical spine plate
fixation systems with tunicortical and bicortical screw purchase. Eur Spine J 2004；13（1）：69–75.© 2004 Springer–Verlag. 版权所有

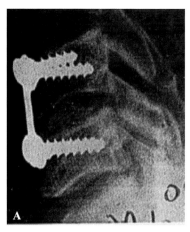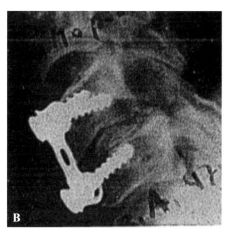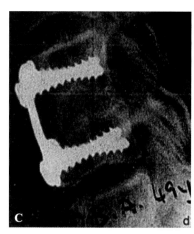

▲ 图 27-4　一名中年男性患者接受第一代颈前路固定板系统和单皮质螺钉（**A**）。术后 **10** 天内，**X** 线片显示系统尾端失去固定（**B**），需要用更大的椎间融合器和双皮质螺钉固定来进行翻修手术（**C**）

经许可转载，引自 Aebi M, Zuber K, Marchesi D. Treatment of cervical spine injuries with anterior plating: indications, techniques, and results. Spine (Phila Pa 1976) 1991;16(3 Suppl):S38–S45.

（二）第二代：静态锁定（限制退出）

第二代和第一代颈椎前路固定板的不同在于螺钉和钢板的界面。第二代板通过独特的锁定装置实现刚性的螺钉和钢板界面。这是通过螺钉两部分构成实现，内侧钛螺钉在外侧螺钉内扩张促进外侧螺钉有效地锁定钢板，实现螺钉与钢板完美结合（图 27-5）。值得注意的是，这种锁定机制不同于四肢骨折的锁定板技术，锁定板中螺钉头部与钢板上的螺纹吻合。这项技术最早应用于前面提到的 H 型板，随后又开发了颈椎锁定板（CSLP）（Synthes）和 Orion 板（图 27-5）。这种独特的锁定机制的主要优点是它允许使用单皮质螺钉，因为多项研究表明，单皮质锁定螺钉与使用非锁定或锁定螺钉的双皮质固定具有同等的生物力学稳定性[20, 24, 28]。因此，这预示了第二代钢板在临床应用中的几个优点。首先，它减少了手术时间，因为不需要使用透视。其次，它降低了多节段手术中假关节和移植物并发症的发生率[6-8, 29-31]。例如，在 60 名接受两节段颈前路减压融合术（ACDF）的患者中，Wang 等发现假关节发生率在使用（0%）和不使用颈前路钢板（25%）的患者之间有显著性差异[6]。对于三节段 ACDF，Wang 等也报道了使用（18%）和不使用刚性颈前路钢板（37%）假关节率发生率的差异[7]。此外，Connolly 等报道了与不使用钢板固定组手术相比，钢板固定治疗的多节段 ACDF 的融合率较高（两节段：100% vs. 70%；三节段：100% vs. 0%；四节段：100% vs. 0%）[8]。此外，Sasso 等报道在钢板固定（CSLP）的两节段椎体次全切除术后，只有 6% 的失败率[30]。Epstein 等也报道对于单节段的椎体次全切后补充使用颈前路钢板固定，未见急性移植物并发症发生，而 6.3% 的非钢板固定手术会在 24h 内发生移植物移位，需要立即进行移植物更换[31]。

然而，前路钢板对单节段退行性病变手术的影响产生了不同的结果[8, 32-34]。Kaiser 等发现单节段 ACDF 用前路钢板治疗的融合率（96%）明显高于非钢板手术组（90%）[32]。然而，Wang 等发现单节段 ACDF 钢板固定组（95.5%）和非钢板组患者（91.7%）的融合率相似[34]。同样，Samartzis 等发现单节段 ACDF 非钢板组（100%）和钢板组（90.3%）的融合率没有显著性差异[33]。他们的结论是，"无须钢板固定就可以充分获得坚固的骨融合。对于不愿意或不能长时间穿硬矫形器的患者，或寻求更快恢复正常活动的患者，应

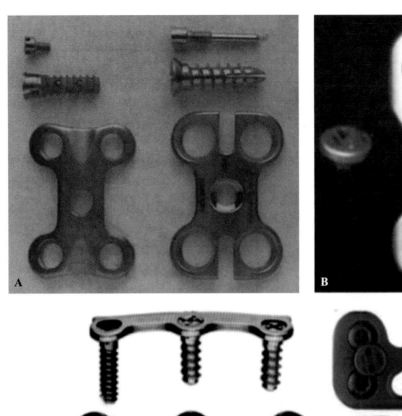

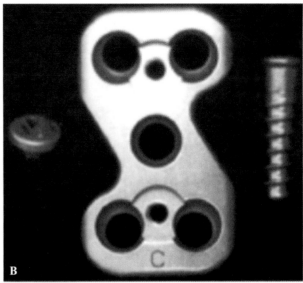

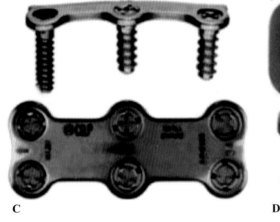

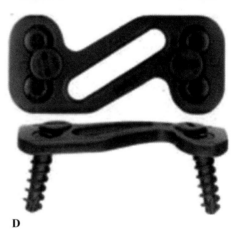

▲ 图 27-5　第二代颈前路固定板示例

这些固定板具有独特的锁定系统，是由一个膨胀的内钛螺钉作为两件式螺钉的一部分（A 和 B）。这类固定板包括颈椎锁定板 CSLP（A 和 C）和 Orozco 板（B 和 D）[A 和 B 经许可转载，引自 Richter M, Wilke HJ, Kluger P, Claes L, Puhl W. Biomechanical evaluation of a newly developed monocortical expansion screw for use in anterior internal fixation of the cervical spine: in vitro comparison with two established internal fixation systems. Spine（Phila Pa 1976）1999；24（3）：207–212. C 和 D 经许可转载，引自 Haid RW, Foley KT, Rodts GE, Barnes B. The Cervical Spine Study Group anterior cervical plate nomenclature. Neurosurg Focus 2002；12（1）：E15.]

保留钢板固定"。

　　尽管第二代前路钢板为多节段手术带来了明显的好处，但它们仍存在一些局限性。对于 CSLP，它的原始设计很宽且不适合弧形前凸，这使得钢板预弯和矫正后凸畸形变得困难 [14, 18]。CSLP 的二代产品通过将曲率半径从 25mm 减小到 15mm，使其更薄，解决了这一问题 [14]。Orion 板已有预弯的前凸，形成了更好的骨板界面，其沿螺钉的长度分布的可变螺距螺钉在理论上使应力

分布更均匀 [14, 18]。尽管这些锁定板的设计目标是减少螺钉的拔出和固定物断裂，但它们仍无法完全避免这些并发症。由于螺钉以固定角度插入并锁定到板上，因此它们形成了一种刚性结构，钢板在其中承受载荷。因此，在次于标准的负荷之下可导致移植物存在微动，尤其是在过伸活动中，并随之发生假关节和（或）内置物活动和螺钉 / 钢板的拔出（图 27-6）[35-39]。据报道，在这种结构中发生率大约 10% [39]。虽然这在单节段前路手术

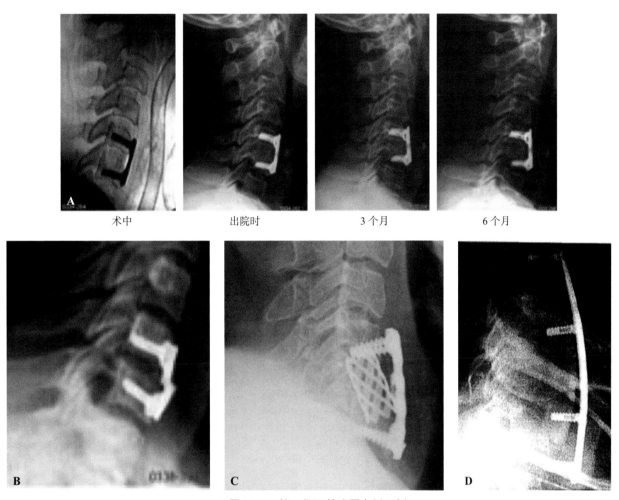

术中　　　　　　出院时　　　　　　3 个月　　　　　　6 个月

▲ 图 27-6　第二代颈前路固定板示例

第二代刚性颈前路钢板由于承重性质，容易发生硬件故障。1 名接受第二代刚性颈前路钢板治疗的患者的连续术后 X 线片，注意尾侧螺钉逐渐穿破终板，并且头侧钢板撞击相邻的椎间盘（A）。其他硬件故障的示例包括钢板断裂（B）和螺钉拔出（C 和 D）。多节段内固定特别容易在最尾端节段发生螺钉拔出（D）［A 至 C 经 Springer 许可转载，引自 Stulik J, Pitzen TR, Chrobok J, et al. Fusion and failure following anterior cervical plating with dynamic or rigid plates：6-months results of a multi-centric, prospective, randomized, controlled study. Eur Spine J 2007；16（10）：1689–1694. © 2007 Springer-Verlag 版权所有。D 经许可转载，引自 Vaccaro AR, Balderston RA. Anterior plate instrumentation for disorders of the subaxial cervical spine. Clin Orthop Relat Res 1997；（335）：112–121. ］

中也有表现（图 27-6），但在多节段手术中尤为明显，其内置物失败最常发生在钢板的尾端（图 27-6）[26, 40-44]。Vaccaro 等[40]对比了两节段椎体次全切（9%）与三节段椎体次全切除（50%），认为三节段椎体次全切除有较高的内置物失败率。

前面提及的第二代颈前路钢板的内置物失败会导致较高的并发症发病率，这是因食管、口咽和其他神经血管结构与内置物紧邻，多项研究报道了颈前路钢板松动和随后发生的食管糜烂、咽穿孔、咽食管憩室、咽 - 皮肤瘘、经口腔和粪便

排出的内置物、咽后脓肿和气道阻塞[45-53]。虽然这些并发症是罕见的，但它们会造成明显的功能限制，并可能危及生命。因此，应及时诊断和处理这些问题。此外，还应制订预防内置物失败的策略[40, 41, 43, 44]。例如，Porter 等发现在通过向三节段椎体次全切除中的支撑体移植物加入螺钉会显著减少屈曲和侧弯活动中内置物的活动度[41]。对前路钢板固定的两节段和三节段椎体次全切，推荐辅助后路内固定稳定和融合[43]。由于对于单节段椎体次全切除辅以后路稳定不太现实，因

此设计了替代钢板以提高融合率，减少内固定失败，使上述灾难性并发症的发生率降至最低。

（三）第三代：动态锁定（"半限制性"）

第三代颈前路钢板的特点是动态化。虽然第三代前路钢板类似于第二代板，因为螺钉被认为锁定在螺钉板上，但实现这一点的机制是不同的。与第二代板的内膨胀螺钉设计不同，第三代板的螺钉以可变角度放置，并通过凸轮锁紧机制或传统的螺钉头螺纹锁紧固定在螺钉板界面（图27-7）。凸轮锁紧机制通过钢板上的第二级螺钉

锁定，它们可以覆盖椎体螺钉的头部和板孔内的衬套，这有效地防止螺钉从板上退出来[54]。如螺钉放置在板内类似大小的孔，该机制可以允许螺钉的旋转运动（旋转动态），如螺钉放置在板内的椭圆形孔，该机制则允许螺钉的平移运动（平移动态）（图27-7）。旋转动态板的示例包括 Cod-man、Blackstone、Peak、Aline、Acufix、Deltaloc（Alphatec Manufacturing, Inc.）、Zephir 和 Atlantis 板（图27-7）。平移动态板的示例包括 ABC（Aesculup）、DOC、Premier、Maxan 和 Mambo 板（图27-7）。ABC 板被认为是旋转

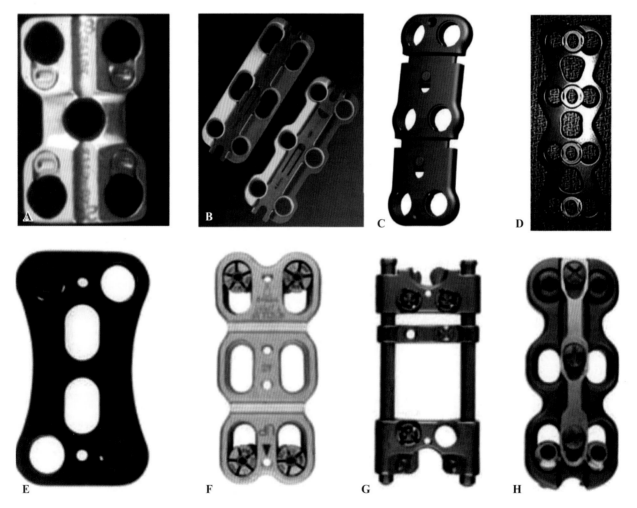

▲ 图 27-7　动态颈椎板示例

A. Codman；B. C- Tek（B）；C.Swift；D. Atlantis；E. Aline；F. ABC；G. DOC；H. Premier［A 经许可转载，引自 Moftakhar R, Trost GR. Anterior cervical plates：a historical perspective.Neurosurg Focus 2004；16（1）：E8.；B 至 D 经许可转载，引自 Rhee JM, Riew KD. Dynamic anterior cervical plates.J Am Acad Orthop Surg 2007；15（11）：640-646.；E 至 H 经许可转载，引自 Haid RW, Foley KT, Rodts GE, Barnes B. The Cervical Spine Study Group anterior cervical plate nomenclature. Neurosurg Focus 2002；12（1）：E15.］

和平移动态的，而 Atlantis、Premier、C-Tek、Maxan 和 Mambo 板螺钉放置在固定角度或可变角度，可以分别制造一个完全刚性、完全动态或混合的结构。

所有第三代钢板的动态特性允许在人工椎体和钢板上分担载荷。这有几个优势，其中包括较低的移植物失败率和更好地融合率，这是由于板承受的载荷较小，并且施加到移植物的应力更大。在尸体研究中，Reidy 等报道了在 C_5 椎体次全切除模型中，动态板（9%）和刚性固定板（23%）承担的载荷有显著性差异[55]。这种现象在移植物吸收、移植物沉降或移植物与终板不完全接触等都可以观察到。在 Reidy 等的上述研究中，当移植物缩短 1mm 时，与刚性板相比，动态板能够通过移植物传递更多的载荷。在一个类似的 C_5 椎体次全切除模型中，Brodke 等发现缩短了椎间融合器后，静态板失去了近 70% 的负荷能力，而动态板结构并未失去负荷能力[38]。此外，在模拟沉降屈曲 – 伸展活动后，静态板比动态板明显出现更多的活动[38]。

这些原始研究是否与静态板和动态板之间的临床结果差异相关，结果是混乱的[56-58]。Epstein 等注意到，多节段颈椎椎体次全切除手术（前路钛板、后路钛缆及术后 Halo 外支架固定）治疗多节段 OPLL，静态钢板的假关节发生率（13%）高于动态钢板（4%）[59]。Goldberg 等在一项 59 例接受过双节段 ACDF 手术患者参与的队列研究中报道，静态颈椎板（84.7%）和动态颈椎板（90%）的融合率没有差异[57]。Pitzen 等在一个前瞻性、随机、多中心研究中比较了静态颈椎板和动态颈椎板在单节段和双节段 ACDF 手术中的效果，2 年随访结果发现动态颈椎板比静态颈椎板的内置物并发症更少（0% vs. 12.1%），融合更快，节段前凸角度丢失更多（4.3° vs. 0.7°）[58]。尽管存在这些差异，但经 VAS 和颈椎功能障碍指数（NDI）评分评估后，临床效果间的差异并不显著[58]。最近的一个系统综述也报道了类似的发现[56]。

虽然有很多研究发现静态板和动态板的临床效果有差异，但是讨论动态板和静态板的共同关注的问题和相关并发症仍然很重要。除了前面讨论的内置物并发症之外，任何钛板的移位都可能导致螺钉移位至邻近的椎间隙、神经根、椎管和椎动脉[39]。骨质疏松和（或）多次植入螺钉均可能导致内置物失败。植入永久性内置物和占位性金属内固定也会引起相关的并发症，包括金属过敏、术后摄片困难、前路翻修手术发生率增加、血源性种植感染、邻近节段退变、邻近节段骨化和频繁的内固定与周围软组织撞击。

据报道，ACDF 术后邻近节段退变的风险为每年 3%，其中 25% 的患者在术后 10 年内出现有症状的退变[60]。关于颈椎前路内固定是否会增加邻近节段病变的风险还存在争议。在前路钛板固定 $C_5 \sim C_6$ 节段的尸体标本中，Eck 等发现颈椎屈曲时椎间盘内压力显著增加：$C_4 \sim C_5$ 椎间盘增加 73.2%，$C_6 \sim C_7$ 椎间盘增加 45.3%；节段活动度也明显增大：$C_4 \sim C_5$ 节段增加 32.5%，$C_6 \sim C_7$ 节段增加 22.3%[61]。在类似的前路钛板固定 $C_5 \sim C_6$ 节段的尸体标本中，Rao 等发现邻近两个节段的椎间盘内压力（< 30%）和节段活动度（< 12°）没有显著变化[62]。虽然这些研究相互矛盾，但都赞成即刻固定和确保适当的内固定植入。正因为如此，他们没有考虑内固定位置会随时间的变化而变化。因此，植入螺钉时误入相邻椎间盘内、钛板退出导致螺钉穿透终板和（或）当钢板过于靠近相邻椎间盘都会导致或加速邻近节段疾病和邻近节段骨化[39, 63-66]。为了尽量减少后一种情况的发生，一些学者建议使用尽可能短的钛板[67, 68]，但另外一些学者建议不将钛板放置在相邻头侧椎间盘 5mm 范围内[39, 63-66]。由于已报道动态板在动态化活动过程中会撞击相邻的椎间盘，因此可以使用杂交内固定来避免撞击。如果

使用杂交内固定，建议将静态部分（固定角度的螺丝或圆孔）植入在最头侧，将动态部分（可变角度螺钉或椭圆孔）植入在最尾侧，这是因为尾侧的椎体较大，有更多的置钉空间以避免与相邻椎间盘撞击[54]。熟记这些技巧很重要，否则一旦发生邻近节段退变或邻近节段骨化而行前路翻修手术会具有挑战性，这是因为翻修手术需面对瘢痕组织和需要移除整个钛板。也可以考虑使用模块化的动态板，初次手术时仅允许一个方向的延展（即 Mambo），这样发生邻近节段疾病需要接受翻修手术的病例更少，潜在风险更低。

另一个关于颈椎前路钛板的争论是它们是否会增加术后吞咽困难的风险。Lee 等在一项为期 2 年的前瞻性队列研究中报道，在高节段颈椎使用前路内固定并不会明显增加吞咽困难的发生率[69]。此外，Chin 等认为钛板的厚度不是术后发生吞咽困难的危险因素，凸起的钢板与术前骨赘造成的吞咽困难发生率没有差异[70]。其他的研究报道结果则相反[70-74]。Lee 等发现，与较厚的钛板（2mm）相比，较光滑、较薄的钛板（厚度 1.6mm）在术后各时间点吞咽困难发生率明显更低[71]。Mehra 等和 Chen 等报道，C_4 以上的固定融合是术后发音和吞咽困难的重要危险因素[70, 72]。在一项前瞻性随机试验中，与 ACDF 相比，尽管颈椎间盘置换的手术时间更长且与前路融合手术过程相似，采用右侧入路，使用静态、自我固定牵开器，其术后吞咽困难的发生率明显降低[73]。最后，在 31 例因持续性吞咽困难而取出钛板的患者中，翻修手术主要的发现是食管与椎前筋膜及钛板周围的广泛粘连[74]。取出钛板后，55% 的患者症状明显改善，进食固体和液体时无吞咽困难，32% 的患者有轻度的、进食特定食物的偶尔吞咽困难，9.7% 的患者有持续中度的、进食固体食物的偶尔吞咽困难，6.5% 的患者有持续性的重度、进食固体和液体食物吞咽困难。虽然颈椎前板可能不是导致术后吞咽困难的

唯一因素，但它们可能在术后吞咽困难的持续性和严重程度上起重要作用，尤其是在靠近颅底的颈椎节段（高于 C_4）。

（四）第四代：生物可吸收板

生物可吸收植入物是最新一代的颈椎前路板。顾名思义，这些内固定板会逐渐被吸收，从而可避免前述的邻近节段的病变、吞咽困难、金属成像伪影、应力屏蔽和金属板相关的并发症。目前市面上的生物可吸收板有 S-1 板（INION Inc.，Weston，FL）、OS 重建网（MacroPore Biosurgery，Inc.，San Diego，CA）和 Mystique 板（Sofamor Danek）（图 27-8）[75-77]。S-1 板和 Mystique 板被预先组装成一个板的形状（2mm 宽），而 OS 重建网是一个 12×16 孔板（1mm 宽），可以根据融合节段的大小进行切割（图 27-8）[75-77]。螺钉的直径（OS 重建网 2.4mm；S-1 板 4.5/5.0mm；Mystique 板 2.5/3.0/3.5mm）和长度（OS 重建网：8～14mm；S-1 板：12mm、14mm、16mm；Mystique 板：11mm、13mm、15mm 或 17mm）各不相同。每一种固定板都是由 L 乳酸和 D，L-乳酸组成的可降解共聚物组合而成（OS 重建网和 S-1 板 80%：20%；Mystique 板 70%：30%）。每一个生物可吸收板显露在 70℃ 以上的热水后都具有可塑性。将颈前路板安放在颈椎前方后，确定螺钉的植入路径，这有助于贴合钢板上的螺纹，并形成锁定的钉 - 板界面。与第二代金属颈椎板类似的螺钉角度固定并且固定牢固。生物可吸收板随着时间进展被缓慢吸收，当聚合物降解成 CO_2 和水后它们的强度逐渐下降[77-79]。更具体地说，在植入 6 个月后，生物可吸收板仍能保持约 90% 的初始强度[77, 80]。约 9 个月后强度缓慢下降到 70%，2 年后完全被吸收[77-80]。钢板强度的这种缓慢的递减变化可以使融合结构逐渐承担更多的结构支撑应力，并能减少应力屏蔽[77, 80]。但是应该考虑生物可吸收板

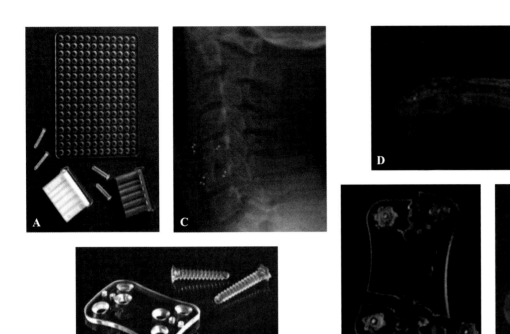

▲ 图 27-8　颈椎前路生物可吸收板示例

A. OS 重建网；B. Mystique 板；C. 植入的生物可吸收板的 X 线片示可透射线的生物可吸收板和其边缘不透射线的标记；D 至 F. 生物可吸收板在植入时或术后导致的严重和急性失败的照片［A 和 B 经许可转载，引自 Aryan HE, Lu DC, Acosta FL Jr, Hartl R, McCormick PW, Ames CP. Bioabsorbable anterior cervical plating: initial multicenter clinical and radiographic experience. Spine（Phila Pa 1976）2007；32（10）：1084-1088.；C 经许可转载，引自 Vaccaro AR, Carrino JA, Venger BH, et al. Use of a bioabsorbable anterior cervical plate in the treatment of cervical degenerative and traumatic disc disruption. J Neurosurg 2002；97（4 Suppl）：473-480；D 至 F 经许可转载，引自 Brkaric M, Baker KC, Israel R, Harding T, Montgomery DM, Herkowitz HN. Early failure of bioabsorbable anterior cervical fusion plates: case report and failure analysis. J Spinal Disord Tech 2007；20（3）：248-254.］

对于假关节形成风险较高的患者（如吸烟者、骨质疏松症、类风湿关节炎）是否有益。

生物可吸收板与传统钛板相比如何？在一项生物力学分析中，Freeman 等发现使用生物可吸收板后颈椎的活动范围减少更小［屈曲（49% vs. 69%）；侧弯（25% vs. 45%）］。与钛板相比，椎间植骨分担更多的应力[81]。在一组使用 Mystique 板单节段 ACDF 病例汇报中，Aryan 等报道了术后 6 个月的融合率为 98.1% 并且没有相关的软组织反应[77]。Vaccaro 等报道了 9 例应用 OS 重建网治疗的单节段退行性或创伤性椎间盘突出症患者，融合率达到 77% 且在临床或影像学上没有出现明显的软组织反应[82]。应该注意的是，这些融合率明显低于使用或不使用传统金属板固定的单节段 ACDF 的融合率。在一项比较队列分析中，对比了 S-1 生物可吸收板与钛钢板在治疗单

节段神经根型颈椎病上的疗效，结果在融合率或临床结果（上肢痛 VAS 评分、颈椎功能障碍指数）方面没有显著差异[76]。MRI 显示无软组织肿胀或感染[76]。Vaccaro 等也报道了 5 例患者术后平均随访 32 个月（30～34 个月）无软组织反应和炎症[75]。另外，所有患者均无吞咽困难或发声困难[75]。虽然以前的报道中没有记录这些生物可吸收板的任何并发症，但 Brkaric 等使用光镜和电子显微镜分析了 3 例严重失败的生物可吸收内置物（图 27-8）[83]。这 3 个失败的案例发生在不同的时间且有不同的机制：①一例为内固定系统植入后 6 周因螺钉疲劳断裂失败；②另一例为固定板系统在植入后 4 个月因板孔之间的放射状微裂缝聚合而发生灾难性的失败；③最后一例为固定板系统在植入螺钉时断裂而失败（图 27-8）[83]。由于上述研究的案例很少，因此应视为初级入门

经验。为了准确、全面地了解生物可吸收颈椎前路板的有效性和安全性，还需要进行更多的研究和更长期的随访。

四、颈椎板植入技术及术中注意事项

一些术前和术中技巧可以最大限度地提高植入颈椎前路板的安全性和有效性。接下来将集中讨论金属板的植入。对于想要使用颈椎前路钢板的患者，首先要做的是术前模板测量。在术前图像上，对螺钉轨迹和钢板植入位置的测量可用于估计和预测术中螺钉长度和颈椎前路板长度。螺钉长度可以通过测量轴位 CT 和 MRI、侧位 X 线片和（或）矢状位 CT 和 MRI 片上螺钉植入椎体的深度来估计（图 27-9）。钢板长度可以通过画一条从最头侧固定椎体下 1/3 的前方到最尾侧固定椎体上 1/3 的前方之间的垂线来估计，这种测量方法应只作为单纯的钢板长度的粗略指导，因为由于椎间隙高度的恢复，最终术中使用的钢板往往比术前测量的要长。

术中螺钉长度可在减压后和椎间植骨前通过将螺钉置于椎间隙，使其头端与椎体前面齐平且直视螺钉尾部与硬脊膜的相对距离来确定。最合适螺钉的长度是其尖端非常接近硬膜。一旦确定了螺钉长度，就将植入物置入椎间隙（图 27-9）。使用 L 型夯板，其末端与椎体前部充分接触，可以安全地逐渐将植入物敲入椎间隙中，并最大限度地减少因意外敲击过深损伤脊髓的风险（图 27-9）。注意确保植入物与椎体前皮质齐平或相对于椎体前皮质略微凹陷，以确保钢板与椎体充分服贴（图 27-9）。防止钢板翘起的另一种很好的技术是使用咬骨钳或高速磨转去除上下终板前方的骨赘。前方皮质处理好后，选择一块钢板，并通过将其放在目标椎间隙上选择合适的长度。

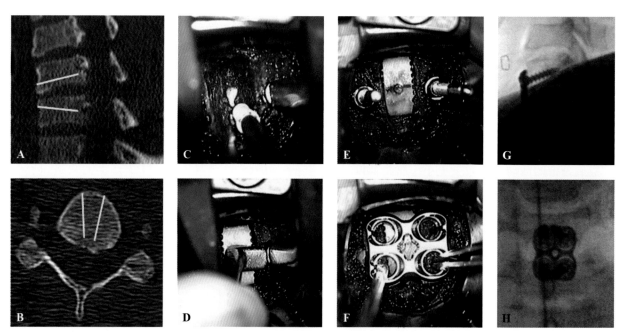

▲ 图 27-9 术前计划和术中钢板的注意事项

术前，可以通过测量矢状位和轴位 CT 片（黄线）（A 和 B）上椎体的深度来估计螺钉长度。术中可通过减压后将螺钉放置在椎间隙中，使其头部与前椎体齐平，直视下并观察螺钉尖端与硬膜的相对距离来确定螺钉长度（在减压后和植入体间移植物之前）。最终植入物位于椎体前皮质下方 1～2mm 的凹处，以确保钢板可直接放在椎体上（D 和 E）。可以利用填满骨蜡的 caspar 钉道及两侧钩椎关节校准，使得钢板居中（F）。术中侧位片用于明确钢板是否与椎体前缘服贴，螺钉长度不宜过长，以及椎间植入物的后缘不超过椎体的后缘皮质（G）。术中前后正位片确认钢板尾端与尾端终板平行十分重要，因为确保尾端螺钉不能穿入下一节段椎间隙

理想情况下，钢板的孔刚好超过终板，以确保钢板长度不会太长。如前所述，理想情况下，钢板放置不能距离上一位椎间隙 5mm 的范围内，以最大限度地减少邻近节段骨化风险 [39, 63-66]。选择合适长度的钢板和确定钢板安放的位置后，可以通过几种方法来确定椎体的中心，包括使用钩椎关节或椎体的凹陷处作为侧方的参考（图 27-9）。上完钢板后，然后植入螺钉。螺钉植入顺序是可以调整的，一种可以最大限度地减少钢板移位和旋转不良的方法是将螺钉相对于头端和尾端固定椎按 8 字形植入（即，螺钉 #1：右头端孔；螺钉 #2：左尾端孔；螺钉 #3：左头端孔；螺钉 #4：右尾端孔）。如果计划使用多节段钢板，目标节段最后固定。除了螺丝钉的顺序外，注意头 - 尾和内侧 - 外侧钉的轨迹对于尽可能减少周围神经血管和邻近节段的并发症也很重要。理想情况下，放置在头端椎体的螺钉大概有 5°～10° 的头倾，而考虑到下颈椎的前凸特性，应将最靠近尾端椎体的螺钉更平行于终板。在多节段固定中，螺钉都可以平行于非端椎的终板。关于内侧 - 外侧螺钉的轨迹，理想情况下应将螺钉内倾约 5°，因为椎体的最深部分位于椎体中心。如果钢板偏离椎体中心，螺钉内倾还将降低损伤脊髓、神经根和椎动脉的风险。绝对不能在椎体侧方植入螺钉。此外，根据螺钉固定类型可以确定钢板是否可动态固定（可变角度螺钉）、纯静态固定（固定角度螺钉）还是两者均有（一个节段的可变角度螺钉和另一节段的固定角度螺钉）。如前所述，可以使用杂交固定钢板防止动态板在动态活动中减少相邻节段的椎间高度。如果混合钢板制作出来，建议将静态组件（固定角度的螺钉或圆形孔）放置在头端固定椎体，将动态组件（可变的带角度的螺钉或椭圆孔）放置在椎体较大的尾端固定椎体，因为这样可以在减少相邻椎间隙高度之前留出更多的安置空间 [54]。植入所有螺钉后，拍摄术中正位片与侧位片以评估钢板和螺钉的位置（图 27-9）。评估应着重于钢板的凸出程度，以及螺钉的长度和位置（即螺钉尖端相对于椎体皮质及相对于相邻椎间盘的位置）。如果在透视图像上很难观察到尾端固定椎体，则应使用锥形图像对这个区域进行更严格的检查，以确保螺钉没有穿入相邻的椎间盘。如果侧位片未显示出来，则可以使用平行于尾端终板的正位片来确保安全地植入螺钉（图 27-9）。一旦钢板与螺钉的位置令人满意，拧紧螺钉，充分止血后，医生可根据个人习惯关闭伤口。

五、结论

颈椎前路固定板彻底革新了各种经前路治疗颈椎疾病的方法。自 20 世纪 60 年代引入以来，它们经历了多次迭代，并使外科手术能够应对更具挑战性的病变，包括多节段病变和颈椎畸形。尽管存在一定的优势，颈椎前路固定板依然存在与其相关的严重并发症，包括急性和迟发性内固定失败、在 C_4 水平以上出现持续性吞咽困难、软组织损伤及邻近节段退变和骨化。尽管生物可吸收板是减少上述并发症的潜在解决方案，但仍需要进行更多队列和长期随访研究，以证明其真正的疗效和安全性。最终，术者需要对每个钢板的生物材料特性、生物力学原理、技术设计、手术技术，以及上述局限性和并发症有深入的了解，以便于更好地优化颈椎前路板治疗颈椎患者的疗效。

第28章

经口减压和枕骨大孔减压的适应证和技术
Indications and Techniques for Transoral and Foramen Magnum Decompression

Arnold H. Menezes　Brian J. Dlouhy　著

张忠民　王　亮　译

一、概述

枕骨大孔是由枕骨基底部、枕骨外骨和枕骨鳞部组成的骨性孔型结构。上述结构也构成了颅后窝的下部，向下延续为枕骨大孔的骨性开口。寰枢椎与枕骨大孔的骨性结构相延续，形成了一个漏斗形的椎管结构，其中包括延髓、延髓颈髓连接部和上段颈脊髓。

关于颅颈交界部畸形的最早描述源自于解剖学和尸检研究[1, 2]。从20世纪30年代中期开始，颅颈交界部畸形在颈椎疾病中的临床意义被人们逐渐认识。学者们对颅颈交界部畸形的研究从大体病理的探索逐渐转向了术前评估和不同治疗选择的摸索。

各种先天性、发育性和继发性病变均可发生在颅颈交界部和枕骨大孔处。这些病变最终会影响神经结构、椎基底动静脉系统和脑脊液循环系统，进而导致一系列令人疑惑的临床症状和体征[3]，其原因就是该部位常有解剖学变异。通常在神经症状出现之前，延髓内感觉和运动交叉神经束，以及延颈髓连接部宽阔的脑池对于产生压迫的结构和组织具有良好的宽容性。另外，瘤性增生的病损可能侵犯鼻咽腔上部或向旁侧进入颞窝。

治疗颅颈交界部疾病的外科方法通常包括后路枕骨大孔扩大减压术和切除寰椎后弓减压术。但对于延颈髓腹侧受压严重者，上述治疗方法所导致的致残率和死亡率较高。1977年，基于在对颅颈交界部生物力学、病损侵犯部位和其稳定性的认识，以Menezes AH为首的研究团队提出了经口入路治疗颅颈交界部畸形[4]。此后，该入路应用于超过7000例导致神经症状的颅颈交界部畸形的治疗中[5]。

颅颈交界部畸形病变多种多样且复杂多变（表28-1）。但是，通过对该部位的解剖学、生物力学和胚胎发育学的充分认识，可以更容易地理解并简化治疗方案。

二、影像诊断和治疗流程

需要考虑的影响颅颈交界部位畸形治疗的因素[4, 6-9]包括四个方面：①畸形的可复位性（即达到解剖对线复位从而解除神经结构受压，并非仅仅发生位移或形变）；②病损累及椎管的位置（腹侧占位性病变，如颅底凹陷症、软骨发育不全合并旁侧颅底塌陷、成骨不全症合并颅底完全塌陷）；③病变产生的病因（骨性的、血管性的或神经营养不良性）；④病损的生长扩大的潜能。

表 28-1 需要手术处理的侵犯枕骨大孔和上颈椎椎管的病理类型

部 位	先天性	获得性	原发性肿瘤	继发性肿瘤	硬膜内/外	神经源性肿瘤
斜坡和枕骨大孔	• 枕骨骨节分节不良 • 神经管原肠囊肿	• 颅底凹陷症 • 颅底压迹症（Paget病、佝偻病、成骨不全、肢端溶骨病、类风湿关节炎） • 软骨发育不全合并的旁侧颅底凹陷症	• 嗜酸性肉芽肿 • 骨纤维结构不良 • 脊索瘤 • 软骨瘤 • 软骨肉瘤 • 浆细胞瘤	• 转移瘤 • 鼻咽部恶性肿瘤 • 异位垂体瘤	• 神经纤维瘤 • 脑膜瘤 • 脊索瘤 • 血管球瘤 • 横纹肌肉瘤	• 脑干和小脑肿瘤 • 动脉瘤 • 蛛网膜和室管膜囊肿 • Chiari畸形Ⅱ型
寰椎	• 骨分节不良	• 软骨发育不全导致的椎管狭窄 • 继发于Morquio综合征、唐氏综合征、类风湿关节炎和关节病等疾病的慢性关节脱位	• 脊索瘤 • 软骨瘤 • 巨细胞瘤 • 骨样骨瘤 • 成骨细胞瘤	• 转移瘤 • 浆细胞瘤 • 局部恶性肿瘤侵犯	• 神经纤维瘤 • 脑膜瘤 • 脊索瘤	• 脊髓胶质瘤 • 脊髓空洞积水症 • Chiari畸形
枢椎	• 分节不良 • 游离齿突 • 神经源囊肿	• 颅底凹陷症 • 颅底压迹症，如过度成骨、Paget病、骨骼发育不良、类风湿关节炎、甲状旁腺功能亢进症 • 慢性脱位 • 骨髓炎	• 动脉瘤性骨囊肿 • 浆细胞瘤 • 脊索瘤 • 巨细胞瘤 • 成骨细胞瘤 • 软骨瘤	• 转移瘤 • 局部恶性肿瘤侵犯	• 脑膜瘤 • 神经纤维瘤	• 脊髓胶质瘤 • 脊髓空洞积水症

神经诊断影像学是认识颅颈交界部病理类型并指导治疗的重要依据[7, 10]。颅颈部 X 线片必须包括颅骨和颈椎侧位片、颈椎开口正位片及评估枕骨大孔尺寸的汤氏位片。1992 年发表的一项关于 2100 例颅颈部畸形患者的回顾性研究，提示枕骨大孔处蛛网膜下腔的临界直径是 19mm[11]。清晰的骨性结构关系和精确的枕骨大孔尺寸数据可通过薄层扫描 CT、三维 CT 及磁共振成像获得（图 28-1）。评价畸形是否可复位需要依靠术前动力位 X 线片、术前颈椎牵引、术中麻醉下牵引和术中三维 CT 成像[12, 13]。

MRI 是可选的一种影像检查手段，它可以分辨骨与软组织结构关系和病理性结构（图 28-2 和图 28-3）。此外，应常规动态观察 MRI，而磁共振血管成像和磁共振相位对比造影法分别对判断血管和脑脊液的病理情况有很大帮助[3]。

三、手术入路

早期针对颅颈交界部的手术多通过后入路完成。然而，伴随着显微外科手术设备、神经诊断影像学和内固定技术的进步，加之对该部位复杂的解剖结构、生物力学和神经受累部位的深入理解和认识，新的手术入路日渐成熟（表 28-2）（图 28-4 和图 28-5）。可复位性颅颈交界部畸形的治疗原则是重建其稳定性[1, 14, 15]。对压迫中枢神经且不可复位性颅颈交界部畸形则以减压为主要目的。正中腹侧和腹前外侧病损必须通过正中腹侧或腹前外侧入路手术，反之，正中背侧和背后外侧病损则通过背侧减压。无论如何，只要有颈椎失稳存在，则必须通过固定重建稳定性。现在衍生的各种手术入路可以完全充分地显露整个枕骨大孔，内镜入路在另外章节进行讨论[16, 17]。

颅颈交界部既往被称为"无人区"，对神经外科医生、颅底外科医生、脊柱外科医生、耳鼻咽喉科医生和矫形外科医生均具有挑战性[16, 18-23]。所以，外科医生必须熟悉在不同手术入路下多变的解剖结构，并且可以根据复杂的手术需求实行一系列不同的手术入路。表 28-3 中列出了最常见的手术入路，包括其一般显露程度、适应证、

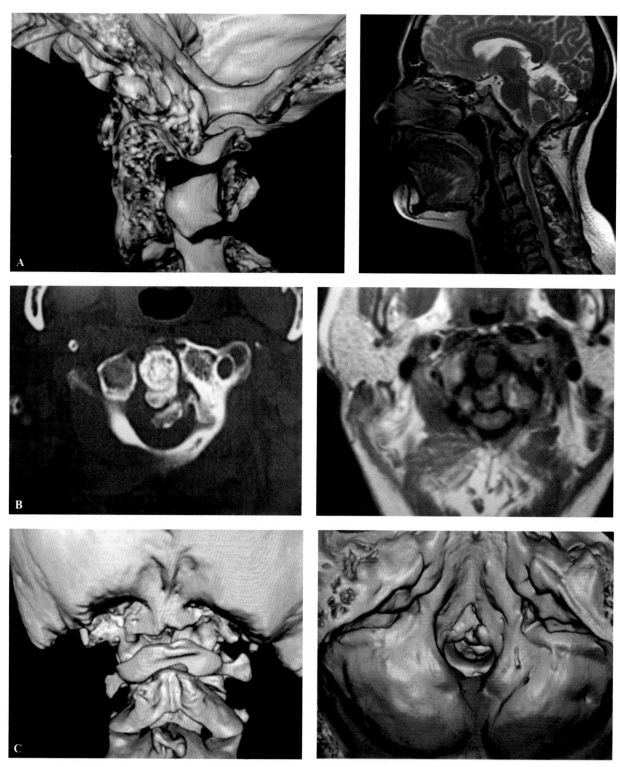

▲ 图 28-1　颅颈交界部畸形的影像诊断

A. 颅颈交界部的矢状面 3D 重建中位图（左）和脑干和上颈髓的 T_2 相 MRI 矢状面图（右）。寰椎前部明显的分节不良，其上顶斜坡和枕骨髁，导致颈髓延髓连接部的严重受压。B. 寰椎齿突水平的枢椎 CT（左）及相应的 T_1 相 MRI（右）。注意齿突背侧的骨块，其附着于左侧枕骨髁，颈髓延髓连接部受压极度扁平化。C. 颅颈区 3D CT 重建图背面观（左）和枕骨大孔内面观（右）。左侧 3D 图可见寰椎的同化，内面观可见骨块来自枕骨髁，这都是寰椎前部分节异常的表现

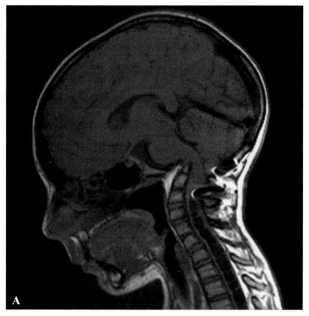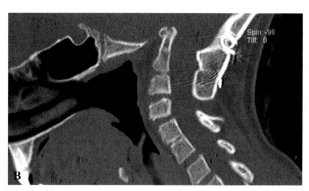

▲ 图 28-2　一名 8 岁女孩的脑干和上颈髓 **T₁** 相 **MRI** 中位图（**A**）和相应的 **2D** 重建 **CT** 矢状中位图（**B**）。她 3 岁时因颅底凹陷症接受了背侧枕颈融合术。现在表现出四肢痉挛性瘫痪，吞咽困难，言语含糊和肢体进行性无力。注意其齿突造成的脑髓压迹和全脊髓的脊髓空洞积水症

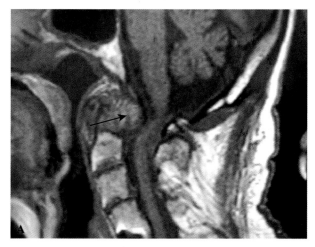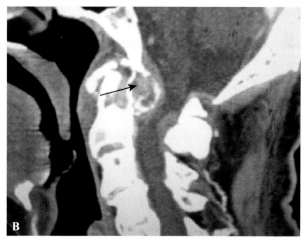

▲ 图 28-3　颅颈交界部的 **T₁** 相 **MRI** 矢状位中位图（**A**）和相应的 **2D CT** 重建图（**B**）。其齿突腹侧存在一钙化肿块，压迫颈髓延髓连接部。另外，该患者有枕颈关节脱位。这是假性痛风的焦磷酸钙肿块

优势、局限性、并发症、长期预后风险和结局。

（一）经口入路显露颅颈交界部腹侧结构

经口 – 经腭咽入路显露颅颈交界部是安全、有效且直接的 [4, 19]。1977—2016 年，以 Menezes AH 领导的团队为 806 例患者施行了该入路手术（表 28-3）。手术相关感染率低于 1%。全部患者均需行后路的枕颈融合术。经口入路的主要指征

是导致延髓压迫的不可复性的腹侧骨性畸形。硬膜外、骨性及软组织占位和一些颅内、硬膜下肿瘤也可应用该入路。对斜坡区解剖结构正常的患者而言，软腭向上隆起便可显露斜坡的下 1/3 [5]。然而，在先天性的枕骨基底部发育不良的病理情况下，短缩的斜坡往往呈现水平方向的形态，而非垂直。因此，后硬腭的下部需要被切除，以充分显露斜坡的上部。该方法下方的显露范围受舌

表 28-2 枕骨大孔和上颈椎椎管的手术入路

手术入路	一般显露范围	适应证（病理性质）	优 势	劣势和局限	风险、并发症和长期预后
经蝶筛骨入路	• 经筛骨可良好显露斜坡及对侧面 • 经蝶骨显露中线	• 硬膜外斜坡和蝶鞍部病变	• 深度浅 • 可达中线 • 耐受性好	• 难以到达枕骨大孔	• 损伤视神经、海绵窦
经口咽入路	• 斜坡、寰椎、枢椎中线旁 30mm	• 硬膜外斜坡和第 1、第 2 颈椎腹侧病变	• 易与经上腭和下颌骨正中劈开相结合 • 牵拉下手术	• 翼骨板、舌下神经、椎动脉、咽鼓管	• 脑脊液漏 • 咽后部感染 • 可能造成失稳，需背侧内固定
经面部入路	• 应用 Le Fort 上颌骨截骨术 • 斜坡、前颅窝和鼻旁窦	• 硬膜外脊索瘤、血管纤维瘤和骨纤维结构不良	• 广泛显露 • 与经口入路结合 • 早期进食	• 如发生脑脊液漏则硬膜难修补（需翼状肌皮瓣） • 需固定上颌骨的小钢板	• 需气管切开 • 硬膜难愈合
旁侧经颈部咽部外侧入路	• 将面神经从腺体中分离后的咽后斜坡中线位置、$C_1 \sim C_2$、颞骨岩部顶部和颈动脉管	• 脊索瘤、转移瘤和骨骼畸形	• 不经口腔从而可行融合术 • 可能需转动下颌骨以便于显露	• 深且狭窄的视野 • 牵拉第 IX、X、XII 对脑神经可能导致麻痹	• 咽部和下脑神经功能障碍 • 显露受限
极外侧经枕骨髁入路	• 斜坡下部、颈静脉球区至任何脊椎水平	• 脑膜瘤、神经瘤、脊索瘤	• 不经口腔 • 可与颏下显露结合 • 保护颈椎动脉	• 乙状窦、静脉窦	• 脑脊液漏 • 血管损伤
显露颞下窝的外侧基底入路	• 颞骨岩部、斜坡上部、枕骨大孔	• 硬膜下肿瘤：脑膜瘤、表皮样瘤、神经瘤、动脉瘤	• 保护颈动脉 • 无须牵拉脑干	• 需与其他入路结合以显露斜坡下部和枕骨大孔 • 无法充分显露中线后部	• 听力损伤，面瘫 • 切口交叉 • 咽鼓管和颞下颌关节
背外侧的"小脑外侧"入路	• 中线上的后颅窝、枕骨髁、乳突、桥小脑角和颈椎椎管	• 枕骨大孔和颈椎椎管的硬膜下、硬膜外病变	• 不需牵拉脑干和颈髓 • 保护血管 • 可行融合术	• 基底动脉和受限于乙状窦枕关节	• 脑脊液漏和神经丛损伤
后正中颅骨去骨瓣和上颈椎椎板切除术	• 包括中线的枕骨大孔背侧 120° 圆周	• 背侧、外侧肿瘤 • 枕骨大孔的骨性减压	• 需行融合术	• 不可用于腹外侧病变	• 如适用，缺点极小

体受压程度的限制，通常可以向下达到 C_3 椎体上缘。

正中舌体劈开可以向尾端显露至 C_4 椎体，两侧的显露范围界限为颅底舌下神经髁管（距中线 18mm）、咽鼓管，以及未入硬膜的椎动脉[24-28]。当脊索瘤等肿瘤侵犯扩大间隙时，显露范围可向两侧延伸至椎静脉孔内侧[29, 30]。

张口时上下门齿间距至少需 2.5～3cm，可通过全身麻醉中使用肌松药促进开口。术前 2h 使用的抗生素为 1g 青霉素 G。

（二）术前评估

手术前需进行必要的营养支持，否则可能导致手术切口不愈合及术后不融合，这对于有吞咽困难和营养不良的患者尤为重要。对于晚期类风湿关节炎、寰枢关节脱位、脑干受压的患者也很重要。

需要注意口腔卫生以避免细菌污染。应用护牙套以保护上下牙列。

第 IX、X、XII 对脑神经异常可导致脑干功能障碍。评估肺功能及睡眠呼吸障碍是必要的。对

颅颈交界部畸形治疗评估

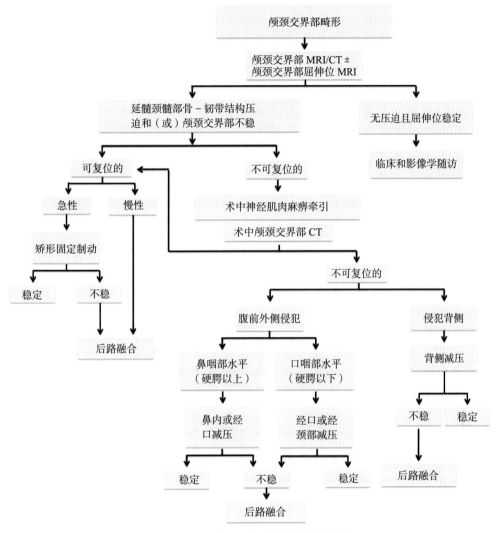

▲ 图 28-4　颅颈畸形治疗决策流程图

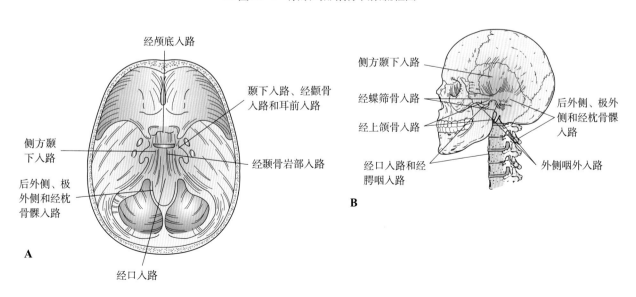

▲ 图 28-5　颅骨内视枕骨大孔手术入路示意图（A）和颅颈交界部手术入路示意图（B）

表 28-3　1977—2016 年经腭咽入路行颈髓延髓部减压的病理类型总结

原发性颅底凹陷和先天性畸形	368
类风湿性不可复位脱位或颅骨下沉	161
创伤性颅底凹陷、齿突骨不连、枕颈脱位	60
游离齿突	54
肿瘤	117
假性痛风	38
脊索瘤	40
成骨细胞瘤	6
肉芽肿	16
浆细胞瘤	9
骨纤维结构不良	8
其他	46
总计	806

于存在迷走神经、舌下神经和舌咽神经功能显著障碍者则需要术前行气管切开术。

术前 3～4 天需行口咽部细菌培养。如果菌群正常则不需使用抗生素。作为预防措施，术前需每天 3 次使用制霉菌素漱口液和 0.12% 葡萄糖酸氯己定漱口液，每天 2 次鼻腔使用莫匹罗星鼻软膏。通过颈椎动力位片、术中和术前牵引来评估颅颈交接部腹侧畸形是否可复位，该方法目前已得到了公认（图 28-6）。

（三）手术步骤

在插管和定位操作过程中，患者需佩戴颈围以防止意外。在患者清醒状态下进行气管插管前，需行局部麻醉和表面麻醉。之后行全身麻醉诱导。患者取仰卧位，如术前未实施牵引则此时放置头环牵引（图 28-7A）。患者取仰卧位于手术台上，头部于轻度伸展位，枕 Mayfield 头垫，并以 7 磅（儿童 4～5 磅）重量行颈部牵引。气管导管固定于左侧下颌骨中部的皮肤。鼻腔以4% 可卡因行表面麻醉。咽喉部以喉塞封堵。依

次以 10% 聚维酮碘、生理盐水、过氧化氢溶液、生理盐水清理口腔和咽部。上下牙列用护牙套保护。如果手术可能涉及硬膜修补行腹外斜肌腱膜和脂肪取材，那么需要消毒右前腹腹壁以备手术。口周和腹壁的手术区域需分别行手术消毒准备并以无菌布单覆盖。

应用 Dingman 开口器自动撑开显露，压舌片下压舌体以保持口腔显露。

当手术涉及下斜坡和枕骨大孔时需要切开软腭，有时硬腭也需如前描述处理 [23]。其他情况下可从鼻腔至鼻咽部置入导管，将导管固定在软腭任一侧边缘，回抽至上鼻咽部以抬高软腭。

在软腭必须切开的情况下，其切口从悬雍垂底部至中线一侧，向上至中线，延伸至硬腭。软腭瓣片以缝线固定牵开。切口延伸至硬腭中线，其后部行骨膜下剥离。咽后壁以 2% 可卡因表面麻醉，正中缝以 0.5% 赛罗卡因（利多卡因）混合 1 : 200 000 肾上腺素浸润。后咽切口起自斜坡中部，沿正中线延伸至 C_2～C_3 椎间隙。咽后壁的皮瓣向两侧牵拉、折叠并以缝线固定以牵开。这种方法可以避免损伤咽鼓管孔，防止中耳炎。

自枢椎椎体中部和腹侧面、齿突尖、寰椎前弓和斜坡下部分离颈长肌（图 28-7C）。

笔者依次使用一个 4mm 尺寸的电动切割钻和金钢砂钻，距中线 15mm 切除寰椎前弓，再切除齿突。如果齿突突入后颅窝，可能需要切除硬腭前部以显露斜坡下部。

通过用金钢砂磨钻打薄斜坡前部以明确其下界并行切除。此后以髓核钳去除剩余骨质。去除齿突的过程需由头端向尾端进行，切除齿突后探查外侧韧带结构。齿突尖韧带和翼状韧带需用刮匙细致分开。之后去除部分枢椎椎体。研究患者术前资料确定两侧的减压范围，并将该范围显露。

在切除、减压操作的最后，需要直视看到寰枢椎十字韧带（图 28-7D）。覆膜不需切除。去除类风湿性肉芽组织时需格外小心，需先用双极

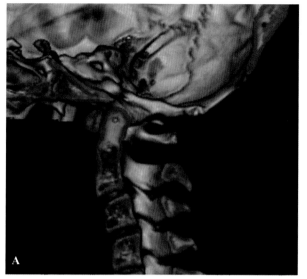

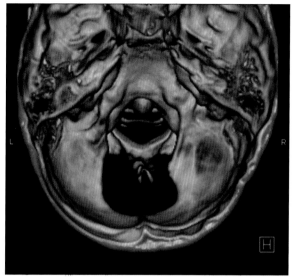

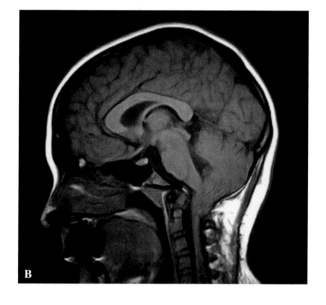

▲ 图 28-6　A. 颅颈交界部 3D CT 重建矢状位中线图（左）和颅内轴位观（右）。这是一个在 7 岁时接受后颅窝减压和寰椎椎板切除的 12 岁患儿。目前出现睡眠呼吸暂停，吞咽困难，步态不稳和轻度痉挛型四肢瘫。B. 脑干和上颈椎的 T_1 相 MRI 矢状面中位图。注意畸形的斜坡、齿突关节突入脑桥延髓部。小脑疝合并小脑扁桃体脱垂，压迫颈髓至 C_2 棘突水平。该患者接受了经腭咽入路的减压术和后路枕颈融合术，如"手术步骤"章节的图像所示

电刀将其烧灼后分块取出。在骨性减压后，肉芽组织会纤维化并参与愈合过程，因此并非必须将其去除。

对斜坡脊索瘤患者，肿瘤组织往往延伸至覆膜外侧后面并进入蛛网膜下腔[29, 30]。肿瘤可切除。关闭切口如下描述。

减压、切除术的最后，需在切口深部取材行需氧菌和厌氧菌培养。我们使用微纤维胶原（Avitene）和杆菌肽粉末的混合制剂覆盖手术切除部位。

在中线以 3-0 聚乙醇酸缝线，以 8 字形缝合的方式缝合颈长肌和头长肌肌肉。以相似的缝合强度缝合咽部的括约肌肌肉和咽后壁的黏膜。

将鼻饲管经鼻腔、咽部、食管，置入胃中。软腭的鼻黏膜以 3-0 聚乙醇酸缝线间断缝合。软腭的口腔黏膜和肌层分别以垂直褥式缝合的方式对合闭合。在一次麻醉过程中，往往需同时准备并实施背侧枕颈融合术和后颅窝减压（图 28-7E）。

（四）肿瘤硬膜内侵犯和脑脊液漏修补

术前评估识别硬膜下骨结构或肿瘤侵犯，需术前放置腰椎蛛网膜下腔引流[5]。肿瘤切除后，需尽可能闭合硬膜的切口并以腹外斜肌腱膜覆盖

321

以修补硬膜缺损。在中线位置缝合确保移植物不移动。应用重组纤维蛋白胶以增强对硬膜的黏附力。使用从前腹壁获取的脂肪组织覆盖硬膜缝合口，然后以如上所述的方法完成咽后部的逐层缝合。

腰椎蛛网膜下腔引流减少了蛛网膜下腔的脑脊液压力[5, 31]。术后前 5 天使用由甲硝唑、甲氧西林或万古霉素、头孢噻肟组成的三联抗生素治疗。如脑脊液检测未见病理菌群，则停用头孢噻肟。在第 10 天，停止脑脊液引流和抗生素治疗。表 28-4A 和 B 描述了经口手术可能导致的并发症和避免措施。

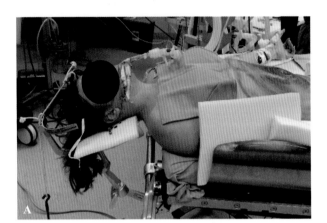

◀ 图 28-7　术中图片

A. 施加头环牵引，并将头部置于马蹄形的 Mayfield 头枕上。颈部稍后仰。前腹壁需准备好腹外肌腱膜和脂肪取材。B. 此为手术显微镜的术野。舌体位于视野顶部。设置 Dingman 开口器并以压舌片压住舌体（术者站于手术台头侧，因此患者头部位于屏幕底部）。左图可见切开的软腭。右图见咽后壁和颈长肌肌肉延中线向周侧牵拉以显露寰椎前弓，在术野中表现为横行条棒状。齿突下部和枢椎椎体在寰椎前弓的下方（舌体方向）。C. 站在头侧的术者通过手术显微镜观察经腭咽入路切除齿突。左图可清晰显示横棒状的寰椎前弓。右图显示通过刮匙解剖显露齿突尖端。寰椎前弓已被切除

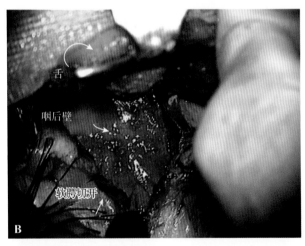

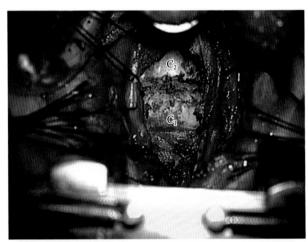

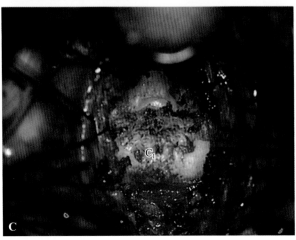

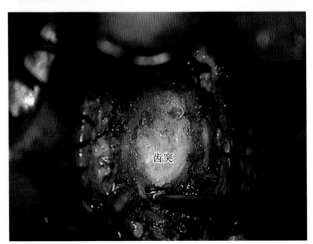

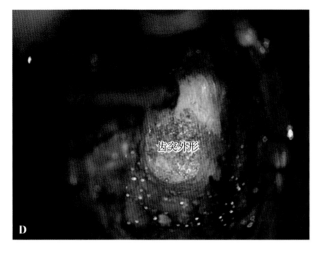

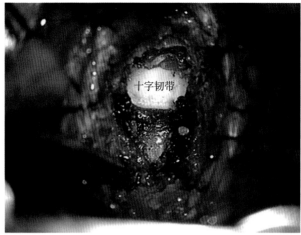

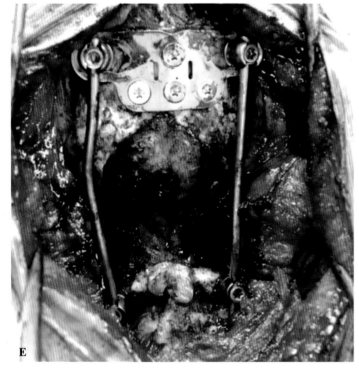

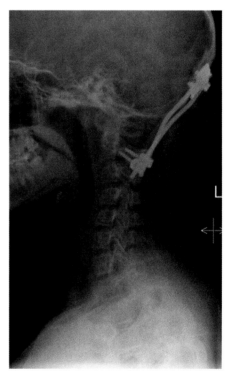

▲ 图 28-7（续） 术中图片

D. 切除齿突后的视野和十字韧带的视野。术者站于头侧，因此图像倒置。E. 后侧枕颈融合（左）和相应的 X 线片（右）。鉴于后路枕骨大孔减压导致骨缺损，应用枕骨板、枢椎椎弓根螺钉和连接棒以固定。行肋骨骨移植以融合

（五）术后护理

术后前 5 天保留鼻饲管。开始使用无渣清流质饮食，数天后依次进全流食，2 周后过渡到软食。

术后前 3 天，保持每天 2500～3000Cal 的能量供给极其重要。

术后，气管导管保留到口腔组织消肿。对非类风湿患者而言，气管导管往往保留 3～4 天，对晚期类风湿关节炎患者而言该时间可能进一步延长。

气管导管拔除后，需用柔软的颈围固定保护 24h。随后，应根据需求使用不同的方式的外固定支具以维持颈椎稳定性。笔者已不再在术后使用 halo 外固定架。

复查颈椎 X 线片以评估咽后组织的融合和水

表 28-4A　经口 - 经腭咽颅颈连接部手术的围术期并发症和避免措施

并发症	预防及处理
非必要的腹侧操作	术前尽可能减少
张口径过小	门齿间距必须＞ 25mm；静脉麻痹药可改善；可能需要下颌骨和（或）舌体劈开术或应用其他入路
因颅底扁平症导致显露斜坡困难	劈开软腭甚至硬腭；术中 X 线透视
迷失方向，无法到达齿突远端和硬膜外肿物	术中透视；初学者应用立体定向技术；由尖端开始切除齿突
咽鼓管和舌下神经损伤	显露范围限制在中线两侧 2cm
斜坡持续出血	环窦出血需用纤维胶原 / 氧化纤维素；否则，切除硬脑膜，电凝血管襞和动脉止血
蛛网膜下腔积水、脑脊液漏	术前腰椎引流；尽可能封闭硬脊膜；筋膜 + 脂肪 + 血浆凝胶；脑脊液引流；抗生素应用 1 周

表 28-4B　经口咽颅颈连接部手术延迟并发症

并发症	预防及处理
严重舌体肿胀	静脉注射地塞米松；间歇放松压舌片；儿童患者保留护牙套
脑膜炎	检验脑脊液，腰椎引流，禁食，抗生素治疗，闭合脑脊液漏
腭部裂开	闭合不全，必须重新手术闭合
神经系统症状恶化	检查排序：牵张力；重新评估是否为脑膜炎、脓肿、病灶残留、血管损伤、磁共振成像和磁共振血管造影
咽部裂开	1 周内重新缝合 1 周后营养支持和抗生素
咽后脓肿	检查骨髓炎和脑膜炎，咽外引流
咽部延迟出血	继发感染；排除骨髓炎、椎动脉糜烂、假性动脉瘤；MRI、CT 和血管造影是必要的
持续性声音嘶哑	术后 4～6 周出现，可见声带肉芽肿，需要放松声带和质子泵抑制药
腭帆功能不全	通常术后 4～6 个月出现，咽部功能训练 / 假体，咽后脂肪注射，可能需咽皮瓣

肿程度。随后复查站立位颈椎 X 线片，明确力线序列维持情况和外固定制动的能力。

（六）806 例患者经口入路行颅颈交界部腹侧减压术的疗效分析

806 例患者中 46 例患者按计划术中切开硬膜，处理方式如前所述。患者所患疾病包括有脊索瘤、既往创伤、类风湿关节炎，以及其齿突突破硬脊膜，并长入脑桥延髓连接部腹侧且已行后路减压手术者。仅在 1980 年有 1 例患者发生了念珠菌真菌感染。42 例患者既往尝试过行经口减压术。96 例患者在有腹侧病变的情况下曾行背侧减压或融合术，但随后症状加重。除了 13 例斜坡脊索瘤患者和 8 例假性痛风患者，所有患者均行二期颅颈融合术（图 28-7A 和 B）。

除了 5 例 80 岁以上的假性痛风患者外，几乎所有患者均有神经系统功能改善。术前已存在的脊髓空洞，术后明显改善（图 28-8 和图 28-9）。

（七）并发症 / 感染

3 例患者发生咽部手术切口愈合不良，以静脉抗生素和静脉营养支持治疗。3 例患者发生肺炎，认为由误吸导致并最终痊愈。1980 年发生 1 例 84 岁患有严重的Ⅲ～Ⅳ期晚期类风湿关节炎的患者死亡，其由念珠菌颅内感染导致。1990 年之后未再发生口腔感染，这与文献报道有所不同[20, 32-37]。

12 例患者发生腭帆功能损伤，其中 7 例为儿童。8 例患者行上腭修补术，2 例行咽壁皮瓣转移术，2 例行咽后脂肪注射术。

（八）并发症

8 例患者出现术后神经系统症状恶化。其中 5 例为腹侧假性痛风包块的老年患者，并逐渐康复。一例 69 岁不可复位的颅底凹陷患者，合并有 C_2～C_4 强直和四肢乏力，术后症状恶化，但其 MRI 未见明显恶化，随后其症状改善非常缓

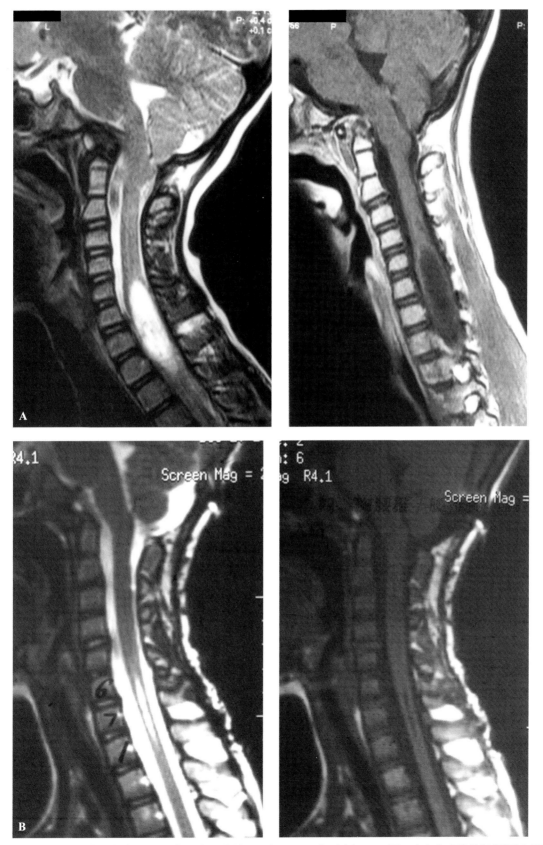

▲ 图 28-8　A. 颅颈交界部患者的 T_2 相矢状位中位图（左）和 T_1 相（右）MRI 图，患者有寰椎前部颅颈部畸形，斜坡－齿突关节顶入延髓中部。注意小脑疝和脊髓空洞积水症，这需行经腭入路手术。B. 该患者经腭咽入路延髓腹侧减压术后的正中矢状位 T_2 相（左）和 T_1 相（右）MRI 图。脊髓腹侧减压的同时脊髓内空洞消失

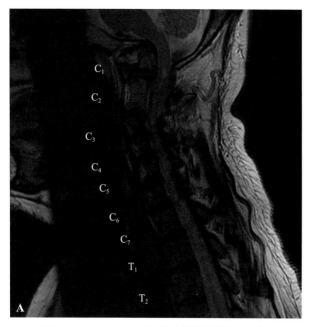
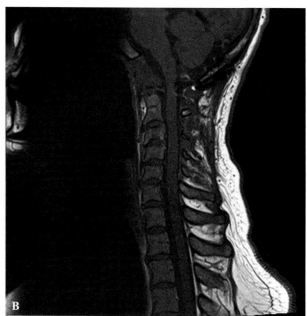

▲ 图 28-9　一名 42 岁男性的颅颈交界部 T₂ 相 MRI 图像（A）示严重的延髓内陷和枕骨大孔处脊髓信号改变。经口入路术后的 MRI 图像（B），患者症状改善

慢。一例 26 岁银屑病患者术后症状恶化，在 7 周后症状消失。究竟是由于术后水肿导致，还是因为减压术和延髓的尺寸形态改变而影响血管血供，尚不得而知。也可能是其由强直的颈椎上方腹侧松解的机械因素导致。一例 12 岁、有移位的游离齿突的患者，在苏醒过程中发生严重的四肢麻木。当时急诊 MRI 影像显示脊髓无信号改变。

（九）死亡率

1 例死亡患者为脊索瘤，且在肿瘤放疗过程中快速生长。患者施行肿瘤全切术，术后 3 周椎动脉破裂导致死亡。1 例类风湿关节炎患者，手术 4 周后死于心肌梗死。1 例假性痛风患者，手术 6 个月后发生骨髓炎和小脑脓肿。该患者有严重的心血管疾病，术前已近乎四肢瘫痪。其术后症状改善，但最终死于小脑脓肿。

（十）后外侧 - 极外侧经枕骨髁入路到枕骨大孔腹侧和上颈椎椎管

后外侧经枕骨髁入路是治疗脑干腹外侧和上颈椎管病变的通用手术入路（图 28-10）。该手术入路可在该区域内以最低限度牵拉甚至不牵拉重要的神经血管结构，达到满意的显露效果。针对不同病变，该手术入路还有相关的改进方案[38-44]。

应用此技术常需切除后方和侧方大范围的骨性结构，包括枕骨大孔后外侧缘及枕骨髁后中线部[45-47]。依据不同的疾病，寰椎后弓、横突孔后方和寰椎侧块亦可被切除。如果病灶仅在上颈椎椎管内，则不必切除枕骨髁[48]。

这种极外侧入路的优势是可以保护颅内和颅外椎动脉，其可在脑干和颈脊髓的前方操作，并且可在必要时进行融合重建。

（十一）适应证

后外侧入路的适应证是完全位于脑干和颈脊髓前方的颅内肿瘤、动脉瘤、斜坡和上颈椎管的硬膜外的病变。该入路对于巨大的腹侧硬膜外病灶显露不充分。

（十二）术前评估

需要在手术前令患者预先摆置术中的体位，

以测试其是否可忍受俯卧位和颈椎屈曲。笔者倾向于正中仰卧位，而不是侧卧位或颈椎侧偏 45°旋转位。评估颅颈交界区的稳定性很重要，是否存在潜在的不稳。如果有必要，可同期行颅颈融合术。MRI 和 CT 均可用于评估肿瘤的血供。笔者倾向于术前行肿瘤栓塞和椎动脉段临时阻断实验，为肿瘤完全切除提供条件。

评估后组脑神经功能很重要。在斜坡下部脊索瘤中，舌麻痹并不少见。这是由于颅颈交界部的肿瘤可同时累及枕骨髁孔水平。术前评估吞咽功能至关重要。既往已经存在第 IX 对和第 X 对脑神经功能障碍的患者术后很少出现新的问题。然而，术后新发生的第 IX 对和第 X 对脑神经功能障碍的患者可能需要行气管切开术。并可能需要在术后 48h 内保留气管插管。根据再次评估的情况，择期拔除气管插管。

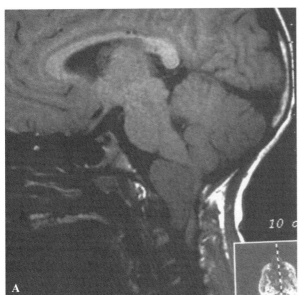

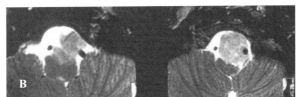

◀ 图 28-10　**A.** 颅颈交界部正中矢状位 **T₁** 相 **MRI** 图像可见延髓腹侧、颈髓上部一巨大肿物。此为导致颈髓延髓交界部形变的枕骨大孔处脑膜瘤。**B.** 斜坡下部的 **T₂** 相 **MRI** 轴位图显示左前外侧延髓受压。肿瘤似乎包裹了椎动脉。**C.** 颅颈交界部 **T₂** 相 **MRI** 旁矢状位图（左）和正中矢状位图（右）显示腹侧硬膜下巨大肿瘤（脑膜瘤），且椎动脉贯穿其中

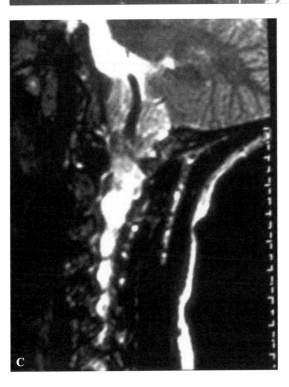

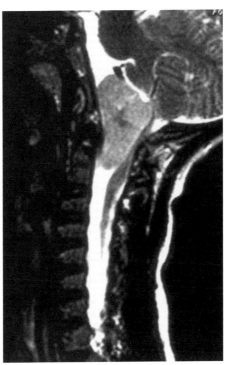

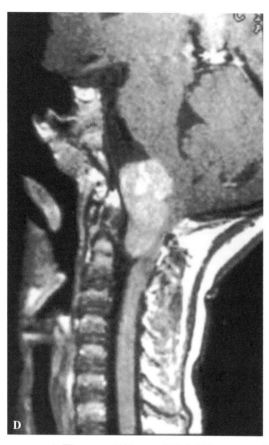
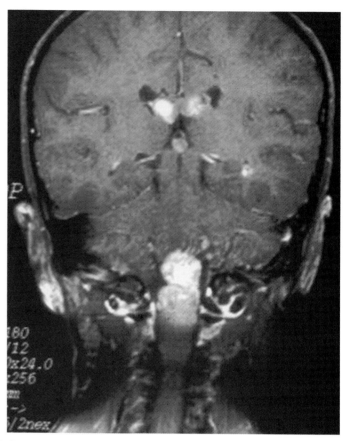

▲ 图 28-10（续） D. 颅颈交界部 MRI 正中矢状位图（左）和齿突后冠状位图（右）显示肿瘤清晰可见

（十三）手术技术

笔者倾向于患者取俯卧位，头部稍转向显露侧，并使用与手术床相连接的多功能头架固定，以便于在术中可以调整转动手术床。皮肤切口如图 28-11A 描述，其形似一个倒立的曲棍球棍，由乳突开始，行走于上项线以下至中线。保留与颅骨相连的项筋膜和肌肉，以利于闭合切口。沿棘突排列方向纵行劈开椎旁肌肉，并充分显露病灶侧方结构。使用带钩牵开器将椎旁肌肉牵开。当探查到寰椎侧块位置时需格外小心，以防损伤椎动脉，尤其是老年人。

去除手术部位同侧的枕骨，包括枕骨大孔后外侧缘、枕骨后缘，向上至枕骨髁窝[1]。必要时显露寰椎后弓，包括横突和枢椎椎板。去除骨质操作尽可能在乙状窦外侧进行。依据病情决定是否需切除乳突来进行更为充分的显露。椎动脉由

椎动脉沟上升，在出寰椎横突孔至进入寰枕关节覆膜入颅，需充分游离。只有通过牵开椎动脉，后颅窝和上颈髓侧方才能显露清晰（图 28-11B）。

椎动脉的解剖程度由所需的显露范围所决定。如果有必要，可从背侧切除寰椎的横突孔，将椎动脉向下游离显露至枢椎。极外侧的骨性结构切除后直达枕骨髁窝和枕骨髁，是术中不牵拉脑干和颈髓的前提。

电刀切开寰枕关节囊，使用磨钻打磨枕骨髁后内侧面和寰椎侧块。避免分离显露至枕骨髁前部，以防损伤舌下神经[44]。

处理哑铃型神经源性肿瘤时，需通过打磨上下邻近骨质显露受累的神经根孔。如上所述，呈曲线状切开硬脊膜更好，扩大切开可更好地进行颅内和脊髓内显露（图 28-11C）。

手术显微镜可以提供更清晰的放大的术野，其聚焦的光源可提供更好的照明。硬膜内椎动脉

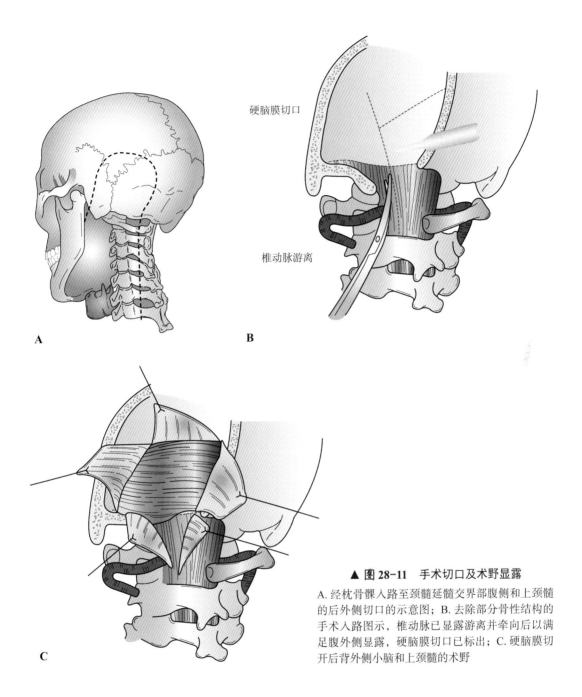

硬脑膜切口

椎动脉游离

A

B

C

▲ **图 28-11 手术切口及术野显露**

A. 经枕骨髁入路至颈髓延髓交界部腹侧和上颈髓的后外侧切口的示意图；B. 去除部分骨性结构的手术入路图示，椎动脉已显露游离并牵向后以满足腹外侧显露，硬脑膜切口已标出；C. 硬脑膜切开后背外侧小脑和上颈髓的术野

可以很容易地显露（图 28-12）。切断齿状韧带后，颈髓便可向上偏移旋转并远离腹侧病变。

病损被处理完毕后，止血必须仔细。乳突窦内需要严格蜡封，有时可能需要脂肪垫。硬脑膜需细密缝合，并可能需要补充筋膜移植。椎旁肌肉需逐层闭合。

（十四）术后管理

对未行融合手术的患者，需留置气管插管

24～48h。如果双侧咽呕反射良好，则可拔除气管插管。如患者气道分泌物较多或者迷走神经、舌咽神经麻痹，气管插管需多保留数天。多数情况下这些症状会消失。如不，患者需行气管切开术。

（十五）并发症

Sen 和 Sekhar 报道极外侧经枕骨髁入路往往合并脑脊液漏[46]。枕骨大孔肿瘤切除可合并出

现后组脑神经麻痹。然而，这种并发症的产生并
不是由于手术显露所致，而是由肿瘤性质本身决
定，将肿瘤从脑神经上剥离导致。在 George 和
其同事[40]的报道中，14 例患者中有 3 例死亡。
其中 1 例死亡是由于坐位导致的大量空气栓塞。
颅脊神经损伤可能导致斜方肌无力，并由此导致
肩下垂，这常会对恢复正常的患者造成困扰。如
果手术结束时神经电生理监测完好，术后多可
恢复。

（十六）经颈部咽旁外侧入路显露上颈椎
和颅颈交界部

前路咽后入路不经口腔，在必要时可行腹侧
融合术[1, 34, 49-51]。笔者倾向于在患者清醒时经鼻
腔气管插管。因上下牙列需保持闭合状态，故口
腔中不可放置插管。在气管和静脉全身麻醉后，
患者头部放置于软头垫中，以头环牵引患者头部
并在术中保持牵引状态。该状态在需行融合手术

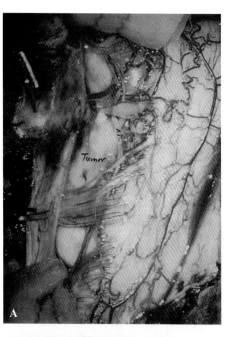
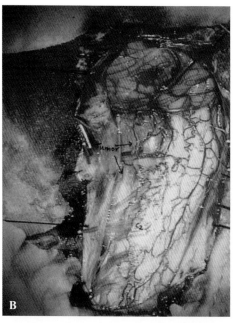
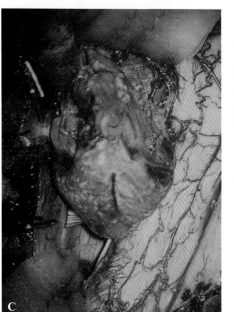
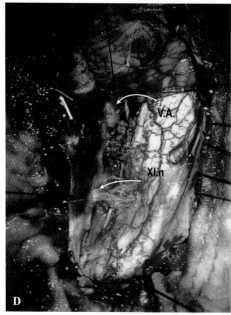

◀图 28-12　图 28-9 患者
的术中图片

A. 手术显微镜下的术野，
应用后外侧入路，可见肿
瘤使颈髓延髓连接部和上
颈髓移位。因椎动脉受压
向前移位，此处未显露椎
动脉。肿瘤得以定位。第 1
和第 2 颈椎神经背根和脊髓
副神经得到显露。B. 手术
显微镜下术野，由小脑和
延髓腹侧下间隙逐块切除
肿瘤。C. 完全切除肿瘤后，
观察背侧颈髓延髓交界部
和 C_1 神经根及 C_2 神经根以
确定切除的肿瘤量。D. 完
全切除肿瘤后，术野中可
见左侧椎动脉（VA）、副神
经（XI.n）。患者术后无神
经功能损伤

时尤其必要。但也可用多向牵引头架替代。手术床需能够安装 Thompson–Farley 牵开器系统。患者头部稍转向左侧。颈部切口起自耳后，经过乳突，大致延伸到下颌角以下 1.5～2cm。再延伸至舌骨上方中线水平。沿上肢方向向下延伸切口，将横向切口变成 T 形切口横行切开皮下组织和颈阔肌。在颈阔肌下平面行游离。识别并显露面神经下段，以便提拉抬高腮腺和面神经。游离并结扎在汇入面静脉前的浅表静脉。挑起包绕腮腺和面部静脉的筋膜后，再进行深部结构的解剖显露。

切开位于胸锁乳突肌前缘的深筋膜，以充分显露颈动脉鞘。切除颈部三角中的颈静脉二腹肌淋巴结。抬高并向前牵拉下颌下腺。如为了防止唾液腺漏行唾液腺导管结扎，则可切除下颌下腺，这并不会导致不良后果。剥离二腹肌后腹，将其与舌骨连接的肌腱切断。对其进行标记以便术毕时重建。切除茎突舌骨肌以便使鼻咽喉部向中线牵拉更容易。

舌下神经常在舌骨大角处的颈动脉内侧和外侧出现。显露该神经时须格外小心，以保护舌下神经降支。通过钝性分离进入咽后间隙。任何穿过手术区域至颈静脉的静脉血管都需结扎切断。

必须使用自固定式牵开器系统。Thompson–Farley 牵开器的优点是其有独立的牵拉能力，而不需使用交叉牵开器。可活动的上方牵拉叶片可以推拉至斜坡。

上述显露完毕后，使用显微镜，在显微镜下操作，纵行切开椎前筋膜。在颈长肌和头长肌中部附着点进行解剖游离。向下可沿寰椎腹侧面进行显露。使用牵开器进行钝性牵开。

时刻观察把握中线方向是极其重要的。这种显露方式可以显露斜坡下部至 C_3 椎椎体中部。且必要时可向下显露更多。笔者倾向于在斜坡和第 2 颈椎之间以腓骨条或三皮质骨髂骨行融合术。

切口以 3–0 和 4–0 聚乙醇酸缝合线按解剖结构缝合。

（十七）并发症

经颈部咽旁外侧入路对上颈椎手术显露是安全有效的。由于腮腺和面神经上部、下颌角、舌骨和舌下神经的存在，咽后和斜坡前空隙的显露操作非常受限。笔者使用这种显露方式处理浆细胞瘤、脊索瘤、寰椎和枢椎椎体的肿瘤，但其对颅底凹陷症和硬膜内病变的治疗意义极其有限。继发于舌咽神经、迷走神经和舌下神经损伤导致的吞咽功能障碍风险较高。

（十八）后正中入路颅骨骨瓣去除术和上颈椎椎板切除术

可显露后颅窝和上颈椎的后正中入路适用于枕骨大孔减压术，用于治疗软骨发育不全、肿瘤和病理骨性结构引起的后颅窝和后外侧间室空间狭小。和其他方法一样，在行全身麻醉前，需先行确定患者头颈部体位放置。这是为了确保患者可以耐受术中的体位。很多时候，血管和神经系统损伤会造成灾难性的后果。

切口起自枕骨隆突，延伸至 C_4 和 C_5 的棘突。尽可能在枕骨鳞部和上颈椎后方附件行锐性的骨膜下剥离显露。在枕骨鳞部和枕骨大孔，锐利剥离显露外旋肌。对成骨不全症和软骨发育不全症患者，枕骨大孔后缘常内陷于尾侧颈椎的椎板内。在这种情况下，只有行寰椎椎板切除术后才可到达枕骨大孔。或者直接使用高速磨钻行后颅窝部分颅骨切除术和上颈椎椎板切除术。

四、结论

为成功地进行枕骨大孔周围病变的手术操作，需要提前对其解剖、病理和生物力学有充分的认识理解，才能获得良好的临床疗效。

枕颈和寰枢椎融合术：坚强固定和线缆技术
Occipitocervical and Atlantoaxial Methods of Fusion: Rigid Fixation and Wiring

Hani Malone　Vincent C. Traynelis　著
杨群 杨军 译

一、概述

外伤、类风湿性关节炎、感染、肿瘤、先天性畸形和老年退行性疾病等多种原因都可导致枕颈不稳和（或）寰枢椎不稳[1]。如果不经治疗，可能会影响颅颈交界区（CVJ）的结构稳定性。这一区域的解剖和生物力学特殊性使得行内固定术较为困难，而且早期行手术治疗的失败率往往很高[2, 3]。线缆-钛棒和缆环固定是一种比以前的固定方法更先进的技术，但这种技术只能提供半坚强固定，因此，通常需要烦琐的、长期的术后外固定以达到融合的目的。坚强内固定技术的发展提高了手术成功率，同时减少了术后外固定的应用[2, 3]。以节段螺钉为基础的结构使得短节段坚强固定成为可能，并可提供足够的稳定性，已实现 90% 以上患者的成功融合[3-7]。在本章，我们将讨论包括半坚强和坚强固定在内的枕颈和寰枢椎融合术。

二、寰枢椎融合术

寰枢椎主要参与前屈、后伸和旋转三种运动。采用钢丝或线缆结构的半坚强寰枢椎固定技术仅提供有限的稳定性，需辅以 Halo 矫形器或定制的颈胸支具。相比之下，使用螺钉或钉棒系统的坚强固定方法无须使用术后支具。事实上，越来越多的证据表明，对于骨质良好的患者而言，在应用坚强内固定的枕颈和寰枢椎融合术后，无须使用术后外部支具固定[8, 9]。手术策略的制订应综合考虑手术指征、患者年龄、解剖因素和外科医生的经验。

（一）钛缆植骨技术

钛缆植骨技术已经有较多相关研究，其中生物力学最稳定的技术包括 Brooks 技术、改良 Brooks 技术和棘突间固定技术[10-14]。由于这些术式均要求 $C_1 \sim C_2$ 后方结构完整，因此对于伴有 Jefferson（C_1）骨折或 C_1/C_2 椎板先天性或医源性缺失的患者不适用。由于后方钛缆起到张力带的作用，可以抵抗颈椎屈曲活动，而植骨可以起到阻止伸展的作用，因此这些术式可以提供矢状面上的稳定性。然而，这些术式不能有效地限制颈椎轴向旋转，因此需要辅助术后外固定[15]。由于生物力学的差异，钛缆植骨技术的融合率要低于刚性钉棒系统[15-18]。钛缆从椎板下方穿过也可能造成硬膜损伤、脊髓损伤或脊髓压迫。与钉棒系统相比，钛缆技术操作简便，费用低廉，神经血管损伤的风险也较小。对于因 $C_1 \sim C_2$ 解剖因素不适于置钉的患者和脊柱发育尚未成熟的患者而言，$C_1 \sim C_2$ 钛缆植骨技术是一种较好的选择。

在进行颈椎后正中路显露、植入钛缆过程中，应避免对周围软组织进行不必要的剥离，尤其是显露 C_1 后弓时应注意避免损伤椎动脉。术前应仔细阅读 CT 和 MRI 片，以明确是否存在椎动脉走行异常。经典的 Brooks 融合术是在棘突的两侧分别置入双钛缆，以固定位于棘突两侧 $C_1 \sim C_2$ 椎板之间的两枚独立的植骨块。改良 Brooks 技术两侧仅使用一枚钛缆，穿出钛缆的过程应小心操作，避免钛缆穿过椎板下方时损伤神经。在 C_2 水平，C_2 椎板下方的钛缆可能会压迫硬膜囊，但大多数患者这一水平的蛛网膜下腔较为宽敞，因此 Brooks 技术和改良 Brooks 技术不会造成明显的神经损害。然而，将线缆强行穿过黄韧带是比较危险的，理想情况下，硬膜应是显露出来的，这样线缆就可以顺利通过硬膜外间隙。同时应双手操作穿出线缆，以保持足够的张力。棘突间固定技术的不同之处在于，钛缆在 C_1 的固定方式是穿过 C_1 后弓后缠绕固定在 C_2 棘突上。固定方法是利用咬骨钳或高速磨钻在 C_2 棘突和椎板移行处磨制骨槽后将钛缆固定以防止移位（图 29-1）。棘突间固定法无须将钛缆穿过 C_2 椎板内层，同样可达到经典 Brooks 技术的生物力学强度[15]。

所有这些线缆植骨技术的共同点是植骨块或植骨材料在 $C_1 \sim C_2$ 后方结构之间的位置是相同的，重点在于要去除 C_1 椎板下表面和 C_2 椎板上表面的皮质骨，以保证松质骨和植骨块或植骨材料接触。植骨块必须大小合适且紧密贴合于椎板之间。许多医生使用髂骨作为植骨块，但我们更倾向于使用自体肋骨[19]，对于骨骼发育成熟的患者而言，肋骨比髂骨具有更高的抗拉强度和更多的骨形态发生蛋白，而且取肋骨的并发症远低于取髂骨的并发症。就融合率而言，同种异体骨在应力条件下融合率较低，因此应尽可能不使用（表 29-1）。

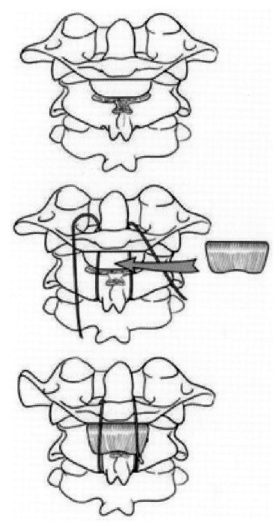

▲ 图 29-1　改良 Brooks 融合术示意图

处理寰枢椎间隙准备植骨（上图），穿过线缆并放置植骨块（中图），收紧并固定线缆和植骨块（下图）（Vincent Traynelis, MD. 版权所有）

表 29-1　寰枢关节复合体的固定选择

- 椎板下钛缆
- 椎板下 / 棘突间钛缆
- 椎板夹 / 钩
- 经关节螺钉
- C_1 侧块结合 C_2 螺钉
  - 峡部螺钉
  - 椎弓根螺钉
  - 椎板螺钉

（二）椎板夹植骨技术

椎板夹植骨技术和钛缆植骨技术有同样的适应证和禁忌证，同样有助于维持 $C_1 \sim C_2$ 后方复合体的张力。椎板夹技术避免了在钛缆通过椎板下方时的相关风险，并且可适用于骨质条件较差的患者，因为这一类患者应用钛缆技术时钛缆容易穿透骨质。椎板夹可以通过钛棒彼此相连，但由于椎板夹的尖端位于椎板下方，因此对于严重中央管狭窄的患者并不适用。

在寰枢椎，椎板夹钳夹于 C_1 后弓头侧和 C_2 椎板尾侧，可以在 C_1 后弓和 C_2 椎板上磨制骨槽以安放椎板夹，在椎板夹内侧准备植骨区。磨制过程必须格外小心，避免磨除过多骨质，否则会因椎板夹钳夹引起 C_1 后弓骨折。分离黄韧带有助于夹钩的安置，但可能需稍微扩大 $C_2 \sim C_3$ 椎板间隙，可以通过稍提拉 C_2 棘突以便于夹钩的放置。如前所述，在去除 C_1 和 C_2 表层皮质骨后，取合适大小的自体骨放置在中间，然后收紧锁定椎板夹（图 29-2）。

（三）坚强固定

与前述的半坚强固定相比，坚强钉棒系统或钉板系统已被证实可改善神经症状、降低器械故障率，并可减少术后并发症[2, 20]。这些固定方式有着良好的生物力学性能，可即刻为脊柱提供坚强的内固定，因此在大多数情况下不需要附加术后外固定。因此，对于枕颈固定或 $C_1 \sim C_2$ 固定

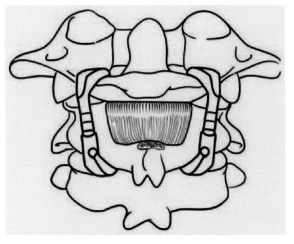

▲ 图 29-2　椎板夹及自体骨植骨示意图
Vincent Traynelis, MD. 版权所有

而言，坚强固定系统通常是首选。

1. 经关节突螺钉固定

自 1987 年 Magerl 首次提出寰枢关节螺钉固定术以来，这一术式越来越多地应用于临床[21]。$C_1 \sim C_2$ 经关节突螺钉具有较高的融合率，在所有层面都可提供即刻稳定性，因此避免了术后长期辅助使用刚性支具[10, 22-24]。经关节突螺钉固定术尤其适用于 $C_1 \sim C_2$ 后方结构不完整的患者，然而，这一术式技术要求较高，术者必须充分了解不同患者的解剖结构特点。经关节突螺钉的钻孔轨迹应自 $C_7 \sim T_1$ 节段进行规划，因此，颈椎过度后凸会影响螺钉轨迹的设计。同样，难以复位的 $C_1 \sim C_2$ 半脱位、C_2 峡部骨质缺损或椎动脉异常走行也不适用于这一术式[25]。

术前应仔细阅片，包括 X 线、MRI 和 CT 矢状位重建，这对于减少术中并发症和确保置钉准确至关重要。CT 重建有助于确定最佳的螺钉植入位置，也有助于术中导航。虽然术中导航不是必须的，但在某些情况下可作为手术辅助，实际上，立体定向技术的发展已经使得在一些解剖结构复杂的病例应用经关节突螺钉成为可能[26]，更重要的是，术者应充分了解患者的解剖特点，不能仅仅依靠计算机设计的螺钉轨迹。约 20% 的患者因 C_2 峡部的面积和椎动脉的位置原因而不适用经关节突螺钉[27]。椎动脉损伤是最严重的并发症，因此，对于因解剖结构异常导致置钉困难的患者不应使用经关节突螺钉[28]。严格筛选适应证、仔细研究术前影像和细致规划手术计划是顺利植入经关节突螺钉，保证高融合率和最大程度降低血管损伤风险的前提[29]。

$C_1 \sim C_2$ 经关节突螺钉进钉点在 $C_2 \sim C_3$ 关节间隙上 3mm，C_2 椎板侧块交界外 3mm，此点通常对应于枢椎下关节突背侧内下象限的中心点。可以使用小剥离器来探查 C_2 峡部内侧壁，并紧贴峡部内侧皮质进行显露。骨膜下剥离对于这一过程和显露 C_1 侧块后表面的过程尤为重要，可

以显著减少静脉出血。C_2 峡部的内侧壁即经关节螺钉钉道的内侧边界。标准的 $C_1 \sim C_2$ 经关节突螺钉的轨迹终点是 C_1 前结节，如侧位片所示。

为了实现沿标准钉道轨迹置钉，如果手术是在一个切口内进行，则必须将切口沿中线自 $C_1 \sim C_2$ 显露至颈胸交界处。最为有效的方法是只显露寰枢椎后方结构，然后将导向器自颈胸交界处插入到达进钉点，以此方法构建正确钉道轨迹。这种方法可以最大限度减少棘突旁肌肉组织的损伤，从而缩短手术时间，降低了术后并发症。于 T_1 水平中线外 2cm 处行 1cm 长的切口，作为导向器的置入口，之后插入导向器到达手术部位，使用骨锥标记 C_2 进钉点，或用高速磨钻磨除进钉点表面皮质。之后沿导向器钻出钉道，钻孔方向指向 C_1 前结节上方。冠状面上，螺钉轨迹可以垂直，也可以内倾 10°～15°；矢状面上，螺钉轨迹指向 C_1 前结节。操作过程中无须显露 $C_1 \sim C_2$ 关节间隙，侧位透视引导下向 C_1 前结节方向钻出钉道。操作过程应在透视监视下完成，使用高速磨钻进入松质骨后改为徒手钻入，此过程中通过良好的手感"引导"钻头钻出钉道，可降低椎动脉损伤的风险。C_2 和 C_1 关节面骨质致密，手钻很难突破，因此在关节部位建议完全使用动力磨钻钻孔。穿过关节部位及之后的操作是安全的，因为在峡部才有损伤椎动脉的风险。笔者倾向于在透视引导下丝攻，完成钉道建立。有些学者则喜欢采用自攻螺钉跳过这一步骤。螺钉长度通过测量丝攻尖端到达 C_1 前结节时进入的深度决定。

整个操作过程中，确保脊柱序列正常是至关重要的。寰枢椎半脱位状态下操作会增加椎动脉损伤的风险，并可能无法达到寰枢椎侧块的充分固定[30]。据统计，椎动脉损伤率为 4.1%[28]，可在钉道构建过程中发生而且在钻孔或丝攻过程中均可能发生，椎动脉损伤会引起严重出血，发生椎动脉出血时最好通过拧入螺钉来止血，这也至少提供了一侧的固定[29]，但如果刚开始在一侧

置钉的时候就发生椎动脉破裂，则不应继续行对侧固定，以免对侧椎动脉破裂，发生危及生命的双侧椎动脉闭塞。所有疑似发生血管损伤的患者术后都应及时行血管造影检查，如有可能，椎动脉的部分闭塞应采用适当的血管内手术及抗凝治疗。

螺钉植入后，即行前述的钛缆或椎板夹植骨固定（图 29-3）。由于经关节突螺钉不能提供最佳的矢状面抗旋转能力，因此植骨材料与移植区域的精确匹配尤为重要，这有助于达到最优的融合率和生物力学稳定性。如果患者骨质条件较差，术后则应使用外固定支具，有些学者倾向于仅使用植骨材料，但我们建议附加钛缆或椎板夹内固定，以确保植骨材料位置牢靠。

后路经关节突螺钉寰枢椎固定术是一种应用广泛的技术，只有极少的患者不适用这一术式，这些患者可采用前路 $C_1 \sim C_2$ 内固定[31]。

2. 侧块钉棒内固定

Goel 等首先报道了在 C_1 侧块使用螺钉进行寰枢椎内固定，这一技术需要牺牲双侧 C_2 神经根，以便于钉板的安放[32, 33]。Harms 等报道了一种 $C_1 \sim C_2$ 坚强固定技术，这一技术应用一种多轴钉棒系统单独固定连接 C_1 侧块和 C_2 椎弓根[34]。之后，相继报道了数种不同的寰枢椎侧块固定术式，每种术式都是在分别植入 C_1 和 C_2 螺钉的基础上进行的。最常见的是先植入一枚 C_1 侧块螺钉，第二枚螺钉植入 C_2 峡部、C_2 椎弓根或 C_2 椎板，然后将两枚螺钉相连。

(1) C_1 侧块内固定：在植入螺钉之前，准确显示 C_1 侧块解剖标志是非常重要的，C_1 侧块始于 C_1 后外侧下方，与寰椎侧块相对应。去除这一区域的突出骨质可使术野更清晰，但应尽量少切除骨质，以保持 C_1 椎板的完整性。骨膜下剥离可以减少静脉丛出血，必须准确定位侧块后方的内侧和外侧边界。螺钉入点位于 C_1 侧块后方中点，此处通常有一根不知名小静脉。将 C_2 神

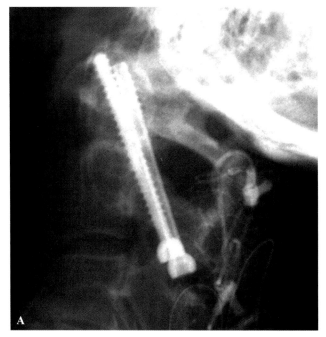

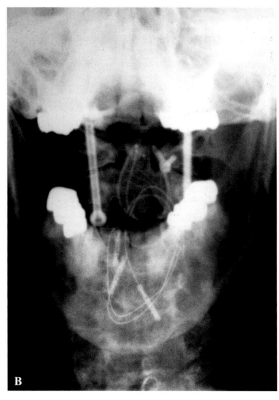

▲ 图 29-3　一例 $C_1 \sim C_2$ 不稳的类风湿关节炎患者行 Brooks 融合术失败翻修术，颈椎正位（A）和齿状突张口位（B）X 线片示其接受经椎板螺钉和取肋植骨线缆固定

经根稍向尾端牵拉，以充分显示螺钉入点。透视引导下使用克氏针构建导向孔，之后使用 2.9mm 钻头手动扩大钉道，不使用钻头导向器。在冠状面上，钉道方向和矢状面平行或内倾 5°，透视监视下通过瞄准 C_1 前结节来调整钉道轨迹。不使用导向器，使用克氏针钻孔，可使术野更清晰，从而提高手术的安全性和可靠性（图 29-4）。

钻孔后先后用 3.5mm 丝攻和 4.0mm 丝攻扩大钉道，这一区域的静脉丛出血会模糊术野，但显露术野过程早期的出血会更棘手，因为早期出血会影响钉道的构建。可以使用自攻螺钉使置钉过程更为简便。螺钉直径为 3.5～4mm，虽然 C_1 侧块能够提供的骨性隧道只有 10～15mm，但仍应使用长度 35～45mm 的螺钉（图 29-5）。这保证了螺钉的多轴头在后方有足够的长度以便于与 C_2 螺钉连接。

（2）C_2 峡部螺钉：C_2 峡部为 C_2 椎体连接上下关节面的狭窄部分 [35]。然而，C_2 椎弓根和峡部

的正确定义有相当大的模糊性 [35, 36]。这使得根据颈椎解剖学研究选择合适的进钉点和理想的螺钉植入角度变得复杂 [26, 37]。因此，螺钉轨迹应通过详细的术前影像学检查和术中确定合适的解剖标志进行个体化评估。

C_2 峡部螺钉的植入方法与 C_2 经关节突螺钉植入方法相似，入点在关节内下缘上、外 3mm 处。与植入经关节突螺钉一样，评估椎动脉的位置非常重要。螺钉轨迹与 C_2 峡部平行，角度约 40°，止于近关节处。依据术前影像确定合适的螺钉长度（通常为 12～18mm），连接杆固定于 C_1 和 C_2 钉头（图 29-6）。即使在这种短节段融合固定中，正确的轴向和矢状位力线也是非常重要的。考虑到寰枢椎在颅骨旋转中的关键作用，轴向力线可能更为重要。然而，最近有研究表明，过度矫正和融合 $C_1 \sim C_2$ 可能会造成颈椎前凸和寰枕段后凸 [38]。与经关节突螺钉一样，可以使用钛缆或椎板夹固定植骨块。

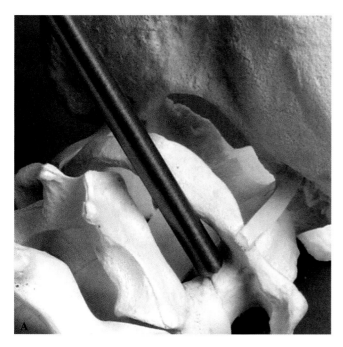

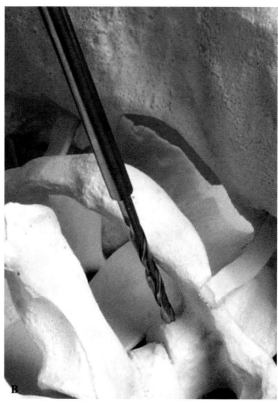

▲ 图 29-4　考虑到接近 C_1 侧块部位空间狭小，以及钻头导向器的相对尺寸（**A**），我们倾向于在不使用导向器的情况下完成 C_1 侧块钻孔（**B**）

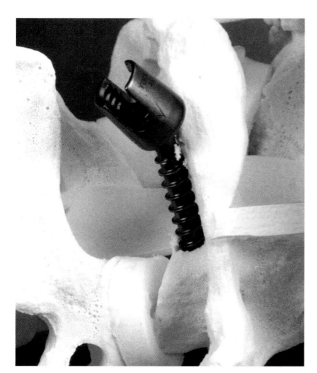

▲ 图 29-5　C_1 侧块螺钉植入示意图。虽然仅 **12mm** 长的螺钉完全在 C_1 侧块骨质中，但为了将螺钉尾端与其他枕颈固定物对齐，选择使用总长度 **42mm** 的螺钉

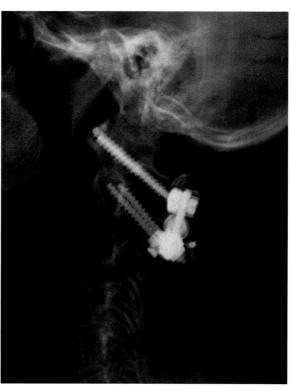

▲ 图 29-6　侧位片显示寰枢椎 C_1 侧块螺钉与 C_2 峡部螺钉连接。螺钉间复合棘间线缆及肋骨植骨

（3）C_2 椎弓根螺钉：C_2 椎弓根为 C_2 椎体的一部分，位于上关节突下方和横突孔前内侧[35]，其将关节突和椎体连接起来。C_2 椎弓根螺钉的植入有一定技术难度，但其可以提供坚强内固定，实现高融合率，尤其对于 C_2 后方结构受损或 C_2 峡部空间不够大的患者更为适用[39]。在置钉之前，必须行术前 CT 重建确定椎动脉的位置。许多患者由于椎动脉粗大导致无法利用椎弓根置钉。螺钉入点标志为 C_2 峡部的内上象限[40]。置钉角度为头侧 30°，轴面中线内 15°～25°，这一角度也使得椎弓根钉技术相比峡部螺钉技术更适用于肥胖或局部后凸的患者。在一些患者中，钉道方向偏内侧可能有助于降低椎动脉损伤的风险。采用高速磨钻磨除螺钉入口的皮质骨，钻出钉道后在透视监视下插入探针，确认钉道角度，置钉之前应先使用丝攻攻出钉道。如前所述，只要条件允许，使用钉棒系统的 C_1 固定应辅以 C_1～C_2 椎板夹或线缆植骨内固定。

（4）C_2 椎板螺钉：Wright 首先报道了 C_2 椎板螺钉技术[41]。这项巧妙的技术提供了坚强的 C_2 内固定，操作简单，无须透视，并且消除了椎动脉损伤的风险。首先使用高速磨钻在 C_2 棘突和一侧椎板交界处磨除表面皮质骨（图 29-7A），之后使用手钻沿对侧椎板中轴线钻孔（图 29-7B），在敲击丝攻之前，应使用探针确保内壁完整没有进入椎管。术前根据 CT 轴位像确定 C_2 椎板直径以选择合适的螺钉直径，以使螺钉完全被包绕在松质骨隧道之内。C_2 椎板螺钉长度通常为 20～26mm。在对侧缓慢拧入螺钉后，C_2 椎板螺钉与 C_1 螺钉连接固定。与其他寰枢椎螺钉技术类似（表 29-2），只要条件允许，可使用线缆自体植骨来强化局部稳定性（图 29-8）。

三、枕颈融合术

枕颈不稳可能由急性外伤或包括炎症 / 自身免疫疾病、感染、肿瘤在内的慢性疾病及先天性疾病造成[5, 42-45]。枕颈融合的常见适应证包括枕寰椎脱位或分离[45]、枕颈后凸畸形、颅骨沉降合并脑干受压、先天性 CVJ 损伤导致脑干受压，以及其他导致寰枕交界区不稳定的原因（骨髓炎 / 类风湿性关节炎 / 肿瘤 / 医源性）（表 29-3）。寰枢椎不稳、不适用寰枢椎固定者或 C_1～C_2 融合术失败者也可行枕颈融合术。禁忌证包括前方压

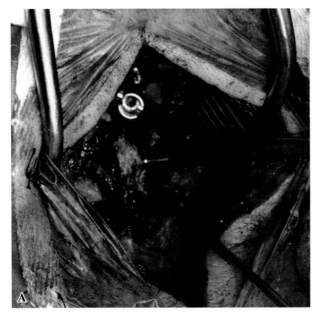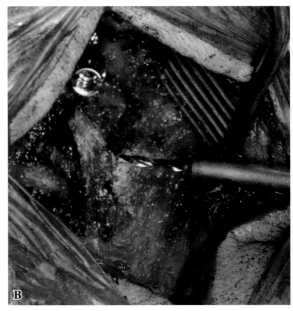

▲ 图 29-7　植入 C_2 椎板螺钉前皮质骨开窗（A）及钻孔（B）

表 29-2　自体骨移植在枕颈融合中的应用

骨来源	类　型	支撑力	BMP	取骨量
髂骨	皮质骨 / 松质骨	优良	++	多
肋骨	皮质骨 / 松质骨	优良	+++	中等
枕骨	骨膜骨	中等 / 差	？	少

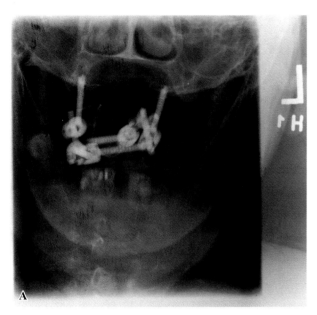

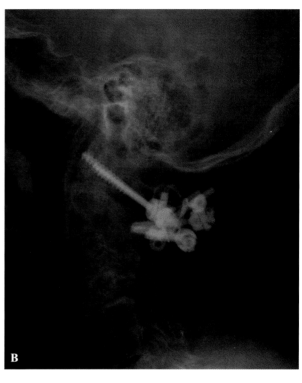

▲ 图 29-8　颈椎正侧位 X 线片（A 和 B）示 C_1 侧块螺钉及 C_2 椎板钉结合棘间线缆固定和自体髂骨块植骨

迫症状无法缓解者、因内科疾病无法行全身麻醉者，以及枕骨固定处骨质缺损者——这种情况可以使用枕髁螺钉[46]。与寰枢椎固定类似，枕颈固定也可使用半刚性固定[47]。

　　单纯枕颈不稳且后方结构完整者通常采用枕骨至 C_2 融合。一般而言，如果这是临床方案的一部分，那么枕颈融合尾端应延伸至轴向失稳节段下方 1～2 个节段。最近有研究表明，当不存在轴向失稳时，短节段固定（枕骨至 C_2）可能与枕骨至 C_3 固定同样有效[48]。因此，枕颈融合中颈椎融合节段数应根据患者的诊断、临床表现及影像学表现综合决定。重要的是，颈椎螺钉固定点空间有限，而枕骨螺钉固定点空间较大，因此颈椎螺钉应先于枕骨螺钉植入。

表 29-3　枕颈融合术适应证

适应证	禁忌证
• 枕颈交界区不稳（医源性、类风湿、骨髓炎、肿瘤） • 寰枕脱位 • 枕颈后凸畸形 • 颅骨沉降压迫 • 先天性枕颈交界区病变伴压迫 • 寰枢椎不稳（C_1～C_2 融合失败或融合禁忌）	• 无法解除的前方压迫 • 全麻禁忌 • 固定部位枕骨缺损

　　前述的寰枢椎融合术常合并枕颈融合应用，一般应慎用枕颈融合，因为这会导致失去 10°～15° 的矢状面旋转能力。术中可在牵引状态下将患者头部置于马蹄形头托，也可使用 Mayfield 头钉头架固定，马蹄形头托适用于需术中持续牵引以纠正颈椎畸形的患者。头钉有助于

精准定位，而且不会压迫面部和眼部。对于佩戴 Halo 支具的患者，应去除支具后方的支撑条和背板，以显露颈后至双侧髂棘区。Halo 支具可以用于术中牵引，也可以通过连接到 Mayfield 的适配器上将其牢固固定于手术台上。为了保持矢状位平衡和轴向中立位，将患者定位于解剖中立位是非常重要的。患者固定好之后，行 C 形臂侧位透视，以确定头椎关节对齐良好。

（一）钛棒 / 线缆（坚强的环）内固定

钛棒 / 线缆枕颈融合术是通过穿过枕骨上的小孔的线缆和穿过寰枢椎后方的线缆将钛棒固定，达到稳定 CVJ 的目的（图 29-9）。这种技术的主要优点是操作简单，可提供即刻半坚强固定，有报道称此技术融合效果良好[19]。对于年轻的不适合螺钉固定的患者而言，这一术式是个较好的选择。但由于这种固定是半坚强固定，钛棒可能自线缆中滑出，因此不能很好地抵抗轴向压缩载荷。而且在椎板下方穿出线缆的过程中也有神经损伤的风险。

应通过术前影像检查仔细评估枕颈区的解剖特点，钛棒形状应与骨性解剖结构特点匹配，如有必要，可使用无菌气管导管作为模板来设计钛棒形状，然后使用弯棒器将钛板弯制成与模板导管形状一致的 U 形棒[49]。钛棒弯折处应尽量平滑，避免出现尖锐的角度，因为钛棒易在应力部位断裂。在尾端，钛棒最多延伸至固定节段的最低椎体水平。线缆和钛棒应由相同的金属材料制成，以避免加速腐蚀、早期金属疲劳和内置物失效。双钛缆用于椎板下穿出固定，因此更适用于 C₁ 和 C₂ 固定。单臂线缆通常用于枕下固定。

使用高速气动磨钻或咬骨钳去除枕骨大孔后下缘骨质以便于穿过颅骨线缆。枕骨上需打 6 个小孔，打孔的位置可以使用定制钛棒来标记，由于钛缆在该平面上可以顺利放置，因此，顶孔可

以设计在相对水平的位置。在枕骨大孔附近另开 2 个小孔，之后将硬膜小心地自颅骨内侧剥离，上方的线缆在相邻的小孔之间穿出，下方的线缆自小孔穿入硬膜外间隙，通过枕骨大孔穿出。小孔和枕骨大孔之间可以穿过两根线缆，并且可以在两个相邻的小孔之间穿过第三根线缆。重要的是要确保枕下线缆安全穿过，以免硬膜破裂、小脑损伤、小脑浅血管撕裂或损伤硬膜窦的风险。硬膜撕裂可通过将浸泡有凝血酶的明胶海绵置于小孔中来补救，如有必要，可使用带针缝合线来引导枕下线缆穿出。

完全切除软组织、棘间韧带和黄韧带来显露 C₁～C₃ 的后弓，椎板皮质骨必须予以保留，以防止线缆拔出。可以使用 Kerrison 咬骨钳扩大椎板间隙以方便线缆穿过。线缆在椎板下方应尽可能由内侧穿过，以最大限度减少硬膜和神经损伤的风险，可以使用带 0 号或 2-0 号线的大号缝合针引导线缆穿过。可以使用神经钩钩住缝合针，拔出缝合针后将缝合线绑在线缆末端，然后一只手拉线，另一只手送线缆，将缝合线和线缆小心自椎板下方穿过。将线缆横放，两股分开，以便固定钛棒，使用收紧装置拧紧线缆，将钛棒固定。重要的是将线缆充分拧紧，以实现刚性固定并保持矢状位序列良好，并可在必要的时候进行内部复位。

将枕骨、C₁、C₂ 椎板和棘突的皮质骨去除，将自体肋骨劈开分为两部分，分别置于两侧枕骨至 C₂ 上，并用缝线固定于钛棒上，剩余肋骨被分割为火柴棒大小置于侧方。也可从髂后上棘取骨，如果切除了枕骨下方部分骨质或颈椎椎板，可以用单皮质髂骨缝合固定于钛棒中部，以促进融合和维持减压后的稳定性。之后逐层缝合切口，术后使用硬质颈托保护 3～6 个月，直至确认植骨完全融合[50]。

（二）钉 / 棒内固定

钉 / 棒系统为枕颈稳定提供了坚强的内固定。

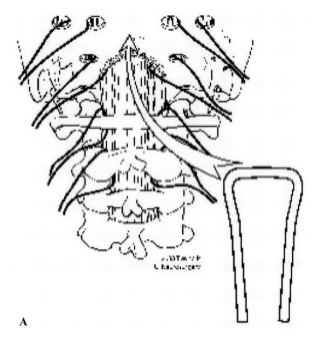

A

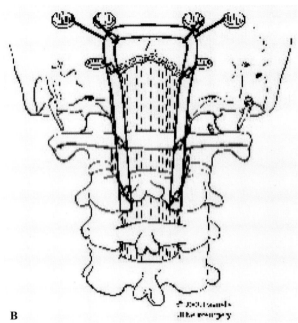

B

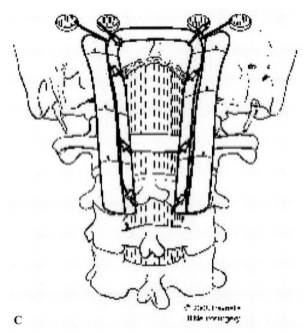

C

▲ 图 29-9　钛棒 / 线缆枕颈融合术

A. 枕骨上的小孔及线缆用于固定置于颅椎交界处的钛棒；
B. 固定于颅椎交界处的异形棒；C. 自体肋骨植骨（Vincent
Traynelis，MD. 版权所有）

首选应用前述术式进行上颈椎固定，然后将钛棒
弯折成匹配 CVJ 的曲度，低切迹的连接器配合
皮质骨螺钉可将钛棒固定于枕骨上，这样可避免
在头部使用较大的多轴螺钉，由于枕骨软组织较
少，螺钉容易磨破皮肤，或者可将钛棒固定于枕
骨钢板上。枕骨钢板有多种不同配置，其覆盖面
积比低切迹连接器要多，因此可能会不利于枕骨
植骨（图 29-10）。

枕骨下方不同区域的骨质厚度不同。解剖
学研究表明，枕外隆突在中线处骨质最厚，从侧
面到下方逐渐变薄 [1]。为避免横窦损伤，螺钉最
好固定在上项线上方，并沿枕外隆突下方致密的
中线部分固定。但值得注意的是，上项线以上的
软组织覆盖条件较差，内置物延伸至该水平以上
可能会有内固定磨破皮肤导致显露的风险。中线
部分的骨质质量和深度较好，该区域是枕骨螺钉

固定的理想区域。在这一区域通常可植入长度
10～14mm 的螺钉，至少应植入 4 枚双皮质螺钉
才能达到刚性固定的目的，6 枚螺钉是最理想的，
但可能无法植入这么多数量的螺钉。

目前最常用的枕下固定方法是将双皮质螺钉

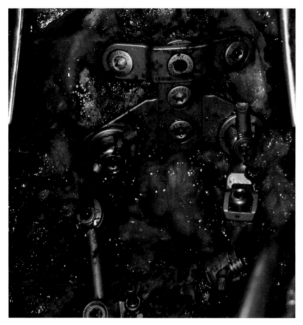

▲ 图 29-10　枕骨钢板与 C_1 侧块螺钉和 C_2 椎板螺钉连接的术中照片。注意枕骨钢板的覆盖面积很大

固定于枕骨下正中线和旁正中颅骨上，可以使用
钢板来置钉，然后连接到纵向内固定（通常是钛
棒）上，或者使用小接头将钛棒固定于颅骨，每
个接头可容纳一枚螺钉（图 29-11A）。我们更倾
向于后者，可为置钉提供更大的灵活性，通常可
植入 6 枚螺钉，并显露尽可能多的颅骨以备植骨
（图 29-11B）。钻孔、丝攻、置钉过程对于这两
种技术而言都是相同的。

使用高速磨钻进行钻孔，钻孔应从中线外
侧、上项线下方开始。钻孔后，使用中线螺钉将
枕骨钢板固定于上项线下方。钻孔开始时使用
6mm 导向器，缓慢推进钻头，每次增加 2mm 深
度，直至钻透内层皮质，可使用探针来确定是否
钻透。置钉前需丝攻出钉道，过程中常出现渗
血，但螺钉植入后渗血即可停止。

枕骨螺钉固定后，连接棒被固定于 C_1、C_2 螺
钉或关节突螺钉（如果节段较长还包括其他螺钉）
（图 29-12）。我们更喜欢使用强度更高的 3.5mm
钴铬棒，连接棒紧贴颅骨放置，上端不越过上项
线。折弯机对于调整连接杆形状非常有帮助。固

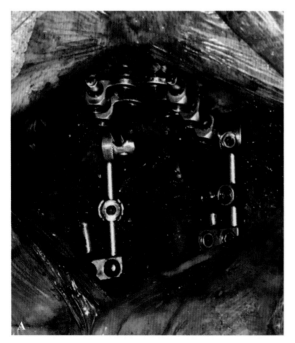

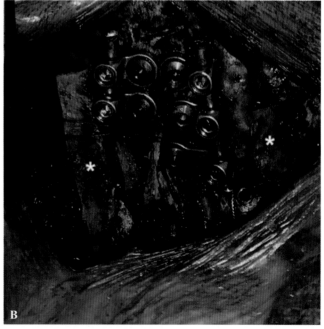

▲ 图 29-11　坚强的枕颈融合示意图。使用小接头将钛棒固定于颅骨，每个小接头可容纳一枚螺钉（A）。固定后将自体肋骨固定于内置物，以促进枕颈融合（B）

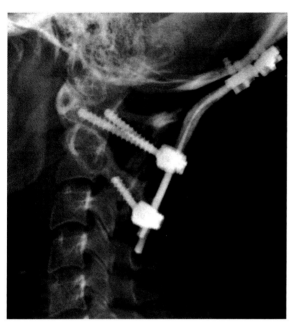

▲ 图 29-12　枕颈部位侧位 X 线片中示 C_1 侧块螺钉固定和 C_2 峡部螺钉固定，钛棒前方可见肋骨植骨

定时应注意头部角度，应置于枕颈中立位，避免头部屈伸和旋转。可使用偏置接头将连接杆和螺钉相连，而横联可增加内置物的稳定性。锁紧螺钉时，保持 CVJ 的解剖关系是十分重要的，连接杆应与颅骨平齐，可以磨除部分颅骨外层骨质，以尽量减少连接杆的切迹。和钛棒钢丝固定技术一样，去除融合节段的部分枕骨、椎板和棘突，并使用自体骨来促进融合。逐层缝合切口，术后使用外固定支具以最大限度促进融合。

四、并发症

可能发生的术中并发症包括静脉出血、椎动脉损伤和硬膜撕裂。多数静脉出血发生于显露 C_1 侧块或 C_2 峡部过程中，可以通过保持骨膜下剥离来避免。必要时可使用氧化纤维素、浸有凝血酶的吸收性明胶海绵或粉状吸收性明胶海绵来止血。椎动脉损伤多发生于 C_2 峡部或椎弓根钻孔时，发生椎动脉损伤时可先采用置钉的方法止血，并建议麻醉医生升高血压。术后必须及时行血管造影评估损伤情况，如果确实有椎动脉损伤，并且损伤处仍有出血，只要对侧椎动脉完好，就应尽可能行支架植入或血管栓塞，以防止动脉夹层或假性动脉瘤形成。

硬膜撕裂可能发生在钢丝或钛缆穿过椎板下方或枕部时，或在枕骨钻孔时出现。发生于前者时可通过水密修复，发生于后者时可通过填塞浸有凝血酶的明胶海绵来控制。

远期并发症包括切口感染、复位失败和融合失败。枕颈或寰枢椎融合术后切口感染的处理与其他脊柱术后切口感染处理方法相似，深部切口感染应积极清创治疗。钛合金内置物可重复使用。如果存在长期不稳定、融合失败需要再次手术时，应使用新的自体骨植骨，并考虑使用骨生长因子等促进融合。

五、总结

枕颈交界区独特的解剖结构决定了其生物力学的独特性，用于枕骨、寰枢椎的坚强内固定技术的发展提高了我们安全有效治疗复杂颅椎疾病的能力。应结合每个患者独特的解剖结构和潜在的病理特点来选择合适的枕颈融合术。

第30章

颈椎后路椎间孔切开术
Subaxial Posterior Foraminotomy

Andrew B. Pham　Bobby Tay　著

刘宏建　姬彦辉　译

一、概述

颈神经根病是由颈椎神经根的刺激引起的。这种刺激可能同时涉及由颈神经孔内的病变对神经造成的机械和化学侵扰。椎间盘突出和椎间孔骨刺压迫神经根是最常见的机械原因。此外，由于脊椎滑脱引起的动态神经刺激、椎间盘退变、创伤和其他形式的脊柱不稳定引起的微动运动也可能引起神经根病。神经刺激的化学原因较少见，包括由受损或退化的椎间盘和感染释放的炎性细胞因子[1]。

颈神经根病的患病率为每1000人约有3.5例，全世界的发病率为0.1%[2-4]。幸运的是，对于大多数患者而言，症状是自限性的。在75%～90%的患者中，经过非手术治疗（包括制动、抗炎药、物理疗法、颈椎牵引和硬膜外类固醇注射），其症状都得到了改善。经过6周至3个月保守治疗后，疼痛和功能没有明显改善的一小部分患者可以进行手术治疗。此外，表现出进行性疼痛和无力的患者，也适合进行手术治疗。

解决单侧颈椎神经根病的症状和体征的手术选择包括后路椎间孔切开术、前路椎间孔切开术、前路颈椎间盘摘除融合术及颈椎间盘置换术。颈椎后路椎间孔切开术治疗颈神经根病是本章的重点。Spurling 和 Scolville 在 1944 年描述了经典的后路手术方法。此后，又有学者描述了几种改良版本，所有这些版本的共同目标都是在颈神经孔处减压神经根[5]。这些新技术包括微创（MIS）椎板及椎间孔切开术和经皮内镜下椎间孔切开术，通过肌肉保留技术可进入颈神经孔，以减少传统开放手术引起的疼痛和不适，同时保持与开放手术相同的功效，以消除压迫症状。

由于颈椎退变或椎间盘突出症导致神经孔狭窄引起单侧神经根病变，同时伴有 Spurling 征阳性的患者适合行颈椎椎间孔切开术。另外，接受手术的患者不应该有脊髓病变。那些患有双侧症状、明显的颈部疼痛、运动无力（不是由疼痛引起）和脊髓病的患者，使用 ACDF 或椎间盘置换术可以更好地处理中央管和神经孔的减压。

二、解剖 / 生物力学

颈神经孔由小关节背面、邻近的椎体头尾的椎弓根，以及钩椎关节和椎间盘腹侧所包围形成（图 30-1）。在后路开孔术中被部分切除的小关节后部，可提供大部分运动节段的扭转稳定性[6]。Zdeblick 在尸体标本中证实，相比进行椎板切除术，切除小关节的 25% 并未显著增加颈椎运动节段的后部应变。但是，超过 50% 的小关节切除术会导致颈椎运动节段明显过度活动[7]。尽管此

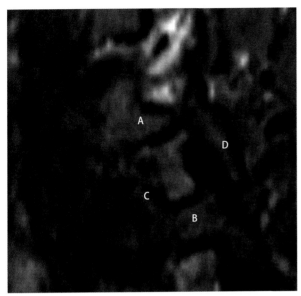

▲ 图 30-1　颈椎神经孔 T₂ 加权 MRI 图像

椎间孔由相应椎体的头侧和尾侧（A 和 B）的椎弓根和钩椎关节（C）的腹侧和小关节（D）的背侧所包围

信息强调了在椎间孔切开术中谨慎切除小关节的重要性，但从实际运用来看，除非整个小关节都显露出来，否则手术时切除的小关节的量很难评估。在显露和可视化都很有限的微创（MIS）手术中，这种限制尤其重要。为了解决这个限制，学者们随后对侧块的尺寸进行了进一步的解剖学研究。这些研究表明，去除侧块内侧 5mm 以内的区域，可以不损害运动节段稳定性[8]。

颈椎钩椎关节包括上终板的延伸、尾侧椎体的上表面，以及头侧椎体下外侧表面的相应凹部[6]。关节突的后部形成了神经孔的前壁。钩椎关节引导颈椎运动节段弯曲和伸展，并限制后伸和侧向弯曲。前方钩椎切除（AUVR）的优势是可以更直接地进入前方压迫病变，如外侧椎间盘突出症和较大的前方钩椎骨赘。但是，一些解剖学和生物力学研究表明，与后椎间孔切开术或前颈椎间盘摘除融合术相比，AUVR 在稳定的颈椎中增加椎间孔面积方面并没有优势[9]。Kotani 等的研究表明单侧切除钩椎关节的后方椎间孔节段可使运动节段的硬度降低 30%[6]。该结果得到其他研究的支持，显示相比于后方椎间孔切开术，

前方椎间孔切开术合并椎间盘切除术后导致的节段不稳的概率是前者的 1～2 倍[10]。

对神经根与侧块关系的解剖学研究表明，标准的后锁孔椎间孔切开术可从上层和下层去除 4～5mm 的骨面，以识别硬脑膜的侧面并再去除小关节的骨面 4～5mm，以使出口神经充分减压（图 30-2）[11]。进行椎板切除术可以使 6.5mm 长度的近端神经根得到减压。50% 的小关节切除术可以使出口神经再减压 2.4mm。从小关节的剩余内侧边缘到外侧硬脑膜的水平距离约为 7.1mm。椎间孔切开术后，神经根的腋部平均在距该水平线的头顶 5.5mm 处[8]。这为从后入路进入椎间孔 / 腋部椎间盘突出症提供了一个可能的窗口。这些解剖学研究的结果强调了对外侧椎板，特别是对头侧椎板进行减压的重要性，以便对出行颈神经根的近端部分进行充分减压。颈椎根部跨越的骨结构有效地将椎间孔区域划分为三个不同的区域：神经孔的入口区域由与神经孔相邻的 6～7mm 的侧方椎板组成，神经孔的中间区域由尾侧椎弓根内侧和外侧边界之间的区域，以及尾侧椎弓根外侧边界外侧的神经孔出口区域（图 30-3）。所有这些区域都可以在椎间孔减压期间和之后确定，作为参考点，以帮助确定减压是否充分和程度足够。

三、后路椎间孔切开术的手术技巧

自 1944 年创立以来，后路颈椎间孔切开术在治疗单侧颈椎神经根病变方面一直非常有效[12]。后入路避免了对颈前方重要结构的损害，并且避免了对椎间盘的任何其他损害。无论是开放还是微创术式都已被采用。

四、开放的后路颈椎间孔切开术

当进行经典的开放式锁孔切开术时，患者俯

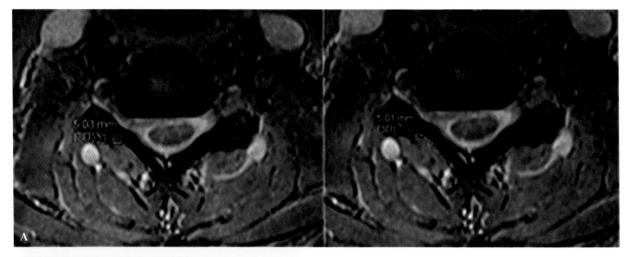

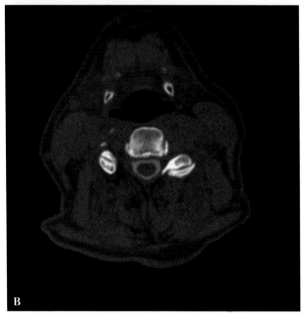

▲ 图 30-2 　轴向 T_2 加权 MRI 图像（A），显示锁孔椎间孔切开术范围，从椎板和小关节处切除约 5mm 的骨质。CT 脊髓造影轴向图像（B），显示椎间孔切开后椎间孔区域减压

卧，手臂收在两侧。使用 Mayfield 头部固定器将患者的头部保持在稍微弯曲的位置（图 30-4A）。或者，也可以将患者置于"坐姿"中，双臂交叉在腹部上（图 30-4B）。患者的头部牢牢地握在 Mayfield 头部固定器，颈部在 Mayfield 头部固定器中处于弯曲位置。坐姿有几个优点：患病节段的透视定位，特别是在 $C_6 \sim C_7$ 和 $C_7 \sim T_1$ 更容易进行，因为患者的肩膀向前倾斜并且不会阻挡 X 线。神经周围静脉丛塌陷，可使手术部位和开孔术中出血减少。同时，手术视野得到改善，减少了连续抽吸的需要，从而简化了操作。不过坐姿确实存在潜在的空气栓塞的风险，可以考虑使用

心前区多普勒监测心脏内气泡。

颈椎后路的标准治疗方法是使用中线或正中旁切口。然后进行骨膜下剥离，以显露出待减压水平的棘突、椎板和侧块。然后使用 2.2mm 或 3mm 的动力磨钻，在靠近椎板小关节连接处直至黄韧带的椎板的侧面进行开孔术。去除 4～5mm 的椎板。然后，再向外侧进行减压，以去除头侧椎体下关节面的下 1/3 至下 1/2。这就显露了尾侧椎体上关节面的上 1/3 至上 1/2。然后使用骨凿将上关节面的区域打薄为非常薄的外壳，然后用微刮匙和 Kerrison 椎板咬钳将其除去。这样可去除了 25%～50% 的小关节面。然后可以识别出下方

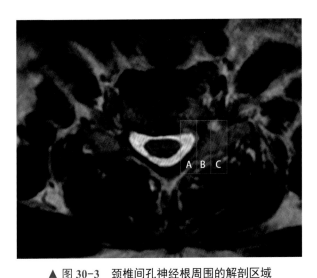

▲ 图 30-3　颈椎间孔神经根周围的解剖区域

颈椎根部横穿的骨结构有效地将椎间孔部分分为三个不同的区域：神经孔的入口区域（由与神经孔相邻的 6～7mm 的侧板组成）（A）、神经孔的中间区域（由尾侧椎弓根的内侧和外侧边界之间的区域组成）（B）和尾侧椎弓根的外侧边界外侧的神经孔的出口区域（C）

的神经根，再使用 Kerrison 椎板咬钳和微刮匙将其从尾侧椎弓根蒂的内侧边界游离到尾侧椎弓根蒂的外侧边界，以消除任何进一步的骨撞击。然后，可以使用微神经钩和微型 Penfield 神经剥离器探查是否存在任何挤出的椎间盘碎片，从而探查出行神经根的尾侧与尾侧椎的椎弓根及神经根的腋部之间的狭窄空间。

五、微创颈椎后路椎间孔切开术

微创技术利用旁正中肌间隙入路来最大限度地减少软组织剥离和后颈椎周围的损伤，并保留肌肉和韧带对颈椎骨结构的附着。这种破坏性较小的方法的目的是减少与术式有关的疼痛，减少住院时间，减少术后麻醉剂的利用并加快恢复正常功能。通常，连接到手术台的机械臂的管状牵开器用于维持手术区域的可视化。但是，标准的 McCullough 牵开器也可以适用于肌间隙入路。通过使用旁中央入路，可以使用较小的皮肤切口，这是因为需要较少的横向收缩来显露外侧椎板和小关节面。如果使用 McCullough 牵开器，则可

以使用弯曲的钳将覆盖在小关节上的肌肉纤维钝性分离，直到可以用手指触及外侧椎板和侧块为止。可以使用手术显微镜或 3mm 玻璃内镜来提供骨骼解剖的最佳可视化，以帮助减压。减压过程与开放术式相同。

Richard Fessler 医生于 2002 年首次描述了使用管状牵开器和玻璃内镜进行颈椎后路开孔术的 MIS 技术[13]。该技术是从 20 世纪 90 年代后期开发的用于腰椎手术的管状牵开器的 MIS 技术改造而来。患者在半坐姿时被固定在 Mayfield 头部固定器上，而颈部则稍微弯曲。这种弯曲的位置可以减少颈椎椎间孔减压所需的骨切除总量，减少了可能会妨碍手术器械和照相机使用的后枕骨突起的程度，这一点在减压上颈椎水平时（$C_2 \sim C_3$ 和 $C_3 \sim C_4$）尤其重要，并防止在肌肉间隔的顺序扩张过程中可能造成的颈椎过度伸展。肌肉间隔的顺序扩张需要与椎间盘间隙保持一致的后向定向力。尽管使用了 Mayfield 头部固定器，这种力量仍会在颈椎上产生节段性过度伸展力矩，从而加剧任何现有的椎管狭窄。因此，很重要的是在此步骤中不要在扩张器上施加太大的力，并且切开韧带以使筋膜在扩张器插入过程中的阻力最小。屈曲位置还增加了颈椎管内空间，从而使患有轻度至中度临床无症状的中央颈椎管狭窄症患者的脊髓意外受伤的机会最小化。然后可以调整反向 Trendelenburg 卧位的程度，以将颈椎置于外科医生的最佳人体工程学位置。体表透视用于确定皮肤切口的水平。在患侧中线外侧 5～7mm 处做一个 16～18mm 的切口，与患处的椎间盘间隙一致。然后将韧带与皮肤切口对准切开，以显露下面的棘突旁肌纤维。然后使用一个小的直方钻杆夹，在透视下仔细地将肌纤维按照与椎间盘空间一致的方向分离，直到要减压的平面的头侧侧块的水平（即当我们进行 $C_5 \sim C_6$ 椎间孔切开术时 C_5 的侧块）。使用导丝是禁忌的，因为它可以不经意地穿透椎板间隙，造成脊髓损伤。然

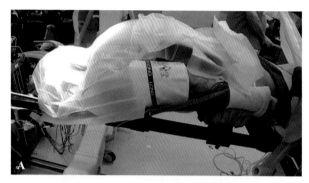
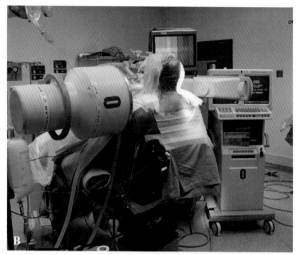
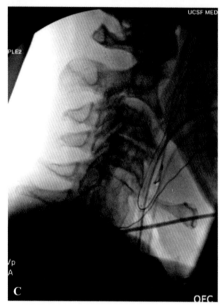
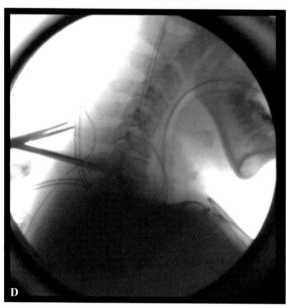

▲ 图 30-4　患者可以俯卧（A）也可以坐位（B）。俯卧位为更常见，但可能会限制下颈段（C_6～C_7、C_7～T_1）的影像学可视化（C），而坐位始终如一地允许可视化到颈胸交界处（D）

后用直扩张器在需要减压区域的侧块和椎板交界处进行连续扩张。在任何时候，都要避免向椎板间隙方向进行剖分。然后将 16mm 或 18mm 管状牵开器放置在椎板与关节突交界处，面向同侧椎板（图 30-5）。用 2.2mm 的磨钻将头侧椎板关节突处的骨质向下钻至黄韧带（图 30-6）。由于神经根始终位于硬脊膜的腹侧，因此识别出硬脊膜和黄韧带就可以减压受压迫神经根的近端部分，为进一步磨除椎板提供深度参考。这在使用内镜时尤为重要，因为在使用视频时深度感知是有限的。椎板切开术完成后，将管状牵开器向

外侧转，以便减压神经孔的中部和出口区域（图 30-7）。然后使用磨钻去除头侧椎下关节突的下 1/3 至下 1/2。这样就显露了尾椎上关节面的上 1/3 至上 1/2 内侧部分（图 30-8）。然后将露出的上关节突的这个区域打磨成非常薄的外壳，之后用 1.5mm 和 2mm 的 Kerrison 椎板钳从尾椎椎弓根的内侧边界至外侧边界去除剩余骨皮质，解压神经孔的中间区域。必要时，可使用 2-0 号带角度的微刮匙进一步减压椎弓根外侧的出口区神经孔。然后在直视下缓慢拉出管状牵开器。此时，可以使用双极电凝控制肌袖内的任何活动性出

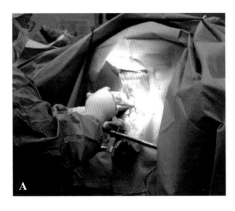
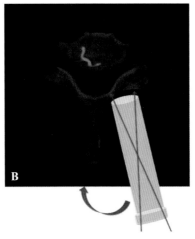
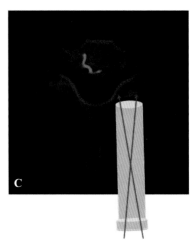

▲ 图 30-5　通道定位

A. 在关节突肌间隙连续扩张后，将通道固定在机械臂上；B. 通道最初向内侧倾斜，面向外侧椎板和椎板—小关节交界处，以便于椎间孔的入口区减压；C. 椎板切开术完成后，将管向外侧倾斜，使椎间孔的中部和出口区减压

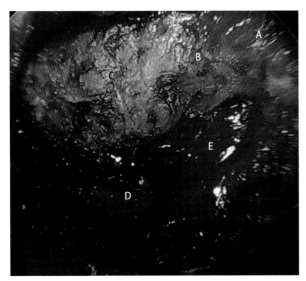

▲ 图 30-6　3.5mm 内镜可显示椎板（A）、椎板 – 小关节交界处（B）、侧块 2 / 3 内侧（C）、尾椎上关节突基底（D）、椎板间隙（E）

血。然后以标准方式闭合伤口（图 30-9 ）。

六、结果

后路椎间孔切开术

后路椎间孔切开术治疗神经根病变的效果一直都很好。Faught 等研究了 319 例平均随访 10 年的后路颈椎椎间孔切开术患者。在最后的随访中，

这些患者的平均 EQ–5D 评分为 0.81 ± 0.18。EQ–5D 评分的改善与疼痛、虚弱和功能的改善相关。超过 90% 的患者在手术后能够重返工作岗位 [14]。其他作者也报道了类似的结果。Jagannathan 等研究了 162 例颈椎椎间孔切除术后 5 年随访的患者。其中 95% 的患者的神经根病变得到了解决。患者平均 NDI 由术前的 36 改善为术后的 16 [15]。

感觉丧失（＜ 56 天）和轻瘫（＜ 49 天）较短的患者往往比持续 5～6 个月的相同症状的患者具有更好的预后 [16]。

颈椎神经根疾病的多级开孔术也显示出良好的早期和中期结果。Lee 等研究了 42 位进行了 2～3 节段椎间孔切开术的患者。在 3 年的随访期内，92.9% 的患者术前放射状症状有所改善。该组的平均 VAS 评分从手术前的 8.5 下降为手术后的 1.8。平均 NDI 分数从术前 32.9 改善为术后 14.2 [17]。

七、并发症

后路颈椎间孔切开术后并发症的发生率较低。在 319 名平均随访 10 年的患者中，报道的并发症包括手术部位感染率为 2%，硬膜损伤率

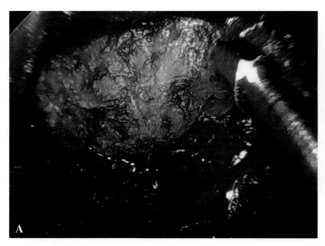
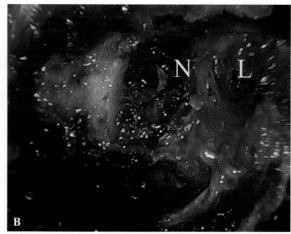

▲ 图 30-7　用 **2.2mm** 杆状磨钻去除外侧 **5～6mm** 的椎板，钻头指向外侧椎板（**A**）。椎板切开术完成后（**B**），显露黄韧带（**L**），可见出神经根（**N**），未进入椎间孔中间区

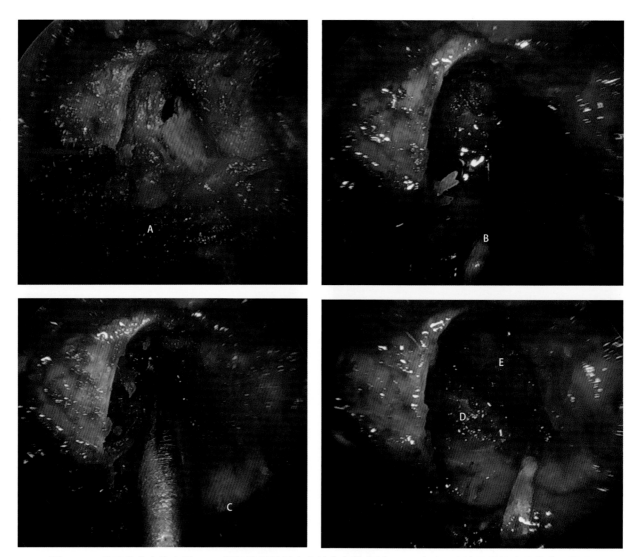

▲ 图 30-8　将下关节突的内侧 **5mm** 深切掉以显露出上关节突的内侧 **5mm**（**A**）。去除显露的上关节突以解压下面的神经根（**B**）。神经进一步减压到尾椎弓根的外侧边界。如果需要，可以用微刮匙对神经孔的出口区进行减压（**C**）。可以看到并触诊椎弓根的顶部（**D**），并充分解压出口神经根（**E**）

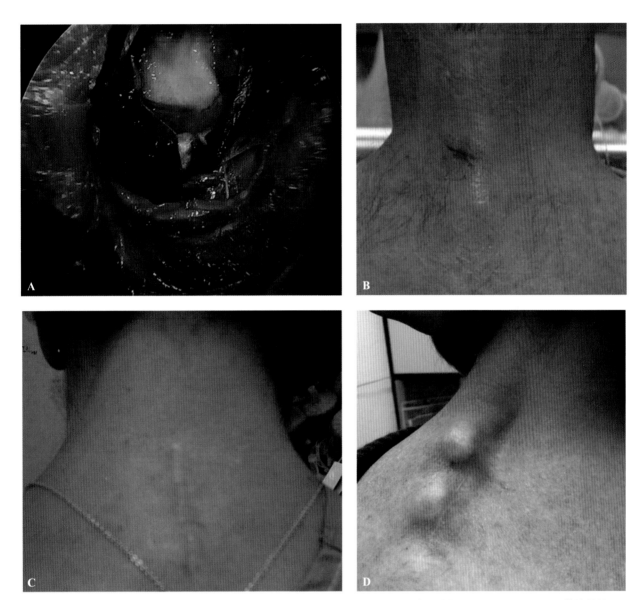

▲ 图 30-9　微创术中在直视下抽出管状牵开器，检查肌袖是否有可用双极电凝控制的出血（**A**）。用可吸收的缝线将切口闭合，并用皮肤胶密封（**B**）。相比之下，开放式椎间孔切开术的切口可能会更大（**C**），并可能引起局部棘突旁肌萎缩（**D**）

0.5%，以及新的无力发生率为 0.5%[14]。

当神经根病或症状复发时，补救措施包括椎间孔翻修术、ACDF 或颈椎后路翻修减压融合术。Church 等报道 338 例患者的再手术率为 6.2%，平均随访 10 年[18]。同样，Kerry 等报道在 181 例患者中位数为 4.8 年的随访中，根性症状复发的再手术率为 6%[19]。另一项对 162 例患者进行 5 年随访的研究表明，融合翻修率为 3.1%[15]。在这些患者中可以看出，从记录的这些术后随访的 10 年内，翻修率一直很低。

进行椎间孔切开术的邻椎病的发生率似乎低于 ACDF 的报道：Clarke 等报道的 5 年同节段疾病发病率为 3.2%。在同样的 303 例患者中，同节段和相邻节段的 10 年发病率分别为 5.0% 和 6.7%[20]。

据报道，后路颈椎间孔切开术后不稳定的发生率为 4.9%。162 例患者中有 20% 观察到脊柱前凸的丧失（节段 Cobb 角＜ 10°）。30% 的脊柱前凸的丧失与临床症状相关。矢状面力线的恶化与年龄＞ 60 岁、先前进行过后路手术以及术前颈椎前凸度低于 10° 相关 [15]。据报道，在进行后路椎间孔切开术后 40 个月内，高达 22% 的患者出现术后颈部疼痛 [21]。

微创开孔术的并发症据报道约为 4.3%，包括脑脊液漏、伤口血肿和神经根炎。术后平均 44.4 个月随访中，手术节段再手术率为 5.3%，相邻节段再手术率为 2.1% [22]。

八、微创后路颈椎间孔切开术（MIS PCF）的疗效分析

MIS 入路本质上是一种开放式入路，经过改进以减少软组织损伤。与开放入路相比，这种方法的结果总体上是有利的。这些良好的结果是可以预期的，因为两种技术的神经孔减压效果是类似的。在 2002 年，Fessler 报道了使用 MIS 技术治疗的首批 25 例患者，和使用开放技术治疗的 26 例患者。87%～92% 的患者有症状改善。虽然这些结果与开放手术相比并无显著差异，但 MIS 技术的患者失血更少，住院时间更短，术后对镇痛药的需求也更低 [13]。Skovrj 等报道了 70 例 MIS 后路颈椎间孔切开术患者的治疗结果，平均随访 32.1 个月。治疗组平均 NDI 从术前的 35.1 降至术后的 10.9。颈痛平均 VAS 评分从 4.5 降至 1.8。臂痛 VAS 评分从 4.2 降至 0.7 [22]。Kwon 等研究了 33 例 MIS PCF 患者，平均随访 32.7 个月。患者的平均 NDI 从术前的 35.6 下降到术后的 14.7。臂痛 VAS 评分也从术前 5.3 降至术后 1.6 [23]。

花费

在当前的医疗环境下，医疗保健的价值对于患者、医生和整个医疗保健行业变得越来越重要。以最少的成本获得良好和优秀结果的能力是一个共同的目标。考虑到后颈颈椎椎间孔切开术的成本较低，且与 ACDF 等昂贵手术的效果相当，后路颈椎椎间孔切开术在单位成本价值方面

表现良好。Mansfield 等的研究表明，椎间孔切开术的平均直接成本比 ACDF 低 47%。ACDF 费用增加的主要原因是植入物的费用增加 [24]。Alvin 等计算了后路椎间孔切开术与 ACDF 治疗单级颈神经根病变的 1 年成本效用。他的研究表明椎间孔切开术 1 年的成本效用为 79 856 美元 / 质量调整寿命年（QALY）。这大大低于 ACDF 的 131 951 美元 /QALY 的几乎成倍的成本效用 [25]。

九、与其他术式的比较

（一）ACDF 和 TDR

对于单侧单节段颈椎神经根疾病的治疗，与颈椎间盘置换术和颈前路椎间盘切除融合术相比，MIS 后路颈椎间孔切开术在临床结局方面无显著差异。MIS 后路颈椎间孔切开术保留的节段活动性优于前路颈椎间盘切除融合术。此外，一项 Meta 分析表明，与接受颈椎间盘置换术或颈椎前路融合术治疗的类似患者相比，接受 MIS 后路颈椎间孔切开术的患者发生不良事件的概率更低 [26]。

（二）全内镜下后路椎间孔切开术

通常在患者俯卧位，颈部略微弯曲的情况下进行全内镜下经皮颈椎间孔切开术。7～10mm 的正中切口，在荧光透视下将填塞器插入小关节突关节。6.9mm 的外部鞘管、30° 的内镜和 4.9mm 的带连续冲洗系统的工作通道用于可视化和减压神经孔 [27, 28]。早期结果显示并发症发生率低且总体预后良好。但是，在尝试这种类型的方法之前，必须具备开放术式和微创技术的丰富经验。另外，鉴于开放术式和 MIS 开孔术的高效率和低成本，与这些现有技术相比，经皮入路在成本效用方面的价值尚不确定。

颈椎椎板成形术
Cervical Laminoplasty

John G. Heller　著

李危石　刁垠泽　译

一、概述

椎板切除术是治疗合并多节段椎管狭窄的颈脊髓病最早采用的手术方式。然而，由于椎板切除术后容易发生颈椎后凸、节段不稳定、神经粘连和迟发性神经功能减退等并发症，外科医生已寻求采用其他方法。椎板成形术、椎板切除融合术和颈椎前路椎间盘切除术或椎体次全切除融合术在很大程度上取代了多节段椎板切除术，成为颈脊髓压迫患者更好的手术治疗方法。在这些手术方法中如何进行选择，将在第 32 章中讨论。在这一章，我们将讨论椎板成形术。

二、背景

椎板成形术是治疗多节段受累的脊髓型颈椎病、后纵韧带骨化（OPLL）导致的颈脊髓病和多节段受累的神经根型颈椎病的一种方法。Hirabayashi 于 1978 年首次报道了单开门椎板成形术[1]。除了在第 32 章讨论的后路手术的优点以外，与融合手术相比，椎板成形术特有的一个优点是能够更好地保留颈椎运动。此外，从理论上讲，由于椎板成形术在椎管上保留了一层保护性的覆盖物，可以减少椎板切除术后所见的瘢痕膜的形成。如第 32 章所述，确定哪些患者接受

后路手术比前路手术获益更多是至关重要的。

椎板成形术扩大了椎管的有效面积，当脊柱曲度存在前凸时，允许脊髓远离来自前方的致压物。它实现了脊髓的间接减压，而不是通过前路手术直接切除腹侧致压物。术后神经功能改善与椎管容积增加有关[2]。有或无神经根症状的多节段脊髓压迫症，矢状面曲度前凸或变直，并且轴性疼痛轻微的患者适合采取椎板成形术治疗。相反，椎板成形术的相对禁忌证包括大于 13° 的后凸，节段不稳定，以及明显的轴性疼痛，这些情况都会影响临床效果。颈椎后凸畸形超过 13° 时不应采用椎板成形术，因为脊髓仍然会贴在前方的致压物上，无法获得充分减压[3]。过大的后凸畸形将影响患者的神经功能改善率[3]。

三、手术技术

（一）节段选择

大多数椎板成形术患者需要从 C_3 减压到 C_7。减压范围必须向头、尾侧延伸至压迫水平，这样脊髓才能后移，而不会在减压范围头、尾端的椎板处扭曲。一些术者在椎板成形术减压范围的头尾端做穹隆式椎板切除术以防止发生脊髓扭曲。Vitarbo 等建议在进行 $C_3 \sim C_7$ 椎板成形术时，切

除 C₂ 椎板尾侧的 1/3 和 T₁ 椎板头侧的 1/3 [4]。对术前影像进行充分的评估才能确定椎板成形术中要包括的节段范围。

（二）体位与显露

应用预防性抗生素和全麻诱导后，患者俯卧位并连接三点式 Mayfield 头架（Schaerer Mayfield，Randolph，MA），如第 32 章所述。根据术者的偏好可采用体感和运动诱发电位神经生理监测。可将颈椎置于屈曲位，以利于显露和减压。术者应该采用术前曾与患者确认过的较舒适的屈曲角度。常规消毒铺单后，行中线纵行皮肤切口。一些外科医生选择在切开前即刻皮内注射利多卡因和肾上腺素以减少出血。使用电刀分离并切开项韧带。显露棘突并仔细地将椎旁肌从脊椎上分离，小心不要破坏颈半棘肌和头半棘肌在 C₂ 的附着点，因为那会增加后凸的风险。延椎板向侧方剥离至侧块的内侧 1/3 处，注意保留小关节的关节囊。椎板成形术与后路融合术相比，主要优势在于对后方肌肉组织的有限剥离。因此，应特别注意不要向侧方不必要的扩大剥离范围。显露完成之前，应当拍摄侧位 X 线片以确认手术节段正确。

（三）骨减压和椎板成形

充分显露脊椎后，进行椎板成形术。椎板成形术包括单开门、双开门（或称为棘突劈开）和 Z 字成形术等多种具体术式。Ratliff 和 Cooper 进行的 Meta 分析显示，不同类型椎板成形术的神经功能结果没有差异 [5]，也没有直接比较这些方法的前瞻性研究。目前，在美国单开门技术最为常用，而在日本，单开门和双开门的使用频率相近。

1. 单开门技术

单开门椎板成形术要在双侧做骨槽，一侧作为门轴，另一侧作为开门侧。有些术者喜欢将神经根症状更重的一侧作为开门侧，这样可以在需

要时更容易地进行补充性的椎间孔切开术。在椎板与侧块的交界部制作骨槽，先完成开门侧的操作。我们先使用配备了 4mm 侧方切削磨头的高速磨钻，将皮质及松质骨磨薄，然后使用 3mm 金刚磨头或 1～2mm 的枪式椎板咬骨钳完成开门侧椎板的分离。之后采用类似的技术磨削门轴侧，细致地将内层皮质磨薄以获得稍硬的门轴。骨槽的位置非常重要。如果骨槽的位置偏外，可能破坏小关节，并且无法进入椎管。如果骨槽过于靠近椎板内侧，则有减压不充分和（或）门轴移位的风险。因此，术者必须注意在椎板与侧块的连接部选择合适的磨削起始点。

在完成开门侧和门轴侧的骨槽之后（图 31-1），必须在椎板成形术的两端切除黄韧带，以实现开门。使用小刮匙从开门侧插入，依次掀起后弓。硬膜外静脉和任何与椎板相连的黄韧带都需要电凝并分离。术者必须小心操作，确保椎板在轻轻打开后不会迅速回弹，否则可能会损伤脊髓。

在预先计划的节段上完成开门操作并且确认硬膜已完全扩张，此时如有必要，还可以在椎板成形术的开门侧行椎间孔切开术，对引起症状的神经根进行减压。当患者有脊髓型及神经根型的混合表现时，通常需要这样做。一些外科医生还主张做 C₄～C₅ 预防性椎间孔切开术，希望降低神经根运动麻痹的可能性 [6]。可以使用高速磨钻和枪式椎板咬骨钳切除小关节内侧 1/3～1/2。如果需要在门轴侧做椎间孔切开，可以采用第 30 章（下颈椎后路椎间孔切开术）描述的方法。一般在开门之前便于做门轴侧的椎间孔切开，而开门侧的椎间孔切开在开门操作完成之后更容易做。

可以使用多种技术来维持椎管扩大状态，包括植骨、缝线悬吊、钢板和螺钉固定或手术夹。植骨来源包括局部自体棘突、自体或异体髂嵴、异体腓骨和（或）异体肋骨。植骨块的凹槽嵌合于椎板切开端与小关节复合体之间。植骨块的大小应实现适配帖服，并且开门侧椎板应有轻微的

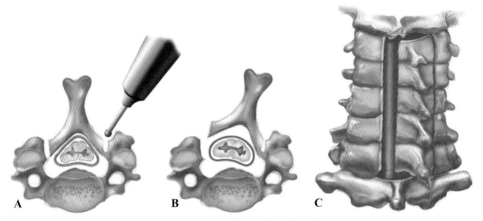

▲ 图 31-1　单开门椎板成形术

A. 使用磨钻在椎板与小关节交界区截骨，左侧双皮质截骨，右侧单皮质截骨；B. 以右侧的铰链为门轴进行后弓开门；
C. 单开门椎板成形术的完成状态，后面观

闭合力，以帮助保持植骨块的位置（图 31-2A）。

经典的方法是用缝线或线缆悬吊使椎板保持开门状态。Hirabayashi 等最早描述了使用缝线一端缠绕在棘突上，另一端连接于门轴侧的小关节囊的方法（图 31-2D）[7]。O'Brien 等最早介绍了使用微型板跨越开门侧以防止椎板成形术关门的方法（图 31-2B）[8]。此后，Shaffrey 等对这一方法进行了修改，将植骨块放置于开门侧，微型板置于植骨块之上以防止植骨块移位（图 31-2C）[9]。我们通常会在每个节段放置一个低切迹钢板，不用植骨块。门轴通常在 9～12 个月内发生骨愈合，从而保障了稳定的开门状态，悬吊线或钢板的使命就完成了[10]。

虽然过去有些人提倡在门轴侧植骨以促进门轴愈合，但我们不建议这样做。我们担心这样的植骨步骤有可能导致小关节发生意外的部分或不全融合，这可能是一些早期椎板成形术病例术后轴性疼痛的重要原因[11]。如果手术中门轴侧看起来很薄并且可能不稳定，可以使用钢板固定来保障门轴愈合。如今，在有内植物的情况下很少需要在这样的节段做椎板切除了。采用椎板成形术时很少联用融合术，因为椎板成形术的一个主要优点就是保留运动。如果在患者的屈伸侧位颈椎 X 线片上有异常运动或局部后凸增加的迹象，可

以考虑融合受累的节段。据我们所知，没有证据表明与椎板成形术联用的融合术有实际作用。尽管椎板成形术确实提供了更大的融合面，但是与椎板切除术相比，能从手术区获得的自体骨过少。因此，我们不提倡椎板成形术与融合术联用；相反，在这些情况下我们选择椎板切除术与内固定融合术联用（请参阅第 32 章）。

2. 双开门技术

Tomita 等报道了使用经过改良的线锯（T-saw）沿棘突中线切开的椎板成形术[12]。棘突中线切开的优点是避免了单开门操作过程中侧方硬膜外静脉的影响。由于是中线扩张技术，这种术式更难进行神经根减压操作（椎间孔切开术）。因此，对于有明显神经根症状的患者，这种棘突中线切开的方法与单开门相比并非更好的选择。该方法使用 T-saw 沿正中矢状面切开棘突。显露步骤与之前描述的保留棘间韧带的方法相同。在计划做椎板成形的范围的头尾端进行中线黄韧带切除术（例如对于 C_3～C_7 椎板成形术，在 C_2～C_3 和 C_7～T_1 进行）。将 T-saw 置于可拆卸的聚乙烯套管内，沿着背侧中线的硬膜外间隙从所需椎板成形范围的一端伸到另一端。套管可以保护硬膜不会在传递线锯的过程中受到损伤。之后将套管取出。在确保足够的颈椎前凸之

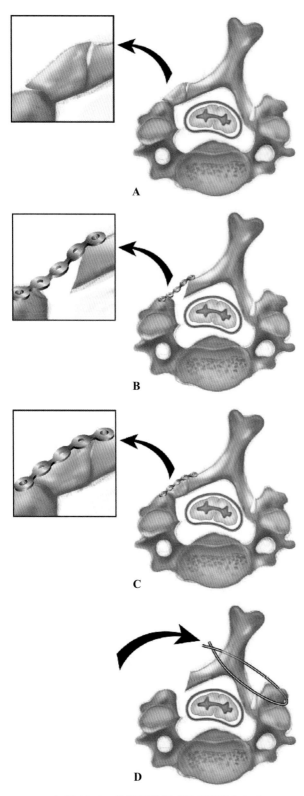

▲ 图 31-2　单开门椎板成形术的固定方式

A. 植骨块置于双皮质截骨的开门侧，防止椎板闭合发生关门；B. 不伴植骨块的微型板固定；C. 伴植骨块的微型板固定；D. 缝线固定。缝线一端绕过或穿过棘突，另一端固定于小关节囊，以保持开门间隙

后，将 T-saw 拉紧。往复拉扯 T-saw，沿正中矢状面从前到后切开棘突（图 31-3）。用盐水防止线锯由于摩擦而过热。棘突切开完成之后，采用与单开门术中相同的方式在双侧制作单皮质骨的门轴。与单开门技术一样，使用刮匙或椎板撑开器逐步地进行开门操作。将修剪的自体或异体骨块、聚乙烯或陶瓷材质的垫块置于开门后的半椎板之间，然后用缝线或线缆加以固定，以保持椎管扩大状态（图 31-4）。也可以用钢板螺钉固定来维持开门。

Z 字成形术与其他技术相比，由于技术烦琐并且耗时较多，并未广泛使用[7]。目前它只具有历史意义，不在本章中介绍。

（四）收尾工作

椎板成形完成以后，以生理盐水充分冲洗切口。清除失活的肌肉并且仔细止血。筋膜深层放置闭式引流管（1/8-in Hemovac；Zimmer, Inc., Warsaw, IN）。用适当的缝合线分层闭合切口。

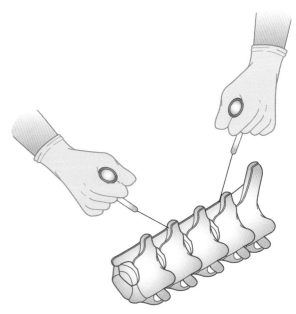

▲ 图 31-3　T-saw 椎板成形术

使用 T-saw 或线缆延正中矢状面往复运动切割棘突［根据 Tomita K, Kawahara N, Toribatake Y, Heller JG. Expansive midline T-saw laminoplasty（modified spinous process-splitting）for the management of cervical myelopathy. Spine（*Phila Pa* 1976）1998；23（1）：32-37. 重新绘制］

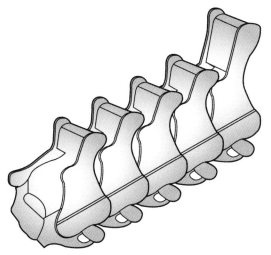

▲ 图 31-4　**T-saw 椎板成形术**
用缝线固定植骨块以保持椎管的开门状态［根据 Tomita K, Kawahara N, Toribatake Y, Heller JG. Expansive midline T-saw laminoplasty（modified spinous process-splitting）for the management of cervical myelopathy. Spine（*Phila Pa* 1976）1998；23（1）：32–37. 重新绘制］

笔者喜欢在关切口之前在切口内放置 1g 万古霉素粉，因为最近的证据表明，万古霉素粉可以降低术后伤口感染的风险[13]。

四、术后处理

我们建议术后将床头抬高 30°～45°，以减少静脉出血及水肿。术后第 1 天患者如能耐受则可以活动，并改用口服镇痛药。鼓励早期主动进行运动幅度的锻炼以减少僵硬、肌萎缩及相关症状。尽管一些医生和患者感觉佩戴几周软围领会更安全，我们建议不要常规佩戴颈围领。引流管置于自吸状态，当连续 2 个 8h 的引流量均＜30ml 时可拔除。大多数患者在 2～4 天出院回家。术前有明显步态不稳的患者接受一段时间的住院康复治疗，直到他们可以完全独立地活动，这可能有益于其恢复。

出院前拍摄直立正位和侧位 X 线片。6 周随访时复查正侧位 X 线片。3 个月、6 个月、12 个月随访时拍摄屈伸位片，评估运动幅度。术后 6 周时，在理疗师的指导下开始肌肉抗阻练习。当患者主观上觉得自己可以应付工作的负荷时，他们可以恢复一些坐着办公的工作。而那些工作较繁重的患者则通常至少在 12 周才允许恢复体力劳动。我们通常在患者恢复了足够的颈椎运动范围并且不再需要麻醉性镇痛药时允许其驾驶汽车。

五、并发症

椎板成形术的主要并发症包括硬膜外血肿、切口深部感染、颈椎不稳定、后凸畸形、关门及再狭窄、运动范围减小、颈椎轴性痛和神经根麻痹。

（一）硬膜外血肿

与其他手术技术一样，椎板成形术后也有硬膜外血肿的风险。尽管发生率不高，但是颈椎术后硬膜外血肿有可能是灾难性的。据报道椎板成形术后硬膜外血肿的发生率一般在 1% 以下，在多个临床病例研究中通常只有 3 例及以下的血肿病例，或见于与其他颈椎手术一起统计的报道中 [14-17]。在对颈椎后路手术患者的回顾性研究中，Goldstein 等注意到伴随疾病增多和术前使用非甾体抗炎药可能会导致硬膜外血肿[14]。对于症状性硬膜外血肿的治疗仍然是急诊清创及冲洗。

（二）感染

与其他手术一样，有术后感染的可能。据报道，椎板成形术后感染的发生率为 4%～5.5%[18, 19]。缝合切口时局部应用万古霉素粉有助于降低感染率[13]。发现术后感染后，应该手术探查切口，充分清创，冲洗，放置引流之后闭合切口。在大多数情况下，内植物和同种异体骨可以保留。合适的抗生素连用 6～12 周的疗程通常足以消灭感染。

（三）椎板成形术后颈椎后凸

与椎板切除术相比，椎板成形术后不稳定和

后凸较少见。Wada 等报道了 24 例椎板成形术患者，术后随访 10～14 年，没有节段性不稳定的病例，但有 1 例后凸畸形和 2 例前凸完全丢失[20]。尽管有术后颈椎后凸畸形的病例，但这些患者均临床表现良好，并未出现神经功能减退。Ratliff和 Cooper 早先进行的一项 Meta 分析表明，经过长期随访，术后颈椎后凸发生率为 10%，然而，他们也注意到这并不一定与神经功能减退有关[5]。最后，在最近一项对 500 多名患者的回顾性研究中，Machino 等发现在平均 33 个月的随访中，椎板成形术后颈椎前凸平均增加 1.8°[21]。

（四）再狭窄

在椎板成形术发展的早期，由于关门而导致的再狭窄是一个问题，可伴或不伴植骨块侵入椎管。然而，适当的节段间固定和对植骨块良好的塑形使再狭窄不再常见。对于再狭窄的担心使得早期施行椎板成形术的医生要求患者在术后佩戴硬质围领长达 12 周。这可能是轴性痛和僵硬的重要原因[11]。由于椎板坚强内固定的出现，这种外固定变得不再必要，并且由此开创了术后早期活动的时代。这有助于减少残余疼痛或僵硬[22]。

当脊髓病或神经根病复发，外科医生必须迅速对患者进行评估，以排除这一并发症的可能。术后 CT 和 MRI 可以辅助诊断。Hirabayashi 等报道了 87 例患者中有 7 例发生再狭窄，然而并不清楚其中多少例采取了棘突缝线悬吊法维持开门，因为该文作者在之前的方法失败之后才开始应用这项技术[7]。在此之后的几个关于植骨块侵入椎管的研究中并未报道椎板成形术再关门的病例[18, 20, 23]。已有很多研究者观察到椎板成形术后活动度减小，主要影响屈伸运动，而轴性旋转影响最小[24]。Heller 等发现椎板成形术后活动度减小约 35%，这与椎板切除并融合（减少 69%）相比要少很多[19]。然而，应当注意这些结果的研究对象是钢板固定技术出现之前接受手术的患者。正

因如此，那些患者曾佩戴了 12 周硬质围领。如今，手术方法、术后康复及治疗效果均已大不相同。

（五）颈椎轴性痛

Hosono 曾报道椎板成形术后颈椎轴性痛很常见[11]。配对队列研究显示椎板成形术后的患者中 40%～60% 出现颈椎轴性痛，明显高于颈前路手术[11, 20, 23]。Edwards 等报道椎板成形术后颈椎疼痛患者的比率会随着随访时间延长而减少；然而，术后 2 年仍有 38% 的患者主诉颈椎疼痛[18]。在大多数椎板成形术的研究中，患者都采用硬质围领制动很长一段时间。如今，许多外科医生尽量减少制动的时间，或者不再制动，目的就是尽量减少轴性疼痛和活动度的丢失。Hosono 等在稍后进行的一项研究中证实，$C_3 \sim C_6$ 椎板成形术与 $C_3 \sim C_7$ 椎板成形术相比，患者轴性疼痛明显减少[22]。未来需要进行研究，以确定是否已经把轴性疼痛降低到了最低的限度。

（六）运动根麻痹

椎板成形术后可能发生运动根麻痹，最常累及 C_5 神经根，其次是 C_6 神经根，实际上任何颈神经根均可受累。椎板成形术后运动根麻痹的发生率为 5%～16%[7, 18, 20]。需要注意的是 C_5 神经根麻痹并非只发生于椎板成形术，实际上也会以相似的发生率见于其他所有治疗脊髓病的术式，如椎板切除融合术，而前路减压融合术也与椎板成形术的发生率相近[25]。C_5 神经根麻痹的原因尚未完全了解[26]。很多人推测是受到后路减压术脊髓后移的影响。其依据是 C_5 根麻痹通常发生于减压范围的中点，也是脊髓移位最大的位置。脊髓移位可能引起 C_5 根的栓系效应，导致神经根受损。但是这一理论并不能解释为什么前路术后运动根麻痹也有同等的发生率。笔者认为这更有可能是由于再灌注现象。

该并发症最常表现为术后 24～72h 发生的三

角肌及肱二头肌无力 [27, 28]。运动受损的同时很少伴有感觉受损或根性疼痛。C_5 轻瘫通常会随着时间的推移逐渐恢复到接近正常的水平，不需要干预，尽管据报道需要几个月才能恢复 [27, 29]。一旦遇到，应该进行深入的影像学检查，分析植骨块和内置物的位置及减压范围，以排除潜在的可纠正的原因。排除之后应采取物理治疗和居家练习的方式避免肌萎缩和运动范围降低。三角肌恢复之前可能发生肩关节假性半脱位并伴有疼痛。

六、结果

多项研究已证实椎板成形术可以改善脊髓病和神经根病，但是相对于其他治疗方式的优越性仍存在争议。一个包括了 71 项研究的 Meta 分析表明，椎板成形术后脊髓病的恢复率平均为 55%，80% 的患者获得不同程度的改善 [5]。在一项回顾性研究中，Heller 等报道椎板成形术后脊髓病的改善情况与椎板切除融合术相比，差异不具有显著性意义 [19]。之后的一个 Meta 分析和另一个系统性文献综述比较了椎板成形术和椎板切除融合术的 JOA 评分和 VAS 评分等临床结果，均表明没有证据显示其中一种优于另一种 [30, 31]。多项研究显示椎板成形术与前路手术相比，对于脊髓病的治疗效果相近 [18, 20, 32, 33]。Herkowitz 进行了回顾性研究，报道了多节段神经根型颈椎病采用椎板成形术治疗的优良率为 86%，前路减压为 92%，而椎板切除术为 66% [34]。

某些特定的因素确实可以预判椎板成形术后患者治疗结果不佳，包括局灶性后凸、椎体滑脱、严重的 OPLL 和 "山丘状" OPLL。糖尿病和整体矢状位正平衡似乎也预示着总体预后较差。但是，并不清楚在这些情况下椎板成形术是否劣于其他手术方式。Suda 等报道了颈椎过度后凸患者椎板成形术后 JOA 评分的改善程度明显降

低，建议仅当局部后凸角 < 13° 而且不伴术前核磁 T_2 像脊髓信号改变，或者伴有信号改变但局部后凸角 < 5° 的情况下采取椎板成形术治疗 [3]。Oichi 等报道在屈曲位 X 线片上测量的 > 3mm 的前滑移，而不是后滑移，是椎板成形术后疗效较差的风险因素 [35]。一些研究者认为，与其他技术相比，椎板成形术治疗严重的 OPLL 患者的预后较差。K 线是一条连接侧位 X 线片上 C_2 与 C_7 椎管中点的假想线，用于定义严重的 OPLL。大多数研究者认为，对于 OPLL 向后超越 K 线的患者，不应采取椎板成形术治疗，因为与其他技术相比治疗效果较差 [36, 37]。Yoon 等在一篇综述中指出，"山丘状" 的 OPLL 病灶采用椎板成形术治疗可能效果不佳 [38]。这一小部分 OPLL 患者接受前路手术往往效果更好。有研究认为糖尿病是椎板成形术后疗效不佳的预测因素，但并未与其他技术进行比较 [39]。最后，始终要考虑脊柱的整体平衡。Oshima 等报道术前矢状位正平衡 > 5cm 的患者椎板成形术后虽有明显改善，但效果不如矢状位中立平衡的患者 [40]。在这个研究中也没有比较椎板成形术与其他技术 [40]。总的来说，大多数研究结果表明椎板成形术治疗多节段受压的颈椎病患者临床疗效良好。

七、结论

对于恰当选择的患者来说，椎板成形术对于多节段颈椎管狭窄引起的脊髓病是一种经过时间检验的治疗方法。脊髓病患者减压的主要目的是防止神经功能进一步恶化，但是大多数患者均可观察到不同程度的神经功能改善。与椎板切除及融合术相比，椎板成形术的优点包括，保持颈椎活动度，恢复更快，以及肌肉剥离较少。经过适当的术前评估和患者选择，许多脊髓型颈椎病患者可以通过椎板成形术获得良好或优秀的疗效。

第32章

下颈椎后路减压融合术
Subaxial Posterior Decompression and Fusion Techniques

Vishal A. Khatri　Steven C. Ludwig　著

皮国富　韩　钰　译

一、概述

20世纪50年代之前还未出现成熟的颈椎前入路手术，那时后入路手术是进行颈椎减压处理的主要手段。单纯进行颈椎椎板切除曾经一直是治疗多节段颈椎病的主流手术方法。但当学术界认识到颈椎后凸畸形是单纯椎板切除术后常见的并发症后，颈椎后路内固定植入和融合术作为颈椎椎板切除术的辅助手段才被逐渐应用推广至今。颈椎后路的非融合减压术（即椎板成形术）将在本教科书的另一部分中讨论。本章仅讨论颈椎后路减压和内固定融合技术。

颈椎椎板切除内固定融合术常用于治疗伴或不伴神经根症状的多节段脊髓型颈椎病。颈椎后路入路手术可用于处理诸如后纵韧带骨化、颈椎创伤后不稳和前路融合失败等问题，并可与颈椎前柱长节段重建手术联合应用。

颈椎手术前方入路或后方入路的选择取决于多种因素（表32-1），其中包括病变累及的节段数量、病变的位置、是否存在颈椎后凸畸形、K线的正负取值（图32-1）和外科医生的经验。因为大范围的颈椎前入路重建术术后并发症的发生率随处理节段数而增加，所以对于累及2个以上椎体水平的多节段脊髓型颈椎病患者，笔者更倾向于采用后入路手术。因此对于多节段颈椎病，

表 32-1　前方入路与后方入路的选择

适用于前方入路的情况	适用于后方入路的情况
• 单节段或双节段病变 • 前方/中央型病变 • 结构性后凸畸形 • 存在颈椎轴性疼痛 • K线负值	• 多节段病变（如2个以上节段） • 存在颈椎前曲 • 前方入路显露困难 • 肥胖 • 短颈畸形 • C_3节段以上的间盘突出 • C_7以下的间盘突出 • K线正值

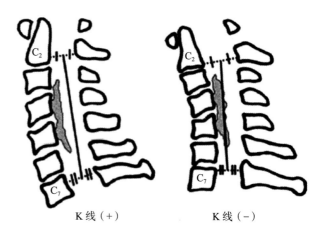

K线（+）　　　　　K线（−）

▲ 图 32-1　"K线"示意图

K线是指在颈椎侧位片上连接C_2和C_7水平椎管中点的一条直线。颈椎后纵韧带骨化症（OPLL）的患者根据K线分为两组，骨化的后纵韧带不超过K线的为K线（+），而超过K线则为K线（−）[经许可转载，引自 Fujiyoshi T, Yamazaki M, Kawabe J, et al. A new concept for making decisions regarding the surgical approach for cervical ossification of the posterior longitudinal ligament.The K-Line. Spine（Phila Pa 1976）2008; 33（26）: E990–E993.]

后路减压融合或椎板成形术即可达到外科治疗的目的。同时可避免与前路多节段融合术相关的潜在并发症发生。

颈椎后方入路的优点为，可在直视下对神经进行减压，并能够避免损伤大血管、食管和喉返神经等颈椎前方结构。此外，后方入路处理多节段病变较前方入路能够节省更多的手术时间。颈椎椎板切除内固定融合术的优势在于可以预防单纯椎板切除术后颈椎后凸畸形和节段不稳的风险。但颈椎后路手术本身也存在缺点，其中包括术后易出现颈椎轴性疼痛，手术感染风险增加，症状缓解不彻底，难以对椎体或椎管后外侧骨赘进行处理，C_5 神经根麻痹的发生率较高，以及术后后凸或节段性不稳的可能较大（表 32-2）。这些并发症通常是可以预见的，通过合适的术前检查和患者选择可以预防上述并发症。

此外，颈椎前曲角度丢失是后路减压术的相对禁忌证。术前检查必须包括直立状态下的颈椎前后位、侧位和屈伸位 X 线片，以此评估结构性后凸畸形和节段不稳的可能。对颈椎后方结构减压可以增加脊髓内有效空间，并使脊髓向后漂移而远离前部结构。但是对生理曲度较直甚至是后凸的颈椎进行椎板切除或椎板成形操作后，则难以达到使脊髓向后方漂移而躲避前部病灶的治疗目的（图 32-2）。如果颈椎前凸存在或术前影像学检查中发现某些特定体位下仍有前曲角度时，则可以采用后路内固定融合术以维持颈椎前凸，确保脊髓能够向后漂移。如果不能通过颈椎过伸

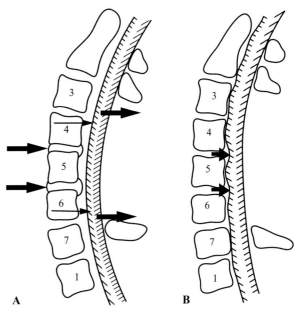

▲ 图 32-2　颈椎前曲角度丢失为后路减压手术的相对禁忌证

A. 在颈椎正常生理前曲的情况下，椎板切除术后（在此示例中为 $C_3 \sim C_6$）由于脊髓向后漂移而发生的间接性减压；B. 在颈椎正常生理前曲丢失的情况下，尽管进行了 $C_3 \sim C_6$ 椎板切除术，但由于脊柱前曲角度不足导致脊髓无法向后漂移，仍然与前方椎体接触，因此无法达到充分的减压［经许可重新绘制，引自 Wiggins GC, Shaffrey CI. Laminectomy in the cervical spine: indications, surgical techniques, and avoidance of complications. Contemp Neurosurg 1999; 21（20）: 1-10.］

矫正后凸畸形，则推荐进行前后路联合手术同时解决颈椎曲度畸形和椎管狭窄的问题。

与单纯椎板切除术相比，联合颈椎后路固定融合术可有效地预防颈椎椎板切除术后的不稳定和继发性后凸畸形的发生。颈椎内固定的应用可以在骨性融合发生前为颈椎提供结构稳定性以促进骨融合的发生。此外，内固定还可用于矫正畸形，并允许患者术后在无严格的支具保护下进行早期功能锻炼。单纯椎板切除术仅适用于单节段或双节段病变，且患者颈椎前曲存在并无任何颈椎不稳的证据。

相对于椎板切除融合术，椎板成形术的优势尚不明确。目前只有一项研究直接对这两种术式进行比较。Heller 等[10]学者的研究结果发现椎板成形术和椎板切除融合术对功能改善的效果相似，但椎板切除融合术术后并发症发生率较高。

表 32-2　后方入路的优点与缺点

优　点	缺　点
• 直视下对神经进行减压 • 避免损伤前方结构（大血管、食管、喉返神经） • 多节段手术时间较前路手术更短	• 术后出现颈部轴性疼痛 • 症状缓解不彻底 • 无法处理前方病变（椎体及侧后方骨赘） • 术后可能出现继发性后凸畸形和节段性不稳 • C_5 神经根麻痹 • 感染率较高

但该研究是回顾性配对队列研究，因此其结论效力有限。椎板成形术的拥护者认为，椎板成形术可以保留颈椎运动功能、减少邻近节段退变及能够保留颈椎后方肌肉韧带结构，因此较椎板切除术更好[17, 18]。这一问题还需要进行前瞻性研究以验证何种方法是更优解决方案。

颈椎后路融合技术包括棘突间钢丝固定、椎板下钢丝固定，以及钉棒或钉板固定系统。采用杆或板连接固定的椎弓根螺钉和侧块螺钉目前已基本取代了钢丝固定技术。侧块固定可提高稳定性和融合率，并减少术后颈部制动的需求。但是侧块和椎弓根螺钉固定的应用存在损伤出口神经根、椎动脉，以及侵犯上关节突关节面的风险。

二、手术技术

围术期静脉应用抗生素的时间段为切皮前30～60min，并持续至术后24h。在患者仰卧位达成气管内插管全身麻醉后，将三点式 Mayfield 头架（Schaerer Mayfield，Randolph，MA）连接到患者头部。虽然临床上最常用的 GlideScope（Verathon，Inc.，Bothell，WA）视频喉镜插管法并没有不良反应的报道，但颈椎后伸时会增加脊髓损伤的风险，因此对于颈椎椎管严重狭窄的患者可能需要在清醒状态进行光纤辅助气管插管。对椎管严重狭窄和脊髓压迫症状明显的患者，外科医生应就术中血压相关问题与麻醉医生进行讨论，在手术过程中应将患者的血压保持在正常 - 较高的范围（平均动脉压＞85mmHg），以使脊髓的灌注水平维持在最高并降低脊髓损伤的风险。我们强烈建议使用动脉导管来持续监测术中血压的变化。

推荐在术中使用躯体感觉和运动诱发电位神经电生理学监测。神经电生理监测的导联装置应在摆放体位前安装到位。当建立了可靠的神经监测基准数据后，将患者翻转至俯卧位并放置于可透视手术床上，此时要注意保持头部和颈部处于合适力线。头部应低于胸椎后凸的顶点，推颏使其越过寰枕关节来屈曲头部，患者的胸部、骨盆和双腿下方均应放置垫枕。患者腹部应悬空，以便于血液回流至内脏，降低硬膜外静脉压力，并尽可能减少术中失血量。伸髋并半屈膝关节以减轻坐骨神经的张力。下肢使用梯度加压装置以减少深静脉血栓形成。将患者双臂固定于身体两侧并用胶带将患者肩膀向尾端轻轻牵拉，以改善术中侧位透视的效果（图 32-3）。在躯干和下肢应用加热设备（Bair Hugger；Arizant Healthcare，Eden Prairie，MN 或同等设备）以全程维持患者的核心体温。最后，调整手术床至头高足低位以帮助降低手术过程中的静脉压力和潜在的硬膜外出血。

术前备皮区域包括隆突水平上方的头后部，颈后部和肩后部的皮肤。经过标准的消毒、铺巾操作后，使用手术刀沿后中线作纵向皮肤切口。使用单极电凝显露并切开项韧带。显露棘突后，在骨膜下将脊柱旁肌肉组织与脊柱后方附件结构分离。在此过程中，注意不要切断颈半棘肌和头半棘肌在 C_2 的附着点，这可能会增加 $C_2 \sim C_3$ 节段发生后凸畸形的风险。组织显露的范围应越过椎板外侧直至小关节的外侧面。在显露的过程中要保留头端与尾端的关节突关节囊，因为这两个节段不包括在融合范围内。要避免术野显露范围

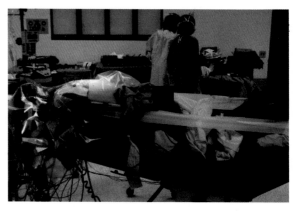

▲ 图 32-3　手术体位

患者呈俯卧位并采用 Mayfield 头架固定头部

超越侧块的外侧面，否则可能引起大量出血。研究表明若关节突关节和关节囊的切除范围超过50%，则术后出现节段不稳和后凸畸形的风险将增加[15, 22]。融合节段内的关节突关节则不需要进行特殊的保护，因为随后会使用高速磨钻对其进行去皮质化处理以促进融合发生。在完成术区显露之前，应进行侧位 X 线透视以确认处理节段是否正确。笔者则习惯使用一把巾钳夹持在棘突的基底部作为影像标记物。当在影像学上确认处理节段准确无误后，则可切除融合节段头尾两端的棘间韧带与黄韧带（例如对 $C_3 \sim C_7$ 减压和融合时，应处理 $C_2 \sim C_3$ 和 $C_7 \sim T_1$ 的棘间韧带与黄韧带）。

充分显露后，接下来开始制备椎板切除术所需要的骨槽。首先在所有需要减压的节段用 3mm 的高速切削磨钻纵行去除椎板和关节突关节交界处的外侧皮质骨，随后用一枚 3mm 的金刚石磨钻切开椎板内侧皮质骨以完成骨槽的制备（图32-4）。或者使用 Bone Scalpel 超声骨科动力系统（Misonix, Inc., Farmingdale, NY），该设备可以在进行椎板切除时对骨面进行有效的止血。应保持减压节段内黄韧带完好无损，以便于达到对椎板整体切除的要求。这步操作时，颈椎后部结构应保持在原位以保护脊髓。骨槽制备完成后即可放置内固定。

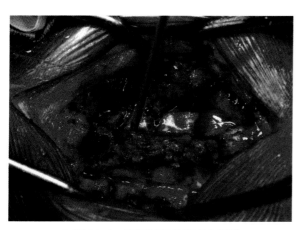

▲ 图 32-4　双侧制备骨槽术中照片

于 $C_3 \sim C_6$ 的椎板与关节突关节交界处采用磨钻在双侧制备骨槽以切除椎板。吸引器头端指示 C_4 右侧椎板切口处。图示方向：头端于左侧，尾端于右侧

颈椎后路固定时，$C_3 \sim C_6$ 使用侧块螺钉，而 C_2 和 C_7 则使用椎弓根螺钉。如果内固定的范围在头端达到 C_2 水平，术前则应在 CT 扫描中评估 C_2 水平的椎动脉走行和 C_2 椎弓根位置。使用万向螺钉时可采用不同的角度植入螺钉。使用 2mm 的高速切削磨钻制备螺钉的进钉点。确认钉道准确无误后使用丝攻处理钉道，随后植入螺钉。螺钉长度是根据术前对侧块的影像学研究预先确定的。An[2]、Anderson[3]、Jeanneret[13] 和 Roy-Camille[16] 等学者对各自所提出的侧块螺钉技术进行了详细论述。上述技术所植入的螺钉都存在一定的外倾角度，即置钉时向外侧倾斜以置入更长的螺钉，这会显著地提高螺钉拔出强度和抗破坏载荷[4, 6]。

笔者更倾向使用 An 技术[2]。因为与 Magerl 技术和 Anderson 技术相比，该技术术中可重复性较强，且神经损伤的风险更低[20]。An 等[2] 推荐将侧块中心点内侧 1mm 处作为进钉点，螺钉外倾角度为 30°，头倾角度为 15°（图 32-5C）。

考虑到颈椎后方解剖结构的个体差异可能导致某一种置钉技术无法实施，所以外科医生需要熟悉各种侧块螺钉的置入技术以应对不时之需。Magerl 技术的进钉点位于侧块中心偏内上方，螺钉向外倾斜 25° 并与关节突关节平行（图32-5A）[13]。Anderson 等[3] 所描述的进钉点位于侧块中心内侧 1mm，螺钉向外侧倾斜 10°，向头端倾斜 30° ～40°（图 32-5B）。Roy-Camille 技术的进钉点则为侧块的中心，螺钉外倾 10°，在矢状面呈水平进钉（图 32-6）[16]。

在区分各种侧块螺钉植入技术时可能会出现困难，因为每种方法在矢状面和水平面的倾斜角度都存在差异。根据笔者的经验，植钉的角度可根据手摇钻或磨钻在邻近棘突下方的方向进行估算（图 32-7）。例如，在植入 C_5 侧块螺钉时，钻头的方向应使尾端手柄跨过 C_6 棘突。有时候增生肥厚的棘突会影响置钉方向，这时可以用咬骨

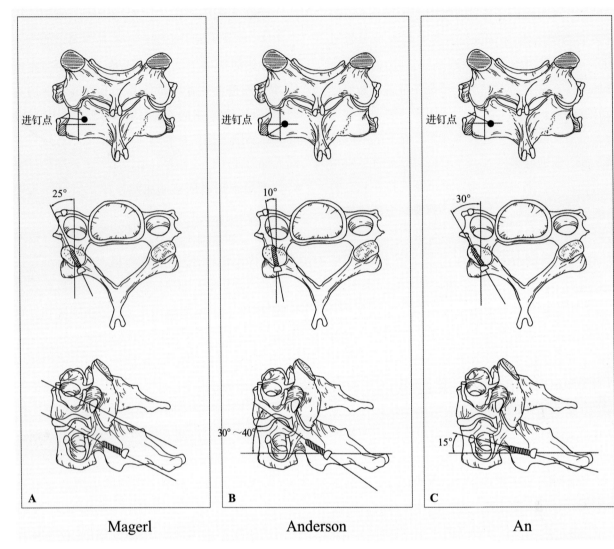

Magerl   Anderson   An

▲ 图 32-5　3 种侧块螺钉植入技术

A. Magerl 技术：进钉点位于侧块中心点内上方，螺钉向外侧倾斜 25°，并且与关节突关节平行；B. Anderson 技术：进钉点位于侧块中心点内侧 1mm 处，螺钉向外侧倾斜 10°，并向头端倾斜 30°～40°；C. An 技术：进钉点位于侧块中心点内侧 1mm 处，螺钉向外侧倾斜 30°，头倾角度为 15°［经许可重新绘制，引自 Xu R，Haman SP，Ebraheim NA，Yeasting RA. The anatomic relation of lateral mass screws to the spinal nerves. A comparison of the Magerl，Anderson，and An techniques. Spine（Phila Pa 1976）1999；24（19）：2057–2061.］

钳切除棘突。虽然外倾的钉道避开了颈椎横突孔，但也有损伤出口神经根和邻近关节突关节的风险。如果螺钉头倾角度过大，则可能会侵犯上位关节突关节。例如，当置入 C₃ 侧块螺钉时，如果置钉方向头倾过大，则可能会侵犯 C₂～C₃ 关节突关节。当融合节段在 C₃ 及以下时，这会是一个问题。相反，如果螺钉钉道过于笔直而没有足够的头倾角度，则可能会损伤神经根或下位关节突关节。尽管双皮质螺钉固定可能会增加椎

动脉和神经根损伤的风险，但能够明显地增加抗拔出强度 [11]。由于固定强度高，笔者习惯采用双皮质螺钉进行固定。

如果需要减压至 C₂～C₃ 水平或者术前发现该节段水平存在后凸畸形或不稳定，笔者则会对 C₂ 节段进行固定。此外，如果患者存在骨质疏松且在 C₃ 固定的螺钉把持力较弱，或者颈椎后凸畸形截骨矫形后发现固定节段始于 C₃ 时不合适，都应考虑将 C₂ 纳入融合范围。由于 C₂ 提供了更

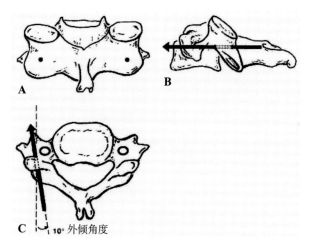

▲ 图 32-6　Roy-Camille 侧块螺钉植入技术

进钉点位于侧块的中心，螺钉外倾 10°，没有任何头尾端倾斜角度。A. 进钉点的后视图；B. 矢状面显示没有倾斜角度；C. 轴向视图显示螺钉外倾角度［经许可转载，引自 Choueka J，Spivak JM，Kummer FJ，Steger T. Flexion failure of posterior cervical lateral mass screws. Influence of insertion technique and position. Spine（Phila Pa 1976）1996；21（4）：462–468.］

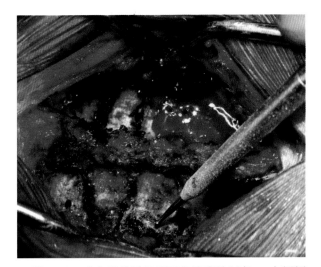

▲ 图 32-7　术中照片显示采用高速磨钻制备 C_5 左侧侧块螺钉进钉点。进钉点为侧块中心偏内侧 1mm 处。可以将磨钻手柄跨越过下位棘突作为评估进钉角度的标准。该图像参考方位：头端位于左侧，尾端位于右侧

好的螺钉把持力和更长的钉道长度，所以固定于 C_2 的螺钉强度要明显优于 C_3。术前应当通过 CT 扫描评估 C_2 椎弓根的大小、椎弓峡部大小及横突孔的位置，以确定 C_2 水平是否可以容纳螺钉。C_2 的固定方法包括峡部螺钉固定、经椎弓根和经椎板螺钉固定。笔者通常使用经椎弓根螺钉进行

C_2 节段固定，除非遇到椎动脉异常或椎弓根的大小不足以容纳椎弓根螺钉的情况。采用双极电凝和神经剥离子谨慎地显露 C_2 椎弓根，可使用 2mm 神经探钩直接触及 C_2 椎弓根，以便于植入 C_2 椎弓根螺钉。常使用 2mm 磨钻制备 C_2 椎弓根螺钉钉道。

Gorek 等 [8] 提倡使用经椎板螺钉固定 C_2，特别是在椎动脉变异或 C_2 椎弓根较窄时。作者通过对尸体模型进行研究发现 C_2 经椎板内固定能够提供与经椎弓根螺钉固定类似的稳定性。经椎板固定可于双侧应用或单侧搭配对侧椎弓根固定使用。经椎板螺钉的进钉点位于棘突和椎板的交界连线的中点。如果计划采用双侧经椎板内固定时，则两个进钉点可以分别向头尾端适当平移调整。使用手钻攻入对侧椎板制备钉道，直至远端到达椎弓峡部与椎板的交界处。随后将万向螺钉置入钻孔中（图 32-8）。

如果需要对 C_7 进行固定，笔者习惯采用经椎弓根螺钉进行固定，因为 C_7 的侧块结构较菲薄。但是术前依然需要对 C_7 横突孔的解剖结构进行详细的评估。在极个别的病例中 C_7 处有正常横突孔时，外科医生应确认其内部是否有椎动脉走行。因此，必须充分权衡颈椎椎弓根螺钉固定的优势与医源性椎动脉损伤的风险。Albert 等 [1]

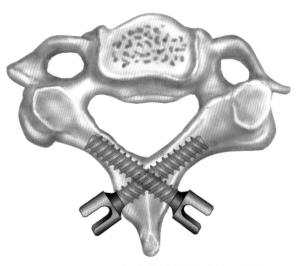

▲ 图 32-8　双侧颈椎椎板内固定的轴向视图

建议在 $C_6 \sim C_7$ 水平上进行椎板、椎间孔切开术，术者可通过该方法利用小神经钩探查 C_7 椎弓根起点及椎弓根内界和下方边界。确定进钉点后采用 2mm 磨钻开口，并使用电钻制备螺钉钉道（图 32-9）。

笔者则习惯将尾端的固定范围延伸至上胸椎（通常为 T_1 或 T_2），借此跳过固定 C_7。通过使用胸椎椎弓根螺钉可获得更坚强的固定效果，并且跳过 C_7 节段还可以在颈胸交界处获得更广阔的植骨床。在最近的一项研究中，Schroeder 等发现颈椎后路固定至 C_7 的术后翻修率要比固定至 T_2 或 T_1 更高[23]。

钉道制备完成后，将侧块和椎弓根螺钉沿先前在 $C_3 \sim C_6$ 区域建立的钉道进行置入。固定棒以颈椎生理前凸进行预弯后锁定到位。如果患者术前存在后凸畸形，则可将固定棒弯曲至前凸以纠正畸形。在锁定器械之前，术者必须确保颈椎处于合适的前凸角度。

当所有螺钉、固定杆和连接器成功置入后，术者应将注意力放在减压操作。如前所述，已经用切削磨钻和金刚石钻头制备了椎板切除术所需的骨槽。将一把巾钳夹持在减压节段最远端的棘突上，整块去除棘突和椎板（图 32-10）。在剥离椎板与硬膜囊时，可使用小刮匙对粘连的部分进行松解。椎板咬骨钳可用于切除残留的切带或骨性连接。将离体的棘突和椎板表面软组织进行清理后，研磨成骨粒用于局部自体移植。图 32-11 展示了 $C_3 \sim C_7$ 节段经过减压和固定后的情景。笔者通常不会常规进行 $C_4 \sim C_5$ 椎间孔切开术以规避术后出现 C_5 神经根麻痹的风险。

彻底冲洗后，用高速磨钻对残留的椎板与侧块进行去皮质化处理。此外还需对关节突表面也

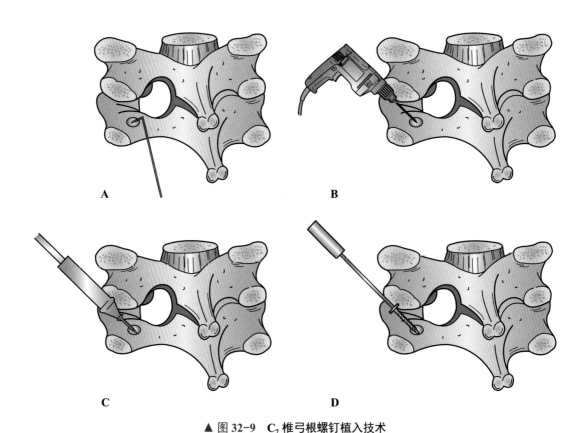

A   B

C   D

▲ 图 32-9　C_7 椎弓根螺钉植入技术

A. 在 $C_6 \sim C_7$ 处进行椎间孔切开术；B. 使用磨钻制备进钉点；C. 使用电钻于椎弓根内制备钉道；D. 置入螺钉［经许可重新绘制，引自 Albert TJ, Klein GR, Joffe D, Vaccaro AR. Use of cervicothoracic junction pedicle screws for reconstruction of complex cervical spine pathology. Spine（Phila Pa 1976）1998; 23（14）: 1596–1599.］

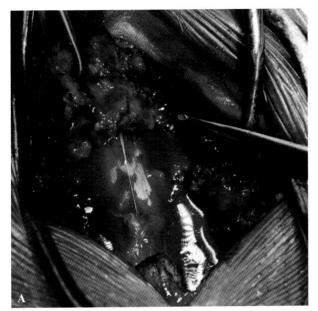

▲ 图 32-10 术中照片显示使用 Kocher 钳和小刮匙对 C₃～C₆ 椎板进行整体切除
A. 椎板切除；B. 椎板

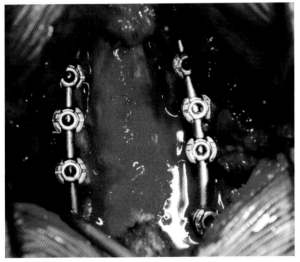

▲ 图 32-11 术中照片显示对 C₃～C₇ 节段固定、减压、融合。C₃～C₅ 采用侧块螺钉固定，C₇ 采用椎弓根螺钉。C₃ 在图的顶部，C₇ 在图的底部

进行去皮质处理以促进骨性融合。一般在内固定外侧进行局部的自体骨移植，以确保硬膜囊不会受到骨移植物影响。对于大部分患者，椎板切除术获得的骨量和质量完全能够满足颈椎后路固定融合术的需求。对于局部骨量缺乏、质量欠佳、患者本身就存在影响融合的因素（如吸烟者）、骨质疏松症或翻修手术，笔者推荐取髂嵴进行自

体骨移植。不同于腰椎后方结构，颈椎后方区域的融合率较高。因此笔者并不常规使用脱钙骨基质（DBM）和骨形态发生蛋白（BMP）。

如果在术中遇到硬膜外出血，应使用双极电凝和止血药进行止血操作。

在患者离开手术室前，应通过图像增强模式进行正侧位透视以评估内固定的位置与颈椎序列。笔者倾向在局部使用万古霉素，有研究报道该方法可以降低颈后路多节段固定融合后手术部位感染的风险[24]。将一枚封闭的引流管（1/8-in Hemovac；Zimmer，Inc.，Warsaw，IN）置入筋膜层深部以对切口进行引流。随后逐层关闭切口：椎旁肌肉层使用 1 号抗菌 Vicryl 可吸收缝线（Ethicon，Inc.，Somerville，NJ）进行单纯间断缝合；筋膜层采用 1 号 Vicryl 线（Ethicon，Inc.，Somerville，NJ）进行 8 字形缝合；皮下组织则用 2-0 Vicryl 线进行单纯缝合；皮肤层可用尼龙线或皮钉进行对合。切口覆盖干燥的无菌敷料后，采用硬质颈托加以固定。然后将患者呈仰卧位翻转至转运床上进行拔管操作。术者可通过控制 Mayfield 头架确保患者头部和颈部保持合适

力线。当患者呈仰卧位时，即可将 Mayfield 头架取下。

三、术后护理

术后将床头摇高至 60° 以使患者躯干呈直立位，这有助于减轻术后水肿、肿胀，并有助于控制疼痛。术后 24h 静脉内使用抗生素和镇痛药。在术后第 1 天可鼓励患者在能够耐受的范围内进行活动并改用口服镇痛药。由于非甾体抗炎药可能会对脊柱融合起到抑制作用，因此笔者选择在术后 6 周内避免使用该类药物。术后患者颈部采用颈托固定，但大多数颈托仅起到增加舒适度的作用。对于那些颈椎内固定牢固且无骨质疏松的患者，在术后第一次随访伤口情况时即可停止使用颈托。对于那些初始固定效果不佳的患者，颈托佩戴的时间可长达 12 周。在术后第 1 天或第 2 天进行直立位的 X 线复查。当连续 2 个 8h 内引流量少于 30ml，即可拔除引流管。大多数患者在术后第 2 天即可出院回家。

在术后 2 周的随访中进行直立正侧位 X 线复查，同时可将缝线或皮钉拆除。在术后 3 个月、6 个月和 12 个月的随访中也应分别进行 X 线复查。当去除颈托后，还应该进行颈椎屈伸位 X 线检查。

对于在办公室内工作的患者，当其主观上认为自己能够胜任工作时即可返岗。但是对于重体力劳动者则至少需要 8～12 周的康复后才能返岗工作。当患者不需要颈托固定、不需要服用镇痛药物且能够安全自如地应对道路状况时即可驾驶车辆。对于那些需要长时间制动的患者，在术后 6 周或更晚才能开始进行相关的物理治疗。

四、并发症

颈椎后路减压术后可能发生的并发症包括感染、硬膜囊撕裂、硬膜外血肿、减压不充分、症状不完全缓解或进展、颈椎轴性痛、神经根损伤和脊髓损伤。与内固定和融合术相关的并发症包括内固定物松动或断裂、假关节形成、邻近节段退变和髂嵴取骨处疼痛（表 32-3）。由于缺乏相关文献，因此难以对个体并发症的确切发生率进行预测。与其他脊柱的手术一样，该术式可能会发生脑脊液漏。但目前还未见针对颈椎后路减压和融合术发生脑脊液漏的大规模临床研究。在进行椎板切除时必须时刻注意保护硬脊膜。

表 32-3　并发症

下颈椎后路减压融合内固定术的并发症
一般并发症
● 感染
● 减压不充分 / 症状缓解不完全
● 颈椎轴性痛
● 硬膜囊撕裂
● 硬膜外血肿
● 神经根损伤（C_5 神经根最常见）
● 脊髓损伤
内固定物 / 融合相关并发症
● 内固定物松动或断裂
● 假关节形成
● 邻椎病
● 供骨区疼痛

对于有颈椎手术经验的外科医生而言，脊髓损伤是极为罕见的并发症。但是在对颈椎进行背侧减压手术后，可能会引发术后神经根性麻痹或神经根症状。C_5 神经根是最常受累的节段[5]。目前 C_5 神经根麻痹的原因尚不明确，但可能是由于脊髓减压后发生背侧漂移引起的。C_5 神经根通常位于减压范围的中点，因此也是脊髓向后漂移的最大位移点。脊髓向后漂移会引起 C_5 神经根的栓系效应，并导致神经根受损。该损伤常表现为减压术后 24～48h 出现的三角肌无力[5, 21]。C_5 神经根运动性麻痹在颈椎前后路手术中的发生率相等，通常随着时间推移而缓解[5]。当出现 C_5 神经根受损的临床症状后，应进行影像学研究以分析螺钉的位置和减压程度，并排除所有可挽回

的致病因素。在排除了潜在的可逆病因后，需要采取积极的物理和职业疗法以防止肌肉萎缩和肢体运动范围丢失。

Heller 等[10] 报道了在颈椎后路融合内固定术后出现运动节段假关节率高达 11%，但并非全部假关节形成都有临床症状。目前侧块螺钉最大规模的研究包含了 78 位患者及相应的 654 枚侧块螺钉。Heller 等[12] 在该研究报道了每颗侧块螺钉导致神经根受损的发生率为 0.6%，螺钉松动率为 1.1%，螺钉断裂率为 0.3%，但无椎动脉损伤发生。Graham 等[9] 对 21 例患者的 164 颗螺钉进行临床研究后发现每颗螺钉导致神经根损伤的风险为 1.8%，其中 3 位患者随后接受二次手术取出螺钉并且症状都得以缓解。Wellman 等[19] 报道置入了 281 枚螺钉的 43 例患者均无神经根损伤或椎动脉损伤，但有 1 例出现内固定失败，需要翻修。

所有的外科手术都可能发生术后感染的风险。根据文献报道，颈椎后路内固定融合术后发生感染的概率为 1.3%～4.6%[7, 12, 19]。如前所述，应在皮肤切开前 30～60min 静脉内使用抗生素，并持续使用至术后 24h。术后伤口感染通常发生在术后约 2 周。若发现手术切口存在感染，应立即进行扩创并彻底冲洗，对坏死组织进行清创处理直到根除感染为止，但一般不建议拆除内固定物。根据术中对感染组织取样培养与药敏结果，静脉内使用相应的抗生素。停用静脉内抗生素后应序贯使用口服抗生素。

五、结论

颈椎后路减压融合内固定术是治疗多节段颈椎病（如伴或不伴神经根症状的脊髓型颈椎病）的一种行之有效的手术方式。通过合适的术前检查和患者选择，大多数患者都能够通过后路减压融合术获得满意的疗效。尽管后路减压融合术能够达到满意的治疗效果，但该术式对技术要求较高，应由经验丰富的外科医生进行操作。

致谢：感谢马萨诸塞州的 Dori Kelly 出色的手稿编辑工作。

第33章

下颈椎后路侧块螺钉固定椎板成形术和椎板切除术
Subaxial Posterior Laminoplasty and Laminectomy With Lateral Mass Fixation

Charles M. Gordon   Imran S. Yousaf   Douglas D. Nowak

Kornelis A. Poelstra   Steven C. Ludwig   著

张国莹   译

一、概述

椎板切除术是治疗多节段颈椎管狭窄症的传统手术方法。然而，由于较高的并发症发生率（表33-1），包括椎板切除术后的后凸畸形、不稳、神经周围粘连及迟发性神经功能障碍等，外科医生开始选择其他手术方式。现在，椎板成形术、椎板切除融合术、前路椎间盘切除或椎体次全切除融合术开始取代多节段椎板切除术，成为治疗有症状的颈椎病最常用的手术方式。关于如何选择这些手术方式的讨论请参照第32章。

20多年前，Roy-Camille 在下颈椎推广使用侧块螺钉固定技术，作为传统的钢丝固定的替代技术。侧块固定技术自从开始应用于脊柱外科，经过了一系列改进。起初，这种使用钢板螺钉结构，通过次要骨结构的向外固定设计，很快

流行起来。但是，这种结构限制了螺钉固定技术的灵活性，并且不容易适应解剖结构的变异。后来随着万向螺钉的出现，钉棒结构被更加广泛地使用。虽然器械结构从钉板变成了钉棒，但是钉道的变化更加明显，置钉技术也有几种不同方法[1-4]。目前，侧块螺钉技术的广泛使用，归功于其优良的生物力学设计原理、相对简单的技术方法，以及被证实的安全性和可靠性。我们将首先讨论椎板成形术，同时回顾下颈椎的侧块螺钉固定技术。

二、下颈椎后路椎板成形术和椎板切除术

椎板成形术是20世纪70年代，日本由于对椎板切除术和多节段椎体次全切除术效果不满意而提出的，用于治疗多节段的脊髓型颈椎病、伴有后纵韧带骨化（OPLL）的脊髓病以及多节段的神经根型颈椎病。Hirabayashi[5] 于1978年首次提出了椎板成形术。

椎板成形术除了具有颈椎后路的一般优点

表 33-1   椎板切除术

非融合单纯椎板切除术的缺点
• 椎板切除术后后凸畸形/不稳
• 神经周围粘连
• 迟发性神经功能障碍

（在第 32 章讨论过）之外，特有的优点是与融合手术比较，可以在颈椎前凸曲度下保持更大的活动度。理论上，椎板成形术由于保持了椎管的完整性，可以减少椎板切除术后膜状结构的形成（表 33-2）。

第 32 章讨论过，哪些患者适合行颈椎后路手术，哪些患者适合行颈椎前路减压融合术，患者选择非常重要。椎板成形术的相对禁忌证包括交界性后凸和节段性不稳，这些问题在椎板成形术后可能会加重。椎板成形术不应该用于伴有后凸畸形的患者，因为这样的话，脊髓仍然贴附在前方病理性异常结构上面而得不到充分减压（图 32-2）。据报道，颈椎伴有后凸畸形或曲度变直的患者，椎板成形术后效果较差 [6]。

椎板成形术扩大了颈椎管的容积，使得脊髓能够避开致压物。椎管容积的增加与术后神经功能改善相关 [7]。理想的手术患者包括多节段有症状的脊髓型颈椎病（伴有或不伴有根性症状）、存在颈椎前凸和较少的轴性症状。我们发现患有先天性椎管狭窄的年轻患者和由于职业要求需要保留较大颈椎活动度（ROM）的患者，是最合适的候选患者。其他候选患者包括后纵韧带骨化症（OPLL）和颈椎前路术后存在持续的髓性和根性症状需要进一步减压的患者。

非融合的椎板切除术限定在单个节段和最多两个节段并且存在颈椎前凸的患者中选择性使

表 33-2　椎板成形术

椎板成形术
优点
• 与融合术比较，可以保持更大的活动度
• 减少椎板切除术后膜状结构的形成
理想患者
• 多节段有症状的脊髓型颈椎病
• 存在颈椎前凸
• 较少的轴性症状
• 年轻患者
• 职业 / 爱好需要较大的颈椎活动度

用。如果颈椎屈伸活动存在任何异常，包括位移＞ 3.5mm，或者在手术节段局部存在后凸畸形，则需要行融合术。

（一）手术技术

全身麻醉并预防使用抗生素，患者取俯卧位，按照第 32 章描述过的，使用三点固定的 Mayfield 头架（Schaerer Mayfield, Randolph, MA）。使用体感诱发电位和运动诱发电位进行术中全程的神经电生理监测。

手术开始阶段，颈椎采用轻度屈曲的位置，利于显露和减压操作，但是在打开椎板成形铰链并固定前，应该恢复到前凸位置。常规消毒铺单后，采用颈后皮肤纵行中线切口，单极电刀沿项韧带切开向下显露。显露棘突并骨膜下剥离椎旁肌肉，仔细操作避免切断附着在 C_2 上的头半棘肌和颈半棘肌，因为这样的损伤会增加出现 C_2 和 C_3 之间后凸畸形的风险。棘上韧带和棘间韧带应当保留。沿椎板向外剥离至小关节，仔细操作避免损伤小关节囊。完成显露后，应当拍摄侧位 X 线片以准确定位节段。

大多数接受椎成形术的患者的减压范围，需要从 $C_3 \sim C_7$ 进行。减压范围必须包括从头端到尾端存在压迫的所有节段，这样脊髓可以向后移位，而不会在头端和尾端减压部位扭曲。一些作者建议在椎板成形术的头端和尾端行部分椎板切除术预防脊髓扭曲。Vitarbo 等 [8] 建议，行 $C_3 \sim C_7$ 椎板成形术时，切除 C_2 的尾侧 1/3 和 T_1 的头侧 1/3。

充分显露脊柱后，使用椎板成形术进行减压。椎板成形术有很多种技术方法，包括开门扩大椎管、Z 字成形术、棘突劈开法等。Ratliff 和 Cooper [9] 的一项 Meta 分析显示，不同方式的椎板成形术后神经功能结果无差异，目前仍缺乏前瞻性研究。

目前，开门扩大椎管技术应用最广泛，从

双侧进行截骨，一侧作为铰链，另一侧打开，完成椎管成形。我们通常在根性症状较重的一侧作为开门侧，可以更容易行椎间孔切开减压。我们在椎板和小关节交界处开槽，首先使用 4mm 高速切割钻头开槽打薄皮质骨和松质骨，然后使用 5mm 金刚砂钻头在开门侧完成截骨。或者，也可以使用 1~2mm 椎板咬骨钳切断开门侧的内层骨皮质。单皮质截骨和双皮质截骨联合使用，可以完成铰链并打开后弓（图 33-1）。双侧开槽截骨后，使用小刮匙插入开门侧，可以提起后弓。在进行到下一节段椎板的开门操作之前，上一节段椎板应尽量小的打开，这样可以将相邻两个节段椎弓作为一个整体打开，以保护棘间韧带和黄韧带内侧部分。用力完全打开一节椎板，可能导致撕裂后方韧带结构和折断铰链侧。

通过保护后方韧带的完整性，可以作为张力带结构，同时保护好小关节，这样可以减少后凸畸形和不稳的发生。如果必要，可以在开门侧切开椎间孔，进一步减压神经，通常在患者除了脊髓症状，另外还有神经根症状时进行，可以使用高速磨钻或者椎板咬骨钳切除小关节内侧 1/3~1/2。如果需要在铰链侧行椎间孔切开术，

可以参照第 30 章描述的方法进行。如果在铰链侧行椎间孔切开术，最好在开门操作前进行；如果在开门侧行椎间孔切开术，最好在开门操作后进行。

有多种技术用来固定，并维持扩大后的椎管容积，包括植骨术、缝合术和钢板螺钉或外科夹固定术。植骨材料包括局部的棘突自体骨、髂骨自体骨或同种异体骨、腓骨同种异体骨和肋骨同种异体骨。我们在 C_3、C_5 和 C_7 水平，常规使用局部棘突和（或）腓骨同种异体骨修剪匹配良好后进行结构性植骨。可以将同种异体骨修剪出卡槽，以在椎板和小关节之间形成稳定连接。植骨物应大小合适，契合良好，并轻度加压植骨处以维持植骨的位置稳定（图 33-2A）。O'Brien 等[10] 首次描述了在开门侧使用微钢板作为桥，以防止椎板成形术后关门情况发生（图 33-2B）。Shaffrey 等[11] 改进了微钢板的使用方法，在植骨物上面使用钢板，可以防止植骨物移位（图 33-2C）。缝线和缆索也可以用来缝合和悬吊椎板至小关节或上面的肌肉。Hirabayashi 等[12] 描述了使用缝线捆扎棘突并固定至铰链侧小关节囊的方法（图 33-2D）。我们通常使用植骨物和微钢板，这样可以提供最稳

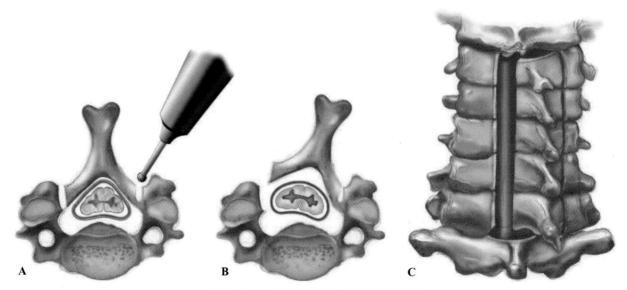

▲ 图 33-1　椎板成形术的开门技术示意图

　A. 使用磨钻在椎板和小关节交界处截骨，左侧行双皮质截骨，右侧行单皮质截骨；B. 通过右侧的皮质铰链，打开椎板后弓；C. 椎板成形开门术后的后方视图

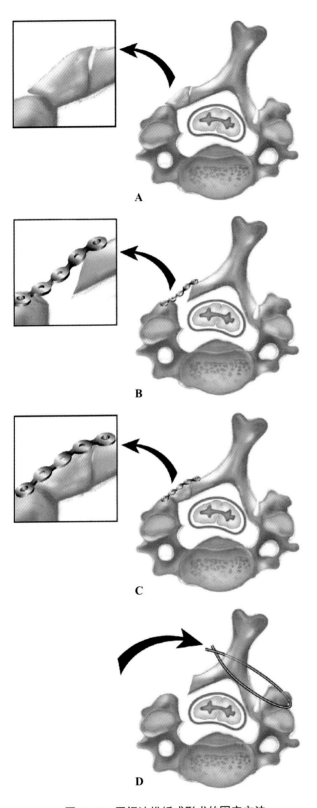

▲ 图 33-2　开门法椎板成形术的固定方法

A. 植骨物放置在行双皮质截骨后的开门侧，防止椎板成形术后关门情况发生；B. 微钢板固定，不植骨；C. 植骨物上面行微钢板固定；D. 缝合法固定：缝线一端固定在铰链侧的关节囊上，另一端缠绕在棘突上，保持开门操作后张开的间隙

定的固定，预防植骨物侵入椎管并继发神经功能损害等潜在并发症发生。

　　虽然一些学者支持在铰链侧植骨以提高稳定性，我们目前并未使用这种方法。然而，如果术中发现铰链侧过薄而存在不稳，可以考虑植骨或者彻底切除该节段椎板。很少在椎板成形术同时行融合术。如果患者在颈椎屈伸位侧位 X 线片上，有任何不稳或局部后凸增加的证据，可以考虑进行相应节段融合。我们不认为椎板成形融合术比椎板切除融合术有任何潜在优势。虽然椎板成形术确实为融合提供了更大的接触面积，但是椎板成形术中可用的自体植骨材料也相对较少。因此，我们不建议进行椎板成形融合术，而是选择椎板切除固定融合术（见第 32 章）。

　　Tomita 等[13] 描述了使用改进的 Gigli 锯（T 形锯）沿棘突中线劈开的方法行椎板成形术。棘突中线劈开法的优点是，可以避免硬膜外出血，而这种出血通常发生在开门侧的沟槽处。因为沿中线扩大的方法很难实现神经根减压，所以对于有明显根性症状的患者并不适合，而更适于采用开门法。T 形锯法是沿着棘突中线矢状面用线锯劈开。显露方法同之前描述的一样，需要保护棘间韧带。椎板成形术手术范围的头侧和尾侧的黄韧带中央部分需要切除（例如，行 C_3～C_7 椎板成形术时，C_2～C_3 和 C_7～T_1 的黄韧带中央部分需要切除）。T 形锯（包含可移除的聚乙烯袖套）沿中线从准备行椎板成形术节段的一侧穿过硬膜外间隙到另一侧，袖套的作用是在穿行过程中保护硬脊膜避免损伤。然后去除袖套，露出锯齿。确保颈椎处在充分前凸的位置，绷紧 T 形锯，往复拉动 T 形锯，从前向后沿中线平面锯穿棘突（图 33-3）。需要用生理盐水间断喷洒在锯上，防止由于摩擦产生过热。完成棘突劈开操作后，使用高速切割磨钻和金刚砂磨钻在两侧椎板和小关节交界处制作单皮质铰链沟槽，然后与开门法椎板成形术一样，使用刮匙或椎板撑开器将

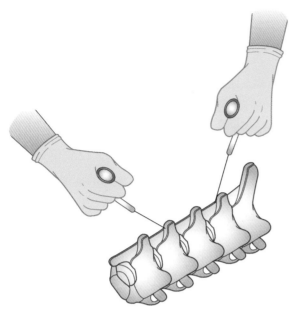

▲ 图 33-3　T 形锯椎板成形术示意图

使用 T 形锯或线锯沿正中矢状面截断棘突［重新绘制，引自 Tomita K，Kawahara N，Toribatake Y，Heller JG. Expansive midline T-saw lami noplasty（modified spinous process-splitting）for the management of cervical myelopathy. Spine（Phila Pa 1976）1998；23（1）：32–37.］

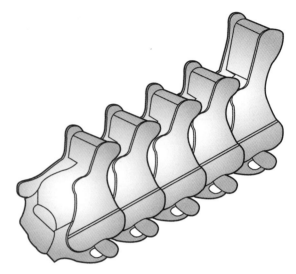

▲ 图 33-4　T 形锯椎板成形术示意图

植骨物使用缝合法固定，保持椎管张开状态［重新绘制，引自 Tomita K，Kawahara N，Toribatake Y，Heller JG. Expansive midline T-saw laminoplasty（modified spinous process-splitting）for the manage ment of cervical myelopathy. Spine（Phila Pa1976）1998；23（1）：32–37.］

椎板逐个打开。自体骨或同种异体骨填充物放置在打开的椎板缝隙间，在 C_3、C_5、C_7 水平使用缝线或钢丝固定（图 33-4）。

　　Z 字成形技术并不常规使用，因为需要高度的细致操作的技术并且较其他方法费时[12]。除了棘突和棘间韧带不需要保护之外，其显露方法与开门法椎板成形术一样。充分显露后，将手术计划涉及节段的棘突截断。用磨钻磨除椎板的后层皮质骨和松质骨，保留前层皮质骨的完整。使用金刚砂磨钻完成 Z 字形截骨术。每节椎板均沿水平方向截断为两部分，头端部分和尾端部分分别在不同侧的椎板小关节交界处截断，完成 Z 字形截骨术（图 33-5A）。使用椎板咬骨钳切除手术范围最头侧和最尾侧的黄韧带。在椎板成形区域范围内的黄韧带需要保留，以保持后方的张力带结构。将椎板从腹外侧提起扩大椎管。Kawai 等[14]描述了使用丝线通过钻孔固定扩大后的相邻两部分椎板（图 33-5B）。

如果出现硬膜外出血，可以使用双极电凝和止血材料进行止血。椎板成形术后，生理盐水常规冲洗伤口。在筋膜下放置闭合引流管（1/8-in Hemovac；Zimmer，Inc.，Warsaw，IN）。逐层缝合伤口：筋膜层使用 1-0 号或 0-0 号可吸收缝线（Ethicon，Inc.，Somerville，NJ）8 字形缝合，皮下组织层使用 2-0 号缝线间断缝合，皮肤使用尼龙缝线或皮钉缝合。无菌干燥敷料覆盖，软颈托制动。保留术中影像。然后翻身至仰卧位置于担架车上准备拔除气管插管，期间外科医生控制头架位置使头颈部保持正确力线。

　　请参照第 32 章椎板切除术的介绍。

（二）术后处理

　　我们让患者术后保持直立位（头部和床保持 60° 角），这样可以帮助减轻局部肿胀和水肿反应，有助于缓解疼痛。术后 24h 内静脉使用抗生素和麻醉镇痛药。鼓励患者在可耐受疼痛的前提下进行活动，术后第 1 天改成口服镇痛药。术后需要佩戴软颈托制动，通常术后 1～2 周可以考

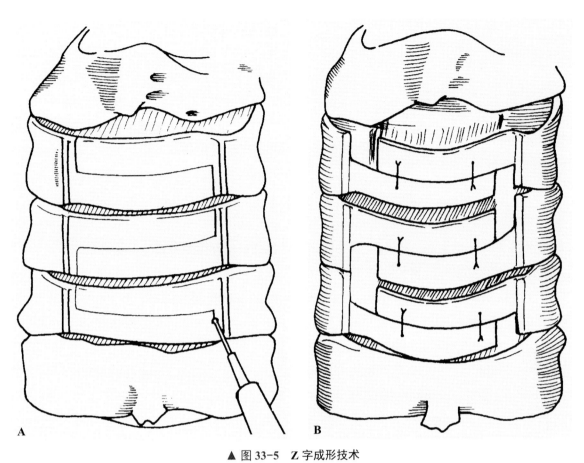

▲ 图 33-5　Z 字成形技术

A. 用切割磨钻和金刚砂磨钻完成 Z 字截骨术；B. 将水平切割为两部分的椎板提起，通过钻孔用丝线固定［重新绘制，引自 Kawai S, Sunago K, Doi K, Saika M, Taguchi T. Cervical laminoplasty（Hattori's method）. Procedure and follow-up results. Spine（Phila Pa1976）1988；13（11）：1245-1250.］

虑去除颈托。我们认为早期去除颈托和保持颈椎活动度可以降低轴性颈痛的发生率并减少活动度的丢失。引流管使用负压自吸功能，当连续 2 个 8h 引流量＜ 30ml 时可以拔除。多数患者术后 2 天可以出院。

出院前拍摄直立前后位和侧位 X 线片，术后 2 周复诊时再次拍摄直立前后位和侧位 X 线片，同时拆除缝线或皮钉。术后 3 个月、6 个月、12 个月复诊随访。术后去除颈托时，拍摄屈伸位 X 线片。当患者自我感觉能够胜任的情况下可以做一些以坐姿为主的工作。另一方面，如果患者的工作需要做很多体力劳动，建议 8～12 周以后再进行。我们通常建议患者摘掉颈托以后，能够对路面情况做出安全反应并且不需要麻醉镇痛药时，可以恢复驾驶小汽车。术后 6 周可以开始进

行物理治疗。

（三）并发症

椎板成形术后并发症包括脊柱不稳、进行性后凸畸形、再狭窄、活动度降低、轴性颈痛、C_5 神经根麻痹和感染（表 33-3）。

术后不稳和畸形与椎板成形术相关，虽然不如椎板切除术发生率高。Wada 等 [15] 报道了 24 例接收椎板成形术的患者术后 10～14 年的随访情况，没有病例出现不稳，但是有 1 例出现了术后后凸畸形，2 例前凸完全丢失（脊柱变直）。这些患者临床效果很好，即使有术后畸形的情况，但是没有影响神经功能。Ratliff 和 Cooper [9] 报道了患者的长期随访结果，术后后凸畸形的发生率为 10%。

表 33-3　并发症

椎板成形术的并发症
<ul><li>感染</li><li>椎管再狭窄</li><li>椎板成形术后后凸畸形 / 不稳</li><li>轴性颈痛</li><li>神经损伤</li><li>颈椎活动度下降（有争议）</li></ul>

椎管再狭窄是开门法椎板成形术后发生关门的结果，伴有或不伴有植骨物向椎管内移位，这是术后早期需要关注的问题。然而，如果使用恰当的节段性固定方法并且植骨物修剪塑性良好，发生再狭窄的情况非常少见。当患者术后出现神经症状时，外科医生应当积极地处理来排除这种并发症，术后 CT 和 MRI 可以帮助诊断这种情况。Hirabayashi 等 [12] 报道了 87 例患者，其中 7 例出现了关门并发症，但是不知道棘突的缝合固定情况具体怎么样，因为作者当时是刚刚开始使用这项技术并且之前经历了失败。更多近期的数据显示，使用了植骨物进行支撑的椎板成形术后没有发生过关门情况 [15-17]。椎板成形术出现的颈椎活动度下降，主要影响屈伸活动，对轴向旋转活动影响很小 [18]。Ratliff 和 Cooper [9] 报道的 Meta 分析结果显示，椎板成形术后屈伸活动度下降 50%，这与椎板切除融合术的结果类似。但是 Heller 等 [19] 发现，椎板成形术后颈椎活动度的丢失与椎板切除融合术相比较少（减少 35% vs. 69%）。而临床上颈椎活动度减少的程度和意义是有争议的。一些作者认为颈椎活动度减少事实上是有益的，因为这也减少了机械应力，并且没有过度僵硬和引起相邻节段退变 [8]。而且，大多数活动度减少的数据来自于对 OPLL 患者的研究，颈椎活动度减少也与 OPLL 疾病本身有关。因此，椎板成形术后颈椎活动度减少到底是手术原因，还是疾病本身进展或者是综合因素，目前不得而知。

椎板成形术后发生轴性颈痛很常见。配对队列研究显示，椎板成形术发生轴性颈痛的概率是 40%～60%，比颈椎前路手术发生率明显要高 [15, 16, 20]。Edwards 等 [17] 报道的椎板成形术后轴性颈痛发生率略低，不过术后 2 年也有 38% 的患者主诉轴性颈痛。大部分椎板成形术的研究中，患者术后使用硬颈托制动了较长时间。目前很多外科医生缩短了制动的时间，试图减少轴性疼痛和活动度丢失，这需要进一步研究来证实。

如果外科医生对于颈椎手术有丰富经验，脊髓损伤的发生率很低，但是椎板成形术后可以出现神经根麻痹，并且最常影响 C_5 神经根，而 C_6 神经根麻痹较少出现。神经根麻痹的发生率为 5%～16% [12, 15, 17]。具体原因尚不完全清楚，但是可能与减压后脊髓后移有关。C_5 神经根位于减压范围的中点，因此受脊髓移位影响也最大。脊髓移位可以造成 C_5 神经根牵拉，导致神经根损伤。这种神经根损伤通常引起三角肌肌力下降，也可以引起感觉障碍或疼痛，通常发生在术后 24～48h 后 [21, 22]。C_5 神经瘫可以随着时间恢复，不需要介入性处理，据报道有的需要到术后 6 个月恢复 [21, 22]。如果临床上发现症状，应行进一步影像学检查，判断植骨物和内固定的位置及减压的程度，排除一些可逆的潜在原因，然后，需要进行积极的物理治疗和职业治疗，预防肌萎缩和活动度的丢失。

任何手术治疗都可能发生术后感染。有报道椎板成形术后感染率在 4%～5.5% [17, 19]。之前我们提到，抗生素应该在皮肤切开前 30～60min 静脉给药，并且维持至术后 24h。通常术后感染出现在术后 2 周左右。如果出现，应该打开伤口彻底冲洗并清创直到感染根除。根据术中培养和药敏结果，患者通常需要静脉应用抗生素，最后过渡到口服抗生素。

（四）结果

很多研究结果显示，椎板成形术可以改善脊

髓和神经根症状，但其是否优于其他手术方法仍有争议[23]。2003 年，Ratliff 和 Cooper[9] 的一项 Meta 分析选取了 71 个研究，发现脊髓症状的平均康复率为 55%，80% 的患者术后症状有改善。Heller 等[19] 的一项回顾性研究显示，椎板成形术后脊髓症状的改善程度与椎板切除融合术没有显著差异。多项研究显示，椎板成形术后脊髓症状的改善程度与前路手术相似[15, 17, 24]。Herkowitz[25] 的一项回顾性研究报道，在多节段神经根型颈椎病中使用椎板成形术，86% 的患者效果良好；相比之下，92% 的患者前路减压融合术效果良好，66% 的患者椎板切除术效果良好。

三、下颈椎后路侧块螺钉固定术

（一）解剖结构

由于侧块螺钉置钉区域的血管神经结构非常接近，因此在置钉前要充分了解颈脊柱的解剖结构。Ebraheim 等[26-29] 对我们了解下颈椎的解剖结构作出了重要贡献。他们发现，椎动脉孔在 C_3～C_6 位于侧块中点腹侧前方 9.3～12.2mm[27]，矢状向内角度在 C_3～C_5 为 5.3～6.3°，在 C_6 为 3.2°～4.3°[27]。椎动脉孔因此成为评价不同方法置钉轨迹时需要考虑的重要解剖因素。定向轨迹外倾 10°（类似 Roy- Camille 法）在 C_3～C_5 时可以接受，但是在 C_6 就可能损伤椎动脉（图 33-6）。另外，Xu 等[28] 发现 C_3～C_6 从侧块中点到上位神经根的平均距离为 5.7mm，下位神经根的平均距离为 5.5mm。An 等[1] 的类似解剖研究发现，理想的双皮质螺钉置钉点应该位于横突和小关节交界处，这样可以避开神经根，因为神经根位于上关节突的前外侧。虽然头倾角度增加（如 Magerl 技术和 Anderson 技术）可以增加螺钉的长度，但是也增加了损伤上位神经根的风险[29]。Heller 等[30] 比较了 Roy-Camille 和 Magerl 螺钉的角度后发现，Roy-Camille 置钉法神经根损伤的风险为 10.8%，而 Magerl 置钉法神经根损伤的风险为 26.8%，虽然这种风险随着手术经验的增加而降低。另外他们发现，Roy-Camille 置

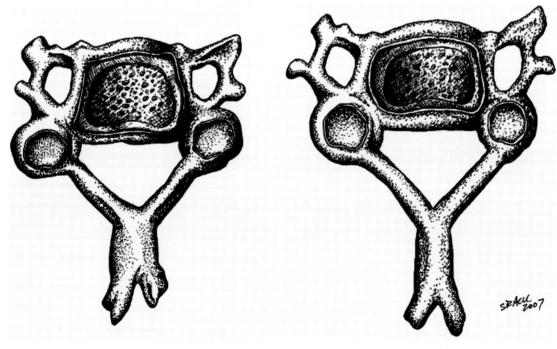

▲ 图 33-6　C_3 和 C_6 的轴位解剖，注意 C_6 椎动脉的位置更加靠外侧

钉法损伤小关节的风险为 22.5%，而 Magerl 置钉法为 2.4%。虽然存在神经根损伤的潜在风险，但是因为增加了螺钉长度和骨性把持力而获得了更好的生物力学稳定性，因而也是值得的。

（二）生物力学

文献中关于侧块螺钉研究的主要目的是提高融合率，同时保证安全性。其中，对不同的置钉轨迹、单 / 双皮质固定和钢板 / 棒连接方法等方面进行了深入研究，当然也研究对比了这些技术和钢丝、椎弓根螺钉固定等其他技术之间的差异 [31-35]。作为最早的侧块螺钉生物力学研究之一，Errico 等 [31] 发现，在 Magerl 技术中螺钉越长，抗拔出力越强。Heller 等进一步发现，双皮质螺钉的抗拔出力优于单皮质螺钉。不过也有一些学者认为单 / 双皮质螺钉之间的抗拔出力并无显著差异 [32-35]。虽然双皮质螺钉可以轻微增加生物力学稳定性，但同时也增加神经损伤风险，因此并不值得 [36, 37]。双皮质固定技术可能在生物力学上稳定性不足（如骨质疏松症 / 类风湿性疾病）的情况下有一定意义。

Grubb 等 [38] 首先发表了比较钉板结构和钉棒结构之间差异的生物力学研究，他们发现在椎板切除术非破坏性实验模型中，两者无显著差异，但是钉棒结构对屈曲应力的稳定性更好。几项生物力学研究显示，侧块螺钉固定比前路固定更能降低颈椎柔韧度（因此有助于融合）[39-43]。另外，还有其他研究比较了侧块螺钉相对于其他后路固定方式的生物力学优点 [44]。一些外科医生喜欢在下颈椎使用颈椎椎弓根螺钉，因其提供了更大的稳定性和抗拔出力 [45, 46]，但是由于椎弓根钉的置钉风险高，并未被普遍接受 [47, 48]。

（三）适应证 / 禁忌证

颈椎后路固定的手术适应证包括创伤性不稳、医源性不稳和畸形（包括强直性脊柱炎、退行性 / 炎症性关节病）。如何选择前路、后路或前后路联合不是本章讨论的内容，会在其他章节讨论。侧块螺钉固定的禁忌证包括各种小关节形态异常，常见于后凸畸形、骨折累及侧块和解剖变异。

（四）手术技术

侧块螺钉固定的术前计划应包括 CT 和（或）MRI 扫描全面评估侧块的解剖情况和椎动脉走行。横突孔的直径可以作为评估椎动脉走行潜在异常的参考，横突孔增大提示为椎动脉优势侧，可以避开该节段固定。评估完椎动脉孔和侧块位置之后，可以预先计划螺钉长度、安全轨迹。

在颈椎后路手术中，必须特别注意患者的体位，因为俯卧位可能会导致眼压增加 [49, 50]。虽然有几种选择可以减轻眼睛的压力，包括使用 Mayfield 或 Gardner-Wells 头架，但是眼压增高与俯卧位本身也单独相关 [50]。而且，内固定后的冠状位和矢状位力线也与体位有关，不能辨别错误的力线会导致矢状面畸形。因此，患者摆好体位后，应拍摄侧位像，以确保在内固定放置前保持正确的矢状面力线。如果使用神经监测，应该在患者摆体位之前设定基线水平。虽然这是部分外科医生的观点，但是我们对存在神经功能障碍的所有患者进行监测，不管后面进行什么手术操作（如椎板切除、减压操作）。

侧块螺钉固定的显露方法是之前介绍过的标准的后路中线显露法。切开皮肤后，术者应当辨认项韧带，沿着它显露血管较少。当到达棘突水平时，应当拍摄侧位像确定正确的手术节段。沿骨膜下分离时，应确保侧块外侧边界充分显露，但不要显露过远，那样可能会发生明显出血。另外，避免过度损伤后方韧带结构以保持后方的张力带。椎板切除和减压方法会在其他章节讨论，我们这里只讨论侧块螺钉固定技术。

（五）置钉技术

（1）Roy-Camille 法（图 33-7）[4]：进钉点应选择在侧块的后方顶点，或者是侧块内、外、头、尾四条边界围成区域的中点。进钉轨迹在矢状面应垂直于侧块，轴位应外倾 10°。之前讨论过，Roy-Camille 法的潜在优势是可以减少神经损伤的风险，虽然也增加了椎动脉和下方小关节损伤的风险。对于喜欢 Roy-Camille 法的医生，避免贴近尾侧边界，可以保护下方小关节不受影响。

（2）Magerl 法（图 33-8）[3]：进钉点位于侧块中点内侧 2～3mm，进钉轨迹在矢状面平行于上方小关节面（约 45°），外倾 25°。虽然损伤椎动脉和下方小关节的风险较小，但是使用双皮质固定时，损伤神经的风险有所增加。

（3）An 法（图 33-9）[1]：进钉点位于侧块中点内侧 1mm，进钉轨迹头倾 15°，外倾 30°。这种方法是由 An 教授提出的，基于解剖学研究发现双皮质固定的最安全位置是外上方，可以避开神经，具有 Roy-Camille 和 Magerl 两种方法的优点。

（4）Anderson 法（图 33-10）[2]：进钉点位于侧块中点内侧 1mm，进钉轨迹外倾 10°，头倾 30°～40°。Anderson 法与 Magerl 法类似，除了进钉点略偏外，进钉轨迹头倾和外倾均略小。这样术中更容易获得进钉角度，因为周围软组织和邻近的棘突容易阻挡。

（5）棘突法（图 33-11）[35, 51]：一些外科医生使用置钉节段尾侧的棘突作为进钉轨迹的参照。支持这种方法的医生认为这样容易操作，而且术中很难确定 5° 或 10° 的差异。

虽然介绍了多种不同置钉方法，但是术中如果操作正确，均能安全地完成置钉。下一步要决定使用钉板结构还是钉棒结构。Roy-Camille 法特别适用于钉板结构并且最早在这种结构中报道。如果决定使用钉板结构，有几种不同系统提

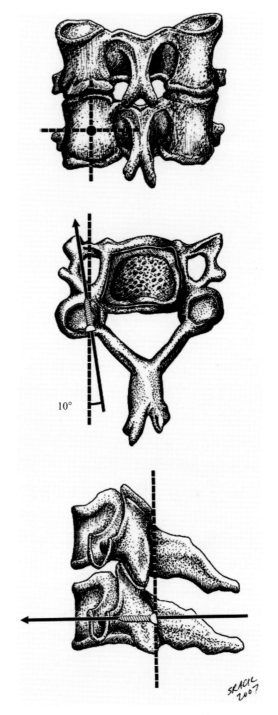

▲ 图 33-7　Roy-Camille 法

供了螺钉长度的选择范围。钉棒系统用途广泛，现在非常流行，优点包括可以撑开 / 加压、容易延伸到胸椎固定、可以选择使用横向连接器增加抗扭转稳定性；因此，大多数机构常规使用万向头螺钉和棒系统，虽然费用有增加。

置钉的操作流程可能会和使用的不同系统有

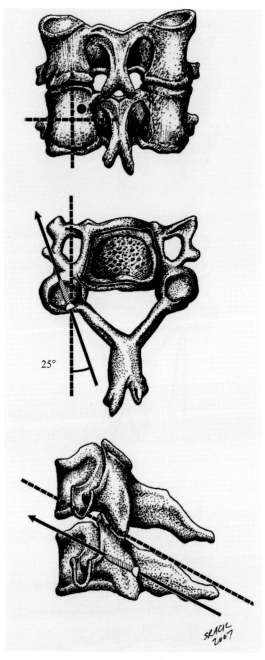

▲ 图 33-8　Magerl 法

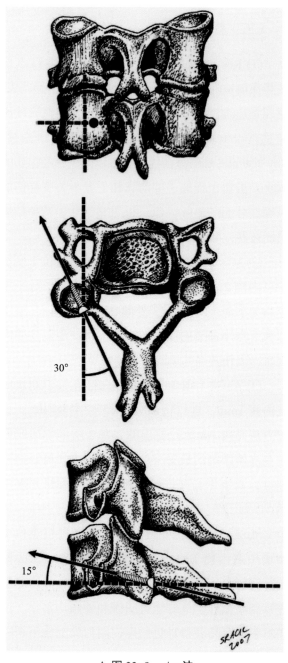

▲ 图 33-9　An 法

关，但是我们将介绍作者喜欢的内固定方法。在侧块内侧 1mm 处作为进钉点，利用高速磨钻破开侧块后层骨皮质，然后使用手钻按照 An 法制作钉道，到达腹侧骨皮质（通常根据术前测量个体的解剖情况，使用配套的限深 12～14mm 导向器）。对于骨质疏松和类风湿病患者，可以使用双皮质固定（术前需认真测量评估患者的解剖结构以保证安全）。如果决定使用双皮质固定，必

须非常小心，避免突破腹侧骨皮质过深。钻孔后使用测深尺测量骨道并置入自攻螺钉。将棒预弯成前凸并置入螺钉卡槽。可以根据具体情况进行加压或撑开，使用任何钉棒系统都很容易操作。当后方张力带结构有破坏时（如创伤／椎板切除术），笔者通常放置长结构横向连接器，但是不能为了置入横连接而破坏后方张力带结构。

内固定置入后，需要特别注意切口的闭合，

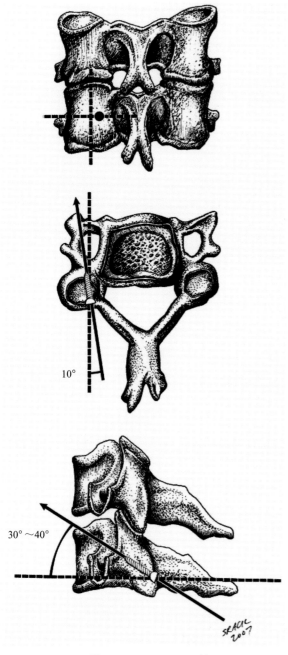

▲ 图 33-10　Anderson 法

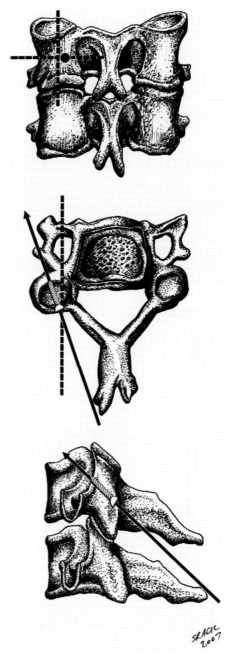

▲ 图 33-11　棘突法

因为术后切口相关并发症发生率相对较高。闭合切口需要缝合多层（最多 5 层），确保软组织贴合良好。笔者常规使用两根引流管（一根放置在深部，一根放置在浅层，均为 1/8 英寸的引流管），确保筋膜缝合的水密性。

（六）术后处理

根据手术提供的稳定性情况（如联合前路手

术），术后是否选择制动是有争议的。对于术中确定固定充分的单纯后路手术的患者，笔者给患者使用软颈托会更加舒适。术后 6～8 周，在物理治疗师的指导下开始进行颈部力量训练。如果术后 12 周的 X 线片提示愈合良好，笔者将允许患者做除了高强度活动和高空作业以外的所有活动。患者何时能够恢复运动和其他活动需要根据具体情况决定，通常在术后 1 年，有确定融合的证据时。

（七）并发症

除了任何颈椎后路融合手术都有的并发症之外，侧块螺钉固定术可能损伤椎动脉、神经根、小关节，以及出现相邻节段退变、医源性后凸畸形、内置物失败，感染和假关节形成等。颈椎后路侧块螺钉固定主要应该注意避免损伤椎动脉和神经根，虽然相关的并发症发生率相对较低，但是椎动脉损伤的结果可能是灾难性的[52]。虽然有椎动脉损伤的报道，但是绝大多数研究的损伤风险接近 0%[37, 48, 53]。如果发现椎动脉损伤，最常规的处理方法是置入螺钉来压迫止血，很少需要做椎动脉修补。相比之下，文献报道根据不同的手术技术，平均每个患者神经根损伤的风险为 0%～25%[36, 37, 53, 54]。如果使用双皮质螺钉导致神经根刺激和疼痛，通常去除螺钉后会缓解。另外，Roy-Camille 报道，继发性后凸畸形（5°～20°）的发生率为 14.8%，虽然可能是多因素的，但与固定方法可能没有直接关系[4]。颈椎后路手术除了螺钉相关的并发症外还有伤口并发症和内固定引起的感染风险增加。

（八）微创手术入路

颈椎后路手术存在的问题成为了寻求微创入路侧块螺钉固定术的理由。虽然目前还没有关于微创入路侧块螺钉固定术和相关并发症的大宗病例报道，但是也有一些使用通道系统进行微创侧块螺钉固定术的个案报道[55-57]。微创入路的潜在优势包括有限的剥离降低了切口相关并发症，也可以避免损伤后方张力带结构。相反，其缺点包括手术视野有限，软组织阻挡可能影响控制进钉轨迹。从之前的病例报道发现，手术成功的关键在于通道的放置应与置钉轨迹一致，并且应该积极使用透视系统。虽然这些早期病例报道令人鼓舞，仍需要大量和长期的病例研究来证实微创入

路侧块螺钉固定术的有效性。

（九）典型病例

病例 33-1

35 岁，男性，在一次全地形车事故中造成 C_4 爆裂骨折、C_4 椎板骨折、Jefferson 骨折（C_1 爆裂骨折）。最初在外院治疗，行 C_4 椎体次全切、C_3～C_5 前路融合术（图 33-12A 和 B）。术后使用颈椎硬支具固定 14 周，直到转至我院。我们发现 C_1 侧块进行性增宽和颈椎前凸丢失持续加重。患者神经功能完好，无上肢疼痛或感觉异常主诉。

患者接受了 C_1～C_5 后路脊柱融合术，C_1 和 C_3～C_5 使用侧块螺钉固定（图 33-12C 至 E），C_2 使用椎弓根螺钉和椎板内螺钉固定。

病例 33-2

72 岁，男性，主诉出现双手力量减弱和疼痛，查体表现为脊髓型颈椎病。MRI 和 X 线片提示严重得多节段退行性改变（C_4～C_5、C_5～C_6、C_6～C_7 和 C_7～T_1）（图 33-13A 和 B）。患者接受了 C_5 和 C_6 椎体次全切、C_7～T_1 椎间盘切除、颈椎前方固定融合术（C_4～T_1）。该患者二期接受了后路脊柱融合术（C_4～T_1），C_4～C_7 使用侧块螺钉固定（图 33-13C 和 D）。

四、结论

椎板成形术是脊柱外科医生治疗多节段颈椎疾病（如 OPLL 和脊髓病变）的一种重要手段。减压治疗脊髓病变的主要目标是预防神经功能的进一步恶化，但是大多数患者术后神经功能会获得不同程度的改善。做好术前检查，选择合适的

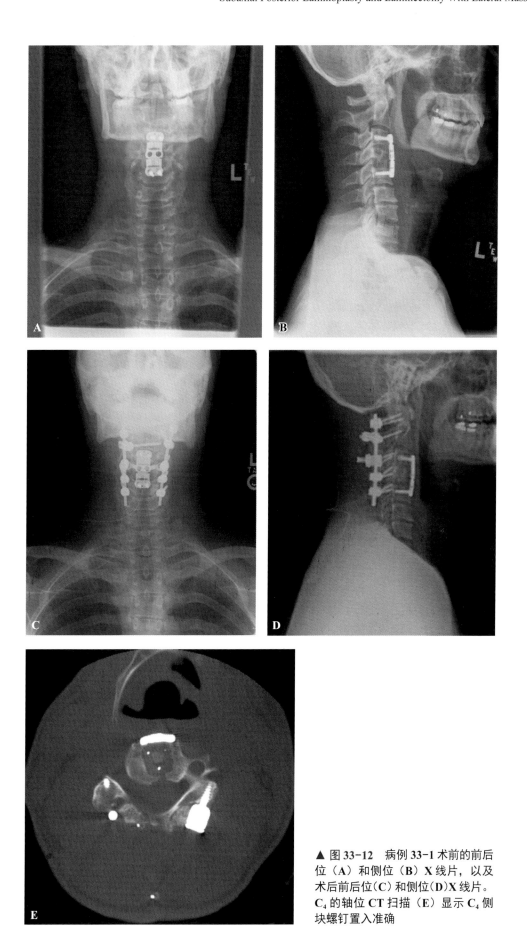

▲ 图 33-12 病例 33-1 术前的前后位（A）和侧位（B）X 线片，以及术后前后位（C）和侧位（D）X 线片。C_4 的轴位 CT 扫描（E）显示 C_4 侧块螺钉置入准确

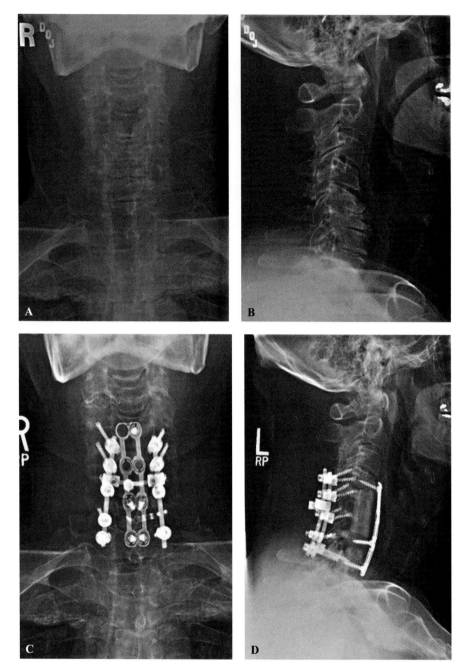

▲ 图 33-13　病例 33-2 术前的前后位（A）和侧位（B）X 线片，以及术后前后位（C）和侧位（D）X 线片

患者，椎板成形术可以使多数脊髓型颈椎病的患者获得良好甚至极佳的治疗效果。

　　侧块螺钉固定术的主要目标是获得可靠的骨性固定，同时避开附近血管神经结构。侧块螺钉固定术存在多种不同的技术方法，包括 Magerl 法、An 法和 Anderson 法，在颈椎不稳、畸形和退行性疾病中应用，可以促进颈椎后侧融合，已被证明是一种安全有效的方法。

下颈椎侧块螺钉固定
Subaxial Posterior Lateral Mass Fixation

Alfred J. Pisano　Melvin D. Helgeson　Todd J. Albert　著

赵永飞　译

第34章

一、概述

侧块螺钉是下颈椎后路手术的主要固定方式。侧块螺钉对技术要求不高，局部解剖变异少，安全可靠，而且有足够的生物力学强度，所以得到广泛应用。最开始普遍使用的是 Roy-Camille 侧块螺钉技术，后来学者们对该技术进行了改进和调整。

二、解剖

侧块是上下关节突之间的四棱柱，与椎动脉、神经根和关节突关节比邻。充分了解局部解剖结构对制订手术方案和安全置入侧块螺钉至关重要。

Ebraheim 等[1-7] 对侧块及周围解剖结构进行了细致的研究。他们发现[5]，在 $C_3 \sim C_6$ 区域，椎动脉孔在侧块背侧中点（下文中统称为侧块中点）前方 9.3～12.2mm；以侧块中点为参考，在 $C_3 \sim C_5$ 水平，椎动脉孔向内成角 5.3°～6.3°，在 C_6 水平则向外成角 3.2°～4.3°。置入侧块螺钉时，为保证置钉安全，要充分理解和掌握椎动脉孔的位置结构。按照 Roy-Camille 技术，向外成角 10° 置钉，在 $C_3 \sim C_5$ 是安全的，但是在 C_6 有损伤椎动脉的风险（图 34-1）。

很多研究阐述了神经根和侧块的位置关系，

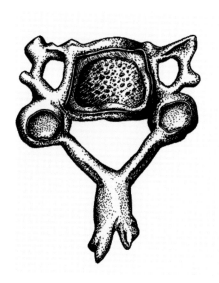
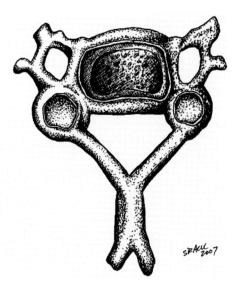

◀ 图 34-1　C_3 和 C_6 的轴向解剖图。在 C_6 层面，椎动脉更靠外侧

神经根从上关节突前方的神经根管发出。Xu 等 [6] 发现，在 $C_3 \sim C_6$，侧块中点与上位神经根的平均距离是 5.7mm，与下位神经根的平均距离是 5.5mm。增加侧块螺钉的头倾角度（Magerl 技术和 Anderson 技术），可以加大螺钉长度，但也增加了损伤上位神经根的风险 [7]。Heller 等 [8] 比较了 Roy-Camille 和 Magerl 两种技术的钉道，Roy-Camille 技术损伤神经根的风险是 10.8%，而 Magerl 技术的损伤风险是 26.8%。

如果置钉位置不佳，也可能会侵犯关节突关节。关节突向上成角，术中可以用神经剥离子探查关节突的角度。Magerl 技术向头侧成角 45°，与关节面平行，可以避免对关节突关节的侵犯。Heller 等 [8] 发现，2.4% 的 Magerl 螺钉侵犯关节突关节，而 Roy-Camille 螺钉侵犯关节突关节的比例高达 22.5%。

三、生物力学

侧块螺钉很大的一个优势是可以提供很好的生物力学强度。和椎板间钢丝固定相比，侧块螺钉可以提供更好的抗屈曲和旋转强度 [9, 10]，术后不易出现局部后凸 [11]。椎弓根螺钉确实可以提供更强的抗拔出力 [12, 13]，但是和其风险相比，这种力学强度的增加显得临床意义不大 [14, 15]。因此，平衡内固定的强度和安全性，侧块螺钉有明显优势。

侧块螺钉的置入方式不同，其力学强度也会有所差异。与 Roy-Camille 技术相比，Magerl 技术置入的螺钉更长，可提供更好的抗拔出力 [16]。Magerl 螺钉的抗负荷能也更强 [17]。Heller 等研究显示，双皮质固定比单皮质固定能提供更强的抗拔出力。但是，后来的几项研究并未发现此差异 [18-21]。双皮质固定后增加神经损伤的风险要大于所能提供的力学强度带来的好处 [22, 23]。然而，对于骨质疏松、类风湿疾病等局部骨质不佳的患者，双皮质固定还是有其优势的。

四、适应证和禁忌证

颈椎后路融合术的手术指征包括创伤性不稳、医源性不稳及各种原因（强直性脊柱炎、退变、炎性病变等）导致的颈椎畸形。侧块螺钉固定是 FDA 通过的可用于治疗上述疾病的方法。具体选择行前路手术、后路手术或者前后路联合手术，不在本章节讨论范围。侧块螺钉固定的相对禁忌证包括关节突发育异常、关节突骨折、局部解剖变异。

五、手术技术

欲行侧块螺钉固定，术前必须行 CT 和 MRI 检查，观察侧块的解剖结构和椎动脉走行。通过横突孔的大小，可以预知椎动脉是否存在变异。如果横突孔变大，说明该侧为椎动脉优势侧，置钉时要特别小心。评估完横突孔和侧块，可以制订具体置钉方案，明确钉道方向和螺钉长度。

使用 Mayfield 头架或 Garden-Well 头架，将患者俯卧位摆放。避免眼部受压 [24, 25]，同时要注意颈椎序列。通常，在置入内固定之前，行侧位透视，明确颈椎序列良好。

如果行神经功能监测，在摆体位之前予以监测，获取基线。不管是否行椎管减压，只要患者术前有神经受损表型，都建议行神经功能监测。

按照标准操作，从中线处分离肌肉，显露侧块。中线无血供，可保证出血最少。显露至棘突，行侧位透视，明确手术节段。骨膜下分离肌肉，显露至侧块外缘。要充分显露侧块外缘，但不要进一步向外显露，以避免不必要的难以控制的出血。用神经剥离子探查侧块边缘，为置钉做准备。

其他章节将会讨论椎板切除减压，在此，我们重点介绍侧块螺钉固定。

六、置钉技术

Roy-Camille 技术[26]（图 34-2）：进钉点为侧块后方的突起，或侧块的中点。钉道方向为向下垂直、向外成角 10°。如前文所述，该方法的优点是避免损伤神经，但是存在损伤椎动脉和侵犯下位关节突关节的风险。

Magerl 技术[27]（图 34-3）：进钉点为侧块中点向内 2～3mm，钉道方向与上关节突方向平行（约向头侧成角 45°）、向外成角 25°。该方法可以避免损伤椎动脉和下关节突，但是行双皮质固定时，损伤神经根的风险较大。

An 技术[28]（图 34-4）：进钉点为侧块中点向内 1mm，向头侧成角 15°、向外成角 30° 进钉。如 An 所述，该置钉方法是基于对局部解剖的研究。行双皮质固定时，腹侧于侧块的外上象

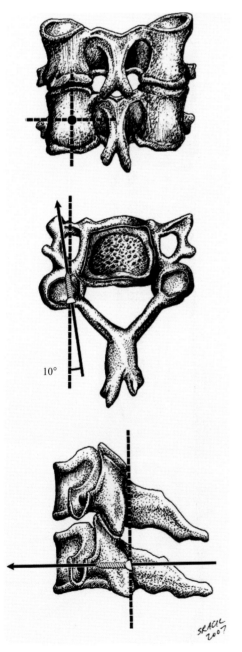

▲ 图 34-2　Roy-Camille 技术

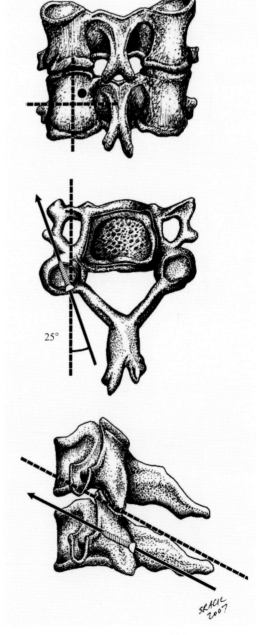

▲ 图 34-3　Magerl 技术

限固定，可以避开神经根。该方法兼具了 Roy-Camille 技术和 Magerl 技术的优点。

Anderson 技术[29]（图 34-5）：进钉点为侧块中点向内 1mm，向头侧成角 30°～40°、向外成角 10° 进钉。该方法与 Magerl 技术类似，只是进钉点稍偏外，向头侧和外侧成角较小。使用该方法时，即使受软组织和棘突限制，也较容易置钉。

棘突定位技术[21, 30]（图 34-6）：一些医生将置钉节段远端椎节的棘突作为置入侧块螺钉的参考。他们认为，参考远端棘突，操作简单，但是可能会出现 5°～10° 的钉道角度差别。

配合侧块螺钉，可以使用钉板系统或钉棒系统固定，各有其优缺点。总的来说，板的切迹低，但是不能进行撑开和加压。另外，受板上钉孔的影像，螺钉的进钉点也受到一定限制。钉棒系统对进钉点没有特别限制，也可以进行撑开和加压操作。可将棒塑形后置入万向螺钉的钉尾。但是，钉棒系统的切迹较高。目前，正研发新的

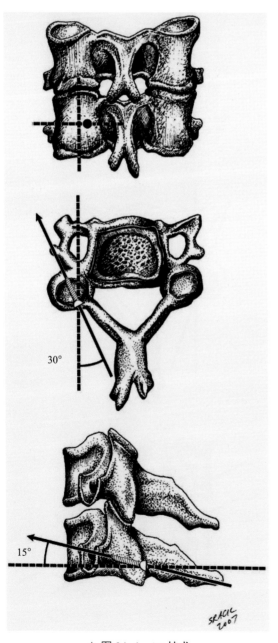

▲ 图 34-4 An 技术

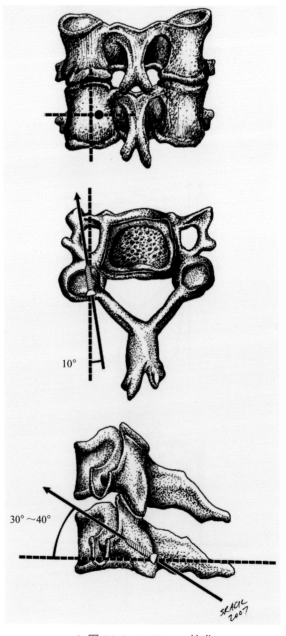

▲ 图 34-5 Anderson 技术

产品，以解决或弱化该不足之处。

使用的内固定系统不同，置钉步骤也有所差异。在此，我们描述笔者首选的内固定的置钉过程。用高速钻磨破侧块中点内侧 1mm 处骨皮质，按照 An 的方法，用手钻进行钉道准备，钻至腹侧皮质。通常，根据术前评估，将钻限深至 12～14mm。对于骨质疏松和类风湿疾病患者，术前仔细评估其局部解剖结构，如果安全，可行双皮质固定。准备好钉道，测量深度，置入自攻

螺钉。将棒预弯成前凸，置入钉尾，拧入螺帽。根据需要，予以撑开或加压，拧紧并锁定螺帽。如果后方张力带结构受损（如创伤、椎板切除），我们会选择使用横连接。但是，不能为了置入横连接而破坏后方张力带结构。

如果初次置钉不佳，可予以调整，换用直径 4mm 的螺钉，改用 Roy-Camille 技术。必要时，在下位颈椎，可改用椎弓根螺钉。

颈椎后路手术切口并发症的发生率很高，完成内固定相关操作后，需仔细缝合切口。多层（5 层）缝合软组织，以保证其对接良好。通常，我们使用深层和浅层两根引流管。置入深层引流管、严密缝合深筋膜后，不能有血液从深筋膜处流出。

七、术后处理

关于术后制动时间，目前没有统一标准。单纯后路手术者，如果术中内固定牢靠，建议术后 4 周内予以硬颈托制动。4 周以后，改用软颈托，允许患者行颈部轻微的活动锻炼。术后 6～8 周，在理疗师指导下进行颈部强化训练。术后 12 周，如果影像学显示局部融合良好，可让患者恢复日常活动，但是不能行头部活动过于激烈的冲撞性运动。不同患者完全恢复正常体育锻炼的时间不尽相同，一般在术后 1 年以后，影像学显示融合牢靠。

八、效果和并发症

侧块螺钉是 FDA 通过的用于下颈椎融合的内固定方式。大量数据已证明其安全性和有效性。一项针对 9 组病例、637 例患者的系列回顾分析研究显示 [31]，侧块螺钉固定后，融合率可达 97%。与钢丝固定相比，侧块螺钉更牢靠。同一术者不同病例的对比分析研究显示 [32]，钢丝固定

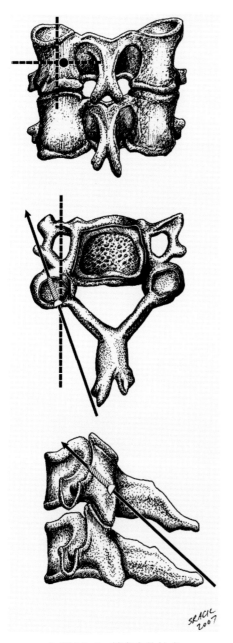

▲ 图 34-6 棘突定位技术

术后假关节发生率为 3.1%，复位丢失率为 6.2%，而侧块螺钉联合钢板固定术后相关并发症的发生率为 0%。

另外有长期随访研究进一步证实侧块螺钉的安全性。侧块螺钉固定最常见的并发症是切口感染，但是最严重的并发症是椎动脉和神经根损伤。多项研究证明 [23, 33, 34]，侧块螺钉固定损伤椎动脉的风险几乎是 0%。有学者对 758 例侧块螺钉固定的患者进行系统分析研究 [31]，发现 2715 枚螺钉中有 1.5% 侵犯了横突孔，但无患者出现椎动脉损伤。另外，侧块螺钉也可用于颈椎畸形。一项研究分析了冠状面 / 矢状面畸形、侧块发育异常患者行侧块螺钉固定的安全性 [35]，21 例患者的 212 枚侧块螺钉，均未损伤椎动脉。损伤椎动脉的后果是灾难性的 [36]。一旦出现椎动脉损伤，最常用的办法是将螺钉拧入，起到填塞压迫止血的作用。极少数情况下，需要行椎动脉修补术。

侧块螺钉损伤神经根也是临床少见的并发症。一项研究回顾分析了 11 组病例的 1041 例患者 [31]，1% 由于侧块螺钉导致神经根损伤，单根螺钉出现神经根损伤的概率是 0.14%。侧块螺钉导致神经根激惹，通常可以解决。Graham 等 [22] 研究的一组病例中，1.8% 患者由于螺钉导致根性疼痛，去除螺钉后，所有患者症状均缓解。

另外，术者必须了解，神经根张力增大，也会导致神经功能受损，这与螺钉位置无关。侧块螺钉能够提供强大的矢状面矫形能力，可能会导致神经根牵张受损，特别是 C_5 神经根。

九、微创技术

颈椎后路手术切口相关并发症较高，所以有学者探索微创侧块螺钉置入技术。微创入路的优势是肌肉剥离少、保留后方张力带的完整性，可减少切口相关并发症。但是，由于显露范围小，可能存在局部解剖结构视野不足、软组织影响置

钉等情况。目前，还没有长期随访数据证实该技术的可行性。但是，有一项 2 年的随访研究证明微创置入侧块螺钉可行 [37]。术者在通道下从颈椎后路对 18 例患者置入 77 枚侧块螺钉，术后都予以 CT 扫描，均无血管神经损伤。末次随访时，所有患者实现骨性融合。另有一些少量病例报道通道下置入侧块螺钉，但是需要术中大量透视 [37-40]。

十、典型病例

（一）病例 1

女性，63 岁，右上肢放射痛至拇指，行走不稳，运动功能受损。术前影像学检查显示后纵韧带骨化，脊髓严重受压，颈椎生理曲度良好（图 34-7 和图 34-8）。同时，患者存在 $C_6 \sim C_7$ 右侧椎间孔狭窄。鉴于患者由于后纵韧带骨化导致脊髓神经根受损、颈椎生理曲度存在，予以颈椎后路椎板切除、$C_3 \sim T_1$ 固定融合、$C_6 \sim C_7$ 椎间孔减压术。

术中予以 $C_3 \sim C_5$ 侧块螺钉固定，C_7、T_1 椎弓根螺钉固定（图 34-9 和图 34-10）。由于 C_5、C_6、C_7 的钉尾距离太近，所以未行 C_6 螺钉固定。固定完成后，予以减压。术后硬颈托制动 6 周。

（二）病例 2

女性，69 岁，主诉上肢放射痛，既往行 $C_4 \sim C_6$ 椎体次全切和 $C_6 \sim C_7$ ACDF。术前影像学检查发现 C_7 螺钉周围有透亮区，颈椎过屈位 X 线片显示后方棘突间隙增宽（图 34-11 和图 34-12）。CT 显示 $C_6 \sim C_7$ 假关节形成，MRI 显示 $C_6 \sim C_7$ 双侧椎间孔狭窄。考虑到患者 $C_6 \sim C_7$ 假关节形成和双侧神经根受损，予以后路 $C_4 \sim C_7$ 固定融合、$C_6 \sim C_7$ 双侧椎间孔减压手术。

术中予以 C_4、C_5 侧块螺钉固定，C_7 椎弓根螺钉固定（图 34-13 和图 34-14）。行双侧椎间孔减压，局部去皮质、植骨融合。

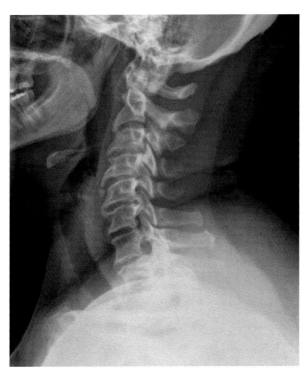

▲ 图 34-7　侧位 X 线片显示颈椎弥漫性增生退变，生理曲度可

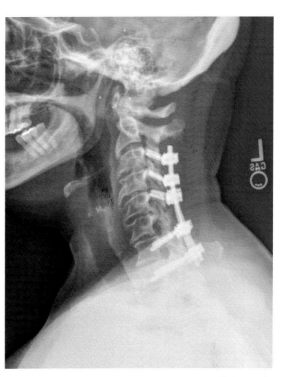

▲ 图 34-9　侧位 X 线片显示 C_3～C_5 侧块螺钉固定、C_7～T_1 椎弓根螺钉固定、C_3～C_6 椎板切除

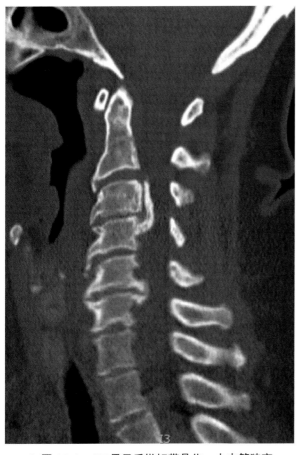

▲ 图 34-8　CT 显示后纵韧带骨化，中央管狭窄

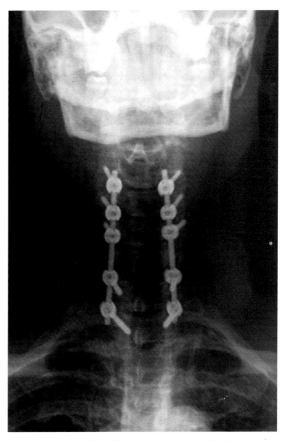

▲ 图 34-10　正位 X 线片显示 C_3～C_5 侧块螺钉固定、C_7～T_1 椎弓根螺钉固定

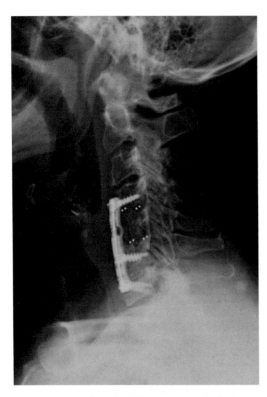

▲ 图 34-11 侧位 X 线片显示 $C_4 \sim C_6$ 椎体次全切、$C_6 \sim C_7$ ACDF，C_7 螺钉周围有透亮区

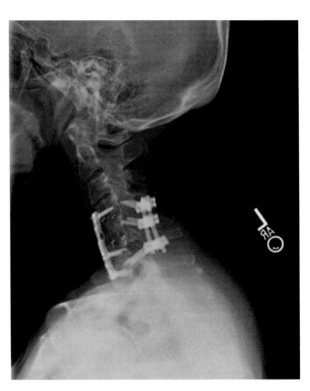

▲ 图 34-13 术后侧位 X 线片显示 C_4、C_5 侧块螺钉固定，C_7 椎弓根螺钉固定

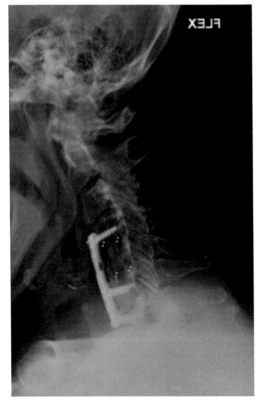

▲ 图 34-12 侧位过屈位 X 线片显示 $C_6 \sim C_7$ 后方棘突间距增宽，假关节形成

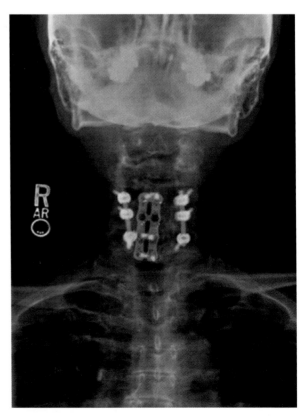

▲ 图 34-14 正位 X 线片显示 C_4、C_5 侧块螺钉固定，C_7 椎弓根螺钉固定

下颈椎椎弓根螺钉内固定
Subaxial Cervical Pedicle Screw Fixation

Kuniyoshi Abumi　Hitoshi Haba　Tatsuto Takeuchi　著

罗小辑　黄天霁　译

第 35 章

一、概述

椎弓根螺钉内固定在治疗多种脊柱疾病时相较于其他内固定方式有诸多优点。尽管目前其在腰椎和胸椎的运用已得到脊柱外科医生的广泛认可，但在上胸椎采用该术式仍相对保守。Leconte 等报道了在上颈椎 hangman 骨折中采用 C_2 的直接椎弓根内固定术[1]。而在中、下颈椎（除 C_7 外），椎弓根螺钉内固定术被视为有较高的神经血管损伤风险。此外，颈椎的侧块螺钉技术也已被广泛接受，其与椎弓根螺钉固定技术相比操作难度更小。然而，生物力学研究显示椎弓根螺钉固定技术比包括侧块螺钉固定在内的其他颈椎内固定方法具有更好的稳定效果[2, 3]。Johnston 等在一项使用人类尸体标本的生物力学研究中证明，颈椎椎弓根螺钉能显著降低骨与螺钉界面松弛的概率，并且在疲劳试验中具有更高的强度。由于其坚强内固定的作用而能够较好地矫正并重建正常的生理结构[4, 5]。此外，还可在枕颈区及颈胸交界区获得充分的矫正[6]。由于其不需要椎板作为稳定锚定结构，在颈椎后路一期减压稳定和椎板切除后行后方重建中具有重要的应用价值。另一方面，颈椎椎弓根螺钉仍不能完全避免因置钉位置不佳造成的神经血管并发症风险[7-9]。所以彻底了解局部解剖学基础和应用成熟的外科技术对于颈椎椎弓根螺钉来说是必不可少的条件。

二、适应证、局限性和禁忌证

（一）适应证

椎弓根钉内固定术可应用于几乎所有需要颈椎后路固定重建的情况，包括颈枕区、整个颈椎、颈胸交界区。这种术式在椎板或侧块因术后解剖结构紊乱或明显骨质疏松等情况不足时特别有用。颈椎椎弓根螺钉固定可以更好地矫正后凸畸形和侧弯畸形。因此，颈椎下段退行性病变，如伴有后凸畸形的脊髓型颈椎病或神经根型颈椎病、后纵韧带骨化伴后凸引起的脊髓病、椎板成形或椎板切除等后路减压术后出现的脊柱后凸等都是可能的适应证。根据 Suda 等的临床研究，对于伴有局部后凸超过 13° 的脊髓型颈椎病，后路减压治疗效果不佳，建议采用前路减压加植骨融合或同时后路减压矫正后凸畸形[10]。有节段性不稳定需要后路减压的退变性颈椎也可以通过椎弓根螺钉内固定同时减压和稳定来处理。另外，该手术有利于稳定因神经根或脊髓减压引起的不稳定运动节段，有利于挽救既往的前路手术。

（二）禁忌证和局限性

脊柱后方或环形的感染患者禁用椎弓根螺钉固定。椎体前部被严重破坏的外伤性颈椎需要辅助前路手术（表 35-1）。下列条件的椎弓根也不适宜螺钉置入（表 35-2）。

- 椎弓根被破坏、肿瘤侵犯或明显的骨质疏松。
- 椎弓根缺如或椎弓根过小。
- 椎弓根轴和矢状面的角度非常大。
- 椎弓根与椎动脉解剖异常。

三、具体的术前注意事项

（一）椎弓根大小

有些患者的椎弓根直径太小，螺钉难以置入[11]。术前斜位片对评价椎弓根的大小有重要价值。在斜位片中，对侧椎弓根在椎体上投影呈卵圆形，便于测量椎弓根的外、内径（图 35-1）。计算机断层扫描（CT）在骨窗上有助于椎弓根形态测量和椎弓根大小的评估，这使外科医生能够

表 35-1　颈椎椎弓根螺钉内固定术的局限性、相对适应证和禁忌证

脊柱疾病	相对适应证、局限性和禁忌证	推荐和替代性手术方案
创伤性疾病		
显著的前柱损伤	局限性	前路补充手术
单独的前柱损伤	相对适应证	前路钢板固定
感染性疾病		
后柱感染	禁忌证	前路手术
环形感染	禁忌证	前后路联合手术和 Halo 外固定支架
前柱感染	局限性	前路手术和 Halo 外固定支架
显著的骨质疏松	局限性	长节段固定

选择合适的椎弓根螺钉的直径、长度和冠状面置钉方向。图 35-2 显示同一椎体左右椎弓根的直径差异。同一椎体左右椎弓根直径的差异提示优势椎动脉在椎弓根直径较小的一侧。1.0～1.5mm 的薄层 CT 扫描有助于准确评估椎弓根直径。根

表 35-2　不宜置钉的椎弓根和椎动脉情况

椎弓根	椎弓根缺如
	椎弓根直径过小
	椎弓根轴与矢状面角度过大
	椎弓根因外伤或肿瘤而破坏
椎动脉	同侧椎动脉通过椎弓根走行于椎体
	对侧椎动脉闭塞

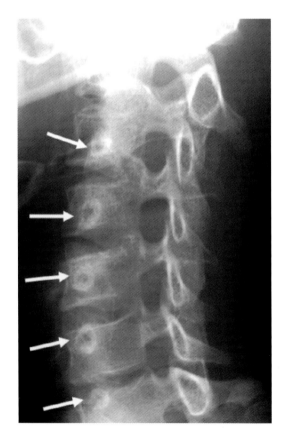

▲ 图 35-1　斜位片

对侧椎弓根在椎体内的投影呈卵圆形（箭）（经许可转载，引自 Abumi K, Ito M, Kotani Y. Cervical pedicle screw fixation. In：Herkowitz HN, Cervical Spine Research Society，eds. The Cervical Spine Surgery Atlas . 2nd ed. Philadelphia, PA：Lippincott Williams & Wilkins；2004：411–422.）

据以往的形态学研究，大多数颈椎的椎弓根外径 > 5mm，可以置入螺钉[11]。如果椎弓根外径 < 4mm，可能会出现置钉困难甚至不能置钉，需要选用其他的内固定方式来进行替代。

（二）椎弓根轴的角度

根据 Reinhold 等的解剖学研究，椎弓根纵轴与矢状面的夹角为 30°～62°，平均为 46°。最小夹角在 C_7，最大在 C_4[12]。该研究结果与 Karaikovic 等的研究相似[11]。对于椎弓根轴与矢状面角度较大的椎体置钉，损伤椎动脉和脊髓的风险较高（图 35-3）。

（三）椎动脉的解剖

术前椎动脉形态的评估对预防椎动脉损伤等严重并发症有重要意义。由于椎动脉闭塞常有来自对侧的侧支和 Willis 环提供血供，所以很少有症状[13]。然而，如果 Willis 不完整时出现了优势椎动脉的损伤，就会发生严重的神经并发症。磁共振血管造影（MRA）和 CT 血管造影（CTA）可以反映椎动脉的左右优势型和解剖变异及 Willis 环的情况。所以对于存在或怀疑有血管异常的患者应进行 MRA 或 CTA 检查。有时椎动脉有时会迂曲进入椎体，形成一个环，此时在同侧椎弓根进行置钉可能对椎动脉有较大风险

（图 35-4）。

四、手术步骤

（一）手术室的准备与患者体位

笔者更倾向于站在患者的头侧，以确保置钉的左右对称，而其他助手通常站在患者的左侧。C 形臂显示器则放置在患者左侧靠近骨盆的位置，便于医生查看（图 35-5A）。患者俯卧在使用了马蹄形枕或 Mayfield 头架的 Relton-Hall 支架上。术中用绷带将肩膀向尾部牵拉，以便对下颈椎进行术中侧位透视（图 35-5B）。

（二）视野显露

皮肤切口通常比标准的棘突连线要长。拟固定的最上椎体靠近头端的邻近椎板应完全显露，并注意保护周围小关节囊。从外侧切开椎旁肌肉，显露侧块的外缘，以便精确决定螺钉的内外侧进针点。

（三）内置物

颈椎椎弓根螺钉的直径选择范围为 3.5～4.5mm。然而，必须选择合适直径的型号以获得螺钉螺纹对椎弓根皮质骨的足够把持力。根据 Karaikovic

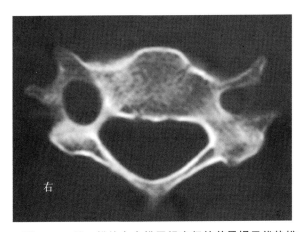

▲ 图 35-2　同一椎体左右椎弓根直径的差异提示优势椎动脉位于椎弓根直径较小的一侧

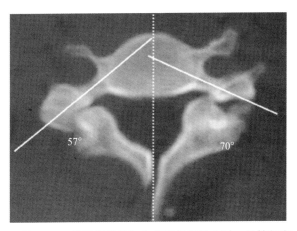

▲ 图 35-3　椎弓根轴线与矢状面角度极大时，尽管仍有可能置钉，但损伤椎动脉和脊髓的风险较大

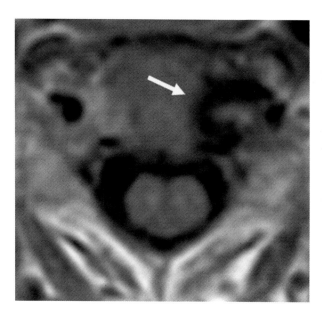

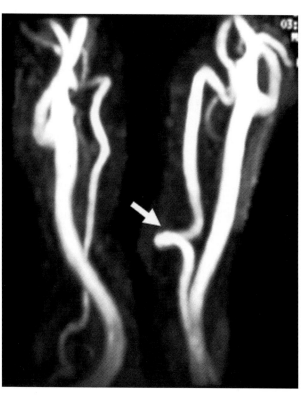

▲ 图 35-4　椎动脉形成的环（箭）：椎动脉有时会迂曲进入椎体，形成一个环，此时在同侧椎弓根进行置钉，损伤椎动脉的风险很高

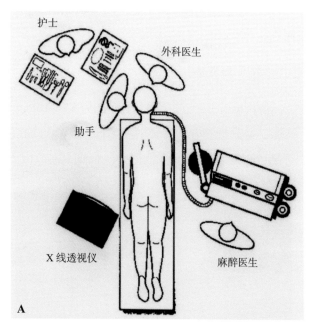

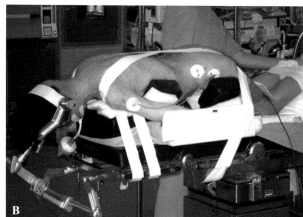

▲ 图 35-5　手术室准备和体位

A. 手术室的准备；B. 用 Relton-Hall 体位架和 Mayfield 头架摆体位（经许可转载，引自 Abumi K，Ito M，Kotani Y. Cervical pedicle screw fixation. In：Herkowitz HN，Cervical Spine Research Society，eds. The Cervical Spine Surgery Atlas. 2nd ed. Philadelphia，PA：Lippincott Williams & Wilkins；2004：411–422.）

等的解剖学研究，除 C_2 外，颈椎椎体前方没有安全区可以在不靠近重要的周围结构下达到椎弓根螺钉的双皮质把持。因此，对于 $C_3 \sim C_7$ 椎体，螺钉长度的选择通常为 20mm 或 24mm。对 C_2 椎体而言，有时则需要 24mm 或更长的螺钉直至到达前方皮质来增加其稳定性。有时还需要有限的锁紧机制来连接螺钉和板 / 棒，以获得坚固的稳定效果。对于螺钉的纵向连接物，则建议采用棒而不是钢板进行多节段固定。

（四）椎弓根螺钉内固定

1. 置钉

（1）徒手置钉：C_2 椎板的头侧边缘是 C_2 螺钉置入的标志。为了确定 C_2 螺钉的进钉点，可将小号的神经剥离子沿椎板头侧边缘至椎弓根内侧表面插入椎管（图 35-6）。C_2 椎弓根的角度应为横切面中线内侧 15°～25°。

$C_3 \sim C_7$ 的椎弓根进钉点则位于关节突中心略偏外侧并靠近上位椎体的下关节突下缘。颈椎的

关节突外侧缘约在椎弓根水平有一切迹。椎弓根则大约位于 C_2 和 $C_3 \sim C_6$ 的外侧切迹下方，在 C_7 则稍高于切迹水平（图 35-7）[14]。解剖上椎弓根轴在横切面上的度数范围为 24°（C_7）～60°（C_5）[12]。矢状面上大角度的置钉比较困难。然而，由于颈椎的椎弓根长度较短，置钉角度可小于解剖上的角度。本书作者在 $C_3 \sim C_7$ 的椎弓根常倾向于在矢状面 25°～45° 角的方向置入螺钉。在使用高速磨钻切除关节突的外侧部分将椎弓根入口处打磨成"漏斗"状的凹陷后，外科医生可获得更多的进钉角度（图 35-8）。此外，多数情况下外科医生可使用刮匙直接看到这个椎弓根凹陷[15]。钻孔后，将探针、丝锥和螺钉置入椎弓根，并通过侧位片确定方向和深度是否正确（图 35-9）。Yukawa 等的研究表明斜位片的应用可增加螺钉的置入成功率[9]。作者则建议使用椎

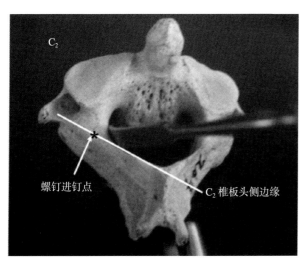

▲ 图 35-6　C_2 椎弓根螺钉进钉点

C_2 椎板的头侧边缘是 C_2 螺钉置入的标志。为了确定 C_2 螺钉的进钉点，可将小号的神经剥离子沿椎板头侧边缘插入椎管直至探及椎弓根内侧面（经许可转载，引自 Abumi K，Ito M，Kotani Y. Cervical pedicle screw fixation. In：Herkowitz HN，Cervical Spine Research Society，eds. The Cervical Spine Surgery Atlas. 2nd ed. Philadelphia，PA：Lippincott Williams & Wilkins；2004：411–422.）

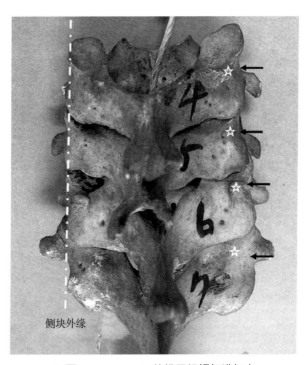

▲ 图 35-7　$C_3 \sim C_7$ 的椎弓根螺钉进钉点

照片示进钉点（星号）和外侧椎旁切迹（黑箭）。椎弓根大约位于 C_2 和 $C_3 \sim C_6$ 的外侧切迹下方，在 C_7 则齐平或稍高于切迹水平（引自 Abumi K，Ito M，Kotani Y. Cervical pedicle screw fixation. In The Cervical Spine Surgery Atlas. 2nd ed. Edited by Cervical Spine Research Society. 2004；Philadelphia，PA：Lippincott Williams Wilkins. 411–422.）

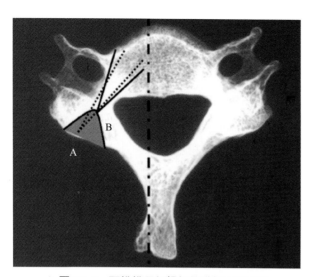

▲ 图 35-8　颈椎椎弓根螺钉的进钉点和方向
用高速磨钻在进钉点沿进入椎弓根髓腔的方向，漏斗状磨除部分关节突外侧部（灰色区域），进钉点从"A"点移到靠近椎弓根髓腔入口的"B"点后，外科医生可获得更自由的置钉角度

弓根探测仪辅助探查和攻丝后再确认螺钉的置钉路径。

最薄的椎弓根皮质通常在外侧[11]。因此，外科医生在探查和攻丝及置入螺钉时应牢记这一点。通过椎弓根峡部置钉时，椎弓根内侧皮质必须作为安全标记（图 35-10）。对于解剖结构正常的患者，不需要钻头穿透侧块皮质或钻一个孔以推进螺钉。然而，颈椎的神经分叉口在靠近椎弓根的椎体基部，以至于有时用椎弓根探针通过此处比胸椎、腰椎更难。在这种情况下，连接处可以使用小型磨钻以便探针进入椎体。在节段严重不稳如双侧小关节脱位患者中，探针探查和攻丝会增加医源性脊髓损伤的风险。在这种情况下，可以在使用探针或攻丝前，用一个小型磨钻先创建通道。对于颈椎椎弓根因硬化改变或椎弓根过小而缺乏髓腔的情况下，则因为探针或高速磨钻有从椎弓根滑出的趋势而不适宜进行椎弓根螺钉置钉（图 35-11）。

椎弓根螺钉置钉角度在矢状面上应与 $C_5 \sim C_7$ 的上终板平行，在 $C_2 \sim C_4$ 稍向头侧倾斜。C_2 螺钉则通常垂直于椎体的前方皮质（图 35-12）。

（2）置钉的现代技术：计算机辅助引导下的椎弓根螺钉系统显著提高了置钉的准确性[12, 16, 17]。Takahata 等报道了一种新技术，即在 C 形臂锥形束辅助下实现术中 CT 三维成像的引导，无须使用导航系统即能使颈椎椎弓根螺钉安全、准确地置入[18]。3D 模板用于下颈椎具有费用更低、易使用、减少手术时间和辐射暴露、可多中心使用等特点（图 35-13）[19]。未来随着技术的进一步改进和发展，不仅能提高外科手术技术，还能进一步提高颈椎椎弓根螺钉技术的安全性。

2. 纵向连接器的应用

退行性疾病患者的神经孔有时候在术前就存在狭窄。前移的复位或后凸矫治引起的椎间孔狭窄，存在医源性神经根损伤的危险。斜面重建 CT 对神经孔的大小提供了有用的信息。而在螺钉拧紧过程中会出现过度复位的情况，此时在钢板 / 棒下使用螺钉垫片是有助于防止这一情况。在脊柱后凸矫形过程中，对于因退行性改变而导致的神经孔狭窄患者，外科医生需避免使用过大的压缩力量。对于神经孔明显狭窄的节段，建议行预防性椎间孔切开成形术。

在颅颈交界处有严重畸形的患者，椎动脉有时会单侧闭塞。此类患者中，椎体序列的显著改变会增加对侧动脉的阻塞风险。在复位过程中，在寰枕外侧部或寰枢椎水平使用动脉超声多普勒来确认血流，可使畸形的纠正更安全。

在使用钢板 / 棒前，侧块和椎板的皮质必须磨削，并放置从棘突和椎板获得的自体骨，最后螺钉通过钢板 / 棒进行连接。单节段或双节段固定宜采用简单的钢板内固定。然而，多节段固定时冠状面的方向可能是随机变化的。因此，对于超过三节段的多节段固定，建议使用具有更大螺钉连接自由度的棒而不是钢板。对于椎管狭窄的患者，在使用钢板或棒之前，必须先用椎板切除或椎板成形术进行后路减压，因为在螺钉纵向连接后椎体序列的改变可能会导致神经损伤。

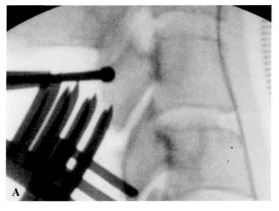
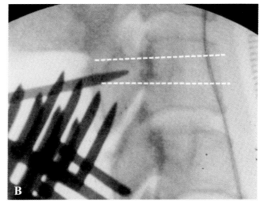
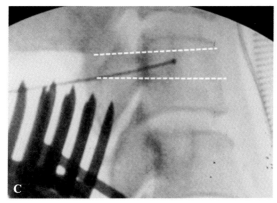
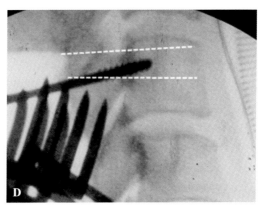
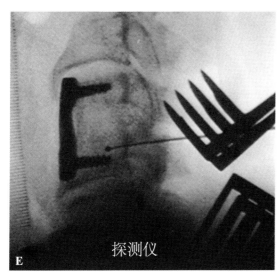

探测仪

▲ 图 35-9　侧位片辅助椎弓根螺钉的置入

A. 两个神经拉钩钩住双侧下关节突顶端，当其重合时提示 X 线投影适当；B. 利用高速磨钻钻出进钉孔，探针、丝锥和螺丝必须位于两虚线之间。C. 探针；D. 攻丝；E. 探测仪。笔者建议在使用椎弓根探测仪探查和攻丝后，确认置钉的路径

五、并发症（表 35-3）

（一）置钉引起的直接并发症

根据笔者在 1990—2017 年进行的 620 例颈椎椎弓根螺钉固定术的经验，神经血管并发症的发生率相对较低。有 6 例神经血管并发症直接归因于螺钉插入颈椎椎弓根，其中 2 例为椎动脉损伤，另外 4 例为直接与螺钉相关的神经根病。1 例 $C_6 \sim C_7$ 压缩牵张型损伤患者，在术中因为对骨折的椎弓根进行攻丝时发生椎动脉损伤。通过将骨蜡封堵到进钉孔中出血立即停止，并通过单侧钢板进行了固定。1 例接受寰枕固定的患者发生了由 C_2 椎弓根螺钉侧向移位导致的椎动脉阻

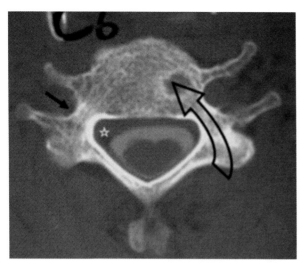

▲ 图 35-10　颈椎椎弓根皮质

最薄的椎弓根皮质多半为外侧皮质（黑箭）。此外，颈椎在硬膜和椎弓根的内侧缘之间有一个空间（星号）。必须以内侧椎弓根皮质为安全参照，通过椎弓根峡部将螺钉置入椎体（弯箭）

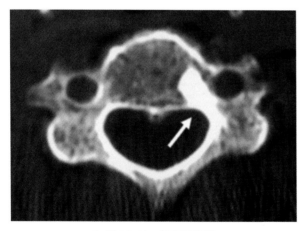

▲ 图 35-11　椎弓根硬化

对椎弓根因硬化（箭）而缺乏髓腔或椎弓根过小的情况下则不适宜进行椎弓根螺钉置钉

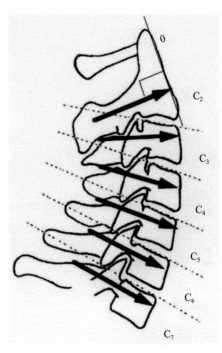

▲ 图 35-12　矢状面上的置钉角度

椎弓根螺钉置钉角度在矢状面上应与 $C_5 \sim C_7$ 的上终板平行，在 $C_2 \sim C_4$ 稍向头侧倾斜。C_2 螺钉则通常垂直于椎体的前方皮质（经许可转载，引自 Abumi K, Ito M, Kotani Y. Cervical pedicle screw fixation. In: Herkowitz HN, Cervical Spine Research Society, eds. The Cervical Spine Surgery Atlas. 2nd ed. Philadelphia, PA: Lippincott Williams & Wilkins; 2004: 411–422.）

表 35-3　颈椎椎弓根螺钉固定术可能的并发症

直接由置钉所致的并发症
<ul><li>椎动脉损伤<ul><li>螺钉对动脉的损伤</li><li>螺钉阻塞动脉</li></ul></li><li>由上方 / 下方螺钉所致的神经根病</li><li>由置钉导致的脊髓损伤</li><li>由探针、丝锥或螺钉所致的食管穿孔</li><li>由螺钉所致的邻近节段破坏</li></ul>
非置钉直接导致的并发症
<ul><li>神经根病<ul><li>由医源性椎间孔狭窄引起</li><li>由神经根栓系效应引起</li></ul></li><li>由脊柱后凸矫正引起的医源性椎管狭窄导致的脊髓损伤</li><li>邻近节段的进行性退变</li></ul>

塞。但这 2 例未观察到因脑缺血引起的神经系统进一步的并发症，并且也获得了牢固的融合。在 3 例患者中发现了由置钉引起的神经根病。1 例由于 C_6 椎弓根钉螺纹向上切出所致的 C_6 神经根损伤患者，在随访过程中自行恢复，无须取出螺钉。2 例由于 C_4 螺钉向下切出引起的 C_5 神经根损伤病例和 1 例 C_7 螺钉头侧切出合并肌无力的病例在螺钉去除后恢复正常。我们的多中心研究表明，类风湿性关节炎患者的不良置钉发生率明显高于其他病理类型[8]。位置不良的螺钉中有 79.7% 是偏外侧。尽管在 2 例类风湿病患者中观察到术中椎动脉损伤，但在至少 2 年的随访中未发现严重并发症。

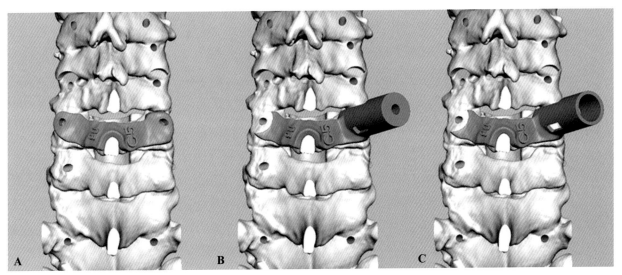

▲ 图 35-13　由 3D 打印制作的螺钉导向模板

Kaneyama 等的研究表明，3D 打印机制作的螺钉导向模板支持在中段颈椎精确置钉，可防止术中颈椎序列改变时出现置钉失误。图中分别显示了螺钉进钉点（A）、钻头导向模板（B）和螺钉导向模板的位置（C）［引自 Kanayama S，Sugawara T，Sumi M. Safe and accurate midcervical pedicle screw insertion procedure with the patient-specific screw guide template system. Spine（Phila Pa 1976）2015；40：341-348.］

（二）非置钉直接引起的并发症

根据作者对颈椎椎弓根螺钉固定术的多中心研究，在 2.6% 的颈椎后凸矫治病例中存在医源性椎间孔狭窄导致神经根损伤等间接并发症。C_5 神经根病变比其他神经根更常见，并且最常见于每个节段的矫正度超过 9.7° 的患者[20]。因此，术前 CT 扫描是评估和预测术后椎间孔狭窄的必要手段，尤其是在退变病例中需进行后凸畸形矫正者，建议采用 $C_4 \sim C_5$ 椎间孔切开术进行预防性减压。神经孔狭窄的情况可通过附加手术明确，如不移除螺钉的椎间孔切开术。在我们的病例中，大多数患者的医源性神经根病得到完全恢复。一名 11 岁的女孩在术后 1 周观察到一种神经根病，该女孩接受了椎板切除术后后凸畸形的矫正。术后 CT 显示无椎间孔狭窄的迹象。推测其神经根病是神经根的栓系作用和后凸畸形的纠正引起的，观察 2 个月后自愈。

在 6 例患者中观察到相邻活动节段的逐渐退行性变化：4 例具有破坏性脊柱关节病（DSA）的患者和 3 例因类风湿性关节炎而导致寰枢椎半脱位和下颈椎损伤的患者。7 例患者中有 6 例采用椎弓根螺钉固定术增加了融合节段。

六、典型病例

（一）脊髓型颈椎病伴单节段不稳 1 例

无内固定的椎板成形术或前路减压和前路固定是治疗脊髓型颈椎病的常用手术方法。手术方式的选择必须根据脊髓压迫的情况、脊髓的稳定性、外科医生的经验及其他因素而有所不同。对于伴有节段性不稳的脊髓型颈椎病患者，椎板成形术可能需要增加额外的稳定装置。图 35-14 示 1 例脊髓型颈椎病伴 $C_6 \sim C_7$ 失稳和 C_6 前滑脱。脊髓前方被突出的椎间盘压迫，后方被增厚的黄韧带压迫（图 35-14A 和 B）。采用 C_6、C_7 后路减压椎板切除及 $C_6 \sim C_7$ 椎弓根螺钉内固定。前方的滑脱减少，脊髓病获得满意的改善（图 35-14C 至 F）。

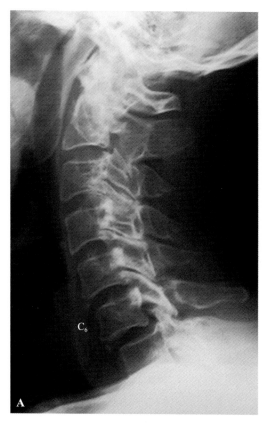

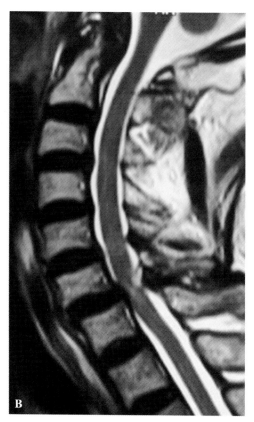

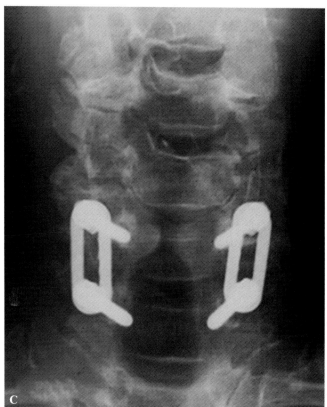

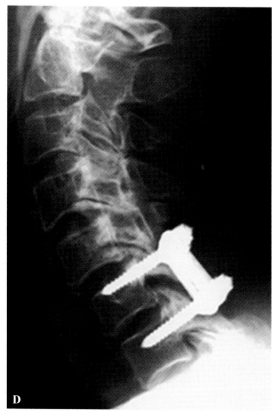

▲ 图 35-14　脊髓型颈椎病伴单节段不稳

A. 1 例脊髓型颈椎病伴 C₆~C₇ 节段性不稳和 C₆ 前滑脱；B. 脊髓前方被突出的椎间盘压迫，后方被增厚的黄韧带压迫；C 和 D. 行 C₆、C₇ 后路椎板切除减压术和 C₆~C₇ 椎弓根螺钉固定术。前滑脱纠正，脊髓病获得满意改善

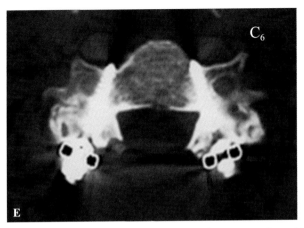
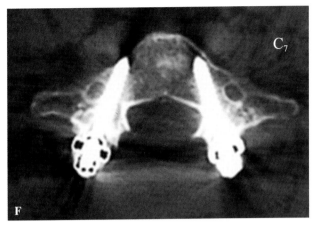

▲ 图 35-14（续）　脊髓型颈椎病伴单节段不稳

E 和 F. 术后 CT 示螺钉位置良好

（二）椎板切除术后脊柱后凸畸形行挽救性手术 1 例

1 例后纵韧带骨化患者合并重度脊髓病。初次行手术减压切除 C_1 后弓和 $C_2 \sim C_6$ 的单开门椎板成形术，术后脊髓病的症状改善。然而，脊髓病在初次手术后 3 年内再次恶化，并伴有后凸畸形的进展（图 35-15A 和 B）。脊髓造影后的 CT 矢状面重建显示脊髓从 $C_2 \sim C_5$ 被骨化的前方韧带压迫；然而，脊髓后方无压迫（图 35-15C）。挽救性手术采用 $C_2 \sim C_5$ 固定矫正脊柱后凸畸形，未行后路减压。术前脊柱后凸 13°矫正为术后脊柱前凸 4°，脊髓病再次改善（图 35-15D）。脊髓病后的 CT 显示骨化韧带导致的脊髓前方压迫减轻（图 35-15E）。

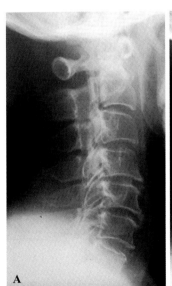
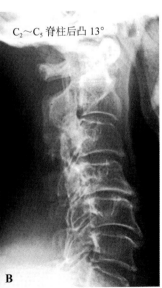
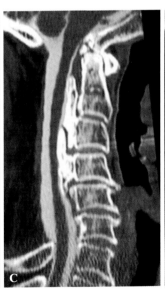
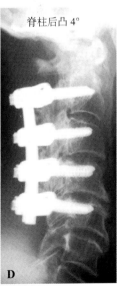

▲ 图 35-15　椎板切除术后脊柱后凸畸形翻修手术

A. 后纵韧带骨化合并重度脊髓病；B. 初次手术减压切除 C_1 后弓和 $C_2 \sim C_6$ 的单开门椎板成形术术后脊髓病的症状改善令人满意。然而，脊髓病在初次手术后 3 年内再次恶化，并伴有后凸畸形的进展。C. 脊髓造影后的 CT 矢状面重建显示脊髓从 $C_2 \sim C_5$ 被前方的骨化韧带压迫；D. 翻修手术采用 $C_2 \sim C_5$ 固定矫正脊柱后凸畸形，未行后路减压。术前脊柱后凸 13°到术后脊柱前凸 4°，脊髓病再次改善

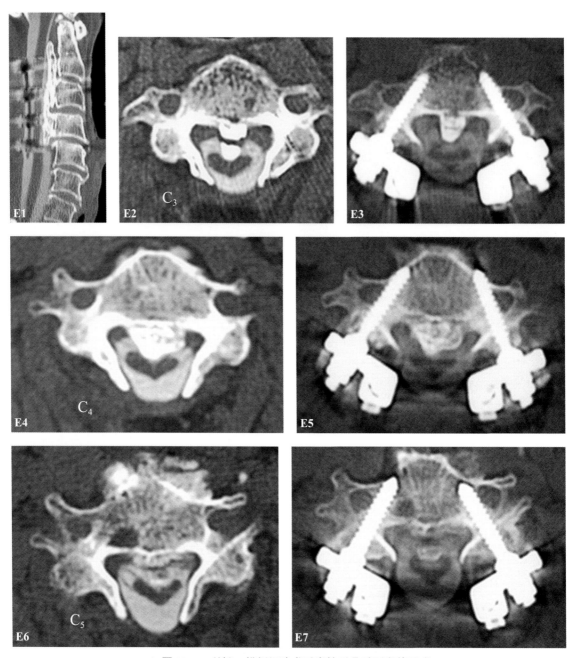

▲ 图 35-15（续） 椎板切除术后脊柱后凸畸形翻修手术
E. 术后的矢状面重建 CT 和轴位 CT 显示骨化韧带导致的脊髓前方压迫减轻

（三）类风湿性关节炎病变所致多节段失稳 1 例

一名患者因类风湿性关节炎所致的下颈椎损伤而出现严重的脊髓压迫。术前侧位 X 线片显示颈椎脊柱的鹅颈样畸形和颈椎多节段不稳（图 35-16A）。脊髓在后凸顶点处向后受压（图 35-16B）。CT 显示横突孔内的椎动脉弯曲畸形（图 35-16C），以及 C_4 和 C_5 椎弓根较小（译者注：原文似有误，已修改）。作者认为使用 C_4 和 C_5 椎弓根螺钉对椎动脉的风险太大。通过 $C_3 \sim C_6$ 开门椎板成形术减压后行 $C_2 \sim C_7$ 椎弓根螺钉内固定融合。术后 X 线片显示颈椎脊柱序列已得到纠正（图 35-16D），术后 MRI 显示脊髓充分减压（图 35-16E）。

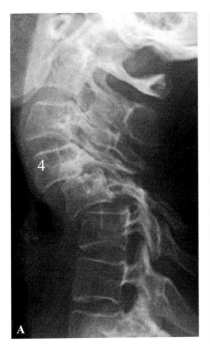

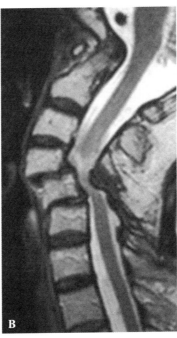

◀ 图 35-16 类风湿性关节炎病变所致多节段失稳

A. 一名患者因类风湿性关节炎所致的下颈椎病变而出现严重的脊髓压迫。术前 X 线片显示颈椎脊柱的鹅颈样畸形和颈椎多节段不稳。B. 脊髓在后凸顶点处受到后方压迫；C. CT 显示横突孔内的椎动脉弯曲畸形（黑箭），以及 C_4 和 C_5 椎弓根较小

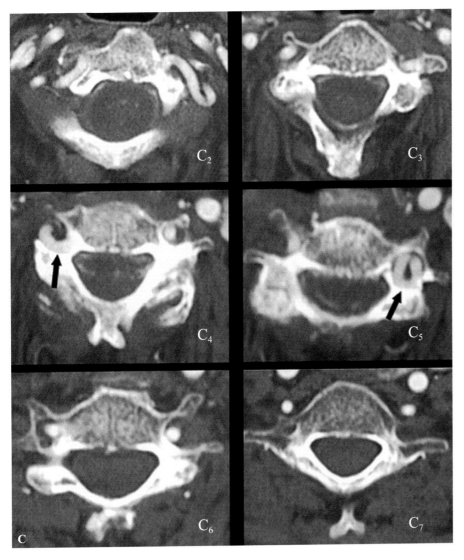

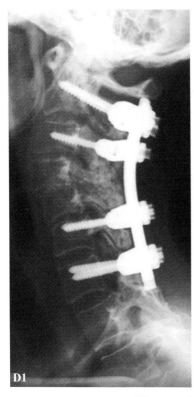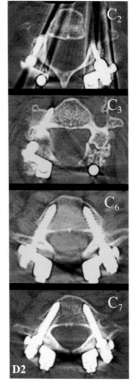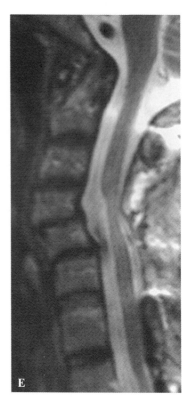

▲ 图 35-16（续） 类风湿性关节炎病变所致多节段失稳

D. 通过 $C_3 \sim C_6$ 开门椎板成形术减压后行 $C_2 \sim C_7$ 椎弓根螺钉内固定融合。考虑到椎动脉的危险，C_3 左侧椎弓根和 C_4、C_5 双侧未置入椎弓根螺钉。E. 术后 MRI 显示脊髓减压充分。脊髓症状由术前严重的 Ranawat ⅢB 级在术后改善为ⅢA 级（注意：图 35-1、图 35-5A 和 B、图 35-6、图 35-12 为同一作者引用并发表于 LWW。引自 Abumi K，Ito M，Kotani Y. Cervical pedicle screw fixation. In The Cervical Spine Surgery Atlas. 2nd ed. Edited by Cervical Spine Research Society. 2004；Philadelphia，PA：Lippincott Williams & Wilkins. 411–422.）

七、总结

椎弓根螺钉固定是在各种疾病中重建颈椎的有效方法。外科医生应牢记，颈椎椎弓根螺钉的应用受椎弓根和椎动脉解剖变异的限制。与颈椎椎弓根螺钉固定相关的并发症虽不能完全避免，但可以通过充分的术前影像学评估、充分的局部解剖学知识和严格的术中置钉操作来减少并发症的发生。

颈椎翻修术
Revision Cervical Spine Surgery

Sohaib Z. Hashmi   Alpesh A. Patel   著
陈华江   胡　博   译

第
36
章

一、概述

随着颈椎手术量的逐年增加，颈椎翻修术数量持续上升。颈椎翻修术不仅对手术技巧要求较高，同时也需要对手术过程进行全面的评估。颈椎手术失败的原因可能包括诊断错误、手术计划不充分，或者手术技术失误。对于主要以神经根性症状为主要主诉的患者，手术成功的关键在于准确诊断累及的神经根并实现适当的减压。而对于脊髓型颈椎病的患者，由于脊髓减压不足而导致的手术失败通常在短期内并不明显，但是在术后的几周到几个月内，如果患者症状无任何改善，此时就应该考虑患者是否得到了恰当的治疗。此外，脊髓型颈椎病患者病情进行性加重也是需要医生的重点关注。患者颈椎术后持续存在或反复出现神经症状，需要进一步进行全面的临床和影像学评估以明确其原因。

目前文献研究发现不同的颈椎术式，术后翻修率也不相同。术后 2 年随访，单节段颈前路减压植骨融合内固定术（ACDF）的翻修率为 2.1%～9.13%，而多节段 ACDF 术在 2 年随访间的术后翻修率更高，为 4.4%～10.7%[1-3]。邻近节段退变是单节段和多节段 ACDF 组颈椎翻修最常见原因。融合术后因邻近节段退变导致新发症状的平均年发生率为 1.6%～4.2%[4]。颈椎间盘置换术（CDA）2 年随访术后翻修率为 1.8%～5.4%，而 5 年随访其发生率为 2.9%[5,6]。颈椎间孔切开术 2 年随访的翻修率为 2.9%～6.4%[7]，而颈椎板成形术 2 年随访的翻修率为 2.1%～13%[8]。颈椎板切除后路融合术 3 年随访的翻修率为 2%～27%[9]。一项关于颈椎翻修术的大型人群队列研究结果显示，神经根型颈椎病及脊髓型颈椎病术后的总体翻修率为 3.31%[10]。有研究报道颈后路椎板切除融合术或椎板成形术的再手术率高于前路椎间盘切除或椎体切除融合术[10]。研究所报道的颈椎翻修手术率存在较大差异，这可能是由于不同术式间的固有差异及翻修术的指征不同所致。

颈椎手术中内固定失败原因众多，常见原因主要包括固定位点不足、不合适的植骨策略，以及不充分的术前活动节段规划[11]。此外，除生物力学因素导致的失败以外，患者相关因素也要重点考虑。吸烟、糖尿病及长期皮质类固醇治疗均增加了假关节形成的风险[12,13]。因此，这些高风险患者可能需要更加有效的植骨策略，例如自体骨移植和（或）使用生物制剂。同样，对于高龄伴骨质疏松患者，与常规方案相比，术中可能需要增加更多的固定点。对于这些患者，采用多节段的固定较为理想，因其分散了局部受力，且减少了单个螺钉承受的应力。

实现理想的脊柱矢状面和冠状面的平衡是任

何成功的脊柱重建所不可或缺的。矢状位失衡在颈椎疾病中非常常见，恢复正常颈椎前凸有不同的手术方法，需要依据不同的病情采取不同难度的术式。治疗柔软的颈椎后凸畸形肯定比治疗僵硬的畸形要相对容易。对于颈椎翻修术而言，评估患者的颈椎畸形是柔软的还是僵硬的尤为重要。

在本章节中，将回顾我们对颈椎手术失败患者的评估及治疗方法，这类问题可大致分为早期失败和晚期失败。早期颈椎翻修术最常见的两个病因是血肿及持续性 / 复发性根性痛。而晚期病因则主要为邻椎病（ASD）、假关节形成及术后矢状位失衡。在此，我们将回顾分析这些问题并进行讨论。

二、患者颈椎手术失败后的评估

首先，对颈椎手术失败患者应进行全面的病史回顾、详细的体格检查及神经系统功能评估。患者必须回答关于其初始症状和目前症状的几个重要问题以引导治疗的医生。对于第一次手术，患者要明确疾病的自然史及术前症状持续时间，解决这些症状做了哪种手术及手术的效果如何？目前的症状与术前症状是相同的或相似的？对于神经损伤的患者，主刀医生需要分析手术如何影响患者神经功能，例如术后神经功能降低、改善抑或不变？仔细分析患者术前影像学检查结果，以及手术记录、内固定方法、术后病程和住院时间等因素，这对判断患者手术失败的原因至关重要。通过具体分析得出手术失败是否与诊断不当、手术计划不充分或技术失败等因素相关。

外科医生必须清醒地认识这一事实，即选择合适的患者也许是颈椎手术成功的最重要因素。一般来说，主要以颈痛为主诉的患者往往较以上肢根性痛或肩痛为主诉并有相应的神经影像学表现的患者手术成功率低。此外，要注意到部分患者可能存在颈椎病影像学表现，但上肢症状其实

是正中神经或尺神经卡压导致[14]。显然，颈椎手术无法缓解此类患者的周围神经症状。另一个报道中常见的诊断错误是把肌萎缩性侧索硬化症（ALS）诊断为脊髓型颈椎病（CSM），进而实施了手术。这两种疾病的区别为 ALS 仅累及运动神经元但没有感觉异常缺失。有时这两种疾病可能同时并存，此时手术治疗可能是合适的[15]。也应考虑到其他导致脊髓功能异常的原因，包括髓内肿瘤、血管畸形、多发性硬化和炎症相关疾病。还有少数颈椎手术失败的情况为术前患者的病情非常严重，导致术后没有看到明显的临床改善。对于该类患者，颈椎翻修术的主要目的是通过对相关责任节段的减压和融合，阻断疾病进展。这种情况可以出现在非常严重的脊髓病患者。从患者病程上来讲，患者的手术时机已太晚，从而导致手术后其症状并不能改善。但年龄并不能成为影响颈椎手术成功率的因素[16]。

在制订颈前路翻修手术方案时，应对患者进行喉返神经的评估。首次颈前路手术后喉返神经损伤相关症状发生率为 2.7%，但在颈前路翻修术后，该发生率上升至 9.5%～10.5%[17, 18]。颈前路首次手术后，无症状喉返神经麻痹更为常见，据报道其发生率高达 15.9%[19]。对于有发音困难病史的患者，应在术前请耳鼻咽喉科医生进行检查，以确定患者是否存在喉返神经损伤，以及由其导致的部分或完全声带麻痹。如患者已存在声带麻痹，那么颈前路翻修术左右两侧入路都可以选择。此外，对于有吞咽困难病史的患者，应请耳鼻咽喉科医师评估患者是否存在食管损伤。声带损伤或麻痹可以指导手术入路的选择，行损伤同侧入路可以避免对未受损伤的对侧神经造成影响。颈前路内固定损伤食管可引起吞咽困难、食管穿孔或脓肿形成[20]。

在颈椎翻修术前应常规进行相关实验室检查以排除感染。红细胞沉降率（ESR）、C 反应蛋白（CRP）及白细胞计数（WBC）和分类也需要

进行检查。一般情况下，术后患者 CRP 和 ESR 预计在第 3 天和第 4 天相继达到峰值，之后 CRP 快速下降，而 ESR 将会在数周内逐渐下降，其数值在术后 6 周内可能都将高于正常水平[21]。如果患者术后 CRP 再度升高或 CRP 持续升高，则应高度怀疑感染的可能性[22]。使用抗生素抗感染治疗会影响血 CRP 水平，但 ESR 可能会继续增高[23]。降钙素原也可作为感染标志，但目前其与脊柱手术的确切关系仍不明确[24, 25]。

在颈椎翻修术前也应对患者的营养及代谢状况进行评估。患者白蛋白和总淋巴细胞计数降低可能提示患者存在营养不良，在颈椎翻修术前应对此进行纠正。在一项回顾性的研究中，对美国国家外科手术质量改进计划（NSQIP）中收集的 5887 名脊柱融合术患者的前瞻性数据进行分析，发现白蛋白 ≤ 3.5g/dl 的患者术后死亡率的风险比（OR）为 13.8（95% CI 4.6～41.6；$P < 0.001$）[26]。此外，大量成人患者术前存在维生素 D 异常，维生素 D 不足（< 30ng/ml）和缺乏（< 20ng/ml）的发生率分别为 57% 和 27%[27]。

在回顾病史、详细的全身体格及神经系统检查、实验室检查之后，必须进行正确的影像学评估。影像学检查的项目取决于患者目前的症状及患者内置物的情况。所有患者应进行颈椎正侧位及过伸/过屈位的 X 线片检查。如患者存在颈椎畸形或内固定/融合范围累及到胸椎，患者还需进行 14 英寸 ×36 英寸的全脊柱 X 线片检查，以评估局部、区域及整体脊柱平衡。颈椎矢状位序列是影响患者生活质量的重要参数[28]。目前有多种方式用于评估颈椎矢状位序列。C_2～C_7 的前凸 Cobb 角在正常人为 9.6°～14.4°[29, 30]。颈椎术后可能出现后凸畸形，外科医生必须高度重视[31-33]。颈椎矢状位垂直轴距离（SVA）是测量颈椎平移的参数，脊柱整体平衡测量时需测量 C_2 至 C_7 至骶骨后上角铅垂线间的距离；局部测量时可测量 C_2 至 C_7 铅垂线间的距离[28]。颌眉角（CBVA）

为评估患者平视功能的指标，在颈椎后凸畸形矫形术中应高度重视，尤其是对于伴强直性脊柱炎的患者[34]。

计算机断层扫描（CT）可很好显示出骨性结构、内置物的位置和完整性及结构性植骨和 Cage 的情况。X 线片难以发现的微小假关节常在 CT 上可得以清晰显示。对于神经损伤症状的患者则需进行磁共振成像（MRI）和（或）CT 脊髓造影检查。尽管目前绝大多数的颈椎内固定为钛合金材料，MRI 在一定程度上可以显示神经结构，但对于有内固定的患者，我们更倾向于选择 CT 脊髓造影检查。

三、颈椎翻修术的早期相关因素

（一）血肿

相对于颈后路手术，颈前路手术更常出现血肿而需要行血肿清除术。近期一项关于脊髓型颈椎病治疗相关并发症的 Meta 分析发现，与 ACDF 术和椎板切除融合术相比，接受颈前路椎体切除融合术（ACCF）的患者术后硬膜外血肿的发生率更高，达 3.1%[35]。颈椎前方空间有限并密闭，同时比邻与生命相关的重要结构如气管、食管及颅颈部血管，因此进行性累积的血肿是难以耐受的[36-38]。尽管颈部血肿发生率较低，但其症状进展剧烈且危及生命[38]；进行性扩大的血肿可导致患者吸气困难。此时，根据患者的临床症状，可选择床旁缝线拆开，开放切口并清除血肿。但是，如患者一般情况稳定，应在手术室全麻下可控地清除血凝块，以最大限度地减少继发性伤口感染和（或）不愈合的风险。

在清除血肿时，有时并不能确定出血的具体原因。但是，由颈长肌渗血导致的血肿并不少见。尽管文献尚未证实使用引流管可降低颈椎翻修术的概率，其仍常用于引流积液或预防血肿形成。在颈前路翻修术中，仔细检查颈长肌出血点并通过双极电凝止血可减少肌肉出血。骨蜡的使用有助于减少椎体前表面的骨面出血。使用凝血酶浸泡的脱钙骨基质已被证明是用于颈前路终板出血和后路去除骨皮质后骨面出血的非常有效的止血方法。

因发生率低，使得关于颈椎术后血肿（包括咽后血肿或硬膜外血肿）发生率的文献报道较少。术后发生灾难性的症状性血肿的潜在可能性是脊柱术后不使用预防性抗凝药物的原因。据报道，临床相关的术后硬膜外血肿的发生率为 0%～1%[39]。然而有临床症状的术后血肿发生率是极低的，据报道术后 MRI 发现无症状的术后硬膜外血肿的发生率高达 52.4%[40]。

（二）根性症状和症状复发

术后持续性或早期复发的根性症状为颈椎手术重要并发症。如术后出现持续性根性症状应重新回顾术前影像学资料并进行电生理检查以明确根性症状的来源。根据术前临床和影像学证据，如果手术减压部位与根性症状的神经定位相符合，则应对该节段进行评估，以排除术后继发性狭窄抑或术前狭窄减压不彻底的可能。对于不可逆转的脊髓及神经根损伤，颈椎翻修手术可能并不能使患者功能得到改善。如 MRI 检查提示 T_2 加权像上出现边界清晰的脊髓高信号，T_1 加权像上的低信号则提示患者术后预后不良[41, 42]。

MRI 和（或）CT 脊髓造影可明确椎间盘突出残留 / 复发、骨赘或内置物位置不良。先前的内固定器械可能出现塌陷、沉降，矢状位序列的评估也应得到重视。此外，除通过影像学检查明确的神经压迫外，也应评估其他神经功能受损的少见原因。鉴别诊断包括周围神经病、糖尿病性神经病、ALS、Guillain–Barré 综合征、维生素 B_{12} 缺乏症、脊髓空洞症、多发性硬化及颅内病变[43]。

手术治疗方案取决于翻修手术的总体目标及

手术入路。前路手术常用于解决前方结构引起的压迫，包括后纵韧带和钩椎关节。多节段 ACDF 术或前路椎体次全切除植骨融合术（ACCF）或这两者相结合的混搭手术都被用于治疗多节段压迫伴颈椎矢状位序列变直或后凸的病例[44, 45]。如果计划采用前路多节段椎体次全切手术矫正矢状位后凸畸形，同时需要进行颈椎后方固定，因单纯前路手术有较高的内置物移位风险[46]。与后路重建手术比较，通过前路重建技术治疗颈椎后凸畸形有较高的假关节形成风险，有时需二次手术翻修[47]。如前路进行三个节段以上的融合，应考虑进行后路内固定。对于颈椎矢状位序列变直或颈椎序列前凸且无颈椎不稳和颈痛的患者，行多节段减压翻修手术时，手术方案可以考虑选择椎板成形术或多节段椎板切除融合术。

四、颈椎翻修术的晚期相关因素

（一）邻椎病

邻椎病（adjacent segment disease，ASD）是颈椎手术后常见的并发症。几项长期研究表明，ACDF 术后，高达 92% 的患者于影像学上出现相邻节段退变[48-50]。生物力学研究显示颈椎融合节段的邻近椎间盘内压力增加[51, 52]。动力位 X 线片常可发现邻近节段的活动度增加，并可导致退变过程的加速[53]。相邻节段加速退变的现象在最为典型的模型中被证实，即 Klippel–Feil 综合征，患者颈椎（最常见于 C_2～C_3）常先天性融合[54]。

在对 374 名接受 ACDF 手术患者的研究中，Hilibrand 等报道，每年有 2.9% 的患者发生 ASD 并伴有新的神经根病症状[55]。在他们的研究中，10 年间有症状 ASD 的累积发生率为 25%，其中约 2/3 患者再次进行颈椎手术。作者发现 ASD 的发病率在行多节段融合的患者中较低。颈椎间盘置换术（cervical disc arthroplasty，CDA）可保留颈椎的活动性，能改变将来 ASD 的发病率。近期 Meta 分析结果显示，CDA 再手术率低于 ACDF，分别为 6% 和 12%[56]。颈椎术后 ASD 的高发生率是多因素的，包括脊柱疾病的自然史与生物力学的改变。

多项前路手术技术可以减少 ASD 的发生。保持融合节段上下邻近节段前纵韧带的完整性很关键。显露时，应正确显露融合节段的骨性结构以便于钛板的固定，且不应在相邻节段过度显露。研究表明，不正确的针头定位可能会使 ASD 发生率增加 3 倍[57]。当使用半限制性颈椎钛板系统时，应在底部使用万向螺钉，顶部使用固定螺钉。这种内固定结构有利于内置物固定与骨性融合，且钛板头端保持稳定，不会向近端椎间隙移位。而且，应尽可能用能够完成固定的最短板进行固定。螺钉的入钉点应在上下终板的边缘，且上下倾斜。和胸腰椎后路手术一样，为预防颈椎后路手术术后 ASD，术中需要精心保留融合节段相邻的小关节和韧带。在颈椎后路手术中，保留相邻节段的椎旁肌群也是非常重要的，其在颈椎后方张力带中发挥重要作用。

颈椎 ASD 的治疗方法既取决于患者的病情，也取决于外科医生对两种主要手术入路的倾向性。颈椎前路融合术后出现单节段 ASD，我们通常进行前路翻修手术。术中，首先探查先前融合节段，如果融合牢固，只需一单节段钛板固定新的手术节段。颈前路术后如出现几乎累及整个颈椎的多节段退变，则采用后路手术更佳。可通过后路椎板切除术或椎板成形术进行椎管减压。对于椎间孔狭窄和神经根性症状，采用椎间孔切开术治疗。同时进行后路内固定和融合，进行长节段融合（3 个或更多）时，远端固定到上胸椎可避免日后出现颈胸交界区的问题。

（二）假关节形成

颈椎手术后假关节形成与手术方式和技术、器械及内置物的选择有关。融合节段的数量也很重要，尤其对于前路手术，是否进行椎间盘切除或椎体切除同样重要。Kaiser 等发现，前路手术使用同种异体皮质骨进行椎间融合有较高的融合率。假关节形成的风险通常随着融合节段的数目而增加[58]。Phillips 等发现在多节段 ACDF 术中，82% 的假关节形成发生在手术节段的尾端[59]。文献报道，相比同种异体骨，前路手术中应用自体骨植骨可获得更高融合率；然而，由于自体骨取骨可出现相关并发症，大量外科医生仍使用同种异体骨。应用 rhBMP-2 可提高颈椎前路椎间融合术融合率[60]，然而也会引起相关的并发症增加，包括吞咽困难、伤口并发症，并可导致再入院和医疗费用的增加[61]。自 2007 年达到使用高峰之后，BMP 在 ACDF 术中的总体使用量已经降低，因为 BMP 的应用并没有在临床疗效上显示出统计学差异[62]。

文献中报道的假关节发病率存在差异，这可能反映了手术技术及患者群体间的差异。据报道，在多节段 ACDF 术中，假关节的发病率为 10%，大多发生在尾端[63]。椎板切除融合术中，假关节的发病率为 1%～38%[64]。假关节的典型影像学特征是在前曲 / 后伸位 X 线片上存在活动度，手术节段桥接骨小梁缺失和影像显示内置物与椎体间可见间隙存在。前曲 / 后伸位 X 线上椎体间活动性大于 4° 作为判断的临界值，具有较高的诊断价值[65]。在一些病例中，也可见植入物的松动和拔出。如果手术节段形成纤维组织保持稳定，即使假关节形成仍可获得满意的疗效。因此，假关节的发病率在大多数报道中可能被低估。有些研究表明，大约 50% 的假关节患者出现症状，典型表现为最初症状的复发，通常表现为疼痛为主的根性症状[59, 66]。

有症状的假关节形成的治疗方式取决于患者初次手术是颈椎前路手术还是后路手术，并根据假关节的位置而定。术前应对患者进行潜在因素的评估，包括感染、其他并发症、营养不良和吸烟。一些外科医生倾向于某一种手术入路 [47, 66, 67]；然而，在多数情况下，前路手术或后路手术均可获得良好的治疗效果。每种方法的优点如表 36-1 所示。在一项研究中，Carreon 等分析了 120 例因 ACDF 术后出现假关节而进行翻修手术的患者（27 例前路翻修，93 例后路翻修）[47]。他们发现前路翻修术手术失血量少（102.7ml vs. 282.1ml），且住院时间短（2.3 天 vs. 4.4 天）。相比于后路翻修术，尽管前路翻修术并发症发生率较低，但是仍有大量的持续性骨不连，需要进行再次手术治疗（44.4% vs. 2.2%）[68]。近期一项关于症状性颈椎假关节形成的临床效果与融合结果的 Meta 分析显示，前路手术和后路手术都是有效的，后路手术融合率更高，但临床疗效并无差异 [69]。

表 36-1　颈椎假关节翻修术前路手术与后路手术对比

前路手术优势
- 能够翻修 / 移除前路内固定
- 适合前方移植物出现移位的患者
- 手术出血量少
- 减少早期术后疼痛
- 首次手术为前路手术时，可直接修复骨不连

后路手术优势
- 能够调整 / 移除后路内固定
- "未破坏"的植骨融合面→融合率高
- 首次手术为前路手术时，可避开手术瘢痕

假关节形成的相关临床症状是决定选择哪种入路的重要因素。颈前方假关节形成可以通过前路或后路翻修手术治疗。在这种情况下，前路手术的优点是直接修复骨不连，必要时可对前方固定系统进行调整。如果植入物前突或有证据表明植入物移位，通常需要翻修前方内固定系统。前路翻修的缺点包括显露过程遇到的瘢痕组织和入路相关并发症，如神经或血管损伤。

采用后路手术治疗颈椎前方假关节形成有以下优点：首先，避开颈前瘢痕组织；其次，对神经压迫可采用椎板切除椎间孔切开术直接减压，

治疗效果好；再次，内固定和内置物固定于新鲜骨面，可以获得更高的融合率；最后，在坚强后路内固定的支持下，前方假性关节最终可以融合，形成颈椎 360° 融合。有时，患者无法通过前路手术得到有效的治疗，在早期未达到骨性融合时出现持续性的脊髓或神经根压迫。在这种情况下，最好进行后路翻修。

颈椎后路手术后出现不融合，几乎都需要再次行后路手术翻修。患者常有颈部疼痛，并伴有植入失败，如断棒和（或）螺钉松动 / 脱出。颈椎可能因为内固定的脱出发展为后凸畸形。后路翻修手术包括移除失败的植入物和重建固定点。可能需要增加侧块螺钉的直径和（或）长度。在一些情况下，新的钉道可能会更好。在一些病例中，如果解剖结构允许，使用经椎弓根固定代替侧块螺钉的治疗效果也是理想的。后路颈椎翻修术治疗多节段后方假关节时，相较于首次手术，应使用更多的固定钉与更强的融合策略，以便达到更理想的治疗效果。此时，也可以联合前路椎间融合术，因为联合手术植骨融合面更大，并可减小后方内固定系统承担的机械应力。多节段颈后路手术术后可出现单个节段的局部假关节形成，其治疗方式取决于是否存在内置物的失败。如果没有内置物的失败，前路单节段椎间盘切除融合手术即可。相比之下，如果断棒，应采用颈后路手术钉棒系统翻修，不融合部位大范围去皮质植骨融合。颈椎假关节的治疗中，生物材料植入物应慎重使用，尤其是颈后入路手术。

（三）术后畸形

颈椎手术后的力线失衡几乎全部为矢状位的后凸畸形。可将其分为两类：①前次手术区域逐渐出现的后凸畸形，如椎板切除术后后凸畸形；②先前融合节段上方或下方的交界性后凸畸形。椎板切除术是颈椎后凸的一种重要原因。Kaptain 等研究一组脊髓型颈椎病行单纯椎板切除术的病

例，发现对于术前颈椎曲度变直的患者术后发生颈椎后凸畸形的发生率为 30%[70]。近年来，保留颈椎后方张力带对于减少这类并发症发生的重要性逐步得到认可，然而仍然存在颈椎后凸畸形并发症，并且对于严重畸形的治疗非常具有挑战性。交界性后凸最常见发生于颈胸交界区的颈部融合节段的远端，通常是由于上胸椎固定部分的范围过短。颈胸交界处有更大的杠杆臂，对于后凸矫形治疗或前后路融合的患者，更易于发生远端交界区失败。

在对术后颈椎后凸的患者进行评估时，确定畸形是柔软的或僵硬的至关重要。如果畸形是僵硬的，这时脊柱是强直的。如果畸形是柔软的，颈部伸展可以减少后凸畸形。有时，轻度的 Halo 架牵引即可达到畸形完全矫形。对于柔软的后凸，手术治疗过程包括术中 Halo 架牵引、畸形复位矫形、单纯前路或前后路联合融合内固定。前路椎间植骨融合可提高融合率并减轻后方固定系统承受的机械应力。能否进行前路植骨，取决于畸形的严重程度、患者的年龄（成人 vs. 儿童）和自体可取骨量。对于伴有前方压迫的柔韧性畸形，单纯前路多节段 ACDF 手术可以增加前凸 20°[71]。一些柔软性颈椎后凸由严重颈椎病或多节段的前方假关节导致，此类患者需行前路椎体切除并联合后路固定。

与柔软性畸形不同，僵硬性颈椎后凸患者必须采用截骨和后路减压固定术[72,73]。对于无后方小关节强直的颈椎后凸畸形，采用前路手术方案即可。然而，当关节突关节僵硬或单独前路手术不能矫正畸形（例如行多节段椎体切除术或骨质量较差时）必须行前后联合入路手术[45]。术前行 CT 检查可以明确脊柱僵硬的位置，有助于截骨术方案规划。虽然有多种方案可以选择，但后 - 前 - 后方案已经成为我们的首选。手术治疗的策略如表 36-2 所示。在手术起始阶段，行后路内固定植入并于后凸顶点附近进行多节段小关节截骨术。随后，行多节段前路松解术并行椎间植骨融

合。如果进行多节段椎体切除术，于假体远端行支撑钢板固定，可以预防内置物的脱出。在手术最后阶段，进行后方矫形并置入固定棒。对于这一序贯矫形策略的例外是顶点位于颈胸交界区（$C_7 \sim T_2$）的僵硬性后凸畸形。此类病例的后凸顶点在椎动脉之下，采用后路三柱截骨术（如椎弓根截骨术或脊柱切除矫形术）通常是可行的。在这种情况下，矢状位和（或）冠状位的矫形是通过单纯后路手术实现的。与柔软性畸形一样，此时也可以行前路椎间植骨以增大融合面，并减少后方固定承受的应力。

表 36-2 颈椎后凸畸形矫形的步骤

- 明确畸形是僵硬的还是柔软的（动力位 X 线片、CT 扫描）
- 多节段固定点分散承受的机械应力
- 跨越颈胸交界区固定应向胸椎适度延伸
- 僵硬性畸形行后路截骨
- 前柱椎间植骨分担机械应力
- 严重病例采用分期手术以减少并发症

五、结论

通过对疾病本身、手术入路、手术方案和手术技术等方面的深入理解，颈椎病的治疗已有了明显的进步，然而颈椎翻修手术的重要性也随之突显。明确颈椎重建手术失败的原因至关重要。详尽的病史采集、体格检查，以及了解初次手术的指征和患者对手术的主诉是必不可少的。理解术后的症状演变可指导复杂的翻修手术。感染和骨代谢的实验室检查包括白细胞计数及分类、ESR、C 反应蛋白及骨代谢组套。颈椎 X 线片包括静态位和动力位（前屈位 / 后伸位）、CT、脊髓造影或 MRI 对评估颈椎矢状位序列和神经压迫具有重要作用。手术治疗流程可通过术前对患者评估进行规划（图 36-1）。为了更好地指导不同手术入路及颈椎翻修重建技术，开展高水平研究以进一步评估临床治疗结果非常必要。

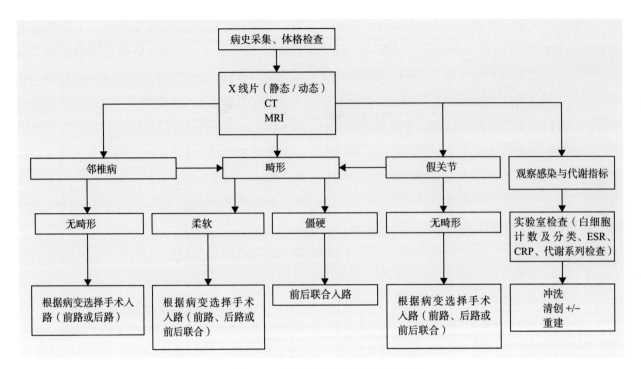

▲ 图 36-1　脊柱后凸畸形矫形手术流程

颈椎后凸畸形矫形联合入路术式（前路＋后路、后路＋前路＋后路）

Combined Approaches (Anterior–Posterior, Posterior–Anterior–Posterior) to the Correction of Cervical Kyphosis

Francis C. Lovecchio　Han Jo Kim　Todd J. Albert　著

刘宝戈　吴炳轩　译

第 37 章

一、概述

复杂颈椎畸形对于大多数具有丰富经验的脊柱外科医生依然是挑战。多数颈椎畸形患者合并风湿性疾病或结缔组织疾病，加大手术难度，导致内固定装置失效等相关并发症。因此，颈椎畸形矫形发展史与上述情况密切相关。1951 年 Mason、Cozen 和 Adelstein 最早报道颈椎截骨术治疗"屈曲畸形"病例，作者描述一例用椎体截骨术治疗患有强直性脊柱炎僵硬型颈椎后凸畸形的 41 岁男性患者[1]。之后，Bovill 在 1965 年报道颈椎畸形矫形手术操作流程，与目前手术方式已极其接近[2]。其基本原则多年来一直延续，如牵引复位、畸形僵硬部位截骨，以及联合入路增加内固定稳定性。随着对病理生理学及脊柱平衡认识的提升，颈椎后凸畸形治疗方式已有长足进步。

几十年来，除手术器械的发展，颈椎矢状位平衡理论在复杂颈椎畸形诊治意义也得到重视（包括颈椎与整体脊柱平衡的相互作用）。胸腰椎矢状位失衡的测量参数已达成广泛共识，而颈椎失衡的标准参数提出时间尚短，何种术后参数能

更好预测长期结果尚未达成共识。迄今为止，已有 20 多种评估颈椎力线、平衡和头部姿势的参数发表[3-5]。但多数研究缺乏长期随访，对参数使用各执己见，尚未统一。

相较颈椎力线评估参数，脊柱外科医生更关注如何获得颈椎平衡。对于经验尚浅的脊柱外科医生，目前缺乏在颈椎后凸畸形最佳治疗选择上的指南参考。脊柱畸形手术很难简单概括（颈椎畸形同样如此），笔者谨希望此规范化诊疗经验有一定借鉴作用。本章目的是提出一套颈椎后凸畸形治疗流程，并通过临床病例探寻其后蕴含的外科决策基本原则。

二、颈椎畸形患者的评估

（一）临床表现和体格检查

重度颈椎后凸畸形患者最常见的主诉是平视功能受限。此症状在较早期发表的颈椎后凸手术矫形报道中就有体现[1, 2]。除外观影响，平视受限还会影响正常生活。最严重的病例可出现"颌触胸"（Chin-on-chest）畸形，患者呼吸吞咽功能受累，出现脊髓神经症状。另一常见症状是颈

痛（但并非总是出现），与较差的健康相关生活质量（health-related quality of life outcome，HRQoL）密切相关。近期一项对 84 名颈椎畸形手术患者的报道显示，患者术前表现为剧烈颈痛［数字疼痛分级量表（Numeric Rating Scale，NRS）评分为 6.7］和功能障碍［颈椎功能障碍指数（Neck Disability Index，NDI）评分为 48.1］[6]。一项颈椎疾病三级转诊中心的研究显示，以冠状位畸形（即颈椎侧弯畸形）引起症状作为主诉的患者极少，报道的患者中只有 18 例病程 5 年以上的患者以颈椎侧弯畸形为主要诊断[7]。

除神经学基本查体外，以颈椎畸形为主要表现的患者应进行整体力线和颈椎局部力线评估。颌眉角（chin-brow vertebral angle，CBVA）是颈椎力线评估的特殊参数。CBVA 间接反映平视功能，定义为患者下颌 - 眉连线与垂线的夹角，在站立位侧位片上测量[8]。其角度正常为正值，反映头部向地面倾斜程度。CBVA 也可在脊柱全长侧位片［如 EOS（Parls，France）立位成像系统］上测量。虽 CBVA 受下颌形态影响[9]，且正常值范围较大，但当患者 CBVA 超出正常值较大时，通常与较差的 HRQoL 相关[3, 5]。已报道的正常范围包括 -10°～+10° 和 1.7°±7.8°[3, 10]。

（二）病因

分析颈椎畸形病因，需首先判定畸形是原发还是继发。脊柱任何部位的力线不良均可致颈椎畸形。颈椎、颅颈和胸腰椎力线间相互影响。既往对青少年特发性脊柱侧弯的研究证实，腰椎前凸增加与胸椎后凸增加相关，并导致颈椎前凸代偿性增加[11]。反之，胸椎后凸减小患者（thoracic hypokyphosis）会导致代偿性颈椎后凸，以试图维持平视功能[12, 13]。成人患者中，经椎弓根截骨恢复整体矢状位平衡，可代偿性减轻颈椎力线不良[14]。因此在继发性颈椎后凸畸形患者中，如先纠正代偿性颈椎后凸，而非畸形的始动因素（即

胸腰椎矢状位失平衡），医源性失平衡和翻修手术将无法避免。

颈椎后凸畸形原发病因复杂，其中以颈椎间盘退变最常见。类风湿性关节炎或强直性脊柱炎等自身免疫性疾病及外伤、感染也是常见病因。Klippel-Feil 综合征、Ⅰ型神经纤维瘤病和先天性斜颈相对少见，但也不容忽视。医源性颈椎后凸畸形也较常见，椎板切除术后颈椎后凸畸形的发生率曾高达 30%[15]。然而，随着脊柱外科医生对颈椎后方张力带和术前已存在的较小后凸的重视，该并发症发生率已较前降低。远端交界性后凸（distal junctional kyphosis，DJK）是另一种常见医源性畸形，可发生在术前易被忽视的轻度颈椎后凸患者[16]。

（三）影像学评估

颈椎后凸畸形影像学检查须考虑矢状位力线和平衡的测量。颈椎常用影像学检查包括正位（anterior-posterior，AP）、侧位和屈伸位，用于评估局部力线已足够。然而颈椎后凸畸形手术矫形需考虑整体矢状位平衡，因此需完善站立位全长片。冠状位力线可在正位 X 线片上测量 Cobb 角（> 10° 可诊断颈椎侧弯畸形）[6]。颈椎矢状位力线测量方法繁多，三种常用方法包括 Cobb 角法、Jackson 生理应力曲线及 Harrison 后切线法，均需在站立位颈椎侧位片上测量[17]。Cobb 角法最为简单常用，为 C_2 椎体下终板（或从 C_1 前结节到棘突后缘连线）的垂线和 C_7 椎体下终板垂线的夹角[17]。Hardacker 报道的无症状患者平均 $C_1\sim C_7$ 脊柱前凸曲度约为 -40°±9.7°[18]。相较 $C_1\sim C_2$，$C_2\sim C_7$ 曲度占整体曲度比例较小，通常约为（15°～25°）±15°[17, 19]，而 $C_2\sim C_7$ Cobb 角大于 +10° 则定义为颈椎后凸畸形[6]。Harrison 后切线法被认为是评估正常颈椎曲度的最佳方法，定义为 $C_2\sim C_7$ 到每个相邻椎体后缘平行线夹角的总和[19]，依据此法在无症状患者中测量

颈椎曲度，所得平均值为 $-9.9°\sim-17.7°$[3, 4, 20]。Jackson 生理应力曲线法定义为平行于 C_2 和 C_7 椎体后缘两条延长线的夹角[17]。

评估颈椎矢状位力线需应用铅垂线和与胸廓出口相关的参数，其中铅垂线可评估颈椎局部和脊柱整体矢状位失衡。就整体矢状位平衡而言，C_2 和 C_7 矢状位垂直轴（sagittal vertebral axe, SVA），即由 C_2 或 C_7 椎体中心画铅垂线，测量其与经骶骨后上角铅垂线的距离，以量化颈椎矢状位偏移程度。颈椎失平衡定义为 C_7 SVA > 5cm[17]。$C_2 \sim C_7$ SVA，即 C_2 与 C_7 铅垂线的距离，可用于评估颈椎局部矢状位平衡（图 37-1）。Lee 等定义的颈部倾斜角（neck tilt, NT）、T_1 倾斜角（T_1 slope）和胸廓入口角（thoracic inlet angle, TIA）用于评估颈胸交界区力线[4]。T_1 倾斜角

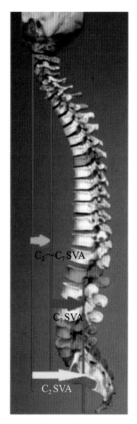

▲ 图 37-1 用于测量颈椎矢状位平衡的铅垂线
注意当 C_7 SVA 为 0cm 时，C_2 SVA 与 $C_2 \sim C_7$ SVA 相等［经许可转载，引自 Hann S、Chalouhi N, Madinini R, et al. An algorithmic strategy for selecting a surgical approach in cervical deformity correction. Neurosurg Focus 2014; 36(5): E5.］

是 T_1 上终板相对于水平面的倾斜角，颈部倾斜角是 T_1 上终板中点与胸骨上缘连线和垂线的夹角，胸廓入口角是这两个角度的总和。这些参数类似于骨盆倾斜角、骶骨倾斜角和骨盆入射角。因此，较大的胸廓入口角与较大的 T_1 倾斜角相关，继而需要更大的颈椎前凸来维持矢状位平衡（图 37-2）[4, 19]。

三、颈椎后凸畸形矫形目的

（一）恢复平衡和力线

颈椎后凸畸形矫形目的可概括为 3 种临床和影像学指标的恢复：颈部姿态、平视功能及整体矢状位平衡。恢复颈部姿态即恢复"正常" $C_2 \sim C_7$ 前凸角度，即 $5°\sim20°$。然而，最新研究表明，相对于前凸角度，颈椎矢状位平衡的恢复与 HRQoL 改善更为相关。Tang 等在对 113 例多节段颈椎后路融合术患者的调查中发现，$C_2 \sim C_7$ SVA > 4cm 对应较差的 NDI 值[21]。评估颈椎术后力线，还需考虑 T_1 倾斜角，术后颈椎前凸角度与 T_1 倾斜角应相差 20° 以内，以避免术后 DJK 的发生[22]。对 101 例颈椎畸形患者的研究中，术后 T_1 倾斜角与颈椎前凸角差 $> 36.4°$ 的患者，DJK 的发生率是对照组的 5 倍。因此，恢复颈部姿态应理解为是恢复局部矢状位平衡，而非恢复特定的颈椎前凸角度。

平视功能恢复也是颈椎畸形手术的必要目标。Lafage 等对 303 例颈椎畸形患者的 CBVA 和 NDI 的相关性进行了研究，发现较轻的症状（NDI 评分的值 < 40）与 $-4.8°\sim17.7°$ 范围内的 CBVA 相关[5]。Suk 对 34 例强直性脊柱炎患者的研究发现，CBVA $< -10°$ 的患者的平视功能受损，将影响生活质量[8]。头部姿态参数，如 McGregor 角（从硬腭后上缘与枕骨最低点之间连线与水平线的夹角），也可用于确定平视功能是否恢复[5]。

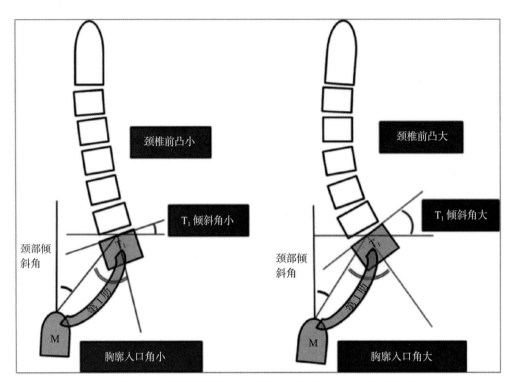

▲ 图 37-2　颈部倾斜角、T$_1$ 倾斜角和胸廓入口角之间的关系

T$_1$. T$_1$ 椎体；M. 胸骨［经许可转载，引自 Ames CP, Blondel B, Scheer JK, et al. Cervical radiographical alignment: Comprehensive assessment techniques and potential importance in cervical myelopathy. Spine（Phila Pa 1976）2013；38（22 Suppl 1）：S149–S160.］

最后，颈椎畸形手术矫形需要考虑整体矢状位平衡，包含颅颈参数。C$_7$ SVA 虽能反映胸腰椎脊柱矢状位平衡，但对于颈椎畸形矫正的整体矢状位平衡评估，C$_2$ SVA 更为适合[23]。在对 70 例颈椎畸形矫形患者 1 年随访时发现，C$_2$ SVA 与日本骨科协会改良颈椎评分（modified Japanese Orthopaedic Association，mJOA）、NDI 及 EuroQol-5D 效果评分存在相关性[24]。如 C$_7$ SVA 为 0cm，则 C$_2$～C$_7$ SVA 与 C$_2$ SVA 相等（如图 37-1）。

（二）达到稳定融合结构

达到稳定融合依赖于生物和生物力学因素之间相互作用。受自身免疫性疾病或结缔组织疾病影响，许多患者在颈椎后凸畸形矫形术前已经表现出不良的生物学特征。术前应对可控危险因素进行干预，如吸烟、糖尿病、长期使用类固醇和营养不良等[25]。建议采用自体髂骨以提供最有利的融合床。重组人骨形态发生蛋白 2（rhBMP-2）的应用尚存争议，尽管使用 rhBMP-2 可能会提高融合率，但也存在增加颈部肿胀、吞咽困难、气道狭窄和伤口并发症的风险，所以尤其在颈椎前路手术中，其常规使用仍有限制[26, 27]。

生物力学因素对于获得稳定融合结构同等重要（甚至比生物因素更重要）。除恢复矢状位平衡本身带来的生物力学稳定性外，还需考虑手术入路和植入物因素。植入物应该包括多个固定位点，分散矫形应力。前路椎间植骨有助于分散植骨块负荷。可考虑将融合范围延伸至枕颈或颈胸交界区（cervicothoracic junction，CTJ）。在对 177 例接受三节段或以上颈椎后路融合术患者的分析中，104 例融合范围未涉及 CTJ 的患者在 2 年的随访中发现有更高的假关节发生率[28]。另外，前后路联合手术能够降低假关节发生率、椎间融合器下沉及植入物相关并发症的风险[25]。

四、手术入路选择

治疗流程

实现上述手术目标有多种手术技术、器械和入路可供选择，治疗流程图可使这一复杂问题决策清晰化（图 37-3）。该流程图是基于脊柱学术组织、学术病例讨论及过去失败案例经验的智慧结晶。有三个主旨指导整个决策思路：首先，需判定是否属僵硬型畸形，计算机断层扫描（CT）和屈伸位 X 线片有助于判断并明确僵硬部位；其次，需考虑手术目的（详见上一节），以确定矫形角度。在一篇包含 14 项颈椎畸形术后临床疗效研究的综述中，Etame 等估计了每种入路可获得的矫形角度。前后联合入路能够提供最大的矫形角度（24° ～61.3°），其次是单纯后路（23.3° ～54°）和单纯前路（11° ～32°）[29]。最后，如需截骨应使用 X 线、CT 和 MRI 来确定截骨的位置和范围。截骨类型取决于所需矫形角度。Ames 颈椎截骨分型系统对临床决策有一定作用 [30]。值得注意的是，虽然治疗流程图可协助脊柱外科医生决策是否采用联合入路，但入路顺序完全取决于具体病例和医生的经验。脊髓神经减压、器械选择、僵硬畸形部位及截骨方式选择等都是决策入路顺序的因素。接下来的具体病例，将用以说明该治疗流程在颈椎后凸畸形手术决策中的应用。

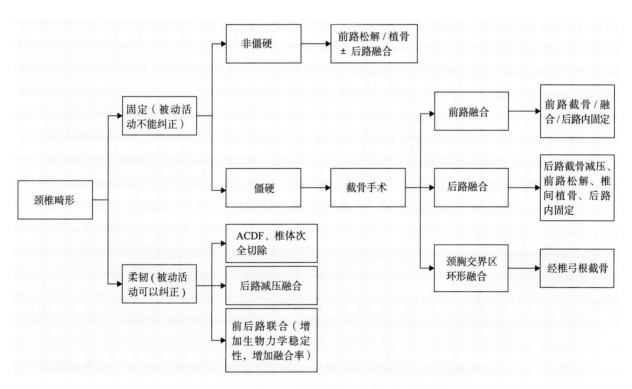

▲ 图 37-3　颈椎畸形治疗中指导入路选择的治疗流程图

病例 37-1

60 岁老年女性，主因慢性颈痛，间歇性四肢麻木、刺痛，手部精细活动障碍就诊，既往骨质疏松症、类风湿性关节炎病史（接受肿瘤坏死因子抑制药治疗）。患者 20 年前行 $C_6 \sim C_7$ 前路颈椎间盘切除术。阳性体征为四肢腱反射亢进和步态不稳。侧位片显示 $C_2 \sim C_7$ 整体前凸伴 $C_4 \sim C_5$ 节段性后凸（病例 37-1 A 和 B）。屈伸位片显示上位椎体前滑脱（病例 37-1 C 和 D）。T_1 倾斜角为 19°。MRI 提示 $C_2 \sim C_4$ 重度中央管狭窄（病例 37-1 E）。CT 扫描提示上位椎体前滑脱和 $C_5 \sim C_6$ 后滑脱（病例 37-1 F）。站立位脊柱全长侧位片显示 C_2 SVA 轻度增大（病例 37-1 G）。

很容易将此畸形误认为是柔韧的，其实是僵硬的。此病例 $C_4 \sim C_6$ 节段前方存在僵硬畸形，再通过颅底至该节段的前凸增大来代偿。侧位片可显示为保持整体矢状位平衡和平视，上颈椎表现为过度后伸。参照治疗流程图，该患者接受了颈椎前后路联合手术。联合入路有助于降低类风湿关节炎患者术后假关节的发生。所需矫正角度不大，为 15°～20°，因此并不影响手术入路选择。考虑到畸形主要来源于僵硬的前方结构，所以先行颈椎前路手术。$C_3 \sim C_4$ 行标准颈椎前路椎间盘切除术，$C_4 \sim C_5$ 行前路双侧钩椎关节截骨（Ames 4 级），目的是在此两节段前方植骨以恢复前凸。在牵引状态下稳定脊柱，将患者翻转至俯卧位，行后路手术。行 $C_3 \sim C_6$ 椎板切除减压伴双侧椎间孔扩大成形术，后路应用 C_2 椎弓根螺钉和 $C_3 \sim C_6$ 侧块螺钉固定。术后 X 线片示 $C_4 \sim C_5$ 节段前凸恢复（病例 37-1 H 和 I）。

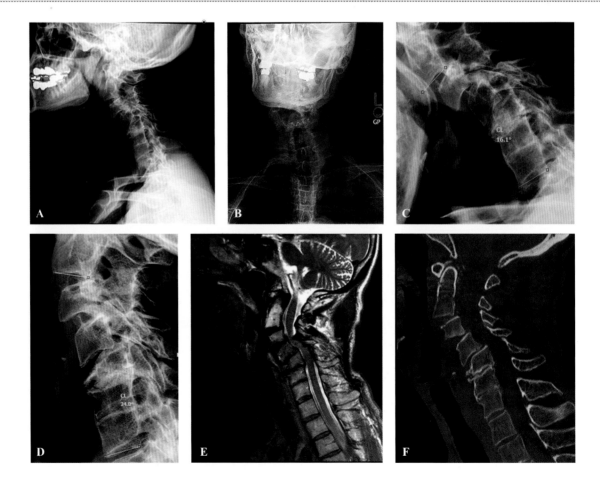

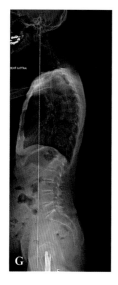

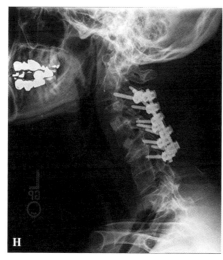

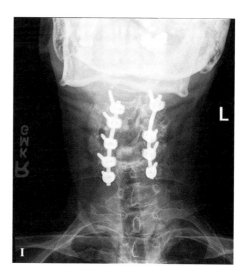

病例 37-2

40 岁中年男性，主诉行走不稳，双手精细活动障碍，伴外观改变。否认既往疾病史。阳性体征为四肢腱反射亢进，双侧 Hoffman 征（＋）。X 线片示颈椎僵硬型侧后凸畸形，矢状位 Cobb 角为 30° 后凸，T_1 倾斜角为 20°（病例 37-2 A 和 B），术前外观照示 CBVA 正常（病例 37-2 C 和 D）。CT 扫描示 $C_3 \sim C_4$、$C_4 \sim C_5$ 僵硬畸形（病例 37-2 E 和 F）。MRI 示颈脊髓广泛受压（病例 37-2 G）。

此例重度畸形需行前路手术，纠正节段性侧后凸畸形。然而，此病例在冠状位和矢状位所需矫形角度均较大。参照治疗流程图，单纯前路手术难以完成矫形并提供坚强固定，我们最终采用了前后路联合手术方案。首先在融合节段行前路 Ames 4 级截骨术，$C_2 \sim T_1$ 椎间植入同种异体腓骨，以利于恢复前凸、矫正侧弯并促进融合。翻转体位时全程需辅以 Mayfield 头架维持患者颈椎力线，于 $C_2 \sim T_2$ 行后路减压固定术。术后 X 线片示颈椎前凸恢复，固定可靠（病例 37-2 H 至 K）。

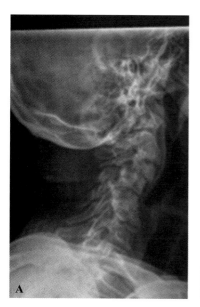

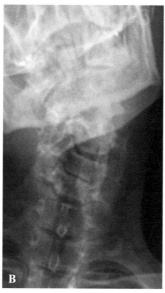

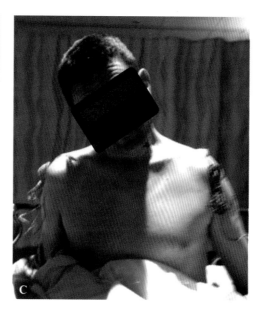

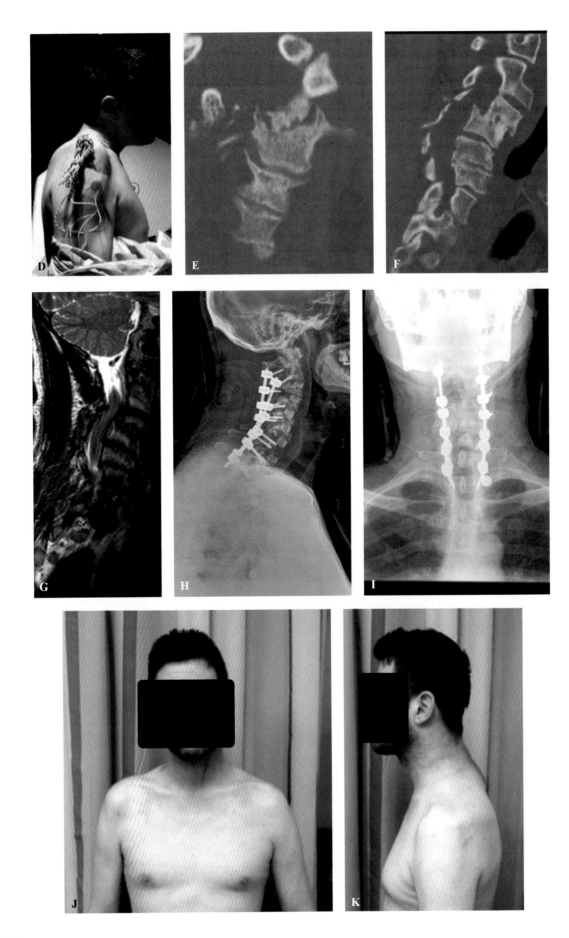

病例 37-3

　　69 岁老年男性，5 年前因脊髓型颈椎病行 $C_2 \sim C_5$ 后路减压融合术，本次就诊主诉颈部疼痛及双上肢痉挛 2 年，进行性加重，同时伴术前原有脊髓型症状复发。患者平视功能逐渐丧失。阳性体征表现为四肢腱反射亢进和双侧 Hoffman 征（＋）。侧位及屈曲位 X 线片提示 $C_2 \sim C_7$ 颈椎后凸畸形，后凸角度为 38.9°，$C_2 \sim C_7$ 矢状位失平衡，$C_5 \sim C_6$ 节段不稳（病例 37-3 A 和 B）。MRI 提示 C_1 后弓压迫脊髓（病例 37-3 C）。患者 CBVA 为 40°，T_1 倾斜角为 15°。

　　此例患者存在颈椎后方僵硬畸形，须通过后路手术治疗。然而，所需最小矫形角度为 52°（病例 37-3 A）。因此，患者需接受联合入路手术，以实现足量的畸形矫正，并通过椎间植骨增加融合可靠性。参照治疗流程图，患者为后方僵硬畸形，所需矫形角度较大，最终选择后路＋前路＋后路手术（posterior-anterior- posterior，PAP）。首先，后路显露枕后至 T_2，发现 $C_2 \sim C_5$ 后方已骨性融合。更换内固定装置，$C_4 \sim C_5$ 切除双侧关节突关节（Ames 2 级）（病例 37-3 D）。C_1 后弓减压，枕骨至 T_2 内固定，但未复位（病例 37-3 E）。患者在 Mayfield 头架持续牵引状态下调整为仰卧位，行 $C_3 \sim T_2$ 前路手术。为了进一步纠正后凸畸形，在 $C_5 \sim C_6$ 及 $C_6 \sim C_7$ 节段行前路截骨，并在 $C_3 \sim C_4$、$C_5 \sim C_6$、$C_7 \sim T_1$ 及 $T_1 \sim T_2$ 节段放置异体腓骨（病例 37-3F）。再次翻转为俯卧位，通过伸展 Mayfield 头架完成最后复位。融合床填充自体骨促进融合，枕骨至 T_2 钛棒固定（病例 37-3 G）。术后立位 X 线片和外观照显示矢状位平衡恢复，融合确切，CBVA 改善（病例 37-3 H 和 I）。

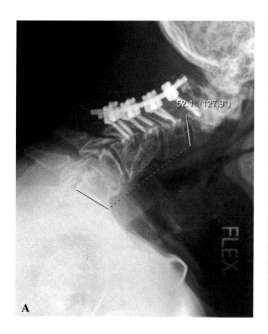

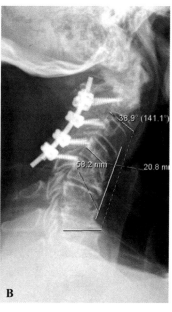

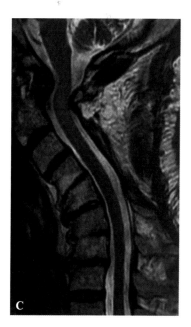

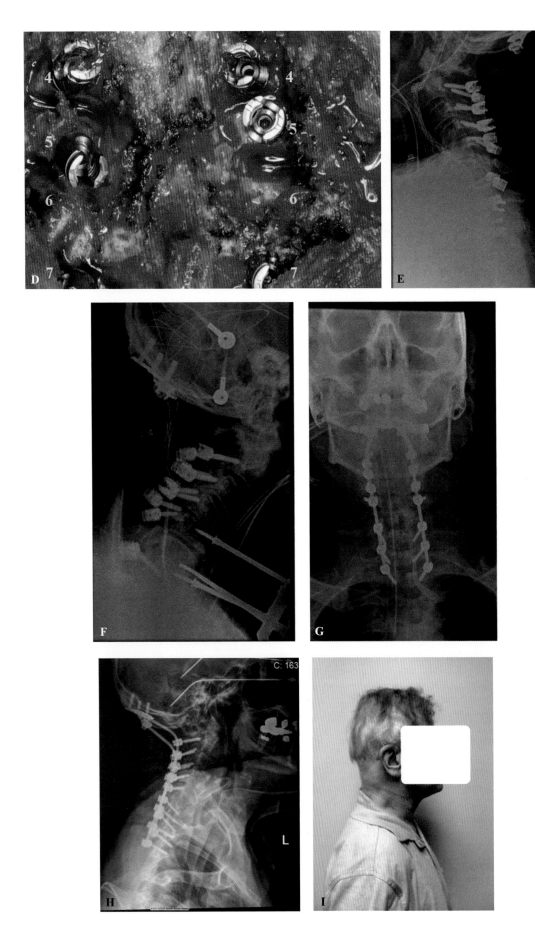

病例 37-4

　　63 岁女性，主诉剧烈颈痛及枕后疼痛数年伴左肩及左上肢疼痛。近 6 个月多次跌倒伴双手精细活动障碍。既往骨质疏松及多发骨折病史。阳性体征表现为头部旋转加重颈痛，四肢腱反射亢进和双侧 Babinski 征（+）。X 线片示颈椎前凸丢失，非僵硬型，$C_3 \sim C_4$、$C_4 \sim C_5$ 节段失稳（病例 37-4 A 至 D）。CT 示 C_1 后弓骨折不愈合（病例 37-4 E）、$C_1 \sim C_2$ 关节突关节炎、$C_7 \sim T_1$ 节段接近僵硬融合（病例 37-4F）。MRI 提示多节段中央管狭窄（病例 37-4 G）。

　　此病例可佐证治疗流程图中前后路联合手术治疗柔韧型畸形的实用性，虽可通过多节段颈椎前路椎间盘切除融合术或后路椎板切除融合术达到必要的矫正程度，但 $C_3 \sim C_4$、$C_4 \sim C_5$ 节段失稳，以及骨质疏松病史使得前后联合手术在本病例更适用。先由颈前入路，显露 $C_3 \sim T_1$ 节段，在 $C_4 \sim C_5$ 及 $C_7 \sim T_1$ 节段行椎间盘切除减压同种异体骨融合。Mayfield 头架维持牵引状态下，调整患者为俯卧位。颈后路显露枕骨至 T_1 水平，行 $C_1 \sim T_1$ 后路椎板切除减压，置棒，通过伸展 Mayfield 头架达到最终复位。术后 6 个月随访，影像示 $C_2 \sim C_7$ SVA 改善，融合可靠（病例 37-4 H 和 I）。患者颈部及上肢疼痛症状缓解。

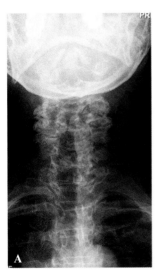
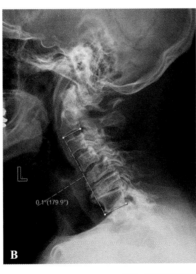
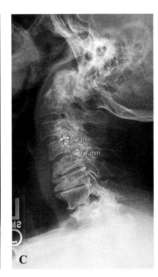
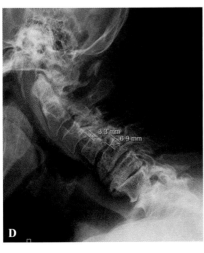
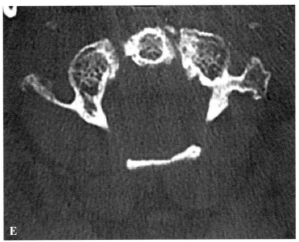

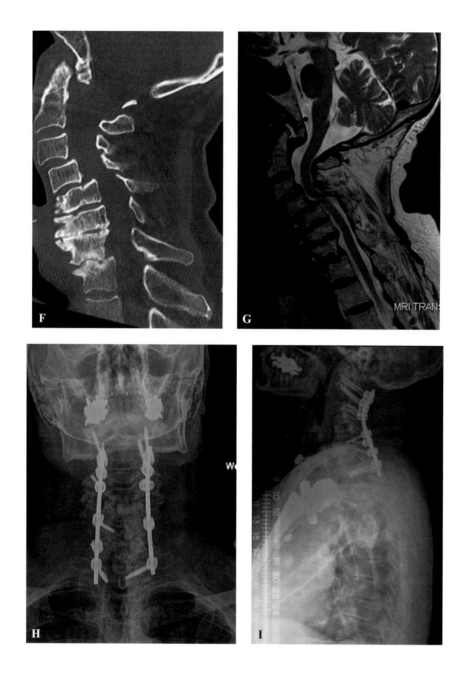

五、联合入路手术术后并发症

联合入路手术治疗颈椎畸形并发症发生率较高。如需通过联合入路手术获得矢状位平衡和平视功能，潜在的风险和收益必须充分评估，并告知患者。当患者以神经症状为主诉时，微创减压手术具有更好的风险收益比，前提是手术干预不会进一步破坏颈椎稳定性或加重畸形。如果风险可控，则应尽可能矫正畸形，因为这与临床疗效直接相关。

已发表的联合入路与单一入路对比研究显示，联合入路比单一入路术后并发症发生率更高，但这些研究受选择偏倚影响，因为接受联合入路手术患者通常畸形更严重，截骨矫形角度更大、难度更高；因此，颈椎畸形截骨矫形很可能是某些并发症的真正原因（如神经源性）[31]。Grosso 等回顾性分析了 76 例颈椎畸形手术治疗的患者，发现其中 40 例接受联合入路手术的患者（后路 + 前路、前路 + 后路或后路 + 前路 + 后路），并发症率为 40%[32]。其中最常见并发症是深部切口感染（5/16）和深静脉血栓形成（5/16），肺炎也不少见（3/16）。Smith 等报道的另一项多中心回顾性研究中，78 例接受颈椎畸形手术的患者中，29 例接受了联合入路手术，并发症发生率为 79.3%，其中吞咽困难最常见（24.1%），其次是新发神经症状（10%）和心肺并发症（10%）[31]。作者将神经并发症的高发生率归因于接受联合入路手术患者具有更严重颈椎畸形。值得注意的是，尽管联合入路手术组吞咽困难发生率明显高于单纯后路手术组，但其并发症发生率与单纯后路手术组相当。另一项对纽约州立数据库中 87 045 例接受颈椎融合手术患者的研究发现，2217 例接受联合入路手术的患者中只有 18.9% 的

并发症发生率[33]。吞咽困难发生率高于单纯前路或后路手术患者，这一结果与 Smith 等的研究接近[31]。然而，该研究仅统计了医院内并发症，并且纳入了包括颈椎畸形在内的因多种颈椎疾病行手术治疗的患者。因此，Salzmann 等报道可能低估了颈椎后凸畸形联合入路手术的真实并发症发生率[33]。有趣的是，经过对国家住院患者数据库（National Inpatient Sample，NIS）和一个由脊柱外科医生管理的颈椎畸形数据库之间的比较研究发现，手术并发症更多被记录在颈椎畸形数据库中，而 NIS 则更完整记录了内科疾病相关并发症[34]。

第38章

颈椎经椎弓根截骨术
Cervical Pedicle Subtraction Osteotomy

Lee A. Tan　K. Daniel Riew　著
崔　赓　李　源　译

一、概述

手术矫正僵硬的颈椎畸形常需要截骨来重新排列融合的脊柱。脊柱外科医生经常使用 2 种后路的截骨技术，包括 Smith-Petersen 截骨术（SPO）和经椎弓根截骨术（PSO）。SPO 最初由 Smith-Petersen 于 1945 年在治疗腰椎强直性脊椎炎中使用[1]。进行 SPO 截骨，需要去除椎体的后方结构，包括棘突、椎板、小关节突（上位椎体的下关节突和下位椎体的上关节突）及黄韧带。在 SPO 部位需要进行彻底的中央和椎间孔减压，来防止截骨闭合时脊髓和神经根卡压。1958 年，Urist 首次在颈椎实施 SPO 技术治疗一例因强直性脊柱炎导致的僵硬性颈椎后凸畸形的患者[2]。该技术成为颈椎"张开 – 楔形截骨术"的基础，它通过椎间隙前部张开，同时在后部 SPO 截骨部位压缩，从而矫正畸形。

PSO 技术最初是由丹麦外科医生 Eivind Thomasen 于 1985 年提出的[3]。他对 11 例强直性脊柱炎患者实施了腰椎 PSO 手术。与 SPO 相比，PSO 需要去除额外骨质，包括椎弓根和包含部分椎体侧壁和后壁的楔形截骨。该技术也称为"闭合 – 楔形截骨术"，与 SPO 相比，可以进行更多的角度矫正，由于前柱没有缝隙，理论上融合效果更好。Tokala 等[4]于 2007 年首次报道了在 8 例颈胸椎后

凸畸形患者中行 C_7 PSO 截骨。随后，一些其他作者也报道了他们在颈椎行 PSO 截骨的经验[5-7]。

在大多数情况下是在 C_7 进行 PSO 截骨。颈胸交界处是 PSO 截骨的最理想位置，因为椎动脉位于 C_7 横突前部相当安全的位置，$C_7 \sim T_1$ 处的椎管相对较宽，该区域脊髓和 C_8 神经根的活动性较大，即使 C_8 神经根损伤，也能保留良好的手部功能。然而在 C_7 实施 PSO 截骨之前，仔细评估术前影像学检查以确保椎动脉不会异常穿过 C_7 横突孔是至关重要的，这种异常情况在患者中约占 5%。如果有椎动脉异常穿过 C_7 横突的情况，则可以在 T_1 行 PSO 截骨。在本章中，我们提供了在 C_7 行 PSO 截骨的详细分步技术，并讨论了手术经验和避免并发症的发生。

二、适应证和术前评估

颈椎 PSO 截骨最常用于僵硬的颈椎后凸畸形，常是由于强直性脊柱炎、之前的脊柱外科手术或外伤所致。这些患者通常表现为无法保持平视，吞咽困难，呼吸功能受损，以及神经功能缺损和疼痛。值得注意的是，颈椎截骨手术曾经是在患者局麻清醒状态下采用坐位进行的，这是为了在术中能实时反馈患者的神经功能[2, 8]。然而，随着神经监测技术和现代麻醉技术的发展，现在

颈椎截骨术可以在俯卧位全身麻醉下由有经验的医生安全地完成 [5, 9]。

手术前必须仔细研究影像学检查，包括动力位颈椎 X 线片、脊柱侧弯图像、颈椎的 MRI 和 CT 图像。任何中央管和椎间孔狭窄应予以重视，并在总体治疗计划中予以解决。关注椎动脉的走行情况，明确有无畸形。应当对颈椎影像学参数进行详细评估，并确定预期矫正的程度。颌眉角（CBVA）是经常用于计算后凸矫正程度所需的参数（图 38-1）。根据我们的经验，过度矫正颈椎后凸畸形会特别影响患者日常生活的能力，如烹饪、散步和上厕所，这些都需要视线向下。中立位或头部轻微向下倾斜可以平衡外观和功能，从而最大程度达到令人满意的临床效果。

由于一些颈椎后凸畸形患者可能伴有胸腰椎畸形，所以还应评估脊柱整体序列。一个简单的测试是比较患者在站立位和坐位的姿势。一条经验法则是，如果患者在坐姿下仍存在明显的颈椎后凸畸形，则需要矫正颈椎畸形。然而，如果从站立位到坐位，CBVA 和水平视线改善明显，则主要的畸形实际上可能存在于胸腰椎中，并且胸腰椎的畸形可能需要首先解决。

对于之前颈椎做过手术的患者，应事先获得手术记录，以确定之前进行的操作步骤和所用的内固定类型。CT 可用于检查先前融合部位是否存在假关节。应检查伤口软组织的完整性，来确保手术后有足够的组织覆盖，最大限度地减少伤口潜在并发症。如果组织覆盖令人担忧，应咨询整形外科医师。此外，必须对患者的一般健康状况和其他疾病进行彻底评估。如果患者的一般状况不适合这种比较大的矫正手术，则可能需要选择非手术方案。

值得注意的是，笔者（译者注：此处指 Dr. Riew）在可能的情况下更倾向于采用前 / 后路联合截骨术（即前路双侧钩椎关节切除 + 后路 Smith-Petersen 截骨术），而不是 PSO 截骨。我们发现这种联合方法是一种有效的颈椎畸形矫正策略，与 PSO 截骨相比，其手术时间短且失血少 [10]。如果由于某种原因无法采用联合方法，则可以考虑采用 PSO。

三、手术技术

（一）患者体位

患者进入手术室并全身麻醉。神经监测并且建立足够的静脉通路。开放式 Jackson 手术床配有双向颈椎牵引系统。然后，将患者俯卧在带有胸垫、髂嵴垫和几个用于腿部支撑靠垫的 Jackson 手术床上。头部用 15 磅（≈ 6.8kg）重量的 Gardner-Wells 颅骨牵引和双向颈椎牵引器固定（图 38-2）。一些外科医生使用 Mayfield 头架来固定头部，但我们更喜欢 Gardner-Wells 颅骨牵引结合双向牵引装置，因为它在 PSO 闭合过程中更容易控制。手术床放置在最大头高足低位，以抵消

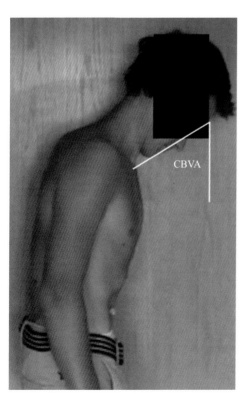

▲ 图 38-1　测量 CBVA 的临床照片

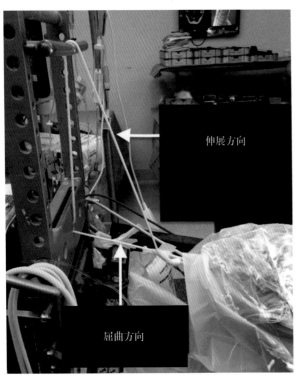

▲ 图 38-2 Jackson 手术床和双向颈椎牵引装置

颈胸椎后凸畸形，从而使术者在更平坦的术野内进行操作，并且由于血液在腿部和腹部聚集，还有助于减少术中失血。

为了安装双向牵引，将两条不同方向的绳索连接到钳子上：一根屈曲的绳索与畸形一致，另一根伸展的绳索在后凸畸形矫正后将头部保持在伸展位置。在完成 PSO 截骨之后，将重量从屈曲绳索转换到伸展绳索。牵引提供的伸展力矩极大地方便了截骨术闭合过程中颈椎后凸的矫正。

（二）手术显露

颈椎和上胸椎以常规方式剥离显露。显露的近端范围取决于最上端固定椎体。如果可能，应尽一切努力保持枕颈和寰枢关节的活动度。如果颈椎已经完全僵硬，由于枕外隆凸骨质坚硬，可以将内固定延长到枕骨。通常，最好在截骨部位的远端具有 3~4 个节段的固定点，所以内固定系统的远端通常在 T_3、T_4 或 T_5。显露侧块整体。为了使显露过程失血量最小，必须进行仔细的止血。

（三）内固定

显露后，将内固定物置入 C_7 PSO 部位的上方和下方。如果需要，可以使用 C_2 椎弓根螺钉、峡部或者椎板螺钉。在 C_3、C_4、C_5 两侧置入侧块螺钉，在 T_2、T_3 和 T_4 两侧置入椎弓根螺钉。C_6 或 T_1 是否置入螺钉，取决于是否需要更多近端或远端的固定点。由于 PSO 闭合后，通常没有足够的空间容纳两个节段的螺钉，所以如果使用 C_6 侧块螺钉，则不考虑 T_1 椎弓根螺钉，反之亦然。

对于现代内固定系统，尤其是那些带有关节或铰接的连接杆，可以使用单棒将上颈椎和上胸椎连接起来。这可以避免使用转接头，术者可在脊柱的每个节段置入螺钉。将螺钉置入在一条直线上很重要，这使得棒的放置变得非常容易，避免了在矢状面和冠状面上弯棒。

（四）经椎弓根截骨术

为了进行 PSO 操作，需要进行完整的 C_7 椎板切除术。我们通常会整体去除椎板和棘突，切除的骨质可用作局部植骨材料。然后使用高速磨钻磨除 C_6 部分下椎板和 T_1 部分上椎板。C_6 和 T_1 椎体的棘突完整保留。接下来，联合使用 Leksell 咬骨钳和高速磨钻切除 C_7 双侧侧块。完整切除关节突，包括 C_6 下关节突和 T_1 上关节突。T_1 椎弓根也必须清楚显露，确保 T_1 椎弓根上没有突向头端的关节突，这些关节突可能在截骨闭合过程中压迫 C_8 神经根。C_7 和 C_8 神经根完全显露且清晰可见，C_7 椎弓根将两个神经根分开。

在 C_7 椎弓根切除术之前，使用小棉片保护硬膜囊和神经根，使用 Penfield 牵开器从椎弓根上轻轻牵开神经根。在 C_7 椎弓根内用高速磨钻打薄骨质，但椎弓根壁保持完整（图 38-3）。然后将磨钻头穿过椎弓根进入 C_7 椎体，开始去除松质骨。一旦在椎体中形成足够大的空腔，就可以使用小的反向刮匙和髓核钳去除剩余的椎弓根壁。必须彻底清

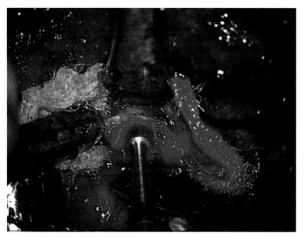

▲ 图 38-3　术中照片显示使用高速磨钻磨除 C_7 椎弓根内松质骨

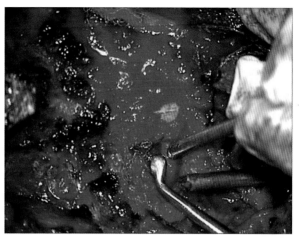

▲ 图 38-4　术中照片显示使用反向刮匙在椎体后上部制造空腔

除 C_7 两侧椎弓根，以防止在 PSO 闭合过程中对 C_7 和 C_8 神经根造成压迫损伤。然后，使用反向刮匙和小的圆形冲子在椎体后上部制造空腔（图 38-4）。或者，逐级使用更大号丝攻去除松质骨[6]。

松质骨可以通过椎弓根取出或向前推入椎体。最后，将 Woodson 剥离子和成角的神经剥离子放在后纵韧带的前方。用骨膜剥离子将背侧皮质骨压入到先前制造的空腔中。如果已经充分去除松质骨，则该操作相对容易。如果皮质骨不易折断，则必须从椎体内移出更多骨质。然后充分止血，为闭合截骨面和矫正畸形做准备。

（五）截骨闭合

将棒弯折到所需的曲度后，将其固定到胸椎椎弓根螺钉上。然后，术者拉动 Gardner-Wells 颅骨牵引器以伸展颈部（图 38-5）。如果在 C_7 切除了足够量的骨质，则只需很少的力即可完成截骨术。如果不能轻易地将颈部伸展，则需要切除 C_7 腹侧部分更多的骨头。颈部伸展后，C_7 和 C_8 神经根必须仔细检查是否有任何受压迹象。通常，跨过截骨部位放置临时棒，以防止半脱位或截骨过早闭合。

如果 C_7 和 C_8 根并非完全游离，则可能需要进一步切除 C_6 下关节突或 T_1 上关节突。随着头部逐渐伸展，截骨部位闭合，将棒置入侧块螺钉中，并

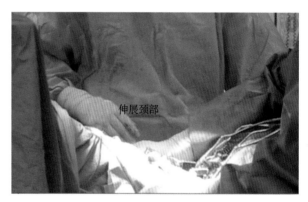

伸展颈部

▲ 图 38-5　照片展示术者手持 Gardner-Wells 牵引器并伸展颈部以逐渐控制 PSO 闭合

拧上螺帽。在头部适度向后伸展时锁紧螺帽。一旦畸形矫正后，检查神经监测信号以确保没有变化。

拍摄侧位 X 线片以评估矫形程度和颈椎的整体序列，正位 X 线片通常价值不大。当对强直性脊柱炎患者急性 C_7 骨折导致严重后凸畸形而进行手术时，椎体前柱会楔形张开，甚至通过骨折线移位。如果认为后路固定不足，可以关闭后路伤口后翻转患者，并在截骨部位放置颈椎前路钢板，截骨部位的上下用 2 个或多个螺钉固定。

为了确保骨融合，通常使用切除的 C_7 骨质及 C_6 和 T_1 侧块骨质进行局部自体骨植骨。将 C_7 的棘突沿长轴劈开，并沿着去皮质的 C_6 和 T_1 棘突的侧面放置，并捆绑固定到位。如果在 C_6 侧块和 T_1 之间仍然留有间隙，则其他的上胸椎的

棘突可提供足够的自体骨来填充空隙。最后，用剩余的自体骨覆盖 C_6 和 T_1 椎板之间的缺损，包括使用高速磨钻时产生的骨碎屑。

（六）切口闭合

后路切口闭合需要与显露和截骨术同等重视。关闭不良会导致各种并发症，包括血肿形成、术后感染、伤口裂开和外观不佳。后路软组织闭合通过多个筋膜层来重建正常的解剖结构并使无效腔减少到最小。如果畸形矫正后组织剩余过多，则可以椭圆形切除全层皮肤以消除过剩的部分。放置手术引流管，并确保每层闭合时止血。术后可使用坚硬的颈托固定患者以利于融合。常规放置引流管来减小术后血肿和伤口并发症的风险。

案例 38-1

一名 46 岁的女性出现了颈椎僵硬性侧后凸畸形。她曾在其他医院进行过多次颈椎手术，包括前路 $C_3 \sim C_7$ 融合术与 $C_4 \sim C_6$ 椎体次全切，以及后路枕骨到 C_7 内固定和融合术。在螺钉拔出致使远端内固定失败后，病情发展为僵硬性颈椎侧后凸畸形（图 38-6）。

经过仔细的术前规划，进行 C_7 PSO（图 38-7），并且从枕骨到融合到 T_4 来矫正侧后凸畸形。患者对手术耐受良好，无任何并发症。术后 X 线片和临床照片显示，术后冠状位和矢状位矫正良好（图 38-8）。

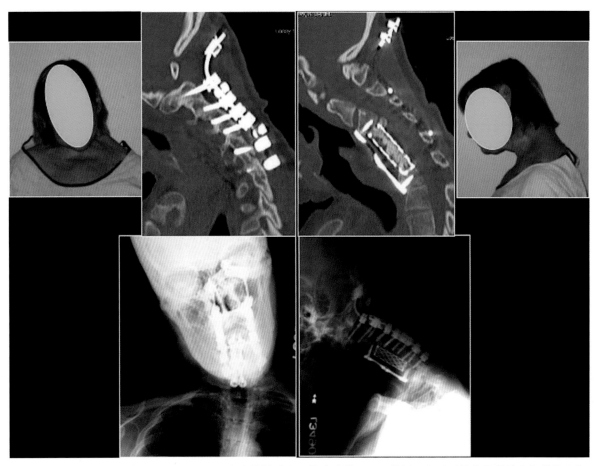

▲ 图 38-6　术前 X 线片和 CT 可见颈椎、完全骨性融合，临床照片显示颈椎侧后凸畸形伴有冠状位和矢状位失衡

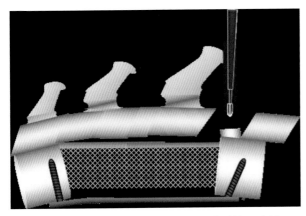

▲ 图 38-7　C_7 PSO 截骨使用高速磨钻的示意图

四、并发症

据报道，在颈椎畸形矫正过程中，神经系统损伤的总发生率高达 23%[11]。C_8 神经根麻痹是 C_7 PSO 截骨最常遇到的问题。但是，在大多数病例中神经系统并发症是一过性的[4]。

五、结论

颈椎 PSO 截骨是治疗僵硬性颈椎畸形的有力工具。在治疗僵硬的颈椎畸形的过程中，脊柱外科医生应掌握该技术及各种相关设备的使用。术前彻底的神经系统检查，详尽的影像资料分析，以及详细的手术计划和细致的手术技术对于确保最佳的临床结果至关重要。

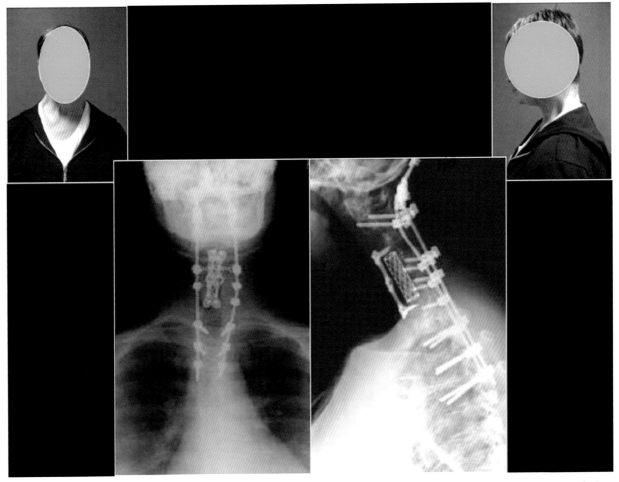

▲ 图 38-8　术后 X 线片和临床照片显示，通过恢复冠状位和矢状位序列，可以很好地矫正僵硬性颈椎侧后凸畸形

颈椎间盘置换术
Cervical Disc Arthroplasty

Francis C. Lovecchio　Darren R. Lebl　著

闫景龙　姬　烨　译

一、概述

过去几十年里，由于新器械和设备迅速发展，诊疗技术日益精进，以及手术适应证不断扩大，外科医生和患者对颈椎间盘置换术（cervical disc arthroplasty, CDA）的兴趣愈发浓厚。然而，经前路颈椎间盘切除融合术（anterior cervical discectomy and fusion, ACDF）的成功（被认为是治疗颈椎间盘退行性疾病的"金标准"），使许多外科医生对这项新技术提出了质疑。长期以来，ACDF 一直表现出较高的远期成功率。最近发表的一项系列研究（由同一位外科医生进行手术）表明，85%～95% 的患者在超过 10 年的随访中对他们所接受的手术表示满意[1]。可以肯定的是，在脊柱外科手术中还没有其他术式能获得如此可靠的远期疗效。近来的一篇 Meta 分析显示，在 ACDF 中，假关节的发生率为 0%～15.2%，但仅有 2.6% 的患者需要进一步干预[2]。值得注意的是，一些患者接受 ACDF 手术后，融合节段上下的邻近节段可能发生影像学的和潜在的导致临床症状的椎间盘退变。尽管这种退变是与颈椎退变的自然进程相关，还是由融合导致的力学改变所引起尚存在争议，但从长期来看，仍有相当比例的患者受此困扰。虽然表征相邻节段变化的方法不同[3]，但据报道，邻近节段退变 2 年内的发生率为 5%，10 年内发生率为 20%～25%[1, 4]。

与髋关节和膝关节的单个关节运动模式不同，颈椎有多个运动节段，每个节段的运动都由椎间盘、钩椎关节和关节突关节协调完成。脊柱手术的目标之一是在不影响非手术节段的情况下，对目标节段进行手术干预以缓解病变。而 CDA 的目的是在保持目标节段的活动度的基础上，避免对邻近节段造成不利影响乃至引起病变或症状。Hilibrand 等的研究表明，与单节段相比，多节段 ACDF 手术显示出更低的翻修率，因此认为邻椎病（adjacent segment disease, ASD）可能与颈椎间盘退行性疾病的自然病史更为相关[4]。另一方面，Goffin 等报道了在接受 ACDF 治疗的患有颈椎间盘退变疾病或颈椎外伤的患者中，ASD 的发生率相当，这一结果支持了一个节段的融合增加了另一个节段的活动度，进而加速其退变的观点[5]。总体来说，ASD 的病因更可能是多因素的，是患者对椎间盘退变的遗传易感性与接受融合手术后颈椎的生理和生物力学变化共同作用的结果，这种情况在医学中并不少见。

在过去的 20 年里，随着各种器械的"井喷式"发展，全关节置换术领域的成熟使得 CDA 技术的发展成为可能。CDA 中使用的一些常见材料组合包括金属对聚乙烯［ProDisc-C（DePuySynthes；Johnson & Johnson、PCM（NuVasive；Medtronic

Inc.）、Mobi-C（Zimmer，Biomet）、SECURE-C（Globus Medtronic Inc.）、Discover（DePuy Synthes；Johnson & Johnson）]、金属对金属 [Prestige ST（Medtronic Inc.）] 和陶瓷对陶瓷 [Prestige LP（Medtronic Inc.）]。椎间盘本身为脊柱提供了稳定性，促使许多创造性的方案来解决长期稳定与运动相结合的问题。现有植入物的设计包括球窝 [ProDisc-C（DePuy Synthes；Johnson & Johnson）、PCM（NuVasive；Medtronic Inc.）]、双轴承 [Bryan（Medtronic Inc.）、Kineflex/C（Spinal Motion Inc.）、SECURE-C（Globus Medical Inc.）、Mobi-C（Zimmer Biomet）]，尝试使用黏弹性材料以模仿纤维环和髓核的"一体式"模型 [Freedom-C（AxioMed Spine Corp.）、NeoDis（NuVasive；Medtronic Inc.）、M6-C（Spinal Kinetics Inc.）]。这些设计经常组合使用。考虑到大多数设备都是近期获得 FDA 批准，因此几乎没有长期证据表明一种植入物相对于其他器械在预后和预防 ASD 方面更具优越性。这种情况为激烈的市场竞争创造了条件，制造商基于他们所主张的理论来推销他们的产品。随着新一代脊柱外科医生对这些技术的日益精进，对各产品进行比较分析及持续的循证研究将有助于优化出最佳的设计方案。

用来评估 CDA 是否达到预期效果的研究往往受到固有偏倚和研究设计的限制。大部分有关 CDA 的试验数据来自于美国食品药品管理局（FDA）的医疗器械临床申报（IDE）试验，这些试验通常质量很高，但结果不可避免地受到行业偏倚、出版偏倚和由于无法对实验结果盲审造成的影响。此外，这些试验目的在于通过与 ACDF 这一"金标准"比较，以此评估各自设备的有效性和安全性，而并非比较 ASD 发生率的差异。关于 CDA 是否具有预防有临床症状且需要二次手术处理的 ASD 的作用，研究人员对经过 7 年随访获得的 IDE 数据进行分析，结果显示这一作用是值得肯定的。许多研究也报道了 CDA 术后

病变节段翻修率比 ACDF 更低，这表明 CDA 在预防假关节的发生上具有一定的临床效果。然而据报道，在 FDA-IDE 研究中单节段 ACDF 在 2 年随访中的平均翻修率为 9%，而在常规临床实践中，这一比率为 2.1%，表明在试验中对 ACDF 进行翻修的决定可能受到研究者偏倚的影响 [6]。

本章主要介绍了 CDA 的简史、植入物材料选择和设计的探讨以及 CDA 的适应证。此外，我们将展示 FDA 获批设备的最新 IDE 试验数据，对比分析 CDA 和 ACDF 两者的数据并加以讨论，以及 CDA 手术特有的并发症。最后，我们将介绍单节段植入 Mobi-C 假体的手术技术。

二、颈椎间盘置换术的简史

尽管颈椎间盘置换术普及的时间并不长，但此理念已有长达半个多世纪的历史。即使是当代的设计也与其初代产品——"Fernström 球"在工作机制上有一定关联。从 20 世纪 50 年代末开始，瑞典骨科医生 Ulf Fernström 就有了将不锈钢球植入退行性椎间盘疾病患者腰椎和颈椎中的想法，从而在保持节段性运动的同时，以减轻小关节的压力。1966 年，他发表了一篇经后路植入该装置的论文 [7]。当时在南非也记录了一系列将 Fernström 球植入颈椎的类似病例 [8]。但由于植入物发生了下沉和移位，结果并不理想。因此，该装置受到了业界的广泛批评，这主要源自他的竞争对手——乌普萨拉大学（Uppsala University）的 Alf Nachemson 博士，他认为这种"金属球"不可能再现椎间盘的弹性特点。即便是当今的植入物，从"一体式"黏弹性装置到金属对金属球窝假体应有尽有，却依然存在类似的争论。

20 世纪 80 年代末，由于腰椎间盘置换术（LDA）作为下腰痛的治疗方案重新受到关注，也激起了人们对颈椎间盘置换术（CDA）的兴趣。英国布里斯托尔 Frenchay 医院的医学工程

系发明了一种带有固定螺钉的金属对金属球窝装置[9]。通过调整球体，该装置在避免 Fernström 球下沉和移位等并发症的同时，实现了病变节段的三维运动。相关的临床试验在 1991 年开展，1996 年针对 18 位患者的一项病例研究显示，CDA 成功地保留了病变节段的活动度。然而，这种装置体积较大，固定不牢靠，许多患者在术后出现持续性吞咽困难或与螺钉拔出相关的并发症。这些失败的经验促进了 Frenchay 椎间盘的发明。再次的临床试验表明病变节段的活动度得以保留，而且对邻近节段活动度的影响降到了最低，低切迹的外形设计和更新颖的固定方法降低了并发症的发生率。位于爱尔兰都柏林的 Medtronic 公司收购了这种椎间盘装置，并将其重新命名为 Prestige。2002 年，Prestige 在美国进行了首次 IDE 试验，该装置最终在 2007 年获得 FDA 批准，用于治疗单节段退行性颈椎间盘疾病。

Prestige 椎间盘是 20 世纪 90 年代开发的现代"第一代"人造椎间盘中的一种，此后，在 21 世纪的前十年许多人工椎间盘获得了 FDA 的批准。起初许多颈椎假体都是从 LDA 借用来的。在腰椎间盘置换变得不受欢迎之后，制造商开始专注于颈椎假体的生产。ProDisc-C（De Puy Synths，Johnson & Johnson）是强生公司腰椎产品 ProDisc-L 的颈椎"类似物"，其设计在很大程度上依赖于从全髋关节和膝关节置换术中获得的经验。该假体在钴铬合金（CoCr）托盘上使用了超高分子量聚乙烯（UHMWPE）圆顶，利用多孔嵴可将其固定在椎体终板上，从而实现骨的长入，并确保了植入物位置和稳定性，同时避免了与螺钉拔出相关的并发症。该设备在 2007 年获得了 FDA 的批准。Bryan 椎间盘也是现代"第一代"CDA 产品中的一员，它是由来自西雅图的神经外科医生 Vincent Bryan 在 20 世纪 90 年代初发明的，他离开临床工作后全职研发了这种假体。

与同时代的许多产品不同，Bryan 椎间盘的独特之处在于它没有腰椎类似物。该假体采用了包裹在聚氨酯膜中的双球窝聚氨酯核的设计，在植入时由术者向聚氨酯膜中填充无菌生理盐水以此来模仿颈椎间盘的黏弹性特性。固定则依赖于两个钛壳，多孔涂层以实现骨的长入。2000 年 1 月，其首先在美国境外开展临床试验，2002 年开始进行 IDE 试验，并于 2009 年获得了 FDA 批准。

三、颈椎间盘假体设计

（一）假体动力学

颈椎间盘假体的机械设计中，从髋、膝和肩关节置换术中获得的经验只发挥了部分作用。髋和膝关节拥有坚固的韧带附着物和关节囊，使植入物具有充分的稳定性。例如，在膝关节置换术中，两侧副韧带对假体的活动度和稳定性至关重要。在髋关节置换术中，关节囊和外展肌附着的完整性对于避免脱位至关重要。中轴骨关节置换术的独特之处在于关节本身对脊柱节段的稳定性十分关键。根据 Denis 三柱稳定性理论，CDA 几乎取代了 2/3 的脊柱。脊柱节段在人的一生中大约要经历 1 亿次屈伸动作循环[10]。由于 CDA 通常在比较年轻的患者中进行，所以根据患者的年龄，植入物的稳定性必须能够经受 3000 万～4000 万次屈伸循环。因此，颈椎假体工程的关键是在恢复节段稳定性的同时保持合理的生理运动。

一个脊柱单元的运动功能可以简化为在六个平面上的运动，由此引出了常用的"六自由度"的概念。旋转运动存在于三个平面，即屈曲 - 伸展、横向侧屈、水平（轴向）旋转。此外，在这三个平面上还存在平移运动，即向前 / 向后平移、侧向平移和轴向压缩 / 延伸。尽管我们将颈椎节段简化为两个扁平终板之间的黏弹性椎间盘结构，但脊柱运动单元的解剖学和运动学却比这要复杂得多。在一个脊柱运动单元中，两个终板相对形成马鞍形结构[11]，它们的运动同时受到关节突关节平面的限制。关节突关节与椎体横切面成 45° 角，这使脊柱可以在矢状面内自由伸展 / 弯曲，但轴向旋转却被限制在关节突关节平面内（与标准水平面成 45° 角）。由于运动轴不协调，脊柱节段无法实现简单的侧向屈曲。相反，当脊柱侧向屈曲时，会耦合发生同侧旋转（关节突关节平面内）。为了实现这种复杂的运动，颈椎间盘中不存在完整的纤维环结构，这与腰椎间盘的结构不同。在颈椎间盘中，位于前方的纤维环较为完整，发挥着"枢轴"的作用，而后部则较薄弱，只被后纵韧带覆盖。

考虑到颈椎轴向运动的复杂性，似乎不可能设计出在解剖学上模拟这种运动的装置。因此，学者们尝试根据在传统水平平面上测量的运动范围来设计假体。在颈椎运动学中，活动范围通常是在水平面上测量，而不是在小关节平面上测量的[12]。在一项包含 70 名受试者的实验中，Mimura 等[13] 记录了每个节段的水平旋转范围为 4°～7°，每个节段的屈曲 / 伸展为 10°～16°（SD 4°～8°），这表明真实的屈曲 / 伸展范围存在着很大的个体差异。然而，即使 CDA 假体可以达到这种活动度，考虑到假体旋转平面和关节突关节旋转平面的不一致性，假体的植入依然会不可避免地产生作用于小关节上的应力。因此，病变节段伴有中度小关节病变仍然是 CDA 的相对禁忌证。

为了恢复所测量到的生理活动范围，目前已经进行了几种尝试。球窝设计是 CDA 中最早使用的设计之一，其具有很大的稳定性，但由于它限制了水平平移，因此牺牲了活动度。这种设计在终板 - 假体界面受到剪切力的作用，特别是当瞬时旋转中心（instant center of rotation，ICOR）超过植入物所允许的范围时。双球窝是这种设计的改良形式，它通过实现在冠状面和水平面内的平移来打破这一局限性（因为"球"会使终板互相"剪切"）。Bryan 假体则在此基础上进一步改进，通过向聚氨酯护套充填盐水产生浮力，使假体可以压缩和扩张。

为了克服平移受限的问题，在球窝概念的基础上，进行了相当多的其他改进。Prestige LP 采用了一种"球槽"结构，即植入物的凸出部分位于椭圆形凹槽中。这样可以使旋转轴在矢状面中改变。另一方面，SECURE-C 加入了双轴承系统，在该系统中球窝位于滑动轴承上，可以前后移动。最后，Mobi-C 假体在平面滑动轴承上设有一个球窝，可以进行前后和水平的移动。

在最新的设计中可以找到一种完全不同的恢复生理运动的方法。在"一体式"植入物中，没有所谓的真正的轴承或运动部件。相反，这些设计采用了黏弹性材料或材料组合来复制椎间盘的特性。Freedom、M6 和 NeoDisc 都采用了这种设计。理论上，这应该是在生理功能上模仿颈椎运动节段的最合理方法。然而，如上所述，椎间盘位于终板的鞍形结构之间，并且当椎体彼此滑动和弯曲时，椎间盘充当着枢轴点。在摘除椎间盘的同时，如何精确地保持终板的凹凸曲度，然后精确地插入植入物并保持其平衡可能是一个技术难题。有限元分析表明，匹配终板的曲率可以减少植入物 - 骨界面处的应力[14]。因此需要更长期的随访来确定终板 - 植入物界面的应力是否与这种植入物设计有着临床相关性。

（二）材料的选择

尽管从髋关节和膝关节置换术获得的经验对于我们设计 CDA 没有太多的借鉴意义，但它在材料选择方面具有不可估量的价值。金属对金属因其可以降低假体的磨损率，是一种理想的选择。金属化和金属颗粒产生的淋巴细胞反应，限制了其在下肢关节中的使用。而在颈椎中，金属对金属植入物的全身作用则微乎其微（由于体积磨损减小而导致的颗粒总数减少），而关节滑膜的缺如又增加了局部对金属碎片的耐受力[15]。但无论如何，金属对金属假体磨损产生的小颗粒，是不可能完全无害的。在一项研究中，Kurtz 等在所有 15 个金属假体周围都发现了碎屑。这些碎屑被细胞吞噬并产生淋巴细胞反应[16]。在从腰椎回收的 CoCr 对 CoCr 植入物中，检测出了坏死的纤维和脂肪组织，表明存在与 THR 相似的细胞介导的免疫反应[15]。此外，金属更容易被腐蚀，这是另一个不容忽视的问题。但是与髋关节和膝关节置换术不同，CDA 设计中使用的金属是多样的，钛、钴铬合金和不锈钢均已用于 CDA。因此，金属材料的选择可能是影响免疫应答的一个重要因素。一项针对 Prestige ST（不锈钢）的组织学研究提示没有类似的组织急性炎症反应、局部坏死或骨溶解的发生[15]。而以 Prestige LP 为代表的陶瓷设计在保持优良的耐磨性能的同时具有避免被腐蚀的优势。

与金属对金属相比，金属对聚乙烯的设计更容易产生颗粒磨损。同样，这种颗粒对颈椎和髋、膝关节的影响是不同的。聚合物颗粒可以诱导天然免疫反应的发生，但与下肢关节相比，作用于颈椎植入物上的负荷和关节活动范围均要小得多，因此颈椎植入物磨损产生的颗粒更少。尽管聚合物的磨损仍会产生与导致髋关节骨溶解相同的细胞因子（TNF-α、IL-1、IL-6），但由于颈椎关节滑膜的缺如和颗粒数量的减少，整体的炎症反应得以减轻。但无论如何，在某些情况下，这些细胞因子仍然可能导致持续的神经源性疼痛[15]。最后，有限的长期体内研究表明超高分子量聚乙烯（UHMWPE，一种在无氧环境中受 γ 线辐照和灭菌的聚合物）具有优良的耐磨特性，许多进行全关节置换术的外科医生对 UHMWPE 的使用寿命持乐观态度。鉴于颈椎的动力学环境（更少的 ROM，更少的体积磨损，更小的负荷），我们更加看好 UHMWPE 颈椎假体的寿命[16]。

金属对聚乙烯（UHMWPE）是目前最流行的"硬对软"轴承设计，类似地还有一些聚合物已经用于临床或正处于研究阶段。Bryan 颈椎间盘使用带有聚氨酯芯（PCU）的钛制终板。在一项纳入 30 位患者术后随访长达 3.2～7 年的研究中，显微镜下观察到假体局部发生了组织粘连和假体磨损[16]。在 30 例患者的植入物中有 9 个出现了终板撞击，从而产生钛碎屑和 PCU 芯体磨损。而在剩下的植入物中，有迹象表明植入物可能发生折叠或永久变形，且护套会产生侧向生物降解。此外，用于许多椎间融合器的聚醚醚酮（PEEK）材料有望用于 CDA。与聚乙烯相比，PEEK 颗粒产生的炎症反应更少[17, 18]。随着碳纤维增强 PEEK 的问世，研究人员采取了进一步的措施来减少磨损[19]。总之，用于 CDA 的所有材料都会有其特定的磨损方式，并且只有对体内植入物进行长期随访才能确定最佳的材料选择。图 39-1 显示了不同制造商的各种植入物材料设计。

四、适应证和禁忌证

（一）目前的适应证和禁忌证

目前美国对于 CDA 适应证的判定主要基于 FDA-IDE 研究的纳入标准，即骨骼发育成熟的退行性神经根型颈椎病患者，可伴有 C_3 和 C_7 之间单节段或双节段的脊髓病变；椎间盘突出或骨赘形成所导致的症状或体征应与影像学相符；6 周的保守治疗失败。在撰写本章时，只有 2 种装置（Mobi-C 和 Prestige LP）被 FDA 批准用于双节段的 CDA（图 39-2）。我们认为，"理想的"CDA 适应证为神经根性疼痛、单节段"软"椎间盘突出、轻度的脊髓病变及完好的小关节[20]。

CDA 的禁忌证根据 FDA-IDE 的试验标准可分为绝对禁忌证和相对禁忌证。CDA 的绝对禁忌证包括局部或全身感染，后纵韧带骨化（OPLL），

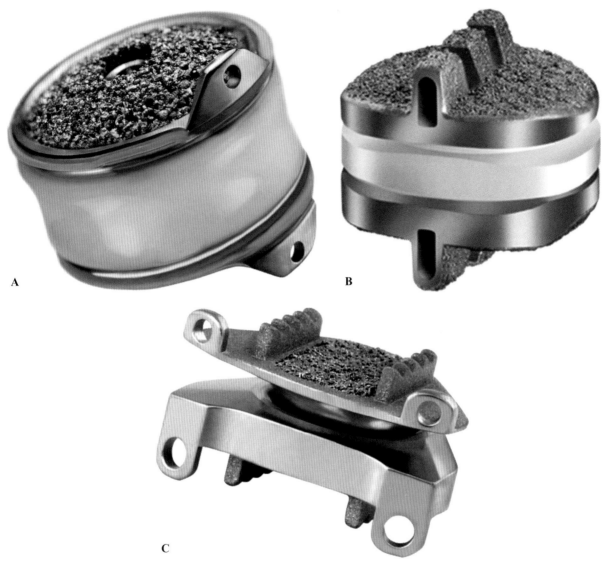

▲ 图 39-1　各种 CDA 假体设计

A. Bryan 颈椎植入物（© Medtronic Inc., Minneapolis, MN 版权所有）；B. Secure-C 颈椎植入物（由 Globus Inc., Audobon, PA 提供）；C. Prestige LP 颈椎植入物（© Medtronic Inc., Minneapolis, MN 版权所有）

颈椎畸形或韧带不稳（包括继发于类风湿关节炎或强直性脊柱炎等炎症性疾病所导致的不稳），病变节段严重的小关节病变，节段性自发融合，以及神经肌肉疾病和金属过敏。例如，在正在进行的关于 M6 植入物的 FDA-IDE 研究中，这些禁忌证预计会将许多患者排除在外[21]。除上述所列禁忌证外，该试验的进一步排除标准包括既往颈椎手术史，以轴性痛为唯一症状，进展至椎体水平的颈椎病，严重的脊髓型颈椎病，骨质疏松症，内分泌或代谢紊乱史，胰岛素依赖型糖尿病，妊娠及患者 BMI 指数 > $40kg/m^2$。

在临床实践中，CDA 的相对禁忌证存在着"灰色地带"。相对禁忌证通常与植入物保留病变节段活动度，以及避免邻近节段产生继发退变的能力有关。目前，关于中度小关节病变存在着很大的争议，因为椎间盘活动度的恢复可能会对小关节施加过大的压力，加速其退变并引起轴性颈痛。出于类似的原因，病变节段伴有中度的脊髓病变也是一个相对禁忌证，因为这往往说明该节段的运动很可能已经发生异常。此外，由于许多

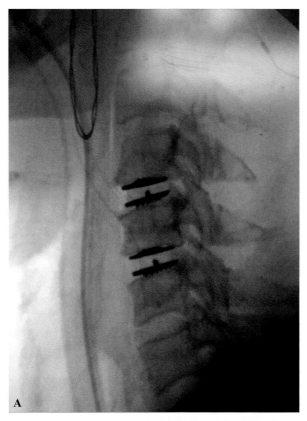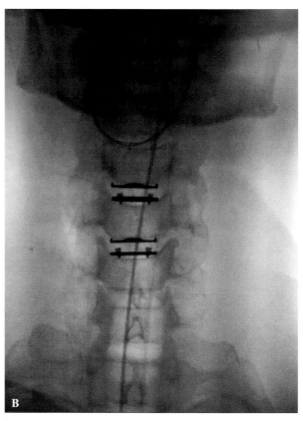

▲ 图 39-2　一名 45 岁的健康男性，颈部疼痛 2 个月，放射至右肩和右手臂。磁共振成像显示 C₄~C₅ 和 C₅~C₆ 水平的椎间盘突出，可能是导致患者颈椎神经根病变的原因。经过最初的保守治疗后，患者开始出现三角肌无力。患者仅在手术及邻近节段有轻度椎间关节退变，并在 C₄~C₅ 和 C₅~C₆ 节段接受了双节段 CDA。前后位（**A**）和侧位（**B**）术中透视证实植入物处在中心位置。术后患者手臂疼痛完全缓解，三角肌力量增强，经过最近一年的随访，效果一直良好

患者的病变不止发生在一个节段，因此，对于影像学上显示邻近节段也存在病变的患者是否可以进行 CDA 尚存在争议[22]。一方面，相邻节段一旦已经开始发生退变，保留活动度对这些患者的益处不大；另一方面，CDA 又被认为可以延缓邻近节段病变的发展。因此，这类患者的手术指征就显得尤为复杂，在颈痛、上肢痛和多节段的颈椎病患者中，我们无法知道究竟哪些节段会导致症状，或者术后可能会导致症状。2008 年，Auerbach 等[22] 根据 ProDisc-C、PCM 和 Bryan 于 FDA 试验的纳入 / 排除标准分析了 167 例潜在的 CDA 候选患者。研究人员发现，在 167 例患者中有 95 例被排除在外，大都由于病变涉及到 2 个节段以上。如果存在相邻节段病变可以被纳入 CDA 的适应证，那么这些患者中还有 7 例是满足

标准的。

其他相对禁忌证与植入物在某些生物环境中的性能有关。由于担心植入物的下沉，通常将骨质疏松症列为相对禁忌证，某些设计可能受此影响很大，类似的还有代谢性骨疾病。既往颈椎手术史是否作为相对禁忌证仍存在争议。大多数脊柱外科医生不会对假关节进行 CDA，但可以肯定的是，干预的时机、相关的症状及邻近节段的情况可能会影响这一决策。此外，是否可以在先前融合节段的邻近节段进行 CDA 也存在着争议。FDA-IDE 研究对 PCM 装置的许可是大胆而创新的，因为它允许其在紧邻融合的节段进行 CDA，并且节段涵盖 C₃~T₁ 水平（大多数试验指定在 C₃~C₇ 水平）。试验将在邻近融合区进行 CDA 的 26 例患者与对照组的 126 例患者进行比较，结果

显示，两组的颈部功能障碍指数（NDI）评分、视觉模拟量表（VAS）评分，以及手臂疼痛症状在术后 1 年时的改善程度没有明显差异[23]。

（二）扩展适应证和未来的方向

虽然 FDA 官方对于适应证的审批相当严格，但临床数据（主要来自美国以外的临床试验）显示，CDA 已成功用于多种颈椎病的治疗。在美国以外的地区，医疗器械的监管程序更为宽松，促进了新技术的迅速投用。而美国 FDA 的批准流程侧重于通过对新设备进行严格的研究试验以确保患者安全[24]。如今，许多 FDA 批准的假体首先在美国以外的国家进行试验。因此，我们对 CDA 的"潜力"的理解，更多来源于这些"早期投用"国家外科医生的临床实践。

几位研究者发表了接受 2 个及以上节段 CDA 患者的报道（图 39-3）。支持这种技术的人认为，多节段的 CDA 可以更好地保留颈椎活动度[20]。

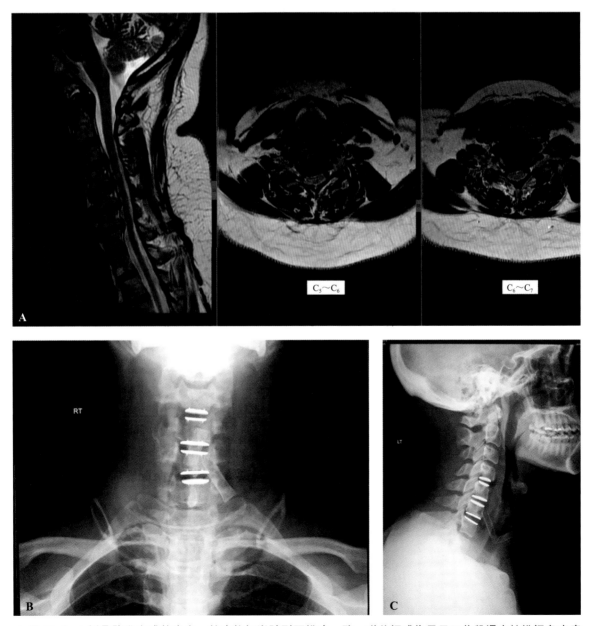

▲ 图 39-3　1 例骨骼发育成熟患者，其症状与脊髓型颈椎病一致，磁共振成像显示三节段退变性椎间盘疾病（A）。术后即刻 X 线片（B 和 C）显示三节段颈椎间盘置换术

Kim 等[25] 回顾性地比较了接受单节段、双节段和三节段 Bryan 椎间盘置换术的患者，结果显示在改善临床预后和保留活动度方面是相似的。Gornet 等发表了一项共纳入 189 例患者，使用 Prestige LP 人工椎间盘进行 CDA 的报道，结果显示患者的工伤补偿水平可能是 CDA 不良预后的潜在因素[26]。其中，21 例患者接受了三节段的手术，1 例患者接受了四节段手术。虽然患者的预后没有按手术节段的多少进行直接比较，但与对照组相比，工伤补偿组在 NDI 评分、颈部和手臂疼痛方面有相似的改善。有关 CDA 的 Meta 分析和系统综述显示单节段和多节段病变的预后是相似的。然而，这些综述中绝大多数"多节段"患者只接受了双节段的手术，而仅少数患者接受了 3 个或 4 个节段的手术[27, 28]。尽管少数已发表的系列报道称，3 个或 4 个节段的 CDA 是安全有效的，但这些患者通常被纳入到双节段手术的队列中，而这是已被 FDA 批准的适应证。因此，超过两节段 CDA 的长期结果尚需要经过进一步的研究与评估之后，才能对此类 CDA 的适应证、安全性和有效性做出正确的判断。

尽管受到随访时间的限制，但目前已有大量关于 CDA 和椎体融合的杂交手术的研究（图 39-4）。在一项来自中国的队列研究中，Kang 等比较了 24 例患有三节段退行性颈椎间盘疾病患者的 ACDF 和混合 ACDF-CDA 的术后效果[29]。杂交手术由中间节段 ACDF 术和两侧 CDA 组成。2 年后，两组 NDI 的改善情况相似，杂交组 $C_2 \sim C_7$ 的平均活动度（ROM）恢复到术前水平，而 ACDF 组的上下相邻节段 ROM 增加。4 项试验的 Meta 分析表明，在两个及以上的节段手术中比较 ACDF 与 ACDF-CDA 杂交手术的疗效，杂交组的整体 NDI 和 ROM 改善更为明显，但结果很大程度上受到研究异质性和随访时间的限制[30]。另一些研究人员则将 CDA 与颈前路椎体次全切除融合术（ACCF）联合应用于三节段病

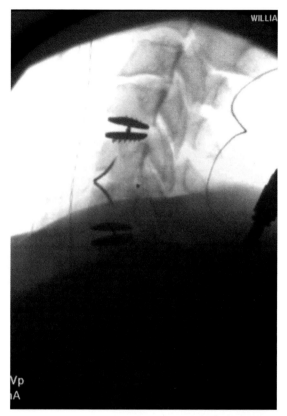

▲ 图 39-4　一名 56 岁健康男性，在过去 7 周内双手麻木且无法进行精细运动。影像学检查显示 $C_4 \sim C_5$ 和 $C_6 \sim C_7$ 水平的中央型椎间盘突出，伴有轻中度脊髓病变，$C_5 \sim C_6$ 水平严重的脊髓病变及骨赘形成。术中透视显示患者在 $C_5 \sim C_6$ 进行 ACDF，在 $C_4 \sim C_5$ 和 $C_6 \sim C_7$ 进行 CDA。在最近 3 年的随访中，患者双手麻木的症状有所改善，并且没有进一步脊髓病变的进展。

变的治疗。该研究中，将 19 例接受 ACCF+CDA 治疗的患者和 23 例接受 ACCF+ACDF 治疗的患者进行比较，2 年内 ACCF+CDA 的混合组显示明显的 NDI 和 ROM 改善[31]。

"跳跃性"椎间盘退行性变可能是体现 CDA 优势的另一种情况。在"跳跃式"结构中应用 CDA 可以避免在健康脊柱节段的上方和下方进行 ACDF 时发生应力集中。Wu 等对一系列有临床症状的退行性椎间盘疾病患者进行回顾性分析，这些患者曾在 $C_2 \sim T_1$ 水平非相邻的 2 个节段接受过 ACDF+CDA 或跳跃 CDA 治疗[32]。其中，有 26 例患者接受跳跃式 CDA 治疗，29 例患者接受了 ACDF+CDA。作者是如何确定哪一节段进行 CDA 和哪一节段进行融合尚不清楚。结果没有显

著的统计学差异（19% 的混合组患者表现出影像学上邻近节段的病变，而进行跳跃 CDA 组的患者有 14%）。目前的研究受到患者数量、方法异质性和随访时间短的限制，相信随着外科医生对 CDA 的各种使用方法的深入研究，与传统手术方式相比，CDA 可能是最适用于"跳跃性"椎间盘病变的一种处理方式。

五、最新的 IDE 试验数据

与"金标准"ACDF 相比，尽管无有力证据证明 CDA 的有效性及安全性，但好像并未妨碍其在临床上的应用 [24]。目前质量尚佳的几篇综述对现有数据进行了全面的总结，内容较本章涵盖范围更广 [20, 24, 33]（表 39-1）。在撰写本文时，已有关于几种假体长达 7 年的试验数据。值得注意的是，IDE 试验的目的是评估 CDA 的安全性，以及其与 ACDF 相比在治疗疼痛和神经症状方面的优势。尽管一种新术式的出现总会不可避免地受到行业偏倚和发表偏倚的影响，但 CDA 一直获得众多试验结果压倒性地支持。鉴于 ACDF 超过 10 年的远期疗效是得到公认的，本节只介绍随访时间较长（5～7 年）的试验。CDA 是否如同所期望的那样解决了 ASD 问题，将在本章的下一节进行讨论。

（一）单节段病变

对于单节段病变的治疗，有 4 项 FDA-IDE 研究已经发表了长达 7 年的数据 [34-37]。2014 年，Burkus 等发表了"第一代"植入物 Prestige ST 的长期观察结果 [34]。在最初的研究队列中，73%（395/541）的患者可在 7 年内获得随访，其中 212 例接受了 CDA，183 例接受了 ACDF。结果显示，CDA 显著改善 NDI 评分（37.5 分 vs. 31.9 分）并保留神经系统功能（88.2% vs. 79.7%），具有统计学意义。手术后，两组重返工作岗位的患

者人数相当。Prestige LP（Prestige ST 的陶瓷升级版）的研究人员也已公布了长期随访结果 [36]。该研究队列显示，在第 7 年时，CDA 组实现该试验"总体上成功"的概率在统计学上显著提高（74.9% vs. 63.2%）。"总体上成功"的定义是：NDI 的改善程度不小于 15 分，神经功能（颈部和手臂疼痛）得到保持或改善，颈椎间隙 / 椎间盘高度得以维持，无不良事件发生，无二次手术。Mobi-C 试验同样采用了一个"总体上成功"的终点来确定其疗效 [35]，但这里"总体上成功"的标准更为严格。在最近发表的长达 7 年的随访中，"总体上成功"被定义为 NDA 评分提高 30 分或 50%，病变节段未进行二次手术，无严重的不良事件，神经功能能得到保留和达到影像学指标。影像学成功的定义是节段性运动 ≤ 2°（取决于 CDA 或 ACDF），未产生桥接骨或跨间隙桥接骨（同样取决于 CDA 或 ACDF）。结果显示试验组和对照组获得"总体上成功"的比率相当（55% 的 CDA vs. 50% 的 ACDF）。

Janssen 等公布了另一种"第一代"植入物 Pro Disc-C 的研究数据，该队列对 152/165（92%）的患者进行了 7 年术后随访 [37]。结果表明，虽然与最初的 2 年报道相比，手臂痛和颈痛的改善程度略有下降，但接受 CDA 和 ACDF 患者的 VAS 评分下降程度基本相同（手臂痛为 -40.7 CDA vs. -38.8 ACDF；颈痛为 -45.7 CDA vs. -42.9 ACDF）。Bryan 椎间盘是首批获得 FDA 批准的产品之一，但在 2010 年之前获批的所有设备中，其公布的随访时间最短。Sasso 等的研究表明，与 ACDF 相比，在第 4 年时 Bryan 椎间盘的 NDI 成功率在统计学上显著提高（85.1% vs. 72.5%），手臂和颈部的疼痛评分也得到了改善 [38]。PCM 试验是唯一被允许在进行过融合术的邻近节段进行 CDA 的试验，并将 T_1 水平也纳入了手术范围。该试验的研究人员于 2015 年发表的 5 年数据显示，CDA 组能更好地改善 SF-36 和 NDI 评分，并且具有统计学意义 [39]。

表 39-1　最近发表的美国 IDE 试验对于各种 CDA 装置的随访结果

装　置	随访时间（年）	NDI			颈部疼痛（VAS or NRS）			手臂疼痛（VAS or NRS）			二次手术		
		cTDR	ACDF	P值	cTDR	ACDF	P值	cTDR	ACDF	P值	cTDR（%）	ACDF（%）	P值
Prestige ST	7	18.1	23.8	0.002	13.1	19.4	0.004	12.7	15	0.174	4.8	13.7	<0.001
Prodisc-C	7	a	a	a	a	a	a	a	a	a	7.0	18.0	0.0099
Bryan	4	13.2	19.8	<0.001	20.7[c]	30.6[c]	0.001	16.6[c]	22.4[c]	0.028	3.7	4.5	NS
PCM	5	<20[b]	<28[b]	0.001	~25[b]	<35[b]	0.002	<25[b]	<32[b]	0.102	8.1	12.0	0.237
Mobi-C 单节段	5	<15[b]	<17[b]	NS	<19[b]	<20	NS	<16[b]	<16[b]	NS	4.9	17.3	<0.01
Mobi-C 双节段	5	16.8	26.4	0.0003	18.66	28.45	0.0743	11.86	22.2	0.1487	4.0	16.0	SS
Prestige LP 单节段	7	<16[b]	<23[b]	a	~15[b/c]	<20[b/c]	a	<10[b/c]	<18[b/c]	a	6.4	10.9	a
Prestige LP 双节段	7	<15[b]	<20[b]	a	<4[b/c]	<6[b/c]	a	<4[b/c]	<5[b/c]	a	4.2	14.7	SS

SS. 统计学显著（仅在未给定 P 值时使用）；NS. 不显著（仅在未给定 P 值时使用）

a. 数据未发表

b. 确切数据未发表

c. 从图表中求得的近似数据（译者注：原文有误，已修改）

NRS. 数字评级量表

经 Congress of Neurological Surgeons 许可，改编自 Nunley PD, Coric D, Frank Ka, et al. Cervical disc arthroplasty: Current evidence and real-world application. Neurosurgery. 2018. doi. 10.1093/neuros/nyx579

（二）双节段病变

尽管两种手术方式治疗单节段病变的临床效果相当，与此不同的是，CDA 治疗双节段病变具有一定的优势。Radcliff 等使用与单节段 Mobi-C 试验相同的"总体上成功"来定义研究终点。研究发现，CDA 组和 ACDF 组分别有 104/171（60.8%）及 27/78（34.6%）的患者获得了"总体上成功"[35]。作者指出，CDA 组在 7 年随访结果达到了更好的疗效，其优势体现在 NDI 评分的改善，以及较低的二次手术和神经功能障碍发生率，而颈部和手臂 VAS 评分差异则并不显著。Prestige LP 的 IDE 试验研究人员对双节段病变采用了与单节段病变相同的临床终点[36]。研究人员使用贝叶斯统计建立优势、非劣势或劣势的概率模型发现，就研究终点而言，CDA 在 7 年时的表现更胜一筹（78.6% vs. 62.7%）。与 Mobi-C 试验相似，这可能是由于 CDA 队列中二次手术率降低和不良事件减少，而颈部和手臂疼痛的改善并没有明显差异。IDE 试验采用某些影像学措施和是否避免二次手术作为评估预后的主要指标，这可能是研究结论认为 CDA 在两节段病变治疗中更具有优势的原因。

（三）预后的 Meta 分析

多个高质量的 Meta 分析纳入了 NDI、VAS 颈部 / 手臂疼痛评分、SF-36 等在 IDE 试验中使用的几个相似的预后判断指标，尽管所有研究都存在显著的行业偏倚和发表偏倚[40-43]。2012 年，一篇包含 9 项研究（2400 例患者）的 Cochrane 系统性综述指出在缓解手臂疼痛症状方面，CDA 虽仅略有优势，但这种差异仍具有统计学意义。然而，这篇综述因其随访数据只有 2 年且无法对阳性结果进行敏感性分析而大打折扣。考虑到这些问题，这篇文章于 2015 年被撤回，并承诺在长期随访数据公布之后将重新进行 Meta 分析[44]。

在本章撰写之时，该分析可能正在进行中。与此同时，Hu 等发表了有关 CDA 和 ACDF 用于治疗单节段或双节段颈椎间盘退变的 Meta 分析，该文章只纳入至少 4 年的随访数据[43]。分析一共包括 8 组随机对照试验（RCT），但只有 1 项研究包括双节段手术的患者。虽然在大部分结果中只有少数研究满足纳入标准，但几乎每一项评价指标（NDI 成功率、颈部疼痛缓解率、不良事件发生率、总体成功率和 SF-36 增加率）都提示 CDA 略优于 ACDF。然而这种优势是否具有临床意义仍有待观察。

六、邻近节段病变的预防

CDA 预期疗效是能够预防邻近节段退变的发生。然而对邻近节段退变的定义让我们在评估 CDA 是否达到预期疗效时模棱两可。一些作者已经将"影像学"和"产生临床症状"的相邻节段病变区分开来[20]。而让问题更复杂的是，几种不同的成像方式［X 线片、计算机断层扫描（CT）和磁共振成像（MRI）］及各种影像学指标，在对邻近节段退行性变的影像学诊断时存在显著异质性。此外，当 ASD 具有临床症状且保守治疗无效时，尽管外科医生对于是否采取手术治疗有多种标准，但这恰恰是评估 CDA 是否具有优势的另一指标。

针对 FDA-IDE 研究数据的析因分析始终认为 CDA 在预防邻近节段病变及降低二次手术率中具有一定优势。据 Burkus 等的报道，在 7 年的随访中，与单节段的 ACDF 相比，Prestige ST 植入物在病变节段（4.3% vs. 13.7%）和相邻节段的翻修手术率（4.6% vs. 11.9%）在统计学上显著降低。同样地，与 ACDF 相比，在第 7 年时 Prestige LP 在降低病变节段翻修手术率（4.2% vs. 14.7%）上具有显著的统计学优势。在该试验中，CDA 组的邻近节段手术率为 6.5%，而 ACDF 的手术率为 12.5%，并无显著差异。根据 Prodisc-C 试验的最新数据，ACDF 组进行了 22 次邻近节段手术，而 CDA 组则进行了 6 次，相应风险比为 3.624（$P = 0.01$）[37]。在使用 Mobi-C 假体进行单节段 CDA 治疗的 7 年后，3.7%（6/164）的 CDA 患者和 13.6%（11/81）的 ACDF 患者（$P = 0.007$）进行了至少一个相邻节段的手术[35]。同样，与双节段 ACDF 相比，双节段 CDA 术后 7 年，至少一个相邻节段进行翻修手术率更低（4.4% vs. 11.4%，$P = 0.03$）[35]。

Meta 分析显示 CDA 术后手术节段和邻近节段进行二次手术的风险更低。2016 年，Zhu 等发表了一篇 Meta 分析，该分析就 CDA 后邻近节段症状性退变的发生率与 ACDF 进行了比较[45]。该分析汇集了 8 项临床研究、14 组随机对照试验，共纳入 1346 例患者。分析表明，CDA 发生症状性 ASD 预后的相对风险为 0.57（0.37～0.87）。汇集 10 项临床研究、纳入 2416 例患者的分析表明 CDA 的邻近节段再手术相对风险为 0.61（0.40～0.94）。与所有针对 IDE 数据的 Meta 分析类似，该研究主要受限于行业偏倚和发表偏倚。另外值得注意的是，这其中有 6 组 RCT 的随访时间仅为 2 年。同年，Zhao-Ming 等比较了 ACDF 和 CDA 在病变节段翻修或邻近节段二次手术的风险[46]。该试验共包括 12 项 RCT，结果显示 CDA 在病变节段再手术相对风险为 0.50（0.37～0.68），在邻近节段则为 0.52（0.37～0.74）。作者认为，本研究中 12 项试验有 11 项使用了同种异体移植物而非自体移植物，可能会增加 ACDF 术后病变节段二次手术的风险[2]。

虽然上述这些数据提示 CDA 在预防 ASD 上有一定的优势。但在得出确切的结论之前，我们还需要进行长期随访并设计专门用于记录 ASD 发生率的前瞻性试验。在撰写本章时，一些机构正在进行此类研究[47]。

七、CDA 特有的并发症

尽管 CDA 术后不良事件的发生率一直很低[34-37, 39, 48]，但仍有多种并发症威胁着患者的预后。异位骨化（HO）由于影响病变节段的运动能力，是一种常见并发症。Mehren 等将 McAfee 腰椎间盘置换术后的 HO 分类[49]应用到 77 例接受 CDA 的患者的研究中[50]。研究人员发现，只有 1/3 的患者在术后 1 年没有产生 HO 的迹象。然而，只有 10.4% 的患者（3 个单节段、5 个多节段）产生的 HO 限制了颈椎的活动度，其中大部分表现为完全的自发融合。值得注意的是，该系列研究发表于 2006 年，当时还处在 CDA 发展的早期阶段。一篇针对 33 项研究的 Meta 分析发现，HO 的发生率为 16.1%～85.7%[51]。在各项研究中，唯一一致的发现是 HO 的患病率随着随访时间的增加而增加。数据显示，HO 5—10 年的发病率平均为 53.6%，而 1—2 年的发病率平均为 38.0%。尽管重度 HO 的发病率（McAfee 3 级或 4 级）报道有很大的差异（0%～66.7%），但总体来说严重 HO 的发生率似乎并不高（平均 17.0%）。因此，目前我们对 CDA 后 HO 真正发病率的了解并不明确，仍然受到各项报道间显著异质性的限制。

同样，影响 HO 发展的因素也是一个颇具争议的话题。终板磨损和手术过程中产生的骨碎屑均可能是促进 HO 发展的因素。Yi 等比较了 Bryan 椎间盘、Mobi-C 和 ProDisc-C 之间的 HO 发生率的差异。结果显示，三者 HO 的发病率分别为 21.0%、52.5% 和 71.4%[52]。作者认为，与其他植入物相比，Bryan 椎间盘的"自由运动"可能是降低 HO 发生率的原因。但迄今为止，尚未在其他系列研究中发现如此高的 HO 发生率。

虽然早期的 CDA 设计受到了假体下沉的困扰，但最新的假体下沉率和内置物相关不良事件的发生率都非常低。IDE 试验对于搜集和报道不良事件的方法都非常严格，数据显示内置物相关事件的发生率在 0%～10%。一份最新探讨 CDA 安全性和有效性的综述显示，不良事件的平均发生率为 3.5%[53]。相信随着外科医生对 CDA 技术的不断精进，内置物相关事件将越来越少。

与早期髋、膝关节置换术相比，与假体材料相关的并发症非常罕见。虽然金属对金属植入物引起的金属病可能发生在亚临床水平[15]，但我们发现仅有 2 例明显的金属病导致植入物失败的案例报道，其中之一还是在创伤后发生的[54, 55]。通过金属对聚乙烯 CDA 植入物的回顾分析[56]，研究了碎屑颗粒、终板撞击和金属外壳抛光情况的影响，结果表明进行人工椎间盘置换节段体内活动度超出了假体所允许活动范围（图 39-5）。在较大关节如髋、膝关节中，假体金属撞击往往会产生假体松动 / 骨溶解这样不良的长期临床预后。类似问题是否会在颈椎关节长期随访中发生仍有待观察。已有数据显示，有骨溶解需要进行翻修的情况也仅在少数病例报告中有报道。其中 1 例发生在 ProDisc-C 植入物中[57]，2 例发生在 Prestige ST 植入物中[58]，除此之外鲜有发生。虽然目前 CDA 与材料有关的并发症很少见，但随着随访时间的延长，它们很可能成为一个更大的问题。

八、作者偏爱的外科手术技巧

在定位过程中，将患者颈椎置于中立位，并避免其过度伸展。使用 Gardner-Wells 牵引器进行适宜的牵引。可透 X 线手术台用于术中正侧位透视，以确定患者的内、外侧位置。电刀和术中电生理监测导线应避开颈椎侧位片视野。常规行 Smith-Robinson 入路，采用术中侧位透视确定手术节段。将 Caspar 椎体钉放置在与终板平行的中线位置，以便于平行撑开椎间盘间隙。这一步对于确保将假体平行撑开及放置在中线位置十分重要。一些外科医生会在进行下一步手术操作前，进行透视确认 Caspar 椎体钉的位置。然后，放置 Caspar 撑开器，根据患者病变情况进行前路椎间盘切除和减压，通常还需要椎间孔减压。作者偏向于切除后纵韧带。如果使用磨钻打磨的话，必须非常小心，不要破坏终板，这可能会促进融合，但同时也会增加植入物下沉的概率。作者倾向于完全避免使用磨钻，而用向前或向后倾斜的刮匙去除终板软骨。此时，将颈椎牵引器移除。

将 Caspar 撑开器解锁，并将椎体间撑开器置入处理好的椎间隙，形成平行牵开。将 Caspar 撑开器锁定在所需的宽度后取下椎体间撑开器。理

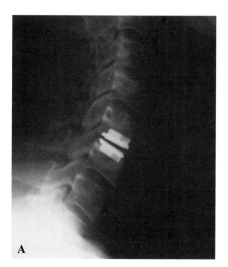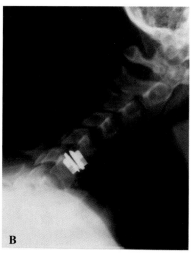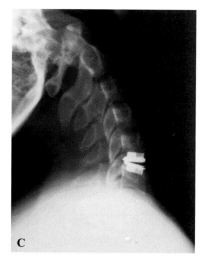

▲ 图 39-5　在生理活动范围内显示体内颈椎间盘置换术终板 - 终板的接触情况：直立（A）、屈曲（B）、伸展（C）

想的椎间隙高度可通过术前测量相邻健康节段的椎间盘高度来确定。钩椎关节间的宽度是根据测量指南来确定的，测量要以终板为中心。测量椎体终板的深度，选择适合的试模并插入到所需的深度。术中透视确认椎间盘间隙是否过度撑开，并确保试模位于中心位置（图 39-2）。考虑到 Mobi-C 植入物有一个穹顶状的上表面，有时需要用刮匙来处理上方终板以适应这种穹顶状弯曲。必须调整好植入物大小，使其能够尽可能多的覆盖终板而不突出与椎间隙，特别在后方。

通过试模测试，选择所需的合适植入物，并使用附带的插入工具将其植入。使用透视来确定植入物的位置，并可以使用植入工具对位置进行毫米级调整。当植入物处于理想的位置时，松开 Caspar 撑开器，移除一次性植入工具后，将 Caspar 撑开器设置为压缩模式，以便植入物的锚定齿插入到终板中。最后进行术中透视检查。如果要在不止一个节段上进行 CDA，这时可以开始着手处理另一个节段，并重复以上步骤。充分冲洗创口并以标准的方式闭合切口。将骨蜡涂抹在与植入物相邻的骨骼表面上，可以防止异位骨化发生，并将自发融合的风险降至最低。最后，放置 Penrose 引流管，通常可以在术后第 1 天将其拔出。患者可以在不使用颈托的情况下，恢复轻量活动和轻微的颈椎运动功能锻炼。患者在出院前应进行直立位前屈后伸位 X 线片检查，以判断手术节段是否保持了节段性脊柱运动。

颈椎手术的并发症
Complications of Surgical Treatment of the Cervical Spine

Nicholas Stekas　Themistocles S. Protopsaltis　著

项良碧　王洪伟　译

第 40 章

一、背景

颈部疼痛的患病率约为 23%，其在国际上被认为是致残的主要原因 [1]。颈部疼痛在世界范围内变得越来越普遍。根据全球疾病负担统计，颈部疼痛在每年因病而致功能丧失的排名中位列第四 [3]。颈椎不仅解剖结构复杂，而且还具有支撑头部、维持颈部活动，以及保持水平视线等功能 [4, 5]。颈椎的复杂性使它容易受到各种各样的病变影响，其中包括神经根病、脊髓病或退行性不稳，这些病变均会使人感到疼痛和身体虚弱 [5, 6]。

1829 年，AG Smith 率先采用椎板切除术治疗腰椎间盘退变 [7]。历史上，外科医生对颈椎开放手术一直持谨慎态度，因为与腰椎手术相比，颈椎手术不仅复杂性更高，而且脊髓损伤的风险更大 [7]。直至 1925 年，才有 Charles Elsberg 率先采用后路行颈椎间盘摘除手术 [8]。近期，随着科学技术的进步和手术技术的提高，颈椎手术越来越受欢迎。最近的研究表明，美国颈椎手术的数量正在急速增加，尤其是伴有严重合并症的老年患者 [9]。

在美国，随着医疗费用的持续增加，人们开始从注重医疗成本的模式转向为注重医疗质量的模式 [10]。因此，政府机构和第三方支付者通过大量的努力来研究脊柱手术并发症的准确发生率，以及如何降低并发症和提高手术效果 [11]。同时，对脊柱术后并发症危险因素的量化也为患者和医疗决策者提供重要信息 [12]。

然而，颈椎术后并发症的准确发生率目前尚未完全清楚。为了能够更好地向患者进行颈椎病手术情况的告知，我们仍需进行更多的研究。首先，脊柱手术中如何定义并发症或不良事件方面仍没有达成共识 [11]。此外，许多关于脊柱手术并发症发生率的研究都是回顾性的，并未能对手术的创伤进行控制。在未来，重要的是纳入更多的前瞻性大样本队列研究，分析颈椎手术的并发症发生率，以控制合并基础疾病和手术技术。

二、颈椎手术并发症的定义

在颈椎手术中，由于并发症或不良事件的构成没有标准的定义，这使关于并发症发生率的讨论变得困难。既往将并发症类型分为严重并发症和轻微并发症两种。Fehling 等在文献中对于颈椎并发症类型进行了如下描述，他们将严重并发症定义为导致永久性或长期的疾病状态、导致住院时间延长或发生有创操作的事件 [13]。其他研究采用分级系统来描述并发症数据。Leckie 等提出了一个脊柱不良事件严重程度分级系统（Spine

Adverse Events Severity System），该系统从 1～6 级进行分级，其中 1 级并发症为无不良反应，6 级并发症会导致死亡[14]。总之，既往对严重和轻微并发症的定义并不一致，目前仍未达成共识[15, 16]。

三、颈椎手术并发症的危险因素

多种颈椎疾病，比如脊髓病、椎间盘突出、骨折、感染或畸形等，一旦保守治疗无效，可采用手术治疗[17]。随着颈椎手术的普及和手术技术的不断进步，明确手术并发症的危险因素显得至关重要。明确并发症的危险因素有助于进行患者教育和制订手术计划。目前有几项高质量的研究可以帮助我们更好地了解颈椎手术并发症的危险因素。

在这几项研究中，年龄被认为是颈椎手术并发症的主要危险因素。其中一项研究通过对 58 115 例接受颈椎融合手术治疗的脊髓型颈椎病患者的预后进行分析，发现年龄 > 85 岁的患者术后出现并发症的可能性是 18—44 岁患者的 5 倍[18]。Fehlings 等的另一项研究发现，对于脊髓型颈椎病接受手术治疗的患者，年龄增长既是影响严重并发症也是影响轻微并发症发生率的一个重要因素[13]。最近一项对 1519 例颈椎减压术和 1273 例颈椎融合术的研究发现，无论是颈椎融合术还是颈椎减压术，老年患者更容易出现呼吸道并发症[9]。

基础疾病及其对颈椎术后发生并发症的影响程度目前尚不完全清楚。虽然一些研究显示，基础疾病较多的患者，其发生严重和轻微并发症的风险均增加。但其他研究显示，基础疾病对并发症发生率的影响很小[19]。Furlan 等的一项研究发现，在 81 例脊髓型颈椎病行手术治疗的患者中，术前合并更多基础疾病的患者（更多的 ICD-9 疾病编码）与并发症发生率增加有显著关系[20]。

Radcliff 等的一项研究还发现，通过 Charlson 共病基线评分标准判定基础疾病增加的患者接受颈椎减压术后发生呼吸系统并发症的风险更高[9]。然而，Tetreault 等进行的一项系统综述发现，针对基础疾病状态的研究并未发现基础疾病对并发症发生率有显著影响[21]。

手术技术也被认为是颈椎手术并发症的潜在危险因素。一项研究表明，尽管与前路手术相比，后路颈椎融合术的患者通常年龄更高、基础疾病更重、手术节段更多和失血量更大[22]，但是关于手术入路和并发症发生率之间的关系尚无确切结论。一项对 60 篇有关脊髓型颈椎病的论文进行研究的系统综述得出如下结论，低至中度的证据表明手术入路、融合节段的数量及失血量与并发症发生率的增加没有相关性。然而，有中度的证据表明手术时间越长，并发症则越多[21]。

四、颈椎手术并发症的发生率

颈椎术后发生并发症的风险是巨大的，既可以是严重并发症，也可以是轻微并发症。一项对 121 例接受颈椎手术的患者进行的前瞻性研究发现，颈椎手术后 30d 内的总并发症发生率为 47.1%，其中严重并发症发生率为 18.2%，轻微并发症发生率为 40.5%[16]。最常见的严重并发症是深部切口感染、内固定位置不佳和心肌梗死。最常见的轻微并发症是尿路感染、深静脉血栓形成和肺炎。

然而，回顾性研究报道的并发症发生率要比上述的低一些。一项对 932 000 例接受颈椎手术治疗的退行性颈椎病患者的研究显示，其总体并发症发生率为 3.93%[23]。此外，一项系统综述回顾了 1015 例接受 ACDF 的患者，发现总发病率为 19.3%。最常见的并发症是吞咽困难（9.5%）、血肿（5.6%）和有症状的喉返神经麻痹（3.1%）[24]。据报道，在脊柱手术中，回顾性研究报道的并发症发生率明显要低于前瞻性研究[25]。

五、颈椎前路手术的重要并发症

颈椎前路手术最初由 Smith 和 Robinson 在 1958 年提出[26]。从那时起，脊柱前路手术就成为治疗颈椎病变最常用的手术技术之一[27]。1990—1999 年，仅在美国就有超过 50 万例 ACDF 手术[28]。颈椎前路手术的手术显露便捷，术后疗效稳定[29, 30]。然而，虽然技术的进步使这些手术非常成功，但仍存在几个重要的并发症，这可能要归因于颈椎前入路的解剖学因素。

颈椎手术最常见的并发症之一是吞咽困难。吞咽困难是由于术中对食管牵拉而损伤食管所致，据报道其发生率为 9.5%[24]。更少见的食管穿孔也可能发生，据报道其发生率为 0.2%[31]。声音嘶哑也可发生，通常是由于术中对喉返神经或喉上神经的损伤引起。据估计，声带麻痹在颈椎前路手术中的发生率是 0.07%～11%[32]，但通常在数周或数月后自行恢复[33]。

血管损伤是罕见的，但它可能是颈椎术后潜在的危及生命的并发症。在颈椎前路手术中，由于椎动脉的解剖位置靠近神经孔，故有椎动脉损伤的危险[34]。据估计，椎动脉损伤的发生率在 0.3%～0.5%[35, 36]。然而，最近较少有关于颈前路减压术中椎动脉损伤的报道，也可能是现在它的发生率降低了。

颈椎前路手术常采用植骨来促进融合，从而提高临床效果[37]。然而，自体骨取骨部位会产生短期和长期并发症。一项回顾性研究发现，在接受单节段颈前路椎间盘切除并行自体骨移植融合的患者中，有 26.1% 的患者术后出现供区持续性疼痛，有 15.7% 的患者出现麻木[38]。其他与自体骨移植相关的并发症也被报道过，包括行走障碍、感染、血肿、骨盆骨折和输尿管损伤[39]。

六、颈椎后路手术的重要并发症

硬膜撕裂是一种与颈椎手术相关的并发症。据估计，任何脊柱术后硬膜撕裂的发生率在 1.6%～10%[40]。在翻修手术中发生硬膜撕裂的概率较高，据估计有 18% 的翻修手术可导致硬膜撕裂[41, 42]。

C_5 神经根在颈椎后路融合术中损伤的风险较大。在术中牵引时，C_5 神经根较短，且其所在解剖位置在颈椎前凸的顶端，当脊髓向后漂移时，C_5 神经根容易受到牵拉损伤[33]。据报道，C_5 神经麻痹的发生率为 3.4%[43]，症状通常发生在围术期，即术后 20d 内[44]。与 C_5 神经麻痹相关的无力症状通常在数周到数年的过程中自行恢复[45]。

七、颈椎手术重要的影像学并发症

与颈椎术后可能出现的急性医源性或术中并发症不同，影像学并发症可能在术后数月甚至数年才逐渐显现。颈椎手术后一个令人担心的长期并发症是邻椎病（ASD）。多达 15% 的 ACDF 手术以及 9% 的后路融合术可导致有症状的 ASD[46, 47]。一项关于 409 例颈椎手术患者的 21 年随访研究显示，术后 5 年 ASD 患病率为 13.6%，10 年为 25.6%，每年每例患者的风险为 3%[48]。据估计，超过 2/3 的有症状 ASD 患者保守治疗是无效的，需要手术治疗[49]。

假关节形成是颈椎融合术后可能出现的另一种远期并发症。假关节是由于骨愈合不充分，导致颈椎融合术后出现骨间运动。报道的假关节发生率差异很大，最高可达 50%[30, 50, 51]。已发现的假关节形成的危险因素包括吸烟、骨质疏松、融合节段增加，以及使用非甾体类抗炎药[33]。一些报道表明骨形态发生蛋白（BMP）可以被用来作为骨的替代物，以提高融合率和减少假关节的发生率[52]。

虽然远端交界性后凸最初在青少年特发性脊柱侧弯中被描述，但它已经成为颈椎畸形文献中一个新兴的讨论话题 [53, 54]。远端交界性后凸在青少年特发性脊柱侧弯后路手术术后的发生率约为14.6% [54]。虽然关于近端交界性后凸的研究较多，但是对远端交界性后凸的了解相对较少。我们有必要进一步研究远端交界性后凸的危险因素，以及颈椎畸形术后远端交界性后凸的发生率。

八、未来方向

虽然已经有大量文献报道了颈椎手术患者并发症的发生率，但仍需更多的研究来预测结果并充分告知患者手术风险。目前，有各种各样的颈椎疾病需要外科手术治疗，但缺乏高质量的研究来分析颈椎手术后并发症，从而控制手术的创伤。目前颈椎外科文献中普遍缺乏前瞻性研究，为了更好描述和预测手术并发症，我们需要更进一步深入研究。

随着我们对颈椎疾病和并发症发生率理解的不断加深，对严重和轻微并发症或不良事件的定义进行标准化，对研究颈椎术后并发症有着非常重要的意义。未来对颈椎手术并发症的研究应侧重于前瞻性研究和控制手术创伤后的并发症发生率研究。随着颈椎外科文献的不断丰富完善，外科医生将更好地对患者进行有关手术风险的告知，能够更好地理解哪些患者存在风险和如何预防并发症。

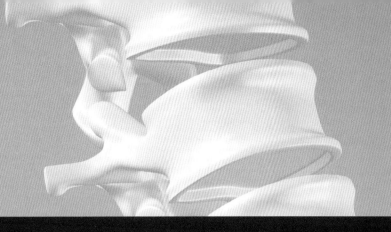

第五篇　胸腰椎退行性变
The Thoracic and Lumbar Degenerative Spine

胸腰椎退行性疾病：研究现状
Thoracic and Lumbar Degenerative Disorders: State of the Art

M. Craig McMains　Ivan Cheng　著

黄　鹏　宋迪煜　译

胸腰椎退行性疾病非常普遍，其中最常见的也许就是轴性腰背痛。在美国，多达 80% 的成年人一生中至少有一次经历轴性腰背痛，这也是其就诊的最常见原因之一 [1, 2]。一年之内，15%～20% 的成年人经历过腰背痛 [1, 2]。不足为奇的是，腰背痛是 45 岁以下人群中导致工作相关残疾的最常见原因，同时也是工作相关残疾导致的工人赔偿和相关医疗费用最昂贵的原因 [1, 2]。

轴性腰背痛一般仅局限于脊柱及其相关软组织，不伴有下肢的放射痛；它主要是由于小关节、椎间盘、韧带、椎体骨膜及椎旁的肌肉组织、筋膜、血管和脊神经根的紊乱引起的 [2]。虽然轴性腰背痛可能同某些特定原因有关，比如全身性疾病、感染或者外伤，但是轴性腰背痛通常是非特异性的，不能归因于单个解剖因素。尽管腰背痛极为常见并导致许多患者就诊，幸运的是，大多数患者在腰背痛急性发作后的 8 周内可获得缓解 [3]。然而，不幸的是，急性腰背痛的反复发作很常见。在评估腰背痛的患者时，医生必须鉴别出可以导致类似疼痛的严重疾病，如肿瘤、感染、神经损伤、内脏疾病或者全身性疾病，以便对这些疾病进行适当的治疗。为了避免不必要的手术，并使患者尽快恢复正常，医生需要为每位患者量身制订治疗方案。

对于那些没有临床表现或影像学"危险信号"，和（或）没有神经损害症状的急性轴性腰背痛患者，一线治疗包括继续运动、口服非甾体抗炎药、解释以消除疑虑。物理疗法、改善活动方式及早期注射疗法也可能有帮助。轴性腰背痛的外科治疗适用于那些非手术治疗失败的患者，通常包括有或没有内固定的脊柱融合术，以及近年来出现的人工椎间盘置换术（total disc arthroplasty，TDA）或动态稳定。

虽然轴性腰背痛是最常见的脊柱退行性疾病，但是神经根病也很常见。神经根病是由于受累神经根受压或局部缺血导致脊神经轴突或脊神经根的神经传导受损所致。到目前为止，神经根病最常见的原因是髓核突出导致的神经根受压。然而，神经根受压也可继发于其他压迫性损害，例如小关节增生、滑膜囊肿和黄韧带肥厚。同轴性腰背痛类似，多数患者的根性疼痛症状通常也会随着时间而缓解，即使仍存在持续受压的情况 [4, 5]。由于某些疾病可能与根性疼痛症状相似，例如血管功能不全、髋关节关节炎、周围神经病变和带状疱疹，因此，在检查疑似神经根病的患者时必须进行详细的病史询问和体格检查。通常情况下，患者首先接受的治疗包括短期休息、非甾体抗炎药、镇痛药、运动锻炼，以及可能口服或注射皮质类固醇。应当鼓励患者继续正常活动。一开始可以使用物理治疗，这有助于缓解症状。当非手术治疗方式无法改善症状时，可能需要进行手术干预。根性疼痛的主要手术指征包括马尾综合征、脊髓病及进行性神经功能损害。

由于传统开放式椎间融合术围术期并发症发生率不尽人意，微创融合技术在过去的 10 年中引起了人们的极大兴趣，其临床使用率不断提高。利用天然肌间隙，通过各种牵开器操作的微创经椎间孔腰椎椎间融合术持续流行。随着专用器械和神经监测技术的发展，侧向入路手术作为一种减轻腰背痛的可靠方法，也越来越被大家所接受。虽然目前对于最好的方法是采用经腰大肌入路还是直接经肌腹入路存在一定的争议，但是这两种方法均可以获得满意的融合效果及良好的患者满意度[6]。这一结论似乎是合乎逻辑的，因为成功的椎间融合建立在恰当的椎间盘处理、足够的稳定性和良好的生物学环境基础之上，而如何到达椎间隙的方法不会更改这些因素。最大限度地减少对椎旁肌肉组织的破坏，可以降低手术并发症的发病率，并使患者能够以更快的速度康复[7-10]。

以微创的方法解决前柱的问题，这正与我们对矢状位平衡的临床影响的不断深化理解相吻合[11]。越来越多的外科医师逐步放弃了传统上用于恢复腰椎前凸的截骨术，该手术伴随着大量失血和很高的医源性神经损伤风险。微创手术通过常规的前入路或侧入路能够安全地、有选择性地松解前纵韧带，同时结合可产生过度前凸矫形力的融合器，可以实现很好的脊柱矫正，而无须进行后路截骨[12]。

计算机程序和移动应用程序的进步提高了我们在手术室计算术前、术中脊柱骨盆错配情况的能力。这与关节外科医师进行全髋或全膝关节置换术的方法类似。对术前影像进行修改，可显示确切、合适的将要植入的内固定物，以及其对患者整体脊柱力线的影响。

一段时间以来，腰椎人工椎间盘置换术被认为是椎间盘源性疼痛患者的解决方案，因为椎间盘源性疼痛不是融合术理想的适应证。理论上来讲，人工椎间盘置换术具有消除融合相关并发症的优势，例如邻椎病和术后假关节形成[13]。现在已有多个有关内置物研究的长期数据显示，与融合术相比，单节段人工椎间盘置换术的结果确实令人满意[14-16]。多节段人工椎间盘置换术的研究仍在进行之中，但中期数据显示，与短期结果相比，不良结局没有明显下降[17, 18]。这些不同的研究都强调选择合适的患者至关重要，因为并存的病理状态无法同时得到很好的解决。鉴于颈椎间盘置换术的成功，研究者仍然对腰椎人工椎间盘置换术保持着巨大的兴趣。这个领域将会继续发展，并在可预见的未来取得进步。

后路动态稳定装置作为另一种保留椎间运动的手术在技术上持续取得了进步。Coflex 就是其中一种这样的装置。该棘突间装置可以在减压后提供稳定性，迄今为止的研究显示了满意的疗效[19, 20]。未来考虑的重点仍然是在减压后稳定脊柱的同时，保留正常的解剖结构。以这种理念设计的另一种有前途的装置是 LimiFlex，它能够在腰椎滑脱节段进行减压后稳定脊柱并限制其屈曲。该装置在欧洲推出后已显示出良好的临床效果[21]。另一款起初广受欢迎的装置是 X-Stop。虽然该装置确实能改善临床症状，但是其翻修率很高，以至于今天许多人避免使用它[22, 23]。小关节置换系统的干预重点是小关节源性疼痛。这些仍然是相对较新的装置，尚未得到广泛应用。因此，关于其有效性或安全性的数据也很少[24]。

胸腰椎疾病治疗方面的另一个进展是脊柱内镜手术的兴起。在这种情况下，使用内镜可以最大限度地减少一些非融合手术所需的组织剥离，比如椎间盘切除术、椎间孔减压术和椎板切除减压术。尽管其应用前景很好，但有关数据表明要掌握这项技术极具挑战性。已经有一些研究表明，某些潜在并发症的发生率可能更高[25]。但是，对于熟练的术者而言，脊柱内镜手术的总体数据与标准开放手术具有可比性 [26, 27]。有必要对该技术进行进一步的研究，因为它无疑将继续是一个讨论的热点。

引起人们极大兴趣的最新发展是机器人系统在脊柱外科手术中的临床应用。当前迭代的这些平台有助于实现椎弓根螺钉的精确置入。每个平台都通过锁定钻头的轨迹来实现此目的，该轨迹即为最终螺钉的预定路径。最新一代的机器人使用六自由度机械臂来提供这种轨迹。由校准的 3D 导航与这些机械臂系统组成的集成设备即将实现。这样就可以在没有 K 线的情况下进行所有器械的操作。这些平台在椎弓根螺钉的置入方面比徒手或计算机辅助导航更加精确，同时可以减少外科医生和医护人员的辐射暴露 [28, 29]。一些有进取心的外科医生甚至开始使用这项技术进行精确的脊柱截骨术，甚至计划进行脊柱非融合手术。尽管担心脊柱机器人的成本收益比，但许多人认为该技术显示出巨大的前景，并将会在以后的每次迭代中不断完善。同机器人辅助普通外科手术和全关节置换术类似的历史将会重演。没有理由不期望机器人辅助脊柱手术会风靡。

所有这些器械方面的变化只是目前塑造未来脊柱外科手术进展的一半。生物学继续在多个方面取得令人瞩目的进步。不断地研究拓展了人们对脊柱融合术中骨形态发生蛋白的理解和利用。载有干细胞的同种异体骨，也称为细胞化的骨基质，有望提高脊柱融合率，现已可以广泛获得。目前的文献表明，融合结果并不优于单独使用同种异体骨，但这可能与不同的载体有关。脱钙骨基质复合抽吸的自体骨髓也显示出良好的效果。现在有几种系统可用于以微创的方式收集骨髓抽吸物，然后浓缩骨髓细胞。成骨刺激因子的使用也越来越受到人们的关注，以应对诸如吸烟、糖尿病和先前存在假关节等全身性疾病的负面影响。

人们仍在继续积极寻找针对椎间盘退变的疗法。经皮注射相关蛋白质的方法，如 IGF-1、OP-1、TGF-β1、EGF 和 βFGF，可能具有治疗作用。基于基因的治疗方法也正在探索中，并已在动物模型中显示出一定的希望。干细胞作为一种在椎间盘退变早期保护甚至再生椎间盘的方法，也正在探索之中 [30, 31]；并且干细胞还在创伤性脊髓损伤治疗方面得到了积极的研究 [32]。

总之，本篇重点介绍影响胸腰椎的退行性疾病。这类疾病非常普遍，传统的手术方法包括减压手术和可能的融合手术。目前，脊柱外科正处于技术复兴之中，并且在发展中已取得许多令人振奋的进步。微创技术将继续得到完善，从而可以缩短住院时间并更好地提高患者的预后。器械的进步与机器人等新技术的结合，使这些技术得到了更广泛应用。我们对脊柱生物力学和生理学的日益了解和掌握，有可能通过停止甚至逆转退变过程来进一步改变治疗方式。对当今的医生而言，要跟上如此快速的发展将是一个挑战，但对于退行性脊柱疾病的治疗而言，其未来总体上是光明的。

轴性腰背痛的评估：谁适合外科手术，谁不适合

Evaluation of Thoracic and Lumbar Axial Back Pain: Who Is a Surgical Candidate and Who Is Not?

Li Sun　Samuel K. Cho　著

黄　鹏　宋迪煜　译

第42章

一、概述

轴性腰背痛是一种常见的疾病，多达85%的成年人一生中至少有一次会经历轴性腰背痛[1, 2]。据报道，15%～36%的成年人在一年之内会经历腰背痛[3]。最近的文献表明，腰痛在绝经后女性中比在男性中更加普遍[4, 5]。在美国，腰背痛是人们就诊最常见的原因之一[1, 2, 6]。这也是在工业化国家医疗费用高昂的主要原因之一[7]。1998年，美国腰背痛患者的医疗保健总支出约为910亿美元[8]。此外，就工人的补偿和医疗费用而言，轴性腰背痛是导致工作相关伤残的花费最多的原因[1, 6, 7, 9]。如果加上误工和生产力下降而导致的间接成本，那么每年的总成本将超过1000亿美元[10]。腰背痛是导致45岁以下人群工作相关伤残的最常见原因，也是导致45岁以上人群伤残排名第三位的原因[11, 12]。

二、轴性腰背痛的定义

尽管目前仍没有统一的诊断术语，但轴性腰背痛可定义为主要位于脊柱的疼痛，且原因不明。有一些轴性腰背痛的患者可能会感到臀部疼痛，然而，与根性疼痛相比，这种疼痛不会放散至臀褶以下。虽然根性疼痛的病因通常起源于脊柱，但它疼痛的部位主要位于下肢。此外，必须将轴性腰背痛与牵涉痛区分开来（例如，疼痛由内脏痛牵涉至腰部）。本章节涉及轴性腰背痛，根性疼痛在本书的其他章节中讨论。

轴性腰背痛可能源于许多结构的紊乱，包括椎旁肌肉和筋膜、脊椎韧带、关节突关节、椎体骨膜、纤维环、血管和脊神经根[6]。与脊柱有关的疼痛也可能归因于某些特定的病因，如某些全身性疾病、感染或损伤[2]。但是，轴性腰背痛通常是非特异性的。实际上，解剖学上的疼痛来源在多达85%的轴性腰背痛患者中尚不能确定[6, 13]。非特异性轴性腰背痛可有一些常见的诊断，例如机械性腰背痛、腰背部扭伤、腰背部劳损、肌肉痉挛、腰痛和肌筋膜综合征。大多数患者不需要任何外科手术干预[14, 15]。实际上，大多数患者在发病后8周内即可缓解疼痛[6, 15]。

对表现为轴性腰背痛的患者进行初始评估的目的是鉴别出那些由于特定情况而需要紧急或急诊干预的患者，如肿瘤、感染、钝性创伤、神

经损害、内脏疾病和全身性疾病。对患有轴性腰背痛的患者进行治疗的目标是有效地使用诊断性检查，避免不必要的手术，并使患者恢复正常功能。虽然本章节将主要讨论与腰椎有关的疾病，但在胸椎区域也可能会发生类似的疾病，因此可以采用与治疗腰椎类似的方法来处理这些疾病。

三、轴性腰背痛的有关解剖、病理解剖及发病机制

轴性腰背痛可能起源于脊柱的骨和软组织结构或与其相关的神经结构。诸如椎间盘、小关节和椎旁肌肉组织等软组织结构通常与人们的主诉有关。另外，出现在轴向脊柱区域的疼痛可能由内脏或血管结构病变牵涉而来。

脊柱关节病或脊柱退变可能在轴性腰背痛中起重要作用。椎间盘退变与腰痛之间的关系尚不清楚。从理论上讲，椎间盘结构的生物力学特性发生改变，被释放的化学介质致敏神经末梢，神经血管向内长入退变的椎间盘，这些都可能导致疼痛的发生[16]。在没有明显形态学改变的情况下，可能会出现腰背痛和根性疼痛。相反，即使有明显的退行性变，许多患者也没有疼痛。

随着时间的推移，低强度、反复的运动和应力会造成创伤性肌肉韧带损伤，并进一步导致与年龄相关的椎间盘退变[6]。受损的椎间盘结构也会改变脊柱其余部分对负荷的反应和排列方式，包括小关节、韧带和椎旁肌肉组织，而这些结构最终可能会成为额外疼痛的来源。

窦椎神经支配后纵韧带、硬膜囊的腹侧部分、血管及纤维环的后半部分[17]。虽然髓核无神经支配，但纤维环的浅层却被窦椎神经及腰神经腹侧支所支配[18]。退变椎间盘的内层纤维环和髓核内可有明显的神经纤维和血管长入[19]。已有研究表明，对椎间盘后表面施加的压力或者对突出腰椎间盘浅层纤维的刺激可引起腰骶部或者同侧

髋部、臀部的疼痛[20, 21]。

小关节的退行性变可能产生两种类型的疼痛：第一种，对小关节关节面软骨的损害可能导致类似于任何关节骨关节炎的疼痛[22]；第二种，小关节退行性变，诸如小关节肥大，可能直接导致神经根的受压。

神经源性轴性腰背痛可能由中枢神经系统或周围神经系统的紊乱引起，如神经纤维瘤和神经鞘瘤。中央型椎管狭窄或椎间孔狭窄患者的神经根受压也可能导致以腰背部为主的疼痛。

内脏源性腰背痛继发于腹腔或腹膜后间隙的疾病。腰背痛很少是内脏疾病的唯一症状。一般而言，内脏源性腰背痛患者主诉持续的疼痛，其疼痛强度不会随活动水平的改变而改变。此外，诸如腹主动脉瘤（abdominal aortic aneurysm, AAA）或周围血管疾病（peripheral vascular disease, PVD）之类的血管疾病可能导致腰背痛或臀部疼痛。

先天性解剖异常也与腰痛患者有关。腰骶部移行椎是一种常见的先天性异常。这种异常最初是由 Bertolotti 描述的[23]，有时也称为 Bertolotti 综合征。最近的研究数据表明，移行椎与腰痛存在很高的相关性[24]。

四、轴性腰背痛的危险因素

影响腰背痛的因素包括年龄、吸烟、肥胖、教育程度、心理社会因素和职业因素。年龄是发生轴性腰背痛最常见的因素之一，轴性腰背痛的患病率在 30 岁以后明显增加[25]。总体健康状况也是腰背痛的重要预测指标。心理社会因素，如抑郁、焦虑和精神压力，与腰痛发生率较高和预后较差有关。研究表明，吸烟是发生腰背痛的一个危险因素，尤其是在吸烟 50 包 / 年且年龄小于 45 岁的人群中。Hashem 等[26]认为，对于缺乏运动和肥胖的人群而言，系统性炎症可能在腰痛的发病中充当介质。从机制上来讲，缺乏运动和肥

胖会导致生理应激增加，从而导致促炎性细胞因子升高。然后，这种全身性炎症级联反应可能会影响疼痛调节，从而导致出现一部分没有明显脊柱病变的腰痛患者。职业因素，特别是有体力需求的工作，也与腰痛的患病率增加有关。

五、轴性腰背痛的分类

轴性腰背痛可根据症状持续时间分为急性、亚急性或慢性。急性腰背痛通常持续不超过 4 周，亚急性腰背痛持续 4～12 周，慢性腰背痛持续 12 周以上 [27]。一般而言，症状的持续时间决定了治疗方式和影像学检查的选择，除非存在"危险"征象。由于大多数患者可在 6 周内完全缓解疼痛，因此大多数轴性腰背痛被认为是急性腰背痛 [27]。然而，多达 30% 的患者会经历轴性腰背痛反复多次发作，并逐渐发展成为慢性腰背痛。

按机械性因素分类，轴性腰背痛可分为机械性病因或非机械性病因 [28]。机械性病因包括对椎旁肌肉和韧带 / 肌腱的损伤、脊椎滑脱、椎体骨折和脊柱畸形（脊柱侧弯和后凸畸形）。非机械性脊柱症状可能由脊椎病、脊椎关节病（如类风湿关节炎、强直性脊柱炎）、感染性疾病和脊柱肿瘤引起。

迄今为止，尚无全面的轴性腰背痛分类系统。除症状持续时间外，还应考虑疼痛的具体部位和特征。对轴性腰背痛的患者进行诊断性评估，其最重要的目的是将非特异性轴性腰背痛的患者与那些需要进一步检查甚至可能需要急诊处理的、有潜在疾病的患者区分开。

六、轴性腰背痛的自然病史

大多数成年人一生中都会经历腰背痛 [27]。幸运的是，这些症状对于大多数人而言通常是自限性的，疼痛程度较轻 [6, 13, 29]。然而，急性腰背痛反复发作很常见。实际上，多达 40% 的腰背痛患者会在 6 个月内复发 [6, 30]。对于 80% 以上的患者，复发发作的症状较轻 [6]。遗憾的是，大约 10% 的患者会逐渐进展为慢性症状 [6, 13]。

七、轴性腰背痛的病史和体格评估

在对轴性腰背痛患者进行初步评估时，Deyo 和 Weinstein[6] 建议提 3 个问题：①是否由全身性疾病引起疼痛；②是否有社交或心理困扰，可能会放大或延长疼痛；③是否存在需要手术干预的神经损害。对于大多数患者而言，上述问题可以在全面的病史和体格检查后得到回答；影像学检查通常是不必要的 [6]。

关于腰背痛症状的全面而明确的病史至关重要。"危险"征象会给临床医生以警示，提示存在某些严重的潜在疾病，如肿瘤或感染（表 42-1）。病史采集的关键方面应包括症状持续时间；疼痛的描述（部位、严重程度、性质、加重因素等）；存在的神经症状（力弱或感觉异常）或更严重的症状，如肠或膀胱功能障碍；任何近期或当前感染的证据（发热、寒战、盗汗等）；相关病史等。

腰背痛为主的患者通常主诉疼痛位于胸椎或腰椎的椎旁区域。与肌肉相关的疼痛可表现为弥漫性不适。另一方面，与小关节相关的疼痛作为疼痛源有时可以被精确定位。放射至下肢的根性疼痛提示临床医生可能存在神经相关性疼痛，并应通过病史和体格检查进一步评估。疼痛的分布和相关症状可以帮助识别所涉及的神经根。在这种情况下，通常需要进行影像学检查。一般情况下，患有轴性腰背痛的患者会主诉疼痛随特定的加剧因素而间歇性发作，如活动或体位。机械性病因通常是良性的。然而，持续性疼痛或无加重因素的夜间疼痛（非机械性疼痛）可能提示病情更加严重，如感染或恶性肿瘤。

表 42-1　提示需要影像学评估的"危险"征象

- 38℃（100.4°F）以上的发热持续超过 48h
- 持续的夜间痛或休息时的疼痛
- 近期无意间的体重减轻
- 怀疑有癌症史（排除转移性疾病）
- 有或没有外伤的骨质疏松症
- 神经运动或感觉功能损害
- 大小便失去控制
- 长期口服类固醇药物
- 免疫抑制
- 严重的外伤或损伤（从高处跌落、钝性外伤、车祸）
- 临床怀疑脊柱关节病
- 其他可能需要行 X 线检查的情况
  - 年龄 > 50 岁（恶性肿瘤、压缩性骨折的风险增加）
  - 4～6 周的保守治疗无效
  - 吸毒或酗酒（增加了椎间盘炎、创伤、骨折的发病率）

　　腰背痛可放射至下肢，在步行或站立时发作，坐位或向前屈曲可以缓解，这是神经源性间歇性跛行的典型症状，提示存在椎管狭窄[31]。

　　胃肠道症状可能提示潜在的血清阴性脊椎关节病。对于有血管或心脏病病史的患者，我们应牢记腹主动脉瘤（AAA）的可能。频繁的尿路感染或其他泌尿生殖系统疾病可能提示我们需要考虑肾脏疾病是脊柱牵涉痛的来源。对于有骨量减少 / 骨质疏松症、长期使用皮质类固醇病史的患者，需考虑功能不全的骨折。

　　为明确诊断和治疗，对患有轴性腰背痛的患者进行体格检查是必要的。尽管这是整个评估的重要组成部分，但很少能为临床医生提供有关患者症状原因的具体诊断[25]。体格检查应从脊柱的视诊、姿势和步态开始。直接视诊可能会发现明显的侧弯、后凸畸形或腰椎前凸丢失。任何皮肤异常都可能提示潜在的全身性疾病或脊椎关节病。应仔细评估步态。蹒跚或痉挛性步态警示我们存在神经系统疾病的可能。用脚跟或脚趾走路以及踵趾步态可用于评估力量和共济失调。

　　椎旁肌肉的触诊有助于定位症状并评估触发点和肌肉痉挛的存在。此外，触诊可用于甄别潜在的非器质性腰背痛和具有重大心理社会风险

因素的患者。对于怀疑有内脏源性或血管性疼痛的患者，触诊不应仅限于脊柱。侧腹和肋脊的压痛可能伴有肾脏疾病。搏动性腹部肿块提示存在腹主动脉瘤（AAA）。外周脉搏减少和皮肤改变提示存在潜在的血管疾病。此外，骶髂关节（sacroiliac，SI）和髋关节也应触诊，因为这些关节疾病产生的疼痛可以与轴性腰背痛相似。

　　全面的神经系统检查应同时包括上肢和下肢功能。对于所有轴性腰背痛的患者，应进行运动肌力、感觉和肌腱深反射检查。上肢的细微发现，如反射亢进或霍夫曼征阳性，可能提示患者下肢问题的根源在更近端。重要的是不要忽视脊髓病或椎管狭窄的患者。

　　存在"危险"征象和（或）与神经根病符合的神经系统发现，均表明需要通过影像学和实验室检查来进一步评估。对于那些需要紧急或急诊干预的患者，临床医生应放宽做辅助检查的指征，以便进一步评估。

八、轴性腰背痛的鉴别诊断

　　腰背部为主的疼痛可能是脊柱内在疾病的症状表现，如肌肉劳损、退行性改变、原发性或继发性肿瘤或者感染（表 42-2）。外在疾病，如血管疾病（AAA）、腹膜后疾病（胰腺炎）和泌尿系统疾病（肾结石）也可能导致腰背牵涉痛。轴性腰背痛最常继发于良性、自限性的骨骼肌疾病。鉴别良性病变和更严重的疾病至关重要。

1. 肌肉劳损

　　肌肉劳损是轴性腰背痛最常见的原因[32]。肌源性或韧带源性的脊柱疼痛通常出现在一段时间不适当体育锻炼后的 24～48h[32]。患者可能出现疼痛保护步态、肌肉痉挛，以及脊柱活动受限。活动和运动是明显的加重因素。触诊可能发现局部压痛和（或）肌肉痉挛。症状几乎总是随着时间的推移和活动方式的改变而得到完全缓解。由

表 42-2　轴性腰背痛的鉴别诊断

- 脊柱疾病
  - 畸形：脊柱侧弯、后凸畸形
  - 椎间盘退行性疾病和（或）小关节疾病
  - 脊柱不稳：脊柱峡部裂、脊椎滑脱
  - 创伤
  - 原发性肿瘤
- 与脊柱疾病相关的全身性疾病
  - 脊柱转移性疾病
  - 感染（如败血症、椎间盘炎，硬膜外脓肿）
  - 风湿性和（或）免疫性疾病
  - 结缔组织疾病
  - 代谢紊乱
- 非脊柱疾病
  - 血管疾病（如 AAA）
  - 腹膜后疾病（如胰腺炎）
  - 泌尿系统疾病（如前列腺炎、肾结石、肾盂肾炎）
  - 心理社会相关疾病

于肌肉和（或）韧带的止点较宽，肌肉劳损的表现可能同腰背部牵涉痛类似。

2. 椎间盘退变

椎间盘由内部的髓核和外部的纤维环组成。退行性改变开始于纤维环反复轻微的损伤[33]。蛋白聚糖的分解和椎间盘水化的减少导致椎间盘脱水，继而引发椎间盘内部破裂、椎间盘高度丢失和进行性椎间盘塌陷。加载在小关节上的负荷增加导致产生骨关节炎及小关节半脱位和肥大。椎间盘退变最常见的临床表现是持续的轴性腰背痛，伴或不伴有根性症状。由于纤维环的外 1/3 由痛觉传入神经纤维支配，因此纤维环的撕裂也被认为是一种疼痛来源。与椎间盘退变相关的腰背痛的好发年龄在 35—55 岁。椎间盘源性腰背痛的特征是腰背痛与活动形式有关，坐位疼痛不能忍受，卧位疼痛明显缓解。

3. 小关节

椎小关节是真正的滑膜关节，富含感觉神经纤维。它与椎间盘一起也被称为"三关节复合体"[33]。腰椎小关节大约分担 18% 的腰椎负荷。与任何关节一样，反复的负重活动和轻微损伤会导致关节退变和骨关节炎。伸展活动通常可以加重与小关节相关的疼痛，触压小关节也常常能引

起疼痛。影像学结果通常是非特异性的，且与症状的相关性很差[34]。小关节封闭可用作小关节相关轴性腰背痛患者的诊断和治疗[35]。

4. 脊柱峡部裂和脊椎滑脱

脊柱峡部裂和脊椎滑脱是常见的结构异常，存在于多达 6% 的成年人中。这些病变通常无症状，但是相对的不稳定、侵犯出口神经根或行走神经根、椎间盘退变都可能导致轴性腰背痛。研究数据表明，对于年龄＜ 25 岁伴有脊椎滑脱的腰背痛患者而言，脊椎滑脱可能是疼痛的来源。脊椎滑脱患者的滑脱严重程度不一定与症状的严重程度相关。脊椎滑脱的放射学分级与临床表现之间没有相关性[36]。脊柱峡部裂是小儿患者腰痛的最常见原因[37]。因为 X 线片并不总能发现轻微的脊柱峡部裂，因此它常常不能被及时诊断。

5. 骶髂关节

骶髂关节病变可能是轴性腰背痛的来源，因为骶髂关节受 L4～L5 和 S1～S2 背侧支的支配[38]。多达 30% 的腰痛可能由骶髂关节引起。骶髂关节是可活动的、有关节囊覆盖的结构。骶髂关节病通常发生于炎性疾病，例如脊椎关节炎，或者创伤后情况下。骶髂关节病患者通常会主诉钝痛、酸痛、臀部不适，尤其是在负重状态下同侧髋和腰骶部屈曲和伸展活动时。X 线片可以评估骶髂关节内的关节炎变化。此外，诊断性骶髂关节注射对于骶髂关节源性疼痛的诊断和治疗至关重要[38]。

6. 脊柱关节病

脊柱关节病包括强直性脊柱炎（ankylosing spondylitis，AS）、银屑病关节炎、反应性关节炎和肠病性关节炎（与炎症性肠病相关的关节炎），它们起初发病时可表现为腰背痛为主的疼痛综合征。患者通常会诉说他们的疼痛在早晨更加严重，随着活动而减轻，并且这种疼痛经常与僵硬程度增加有关。患者也经常诉说髋关节或肩

关节等其他关节疼痛。这些疾病有很强的遗传易感性。

特征性的影像学改变可能有助于识别这些疾病，包括方形椎、韧带骨赘、"竹节样脊柱"，骶髂关节假性增宽样侵蚀、骶髂关节硬化、骨膜炎和骨刺[39]。脊柱关节病早期的预警信号，尤其是 AS，是年龄＜30 岁、晨僵、运动后会改善。HLA-B27 的诊断意义不大，因为这种抗原在无症状人群中的阳性率是该疾病患病率的 50～200 倍。

7. 良性和恶性肿瘤

脊柱的良性和恶性肿瘤会因椎骨骨膜牵张和（或）周围软组织和神经受压而引起腰背痛。此外，受损的骨有发生病理性骨折的风险，这也是潜在的疼痛来源。有脊柱肿瘤的患者通常会主诉腰背痛，疼痛局限于病变部位。由于骨溶解区域的骨质破坏必须达到 30%～50% 才能在 X 线片上有明显的显示[40]，那么大约 25% 的转移病灶是隐匿的，在 X 线片上看不到[41]。因此，如果怀疑肿瘤，应进行磁共振成像（MRI）扫描或骨扫描以评估潜在的病变。

年轻人倾向于患良性的、但具侵袭性的局部肿瘤，如骨样骨瘤、成骨细胞瘤、动脉瘤样骨囊肿、骨巨细胞瘤和嗜酸性肉芽肿。由于病变进展缓慢，患者可能会出现疼痛性脊柱侧弯。遗憾的是，病变可能难以在 X 线片上发现，漏诊 / 延误诊断并不少见。

中年人和老年人（＞40 岁的患者）更常患恶性肿瘤。患有恶性肿瘤的患者经常主诉夜间疼痛（也可能发生于良性病变，如骨样骨瘤）或休息时疼痛。患者还可能诉说全身症状，例如无意间的体重减轻、发热、莫名的不适和食欲不振。老年人的肿瘤最常见原因是转移性疾病。确定患者有先前被诊断出的癌症病史是检测脊柱转移瘤的最灵敏方法。多发性骨髓瘤是中年至老年人群中最常见的原发性脊柱肿瘤。多发性骨髓瘤通常

累及椎体。红细胞沉降率（ESR）升高和血清蛋白水平异常是多发性骨髓瘤的特征。特殊的是血清蛋白质电泳将显示出 γ 球蛋白含量增加。

Deyo 和 Diehl[42] 回顾分析了 1975 名未经预约即来就诊的腰背痛患者。大约 0.66% 的人被证实患有潜在的癌症。与潜在癌症相关的最重要因素是年龄＞50 岁，既往有癌症史，疼痛持续时间＞1 个月，无法通过保守治疗改善，以及 ESR 升高和贫血。结合病史特征和 ESR 结果可以得出一种算法，它在检测所有癌症患者时可将影像学检查仅限于 22% 的受试者[42]。在发生广泛的骨质累及之前，它的特异性更高。

8. 感染

脊柱感染被定义为一种涉及椎体、椎间盘和（或）相邻椎旁组织的感染性疾病。它占所有肌肉骨骼感染的 2%～7%。

与恶性起源的轴性腰背痛相似，潜在脊柱感染的患者经常会出现全身症状，如夜间疼痛、发热和寒战。患者常常主诉起病隐匿的顽固性、弥漫性腰背痛。由于其相对良性的表现和非特异性症状，最初常常容易被误诊。

脊柱感染患者年龄呈双峰分布，以 20 岁以下和 50 岁以上更常见。在过去的 10 年中，脊柱感染的发病率呈上升趋势，但这可能与诊断流程和成像技术的改进有关[43]。免疫系统受损的患者患脊柱感染的风险尤其高。糖尿病、人类免疫缺陷病毒（human immunodeficiency virus，HIV）感染、接受免疫抑制药物治疗的人（如类风湿关节炎、移植术后）及静脉吸毒都是一些明显的危险因素。仅有 40% 的病例发现有明确的感染源，最常见的原发病灶是泌尿生殖道、软组织和呼吸系统。大多数脊柱感染是由泌尿生殖系统病灶经血行扩散引起的（如尿路感染）。脊柱感染通常是单一细菌感染，超过 50% 的病例是由金黄色葡萄球菌引起的，其次是革兰阴性病原菌，如大肠杆菌（11%～25%）[43]。在全世界分布的最常见的

病原体是结核分枝杆菌。

椎体骨髓炎最常见于腰椎。脓肿或继发的畸形、血管淤堵引起的直接压迫可能导致相关的神经损害。椎间盘炎与入院后 1 年内的死亡率增加有关 [43]。据报道，出现初次症状到确诊的时间有 2~6 个月。硬膜外脓肿多见于胸椎。高达 60% 的硬膜外脓肿是先前存在的骨髓炎直接扩散的结果。

C 反应蛋白（CRP）被认为是最特异的标志物，它在 90% 以上的急性椎间盘炎病例中都会升高。ESR 也是感染的敏感标志物，但特异性较低。白细胞（WBC）计数的作用较小，因为白细胞计数正常并不能排除脊柱感染的诊断。此外，血培养阳性还可用于鉴定特定的微生物源。由于 MRI 灵敏度高（96%），特异性强（94%），同时能够提供有关椎旁组织和硬膜外间隙的详细情况，因此仍然是最可靠的诊断方法。应行经皮穿刺或开放活检以获得培养标本，以便于可以开始针对特定微生物的静脉抗生素治疗。对于神经损害的患者或静脉使用抗生素治疗失败的患者，可能需要行外科清创术。

9. 代谢性骨病

骨量减少和骨质疏松症的人易患椎体压缩性骨折。在这些个体中，椎体压缩性骨折通常发生在轻度创伤之后。通常情况下，急性疼痛可在几个月内消退，而无须手术干预；但是，长期的后遗症，如进行性后凸畸形和肺活量降低，可能会严重损害生活质量并增加死亡率。常规实验室检测（钙、维生素 D、甲状旁腺激素，以及其他取决于特定方案的指标）和双能 X 线吸收测定（dual-energy x-ray absorptiometry，DEXA）对预防老年人脆性骨折有积极作用。

10. 非器质性腰背痛

1980 年，Waddell 等 [44] 提出了非器质性腰痛的概念。非器质性腰痛患者通常在检查时缺乏身体功能障碍的证据。根据 Waddell 的说法，非器质性腰背痛的患者经常出现一组症状和体征，包括非机械性多灶性疼痛，不按解剖分布的疼痛或感觉异常，多种"危机"（医院入院、急诊就诊），浅表的或不按解剖分布的压痛，轴向负荷或模拟旋转时的腰痛，以及在直腿抬高时分散患者注意力能减轻疼痛。有非器质性症状的患者可能会从心理社会评估中受益。存在非器质性症状和体征是手术效果差的一个预测因素 [44]。遗憾的是，非器质性症状的存在并不能消除潜在病变的可能性 [44]。

九、轴性腰背痛的影像学和诊断性研究

循证治疗指南早已明确，除非伴有"危险"征象，否则轴性腰背痛急性发作的患者无须常规进行影像学检查。在没有任何积极治疗的情况下，大多数非特异性机械性腰痛或神经根病的患者会自发康复。没有证据表明获得影像学检查与患者更好的预后相关 [45]。在与颈、腰背疾病相关的医疗费用中，很大一部分与诊断检查有关 [46]。约 80% 的腰背痛患者愿意进行影像学检查。接受影像学检查的人中，约有 80% 无特异性发现。

1. 普通 X 线片

症状与影像学结果之间的相关性很差 [6, 47]。影像学上的异常可能与患者当前的症状在临床上有关或无关。20%~30% 轴性腰背痛患者的 X 线片结果正常，20%~50% 表现为退行性改变，而 5%~10% 患有先天性异常 [48, 49]。普通 X 线片对早期癌症或脊柱感染也不敏感。实际上，多达 41% 的已明确患有肿瘤的患者，包括脊柱肿瘤，他们的放射学结果为阴性。椎体骨髓炎的放射学证据在疾病进展的前 2~8 周不会出现。Liang 和 Komaroff [50] 研究表明，如果患者持续出现症状，可将放射学检查保留至第 8 周进行，与此相比，首次就诊时就接受 X 线片检查，需承受放射线暴

露的风险及额外增加的费用，这样是不合理的。同样地，Atlas 和 Nardin[46] 在进行循证回顾研究后建议，只有在保守治疗 1 个月后症状没有改善的情况下，才应对无"危险"征象的患者进行 X 线片检查。有多个"危险"征象的患者应毫不迟疑地尽早进行诊断性检查，包括 X 线片。动态影像，例如过屈 / 过伸位片，可用于评估节段不稳。Basques 等 [51] 研究证明，有症状患者的 $L_4 \sim L_5$ 和 $L_5 \sim S_1$ 节段运动增加。

2. CT 检查

计算机断层扫描（CT）并不是急性腰痛的有用筛查工具。但是，非增强 CT 对于评估骨的详细解剖结构和骨骼的细微异常非常有用。在早期发现恶性肿瘤和感染方面，CT 比 X 线片更为敏感。CT 脊髓造影有助于显示中央椎管狭窄和神经根受压情况 [52]。CT 脊髓造影在评估那些 MRI 扫描结果不确定、脊柱内固定术后，以及有 MRI 检查禁忌证的患者中显得尤其重要。不鼓励早期或频繁使用 CT 检查，因为在无症状的成年人中，椎间盘和其他异常情况很常见 [6]。此外，应考虑与 CT 扫描相关的显著辐射剂量。

3. 磁共振成像

MRI 是医疗保健中使用最多的成像方式之一。与 CT 相似，MRI 不应该用作轴性腰背痛患者的初始筛查工具。MRI 可提供出色的软组织分辨率和卓越的检测恶性肿瘤和脊柱感染的能力。此外，钆增强扫描可以检测椎旁软组织异常、椎间盘炎和硬膜内病变 [52]。MRI 还为临床医生提供了哪些患者适合进行注射治疗或手术治疗的路径图。MRI 检查应该保留给那些临床上明显提示存在潜在感染或癌症的患者，例如不间断的非机械性疼痛和（或）存在神经损害。急性期过后保守治疗失败的患者也可能受益于进一步的 MRI 检查。

无症状个体中影像学异常的发生率很高，因此明智地使用影像学检查非常重要。在很大一部分无症状的个体中可以发现椎间盘退变和椎管狭窄 [6, 34, 48]。很难确定这些发现是否与患者的症状相关 [21, 34]。Boden 等对 67 位从未出现过腰痛、坐骨神经痛或神经源性间歇性跛行的人进行了 MRI 检查，结果发现 20% 的 60 岁以下的人存在髓核突出。36% 的 60 岁及以上的人存在髓核突出，21% 存在椎管狭窄。作者指出，将病史和临床检查相结合很重要，这样以便确定适当的治疗方案 [34]。Jarvik 等 [53] 使用 MRI 评估了 148 例无症状患者，并对患者进行了 3 年的随访。该人群中的轴性腰背痛发生率为 67%。作者没有发现腰痛的发展与 MRI 表现之间有显著相关性，包括终板改变、椎间盘退变、纤维环撕裂或小关节退变 [53]。

4. 骨扫描

$^{99}Tc^m$ 骨扫描对包括肿瘤、感染和骨折在内的充血性脊柱病变非常敏感。由于其广泛的可用性，骨扫描仍然是用于研究骨转移的、最广泛使用的放射性核素技术。放射性核素骨扫描的主要优点是可以对整体骨骼进行成像 [54]。它对骨转移的检测具有很高的灵敏度。骨扫描对于鉴别峡部即将发生的、未移位的应力性骨折也很有用。此外，Malham 等 [55] 指出，即使与现代 CT 和 MRI 技术相比，骨扫描也能可靠地识别出腰椎间盘和小关节病变。

5. 椎间盘造影

椎间盘造影是指将水溶性碘对比剂注入椎间盘，同时观察对比剂形态、注射量、压力效应，最重要的是观察患者的疼痛反应。如果将对比剂注入椎间盘中，能明确复制出同患者原有一致的疼痛，则可以诊断为椎间盘源性疼痛 [56]。椎间盘造影的结果解释和可靠性在很大程度上取决于操作者。此外，椎间盘造影被认为是一种有创的诊断性检查，因为必须要有对照椎间盘用来进行比较，而之前这已经被证明可以加速椎间盘的退变。

6. 诊断性注射

诊断性注射麻醉药，如利多卡因，其目的是阻断疼痛的产生，从而定位疼痛的来源以便于进行治疗。它有时既有诊断作用又有治疗作用。诊断性注射主要用于诊断可疑的小关节病变或骶髂关节疼痛。为了提高诊断性注射的准确性，必须借助影像引导来进行注射。

十、治疗

治疗的目的是恢复患者的正常功能并最大限度地减少致残性疼痛。在评估轴性腰背痛患者中最重要的步骤是能够识别"危险"征象。这些情况下，患者可能需要紧急或急诊手术干预。非器质性腰背痛和有心理社会问题的患者不太可能从手术治疗中受益。心理社会因素是解决腰痛的重要组成部分。临床医生应与患者密切协商治疗方案，并确定治疗目标[57]。恐惧回避模型被广泛用于解释心理因素如何影响疼痛体验，以及慢性疼痛和功能障碍的发展[58]。Wertli 等[59]发现了令人信服的证据，即在亚急性腰痛患者中，高度避免恐惧的信念，尤其是工作信念，是工作相关不良结果的预测因素。Chou 等[60]的系统评价表明了以患者为中心的护理在腰背痛管理方面的重要性。它可以改善医患关系，并更好地鼓励患者积极地自我管理他们的疾病，最终提高满意度和治疗效果。

1. 轴性腰背痛的非手术治疗

尽管运动疗法已被证明可有效治疗慢性轴性腰背痛，但是运动对急性疼痛的患者无益（表42-3）[61]。大多数急性发作的腰背痛患者可能在耐受情况下仅通过调整活动即可受益。此外，研究已表明工作场所的改变（减轻工作负担）可以减少缺勤，使者更快地回到工作岗位，减少伤残，减少疾病的影响并减轻疼痛[62]。瑜伽、普拉提及水疗也可能在治疗慢性腰背痛方面发挥作用。

表 42-3　轴性腰背痛患者的非手术治疗

- 急性（＜ 4 周）轴性腰背痛的治疗
  - 活动调整，鼓励恢复正常活动
  - 非处方药：对乙酰氨基酚或非甾体抗炎药
- 亚急性（ 4～12 周）轴性腰背痛的治疗
  - 运动 / 物理疗法
  - 心理干预，例如认知行为治疗（放松训练）以减少对长期压力不适应的反应
  - 工作适应计划
- 慢性（＞ 12 周）轴性腰背痛的治疗
  - 返校
  - 运动锻炼 / 物理疗法（有氧运动和水疗）

除了活动调整 / 锻炼外，药物治疗对于控制轴性腰背痛也至关重要。长期以来，对乙酰氨基酚一直是治疗急性腰背痛的一线药物，主要是由于其具有良好的安全性和镇痛效果。既往的系统评价发现，对乙酰氨基酚在治疗腰背痛方面与非甾体抗炎药（nonsteroidal anti-inflammatory drugs，NSAID）一样有效；NSAID 在治疗其他肌肉骨骼疾病，尤其是髋部或膝部骨关节炎方面似乎具有更好的疗效[63]。van Tulder 等[64]对有关急性和慢性腰痛常用的非手术治疗方法的随机对照试验进行了系统评价，强有力的证据表明肌肉松弛药和 NSAID 对急性腰背痛有效。Enthoven 等[65]在他们的系统评价中发现了相似的结果，与安慰剂相比，NSAID 能明显改善慢性腰痛患者的疼痛和功能障碍。所有 NSAID 均具有疗效；某种特定 NSAID 的选择需要根据成本和安全性考虑，尤其是对于有不良反应高风险的患者而言。虽然没有任何发表的有关皮质类固醇口服药物疗效的证据，但它仍被广泛用于治疗急性轴性腰背痛，尤其是有根性症状的患者。阿片类药物是脊柱疼痛最常用的处方药，1997—2006 年期间其支出增加了 600% 以上[66]。尽管阿片类药物的使用在不断增加和普及，但有关它在急性和慢性腰背痛中疗效的证据仍然有限[67]。在已形成耐受的慢性疼痛患者之中，多年以来一个真正的担忧是成瘾。阿片类药物应谨慎使用。筛查高危患者、治疗协议和尿液测试并未

降低阿片类药物的处方开具、误用或过量的总发生率。Deyo 等[68] 提出了降低有关风险的策略，包括更加有选择性地开具阿片类药物处方，减少剂量，使用处方监测程序，避免与镇静催眠药合用，以及改变药物剂型，使其更难以用鼻吸、抽吸或注射的方式使用。

硬膜外注射皮质类固醇对于无神经根病症状的非特发性腰背痛患者无益。预测硬膜外注射皮质类固醇效果不良的因素包括直腿抬高试验阴性、疼痛对药物无反应、先前已行众多治疗、服用大剂量药物、疼痛不受咳嗽或活动增加影响、与疼痛相关的失业，以及疼痛不影响正常活动。

绝大多数轴性腰背痛患者在 10 天之内会自然缓解。只有 10% 的患者症状持续 2 周以上。在大多数患者中，无法确定特定的疼痛产生来源。除了保守治疗外，还应与患者讨论戒烟和减肥问题。如果没有马尾神经综合征或进行性神经功能损害，椎间盘突出症则应行非手术治疗至少 1 个月[6]。硬膜外注射皮质类固醇可为多达 87% 的椎间盘突出症患者提供短期缓解[20]。通常情况下，在考虑手术干预之前，患者应保守治疗至少 3 个月。

遗憾的是，难治性腰背痛并不少见。大约 40% 的慢性腰痛患者存在椎间盘内部破裂的证据，这可能是导致其疼痛的原因[69]。其他 MRI 表现在腰背痛患者中更为普遍，如椎间盘膨出、退变、脱出、突出、Modic 改变和脊椎峡部裂等[70]。然而，研究表明心理社会特征可以预测持续性腰背痛和功能障碍。这些特征包括抑郁症、焦虑症、应对能力差、涉及伤残抚恤金和（或）工伤赔偿、涉及诉讼，以及被某一家庭成员所强化[71]。

2. 轴性腰背痛的手术治疗

虽然大多数腰痛可以通过非手术的方式成功获得治疗，但是手术干预可以用来治疗有明确病变的持续性疼痛。遗憾的是，很大一部分患者没有明确的疼痛产生来源。这使得手术决策极为困难。用于治疗轴性腰背痛患者的手术已有报道，这部分患者存在有继发于椎间盘内紊乱的退行性改变。通常情况下，患者应表现为至少 6 个月对积极的非手术治疗无效。其他报道的手术适应证包括移位不稳、节段不稳、椎板切除术后综合征、腰椎间盘切除术后持续的腰痛、椎间盘源性腰背痛、纤维环撕裂、手术失败后综合征和复发性椎间盘突出症[72]。腰椎间盘突出相关腰痛的患者可能仅通过椎板和椎间盘切除术即可受益[73]。有症状的退行性腰椎间盘疾病患者保守治疗失败后，融合手术已成为标准的外科干预方式。从理论上讲，脊柱融合手术通过最大限度地减少椎间盘源性和小关节症状以消除轴性腰背痛。但是，现有文献的回顾分析并不能提供一致的结果，包括融合率和患者满意度。

1995 年，Lee 等[74] 报道了 62 例有功能障碍的慢性腰背痛患者的手术结果，手术采用后路腰椎间盘切除、椎间融合术。所有患者的椎间盘造影为阳性，可复制出一致性的疼痛，并明确有不同程度的椎间盘内紊乱。该研究的随访率为 87%，89% 的患者有满意的结果，93% 的患者重返工作岗位，融合率为 94%[74]。

Fritzell 等[75] 比较了腰椎融合术与物理疗法治疗慢性腰痛的疗效。在至少 2 年的随访中采用了 3 种不同的手术技术。手术组的腰痛减少了 33%，与之相比，非手术组腰痛减少了 7%。外科手术组中有 63% 的患者自我评价为"更好"或"好"，而非手术组中这一比例为 29%。作者认为，与非手术治疗相比，选择一组合适的、病情明确的严重慢性腰痛患者进行手术，可以更有效地减轻疼痛并减少功能障碍[75]。

Chou 等[76] 的系统评价旨在评估、比较手术与常规保守疗法对于治疗无根性症状的普通退行性腰背痛的利弊。有趣的是，他们发现，在缓解疼痛或提高功能方面，融合手术效果不比以认知行为为重点的强化康复好。他们无法确定最佳的融合方法，内固定融合和无内固定融合的临床结果相似[76]。

借助新兴技术，临床医生现在可以选择使用不同方法进行融合手术。然而，有史以来，各融合技术之间没有显著差异[77]。从理论上讲，椎间融合的优势是可以通过去除疼痛产生源直接解决疼痛，并为融合提供最大的生物力学轴向支撑及压力[56]。这可以通过多种方法来实现，包括前路腰椎椎间融合术（anterior lumbar interbody fusion，ALIF）（图 42-1）、后路腰椎椎间融合术（posterior lumbar interbody fusion，PLIF）、经椎间孔腰椎椎间融合术（transforaminal lumbar interbody fusion，TLIF）（图 42-2），以及最近兴起的侧入路腰椎椎间融合术（lateral lumbar interbody fusion，LLIF）。传统的后外侧融合术（posterolateral fusion，PLF）也是一种选择，尤其是处理严重椎间盘塌陷的老年患者。虽然腰椎融合可以减轻部分患者的椎间盘源性疼痛，但是融合节段的活动消失可能会导致相邻节段的过度代偿活动，从而导致相邻节段椎间盘加速退变。各种研究表明，有影像学表现或临床表现的腰椎融合术后邻椎病的发生率分别高达 66.8% 和 6.4%[78, 79]。

人工椎间盘置换术（Total disc arthroplasty，TDA）在消除与融合相关的并发症方面，如邻椎病和假关节，具有潜在的理论优势[80]。TDA 作为融合术的替代方案，具有保留脊柱活动性的优势。早期数据显示，对于单节段椎间盘退行性疾病，ALIF 和 TDA 的疗效和主要神经系统并发症相似[81]。几项随机对照试验研究比较了 TDA 与融合术治疗椎间盘退行性疾病的效果，结果显示 TDA 治疗的效果（短期和中期）并不比融合术差，甚至更优[82-84]。Lu 等[85]的长期随访研究显示，平均随访 15.2 年后，植入物生存率为 100%，在临床表现上 Oswestry 功能障碍指数（Oswestry Disability Index，ODI）和视觉模拟量表（Visual Analog Scale，VAS）评分显著改善。他们的结论是，TDA 的长期结果与传统融合手术一样好。然而，近年来，临床效果不佳、TDA 引起的并发症、翻修手术困难且较多并发症等因素降低了人们对 TDA 的使用热情。

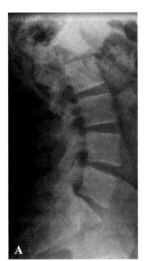
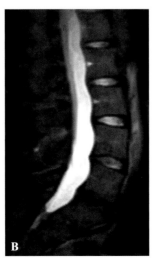
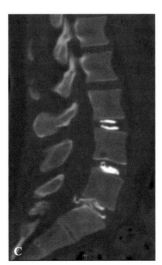
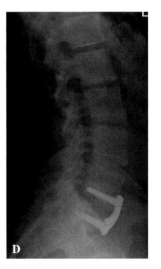

▲ 图 42-1　前路腰椎椎间融合术

A. 一名患有明显腰痛的 39 岁女性的 X 线侧位片显示 L_5~S_1 椎间盘正常；B. 旁矢状位 MRI STIR 序列显示 L_5~S_1 为"黑椎间盘"；C. 椎间盘造影时 L_5~S_1 处的对比剂外渗提示纤维环后部撕裂；D. ALIF 术后的 X 线侧位片

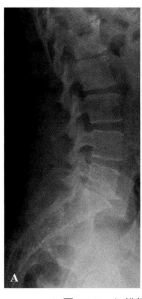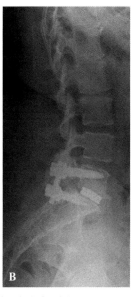

▲ 图 42-2　经椎间孔腰椎椎间融合术

A. 一名患有慢性腰痛的 39 岁女性的站立位 X 线侧位片显示椎间隙明显塌陷，伴有终板硬化、前缘骨赘形成；B. 利用椎间融合器和椎弓根螺钉内固定行经椎间孔椎间融合术后 1 年，站立位 X 线侧位片显示，现已恢复正常的椎间隙高度和节段性前凸

十一、结论

轴性腰背痛是一种常见病，多达 85% 的成年人一生之中至少有一次会患此病，而且 15%～36% 的成年人在一年之内会经历腰背痛 [3]。在美国，腰背痛是人们就诊最常见的原因之一 [1, 2, 6]。幸运的是，对于大多数人来说，这些症状是轻微的并且具有自限性 [6, 13, 29]，但是急性腰背痛的复发很常见 [27]。大约 10% 的患者会发展为慢性症状 [13]。轴性腰背痛可根据症状持续时间分为急性，亚急性或慢性。急性腰背痛通常持续 0～4 周，亚急性腰背痛持续 4～12 周，而慢性腰背痛则持续 12 周以上 [27]。腰背部为主的疼痛可能是脊柱内在疾病的症状表现，如肌肉劳损、退行性变、原发或继发性肿瘤或者感染。脊柱以外的疾病也可能导致腰背痛，如血管疾病、腹膜后疾病和泌尿系统疾病。临床医生应积极采用以患者为中心的诊疗，以便最大限度地提高治疗效果。无"危险"征象和（或）神经损害的急性轴性腰背痛的一线治疗包括非处方药、消除患者疑虑，以及鼓励继续活动 [71]。应鼓励患者积极乐观。虽然大多数轴性腰背痛可以通过非手术的方式成功获得治疗，但是手术干预可以用来治疗有明确病变的持续性疼痛。脊柱融合术仍然是金标准。虽然可以使用多种椎间融合技术，但是没有证据表明哪种技术比其他技术更优越。

腰椎间盘突出症的外科治疗
Surgical Treatment of Lumbar Disc Herniation

William R. Hotchkiss　著

毛克亚　刘建恒　译

第 43 章

一、概述

腰椎间盘突出症引起的坐骨神经痛（腰神经根病）是公认的腰椎病的常见表现之一。自从 Mixter 和 Barr 在 1932 年报道腰椎间盘突出症及提出手术解决方案以来[1]，当非手术治疗失败时，手术切除成为治疗椎间盘突出症的标准方法。尽管通过手术切除刺激神经根的椎间盘是一个直接的解决方案，但寻找替代解决方案花费了大量时间和金钱。替代治疗方法包括糜蛋白酶、胶原酶、胶凝乙醇化学髓核溶解术[2]、自动经皮椎间盘切除术、内镜下椎间盘切除术、激光椎间盘切除术、椎间盘内电热疗法和抗肿瘤坏死因子疗法[3]。所有这些治疗最初都是在没有对照和非随机的研究基础上推广应用的，后来发现没有明显临床效果。一项非随机对照试验研究对应用英夫利昔单抗（抗肿瘤坏死因子）治疗坐骨神经痛提出警告。一项非随机和非对照研究虽然报道了良好的结果，但后来随机对照研究证明替代疗法并不比安慰剂组效果好。没有研究证实这些替代治疗效果要优于手术切除。

显微椎间盘切除术指通过小切口、使用同轴照明和放大手术显微镜进行标准的半椎板切除术、内侧小关节切除术和椎间盘切除术。手术显微镜优点是能够更准确地识别解剖结构，并将硬脊膜和神经根损伤风险降至最低。显微镜可以识别、保护和预先处理硬膜外静脉，从而最大限度地减少出血。放大镜和头灯虽然比显微镜差，但也是可以接受的。

椎间盘突出所致坐骨神经痛的手术目的是在尽可能减少对周围结构损伤的情况下识别有害的椎间盘组织并将其切除。就显微镜的照明和放大功能而言，没有更好的替代工具。

理论上，椎间盘突出导致坐骨神经痛的手术适应证是十分简单的，但在实施中值得商榷。众所周知，随着时间的推移，坐骨神经疼痛通常会自动缓解。然而，可能会遗留一些永久性的萎缩、麻木和（或）无力[4]。通常问题是，手术前保守治疗应该持续多长时间，保守治疗应该包括哪些内容。不幸的是，现在我们无法预测任何特定个体坐骨神经痛的自发缓解率和（或）缓解程度。任何坐骨神经痛自发缓解时的治疗都可能被错误地解释为有效的，尽管这只是巧合。口服或硬膜外类固醇可能是这个自发缓解期最有效的对症治疗手段，但它们并不能解决问题。一项关于硬膜外类固醇与硬膜外生理盐水治疗腰椎间盘突出所致坐骨神经痛的随机、双盲研究表明，类固醇并不比生理盐水更有效[5]。出于这个原因，每个患者都应该进行个性化治疗，手术干预应该基于以下因素，即疼痛的严重程度，神经功能缺陷的存在和（或）进展，症状持续时间，以及症状加重或减轻的趋势。研究已经证实，手术治疗与长期的非手术治疗相比，其结果更有利。事实上，手术延迟与较差的治疗结果相关[6]。这项研究还驳斥了早期的一项研究，早期研究得出了手术和非手术治疗结果相当的结论[7]。SPORT 研究作为脊柱领域出版物中被公认的高水平研究之一，也显示与非手术治疗相比，手术治疗具有持续的优势[8-11]。

在理想的患者群体中，显微椎间盘切除手术的成功率接近 90%[12]。如此高的成功率不仅要归功于手术技术，也要归功于目前脊髓造影计算机断层扫描（CT）和磁共振成像（MRI）的诊断准确性。在 CT 和 MRI 影像技术之前，椎间孔型和极外侧椎间盘突出症很难观察到。

显微椎间盘切除术的并发症包括多年来文献报道的所有椎间盘切除术并发症[13]。潜在的灾难性并发症之一是穿透前环，损伤大血管甚至输尿管。椎间盘炎也是一种罕见的并发症，但如果延误诊断可能会导致严重的并发症。当患者主诉在手术后的几周内机械性背痛加重而不是缓解时，必须考虑椎间盘感染的可能性，并且需要进行磁共振检查。MRI 是椎间盘炎早期诊断的最佳工具。偶尔发生硬膜撕裂和神经根损伤，希望这些并发症会随着手术显微镜的应用而减少。偶尔发生椎间盘不完全切除。当患者术后疼痛缓解不及预期，或者坐骨神经症状增加，应注意考虑是否有椎间盘残留或者早期的复发。手术切除椎间盘会发生早期复发。患者经历症状缓解后，在接下来的几天或几周内才会再次出现症状。当未切除干净椎间隙内的碎片时，就会发生这种情况。随后术后早期通过环状缺损再次导致椎间盘突出。这与术后数月或数年发生再突出不同，后者通常是由于持续的椎间盘退变所致。当发现残留椎间盘或早期复发有明显症状时，建议迅速再次手术。再次手术时间越早，就越容易。等待时间越长，瘢痕组织就越成熟，也就越难处理。再次手术时，需要考虑组织和硬膜容易受到损伤。

显微椎间盘切除术一个特别值得注意的并发症是手术节段错误。对于小切口，特别是肥胖症患者，很可能会不经意地从 X 线检查或透视确定的皮肤切口移位到错误的椎板间隙。术中如果对脊柱手术节段有任何疑问，建议重复做 X 线片或透视检查。还需要特别注意腰骶交界处移行解剖的术前影像学评估，以确保术中识别正确节段。

当患者术后症状缓解不及预期时，即使没有任何上述提到的并发症，该手术也被认为是失败的，必须分析其原因。有两个已知的原因可导致显微椎间盘切除手术失败。首先，椎间盘突出误诊，外科医生将腰部疼痛与牵涉性腿部疼痛误判为坐骨神经痛。显然这种情况下，显微椎间盘切除术在这种情况下是无益的，而且常常会使术前症状恶化。非常详细的体格检查结合病史和影像学，应该会大大减少这种情况的发生。其次，患者可获得工伤赔偿时或者诉讼时会表述手术效果不理想，特别是对于显微椎间盘切除手术[14, 15]。

在门诊基础上进行全麻下显微椎间盘切除术是相当标准的。偶尔会有局麻、脊麻或硬膜外麻醉。除非在非常特殊的情况下，否则这几项麻醉技术都没有明显优势[16]。

患者腰椎屈曲、俯卧在手术台上进行手术是最方便的，例如采用 Wison 手术架。这可以使椎板间隙尽可能地打开。术中必须使用定位 X 线或透视 C 形臂，以确定正确的节段。手术显微镜必须有足够高的支架，以允许至少 300mm 焦距的镜头在显微镜和患者之间提供足够的操作空间。

John McCulloch 设计的 McCulloch 牵开器是目前使用较多的牵开器之一。管状牵开器已经应用到椎间盘切除术并做了一些改进。与标准牵开器相比，管状牵开器椎间盘切除术的益处存在争议[17]。表 43-1 列出了最常用的器械。值得特别提及的是 30ml 的注射器和喉管（图 43-1）。用

表 43-1　显微腰椎间盘切除手术的首选器械

- McCulloch 牵开器
- Frazier 吸引器，4 号或 12 号
- 90° 神经根牵开器
- Criles 小的 90° 神经根牵开器
- Malis 双极钳
- 加长 90° 神经根牵开器
- 30ml 注射器
- 标准 Freer 骨剥离器
- 小的 Freer 骨剥离器
- 喉管
- 神经拉钩
- Caspar 钩：短、中和长
- Caspar 垂体咬钳，12mm×3mm
- Cushing 髓核钳，7″，3mm
- Cushing 髓核钳，5″，3mm
- Cushing 髓核钳，5″，3mm
- Kerrison 咬骨钳，7.5″，40°，3mm
- Kerrison 咬骨钳，7.5″，40°，1mm
- Kerrison 咬骨钳，40°，长臂
- Cobb 剥离器，11″
- Cobb 脊柱刮匙，4 号
- 刀柄，3 号
- 刀柄，7 号
- 带齿短组织钳
- Adson 组织钳
- 直的 Mayo 剪刀
- 持针器，5″

抗生素冲洗无血管的椎间隙，增加预防性静脉抗生素的应用。此外，对椎间隙的冲洗可以帮助去除未被识别的椎间盘碎屑，从而降低早期复发的风险。动力磨钻可用来切除骨性结构；然而，Kerrison 咬骨钳通常是足够的。保守情况下更倾向于使用手动工具切除骨性结构，因为使用 Kerrison 咬骨钳较少发生硬膜撕裂。

根据椎间盘突出的性质和位置的不同，手术过程也会有所不同。椎间盘突出可分为旁中央型突出（图 43-2）、椎间孔型突出（图 43-3）、极外侧突出（图 43-4）、脱出（图 43-5）和复发性椎间盘突出。

二、外科技术

手术医生通常站在椎间盘突出和症状侧。使用一个或多个脊椎针进行 X 线定位后，在脊柱中线做 1～2 英寸的皮肤切口。切口向下穿过棘突附近的皮肤、皮下组织和筋膜。然后，在椎间盘突出侧，使用 Cobb 剥离器和显微椎间盘切除牵开器显露椎板间隙。从这一步开始，手术是在显微镜的帮助下进行操作的。出血通过电凝控制，肌肉和软组织的碎片根据需要用 Kerrison 咬骨钳和（或）垂体咬钳进行清理。镰状韧带从小关节囊下方向下延伸至椎板，覆盖一个小脂肪垫和小关节。使用 3mm Kerrison 咬骨钳切除镰状韧带，通常可以看到小关节的边缘和黄韧带的下侧附着处。如果看不到黄韧带的下侧缘附着处，可使用 Kerrison 咬骨钳深入至内侧入小关节，行小关节内侧下部分切除术，直至黄韧带下外侧缘附着处（图 43-6）。刮匙有助于找出准确的边缘。下外侧缘是进入椎管的入口点。一旦确定了这一点，将 3mm 40° Kerrison 咬骨钳深入至这个位置的椎管内，几乎不会有硬膜或神经根损伤危险。一旦进入椎管，可以根据需要从下方、侧面和上方切除骨性结构。此外，根据需要，可以从上方和内侧切除黄韧带。

这提供了进入椎管、神经根和椎间盘突出的通道。椎板切除术应位于椎管内足够侧方的位置，以直接显露神经根。通过椎板切开显露，硬膜囊可能不会显示在神经根的内侧。椎板切开的外侧也有助于防止由于过度牵拉导致的意外的硬膜撕裂和神经根损伤。一旦进行了椎板切开，就必须确定神经根。需要使用双极钳剥离硬膜外脂肪，用双极电凝凝固静脉。每当识别或定位神经根困难时，用神经拉钩或神经剥离子识别椎弓根内侧壁总是有帮助的。如果神经根不能充分显露，则应扩大椎板切开术，切除外侧、上、下或内侧黄韧带。一旦确定了神经根，就必须安全地将其牵开。神经根经常在椎间盘突出处受到压迫最重，有时很难识别神经根和椎间盘之间的界面，导致不能充分移动和牵拉神经根，从而造成潜在的损伤。Adson 钝性神经钩或 4 号 Penfield

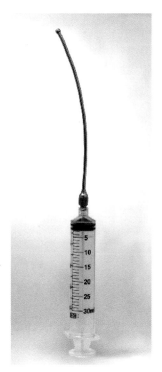

▲ 图 43-1　喉管

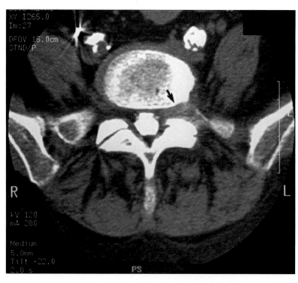

▲ 图 43-3　椎间孔型椎间盘突出症

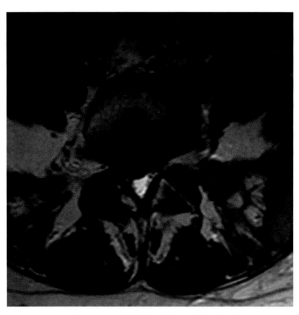

▲ 图 43-2　椎间盘突出（旁中央型）

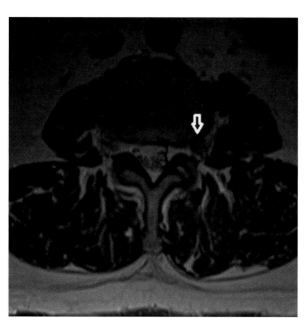

▲ 图 43-4　极外侧椎间盘突出症

剥离子是松解神经根的理想工具。在神经根下方从尾部向头部移动总是最安全的，而不是从外侧向内侧。通过识别椎间盘突出的尾侧神经根，可用 Adson 钝神经钩松解神经根，而不会有穿孔或损伤神经根的风险。另外，试图在椎间盘突出的最大接触点从外侧向内侧分离神经根可能会损伤

神经根及导致硬膜撕裂。神经根牵开器的使用对松动和牵拉神经根显露椎间盘突出有很大帮助。直角神经根牵开器是最理想的选择。牵开器不能直直地贴向显微镜，这样会干扰手术过程。

预防和控制硬膜外出血是快速、安全实施显微椎间盘切除术的关键之一。术中推荐使用静脉的双极电凝止血。当牵拉到椎间盘突出处时，可以在出血前进行烧灼预止血。另外，如果双极电凝很难控制出血，可以用浸透凝血酶

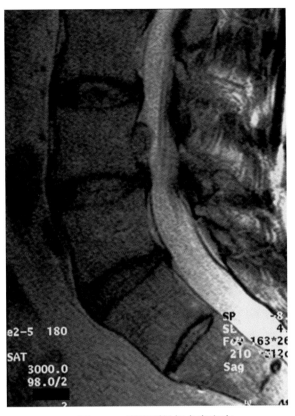

▲ 图 43-5 脱出型椎间盘突出症

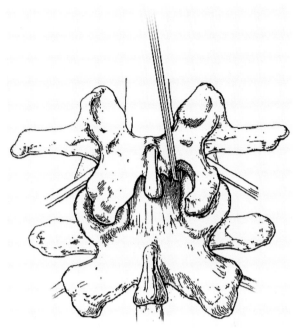

▲ 图 43-6 椎板切开入路治疗椎间孔型椎间盘突出症

盘碎片（包括椎间盘内和硬膜外）时，需确定神经根已完全减压。椎间隙可用 0.125% 马卡因稀释液冲洗，可提供术后镇痛作用。如有必要，进一步使用双极电凝进行止血。在神经根周围注射地塞米松不是常规做法。另一方面，10mg 的静脉注射地塞米松对控制术后疼痛是有用的。取出牵开器，与皮下组织一样，使用间断的水密缝合关闭筋膜，可降解缝合线关闭皮肤，并用无菌敷料覆盖伤口。在结束手术之前，一定要花时间回顾影像学检查，以确保从突出椎间盘的大小和位置来看，病理与影像研究相符。

手术操作的重要特点如下：①绝对准确地定位手术节段；②椎板的外侧向减压，以最大限度地减少过度牵拉和操作造成硬膜撕裂和神经根损伤的风险；③静脉破裂前识别和凝结硬膜外静脉，最大限度地减少出血；④冲洗椎间隙，以清理隐藏的和保留的椎间盘碎片，如果不能识别和清除，这些碎片可能会导致早期复发的椎间盘突出。

小棉条和（或）在椎间盘突出物上下填塞棉片来止血。在识别并牵拉神经根后，椎间盘突出显露，使用手术刀切开或使用 Adson 钝性神经钩穿透椎间盘突出物上的包膜。球头神经钩非常适合松动椎间盘碎片，以便使用甲板钳或垂体咬钳将其取出。椎间隙也用甲板钳或垂体咬钳清理，并用各种神经钩进行探查。通常有必要撑开椎间隙，以允许对其进行充分的清理。必要时，可用 3mm 40° Kerrison 咬骨钳切除椎体后缘突出的部分，从而利于椎间隙的清理。冲洗椎间隙还有助于识别隐藏在椎间盘内碎片。椎间隙清理的目标不是尽可能多地去除椎间盘组织，而是希望识别那些可能导致早期复发的椎间盘碎片。过去所提倡的积极地刮除椎间隙并未证实能提高术后效果，因此不再推荐[18]。除非突出的碎片被完全挤压隔离在椎管中，否则总是要进行椎间隙的清理。在这种情况下，不需要清理椎间隙。在移除所有可识别的椎间

三、特殊情况

1. 椎间盘脱出

当切除的椎间盘与椎间隙连续时，要注意椎间隙内残留椎间盘碎片可导致早期复发。如果椎间盘碎片被挤出并已从椎间隙移位，这种风险是最小的，因为碎片已经从椎间隙脱出，停留在椎管内。在这种情况下，不需要通过手术显露并进入椎间隙来清理可能残留的碎片。只需进入椎管，找到被挤出的椎间盘，然后将其切除。例如，当 $L_4 \sim L_5$ 椎间盘脱出并向头端游离至 L_4 椎弓根下缘时可压迫 L_4 椎弓根，此时手术入路应在 $L_3 \sim L_4$ 间隙，而不是 $L_4 \sim L_5$ 间隙。在 $L_3 \sim L_4$ 水平行半椎板切除，并向尾端切除部分 L_4 椎板足以很好地显露突出的椎间盘及受压迫的神经根。此入路不会切除或破坏小关节或黄韧带。通常，往头端游离的椎间盘总是在神经根的内侧，因此切除椎板时应该向尾端和内侧延伸，以便能够将神经根内侧的椎间盘突出物切除。

2. 椎间孔型椎间盘突出症

椎间孔型椎间盘突出是另外一种情况，可能很难触及，需要切除大量的骨性结构和小关节结构。椎间盘从椎间孔内的椎间隙突出，并向头侧移位，这种情况并不少见。它通常在神经根下移行至椎体沟内，恰好位于神经根和背根神经节占据的椎弓根的正下方。简单的椎间隙清理是不够的。一旦显露椎间孔，就必须用各种球形神经钩仔细探查神经根下面的神经孔。此外，最好在椎板下、外侧缘进入椎管，此处椎板与小关节融合（图 43-7）。这显露了底层小关节的上内侧部。然后，通过使用 3mm 40° 的 Kerrison 椎板咬骨钳对下面的小关节进行上、内侧小关节部分切除术，然后进入这个位置的椎管。理想情况下，这种椎板切开术可显露椎弓根上方的椎间孔、足够的椎管空间，以识别和保护硬膜囊的外侧缘。目的是在不切除整个小关节的情况下显露

椎间孔内的神经根。

3. 极外侧型椎间盘突出症

极外侧型椎间盘突出症是另一种特殊情况。极外侧型椎间盘突出症最直接的手术入路是旁正中肌劈开入路。定位后，在中线两指宽的外侧做皮肤切口，分离多裂肌和最长肌之间的肌间隔。横突正好位于头侧椎间盘突出处，是识别的解剖学标志。

随后放置显微椎间盘切除牵开器，识别横突的下内侧缘。可以使用 3mm 40° 的 Kerrison 椎板咬骨钳，切除少量的骨性结构和部分外侧小关节，以便于显露椎间盘。确定横突间韧带，必要时将其切除，显露出口神经根。最常见的技术陷阱是没有足够内侧显露。椎间盘突出应位于神经根的内侧，因此，在切除横突间韧带后可以看到神经本身，但如果没有进一步的内侧解剖，则无法发现椎间盘突出。如上所述，部分切除外侧小关节便于显露。一旦识别并切除了突出的椎间盘，就可以进入椎间隙，根据需要可进一步清理椎间隙。如果显露不够正中，背根神经节的手术创伤可能会导致术后灼痛，通常需要几周的时间才能缓解。将一小块浸泡在皮质类固醇中的明胶

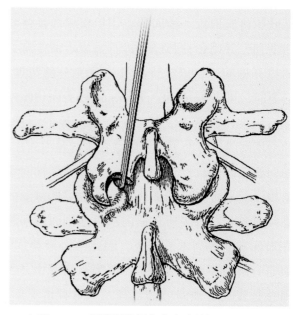

▲ 图 43-7 标准腰椎间盘突出症的椎板切开入路

海绵放在背根神经节上，可以提供一些疼痛缓解作用，因为手术创伤和椎间盘突出提高了神经的敏感性。

当影像学检查发现既有椎间孔内椎间盘突出又有极外侧型椎间盘突出时，通常最好采用如上所述的椎间孔入路。极外侧入路不能摘除椎间孔的椎间盘碎片，除非进行有创的小关节骨切除，实际上就是做"反向椎间孔切开术"。

最后一种特殊情况是对复发的椎间盘突出进行翻修显微椎间盘切除术。翻修显微椎间盘切除术在技术上更加困难，但如果操作得当，其结果可以与初次显微椎间盘切除术一样令人满意[19]。诊断是基于椎间盘切除后的一段无症状间歇期，随后出现类似的坐骨神经痛症状和体征，影像学检查证实有椎间盘碎片。需要注意的是，术后早期 MRI 扫描总是显示术后肉芽组织形成。即使使用增强 MRI 扫描，复发的椎间盘碎片仍然很难与术后的变化区分开来，必要时可咨询放射科医生。当有明确的临床证据表明椎间盘突出复发时，手术探查是必要的。在这些情况下，有时脊髓造影 CT 扫描可以提供有用信息。如果临床情况允许，即使 MRI 扫描提示只有术后改变，也可能需要重新探查（图 43-8）。

由于术后改变了原本正常的解剖学标志，显微椎间盘切除翻修技术更加复杂。一旦确定并显露责任间隙，放置牵开器，显露先前椎板切除残余的上缘、侧缘和下缘。最好使用 Cobb 剥离子和（或）Cobb 刮匙，必要时切除瘢痕组织。判断小关节，并将 3mm 40° Kerrison 咬骨钳插入小关节内切除少量骨，这将有助于确定先前切除的侧缘。一旦确定了先前椎板切除的下侧缘，就可以像标准手术中那样将 3mm 40° Kerrison 咬骨椎板钳插入椎管，然后根据需要从下方、上方和侧面进行减压。如果之前的半椎板切除术没有将骨质切除至椎弓根，那么可以切除在内侧壁和椎弓根水平的骨架，显露硬膜囊和神经根。另一方

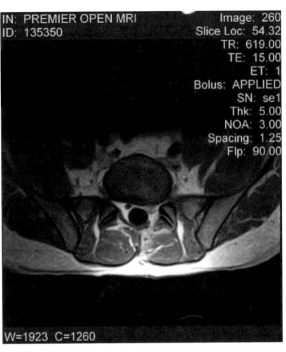

▲ 图 43-8 术后被瘢痕组织遮挡的复发型椎间盘突出的 MRI 图像

面，如果先前的椎板切除术将椎弓根水平所有的骨性结构切除，则翻修手术中半椎板切开范围必须向头侧和椎弓根外侧延伸，以显露硬膜囊外侧的椎间隙和瘢痕组织。瘢痕组织使硬膜囊和神经根难以活动。如果没有看到硬膜囊和神经根，进入椎间盘间隙最安全和最有效的方法可能是通过椎弓根的头侧和硬膜囊的外侧区域。一旦进入椎间隙，垂体咬钳、神经钩、Adson 钝性神经钩和冲洗等可通过硬膜外间隙中取出椎间盘组织碎片。这可以在不损害硬膜囊和神经根周围瘢痕组织的情况下进行。然而，通常情况下，在摘除椎间盘组织后，硬膜囊和包裹的瘢痕组织变得更加松动，然后神经根也可以活动。值得注意的是，如果进入椎间隙切除椎间盘而不破坏神经根和膜囊周围的瘢痕组织，翻修显微椎间盘切除术并不一定会导致硬膜囊和神经根周围瘢痕组织增多。在椎间盘切除翻修手术中，当周围有瘢痕时，通常不建议完全辨认神经根的侧缘。然而，术者必须始终知道它的位置，即使它在瘢痕组织的深处。即使在瘢痕组织中没有看到硬膜囊和神经根

的侧缘，只要切口位于椎弓根内侧壁上方，术者就可以自信地切除椎间盘。通过这种入路，可以在不解剖与硬脑膜和神经根直接接触的瘢痕组织的情况下进行显微椎间盘翻修切除术。因此，不会更多的刺激硬膜和神经周围瘢痕组织的产生。

文献中报道的椎间盘切除术复发率差异很大。在 10 年的随访期内，再次进行相同节段的翻修手术的复发率至少为 10%[18]。

四、术后管理

术后管理通常不需要任何有组织的治疗方案。从术后第一周开始，患者通常可以迅速恢复日常生活活动，包括轻微的久坐不动的工作。鼓励将步行作为术后早期锻炼方式。虽然康复方案各不相同，但建议在术后 6 周进行核心肌群等长收缩锻炼和躯干康复，并在术后 3 个月进行全面的功能锻炼。显然，如果患者在手术前长期受疾病困扰并致残，这暗示恢复工作的时间可能会延长。显微椎间盘切除术患者康复后，应鼓励患者恢复完全正常的生活方式。患者经常询问他们应该做些什么将椎间盘突出复发的风险降到最低。目前还没有公认的方法保证这一点，但一般说来，良好的身体力学和脊柱稳定性，以及专门的核心肌群和躯干锻炼是必要的。

腰椎管狭窄症的手术治疗
Surgical Treatment of Lumbar Spinal Stenosis

Pablo J. Diaz-Collado   Gbolahan O. Okubadejo   Jacob M. Buchowski   著

朱卉敏　安博　译

一、概述

腰椎管狭窄症即腰椎椎管的容积减小，从而造成硬膜囊或神经根的受压[1]。腰椎管狭窄会表现为神经根病、神经源性跛行或机械性腰背痛，更严重者会出现马尾综合征[2]。部分腰椎管狭窄由先天性和（或）发育性因素导致，但更常见病因则是退变性腰椎管狭窄，多见于50—70岁的人群[3]。先天性椎管狭窄较为少见，只占到腰椎管狭窄患者中的9%左右。在接受脊柱手术治疗的65岁以上患者中，腰椎管狭窄症是最常见的诊断。腰椎管狭窄的解剖学病因包括各种导致椎管容积减小的病理因素，以及因椎体的动态不稳而导致的椎管容积和（或）椎间孔面积的减小[3, 4]。腰椎管狭窄最多见于$L_3 \sim L_4$和$L_4 \sim L_5$椎间盘水平，其次是$L_2 \sim L_3$，再次是$L_5 \sim S_1$。

腰椎中央管的中矢状径正常情况下＞13mm，10～13mm被定义为相对狭窄，＜10mm为绝对狭窄。正常硬膜囊的横径为16～18mm，正常硬膜囊的横断面积应当超过100mm²。当硬膜囊受压造成横断面积减小至76～100mm²时为中度狭窄，减小至76mm²以下为重度腰椎管狭窄。

椎管狭窄节段的正确定位对于解释患者的症状非常重要。狭窄可能出现在中央管、侧隐窝、椎间孔或几个位置同时出现（图44-1和图44-2）[5, 6]。

中央管为硬膜囊所在区域。侧隐窝也被称之为关节突下区或入口区，其前方为椎体和椎间盘的后外侧，后方为峡部和黄韧带，外侧为上关节突，内侧为下关节突。侧隐窝在椎弓根上缘层面的位置最窄。正常情况下侧隐窝宽度＞5mm，3～5mm为相对狭窄，＜3mm为绝对狭窄。椎间孔的上界为上位椎体椎弓根的下缘，下界为下位椎体椎弓根的上缘，后界包括峡部、黄韧带和上关节突。神经受压可能源自椎间盘突出至椎间孔内、上关节突内侧的增生肥大或峡部的纤维增

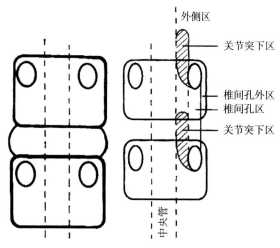

▲ 图44-1　腰椎管狭窄

中央管、侧隐窝和椎间孔为腰椎管狭窄的常见部位。A. 中央管位于虚线区域内，外侧区位于虚线外区域；B. 外侧区分为关节突下区、椎间孔区和椎间孔外区（经许可转载，引自McCulloch JA, Young PH, eds. Essentials of Spinal Microsurgery. 1st ed. New York：Lippincott Williams & Wilkins；1998.）

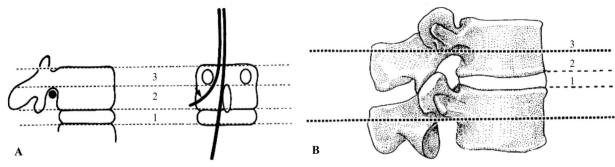

▲ 图 44-2 节段椎体解剖

A. 节段椎体可分为三层结构，即椎间盘层面、椎间孔层面和椎弓根层面。图示可见两条神经根的解剖学层面走行，黑箭示出口神经根；B. 解剖学侧位图显示三层结构（经许可转载，引自 McCulloch JA, Young PH, eds. Essentials of Spinal Microsurgery. 1st ed. New York：Lippincott Williams & Wilkins；1998. ）

生。椎间孔进一步细分为中间区和出口区。中间区内有背根神经节（DRG）和前根，出口区则为外周神经。正常椎间孔的高度为 20～23mm，80% 的根性压迫患者会出现椎间孔高度＜ 15mm和后方椎间隙高度＜ 4mm。椎间孔外的根性压迫患者也可见于退变性侧弯、峡部裂型腰椎滑脱或椎间孔外腰椎间盘突出。

二、发病机制和病理解剖

在健康的脊柱中，椎间盘、椎体、关节突关节和韧带均同步工作，以保持正常的运动和脊柱协调的力学机制。随着年龄的增长，这些部位的协调性会发生变化，从而增加了脊柱对老化的敏感性。人类刚出生时，椎间盘的表面区域由 50%的髓核和 50% 的纤维环组成。随着年龄的增长，10 岁后髓核的脊索细胞逐渐被软骨细胞取代，椎间盘的水分也随之减少。这些变化常伴有纤维环的增厚和纤维环 – 髓核组织边界的消失。髓核中的胶原蛋白含量增加，胶原纤维更加结构化，Ⅱ型胶原蛋白相比 Ⅰ 型胶原蛋白比例增高。

伴随着胶原蛋白和水分含量的变化，椎间盘中的蛋白聚糖的代谢也随年龄而变化。硫酸软骨素 4 和硫酸软骨素 6 的浓度降低，硫酸角质素与硫酸软骨素的比例增加。硫酸角质素亲水性差，与透明质酸形成稳定聚集体较少。随着椎间盘水

合作用的减弱，乳酸代谢增加，pH 值降低，蛋白水解酶积累，软骨细胞坏死。椎间盘承受轴向载荷的能力随之下降。这些正常的显微镜下可观察到的改变逐步进展为肉眼可见的退变[6]。随着脱水过程的继续，髓核中心可见裂隙形成。这些裂隙最终移向外周纤维环和终板。局限性增加的载荷通过这些裂隙而导致纤维环撕裂。纤维环的损伤进而导致椎间盘的膨出和局部的脱出。椎间盘的血供也随着老化而逐渐减少，导致成年后椎间盘成为无血管组织，因而椎间盘 80% 的营养供给来自终板，20% 的来自纤维环弥散。除椎间盘外，关节突关节也承载着 25% 的轴向载荷。

随着椎间隙高度的下降，椎间孔的高度减小，导致应力重新分布，载荷部分转移至后方关节突关节。增加的应力导致关节突关节出现滑膜炎、软骨面变薄和骨质硬化，最终导致了关节突关节的退变、节段间活动度的增加和骨赘的形成。骨赘是关节面肥大的表现，可导致椎间孔和中央管的狭窄。脊柱退变相关的微小失稳导致了骨赘的增生，从而起到稳定相关节段的作用。出口根常占到 30% 的椎间孔容积，随着椎间隙高度的丢失，椎间孔的有效容积减小，根性症状随之出现[7]。随着椎间隙的塌陷和骨赘的形成，椎管内容物逐渐受到压迫，最终出现跛行的症状和（或）根性症状。

除了骨赘形成，黄韧带的褶皱和肥厚也是造

成腰椎管狭窄的原因。儿童时期黄韧带只有几毫米厚。随着椎间隙高度的降低，黄韧带呈屈曲增厚趋势。显微镜下，与这种肥大相关的组织改变包括 Ⅱ 型胶原的增殖、软骨细胞的骨化增殖、胶原纤维的透明化和钙晶体的沉积。此外，硬膜外脂肪和迁曲的静脉血管网也被认为是部分患者神经压迫的原因 [8]。

随着骨赘和韧带对神经走行通道的侵占，椎管横断面积逐渐减小。正常情况下，伸直腰时轴向载荷可以使椎间孔和椎管的横截面积分别减少 15%～20% 和 9%～12% [7]。在严重狭窄的情况下，椎间孔和椎管的容积可减少多达 67%。

三、腰椎管狭窄症的临床表现

腰椎管狭窄症可表现为下肢和（或）腰背部不同程度的不适 [3]。严重的患者可出现马尾综合征，表现为疼痛的急剧增加，以及大小便功能障碍 [2]。

腰椎管狭窄症患者的腿痛可伴发神经根受压导致的运动、感觉和深反射改变。腿痛的原因为机械性的直接压迫及继发的血运障碍所造成的神经功能损伤，也包括炎症介质的作用。在机械压迫方面，由于神经根固定在周围的骨骼和韧带结构上，骨性狭窄或椎间盘突出导致的生理运动障碍会导致神经根功能受损、放射性疼痛和神经损伤，从而共同形成神经源性跛行。

DRG 在疼痛产生中也起到重要作用，其位置不恒定，可能位于椎管内、椎间孔内或椎间孔外。DRG 的大小因椎体节段不同而不同，在 L_5～S_1 节段最大，横径为 5～6mm，长度为 11～13mm。

马尾综合征是腰椎管狭窄症最严重的表现，其症状包括腰痛、双侧坐骨神经痛、鞍区麻醉、下肢无力，严重时下可出大小便失禁 [2]。极端病例中可出现膀胱脱垂。大多数研究认为马尾综合

征患者应当在 48h 内进行手术治疗 [2]。

四、腰椎管狭窄症的自然病史

腰椎管狭窄症的临床表现多样 [1]，因而应对患者进行个性化的管理和施治。许多有腰椎管狭窄影像学表现的患者临床无症状，也有些患者因骨赘、黄韧带肥厚和椎间盘突出而导致的疼痛会自发缓解，而有的患者疼痛则会持续且加重。关于腰椎管狭窄没有很好的自然病史研究，大多数研究均是基于不同外科医生经验性的总结。有研究认为神经源性跛行是由于马尾神经受到机械性刺激，或者由于小的硬膜内动脉分支和静脉充血导致的马尾神经运动紧张性缺血所导致 [3]。

研究发现，在腰椎管狭窄的症状出现后的最初 2～5 年内，约 20% 的患者在接受非手术治疗后病情加重，40% 的患者没有缓解，另外 40% 的患者症状改善。通常情况下，中度狭窄的患者在发病 2～3 年的时间较少出现病情加重，可以接受保守治疗 [9]。

五、腰椎管狭窄症患者的病史和体征

因为病因的不同，患者的临床表现多样。通常 80% 的患者出现腿痛，65% 的患者出现腰背痛。疼痛常常难以准确定位。椎管狭窄可能来自先天性或后天获得性原因 [3]，先天性椎管狭窄症患者可分为特发性或发育性。先天性椎管狭窄症患者所表现的跛行及根性症状，与软骨发育不全的侏儒症患者类似，更常因为椎弓根发育不全而出现狭窄。然而，仅因为先天性因素而出现腰椎管狭窄症的患者数量较少，更多的是因为先天性椎管狭窄的患者在脊柱老化的过程中出现根性压迫症状。因此，不同发育性或后天获得性因素对腰椎管狭窄症的病因贡献不尽相同。

绝大多数腰椎管狭窄症患者为继发性腰椎

管狭窄。退变性椎管狭窄是临床上获得性狭窄的主要原因。退变性腰椎管狭窄包括静态性和动态性椎管狭窄。静态狭窄的原因包括骨赘、黄韧带肥厚、椎间盘突出等；动态狭窄则是由于脊柱各部分的相对运动，通常是由于一个椎体相对于另一个椎体的前移或后移，从而导致不同程度的狭窄。动态性狭窄也是脊柱畸形伴椎管狭窄的特征之一。

此外，除了单纯的退变性因素外，创伤或全身性病因也会导致腰椎管狭窄。全身性疾病包括糖尿病、Paget 病、氟中毒 / 萎黄病、弥漫性特发性骨肥厚症和假性痛风。术后原因也可能导致复发性狭窄，如椎板或椎间盘切除过多。

通过症状的综合表现可以对患者进行良好的分类。大多数患者表现为神经源性和（或）机械性症状。典型的神经源性症状包括神经源性跛行、神经根病或两者皆有。机械性症状的典型表现为腰背痛。

神经源性跛行源自关节突增生、黄韧带肥厚、椎间隙骨赘形成、椎间盘突出等原因导致中央管狭窄。腰椎滑脱症患者常出现中央管狭窄。神经源性跛行常表现出臀部、大腿和小腿的疼痛。与根性疼痛相比，神经源性跛行疼痛往往不易定位，但最终可发展为典型的神经根性症状。患者在进行活动和脊柱伸展时出现疼痛加重和感觉异常，而仰卧、脊柱屈曲、坐或蹲则有助于改善症状。随着症状的进展，可出现双侧下肢无力或萎缩。严重者可出现静息痛、小便障碍和马尾综合征。

对于有腰背部和下肢症状的患者，区分神经源性跛行和血管源性跛行是非常重要的。应详细询问患者的血管疾病史。血管疾病常表现为抽筋，以及从远端到近端的紧绷感，而神经源性跛行则表现为从近端到远端的麻木感。自行车和跑步机测试也是区分两者的方法之一。血管源性疼痛患者在自行车和跑步机上测试后会出现症

状，但与神经源性跛行患者相比，血管源性跛行患者早期使用跑步机更舒适，而神经源性跛行患者骑自行车更舒适。上坡和下坡测试也有助于进行鉴别诊断。上坡行走迫使患者前倾，从而使脊柱屈曲，导致椎管空间的增加，从而减轻了狭窄患者的症状。同样的解释也见于推购物车等情况。下坡行走导致腰椎伸展，对椎管狭窄的患者难以忍受。血管性跛行患者则在上坡时感觉症状加重。

体格检查时应详细记录肌力、感觉和反射。应仔细观察患者行走情况以发现可疑的跛行症状。仔细检查肢体远端脉搏、皮肤色泽和毛发情况，有助于鉴别血管源性疾病。患有血管疾病的患者可能会出现足背动脉搏动消失，以及下肢皮肤和趾甲的萎缩。应检查上肢力量、感觉和反射，以排除颈椎病与患者症状的关系。检查髋关节的活动度以排除骨关节炎引发的疼痛。

六、腰椎管狭窄症的影像学和诊断学研究

1. X 线片

腰椎管狭窄多见于 $L_4 \sim L_5$ 节段，$L_4 \sim L_5$ 的退变原因包括椎间盘－骨赘复合体的形成或退变性腰椎滑脱。退变性腰椎滑脱其次最多见的节段分别是 $L_3 \sim L_4$ 和 $L_5 \sim S_1$（表 44-1）。

表 44-1　腰椎管狭窄的影像学和诊断学研究

- X 线片
- 磁共振成像（MRI）
- 脊髓造影术 / 计算机断层扫描（CT）－脊髓造影术
- 自行车 / 跑步机测试
- 血管检查（如动脉多普勒 / 超声）
- 电生理检查（如肌电图和神经传导研究）

正确的腰椎 X 线检查应包括多个图像，至少应评估正位、侧位和过伸过屈位。其他的图像还包括斜位和 Ferguson 图像。Ferguson 图像是腰骶

交界处的后倾 25° 前后位，为腰骶交界区的"真正前后位"，有助于骶尾部和 L₅ 横突之间神经根压迫性疾病的诊断。

X 线片的具体评估指标包括正位图像上椎弓根间距，以及测量椎体后缘至椎板前缘的矢状管直径。退变性狭窄患者可观察到骨赘、椎间隙塌陷和小关节增生。后方可见小关节退变伴肥大、关节间隙缩小、关节下硬化、囊肿形成等。可在前方或后方看到骨赘形成。上关节突骨赘常向前侵及侧隐窝，下关节突骨赘可向前内侧突出，导致中央管狭窄。在 X 线片也可观察到黄韧带的骨化情况。

前方常很难发现终板骨赘情况。良性的椎体硬化也可见于终板，有时延伸至椎体。当持续存在椎体不稳，可能会观察到越来越大的爪型骨赘或牵拉骨刺。此外，X 线片也可观察到椎间盘内的空气征，这是椎体不稳的另一个表现。

2. MRI

MRI 被认为是腰椎管狭窄症患者的标准检查方法。MRI 可以直接观测椎间盘的含水量，并显示出髓核的生物力学变化。正常的水化髓核在 T₂ 加权像表现为高信号。当椎间盘退变时，T₂ 像可表现为黑色的等强度信号。纤维环撕裂和裂隙中的游离液也可表现为 T₂ 像高信号。放射状纤维环撕裂是椎间盘退变性疾病的特征。MRI 还可以通过轴位图像中关节突关节内的液体的增加来观察潜在的关节突变性。关节突退变的另一个标志是关节突囊肿的形成，可以在轴位 MRI 图像上很好地显示。关节突囊肿可引起中央管、侧隐窝和椎间孔的狭窄。

MRI 的优点包括无创，以及对整个脊柱的完整扫描能力。因可以形成矢状面重建像，且可以在脂肪、神经根和硬膜外血管之间提供良好的对比，MRI 被认为是识别侧方压迫的最佳检查方法。当椎间孔内无脂肪图像显影时，就可诊断为神经根孔内压迫。MRI 的缺点在于其对与症状无关的退变的敏感性。30%～50% 的无症状成年人 MRI 可表现异常。退行性脊柱侧弯患者和曾做过金属植入物手术的患者也难以进行神经压迫的成像。患者的体型、幽闭恐惧症，以及患者在磁共振检查时的活动均可能限制高质量图像的获得。MRI 和 CT 脊髓造影的准确度一致，与术中发现的一致度为 87.6%。

3. 脊髓造影 /CT 脊髓造影

X 线片脊髓造影具有历史意义。由于椎间盘突出或终板骨赘形成，腰椎管狭窄可表现为脊髓腹侧硬膜外的缺损。随着疾病的进展，关节突骨赘可导致侧方或后方硬膜外的缺损及神经根袖套的切断。中央管狭窄会表现为硬膜囊的沙漏样收缩。X 线片脊髓造影可发现术中 71.7% 的阳性结果，是除了 MRI 和 CT 脊髓造影外，仅有的几项可提供连续节段硬膜囊矢状位影像的方法之一。然而该技术的缺点是一种有创检查。

CT 相对于 X 线片，可以提供更多更精细的成像，因而对腰椎管狭窄症的评估作用较大。CT 的最主要优势是可以提供多个平面的成像，包括轴位、冠状位和矢状位。在椎管狭窄的患者中，椎管会表现为三角形而非椭圆形。有时增生内聚的关节突也可使椎管表现为三叶草形。需要注意的是，L₅～S₁ 患者可能会出现 10%～20% 的变异。神经根袖套受压的诊断可通过神经根周围脂肪的消失来确认。CT 提供了最佳的骨骼成像，可以用来辅助脊柱侧弯的诊断。先天性椎管狭窄的患者可以通过 CT 测量椎弓根的长度和椎管的直径。CT 可以取得与术中发现 83% 的一致度。

CT 脊髓造影综合了 CT 和脊髓造影两种技术，既可以表现出 CT 对骨骼成像的优势，又可以通过脊髓造影来评估神经压迫。对比剂在椎管内流动成像，可反映出脊髓受压所表现出的"收缩"和神经根受压所表现出的"切断"。

与 X 线片脊髓造影一样，CT 脊髓造影也是有创检查。但是 CT 脊髓造影可以表现出多平面的成像，因而对中央管和侧隐窝狭窄的评估作用更好，尤其适用于退变性脊柱侧弯，以及既往行腰椎内固定而无法行 MRI 检查的患者。

4. 自行车 / 跑步机测试和血管检查

进展期椎管狭窄症患者可出现神经源性跛行，其症状包括下肢疼痛、痉挛和感觉异常。然而，血管源性跛行也可能出现类似的症状，因此区分两者是很重要的。自行车和跑步机测试有助于进行鉴别。腰椎管狭窄的患者在直立或伸展背部时症状更严重，因为上述体位下椎管容积变小。在自行车测试中因脊柱向前弯曲而不会出现症状加重。血管源性跛行的患者很难完成自行车 / 跑步机测试。对于怀疑患有血管性疾病的患者，需行有创或无创的血管学检查。

5. 电生理检查

肌电图（EMG）和神经传导速度（NCV）检查有助于鉴别其他症状潜在的病因，如周围神经病变。患有糖尿病、非典型神经源性跛行或神经根病的患者可进行电生理检查，以帮助进行椎管狭窄的鉴别诊断。轴突缺失的患者的电生理检查可表现为腓总神经和胫神经支配肌肉的运动诱发电位振幅降低。因为腰椎管狭窄症的神经根病变是节前的，因而浅表神经和腓肠神经记录的感觉振幅不会出现异常。电生理检查通常不会显示单个神经根病变，而是多个根受累[10]。EMG 在鉴别有狭窄临床症状的患者时可能比 MRI 更敏感，与无症状患者相比，椎管狭窄患者更多出现纤颤或无 H 波[11]。

七、腰椎管狭窄症的鉴别诊断

当进行腰椎管狭窄症的诊断时，对其他类似症状的疾病进行鉴别诊断是非常重要的（表 44-2）。血管源性跛行必须排除，周围血管病和

表 44-2　腰椎管狭窄的鉴别诊断

- 血管疾病
  - 周围血管病
  - 腹主动脉瘤
- 骨关节疾病
  - 髋关节炎
  - 膝关节炎
  - 骨盆和（或）骶骨疾病
  - 劳累型筋膜室综合征
- 神经系统疾病
  - 糖尿病性神经病
  - 周围神经压迫性神经病变
  - 颈椎病
  - 肌萎缩性脊髓侧索硬化症
  - 多发性硬化症
  - 其他脱髓鞘疾病
  - 周围神经卡压［如股外侧皮神经（即感觉异常性股痛）、腓骨闭锁、跗管综合征］
- 其他
  - 肾脏疾病
  - 腹膜后肿瘤
  - 精神疾病（如抑郁、躯体化障碍）
  - 诉讼、心理社会和工人补偿问题

经许可改编自 Hilibrand AS, Rand N.Degenerative lumbar stenosis: diagnosis and management. J Am Acad Orthop Surg 1999; 7（4）: 239–249.

主动脉瘤也应当进行鉴别。其他的骨关节疾病，如髋膝骨性关节炎，也可能出现与腰椎管狭窄类似的症状。骨盆和骶骨疾病也应当考虑在内。仔细的查体有助于鉴别上述疾病。其他神经功能障碍性疾病，包括糖尿病性神经病、周围神经压迫性病变，脊髓型颈椎病、肌萎缩性脊髓侧索硬化症和脱髓鞘性疾病也需进行鉴别。对患者颈椎的仔细检查，包括活动度、肌力、感觉和反射等，有助于鉴别颈椎病造成的神经压迫。其他鉴别诊断包括感染、肾脏疾病和腹膜后肿瘤，仔细的体格检查、不同的影像学检查和实验室检验有助于进行上述疾病的鉴别诊断。每个临床医生还需注意考虑非器质性病变因素，包括抑郁症和诉讼心理等[12, 13]。

八、腰椎管狭窄症的保守治疗

腰椎管狭窄症的一线治疗方案为保守治疗

（表 44-3），但不适用于少部分罕见和严重的病例，如马尾综合征、快速进展性神经功能损害等，这些情况常需急诊手术[2]。各种形式的保守治疗均可以先从生活习惯改善及口服抗炎镇痛药物开始，其他措施包括佩戴弹性腰围、物理治疗、冷冻治疗、热敷、针灸、超声波、经皮神经电刺激和牵引。若以上方法无效时，可以尝试硬膜外阻滞和选择性神经根阻滞。

表 44-3　腰椎管狭窄症的保守治疗

- 生活习惯改善
- NSAID
- 理疗
- 冷冻疗法和热疗
- 超声波治疗
- 经皮神经电刺激治疗（TENS）
- 牵引
- 佩戴支具
- 硬膜外类固醇注射（ESI）—椎板间穿刺或椎间孔穿刺
- 选择性神经根阻滞（SNRB）

近年来，使用硬膜外类固醇注射（ESI）治疗腰椎管狭窄症患者存在争议。对于其远期疗效，以及早期 ESI 治疗后对后期手术的不利影响仍存在争议。一项前瞻性脊柱患者预后研究临床试验（SPORT）数据显示，ESI 的治疗可能会导致腰椎管狭窄症患者在手术和保守治疗后有较差的临床预后，以及更长的手术时间和术后住院时间[14]。另有研究则发现没有证据显示 ESI 的治疗对手术及保守治疗的患者存在短期的不利影响[15]。

关于 ESI 的治疗中，需要区别患者是否有中央管狭窄、神经源性跛行或椎间孔狭窄造成的神经根病。最近一项随机对照临床试验使用硬膜外注射糖皮质激素和利多卡因，以及单独注射利多卡因，比较两者在治疗腰椎中央管狭窄伴中重度下肢疼痛和功能障碍患者的疗效[16]，结果发现，无论经椎板间穿刺还是经椎间孔穿刺，ESI 组和对照组在治疗 6 周后的临床疗效无明显差异。因此综合目前的文献报道可以认为，相比较于中央

管狭窄和神经源性跛行的患者，ESI 对于治疗椎间孔狭窄伴神经根病的患者更有效。

接受过 ESI 治疗的腰椎管狭窄患者行手术治疗，理论上存在手术部位感染（SSI）或创伤愈合问题（WHP）的风险。瑞士的一项腰椎管狭窄预后研究（LSOS），即前瞻性多中心队列研究结果发现，术前接受 ESI 治疗和术后 SSI 或 WHP 无明显相关[17]。然而，并不明确术前多久接受 ESI 治疗是安全的。

只有当所有保守治疗都失败时，才会考虑腰椎管狭窄的手术治疗。关于非手术治疗的进一步介绍将在本书的其他部分进行叙述。

九、腰椎管狭窄症的手术治疗

保守治疗无效时应当进行手术治疗。手术治疗的适应证包括功能受限，如行走受限、日常活动受限。神经源性跛行伴发的难治性疼痛，尤其是下肢痛，也是手术指征。单纯腰背部疼痛的患者手术的成功率较低，预后也较差。

手术的目的在于神经的彻底减压，以及最大程度预防症状复发。当存在医源性不稳时，可行腰椎融合术。单纯减压术中保持脊柱的稳定性是非常重要的。应努力寻找充分的神经减压和最小的医源性不稳之间的平衡。外科医生应当明确和掌握解剖结构，在神经减压时应当仔细小心。

内固定植入物可以用来矫正畸形、提供脊柱的稳定性、提高融合的成功率、减少术后支具的佩戴，以及促进患者康复[18, 19]。椎弓根螺钉和固定棒是腰椎中最常用的内固定器械，可以增加手术节段的扭转刚度、减少需要融合的运动节段数量。内固定系统还可以减少脊柱融合术中假关节的发生率[19]。总的来说，脊柱融合内固定术的相对适应证是畸形、屈伸位不稳、多节段病变、医源性不稳定伴复发性椎管狭窄、腰椎滑脱、邻近节段狭窄伴不稳。随着内固定技术的进步，无

内固定置入的融合术临床应用越来越少。然而，对于严重腰椎退变、椎管狭窄节段骨赘形成且自发融合的高龄患者，可以考虑行无内固定的融合术。

十、手术适应证和手术方法

保守治疗无效的症状性腰椎管狭窄症患者需行手术治疗。手术的主要方法为椎板切除术伴或不伴内固定融合术。然而，对是否行腰椎融合术仍存在一定争议。大多数学者倾向对于不稳的退变性腰椎滑脱和侧弯的患者，需要行内固定融合术。许多研究表明行腰椎融合术的患者有更好的临床预后 [19-24]。另一项内固定融合的指征则是既往行减压手术治疗的椎管狭窄症患者再次出现椎管狭窄。翻修手术在椎管减压过程中通常需切除更多的关节突来获得充分减压（切除双侧 1/2 以上的关节突），因而会导致医源性不稳的发生。这种情况下，腰椎融合术可以有效地防止不稳加剧和畸形发生。退变性腰椎滑脱和腰椎术后不稳的患者常出现椎板的骨再生。腰椎融合术可以减少椎板骨再生的发生。

然而，内固定融合术的一项缺点在于可导致相邻节段狭窄的发生。Patel 和 Herkowitz 回顾了 42 例患者，发现内固定融合组在术后平均 62 个月会再次出现腰椎狭窄的症状，而没有行内固定融合的患者在术后平均 143 个月会再次出现症状 [25]。在这 42 例患者中，33 例行减压融合手术。最近更多的研究表明，相邻节段退变可能与患者症状和再手术情况不存在明显相关关系 [26, 27]。另一方面，未行内固定融合术的患者，术后发生假关节形成的情况越来越多见。Whitecloud 等发现未行内固定融合术的患者有 80% 的概率形成假关节，而在内固定融合组患者只有 17% [28]。

十一、手术方法

1. 中央椎板切除术

椎板切除术是治疗腰椎中央管狭窄的金标准手术。患者俯卧于 Jackson 手术床上，胸部及骨盆下垫软垫，腹部悬空，注意避免体表骨性凸起皮肤的压迫。做正中皮肤切口，剥离腰背筋膜。使用电刀纵向切开筋膜，使用骨剥和电刀进行骨膜下的剥离，显露棘突并向下剥离椎板。使用 X 线透视确认正确的目标减压节段。整个手术过程需要彻底的止血来避免影响视野。使用咬骨钳咬除上位棘突的尾端 1/3 和下位棘突的头端 1/3。显露黄韧带后，使用刮匙分离黄韧带在上位椎板下方的头端止点，即中央管减压的起始点。减压通常从中央开始，因该区域相对安全。从黄韧带的头尾端止点开始，将黄韧带分离并切除。当向侧方椎弓根减压时，可使用弯头的神经剥离子来保护硬膜。若不进行内固定融合术，则应保留双侧至少 50% 的关节突。内侧的关节突切除和邻近椎间隙骨赘的切除可以充分地松解神经根入口区。除了保留至少 50% 的关节突，还应当尽可能地保留足够的峡部。术中应仔细辨别神经根走行及其在椎间孔的位置，以确认其松解情况。只有存在突出椎间盘压迫走行根或出口根时可行椎间盘切除术。中央椎板切除术的疗效确切，手术成功率高（表 44-4）[3, 23, 29, 30]。

表 44-4 腰椎管狭窄症的手术治疗方法

- 中央椎板切除术
- 侧隐窝和椎间孔减压的椎板切除术
- 侧隐窝和椎间孔减压的半椎板切除术
- 椎板成形术（即通道扩张和显微镜手术）
- 棘突间减压术
- 后路脊柱融合伴或不伴内固定术
- 椎间融合术（即 ALIF、LLIF、OLLIF、TLIF 和 PLIF）
- 间接减压
- 棘突间装置（IPD）
- 人工椎间盘置换术
- 微创手术（MIS）

2. 侧隐窝减压的椎板切除术和椎间孔切开术

为治疗侧隐窝狭窄和椎间孔狭窄，需要进行彻底的椎板切除术来减压上述区域。通过使用椎板钳小心地进行关节突的潜行切除，可以完成峡部前方和椎弓根下方的减压。如果拟进行单纯减压手术，则需要避免整个关节突的切除。当进行椎间孔和侧隐窝的减压时，应尽量将神经根和硬膜囊显露出来以避免损伤。应充分显露神经根至椎间孔区域来确定其完全松解（可以使用神经拉钩或神经剥离子来进行探查）。与治疗中央管狭窄的椎板切除术类似，椎间孔切开术对侧隐窝的减压疗效确切，手术成功率高。如果椎间孔的完全减压需要切除 50% 以上的双侧关节突或单侧整个关节突，则需要进行腰椎融合。

3. 侧隐窝减压的半椎板切除术和椎间孔切开术

如果仅存在单侧侧隐窝狭窄和椎间孔狭窄，则可行半椎板切除的有限减压[31]。不同于全椎板切除术，椎板的单侧部分切除可以通过磨钻和咬骨钳来完成。手术方法同全椎板切除术。对黄韧带头尾端止点进行游离后切除黄韧带。侧隐窝和椎间孔的减压同上述描述。注意避免切除超过 50% 的关节突和过多的峡部。

4. 椎板成形术

椎板成形术常用于治疗颈椎椎管狭窄的多节段减压。在腰椎手术中有两种类型的手术方法在文献中描述为“椎板成形术”[32-34]。撑开椎板成形术可在保留后方骨性结构的基础上治疗中央管和侧隐窝狭窄[32]。使用咬骨钳咬除棘突间和棘上韧带，切除上位棘突的尾端 1/3、下位椎板的上缘和黄韧带来显露椎板间结构。使用椎板扩张器来牵开棘突，最后切除关节突内侧的 20% 和椎板内侧的 1/3。所有骨切除完成后减压即完成。

显微椎板成形术是一种更加微创的技术，可通过单侧入路治疗单侧或双侧侧隐窝狭窄和中央管狭窄[31, 33, 34]。该技术首次由 Young 描述，而后

由 McCulloch 改良[31, 33]。不同于撑开椎板成形术，该技术保留了棘突间和棘上韧带复合体结构。做皮肤和腰背筋膜正中切口，从有症状一侧进行棘突和椎板上椎旁肌肉的剥离。显微扩张通道可以用来维持手术视野。同侧的椎板间结构可以良好显露。使用磨钻和椎板钳进行半椎板切除，切除同侧黄韧带，潜行切除关节突进行椎间孔切开，进而完成了同侧侧隐窝、出口根和走行根的减压。倾斜手术床便于进行对侧中央管和侧隐窝的减压。同样使用潜行减压的方式进行对侧椎间孔的切开，达到出口根和走行根的减压。

5. 棘突间显微减压术

棘突间显微减压是另一种微创手术方法，与撑开椎板成形术技术方法类似，但无须撑开椎板和截骨。棘突间和椎板间入路通过切除上关节突的尾端来实现。切除棘突间韧带和黄韧带后，潜行切除关节突内侧进行侧隐窝减压。有研究认为该技术长期临床预后和影像学减压效果均良好[35]。

6. 后方脊柱融合伴或不伴内固定术

减压后行腰椎融合术的适应证包括运动节段不稳、退行性脊柱侧弯、同一水平的翻修手术、切除双侧 50% 以上的关节突或切除单侧整个关节突，以及不稳定的退行性脊柱滑脱。如前所述，如果计划进行单纯减压术，需要保留双侧至少 50% 的关节突。切除侧方过多的峡部骨组织会导致骨折、疼痛和节段不稳。许多研究表明上述情况下进行腰椎融合术的患者可取得更好的预后[19-24]。然而，所有退变性腰椎滑脱的患者是否均需行融合术仍存在争议。一些研究认为稳定的退变性腰椎滑脱，尤其是严重退变自发融合的患者，不需要行腰椎融合术，单纯减压即可。

2005 年一项随机对照临床试验的 Meta 分析中，包含了 139 例退变性腰椎疾病的患者，其中 99% 的患者随访 2～3 年，对比了减压融合和

单纯减压的疗效，Gibson 和 Waddell 等发现这项研究的结果复杂，两者有好有坏[18]。对于内固定融合，许多临床试验发现可以提高融合率和改善临床预后。Grob 等认为若不存在不稳，融合术是不必要的，减压过程中保留的后方结构可以维持脊柱的稳定性[29]。Bridwell 等对比了融合手术和非融合手术治疗退变性腰椎滑脱患者，发现融合手术患者有更高的融合率、更少的腰椎滑脱进展和行走功能更好的改善[19]。Zdeblick 等和 Bridwell 等认为，内固定融合术有更高的融合率和更好的临床预后[19, 24]。然而，最近较多的研究发现两者临床预后的差异较小[18]。一项包含随机、非随机、前瞻性、回顾性腰椎融合手术研究的综述中，Bono 等认为融合手术增加了融合率，但效果轻微[36]，他们发现内固定虽然提高了融合率，但对临床疗效的影响仍存在争议。

7. 椎间融合

早在 20 世纪 50 年代，椎间融合术便用来治疗运动节段疼痛。根据 Wolff 定律，脊柱前柱和中柱植骨，相对于后侧方融合有更好地融合率。此外，椎体骨面有更加丰富的血管供应，相对于后外侧可更好地促进融合。椎间融合可以通过前方、斜前方、侧方、后方入路来实现。前路腰椎椎间融合术（ALIF）、斜前方腰椎椎间融合术（OLLIF）、侧方腰椎椎间融合术（LLIF）、经椎间孔腰椎椎间融合术（TLIF）和后路腰椎椎间融合术（PLIF）可以提高融合率，但椎间融合器械的使用增加了手术时间，加大了术中出血，提高了术中和术后并发症发生的可能性。

在单节段退行性椎体滑脱患者中，TLIF 技术与单纯后外侧融合术相比，在术后临床疗效和矢状面参数方面没有显著差异，但融合率更高[37]。将 LLIF 和 TLIF 相比，两者临床预后和融合率无差异，但 LLIF 会增加椎间孔的高度，减少椎间隙塌陷的可能，且有更少的术中出血[38, 39]。

TLIF 椎间融合器的塌陷是值得临床关注的问题，尤其在骨质疏松患者中。ALIF、LLIF 的融合器有更大的尺寸，可以支撑骨骺环，进而防止融合器的塌陷。

LLIF 的常见并发症是术后腰大肌无力。虽然常常是短暂的，但该并发症会对患者的术后恢复带来较大影响，造成患者虚弱无力等。腰大肌无力主要是侧方经腰大肌入路时对腰丛的牵拉刺激所致。减少术中牵拉的时间对减少该并发症至关重要，理想的牵拉时间应不超过 20～25min。OLLIF 技术通过腰大肌前方和大血管的自然间隙入路，可以避免术后腰大肌无力和腰丛的损伤。然而，相对于 LLIF，OLLIF 的斜前方入路带来了较高的血管损伤风险。尽管 OLLIF 方法在避免术后腰大肌无力方面表现出前景，但仍需进一步设计良好的前瞻性随机研究将该技术与 ALIF 和 LLIF 进行比较[40]。

在 LLIF 和 OLLIF 开展之前，ALIF 是标准的前路手术。因入路过程不需要牵拉大血管，ALIF 尤其适用于 $L_4 \sim L_5$ 和 $L_5 \sim S_1$ 节段。经腰大肌入路的 LLIF 受限于髂嵴的遮挡，因而难以应用于低位腰椎。OLLIF 的经腰大肌前方入路可以实现对 $L_5 \sim S_1$ 的处理，但相对于 ALLF 来说手术技术难度高、更具有挑战性。对 $L_4 \sim L_5$ 以上的节段，LLIF 和 OLLIF 可能是比 ALIF 更好的选择。在并发症方面，ALIF 避免了腰大肌损伤，但有更高的血管损伤风险。

8. 间接减压

部分学者热衷于间接减压手术治疗退变性腰椎管狭窄。这些技术包括前路手术，如 ALIF、OLLIF 和 LLIF 的 stand-alone 技术（无后方内固定）或辅助后方内固定技术，以及后路手术，如棘突间装置（IPD）。间接减压治疗腰椎管狭窄的理念是通过恢复椎间隙和椎间孔的高度、改善脊柱序列，来避免切除椎板实现直接神经减压。间接减压技术在学界仍存在争议。然而，一些研究发现前路的间接减压技术治疗退变性腰椎患者取得了良好临床疗效[41, 42]。间接减压对于先天性椎管狭窄、伴有骨性侧隐窝狭窄的严重退变患者可能疗效不佳[43]，对于这些患者应当行直接减压。在间接减压手术中同样存在术后融合器下沉或者矫形丢失的可能。

9. 棘突间装置

IPD（如美敦力公司的 X-STOP）是一种后路的微创间接减压方案。IPD 在老年患者中使用较多，可以避免传统直接减压融合手术带来的手术时间长、软组织剥离多、骨组织切除多等问题。IPD 的工作原理是向狭窄节段的中柱提供一个卸载的分散力。理论上 IPD 的优势包括限制狭窄节段的伸展，增加椎管、关节突下区和椎间孔的面积，减少椎间盘的压力和关节突载荷等。一些厂家支持的前瞻性临床试验证明了 IPD 在临床应用中的有效性[44, 45]。然而，关于 IPD 的长期随访研究极少，因而在临床广泛开展前需要更长期的随访研究。另有研究结果显示 IPD 临床疗效一般，且有较高的内固定失败率和翻修率[46]。

10. 人工椎间盘置换

人工椎间盘置换可以用来治疗椎间盘退变性疾病和腰椎管狭窄症，适用于椎间盘退变且关节突、黄韧带退变较轻的患者。如在颈椎中的应用，腰椎人工椎间盘置换术被认为可以保护腰椎的活动度，理论上有减少相邻节段退变的可能[47,48]，但仍需长期的前瞻性随机临床试验来证实。腰椎人工椎间盘置换与融合手术相比，并没有更优异的临床疗效，且有更高的再手术率和翻修率。腰椎人工椎间盘置换的翻修常常需要前路手术，有较高的大血管损伤可能[49]。因此，临床上腰椎人工椎间盘置换术开展较少。

11. 微创手术

微创手术（MIS）治疗腰椎管狭窄症有多种方案，包括微创椎板切除术、微创半椎板切除术、显微椎板成形术、棘突间微创通道显微减压术。间接减压的 IPD 同样属于 MIS 范畴。关于融合和直接减压技术中，MIS-TLIF、LLIF 和 OLLIF 同样被认为是微创手术。MIS 的主要目的在于获得开放手术同样的疗效，且有更少的软组织创伤、更少的肌肉剥离和更少的截骨。通常来说，MIS 技术有更少的术中出血和更短的住院时间。然而，MIS 相对于开放手术的优势是短暂的，长期疗效与开放手术无明显差异。由于术野狭小、视野受限，MIS 技术有损伤重要结构的风险及陡峭的学习曲线。MIS 技术在本书其他章节会继续深入讨论。

十二、长期疗效

关于腰椎管狭窄症治疗长期疗效的研究显示，手术疗效随着时间的推移倾向于变差。虽然大多数患者术后短期内症状改善明显，但在长期随访中的临床症状评分逐渐变差。Postacchini 等[21] 对 40 例腰椎管狭窄患者平均随访 8.6 年，发现在术后截骨区域中，只有 12% 的患者没有发现骨再生及纤维组织增生，48% 的患者出现轻度再生，28% 的患者出现中度再生，12% 的患者出现重度再生。骨再生主要发生于关节突和椎板。重度骨再生患者中只有 40% 的患者临床疗效满意，而轻度骨再生患者则有 84% 临床疗效满意。因此，即使术后早期的治疗成功率高，也会在长期随访中出现疗效的下降。

美国一项前瞻性观察性队列研究[3] 纳入 148 例患者，其中 81 例手术治疗，67 例保守治疗，所有患者均随访 10 年以上，在多个时间节点进行临床疗效的评估。结果发现在术后 1 年，77% 的手术治疗患者临床症状改善，而只有 44% 的保守治疗患者临床症状改善；在术后 4 年，70% 的手术患者改善，而保守治疗则为 52%；在术后 10 年，54% 的手术患者改善，保守治疗则为 42%。

因此，手术治疗后临床症状的改善呈逐年下降趋势。

长期随访研究表明，腰椎融合术会导致相邻节段的退变和椎间隙高度的下降，但与临床预后、再手术均无明显相关性 [26, 27]。

关于 LLIF、OLLIF、IPD、MIS 等新技术，仍需长期随访研究来评估其相对于传统开放直接减压融合手术的优劣势。最近的研究表明，无须融合的 MIS 减压手术治疗腰椎管狭窄患者可以取得良好的短期疗效，但传统开放减压融合手术有更好的长期疗效 [34]。

十三、结论

在合理的适应证范围内，腰椎管狭窄症的手术治疗可以使患者获益，尤其是影像学表现腰椎成功融合的患者获益更大。尽管目前有较多新内植入物、新手术技术和新手术入路，但椎板切除伴或不伴融合术仍是治疗腰椎管狭窄症的金标准。然而，金标准手术仍然存在着远期临床疗效下降的趋势。目前，仍需要更长期的随访来验证新内植入物、新手术技术等治疗腰椎管狭窄的临床疗效。

椎板切除术后翻修：适应证与手术技术
Revision Laminectomy: Indications and Techniques

Peter D. Angevine 著

陈亮 顾勇 译

第45章

一、概述

脊柱退行性疾病具有进行性发展的特点，因此，对于因为椎间盘突出症或者腰椎管狭窄症而接受椎板切除减压术治疗的患者而言，即使是在最优化病例选择与手术方案的前提下，仍有一定比例的患者需要进行翻修手术。所报道的椎板切除术后翻修手术率可能会因纳入标准（椎间盘切除术或椎板减压切除术）、样本数量的大小和随访时间而存在差异。通常报道的翻修手术率为5%~10%[1-4]。长期随访（4~11年）的研究报道表明，通过腰椎减压手术治疗腰椎管狭窄症的患者中，有高达28%的患者需要再次手术[5-8]。欧洲的一项基于人群腰椎间盘切除术后翻修手术的研究发现，9年内的翻修手术累积风险为18.9%[9]。

需要翻修手术的原因可能是由于初次手术节段又发生了持续或反复发作的狭窄症状，也可能是由于初次手术节段发生了同侧或对侧的椎间盘突出。翻修手术中可能只需进一步地减压，也可能需要同时进行椎间融合术。

在部分病例中，会发生椎间盘碎片残留、早期椎间盘突出复发（少于30天）或有症状的硬膜外血肿等意外，这些病变在初次手术后的短期内就可以引起症状，因此当即做出再次手术的决定

相对容易。而对于接受过椎板切除术或椎间融合术的其他患者，初次手术相邻节段的退行性病变也可能会导致一些症状的出现，这种情况将在本书中的其他章节进行讨论。本章节着重于讨论初次减压节段术后出现迟发症状的诊断和治疗问题。

翻修手术在计划和执行方面带来的困难与初次手术所面临的挑战截然不同。坚持患者评估和选择、加强手术技术和密切随访的基本原则，将有助于确保接受椎板切除术后翻修的患者获得最佳术后疗效。

（一）术前评估与适应证

1. 一般注意事项

在评估可能要进行翻修手术的患者时，详细了解病史十分重要，包括原发症状、初次手术的手术过程、手术结果、发生过的间歇性症状和当前症状。应该注意患者主诉症状的频率、持续时间、程度和强度，以及加重或改善症状的因素。即使患者的症状与手术所适应的症状相似，也不应轻易断定患者的症状是由脊柱病变引起。在断定根本病因是来自于脊柱并且考虑进行翻修手术之前，应充分考虑并排除可能引发患者症状的其他所有潜在病因，包括非脊柱来源的其他病因。

应在尽可能的范围内评估之前的手术给患者带来的结果。与患者进行深入的交流，以了解在

前次手术后症状是否改善，以及改善的程度、充分性和持续时间。如果当前症状与之前的术前症状类似，就应该引起重视。在这种情况下，应考虑之前手术节段的病变复发或依旧存在狭窄，并且可以根据之前手术的结果对翻修手术的预后做出一些判断。

对患者进行彻底的神经系统相关体格检查，从而确定是否存在客观的神经系统症状。同时观察和评估患者整体和局部的脊柱序列。如果出现相关体征，例如肌力下降、反射不对称、感觉异常或者直腿抬高实验阳性等，需要仔细并且着重询问患者在先前的体检中是否也出现过类似体征。仔细观察手术的切口瘢痕是否与先前的手术相关。对下肢骨骼肌肉进行充分体格检查，尤其着重于髋关节与膝关节相关的检查。检查并记录外周血管脉搏，以及与外周动静脉血管病变相关的皮肤体征。

对患者的影像学资料进行深入彻底的评估。应该在尽可能的情况下，查看患者所有的影像学资料并且综合评估，而不是只查看近期做的影像学检查。因为在病程中经历过多次影像学检查或者接受过不止一次手术治疗的患者并不少见。应该建立严格的时间过程轴，从而将在不同时间点出现的症状与影像学表现相对应，随后也应当将患者的术后反应与进行过的手术操作相对应。同时如果有可能，对患者既往的其他病历资料如手术记录等也应当进行充分评估。

对于可能需要接受椎板切除术后翻修的患者而言，他们的影像学检查与没有接受过手术的患者相比会有所不同。这些患者体内的金属植入物可能会在磁共振成像（MRI）检查中产生伪影，这些伪影可能影响对椎管、椎间孔等结构的观察与评估。因此，普通 X 线检查对于这些患者而言也很重要，这些检查包括仰卧位、直立位的腰椎正侧位片、全长片等。通过普通 X 线检查，也能评估患者之前手术的部位、范围，以及当前患者脊柱局部与整体的序列及稳定性。尤其应该注意感兴趣节段冠状面的观察，寻找是否存在朝向症状侧的成角塌陷。MRI 增强扫描可以帮助临床医生寻找并区分常见的硬脊膜瘢痕、突出的椎间盘或者其他可能造成神经压迫的因素。在部分病例中，CT 检查与脊髓造影 CT 检查也很有必要。然而，脊髓造影显示椎间孔神经根受压的能力有限。对于准备接受翻修手术的患者而言，应当注意假性脊膜膨出存在的可能性，这种情况虽然罕见，但是值得重视，例如图 45-1 所示假性脊膜膨出并被诊断为神经根嵌顿 [10]。此外，应注意蛛网膜炎的影像学征象，如果存在，应该与患者充分沟通其意义，因为这可能对翻修手术的术后效果产生不利影响 [11]。

对于有脊柱手术史的患者而言，肌电图（EMG）和神经传导速度（NCV）检查结果可能难以解释症状。慢性的去神经支配可能会掩盖引起当前症状的病因。如果上述检查结果与当前的其他临床检查结果相符，则可以当作实施手术治疗的可靠依据。反之，如果缺乏明确的神经生理学依据，那么相比之下查体与影像学检查结果的参考价值更高。

尽可能明确引发患者症状的原因，并与患者充分沟通翻修手术可能产生的结果是非常重要的。考虑到需要进行翻修手术的患者往往症状持续时间已经较长，因此即使在翻修手术中再次充分减压，也会存在术后症状未消除或者改善效果不理想的可能性。初次手术的效果较差或者虽然初次手术结果较好但后来产生了症状，都可能会让患者对翻修手术的效果抱以不切实际的幻想。帮助患者对术后效果建立合理、切实的期望，是治疗的重要组成部分。此外，与患者充分沟通并明确翻修手术产生并发症的可能性要高于初次手术，这一点也十分重要。

2. 复发性腰椎间盘突出

在一些病例中，依据患者的病史就可以让我

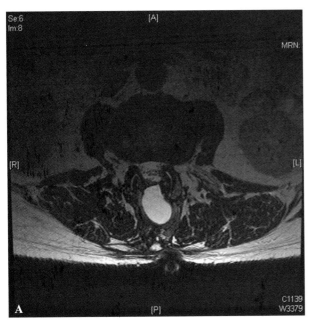

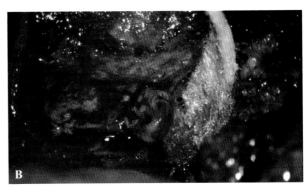

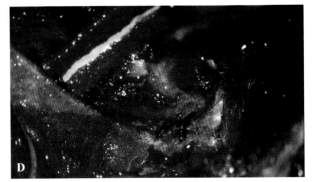

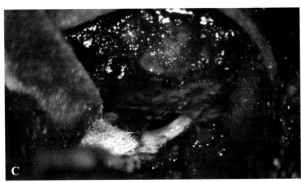

▲ 图 45-1 一位 67 岁的患者在 10 个月前做了腰椎椎板切除术，术中硬脊膜意外受损并且当时没有进行修补。此患者出现了负重后神经放射痛症状。磁共振横断面 T₂ 加权像显示假性脊膜膨出并且神经根紧贴左侧小关节（A），怀疑神经根嵌顿。术中进行关节面切除后发现神经根从硬脊膜损伤部位疝出（B）。将损伤部位扩大减压并将神经根回纳（C）。4-0 丝线间断缝合修补硬脊膜损伤。为了充分显露并切开受损硬脊膜，此患者进行了完整的小关节切除术，因此最后予以内固定融合。术后患者的症状完全消失（D）

们很容易做出复发性腰椎间盘突出的诊断。对于这些患者而言，他们所描述的症状位置往往与前次术前十分相似甚至完全一致，这些症状在经历前次手术后也得到过完全缓解（图 45-2）。也有一些病例中会出现症状与前次术前相似，但是也出现了对侧症状，这可能提示在前次手术节段又出现了对侧的椎间盘突出（图 45-3）。如果在影像学检查中也发现了与症状相对应的病变，那么就可以做出高度确定性的诊断。

一种更为棘手的情况是患者曾经接受过椎间盘切除术并且获得了部分或暂时的缓解。当症状复发或者加重时往往需要进行检查。对于这些患者，MRI 检查结果往往较为模糊。MRI T₁ 加权像增强与未增强的对比将有助于区分瘢痕组织与突出的椎间盘组织，因为只有突出的椎间盘组织周边会被增强。只能看见硬膜外瘢痕与纤维化的患者，其手术获益程度与明确的椎间盘突出患者相比会存在差异。在未见复发性椎间盘突出的情况下，应该仔细检查向下的节段，以排除与前次病变部位具有共同神经支配区域的节段发生病变。

对于早期的病变，在适当前提下应尽可能选

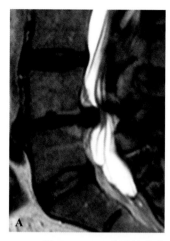 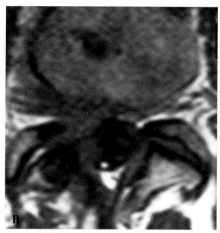 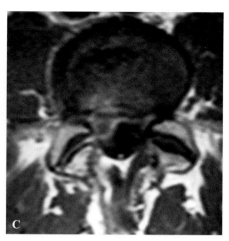

▲ 图 45-2　48 岁男性患者在 9 个月前接受过 L_4～L_5 微创椎间盘切除术，出现了持续性腰背痛与右侧根性痛，症状区域与前次相似。矢状面 MRI T_2 加权像证实了 L_4～L_5 复发性椎间盘突出（A）。未增强的横断面 T_1 加权像中，椎间盘可见（B）。对比剂增强后的横断面 T_1 加权像结果符合复发性椎间盘突出的诊断（C）。经过二次微创椎间盘切除术后患者症状消失

择保守治疗手段。对于没有进行性神经病变或马尾综合征的初期患者而言，应考虑非甾体抗炎药（NSAID）治疗。物理疗法也有助于改善患者的轻微症状。选择性神经根阻滞如果能够带来症状缓解，同样也是有效的，并且有可能帮助患者避免手术。然而，复发性椎间盘突出通常比初次病变更不适合采用非手术治疗，因此临床医生更倾向推荐患者更容易接受的手术治疗。

3. 复发性腰椎管狭窄症

腰椎管狭窄症患者术后翻修对症状的改善程度可能与残余狭窄的程度、狭窄的位置及患者的症状有着直接的关联。虽然存在复发性狭窄的可能性，但对于同节段产生症状而言往往是减压不足所致，如初次手术后短期内再次出现症状或者完全没有出现症状缓解期均可证明这一点（图 45-4）。

通过双侧椎间孔的矢状面 T_2 加权像 MRI 能够为判断之前术中对于椎间孔的减压是否充分提供有力依据。对于腰椎管狭窄症而言，仅进行中央椎板的切除可能不足以达到对侧隐窝与椎间孔充分减压的目的。尽管在仰卧位时，MRI 上可见椎间盘和椎间孔的高度最大，但是当患者直立位时可能会变窄，然而直立位做 MRI 的还没有

见过。这有两个重要的限制性因素，一是当前的 MRI 线圈较小，限制了图像分辨率，二是许多机器只能获得坐位的图像，在这种体位下很多患者相对而言并没有症状。

脊髓造影和造影后 CT 扫描对于之前放置过内固定器械或者存在脊柱畸形的患者而言十分重要。这些检查对于显示侧隐窝或神经根管近端椎间孔附近的压迫很有意义，但是对于神经根管末端的评价可能比较困难。

4. 融合

在进行椎板切除术后翻修时，判断是否需要内固定进行融合是非常重要的（图 45-5）。通常判断标准基于以下两个因素，一是是否存在影像学证据或者临床症状证明存在结构不稳定，二是在充分减压后预判是否会出现结构不稳定。仰卧位、直立位及前屈位、后伸位 X 线片可以用于评估需手术节段的稳定性。此外需要翻修手术的节段是否存在滑脱也是一个值得注意的潜在问题，通过 X 线动力位片可以做出相应判断。

为了达到缓解症状的目的，手术医生还需要考虑减压的预计范围。复发性或者持续性的狭窄通常会累及侧隐窝和椎间孔而不仅仅是中央椎管。充分的减压可能需要大规模地切除侧方的骨

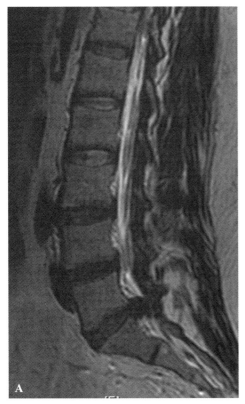

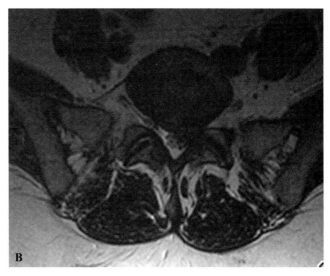

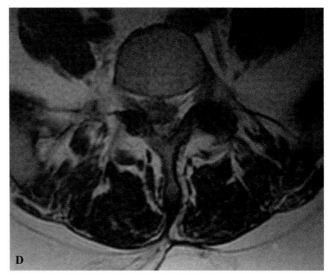

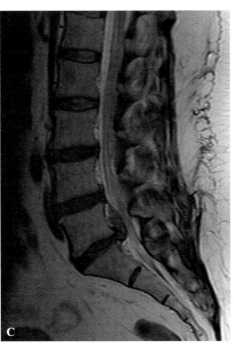

▲ 图 45-3　45 岁女性患者，有严重的左侧 S_1 神经根性病变症状，影像学检查表明 $L_5 \sim S_1$ 左侧巨大椎间盘突出（**A** 和 **B**）。患者初次术后恢复良好并且持续 2 年未出现症状，随后突然出现了右侧疼痛，也在 S_1 神经根支配区域。**MRI** 检查显示 $L_5 \sim S_1$ 右侧椎间盘突出（**C** 和 **D**）。保守治疗未能改善症状，因此接受了 $L_5 \sim S_1$ 微创椎间盘切除术治疗

组织，尤其是小关节区域。即使在减压时保留黄韧带、上下关节突，也会由于部分支撑结构的缺失而导致潜在的不稳定，尤其是双侧都需要进行减压的情况下。

在决定是否要进行融合时，还需要综合考虑患者的病史、狭窄发生的位置、程度，以及椎间盘退变的程度。与没有接受过手术的患者相似，背部轴性疼痛提示可能存在不稳定或者疼痛可能来自于椎间盘，而内固定融合术可以对此加以改善。

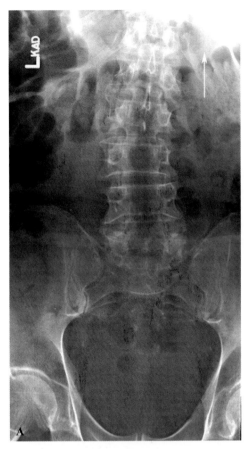

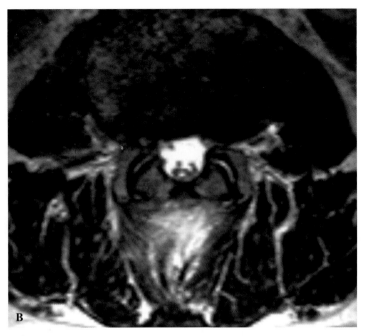

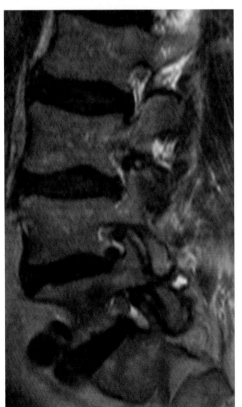

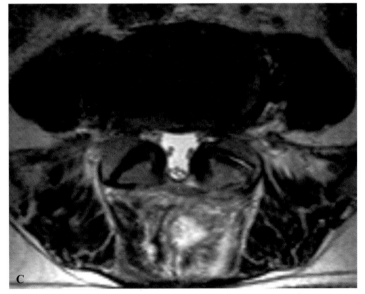

▲ 图 45-4　73 岁老年患者接受了 $L_3 \sim L_4$ 和 $L_4 \sim L_5$ 腰椎椎板切除减压术，以治疗保守治疗无效的进行性神经源性跛行。术后有过短暂的不完全缓解，随后症状复发并且进行性加重。MRI 显示 $L_3 \sim L_4$ 和 $L_4 \sim L_5$ 处仍有侧隐窝和椎间孔狭窄，因此患者接受了扩大减压和内固定融合的翻修手术。（A）患者初次手术后的正位 X 线片显示只进行了有限的骨组织切除。$L_3 \sim L_4$ 节段横断面 MRI（B）和 $L_4 \sim L_5$ 节段横断面 MRI（C）显示侧隐窝狭窄依旧存在。矢状面 MRI（D）显示椎间孔神经根压迫依旧存在

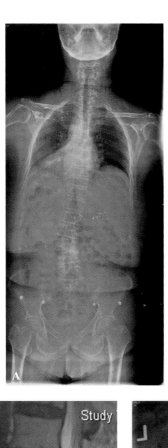
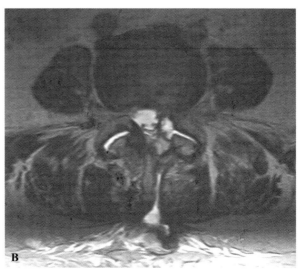
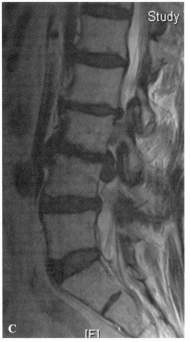
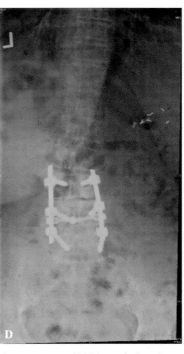
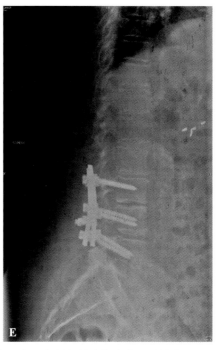

▲ 图 45-5　72 岁女性老年患者接受了 $L_4 \sim L_5$ 腰椎椎板切除减压术后 7 个月出现左侧根性痛与麻木。脊柱全长片（A）显示 $L_4 \sim L_5$ 左侧发生塌陷，$L_3 \sim L_4$ 右侧发生塌陷。MRI 横断面 T_2 像（B）显示出现了一个新的巨大滑膜囊肿。MRI 矢状面 T_2 像（C）显示 $L_3 \sim L_4$ 发生了新的椎间盘突出。患者接受了再次减压、椎间盘切除和 $L_3 \sim L_5$ 内固定融合手术（D 和 E），症状得到了有效缓解

对于一些复发性椎间盘突出的病例而言，融合术也是较为合适的选择。如果只是进行单纯的髓核摘除而不需要额外的骨组织切除，那么融合是不必要的。然而，如果椎间盘广泛退化，需要完全切除并且需要进行小关节的清理，就需要进行融合，不但可能有益于缓解轴性痛症状，还可以最大限度地阻止退变进行性发展。

如果决定再次减压后进行融合，那么应选用经后路腰椎椎体间融合（PLIF）或者经椎间孔椎体间融合（TLIF）。对于进行过多次减压操作的患者而言，可能已经没有背侧的骨性结构，只有横突间需要植骨。此外，椎间盘退变可以引起椎间高度的丢失导致相对的脊柱曲度变直，植入大小合适的椎间植入物可以帮助恢复脊柱的前凸，从而减少相邻椎体承受的反常应力。这些考虑必须与融合术本身诱发邻近节段退变的可能性进行综合权衡。

（二）非手术治疗

虽然对于腰椎神经压迫症状反复发作或持续存在的患者而言，初期治疗一般也是非手术干预，但对这些患者的处理与未接受过手术的患者相比有所不同（图 45-6）。一些患者，特别是在初次术前接受过长期非手术治疗的患者，对长期的非手术治疗可能会缺乏耐心。然而，对于有复发或持续性狭窄症状的患者来说，进行硬膜外类固醇注射或选择性神经根阻滞以达到治疗和诊断目的可能是很有帮助的。其他患者，包括狭窄节段与初次手术融合节段十分邻近的患者，可能非手术治疗的效果都会比未接受过手术的患者差。总而言之，通常大多数没有表现出神经学"危险信号"的患者在接受翻修手术前都应该尝试非手术治疗。

（三）手术技术

翻修手术通常比初次手术更困难，更容易

出现并发症。然而，通过遵循一些基本的外科原则，外科医生可以将并发症发生的可能性降到最低，并最大限度地获得最佳临床疗效。

从结构正常的区域逐步向做过手术操作的区域进行，逐层解剖有助于术者避免意外的硬脊膜损伤。与所有腰椎手术一样，应尽量避免或减少对非手术节段结构的破坏，包括小关节关节囊、棘上韧带和棘间韧带等。

使用电刀解剖并清理之前手术中减压部位骨组织外围的软组织。用刮匙清理并辨认骨组织与硬脊膜的界线。这一过程中可以通过少量去除骨组织来帮助硬脊膜的显露。用高速磨钻将骨组织打磨薄后使用刮匙与 Kerrison 咬骨钳切除骨组织。尽管在保护硬脊膜方面，金刚砂钻头比切割钻头更有优势，但它会产生更多的热量并且消耗更多的时间。因此应选用标准钻头。

硬脊膜边缘完整显露后，硬脊膜就可与先前做过减压区域的骨组织彻底区分开。硬脊膜与其上方的瘢痕组织之间通常存在一个可解剖的平面。使用 Leksell 咬骨钳在瘢痕组织上产生稳定、持续的向上牵引力的同时，使用 Cobb 骨膜剥离子或刮匙将其分离，就可以安全并迅速地去除瘢痕组织。如果剥离过程中发现在某个方向上出现了硬脊膜变薄，则应该停止在这个方向上进行剥离操作。如果可能的话，应当从其他方向重新开始剥离。必要时也可以在硬脊膜上留下一层薄薄的瘢痕组织防止脑脊液漏。完成骨组织边缘显露和瘢痕组织的清理后，就可以开始常规的减压操作。

1. 再次椎间盘切除

与初次手术一样，对椎间盘进行安全、有效的再次手术的关键解剖标志是椎弓根紧贴手术椎间盘的远端。例如，对于 $L_4 \sim L_5$ 椎间盘切除术而言，L_5 椎弓根便是关键标志结构。进行充分的骨组织清理，从而显露并清晰辨认椎弓根的内侧缘。然后向近端和两侧进行解剖和显

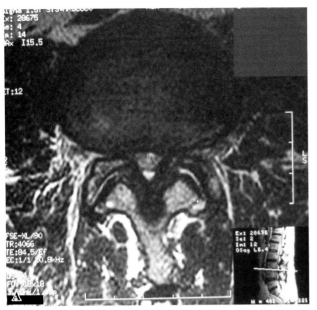
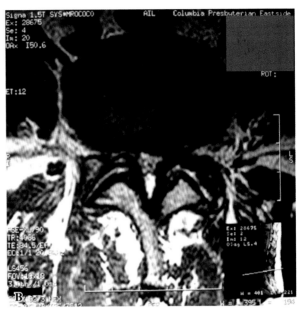
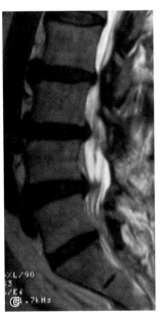
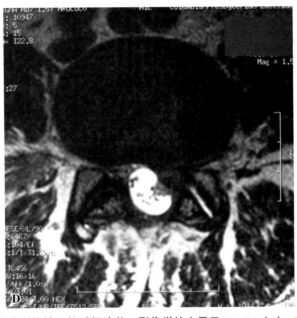

▲ 图 45-6　一位 63 岁的内科医生，表现出典型的神经性跛行症状。影像学检查显示 $L_3 \sim L_4$（A）、$L_4 \sim L_5$（B）节段椎管狭窄。行 L_4 腰椎椎板减压切除术，$L_3 \sim L_4$、$L_4 - L_5$ 节段减压，症状明显改善。术后 3 年出现新的左腿神经根性症状，但是没有肌力下降。MRI 显示充分的中央减压（C）和左侧 $L_4 \sim L_5$ 椎间盘突出（D）。通过非手术治疗，症状明显改善，并继续随访

露。"安全区"在没有神经根共根畸形存在的情况下，其紧贴着椎弓根近端和内侧缘。走行根（本例中为 L_5）不会经过 L_5 椎弓根外侧面，而 L_4 神经根则从相邻椎间隙的椎间孔中部穿出。紧贴沿椎弓根向腹侧方向解剖，就可以到达椎间盘的远端边缘。在紧贴椎弓根近端面这一安全区域内操作可以最大限度地减少在操作中触

碰神经根的可能性。但是如果存在严重的椎间盘退变和椎间隙狭窄则须小心，随着椎弓根间距的减小，安全区域也会相应减小。从近端起清理覆盖在纤维环上的软组织，直到背侧的纤维环清晰显露。如果存在明显的瘢痕组织，则用双极电凝和锐性分离来剥离背侧的纤维环，可以最大限度地减少牵拉，从而降低牵拉所导

致神经根损伤和背根神经节损伤的可能性。

一旦背侧纤维环被清晰显露，必要时切开，之后就可以进行常规的切除操作。如果存在游离碎片，这在翻修手术中并不多见，除非突出发生在原始发病位置的对侧，因此可能不需要进入椎间隙。在椎间隙中操作有助于分离疝出的椎间盘。不一定需要切除所有和硬脊膜相关的瘢痕和椎间盘组织，但残留的组织必须足够薄，从而保证不会残留神经压迫。

2. 椎板切除术与椎骨关节面切除术的翻修

骨组织界线被完全显露并且骨 - 硬脊膜的界线显露清晰后，就可以按照常规步骤进行椎板、黄韧带和小关节部分的切除。通常，最初无法将侧方的硬脊膜完整地与骨组织分离。在这种情况下，应当从近端与远端分别开始向瘢痕粘连部分进行剥离。然后继续剥离粘连区域，并向粘连区域的侧面进行分离。这一操作过程最终可能会产生一个带有瘢痕组织或者较厚的硬脑膜"岛"。

必须通过直接探查神经根松弛度和视觉直观确认来保证引发症状的神经根压迫已经充分解除。骨组织和软组织的清理也应当继续进行直到能够完全保证压迫被解除。当然，术者应当避免对神经根和背根神经节走行的椎间孔进行过度的解剖。神经根与背根神经节的血供阻断或者过度拉伸都可能导致术后的神经根炎，可能为暂时的，也可能会永久存在。

3. 融合

在一些病例中，除了减压外，还需要进行融合手术。这部分操作总体上讲与初次操作并没有显著不同。在再次手术中往往需要更广泛的骨组织切除，然而，在手术计划时需要两点重要的考量。一是由于翻修手术会较初次手术造成更大程度的医源性不稳定，内固定的使用是有利的。其次，就像之前讨论的，椎间融合可以解决节段序列不良及背侧融合植骨面缺乏的问题。

二、结局

（一）临床结局

对初次手术与翻修手术患者预后的比较充满了各种潜在的混杂因素。从本质来讲，我们不可能抛开更长的症状持续时间、更多的花费等其他潜在的可量化或不可量化的心理社会学因素来独立地评估翻修手术的最终结局。在缅因州腰椎研究中（MLSS），Atlas 等发现，腰椎间盘切除手术后 10 年的翻修手术率为 25%。对比接受过多次手术的患者与只接受过一次手术的患者，结果显示前者症状明显改善或者对术后效果满意的患者比例较低 [12]。最近的一项病例对照研究表明，术后 1 年内复发腰椎间盘突出患者的预后与未复发的患者预后相似 [13]。

腰椎管狭窄症的手术患者可能需要对原手术节段或者邻近节段的复发性狭窄进行翻修手术。腰椎管狭窄症术后 8～10 年的随访显示，MLSS 手术患者中有 23% 经历了翻修手术。接受过翻修手术的患者对自己的健康状况表示满意的比例只有 43%，而在没有接受过翻修手术的患者中，这一比例为 60%[14]。在脊柱患者结局研究试验（SPORT）中，13% 的患者在初次手术后的 4 年内接受了再次手术。这项研究表明，初次手术后的无症状时间长短与再次手术后改善的可能性存在较高的相关性 [15]。

（二）并发症

翻修手术通常比初次的手术更容易发生手术并发症。异常的解剖结构和瘢痕组织的存在增加了翻修椎板切除术中神经根损伤和硬脊膜损伤的风险。术前应将这些风险告知患者。

硬脊膜的意外损伤主要发生在进行硬脊膜瘢痕粘连的剥离时和 Kerrison 咬骨钳切除骨组织和韧带时。在切除瘢痕组织时保证坚实、稳定的张力并且小心进行剥离可以将这部分风险降到最低。操作过程中确保硬脊膜上没有骨组织与韧带覆盖并保持 Kerrison 咬骨钳与硬脊膜的垂直可以降低减压过程中发生硬脊膜损伤的可能性。如果发生了硬脊膜破裂损伤，应尽可能行一期缝合，在术中使用 6-0 不可吸收线间断缝合修补。最后缝合创面时还应该在硬脊膜损伤处覆盖一小块胶原蛋白海绵并涂抹纤维蛋白胶或者其他硬脊膜密封胶。最难处理的硬脊膜损伤是侧面或腹侧的损伤。在这种情况下可能无法进行一期缝合，但应该放置一小块胶原蛋白海绵或者肌肉组织并涂上硬脊膜密封胶，从而减小神经根疝出的可能性。通常脊柱内无须放置引流，除非存在较大的硬脊膜损伤或者损伤的修补效果不佳，应当由术者自行权衡决定。

与初次手术相比，神经损伤在翻修手术中的比例也可能更高。在腰椎减压手术中，神经电生理监测并没有被证明可以降低神经损伤的风险，是否使用应由术者决定。对于任何手术，细致的解剖和建立清晰的解剖标志是安全操作的关键。

三、结论

翻修椎板切除术治疗腰椎间盘疾病或腰椎管狭窄症可以改善或消除患者的症状，显著提高患者的生活质量。但术前必须进行彻底的临床和影像学评估，这可以帮助外科医生针对不同患者制订个性化的治疗方案从而产生最大化的长期疗效。与初次手术相比，翻修手术并发症的风险有所增加，且取得满意疗效的患者比例较低，这些都是值得引起注意的统计学结论。

腰椎后路微创技术
Minimally Invasive Posterior Surgery for the Lumbar Spine

Daniel Michael Hafez   Wilson Zachary Ray   著

李长青   李海音   译

一、概述

随着医院和保险公司对节约医疗成本的要求日益增高，微创外科技术（minimally invasive surgery, MIS）应运而生。这项技术的理论基础在于患者术后早期活动可减少术后相关并发症（例如需要长期麻醉性镇痛药、静脉血栓形成或延长住院时间等）的发生、减轻术区周围组织破坏和肌肉损伤、利于患者早期活动，并且加快术后康复。此外，对于逐年增多的肥胖、糖尿病及吸烟等患者而言，减少创伤、降低伤口愈合不佳的风险和尽快恢复早期活动尤为重要。微创外科技术可使得这部分患者从中获益[1]。开展微创外科技术的意义就在于降低传统腰椎后路手术中切口相关并发症的发生率，增加手术的安全性和有效性。本章将重点讲述胸腰椎手术中减压、内固定、融合的手术技术。

MIS 技术源于减轻软组织损伤，进而减少手术入路相关并发症和尽快恢复功能的理念。在传统的后路开放腰椎手术中，后正中切口需要广泛的软组织剥离，以便完成神经减压和椎间融合。开放手术中所使用的内置物系统也增加了患者的住院时间和医疗费用[2]。基于上述原因，许多医生也越来越关注传统开放手术的并发症。多位脊柱外科医生发表相关论文证明开放腰椎手术中广泛的肌肉剥离和牵拉会造成不良后果[3-7]。广泛

的肌肉牵拉可能对椎旁肌产生压力性损伤，导致肌酸激酶水平升高[3]，并与术中牵拉时间成正相关。此外，术后腰痛的发生率明显增加。同时，根据 MRI 研究发现，术中长时间牵拉肌肉还可能造成肌肉萎缩、肌力下降及缺血改变[4, 7-9]。同样，研究发现术后疗效较差的患者与椎旁肌病理性改变有明显关系[5]。

此外，系统评价显示 MIS 技术与开放手术中不良事件的发生率无明显差异[10]。实际上，研究表明与传统的后路椎间融合手术（PLIF）及经椎间孔椎间融合手术（TLIF）等技术相比，使用 MIS 技术的患者术后并发症的发病率明显降低[11]。此外，研究同时显示在退行性侧弯患者中，MIS 技术可以降低患者医疗费用、缩短住院时间，以及减少术中失血量[12, 13]。研究同时显示较传统开放技术，使用 MIS 技术的患者术后镇痛药使用剂量较低，卧床时间短，术后住院时间短，以及更快地重返工作岗位。

二、局限性

MIS 脊柱外科手术的主要局限在于开展该项技术时需要学习新的手术器械和技术。学习曲线的曲度有很大的不同。在学习的初期，由于缺乏手术经验，甚至可能出现更长的手术时间和更高的术后并

发症发生率。目前的研究也致力于探索学习初期所投入的时间是否可以换来更好的手术技术[14]。除了学习手术技术之外，大多数 MIS 技术都需要专门的手术器械。外科医生必须熟练使用这些器械，从而在狭窄的通道中进行各种手术操作。虽然缺乏充足的数据进行分析，但是随着手术例数的增加，可以明显提高手术熟练度。对于微创下椎板切除术，则不需要进行培训；但是对于 MIS-TLIF 及经皮椎弓根螺钉置入术需要进行 30~40 例的学习和培训[4]。除了学习 MIS 手术技术外，熟练掌握脊柱的三维解剖结构是熟练掌握新技术的基础。与开放式手术中周围的结构可以直接肉眼观察相反，微创技术仅显露术区及某些关键部位，该方法会大幅缩小手术视野。所以，熟练掌握解剖学结构才能安全开展微创脊柱外科手术。

此外，微创手术通常需要使用术中影像或图像导航系统。术中使用实时或虚拟影像技术进行精准定位。对于将二维图像转换成三维解剖结构缺乏经验的医生来说，虚拟影像技术的应用可能极具挑战。

三、腰椎后路微创外科技术的演变

（一）显露技术

在过去的几十年中，医生采用了多种技术以减少显露过程中对软组织和竖脊肌的损伤。该技术主要由 Watkins 和 Wiltse 提出，其主要通过分离骶棘肌以显露术野[15-17]。这种入路方法利用了骶棘肌和最长肌或髂肋肌之间的间隙。对于单纯减压或者融合手术来说，这种方法可以直接显露术野的解剖学标志；但是如果需要进行中央椎管减压时，该技术可能存在困难。

如果需要双侧减压的手术，可以通过单纯中线切口或双侧椎旁切口来实现 Wiltse 入路方法。游离皮下组织后，确认骶棘肌和最长肌之间的间隙，沿肌间隙进行分离后即可显露小关节突的关节囊。同时，该方法还可以显露横突、椎板及峡部。

完成上述操作后即可放置微创通道系统。目前有多种微创通道系统，均具备各种不同的深度和宽度，力争将肌肉的牵拉损伤降至最低。在直视下，运用手术工作通道（通常 18~26mm）可以满足椎管减压、椎弓根螺钉置入和后外侧融合等手术操作。通常，根据患者体型，微创手术切口为 2~3cm。

第一个管状通道系统是由 Foley 和 Smith 教授所设计的 METRx ™（Medtronic, Memphis, TN）。它由系列逐级软组织扩张导管和可变长度的薄壁可撑开通道构成。可撑通道壁厚仅 0.9mm。逐级扩张导管可钝性剥离竖脊肌形成手术通路。选择合适深度的工作通道系统则可防止周围肌肉涌入术野。撑开通道系统可辅助医生进行减压和融合的各种手术操作，并以更小的创伤获得足够的手术范围。

同时根据医生的习惯，还可联合使用手术放大镜、显微镜、内镜系统或者组合应用。

（二）腰椎减压技术

患者俯卧在可透视 X 线的 Jackson 或 Wilson 手术床上，以确保 C 形臂正侧位图像均可清楚显示腰椎解剖结构。根据病变的位置决定皮肤切口的位置，同时使用 C 形臂进行术前定位。通常，中线旁开 2~3cm 的切口可显露椎板间隙。如果需要显露极外侧椎间盘突出，则需要旁开 4.5~5cm（图 46-1 和图 46-2）。通常需要使用定位针或克氏针进行术前定位。切口长度与拟选用工作通道的外径一致即可。首先将克氏针插入切口内，穿过腰背筋膜指向需要减压部位。将第一级空心导棒沿克氏针插入后撤出克氏针（图 46-3）。通过导棒探及关节突及骨性标志，并以术中 X 线片确认位置。以手术刀或电刀纵向切口腰背筋膜，逐级放入扩张导管，通常由一个关节臂将尺寸合适的固定器或可撑开工作管道固定到位。之后在工作通道内放入光源后则

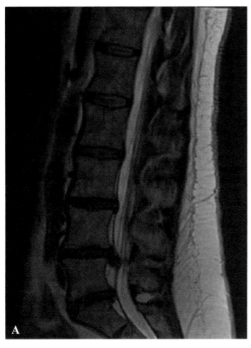
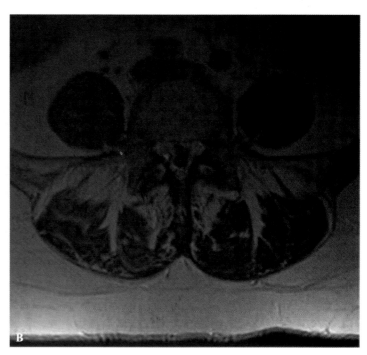

▲ 图 46-1　MRI 矢状面（A）和横断面（B）图像显示 L₄～L₅ 椎间盘突出并向远端脱出

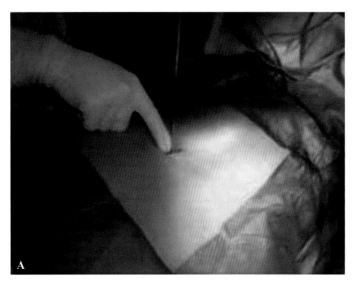
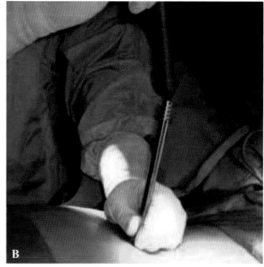

▲ 图 46-2　术中使用克氏针和 C 形臂确定皮肤切口位置（A），逐级安放扩张导管分离竖脊肌（B）

可通过手术放大镜或显微镜观察术野（图 46-4）。在大多数情况下，通过钝性分离后，管道内仍有少量的肌肉组织需要清理，以便更好显露骨性结构。X 线透视可再次确认管道位置，并在直视下判断骨性解剖标志。之后使用专门设计的微创手术器械完成软组织清除、骨性结构切除等减压操作，微创手术器械为曲柄设计，以减少管道内操作时器械遮挡（图 46-3 和图 46-4）。减压完成后，

冲洗伤口，移除显微镜和工作通道。移除工作通道后，由于肌肉损伤小，此时肌肉应可自行闭合。推荐用带有 UR-6 缝合针的 0 号 Vicryl 无损伤缝线（Ethicon, Somerville, NJ）缝合筋膜。最后用可吸收缝线连续或内翻间断的美容缝合。

（三）结果

Parikh 等对 155 名进行单节段或双节段微创

通道下椎间盘切除术的患者进行评估，术后平均住院时间为 1 天 [18]，MacNab 评分手术优良率为 76%，13 例出现并发症，其中 12 例为硬膜撕裂（7.7%），1 例为术后感染。Perez-Cruet 等进行了一项包含 150 名受试者的多中心研究，所有受试者均进行 METRx 通道下腰椎减压术。优良率为 94%，疗效中或差的为 6% [19]。同样，硬膜撕裂是最常见的并发症，约占 5%。Wu 等进行了 873 例微创手术和 358 例开放手术的对照研究 [20]，发现微创组的住院时间、术中失血量、重返工作时间及术后镇痛药使用剂量等均明显优于开放组。

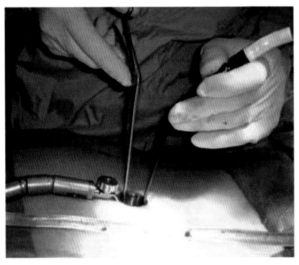

▲ 图 46-3　工作通道下直视操作

四、微创后外侧腰椎融合术（使用或不使用内固定）

（一）概述

1953 年，Watkins 首先开展了融合横突、峡部及关节突的后外侧融合手术 [15]。从此以后，后外侧融合已成为最广泛应用的后路腰椎之间的融合手术，可用于多种腰椎疾病的治疗。随着技术的成熟，目前通过小切口即可完成该手术。例如，20 世纪 80 年代，Leu 和 Hauser 开展了经皮内镜下双通道椎体间融合技术 [21]。该融合技术是通过经皮后外侧入路将 7.5mm 的工作通道置入椎间隙，植入自体松质骨，完成腰椎融合。但是，由于自体骨被吸收，导致融合失败。后来，Leu 对该技术进行了改良，在完成经皮腰椎间融合后联合使用 Magerl 脊柱外固定系统 [22]。尽管这种方法获得成功，但需分 3 次完成手术，并且不融合的发生率为 16%，术后感染率为 8% [21]。

20 世纪 90 年代，有医生通过尸体和实验动物研究首次提出了影像辅助下微创脊柱外科的新手术方法 [23]。在新的手术入路中使用了重组人骨形态发生蛋白 2（rhBMP-2），在动物模型上成功诱导融合。

20 世纪 80 年代早期，Magerl 首先报道了经皮椎弓根螺钉外固定技术 [22]。该项技术最早主要

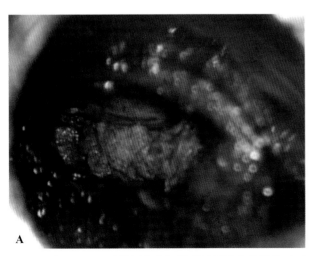
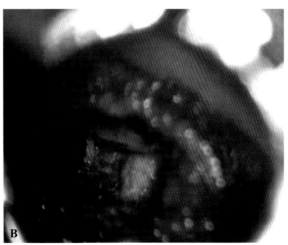

▲ 图 46-4　切除椎板和黄韧带后显露脱出的髓核（**A**）。切除突出椎间盘后，用棉片保护 L$_5$ 走行神经根（**B**）

应用于脊柱创伤，但是该技术较高的术后感染率和螺钉松动率，以及不便的外固定装置引发了越来越多的关注。

目前经皮腰椎内固定手术方式包括关节突螺钉和椎弓根螺钉。Magerl 首先报道了开放手术中应用关节突螺钉，现也可通过微创手术完成[22]。关节突螺钉仅适用于脊柱后方结构完整的病例［例如，可联合前路腰椎融合（ALIF）使用］，实现脊柱"原位"固定。而经皮椎弓根螺钉则可应用于后方减压或后部结构病损（如腰椎滑脱症）等。此外，椎弓根螺钉还可通过后方加压恢复腰椎前凸，以及对椎间植骨进行加压。

首套商业化的微创经皮椎弓根螺钉内固定系统是 Sextant™ 系统（Medtronic，Memphis，TN）。该系统由 Foley 等[5]设计，通过经皮方式，将椎弓根螺钉和固定棒置入肌肉深部，其位置与传统开放手术椎弓根螺钉位置相同[24, 25]。该系统由万向中空椎弓根螺钉、螺钉延长杆、置棒器和预弯棒组成。置棒器与螺钉延长杆结合后，可通过固定轨迹对准螺钉尾部 U 形槽，从而将固定棒经皮置入，以螺塞拧紧固定。在锁紧螺帽前，通过延长杆进行加压或撑开。在椎弓根螺钉置入和固定棒安放后，需使用 C 形臂进行确认。

（二）经皮脊柱固定技术

技术方法

首先使用术中 X 线透视或影像引导确定经皮椎弓根螺钉置入的皮肤进钉点。通常在中线旁开 4～5cm、正位片上椎弓根中点为皮肤进钉点。做好体表定位后，切开皮肤，切口不应超过椎弓根大小以免过度损伤周围软组织或置入节段错误。电刀切开筋膜和软组织后，用手指沿多裂肌与最长肌间隙钝性分离至关节突。钝性分离确保肌肉被分开而不是切开，以减少肌肉损伤和减轻术后疼痛。C 形臂确认位置后，完成了椎弓根螺钉的置入路径准备。我们推荐使用套管针（Tiger Jamshidi needle，Stryker）

自外向内进行椎弓根穿刺。针尖到达椎体后 1/3 时，取出针芯，沿套管放入导丝，再取出穿刺针套筒。必须确保导丝位于椎体内，警惕导丝突破椎体前壁进入腹腔，以免引发相关并发症（图 46-5）。

（三）结果

大量研究表明经皮椎弓根螺钉系统可成功地用于脊柱创伤、脊柱不稳及其他疾病的治疗[26, 27]。一项来自中国的研究随访了 76 例经皮椎弓根螺钉固定治疗胸腰椎骨折伴神经功能损伤的患者，平均随访时间为 32.1 月，仅 2 例出现内固定松动或断裂。平均手术时间为 159min，平均失血量为 225ml[28]。Foley 等报道了 63 例微创融合手术（ALIF、PLIF 或 TLIF）[24, 25]，经皮椎弓根螺钉和固定棒置入过程中平均失血量为 25ml，平均术后住院时间为 2.1 天。全部病例临床效果满意，且均获得骨性融合。26 例 MacNab 疗效评分为优。

（四）微创后外侧融合术

技术方法

首先将固定式或组装式工作通道系统放于关

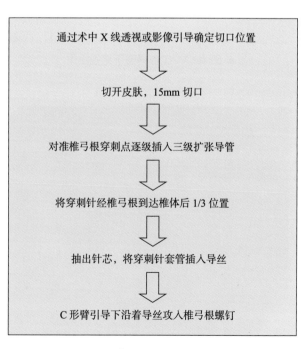

▲ 图 46-5　经皮椎弓根螺钉置入的操作流程

节突和横突的连接处，清除关节突外侧和横突背侧的软组织。手术过程中，可沿肌肉走行方向移动工作通道，以同一切口内完成多个相邻节段的处理。将关节突与横突的骨质去皮质化，将移植骨放在横突间膜及去皮质后的关节突、横突表面。

椎弓根螺钉系统则可直接通过工作通道植入。同一切口内也可以完成经皮椎弓根螺钉的钉棒固定。逐级扩张手术切口，在关节突外侧椎弓根之间安放工作通道。在工作通道内放入内镜系统，使用手术显微镜或术中透视及图像引导下完成操作。工作通道可对皮下 18~42mm 范围内的软组织进行扩张，可保证通道内同时显露融合节段的相邻横突。在术中影像系统的辅助下，置入椎弓根螺钉。然后将脊柱后方骨性结构去皮质化，放入自体骨。最后安放固定棒，锁紧螺塞。

五、微创后路椎间融合术

概述

1943 年，Cloward 首次介绍了开放双侧 PLIF 技术[29]。该技术通过后入路单一切口同时完成神经减压及椎间融合。在椎间盘切除后，取自体髂骨植入椎间隙内。Cloward 的报道中均获得了良好的疗效和融合率，但是其他医生并未取得相近的临床效果[30]。该手术的并发症包括神经根损伤、硬膜撕裂、假关节形成等，所以该技术逐渐被抛弃。随着脊柱内固定系统的发展和 PLIF 技术的不断进步，其融合率得到了显著提升，也获得了更好地推广和普及。例如，Steffee 和 Sitkowski 应用椎弓根螺钉的钉板固定系统提高了椎间融合效果[31]。这项技术的应用使得医生不必考虑脊柱稳定性的破坏，可以更大范围地切除骨性结构，从而获得更好的显露和充足的操作空间，降低了神经损伤的风险。

为了进一步降低神经损伤的风险，单侧后入路椎间融合的 TLIF 技术逐渐得到推广和普及[32]。该技术采用单侧入路切除关节突，显露出行神经根、走行神经根及硬膜囊，完成神经减压后即可显露椎间隙。通过撑开后部结构或椎弓根螺钉等，可更利于椎间盘切除和间隙处理。切除椎间盘后，放入解剖型椎间融合器。随着钛合金、PEEK 及异体骨材质等椎间融合器的出现，椎间融合器可提供更好的结构性支撑、减少融合器下沉，同时促进椎间融合[33]。根据医生的习惯及解剖学要求可将融合器放置在前柱（Varga 技术）或中柱（Harms 技术）。此外，将自体骨、异体骨及人工骨等植骨材料放入椎间隙中可提高融合效果。并可根据医生的习惯，辅助关节突和（或）横突间融合。

相对于双侧入路的 PLIF 技术，单侧入路 TLIF 技术存在许多优势。单侧 TLIF 技术为经椎间孔的极外侧手术入路，不需要过度牵拉神经根和硬膜囊，因此显著降低神经根损伤的风险。尤其对于翻修手术，这种外侧入路可尽量避免牵拉被瘢痕组织包裹的神经根，大大降低手术的难度。尽管两种技术都需要辅助后方固定，但与 PLIF 术中均需广泛切除后部结构不同，TLIF 可更多地保留后部韧带和骨性结构，更好地维持脊柱稳定性。最后，由于采用单侧入路，TLIF 手术时间更短。单侧 TLIF 技术最突出的缺点在于仅能对单侧神经根进行直接减压。对于双侧症状的病例，对侧间接减压可能无法获得良好的疗效，因此需进行双侧直接减压。

六、微创经椎间孔腰椎间融合术

（一）技术（根据笔者习惯）

TLIF 中最重要的初始步骤是准确确定手术节段的椎弓根和终板体表位置。沿标记椎弓根的外侧缘作 2 个 2~3cm 纵行手术切口。电刀在腰背筋膜上作一小切口，然后沿切口向头端和尾端分离以减小切口张力并显露术野。切开筋膜后，钝性分离至关节突背侧，C 形臂确认位置无误。之后，我们推荐使用上文提到的 Jamshidi 穿刺针进行椎弓根螺钉的置入。在放置融合器的一侧，我们习惯置入无钉尾的椎弓根螺钉，以便为术中关节突切除和椎间盘切除等提供更大的操作空间。同时，放置该螺钉也可帮助医生确定 Kambin 三角边界和椎弓根内外壁及上下壁的位置和方向，利于结构辨认和确定骨性结构切除的范围。

椎弓根螺钉置入完成后，对准关节突，逐级放入扩张导管，安放工作通道。电刀清除关节囊和剩余的软组织后，在手术显微镜下，借助骨刀或高速磨钻切除关节突。

此时，切除椎板和黄韧带完成椎管减压后即可显露同侧的出口神经根和走行神经根（图 46-6）。也可直视下完成直接神经减压和后续操作。如果对侧需要减压，需切除同侧椎板直至棘突基底部，显露对侧黄韧带。切除对侧黄韧带后即可显露硬膜囊及对侧侧隐窝和椎间孔。在保护硬膜囊和神经结构下，完成对侧潜行减压。该技术的优势在于可避免切除对侧关节突，利于去皮质化和后续融合。

椎间隙撑开可利于显露椎间盘和处理椎间隙，同时可保护出口神经根。在椎间融合的过程中，屈曲 ProAxis 或 Wilson 体位架使腰椎充分后凸，以利椎间隙撑开。放置固定棒前恢复体位以获得

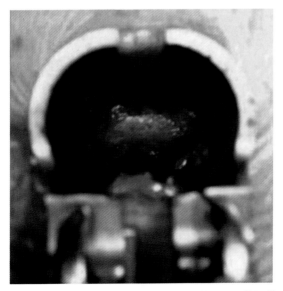

▲ 图 46-6　完成同侧的减压，包括切除椎板和黄韧带

更好的矢状位平衡。另外，在对侧安放固定棒并撑开也可使椎间隙撑开。椎间盘切除后，可使用椎间撑开工具进一步撑开椎间隙。在实际操作中，可组合应用这些技术以获得更好的撑开效果。

使用直头和弯头椎间盘铰刀及撑开工具可更彻底地切除椎间盘。推荐自外向内的顺序进行椎间盘切除，以确保椎间盘清除彻底，避免间隙内残留椎间盘或终板软骨影响椎间融合。同侧椎间盘切除后，使用弯头椎间盘铰刀进行对侧椎间盘切除。在彻底切除椎间盘的同时，也应注意保持骨性终板完整。使用肾形椎间融合器，如 ALTERA（Globus）或 T-PAL（DePuy），需完整切除对侧椎间盘以保证融合器置于合适位置。同样，使用直型融合器时，如 RISE（Globus）、CAPSTONE（Medtronic）或 AVS 导航器（Stryker），则需要切除更多中线椎间盘，以保证融合器位于椎体中部。将工作通道向内侧倾斜可帮助显露对侧椎间隙。推荐在融合器中嵌入术中减压和切除的关节突所获得的自体骨。

减压、融合完成后，安装减压侧螺钉的 U 形钉尾（图 46-7），以及放入固定棒并锁紧螺塞，最后 X 线正侧位片确认位置无误。

（二）结果

大量关于开放和 MIS-TLIF 的对比研究表明，两种手术在术后 1 年的融合率、患者满意度及疗效均无明显差异。但是微创手术组的术后住院时间、术中失血量、术中输血率及切口感染率均明显低于开放手术组[13, 34, 35]。最近，一项关于 2014—2016 年 48 例 MIS-TLIF 的回顾性研究分析了使用膨胀和非膨胀椎间融合器的疗效。Hawasli 等发现使用膨胀椎间融合器在恢复椎间高度、椎间孔高度及节段前凸方面明显优于非膨胀融合器[36]。同时，膨胀融合器可以显著提高ODI 评分。但在腰椎大体前凸、骨盆参数、腰骨盆匹配参数等方面两者无明显差异。

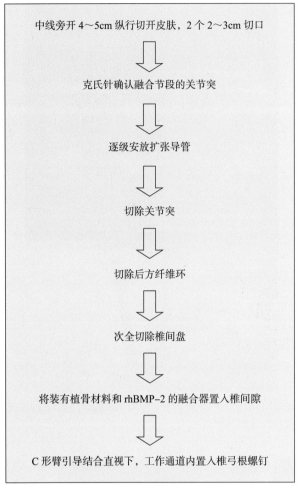

中线旁开 4～5cm 纵行切开皮肤，2 个 2～3cm 切口

⇓

克氏针确认融合节段的关节突

⇓

逐级安放扩张导管

⇓

切除关节突

⇓

切除后方纤维环

⇓

次全切除椎间盘

⇓

将装有植骨材料和 rhBMP-2 的融合器置入椎间隙

⇓

C 形臂引导结合直视下，工作通道内置入椎弓根螺钉

▲ 图 46-7　微创下经椎间孔腰椎间融合术（MIS-TLIF）的操作流程

七、微创脊柱外科的未来方向

微创脊柱外科已发展成为现代脊柱外科的一个主流领域。随着技术的发展，微创脊柱外科技术可提高手术安全性、缩短手术时间及术后住院时间，达到与开放手术相同的融合效果。尽管微创脊柱外科的技术有多种，但均遵循相同的治疗原则：尽量降低周围组织损伤、尽快恢复患者活动、提高患者满意率及疗效。虽然开展初期需面临学习曲线的问题，但 MIS 技术发展迅猛，在完成 1 个或 2 个节段融合的基础上，如今发展运用在多节段矫形手术中。随着技术的不断创新和发展，微创脊柱外科的明天必将灿烂辉煌。

八、微创双节段经椎间孔椎间融合术（双节段 MIS-TLIF）

患者男性，62 岁，进行性腰痛及右下肢疼痛，保守治疗无效。CT 及 X 线检查发现 $L_3 \sim L_4$、$L_4 \sim L_5$ 椎间隙塌陷，以及轻度腰段侧弯（译者注：原文表述似有误，已修改）后凸畸形（图 46-8）。腰椎 MRI 显示 $L_3 \sim L_4$ 及 $L_4 \sim L_5$ 椎间孔和椎管狭窄，椎间孔高度丢失（图 46-9）。手术

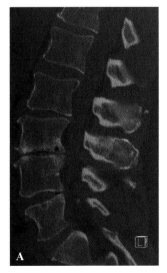
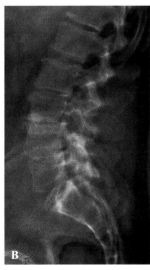
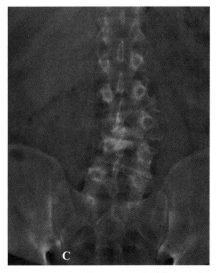

▲ 图 46-8　CT 显示 $L_3 \sim L_4$ 和 $L_4 \sim L_5$ 椎间隙塌陷（A）。腰椎侧位（B）和正位（C）X 线片提示腰椎侧弯轻度侧弯畸形（译者注：原文表述似有误，已修改）

为双节段 MIS-TLIF。首先 X 线透视下进行责任间隙及椎弓根体表定位。在椎弓根体表定位点做一小切口，使用 Stryker Tiger Jamshidi 穿刺针完成经皮椎弓根穿刺并放入导丝（图 46-10）。沿导丝置入椎弓根螺钉（图 46-11），将工作管道安放在 $L_4 \sim L_5$ 关节突上，完成 $L_4 \sim L_5$ 椎间隙准备（图 46-11C）。$L_4 \sim L_5$ 间隙内置入直型膨胀融合器，$L_3 \sim L_4$ 间隙内置入肾形膨胀融合器（图 46-11D 至 F）。X 线透视确认椎间孔高度恢复，患者症状解除(图 46-12)。外科胶粘合 2 个小的手术切口，该患者术后 2 天出院（图 46-13）。

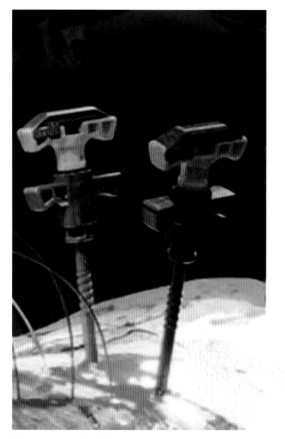

▲ 图 46-10　术中图像展示使用 Stryker Tiger Jamshidi 穿刺针放置导丝

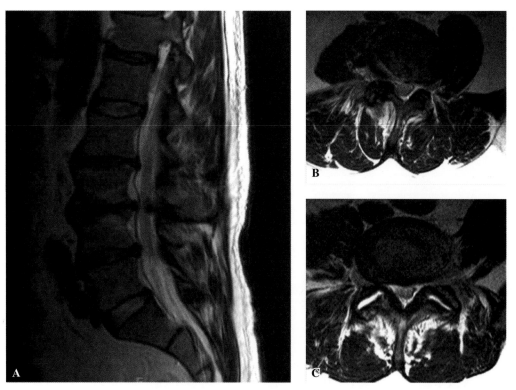

▲ 图 46-9　MRI T_2 矢状位图像（A）提示病变位于 $L_3 \sim L_4$（B）和 $L_4 \sim L_5$（C）节段，伴有中央椎管和严重椎间孔狭窄

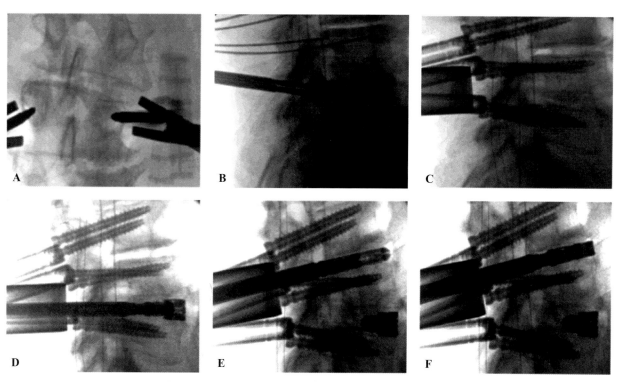

▲ 图 46-11　MIS-TLIF 术中影像定位引导下椎间融合器的置入

A. 术中影像定位双侧 L$_3$ 椎弓根；B. 术中影像显示导丝置入 L$_3$～L$_4$ 节段，以及双侧 L$_5$ 节段置入 Jamshidi 穿刺针；C. 术中 X 线片显示 TLIF 手术前先经皮置入椎弓根螺钉，将工作通道安放在 L$_4$～L$_5$ 关节突上；D. 通过工作通道在 L$_4$～L$_5$ 椎间隙安放直型椎间融合器；E. 在 L$_3$～L$_4$ 放置肾形椎间融合器，图中融合器尚未调整角度；F. 术后 X 线片显示 L$_3$～L$_4$ 椎间隙中肾形融合器的最终置入位置

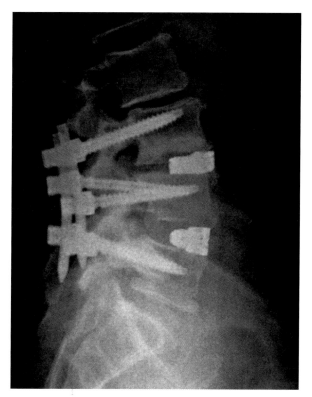

▲ 图 46-12　术后侧位 X 线片显示使用肾形及直型融合器的双节段 MIS-TLIF

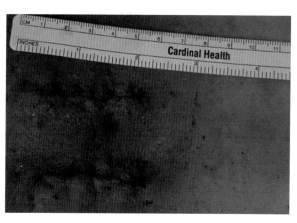

▲ 图 46-13　双节段 MIS-TLIF 的小切口

后路脊柱融合术的术式选择
When to Consider ALIF, TLIF, and PLIF With PSF

Hong Joo Moon　Munish C. Gupta　**著**
刘祖德　韩应超　**译**

一、概述

退变性腰椎椎间盘疾病和椎间关节疾病在老年人群中极为常见，同时也是首要的致残因素之一。腰椎退变性疾病往往会导致机械性腰背痛、根性症状、行走跛行、活动能力下降乃至患者生活质量明显降低。保守治疗无效的患者往往需要手术治疗（如关节融合术）。对于脊柱不稳、严重椎间盘或椎间关节退变及脊柱畸形需要矫正的患者，手术治疗尤为适用。本章着重讨论腰椎退行性疾病中术式的选择，包括前路腰椎椎间融合术（ALIF）、经椎间孔入路腰椎椎间融合术（TLIF）和后路腰椎椎间融合术（PLIF）。比较各类术式的最新相关代表文献将会在章末介绍。

二、椎间融合术

在过去数十年，腰椎椎间融合术（LIF）在治疗退行性脊柱疾病疼痛方面越来越受到欢迎。相比后外侧脊柱融合术（PLF），椎间融合术在解剖、生物力学和生物学上都具有一定优势。解剖角度来看，椎体是脊柱骨性成分主要的组成部分，因此相比起后部脊柱结构，椎体可供融合的表面积更大。其次，由于椎体固有的丰富血供，椎间融合术的融合速度也得到明显提升。从生物力学角度来说，脊柱自上而下的生物应力基本都通过椎体传导，导致椎间融合内置物受到压应力，融合概率因此进一步提升。同时，椎间融合术后椎间关节融合程度的评估要比 PLF 容易 [1, 2]。然而，目前并没有确切的证据能够证明哪种椎间融合术具有更好的临床预后和影像学结果。因此，用何种术式能获得更好的椎间融合效果并没有一个统一的定论 [2]。椎间融合术更高的融合比例也并不总是能带来更好的临床疗效。

部分研究认为在 PLIF 或者 ALIF 的基础上可以选择性增加 PLF 术，但是大部分研究并不推荐此做法，因为研究结果表明增加 PLF 术并没有带来更好的临床效益，反而提高了术后并发症的发生比例 [3]。

（一）后路腰椎椎间融合术（PLIF）

PLIF 手术是最早开始实施的椎间融合术式之一。1944 年 Briggs 和 Milligan [4] 以及 1952 年 Cloward [5] 率先详细描述了 PLIF 术式。随着可选用的自体骨或合成骨填充物的发展、脊柱节段性融合技术不断改进、创新性的不同类型椎间融合器植入器研发，以及后路植入的椎弓根螺钉系统使用，PLIF 术式在近些年也在不断改进。植入材料和植入技术的不断发展促进了 PLIF 术的椎间融合效果（图 47-1）。

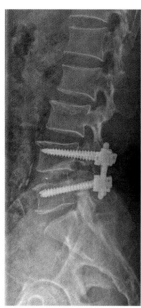
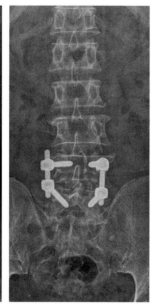
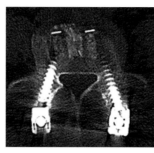
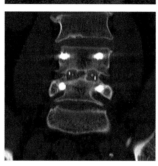
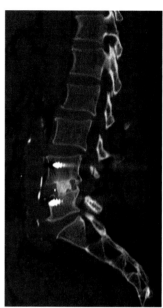

▲ 图 47-1　后入路腰椎椎间融合术术后 6 个月的 CT 影像和 X 线片

后入路适合于退行性脊柱疾病需要融合的患者。PLIF 手术同样适用于节段性脊柱不稳、椎间盘突出复发、有症状的椎管狭窄和假关节形成的患者。后入路融合手术的禁忌证包括广泛性硬膜外瘢痕、蛛网膜炎和活动性感染[6]。

PLIF 术式有不少优势。首先，后入路是传统的脊柱手术入路，大部分的脊柱外科医师对此受到良好训练，能熟练操作。其次，后入路能够在不破坏植入物血液供应的情况下提供极佳的神经根显露。后路融合手术同样在单一切口下可以实现 360° 融合。PLIF 术式能够在保留后柱结构的情况下恢复椎间高度和解放受压神经[7]。此外 PLIF 手术能够实现双侧关节突松解，因此在畸形矫正效果方面可以和 TLIF 相比。当然，PLIF 手术同样有一些值得注意的缺陷，首先，由于长时间的肌肉牵拉可能会诱发严重的椎旁医源性肌肉损伤[8]。由于后入路相关的肌肉损伤，患者术后卧床和恢复时间可能会延长。其次，PLIF 术式难以纠正冠状位失衡并恢复脊柱曲度。再者，相比起前入路，后入路手术的终板显露更加困难。其余潜在的风险包括过度牵拉神经根所致的神经纤维化及慢性神经根病（表 47-1）[9]。

表 47-1　后入路腰椎椎间融合术（PLIF）

优　势	劣　势
• 术者熟悉 • 能够单切口下实现 360°融合	• 肌肉损伤（牵拉所致） • 恢复腰椎曲度能力受限 • 可能造成神经粘连和纤维化

（二）经椎间孔入路腰椎椎间融合术（TLIF）

TLIF 是另一个后入路的椎间融合术。Harms 和 Rolinger 在 1982 年首次报道了这种新的手术方法。在椎间关节面切除术后，建立经椎间孔通道置入带有植入骨的椎间融合器，称之为经椎间孔入路腰椎椎间融合术（TLIF）[10]。传统后入路手术主要的风险在于需要较大幅度地牵拉神经，造成可能的神经根损伤、硬膜撕裂和硬膜外瘢痕。TLIF 正是为了解决这些问题的，该术式能够在单侧直接打开椎间孔通道的情况下，减少对椎旁肌肉和脊柱结构完整性的手术创伤（图 47-2）。由于仅需显露一侧的椎间孔，神经根、硬脑膜和黄韧带等重要解剖结构被破坏的风险会降低。和其他的椎间融合术类似，TLIF 既可以使用传统的开放术式也可以采用新的 MIS 微创术式，微创术式需要内镜，但是创口更小[6]。

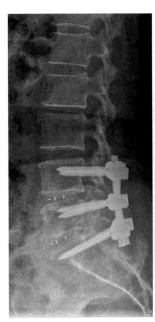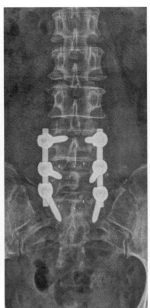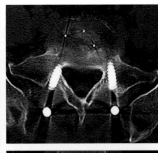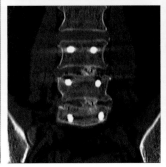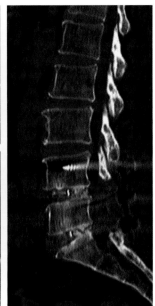

▲ 图 47-2　经椎间孔入路腰椎椎间融合术术后 6 个月的 CT 影像和 X 线片

TLIF 的适应证和禁忌证和 PLIF 类似。骨质疏松患者中连根神经根可能会阻碍 TLIF 中椎间隙的显露，因此是 TLIF 的相对禁忌证。相比起传统的 PLIF 手术，TLIF 的主要优势在于能够保留韧带结构，后者能够辅助维持手术节段和邻近结构生物力学的稳定[11]。在 TLIF 手术中，一个单侧的切口就可以支撑两侧的前柱结构。若是选择 MIS 微创入路和影像放大系统（手术放大镜或显微镜），术中肌肉损伤和出血量会进一步下降，患者术后恢复更快。与 PLIF 类似，TLIF 同样面临因术中持续肌肉牵拉可能导致严重的椎旁肌医源性损伤。同样，相比起前路手术，TLIF 终板显露的难度更高。腰椎节段和局部曲度的恢复情况对维持乃至改善脊柱矢状位平衡至关重要。一些研究指出在手术前后椎间高度恢复、节段曲度恢复和腰椎整体曲度改善上，TLIF 要弱于 ALIF[12, 13]。这提示 TLIF 在恢复椎间高度和腰椎力线方面不如 ALIF 术式（表 47-2）。

（三）前路腰椎椎间融合术（ALIF）

Southwick 和 Robinson[14] 在 1957 年首次介绍了经腹膜后入路 ALIF 术式。在 ALIF 术式

表 47-2　经椎间孔入路腰椎椎体间融合术（TLIF）

优　势	劣　势
• 能够单切口下实现 360° 融合 • 能够保留韧带结构 • 降低肌肉损伤（微创术式）	• 肌肉损伤（牵拉所致） • 恢复腰椎曲度能力受限 • 可能造成神经粘连和纤维化

中，术者切除了前纵韧带和纤维环前部来植入椎间融合器。ALIF 特别适用于椎间盘源性腰痛，是有效的、主要的手术方式。腹膜后入路能够最大程度显露病变椎间盘的腹侧，因此能够实施复杂的椎间盘切除术和直接植入椎间融合器。ALIF 手术适合 $L_4 \sim L_5$ 和 $L_5 \sim S_1$ 节段。而 $L_2 \sim L_3$ 和 $L_3 \sim L_4$ 节段的 ALIF 则因为腹膜后结构复杂，肾脏牵拉，以及系膜上动脉血栓形成的风险而应用受限[6]。

ALIF 的适应证包括退变性椎间盘疾病、椎间盘源性疾病、腰椎后路手术翻修及畸形矫正。ALIF 的禁忌证包括腹部手术史伴腹膜粘连或血管解剖异常、严重的外周血管疾病、手术显露侧孤立肾、脊柱感染及严重退变性腰椎滑脱（2° 以上）且未行后路融合术[15]。$L_5 \sim S_1$ 峡部裂性腰椎滑脱是相对禁忌证[16]，应当在联合后路固定的情

况下行 ALIF 手术。

　　ALIF 相比起后路手术有一些关键的优势。首先，ALIF 手术能够直接完全显露椎间隙和较大范围的椎体侧缘，因此能够有效清理椎间隙组织并快速处理终板。其次，前入路能最大限度使用椎间融合器的接触面积和尺寸大小，因此能够最大限度地恢复脊柱力线和椎间孔高度（图 47-3）。在获得充足椎间隙处理的情况下，ALIF 保证了较高的融合率 [12, 17]。ALIF 同时避免了脊柱后侧肌肉和前外侧腰大肌的损伤，因此能减少术后疼痛和活动受限。ALIF 的缺点主要是前入路相关的并发症，包括逆行性射精、腹部脏器及血管相关的损伤（表 47-3）[17, 18]。

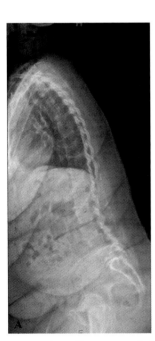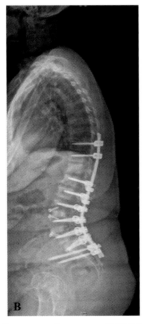

▲ 图 47-3　使用 ALIF 术式在 L_3～L_4 和 L_4～L_5 节段纠正腰椎畸形的术前（**A**）和术后（**B**）影像：前入路能最大限度使用椎间融合器的接触面积和尺寸，因此能够最大限度地恢复脊柱力线和椎间孔高度

表 47-3　前路腰椎椎体间融合术

优势	劣势
• 能够保留后侧肌肉和韧带结构 • 腰椎曲度和椎间隙高度恢复能力更强	• 前入路相关的并发症，包括逆行性射精、腹部脏器及血管相关的损伤

（四）PLIF 和 TLIF 的比较研究

　　PLIF 和 TLIF 都是常用的后入路腰椎手术，也是目前国际上腰椎融合术最主要的术式。已经有不少研究比较了 PLIF 和 TLIF 手术的临床疗效和术后融合情况。2014 年和 2017 年分别由 Zhang 等 [9] 和 Teng 等 [19] 发表了系统回顾研究和 Meta 分析来总结现有的研究结果。PLIF 手术并发症概率较高，并且 TLIF 误切硬脊膜的概率更低。相对而言，两种术式在出血量、神经根损伤、植入物移位和术后感染方面没有明显的区别，但是 PLIF 的平均手术时间更长。PLIF 手术能够双侧切除椎间关节，并实施更大范围的椎间盘切除，因此有更好的畸形矫正效果。然而，PLIF 和 TLIF 在术后临床满意度和影像融合率方面并没有明显区别。

　　近期也有研究探讨了微创手术对 PLIF 和 TLIF 手术效果的影响 [20, 21]。由于能够实施双侧椎间关节切除，开放手术在畸形矫正方面优势明显。但是，微创 PLIF 和 TLIF 的出血量更少，住院时间更短，尽管手术时间相应延长。目前现有的证据并没有发现微创手术和开放手术在患者疗效方面有明显区别，后续仍然需要更严格的前瞻性随机对照研究 [20]。有学者认为微创术式更适合单节段腰椎患者，但该结论同样缺乏大样本数据支持。

（五）ALIF 和 TLIF 的比较研究

　　无论手术入路，椎间融合术的目的都是移除退变的椎间盘并植入椎间融合器。而前入路和后入路各有其独特的优势和挑战。目前针对 ALIF 和 TLIF 的研究基本局限在回顾性观察研究，尚无比较腰椎前后入路的多中心前瞻性随机对照研究，无论是单节段还是多节段。在 2015 年的一项 Meta 分析 [17] 中，ALIF 和 TLIF 在融合率上没有明显区别。ALIF 组的硬脊膜撕裂率更低，血管损伤概率更高，而在神经损伤和术后感染上两组没有明显差异。

理论上，ALIF 能够更好地扩展椎间隙，恢复腰椎生理曲度。恢复腰椎局部和整体的生理曲度对于脊柱整体的矢状位平衡至关重要。Hsieh 等 [12] 的研究提示 ALIF 手术在恢复局部椎间盘角度和腰椎曲度上要优于 TLIF 手术。ALIF 手术平均能将局部椎间盘角度提高 8.3°，腰椎前凸角提高 6.2°；而 TLIF 手术则使得局部椎间盘角度降低 0.1°，腰椎前凸角降低 2.1°。与之类似的是，在 Kim 等 [13] 的研究中比较了术前和术后的椎间隙高度、腰椎节段曲度和整体曲度，ALIF 组的变化要大于 TLIF 组。这些研究表明 ALIF 恢复椎间隙高度和腰椎前凸的能力强于 TLIF。ALIF 在这方面的优势主要是因为它保证了前柱充分显露，从而能够彻底清理椎间隙并能够植入更大的椎间融合器来恢复椎间隙高度和腰椎前凸 [12, 22]。

三、结论

椎间融合术仍然是包括退行性疾病、腰椎创伤、腰椎感染和腰椎肿瘤在内的腰椎疾病有效的治疗手段。具体的椎间融合术包括 PLIF、TLIF、ALIF 和 LLIF（外侧腰椎椎体融合术，本章未讨论）。然而目前并没有足够的证据能够说明其中一种术式优于其他术式。

在我们的系统回顾中应该提到一些限制。在部分研究中，ALIF 和 TLIF 手术是联合了 PLF 手术的。其次，患者人群的同质性有差异，而不同的腰椎节段数和病因本身可能对临床预后也有影响。因此，我们无法得出腰椎节段数和病因影响临床预后的可靠结论。

ALIF 和 TLIF 都是椎间融合术最常见的术式，目前来看 ALIF 似乎恢复椎间隙高度和腰椎前凸的能力强于 TLIF。但是，一方面 ALIF 手术的花费要高于 TLIF 手术，另一方面 ALIF 术后疗效和 TLIF 并没有明显差别。

腰椎后路经椎间孔椎间融合术和腰椎后路椎间融合术

Transforaminal Lumbar Interbody Fusion/Posterior Lumbar Interbody Fusion

Neel Anand　Christopher Kong　著

徐　峰　熊承杰　译

第48章

一、概述

后路椎间融合术分别由 Jaslow[1] 和 Ralph Cloward[2] 于 1946 年和 1947 年提出。和单纯的后柱融合相比，后路椎间融合术提供了更好的机械稳定性。这是由于 80% 的负载都是由前方的椎体承担的[3]。相比侧后方融合术，椎间融合器的应用增加了融合率[4]。这项技术就是大家熟知的后路腰椎椎间融合术（PLIF）。Harms 和 Rolinger[5] 于 1988 年介绍了另一种融合技术，该技术可以从后路利用一侧的椎间孔植入椎间融合器。这项技术就是腰椎后路经椎间孔椎间融合术（TLIF），这项技术后来逐渐流行起来。本章将重点阐述 TLIF 手术，并在部分章节提及 PLIF 手术。

（一）适应证

TLIF 和 PLIF 的适应证几乎是完全相同的。适应证包括因退变引起的剧烈疼痛，有症状的腰椎滑脱症（伴或不伴神经症状）和脊柱侧弯畸形[6]。禁忌证包括严重的骨质疏松症、之前接受过融合手术、椎间隙活动度差且无法撑开、蛛网膜炎、合并感染和神经根阻挡进入椎间隙的通道[7, 8]。

（二）TLIF 的优势

与其他椎间融合术相比，TLIF 手术被认为是控制患者病情最理想的选择。它的优势包括出血少、手术时间短、节约医疗费用和并发症发生率最低[8-10]。后方入路可避免前方入路损伤重要解剖结构，如大血管，下腹部血管神经丛和腹部脏器。另外，后方入路可以在进行神经减压的过程中提供更直接的视野。而且，和前方入路椎间融合术（ALIF）相比，TLIF 结合同侧椎间融合器植入和单侧关节突关节成型技术可以更好地矫正冠状面畸形[11]。相比 PLIF 手术，脊柱外科医生更喜欢使用 TLIF 手术，这是因为术者可以完成单侧的关节突关节成型术并建立进入椎间隙的通道，而无须过多的牵拉硬膜组织。这些操作可以缩短手术时间，减少出血量并降低术后神经牵拉损伤的发生率[9, 12]。

TLIF 手术的另外一个优势是它可以应用于多种不同情况。随着技术的不断发展，脊柱外科医生不仅可以通过传统开放入路完成 TILF 手术，而且还可以结合 3D 导航设备完成微创入路的 TLIF 手术。TILF 还可以轻易融入长节段的畸形矫正手术。TLIF 手术可以通过有限的资源来完成，因为它不需要依靠特别的撑开器或者帮助牵拉软组织的医生。尽管如此，由于多种改良版 TLIF 手术方式的出现，导致报道其术后临床疗效的结果显著不一致 [13-15]。

（三）PLIF 手术步骤

PLIF 手术的核心步骤如下。患者俯卧位。正中切口逐层切开皮肤、皮下软组织，显露受累节段的棘突、椎板、关节突关节和部分横突组织。椎弓根螺钉可以先于或者晚于椎间融合器的植入。如果选择先植入椎弓根螺钉，这个操作可以撑开椎间隙并有利于后续椎间隙的处理。切除受累椎间隙上位椎板的尾侧 2/3 部分，并向外侧延伸，切除部分或者完整的关节突关节。切除黄韧带组织，显露硬膜囊，可以通过硬膜囊两侧进入椎间隙。切除椎间盘，使用骨锉准备椎间植骨面。使用融合器试模测量椎间融合器的大小，椎间融合器可以从硬膜的任何一侧植入椎间隙。同时，还可以使用自体骨或者其他材料来提高植骨融合率。最后，在椎弓根螺钉之间安装固定棒来增加脊柱后路固定装置的稳定性。

（四）TLIF 手术步骤

TLIF 手术的核心步骤如下。患者俯卧位。逐层切开皮肤、皮下软组织，显露受累节段的一侧的关节突关节。同侧椎板间开窗，并切除部分或者全部的关节突关节。建立进入椎管和同侧椎间孔的通道。对硬膜囊和神经根进行保护，并显露椎间隙。切除椎间盘，同时保留后纵韧带（PLL）和前纵韧带（ALL）组织。将椎间隙水平上下椎体的软骨终板组织刮除，制备好渗血骨性植骨面以利于骨性融合。应特别留心保留

骨性终板的完整性。通过试模测量选择椎间融合器的大小，然后将装有自体骨或其他植骨材料的椎间融合器植入椎间隙来促进椎体间融合。如前所述，椎弓根螺钉可以在椎间融合器植入之前或者之后植入，最后植入固定棒连接椎弓根螺钉。

二、术后管理

对于患者术后的管理方法不一。这取决于手术对患者的创伤程度的大小。多节段的开放 TLIF 或者 PLIF 手术，需要住院治疗 2 天以上，接受静脉止痛药物的注射，并逐步过渡到口服药物。而接受单节段的微创 TLIF 的健康患者可以在手术当天出院，在家中服用医生开出的口服处方药物。在这两种情况中，患者都需要服用抗炎药物或者激素类药物来预防假关节的形成。一般在术后 2 周、6 周、3 个月、6 个月、12 个月和 2 年进行 X 线检查评估骨性愈合情况。

维持腰椎前凸的重要性

大量研究工作对腰椎椎间融合术术后成功的决定因素进行了研究。其中，一个越来越受到大家关注的因素，就是恢复腰椎的前凸。大量研究显示，TLIF 术后持续性的前凸不足可以导致症状性的矢状面失平衡和邻近节段退变的发生率增加 [16-21]。其他类型的椎间融合术式，如侧方腰椎间融合术（LLIF）和前路腰椎间融合术（ALIF）比 TLIF 或者 PLIF 更易维持腰椎的前凸 [5, 11, 13, 22]。

如上文提及的 TLIF 的各项手术步骤，脊柱外科医生都对其进行了不断的改良和描述，都是为了改善腰椎前凸。本章节将最新的相关文献呈现出来，探讨包括脊柱微创技术在内的一些新技术的优点。

三、手术室的设置

手术床

患者俯卧位。患者腰椎前凸的维持取决于所用的手术床。目前还没有研究比较不同型号的手术床对于接受 TLIF 手术患者术后腰椎前凸维持的差异。然而，许多作者认为，不管使用何种手术床，为最大限度恢复腰椎前凸，应使患者的髋关节维持过伸位 [5, 6]。使用 Jackson 架和 Wilson 架来维持髋关节后伸，术后影像学结果也得到了类似的结论 [23, 24]，应避免使用维持后凸的 Andrews 床 [25]。一些学者认为，使用 Jackson 架来增大腰椎前凸应优先于钉棒装置的螺帽锁紧加压操作 [15, 26]。尽管标准的前凸程度没有被报道，但 Saville 等鉴定出安全的前凸极限约为 10°。有研究报道了 2 例因将手术床调节成 20° 来维持腰椎前凸而导致术后腰椎骨折的病例 [26]。

四、解剖

微创手术

"微创手术"这个术语可以包含多种不同的含义。多名作者发表了不同的腰椎微创 TLIF（即 MI-TLIF）手术术式 [14, 24, 27, 28]。与传统开放 TLIF 手术的不同之处包括：更小的双侧切口，使用管状撑开器进行神经减压，保留中线韧带，并在对侧经皮植入椎弓根螺钉。

MI-TLIF 可以降低术后并发症的风险，包括伤口感染、硬膜外血肿、术后神经根炎和术后翻修 [24]。MI-TLIF 的主要缺点包括增加的术中透视次数、需要使用特制的穿刺器械和掌握微创外科手术技术的学习曲线。另外，使用微创外科装置与传统开放手术相比不容易处理术中脑脊液漏。

和传统开放 TLIF 手术一样，MI-TLIF 对于维持腰椎前凸的结果不一 [28-31]。Wong 等和 Anand 等的研究均显示，接受单侧关节突关节切除和椎间融合的 MI-TLIF 手术患者的腰椎前凸矫正程度超过 5° [14, 24]。这两项研究对 100 名以上的患者进行了 2 年以上的随访。图 48-1 对 Anand 等报道的 MI-TLIF 的手术步骤进行了详细记录。

五、减压

双侧关节突关节切除术

TLIF 手术起初只能行单侧的关节突关节切除，并建立通道到达椎间隙。后来，TLIF 的手术步骤经过改良，可以进行双侧的关节突关节切除 [32]。对比 PLIF 手术，在完成椎间盘切除和椎间融合器植入后，TLIF 可以实现 2 级后柱截骨矫形 [33]。双侧的关节突关节切除术可能增加神经损伤的风险，减少了后柱融合所需的后方大块植骨床。因此，TLIF 恢复腰椎前凸的作用是毫无争议的。Yson 等报道了 57 例接受双侧关节突关节切除 TLIF 患者，他们的腰椎前凸可以获得平均 7.2° 的恢复 [23]。值得注意的是，一些研究并没有进行双侧的关节突关节切除 TLIF 手术，但是他们获得了相同的研究结果 [14, 24, 34]。因此，我们需要批判性地研究一些文献的结论，特别是它们指出某项技术不能提供相关的益处的时候。如果队列研究中的两组病例都接受了双侧的关节突关节切除术，那么后柱截骨术会掩盖双侧小关节切除对腰椎前凸恢复所做的贡献。

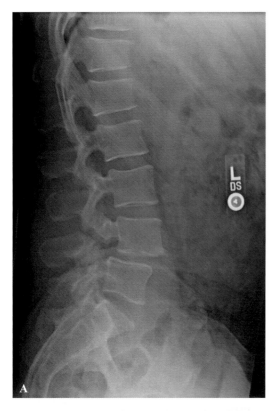
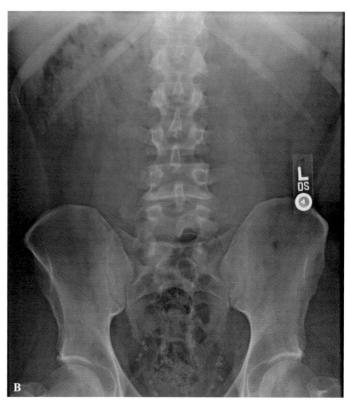
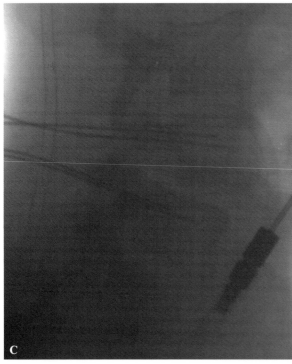
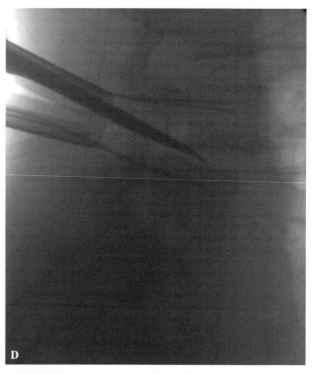

▲ 图 48-1　1 例 41 岁症状性 $L_4 \sim L_5$ 峡部裂性滑脱的男性患者接受 MI-TLIF 治疗。术前侧位（A）和正位（B）X 线片显示节段性腰椎前凸为 10°。术中透视图像（C 至 I）显示，在椎间盘间隙准备前将导丝置入椎弓根，随后置入椎间融合器、椎弓根螺钉，以及棒的复位。注意腰椎滑脱的复位

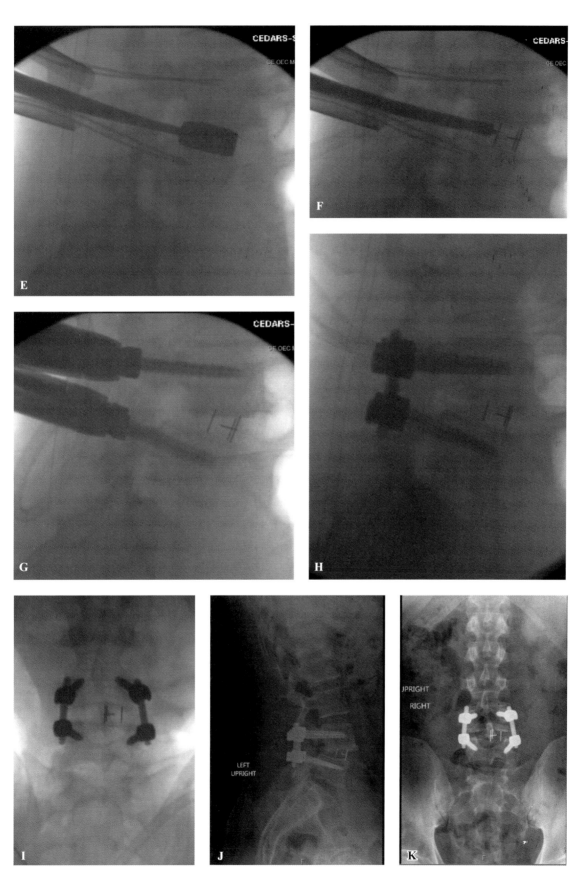

▲ 图 48-1（续）　1 例 41 岁症状性 $L_4 \sim L_5$ 峡部裂性滑脱的男性患者接受 MI-TLIF 手术治疗。术后侧位（J）和正位（K）X 线片显示节段性腰椎前凸为 28°

六、椎间融合器

（一）植入椎间融合器

在保留前纵韧带和后纵韧带的前提下，椎间融合器主要有两大作用，即撑开和支持。为了更好地发挥它的功能，应该在植入椎间融合器的过程中将它的最终位置最优化。融合器进入硬膜囊周围的通道要求尺寸比侧方融合和前路融合的椎间融合器的尺寸要小。如果在植入椎间融合器的操作过程不够细致，可能难以把控植入物的位置。

在最初关于 TLIF 手术方式的描述中，椎间融合器应该置于椎间隙中后 1/3 的位置。经过多年技术的发展，许多研究表明椎间融合器的最适合的位置应该位于椎间隙的前 1/3，和椎体前侧的骨骺缘平齐。这样可以增加整个腰椎后方固定装置的力学强度，降低固定棒的应力，降低融合器下沉的发生率，并提供更好的腰椎前凸的矫正能力 [6, 35]。Faundez 等主导的一项尸体研究显示，椎间融合器位于椎间隙的前 1/3 和椎间融合器位于椎间隙的后 1/3 时对于维持腰椎前凸没有显著性的差异 [36]。然而，由于尸体研究的局限性，使其不能对接受检测的对象进行进一步的随访研究。

（二）可操控融合器

对前路融合的优化推动了可操控融合器的发展。这项技术包括定制融合器的植入和展开机制，可以使整个融合器植入到椎间隙的中心。Shau 等对 16 名接受可操控融合器 TLIF 手术的患者和 14 名接受非可操控融合器 TLIF 手术的患者的术后 6 周的影像学结果进行了对比。他们发现可操控融合器比非可操控融合器可以更好地改善患者的腰椎前凸（10.6° vs. 5.9°）[34]。Lindley 等对比研究了 15 名接受可操控融合器 TLIF 手术的

患者和 10 名接受非可操控（或子弹型）融合器 TLIF 手术的患者随访 7.4 个月的资料。他们也发现可操控融合器可以改善患者的腰椎前凸，平均增加 8°，而非可操控融合器对于腰椎前凸没有明显的改善 [32]。Kwon 等发现如果融合器的长度过长，占据了后柱的空间太大，则会妨碍腰椎前凸的纠正 [37]。这与上述研究结果一致。

（三）融合器的几何形态（子弹形、弧形、楔形）

椎间融合器的形态、大小不一。许多厂家对融合器初始的长方形形态和大小进行了改进，希望可以通过这些改进其恢复腰椎前凸的能力。子弹形的椎间融合器有一个锥形的末端，使其容易插入撑大椎间隙，并可以增加融合器的高度 [38, 39]。如前文 Lindley 等所述，弧形椎间融合器可以最大限度地恢复腰椎前凸，因为其更容易适合前侧的骨环。Kim 等对 35 名接受直形融合器 TLIF 手术的患者和 33 名接受弧形融合器 TLIF 手术的患者进行 12 个月的随访，他们发现弧形融合器对比直型融合器，可以显著改善患者的腰椎前凸 [40]。Hong 等发现前凸形或者楔形融合器也可以显著改善患者的腰椎前凸。他们将 15° 前凸融合器与 4° 和 8° 前凸融合器进行比较，经过平均 20 个月的随访，他们发现 15° 前凸融合器可以获得 5° 腰椎前凸的改善，而 4° 与 8° 成角的融合器只能获得 −2° 或 2° 腰椎前凸的改善 [3]。

（四）可膨胀融合器

可膨胀融合器是一种经过改良的融合器，它被放置在最佳的位置后可以膨胀来增加融合器的高度。它的初始体积较小，这种低切迹降低了融合器植入过程中的阻力，同时降低了邻近神经组织损伤的风险。

Hawasli 等对 48 名接受可膨胀融合器 MI-

TLIF 手术的患者和 44 名接受非膨胀融合器 MI-TLIF 手术的患者进行了比较。经过了平均 14 个月随访，可膨胀融合器可以改善腰椎前凸 6°，而非膨胀融合器只能改善腰椎前凸 3°。有人质疑可膨胀融合器，认为它会造成一个无效腔，其中被压缩的骨融合材料不能发挥桥接作用。但这种作用可以通过将骨融合材料植入到椎间融合器的后方来实现。在 Hawasli 等的研究中，两组患者之间的假关节形成率没有显著性的差异[15]。

在另外一组类似的研究中，Yee 等[41] 回顾性地研究了 89 名患者，其中一部分接受了非膨胀融合器 TLIF 手术，另外一部分患者接受了可膨胀融合器 TLIF 手术。他们发现两组病例之间的腰椎前凸改善没有显著性的差异。值得注意的是，Hawasli 和 Yee 的研究中 TILF 手术步骤都包括双侧的关节突关节切除术。至少有一项之前的研究证实可膨胀融合器对于腰椎前凸恢复的结果与 Yee 的结果相似[42]。他们的结论提示可膨胀融合器并不能替代手术操作对于腰椎前凸的恢复作用。

七、腰椎后路内固定

（一）椎弓根间加压

在安装完椎间融合器之后，可以通过固定棒对椎弓根螺钉之间进行加压来进一步地增加腰椎前凸。首先我们需要通过螺帽来固定远端的螺钉，同时松开近端螺帽，再通过加压器来缩短同一固定棒上面螺钉头之间的距离。需要对固定棒提前预弯来适应对螺帽的加压。对于退变性腰椎不稳，螺钉头之间的加压至少可以复位一定程度的滑移。这就是我们熟知的"悬臂"技术。许多研究证实这项技术可以获得很好的术后前凸矫正[14, 43]。这项技术既可以用于开放手术，也可以

用于微创手术[3, 24]。

（二）单侧椎弓根螺钉和双侧椎弓根螺钉

有一部分 MI-TLIF 手术使用单侧腰椎后路内固定。一些学者设想，单侧椎弓根螺钉可以通过减少固定系统的硬度，并使应力遮挡最小化来降低假关节形成的风险[27, 31]。尽管如此，单侧椎弓根螺钉固定对于腰椎前凸的影响仍需要更加深入的研究才能明确。2015 年 Liang 等发表了对 139 例接受单侧椎弓根螺钉 TLIF 手术的患者进行了随访研究。他们均采用了后路的 Wiltse 入路，节段腰椎前凸平均增加 0.9°，但是这项研究缺乏与双侧内固定的病例进行比较[44]。Liu 等对 22 例接受单侧椎弓根螺钉 TLIF 手术 3～5 年后的结果，与 34 例接受双侧椎弓根螺钉 TLIF 手术的结果进行了比较。两组病例均进行了单侧的关节突关节切除术，然而对于腰椎前凸的纠正无明显差异[45]。

八、并发症

TLIF 典型的并发症众所周知。术中不适当的操作或内置物位置不佳均可以导致硬膜破裂、神经根损伤、骨折、不可控制的出血，甚至对腹部脏器的损伤。

为了追求腰椎前凸，切不可通过固定棒进行过度复位，和（或）进行椎弓根螺钉之间的过度加压。这种操作可以导致椎弓根骨折、螺钉脱出或者失去把持力。对于合并骨质疏松症，或者因对上关节突过度切除而导致椎弓根螺钉把持力降低的患者，更要慎重使用上述操作。

还有一些并发症和特定手术器械的使用相关。比如，来自于可膨胀椎间融合器的碎块可以导致迟发性的神经根卡压和翻修手术[39, 46]。

对侧神经根病

2015 年，Jang 等对 32 例接受单侧关节突关节切除 TLIF 手术后出现对侧神经根病的患者进行了随访。椎弓根螺钉位置不佳、血肿和椎间盘再次突出为术后常见并发症，而最常见的并发症为对侧的椎间孔狭窄症（68.8%）。研究发现，与无症状患者相比，有症状的对侧椎间孔狭窄症患者术后节段性前凸明显增加（6.0°±2.7° vs. 1.5°±2.0°）[47]。对于该并发症的建议，可选择对侧的椎间孔进行充分的减压，或者至少在手术结束前对其发生的潜在风险进行充分评估，即使它本来是无症状的。

九、病例报道

病例 48-1

一名 41 岁男性特技演员主诉持续性的腰背部疼痛并右下肢疼痛，症状持续数年之久。保守治疗无效，且进行性加重。X 线片和 MRI（没有展示）显示 $L_4 \sim L_5$ 峡部裂性滑脱。节段性腰椎前凸为 18°。对 $L_4 \sim L_5$ 进行了 MI-TLIF。术后节段性腰椎前凸为 28°。患者术后主诉腰背部疼痛并右下肢疼痛较术前缓解。术前、术中和术后的影像学资料在图 48-1 中展示。

病例 48-2

一名 60 岁的老年女性患者主诉顽固性进行性加重的腰痛合并双下肢的疼痛。X 线片显示 $L_5 \sim S_1$ 峡部裂性滑脱。节段性腰椎前凸为 15°。该患者接受了 PLIF 手术。患者术后主诉疼痛症状较术前缓解。术后节段性腰椎前凸为 30°。术前、术中和术后的影像学资料在图 48-2 中展示。

十、结论

随着腰椎后路技术的不断改良，PLIF 和 TLIF 之间的界限逐渐变得模糊不清。尽管如此，腰椎后路椎间融合固定仍然是治疗狭窄、不稳和畸形的可靠方式。不管是根据脊柱外科医生的个人偏好，还是根据他们所选择的术式，以下步骤都是获取腰椎前凸的关键步骤。

● 患者俯卧位摆放，通过重力作用获得最大化的腰椎前凸。

● 在处理椎间隙的过程中，最大限度地保护好骨性终板组织。

● 通过选择合适大小的椎间融合器来获得最坚强的接触面固定。

● 植骨材料植入到前方骨骺环下方。

如果手术的初衷是为了获取较大程度的腰椎前凸矫正，需要额外进行椎间融合，或者考虑进行三柱截骨矫形术。

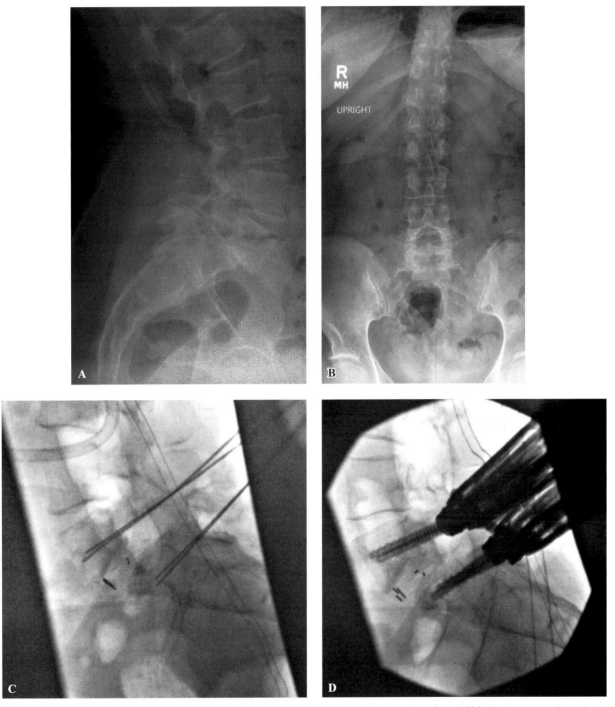

▲ 图 48-2　1 例 60 岁症状性 $L_5 \sim S_1$ 峡部裂性滑脱的女性患者接受 PLIF 手术治疗。术前侧位（A）和正位（B）X 线片显示节段性腰椎前凸为 15°。术中透视图像（C 至 F）显示，在椎间盘间隙准备前将导丝置入椎弓根，然后放置双侧椎间融合器、椎弓根螺钉，以及棒的复位。注意腰椎滑脱的复位

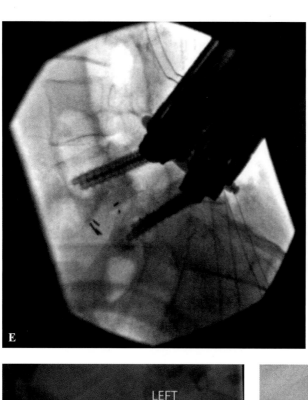

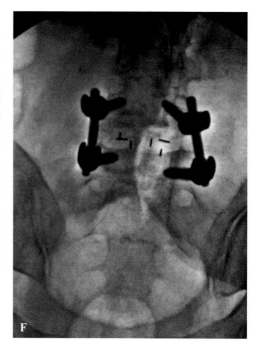

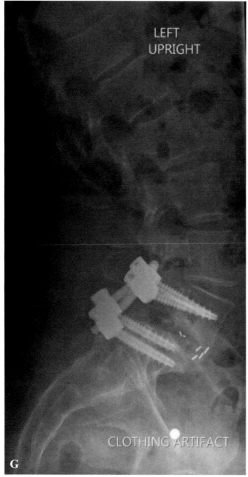

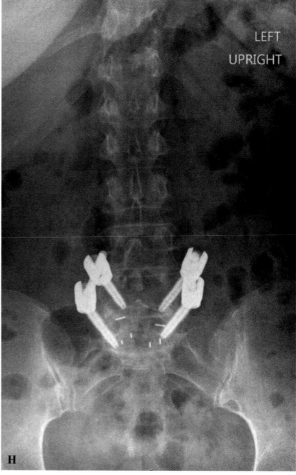

▲ 图 48-2（续） 1 例 60 岁症状性 $L_5 \sim S_1$ 峡部裂性滑脱的女性患者接受 PLIF 手术治疗。术后侧位（G）和正位（H）X 线片显示节段性腰椎前凸为 30°

腰椎翻修手术
Revision Lumbar Spine Surgery

Alekos A. Theologis   Munish C. Gupta   著

高延征   毛克政   译

第 49 章

一、概述

腰椎疾病会对很多患者的身心健康产生负面影响，并最终产生沉重的经济损失 [1-6]。因此，对腰椎疾病患者进行适当的治疗是很重要的。虽然非手术治疗被认为是所有腰椎疾病的一线治疗，包括椎间盘突出症、退变性腰椎滑脱症、腰椎管狭窄症和脊柱畸形，然而手术治疗被证明是有益且具有成本效益的 [7-28]。尽管手术治疗可能有效，但腰椎手术存在短期和长期的风险，需要翻修手术干预。随着人口老龄化进展和腰椎手术数量的增加 [29-32]，腰椎翻修手术的数量也将增加。那么，全面评估腰椎术后患者的临床状况，并制订一个解决患者临床需求的手术策略，这是至关重要的。本章将对腰椎术后患者的临床和影像学评估进行深入的探讨，其中一个章节将重点介绍翻修术前患者情况评估和优化。我们系统地提出了腰椎翻修术中的手术策略，以强调翻修手术的复杂性和术中安全的重要性。

二、临床评估

腰椎翻修手术最终取得成功取决于深入了解患者脊柱手术史和选择合适的手术适应证。首先应与患者进行仔细全面的探讨，充分了解之前脊柱手术次数、适应证、患者理解和认知的程度、手术相关并发症。下面列出了一些有利于梳理这些因素的问题。

• 你以前做过几次脊柱手术？（如果当前的医生未主刀这些手术，那么重点就是询问谁是主刀医生，并取得每次手术的手术记录。）

• 为什么要做初次手术？

- 是仅因为背痛？或仅是腿痛？或两者都有？或是因为畸形？站立困难？

- 如果同时存在背痛或腿痛，哪个是主要症状？

• 术后你的症状（背痛、腿痛或失衡）改善了吗？如果改善了，改善了多少，全部或部分？术后有"无症状期"吗？如果有，持续了多长时间？

• 手术期间是否出现了并发症？如脑脊液漏，如果有，请详细说明术后卧床时间、头痛情况、是否进行了腰大池引流或硬膜外引流。

• 术后是否出现了任何新的神经症状？如麻木、无力、尿失禁、便失禁。如果有，严重程度如何？例如是否需要拄拐、助行器、轮椅。神经功能障碍是持续存在吗？是否改善或加重？如何治疗的？

• 是否出现手术或其他并发症？如伤口问题、心脏病发作、肺栓塞、尿路感染。

如果你主刀了患者之前的手术，那么上述问

题中的大部分已经有了答案。但如果你是初次接触这个腰椎术后的患者，必须搞清楚上述问题才能提供合适的治疗。需要强调的是，对于之前进行过多次腰椎手术的患者，明确每一次手术时上述问题的答案至关重要。

在全面了解患者的手术后，必须评估患者目前的症状、接受的非手术治疗、相关的功能障碍和手术期望。下面列出了一些有意义的代表性问题。

• 你现在的症状是什么？仅有背痛？或仅有腿痛？或两者都有？如果都有，哪个最主要？如果腿痛，哪条腿更难受？

– 明确腰痛是否为机械性，腿痛是放射性疼痛，或神经源性跛行，这很重要。

– 站立时背痛会加重吗？仰卧时会缓解吗？

– 走路时腿痛会加重吗？身子前倾会改善腿部疼痛吗？

– 下肢是否有无力感或麻木感？

• 除了疼痛，你会担心你的姿势吗？会感到身子前倾吗？站直时注视前方有困难吗？

• 步行距离是多少？行走时是否需要辅助器械？生活中是否存在因目前的症状而不能参与的活动？

• 进行了哪些非手术治疗？如：物理治疗、抗炎药物、肌松药、麻醉类药物或类固醇激素注射治疗。

– 明确患者正在服用的麻醉类药物的种类、剂量和频率，这很重要。

– 如果已经进行类固醇激素注射，哪种类型的注射？如：关节突注射、选择性神经根阻滞、经椎间孔硬膜外类固醇激素注射还是椎板间硬膜外类固醇激素注射？注射后能否缓解腿部和背部疼痛？如果能，缓解了多少，持续多长时间？获取每次注射的手术记录有利于确认病史。

• 你手术的短期目的和长期目的是什么？

– 是没有疼痛？能够走得更远？

对腰椎术后患者的评估可能很耗时间，这取决于询问患者必要问题的数量。但上述问题的答案非常重要。这样才能最大限度地提高翻修手术后获得持续的良好结果的可能性。仔细回顾患者病史、药物治疗和社会史，如：吸烟史、饮酒史、吸毒史。社会史对于翻修策略的制订也起到决定性作用。

谈话之后，要针对患者之前的手术切口、步态、下肢神经功能状态进行体格检查。此外，理想状态下，在静态站立时和动态行走时的矢状位和冠状位平衡需要评估。深度触诊脊柱对于定位脊柱局部疼痛是有帮助的。

三、影像学评估

第一步是对腰椎术后患者之前的正侧位站立位 X 线片进行回顾。虽然站立位腰椎 X 线片就足够了，但建议使用全脊柱站立位 X 线片，以便全面评估腰椎骨盆排列和全脊柱矢状位和冠状位情况[33, 34]。Bunch 等报道，在行政索赔数据库的调查中，有术前站立位全脊柱 X 线片的患者 5 年术后翻修率（11%）显著低于只有腰椎 X 线片的患者（24.8%）[33]。对于腰椎术后患者，系统地评估 X 线和高级别影像学检查以掌握神经情况是很重要的（图 49-1），这将在下面章节进行回顾。

（一）未使用内固定的患者

对于没有内固定的患者，影像学评估可以从节段的病变和椎体序列开始，包括椎间盘退变程度和椎体是否存在滑脱。动力过伸过屈位片可以帮助评估节段稳定性，并对椎间桥接骨质和之前的椎间融合情况进行评估。X 线片上应该仔细观察前次手术的减压效果是否还存在，侧位片上会出现部分或整个棘突的缺如（图 49-1）。之前的

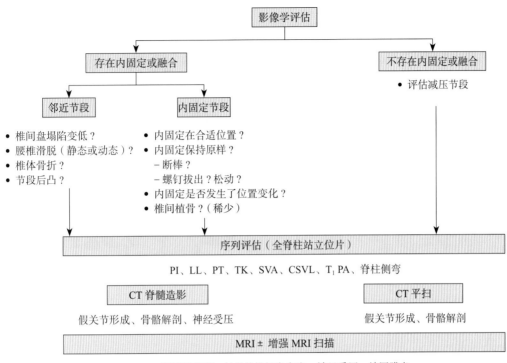

▲ 图 49-1　腰椎术后患者影像学评估流程

PI. 骨盆入射角；LL. 腰椎前凸；PT. 骨盆倾斜角；TK. 胸椎后凸；SVA. C_7 矢状面垂直轴；CSVL. 骶骨中分线；$T_1PA. T_1$ 骨盆角

单侧减压最好在正位片上观察，表现为关节突关节内侧上下椎板的缺如，这在侧位片上很难观察到。正位片和斜位片也可以用来评估椎间融合和后外侧融合的情况。

虽然可以通过 X 线片评估融合情况，但是最好通过 CT 来确认[35, 36]。仔细观察 CT 的矢状位、冠状位和轴位，评估假关节是否存在。假关节可能发生在椎体间、关节突关节间、椎板间，可以通过融合区域的线性透亮带来鉴别。1991 年 Heggeness 和 Esses 提出腰椎后外侧融合假关节形成的四种类型：萎缩型、横向型、带状型、复杂型（图 49-2）[37]。作者指出萎缩型后外侧假关节形成与关节突关节未打磨或内固定有关，可能是因为应力遮挡。椎间盘内的线状透亮影和（或）空气影、不连续的骨质是假关节形成的征象。

除了 X 线检查和 CT 检查，对于没有内固定的患者均应进行 MRI 和钆增强 MRI 检查，以对比软组织和神经受压（椎间孔、侧隐窝和中央管）

情况。应用增强 MRI 可以区别硬膜外瘢痕和复发性椎间盘突出，因为瘢痕组织有血管，会被增强，而椎间盘组织不会被增强（图 49-3）[38, 39]。MRI 也有助于鉴别蛛网膜炎的存在，可以通过鞘膜周围神经根移位来鉴别（图 49-3）[38, 39]。这是很重要的鉴别，有助于指导非手术治疗和手术策略。例如，患有蛛网膜炎的患者在翻修手术之前应用脊髓刺激器可能是有益的[40]。

（二）初次手术为内固定融合手术的患者

之前使用内固定的患者治疗方案和未使用内固定的患者相似但不完全相同。除了对之前的减压、融合和节段性病变情况进行影像学评估外，使用内固定的患者需要进一步检查固定的头端和尾端相邻节段，以及固定区域植骨融合的情况。邻近节段疾病很常见，能够发生在腰椎融合节段的头端或尾端，其病理学变化从椎间隙塌陷、小关节退变到静态或动态脊柱滑脱 / 不稳，再到椎

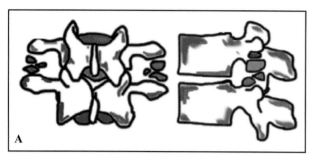
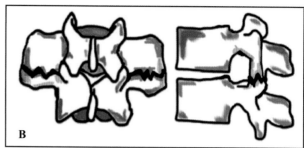
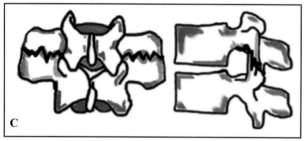
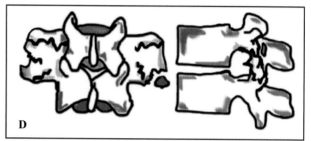

▲ 图 49-2　由 Heggeness 和 Esses 提出的腰椎后外侧假关节形成的形态学分类

A. 萎缩型；B. 横向型；C. 带状型；D. 复杂型［经许可转载，引自 Hesgeness MH, Esses SI. Classification of pseudarthroses of the lumbar spine. Spine（Phila Pa 1976）1991；16（8 Suppl）：S449–S454.］

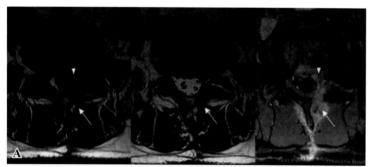
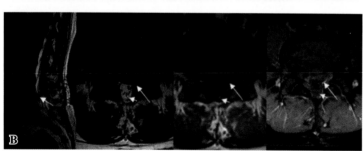
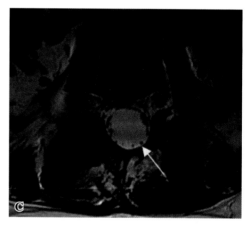

▲ 图 49-3　腰椎术后的普通 MRI 和钆增强 MRI

A. 瘢痕上存在血管组织，在增强 MRI 中被强化（箭）；B. 复发性椎间盘突出在增强 MRI 中不能被强化，因其没有血管组织（箭）；C. 蛛网膜炎的特征是神经根位于硬脊膜囊的周围（箭）［经许可转载，引自 Dhagat PK, Jain M, Singh SN, Arora S, Leelakanth K. Failed back surgery syndrome：evaluation with magnetic resonance imaging. J Clin Diagn Res 2017；11（5）：TC06–TC09.］

体骨折、严重的节段性后凸和侧弯畸形[41-53]。还应通过 CT 和 MRI 评估头端和尾端交界区，以评估骨骼和神经压迫。考虑到金属伪影和弥散，以及邻近内固定导致的图像质量的下降，CT 脊髓造影是评估神经结构和交界区压迫情况首选的影像学检查方法。

在评估内固定时，应注意以下几点：涉及的内固定的数量和位置；内固定的类型（椎弓根螺钉、椎板钩、椎板钢丝、经关节突螺钉、椎板螺钉）；内固定是否完好；与之前的 X 线对比内固定是否移位，螺钉是否松动（如周边光晕现象）。如果内固定不是完好的，应注意棒和螺钉是否断裂。建议使用 CT 脊髓造影来评估原内固定，因其可提供内固定位置、螺钉松动（周边光晕现象）和神经结构的更多细节。如上所述，CT 脊髓造影对检测假关节形成是有益的。尽管应该进行 MRI 检查，但因为金属伪影，其在评估内固定周围的病变时效果欠佳。

（三）脊柱序列评估

对腰椎术后的患者进行影像学评估，无论有无内固定，都应进行腰骶椎序列和全脊柱序列的评估（图 49-4）。对腰骶椎局部矢状位序列的测量包括腰椎前凸（LL，即 S_1 上终板和 T_{12} 下终板之间的角度）、骨盆入射角（PI，即双侧股骨头连线中点与 S_1 上终板中点的连线和 S_1 上终板垂线的夹角）、骨盆倾斜角（PT，即双侧股骨头连线中点与 S_1 上终板中点的连线和铅垂线的夹角）和 PI–LL。对全脊柱矢状位序列的评估包括：胸椎后凸角（TK，即 T_5 上终板和 T_{12} 下终板之间的角度）、C_7 矢状面垂直轴（SVA，即 S_1 椎体后上角和 C_7 铅垂线的距离）。提示矢状位序列欠佳的测量结果包括 PI–LL > 10°、PT > 20°、SVA > 5cm，这些结果与功能障碍和健康相关生命质量（HRQoL）评分降低有关[54-57]。然而，这一说法可能太简单了，因为最近的研究表明 HRQoL 评分受非放射学因素影响[58, 59]，而且这些参数因患者年龄和骨盆方向而变化，由 PI 所决定[60-62]。评估冠状位序列的测量包括：每个侧弯的 Cobb 角度（终板到终板）、C_7 铅垂线和骶骨正中线之间的距离。评估脊柱柔韧性的评估包括仰卧位或俯卧位 X 线片和侧屈位片。

四、手术指征和术前优化

腰椎翻修手术适用于保守治疗无效的下列情

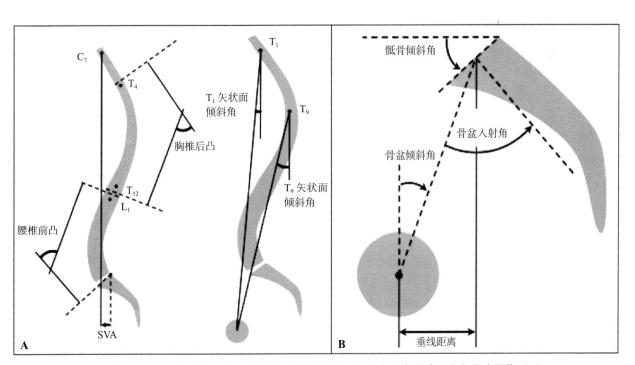

▲ 图 49-4　全脊柱矢状位序列参数代表图像（A），和局部矢状位序列参数代表图像（B）

SVA. C_7 矢状面垂直轴［经许可转载，引自 Lafage V, Schwab F, Skalli W, et al. Standing balance and sagittal plane spinal deformity: analysis of spinopelvic and gravity line parameters. Spine（Phila Pa 1976）2008；33（14）：1572–1578.］

况：减压术后继发神经根病和（或）神经源性跛行的持续性进行性身心功能障碍；平背畸形；有症状的假关节形成；邻近节段疾病导致的机械性背痛；神经源性跛行；神经根病；矢状面或冠状面不平衡。除了每个疾病的独特影像学特征外，恰当的手术策略还应该考虑患者的年龄、内科并发症、吸烟情况、营养状况、骨质情况，以及疼痛和功能障碍的程度。

术前优化首先要详细回顾患者既往病史，包括心肺疾病、贫血、代谢性疾病、代谢性骨病。由于翻修手术，特别是需要多节段融合或截骨的，可能会大量失血，因此有必要对血红蛋白水平进行术前评估[63]。虽然术前应用促红细胞生成素会增加血红蛋白水平，但术中技术（如：仔细止血，抗纤溶药物）是减少腰椎翻修手术失血量主要的手段[64]。计划进行腰椎翻修手术的以下三类患者：有心肺疾病的（心脏支架、心肌梗死）、老年患者（＞ 65 岁）或计划进行畸形矫正手术的患者，术前进行心脏负荷试验是明智的选择。对于患有糖尿病的患者，应有一份近期（3个月内）的糖化血红蛋白水平的结果。在进行择期腰椎手术前，应将糖化血红蛋白优化至 7.0%以下[65, 66]。代谢性骨病应检测维生素 D、血钙和甲状旁腺激素水平，以及进行双能 X 线骨密度仪（DEXA）检查。对于骨质疏松症和已有的骨代谢疾病进行治疗[67-71]。Seki 等对畸形患者的研究指出，特立帕肽在预防并发症和促进融合方面比低剂量的双膦酸盐效果好[68]。Ohtori 也报道，与双膦酸盐相比，特立帕肽能够增加和加快骨质疏松症患者后外侧融合的速率[69]。特立帕肽还能够增加腰椎椎弓根螺钉的强度，减少松动[70]。

营养状况的评估应通过实验室检查来评估，包括总蛋白、前白蛋白和总淋巴细胞计数（TLC）。评估营养不良严重程度的白蛋白参考值为，＞3.5g/dl 为营养正常，3.0～3.5g/dl 为轻度营养不良，2.4～2.9g/dl 为中度营养不良，＜ 2.4g/dl 为重度营养不良[72]。免疫力耗竭的严重程度由 TLC 来评估：＞ 2000/m³ 正常，1200～2000/m³ 为轻度耗竭，800～1199/m³ 为中度耗竭，＜ 800/m³ 为重度耗竭。白蛋白水平＜ 3.5g/dl 和 TLC ＜ 1200/m³ 时，应解决和改善营养不良。

抑郁症已经被证实是腰椎翻修术后 2 年随访结果较差的独立危险因素[73]，因此术前至少要有一项针对患者抑郁和心身障碍的问卷筛查，如忧虑和风险评估量表（DRAM）、SF36 量表中的心理成分总结（MCS）、患者健康调查表 -9 [74-76]。可能会有更严重心身障碍和临床结果更差的患者具有以下特征：背部疼痛的视觉模拟评分较高（＞ 7）、正在服用抗抑郁药或其他精神类药物、Oswestry 功能障碍指数（ODI）评分较高（＞ 50）及外科手术史[73, 77-79]。因此，此类患者在进行翻修手术前需要心理评估和（或）心理干预。

对于计划进行腰椎翻修手术的患者，其他需要考虑的重要问题是目前麻醉类药物使用的类型和剂量、吸烟情况和社会支持。对于使用多种或大剂量麻醉类药物的患者，术前应该停止使用。理想情况是，患者停止使用所有麻醉药物。如果这对于患者来说很困难的话，需要将其转交给疼痛科专家。对于吸烟患者，建议他们术前至少 6个月和术后至少 4 周戒烟，因为吸烟与假关节形成、内固定失败、邻近节段疾病和手术切口感染密切相关[80-83]，除非患者出现进行性神经功能障碍。术前检查可替宁水平可以确认是否已经戒烟。最后，因为腰椎翻修术后康复需要付出努力和时间，因此术前拥有良好的生活条件和良好的社会支持是非常重要的。

五、手术策略

腰椎翻修手术四个主要适应证，即减压翻修、邻近节段疾病、假关节形成和畸形。下面章节旨在介绍用于翻修手术策略的基本概念。

（一）减压翻修

腰椎后路翻修减压，如椎间盘摘除术、椎板切除术、椎间融合术和截骨术，在翻修手术中很常见。腰椎翻修手术比初次手术更有挑战性，因为硬膜外瘢痕形成和硬膜损伤的风险更高。许多研究将腰椎手术史和翻修手术作为硬膜损伤的独立危险因素[84-88]。Baker 等对 1745 例患者的回顾性研究指出年龄、腰椎手术史、翻修手术和手术侵袭性增加是意外硬膜撕裂的重要危险因素。而翻修手术是最重要的危险因素（相对风险为 2.21）[86]。此外，Iyer 等的一项针对 564 名腰椎畸形手术治疗患者的研究指出脊柱手术史、减压、椎间融合和截骨与硬膜撕裂风险增加有关[88]。硬膜撕裂会导致住院时间延长、并发症增多和住院费用增加，因此避免硬膜撕裂的操作技术在腰椎翻修手术中非常重要。

预防医源性硬膜撕裂的第一步是在翻修术前明确先前手术减压的位置和程度。这一点很重要，因为术中的显露从"已知"（正常组织/先前减压水平头端和尾端的完整后方结构）到"未知"（先前减压区域）。一旦确定了目标节段，用刮匙显露上层瘢痕和后方骨性结构之间的平面。一种安全的显露椎间盘层面的方法是将瘢痕组织从椎弓根尾端分离到椎间盘间隙。一旦确定了椎弓根，接下来就可以到达椎体后壁和硬膜外腔的交点。接下来在硬膜外间隙中向头端和尾端钝性分离，以进入椎间盘层面。这一操作技术对翻修椎间盘切除术很有用，对先前减压术后进行初次和再次椎间融合的翻修也很有用。另一个用于复发性椎间盘突出症的椎间融合技术是前路椎间盘切除椎间融合技术，可以避免后方入路（图 49-5）。然而，如果患者曾进行前路腰椎手术或腹膜后手术，术者应慎重采用该技术，因为血管损伤的风险会增加。

如果出现硬膜撕裂，一期缝合修补是目标。

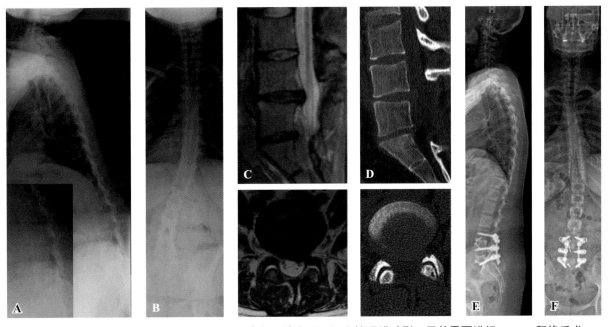

▲ 图 49-5 37 岁女性，曾行 L_4～S_1 椎板切除术，并出现了迟发性硬膜破裂，目前需要进行 L_4～L_5 翻修手术。患者存在腰椎后凸、明显的矢状面和冠状面失代偿（**PI 43°**，**LL 15°**，**PI-LL 58°**，**PT 37°**，**SVA 20.2cm**，**CSVL 右偏 5.6cm**）（**A 和 B**）。L_4～L_5 左侧侧隐窝椎间盘突出，仰卧位（**C 和 D**）时腰椎后凸可改善，说明腰椎有柔韧性。考虑到腰痛、腿痛、功能障碍和不能直立，建议患者做髓核摘除椎间融合术。为了规避硬膜撕裂的风险和恢复腰椎前凸，患者接受了前路 L_4～L_5 髓核摘除、前路 L_5～S_1 椎间融合和后路 L_4～S_1 内固定（**E 和 F**）。术后患者腿痛和腰痛改善，恢复了矢状面和冠状位序列（**PI 43°**，**LL 35°**，**PI-LL 8°**，**PT 20°**，**SVA 0cm**，**CSVL 0cm**）

但在翻修手术中，可能无法进行一期缝合修补。这时，可以用脂肪或肌肉来修补硬膜。由于脑脊液会影响切口愈合并促进感染发生，有效的硬脊膜修补和严密的筋膜缝合很重要。如果硬脊膜不能很好地修补，应该咨询神经外科医生并考虑进行腰大池引流、腰腹腔分流或脑室腹腔分流[89]。

（二）邻近节段疾病

腰椎邻近节段疾病有各种各样的临床表现，需要采取不同的手术选择。虽然手术方式不同，但治疗腰椎融合术后有症状的邻近节段疾病的手术策略是相似的。在没有假关节形成或畸形的情况下，近端邻近节段疾病的标准手术方法是向近端延长一个固定融合节段。固定融合与合适的神经减压相结合，可以解决邻近节段的神经受压。手术时先显露之前的内固定，去除连接棒，在相邻节段安装螺钉，进行必要的减压，更换连接棒以连接邻近节段，进行邻近节段和原

融合节段之间关节突关节和横突间的植骨融合（图 49-6 和图 49-7）。尽管这是标准方法，但已经有微创的、替代性的外科方法来治疗单节段头端邻近节段疾病，包括独立的侧方椎间融合技术、后路棘突间固定、皮质骨螺钉固定、使用多米诺接头连接固定[90-93]。Metzger 等的生物力学研究发现在两节段腰椎融合术头端增加一个独立的侧方椎间融合器显著减少屈曲、伸展和侧弯活动范围[90]。如果应用侧方连接板，将进一步减少侧弯和旋转的活动范围，而棘突间固定会减少伸展和屈曲时的活动范围[90]。侧方椎间融合加上后方皮质骨螺钉固定是最稳定的结构，和传统的经椎间盘椎间融合术相当[90]。Wang 等报道了 21 例患者的临床经验，通过单节段或双节段的侧方椎间融合加上人重组骨形态发生蛋白 -2（BMP-2）治疗近端邻近节段疾病，无须采用传统的开放手术[91]。这组患者没有出现严重术中并发症，平均失血 93ml，平均手术时间 86min，平均随访 24个月，腿痛从术前6.3改善为1.9，腰痛从术前7.5

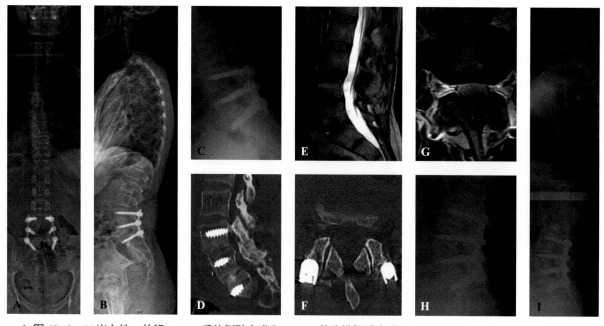

▲ 图 49-6　56 岁女性，曾行 $L_4 \sim S_1$ 后外侧融合术和 $L_4 \sim S_1$ 前路椎间融合术（A 和 B）。表现为机械性腰背痛和右下肢疼痛，$L_3 \sim L_4$ 出现邻近节段疾病：I 度后滑移、关节突关节严重退变（C 至 G）。屈伸位 X 线可见 $L_3 \sim L_4$ 不稳定（C）。经过数月的非手术治疗仍存在持续性功能障碍，腰椎和全脊柱矢状面和冠状位序列良好（PI 48°，LL 53°，PI～LL 5°，PT 17°，SVA 0cm，CSVL 0cm），同时 $L_4 \sim S_1$ 已经融合。考虑到这些，患者接受了腰椎翻修手术，进行了 $L_3 \sim L_4$ 减压并固定至 L_3。患者的矢状位序列得以维持，即刻缓解了机械性腰背痛和右下肢疼痛（H 和 I）

改善为 2.9，均实现了骨性融合[91]。这些结果令人鼓舞，但如果先前固定融合节段出现了假关节或移位，这一问题也是需要处理的（图 49-7）。

治疗腰椎融合术后没有假关节形成或畸形的、远端邻近节段疾病的标准手术方法也是向远端延长一个固定融合节段。如果发生在中段腰椎，向远端的延伸应该包括所有 MRI 上有退变的节段。如果临椎病发生在 $L_5 \sim S_1$，延伸应固定在骶骨上（图 49-7）。如果固定融合到 L_3 以上，固定远端在 S_1 会导致较高的并发症发生率，包括：腰骶间假关节形成、矢状面畸形、骶骨骨量不足和腰骶交界处"长臂效应"导致的内固定失败[94-98]。腰骶交界处生物力学最稳定的固定方式是双侧 S_1 椎弓根螺钉联合双侧髂骨螺钉固定[99]。但髂骨螺钉并非没有并发症，S_2 骶髂（S_2AI）螺钉是髂骨固定的另一种选择。S_2AI 螺钉入钉点比传统髂骨翼螺钉相对髂后上棘深 15mm[100-102]。当固定节段扩展至骨盆时，应考虑 $L_4 \sim S_1$ 的椎间融合，以减少

腰骶段内固定的受力。然而，有学者认为在腰骶交界区后外侧使用大剂量 rhBMP-2（20mg）是没有必要的[103, 104]。

（三）假关节形成

腰椎假关节的手术翻修应遵循这样一个"黄金法则"，即如果一种方法失败了，翻修时应再选择另一种方法[105, 106]。这一原则源自"环形融合比非环形融合结果更好"[107-111]。因此，通过椎间融合来翻修后外侧假关节是合适的。椎间融合可以通过前路、后路或侧方实现（图 49-8）。这时通常优先采用前方入路或侧方入路，切口可以从正常组织进入。Mobbs 等的一项回顾性研究对 327 例后外侧融合术后假关节形成的患者进行了前路椎间融合，报道称融合率为 95%，腰背疼痛评分（7.3 降低至 3.1）、ODI 评分（54 降低至 30）、SF-12 评分（健康评分从 32 提高至 41，心理评分从 37 提高至 51）均显著改善[112]。相反

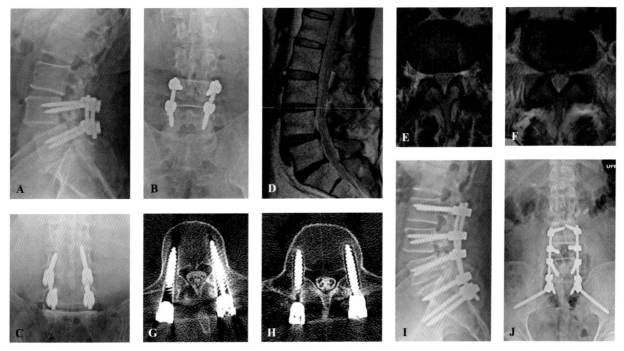

▲ 图 49-7 患者 55 岁，曾行 $L_4 \sim L_5$ 减压和后外侧融合（A 至 C）。患者行走时表现出持续性进行性腰背痛、双下肢疼痛，这归因于 $L_3 \sim L_4$（D 和 E）和 $L_5 \sim S_1$（E 和 F）邻近节段退变，以及 $L_4 \sim L_5$ 假关节形成（G 和 H）。假关节在 CT 扫描中很明显，并且可见 $L_4 \sim L_5$ 螺钉周围光晕（G 和 H）。考虑到适合的腰骶椎矢状面和冠状面序列（PI 40°，LL_4 5°，PI-LL 5°，PT 11°），患者接受了翻修手术，固定范围为 L_3 到 S_2AI 螺钉，并应用 BMP-2，在 $L_3 \sim L_4$ 和 $L_5 \sim S_1$ 进行了减压（I 和 J）。这样可以维持脊柱序列（PI 40°，LL 49°，PI-LL_1 2°）并缓解下肢痛

的，West 报道称仅通过改良后外侧融合治疗后外侧融合术后假关节形成的患者，没有使用椎间融合，翻修术后假关节率为 35%[111]。同样的原则，应采用后方入路翻修前方椎间融合术后假关节形成[106]。治疗后路椎间融合（如经椎间孔入路）术后假关节可以通过侧方或前方入路（经过或不经过后路），也可以通过全后入路翻修[106, 113]。Vargas-Soto 等认为经椎间孔椎间融合失败的患者接受单纯前路翻修或前后路联合翻修，其 ODI 评分、Roland-Morris 调查问卷、SF-36 量表评分和患者满意度没差别[113]。两种策略的融合率相近（81% vs. 88%）。

为了获得牢靠的内固定，应该直接处理和假关节形成相伴随的内固定的松动或断裂（图 49-8 和图 49-9）。翻修手术时应该更换损坏的连接棒。

如果螺钉在椎弓根内松动或从椎弓根内拔出，应去除并评估椎弓根完整性。如果椎弓根的壁是完整的，应更换直径比之前至少粗 1mm 的椎弓根螺钉。如果椎弓根的壁不是完整的，应空置该椎弓根，以最大限度地减少术后出现新的神经症状的风险。如果固定节段两端的螺钉不可靠，应考虑将固定节段延长或尝试别的固定方式（椎板钩或缆线）。

在腰椎后路治疗假关节时，除了更换内固定，解决生物学因素以促进融合也是很重要的。尽管骨移植的方法不在本章节范围内，但在治疗假关节时，使用 BMP-2 联合局部自体骨、同种异体骨或骨替代材料是明智的选择，以便实现最大程度的融合[114]。此外，假关节形成可能存在感染的因素。因此，我们建议在假关节翻修时进

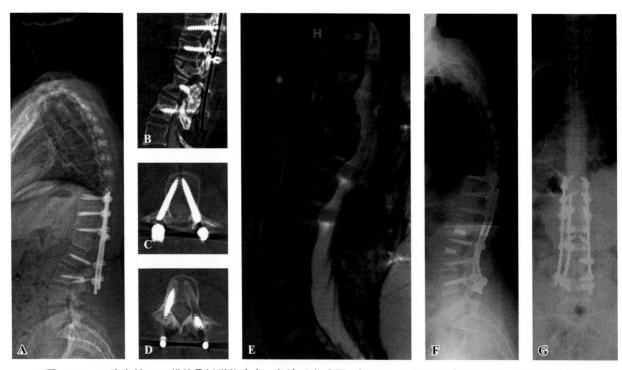

▲ 图 49-8　28 岁女性，L_1 椎体骨折脱位病史，急诊手术减压，行 T_{12}～L_2 椎板切除、T_{10}～L_3 后路固定融合术。术后 5 年出现严重的进行性背痛，内固定断裂（双侧 L_2 螺钉和右侧 L_3 螺钉在钉头接口处断裂，左侧 L_3 螺钉拔出）（A）。L_1～L_2 假关节（无关节突关节）和 L_2～L_3 假关节形成（A 至 D）。患者没有神经症状，没有神经受压，腰椎间盘良好（E），除 C 反应蛋白稍升高外，术前其他炎症指标正常。由于内固定失败，进行了后方内固定的翻修，拆除 L_3 螺钉，固定至 L_4。由于 L_2 螺钉牢固固定在椎弓根内，因此不能移除。L_3 右侧螺钉换大一号的螺钉，L_3 左侧椎弓根内壁破裂，不能在 L_3 左侧椎弓根置钉。椎板钩和第三根棒用于增加稳定性（F 和 G）。从 L_2～L_3 关节突和 L_3 椎弓根内取组织进行细菌培养，其中一个标本生长出沃氏葡萄球菌。鉴于假关节在 L_1～L_2 和 L_2～L_3，且 L_1～L_2 后方骨质缺乏，所以对患者进行了 L_1～L_2 和 L_2～L_3 的椎间融合，以实现环形融合

行细菌培养。在翻修术中进行革兰染色是没用且不经济的（图49-8）[115]。Shifflett 等对腰椎翻修手术的回顾性研究指出 39% 术中取材细菌培养阳性，无论其术前有无感染迹象，而术中革兰染色均未检测到细菌[115]。

（四）畸形

理想的矢状位序列是 PI-LL < 10°、PT < 20° 和 SVA < 5cm。虽然对成人脊柱畸形手术策略的回顾不在本章讨论的范围之内，但本文提出了翻修腰椎序列不良的手术策略的基本概念。大约 70% 的腰椎前凸来自于 L₄~S₁，因此要注意这些节段的腰椎前凸。椎间隙的状态决定了采用哪种方式来改善腰椎前凸。对于上次手术或此次计划融合节段内存在未融合椎间隙的患者，前路椎间融合和（或）后路截骨术（Ponte 或 Smith-Petersen 截骨术）有利于改善序列[116-118]。如果

椎间隙已经融合，三柱截骨［经椎弓根截骨术（PSO）和（或）椎体切除术（VCR）］是改善序列最好的办法[119, 120]。一个节段 PSO 平均矫正 30°，而 VCR 可以提供更大角度的矢状面和冠状面矫形（图 49-9）[119, 120]。Gupta 等对 421 例患者的回顾性研究指出腰椎翻修术中 PSO 的畸形矫正和并发症发生率与初次 PSO 相似（图 49-9）[121]。

内固定不应止于矢状面畸形的顶点，同时应该覆盖整个冠状面畸形。当后方内固定延伸至下胸椎或上胸椎时，近端交界区有失败的风险。预防急性交界区失败的策略包括后方形成平缓的负荷和增加前柱的承重能力。在近端交界区使用椎板钩和棘突间缝合线可以形成逐渐过渡的力量，是减少近端交界区后凸和急性交界区失败的风险安全有效的办法[122-127]。为了增强前柱，用 PMMA 骨水泥进行椎体成形术或椎体后凸成形术对于预防急性交界区骨折是安全有效

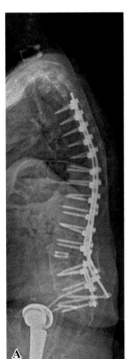
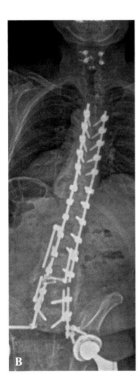
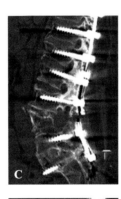
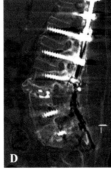
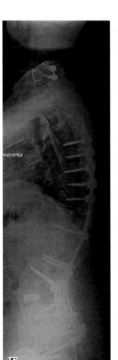
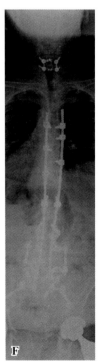

▲ 图 49-9　64 岁男性，曾接受多次脊柱手术，最后一次是 T₅ 至骨盆固定联合 L₄ PSO 截骨术。患者出现直立困难，身体向右倾斜时状态更糟，腰椎前凸减小，L₃ 假关节导致的内固定断裂，矢状面和冠状面失平衡（A 至 D）（PI 63°，LL 35°，PI-LL 27°，PT 43°，SVA 7.9cm，CSVL 右偏 7.9cm）。为了解决假关节形成和整体失代偿，患者接受后路翻修手术，T₅ 至骨盆固定并使用 BMP-2，L₃PSO 截骨，四棒固定。患者的脊柱失平衡和功能障碍得到很好的恢复（E 和 F）（PI 63°，LL 55°，PI-LL 8°，PT 30°，SVA 0.5cm，CSVL 右偏 1.3cm）

的 [128-132]。尽管上述这些技术可能对胸腰椎长节段固定融合是有益的，但不能替代良好的手术技术和保留后方软组织（关节囊、棘间韧带和棘突上韧带）。

六、结论

随着人口老龄化，先前做过腰椎手术需要翻修的患者预计会增加。术前全面的临床和影像学评估、周全的手术策略是取得翻修手术成功所必需的条件。术前评估包括对患者既往脊柱手术史和目前状况的详细了解。在翻修手术之前，应该优化患者身心状态，包括血糖控制、心理干预、骨代谢情况和营养状况。戒烟是必需的。评估站立位全脊柱 X 线片、CT 平扫或同时增强、增强 MRI 扫描，明确之前手术的减压情况、邻近节段疾病、假关节形成、局部或全脊柱畸形，以便制订最优的手术计划。邻近节段疾病可以通过神经减压和延长固定融合节段来治疗。假关节形成采用不同的方法来实现环形融合。脊柱畸形根据椎间融合情况、严重程度和类型来决定截骨方式。除了恢复序列外，预防翻修术后再次形成脊柱畸形是关键。

胸椎间盘突出症的诊断与治疗
Thoracic Disc Herniation: Diagnosis and Management

Addisu Mesfin　Sherif M. Sherif　著

孙垂国　钟沃权　译

一、概述

最早关于胸椎间盘突出症的描述见于 1838 年 [1]。胸椎间盘突出紧邻脊髓，始终是一种具有挑战性的外科疾病。手术是治疗胸椎间盘突出症的方法之一，但幸运的是，有症状且需要手术干预的胸椎间盘突出比腰椎或颈椎的椎间盘突出少得多。胸椎间盘突出之所以相对少见，主要是由于胸廓对胸椎的稳定作用。与颈椎和腰椎相比，胸椎的屈伸和扭转活动范围都非常有限，而弯曲的同时叠加扭转动作很容易导致椎间盘损伤 [2-6]。此外，胸椎的血供比颈椎和腰椎更为薄弱，特别是在 $T_4 \sim T_9$ 节段更容易发生缺血性损伤 [7, 8]。因此，较大的胸椎间盘突出可引起进行性加重的脊髓病。

胸椎间盘突出在美国人口中的患病率是 1/1 000 000，多发于 30—50 岁的男性。非手术治疗常常可以缓解胸椎间盘突出引起的症状。手术干预的方案包括单纯的胸椎间盘切除和胸椎间盘切除加固定融合。胸椎间盘突出症的手术例数占所有椎间盘突出症的手术例数的 0.15%~4%。Arce 等分析了 280 例胸椎间盘突出患者的 CT 扫描，发现其中 75% 的患者发生于 T_8 以下节段，且处于 30—40 岁年龄段 [9]。胸椎间盘突出最高发的节段是 $T_{11} \sim T_{12}$，这个节段不在胸廓的范围内，

其各向活动度均较大。上胸椎的椎间盘突出较少，$T_1 \sim T_2$ 节段占 3%，$T_2 \sim T_3$ 节段仅占不足 1% [9]。

一项研究分析了 MRI 检查发现胸椎间盘突出但无症状的 90 例患者，其中 63 例存在胸椎间盘退变征象，有重叠的统计结果为椎间盘突出 33 例，椎间盘膨出 45 例，纤维环撕裂 52 例 [10]。另一项研究对比了 10 例志愿者和 10 例慢性背痛患者的胸椎间盘造影，发现伴有 Schmorl 结节的胸椎间盘在造影时可诱发疼痛 [11]。对于那些伴有 Schmorl 结节、退行性改变和轴性痛的患者来说，在考虑进行手术治疗之前，首先应该分析 Schmorl 结节对其疼痛症状的贡献度。

Brown 等通过对 55 例胸椎间盘突出症患者随访 2~4 年以观察其自然病程。结果其中 27% 接受了手术治疗，63% 经非手术治疗后症状缓解 [12]。

二、胸椎间盘突出相关解剖

胸椎关节突关节的关节面是垂直的，接近于平行冠状面，向内侧轻度成角。此解剖特点决定了胸椎易于侧屈和旋转，而不易于前屈活动。多项生物力学研究已经证实，椎间盘在进行屈曲过程中再叠加剪切力时易于发生损伤。因此，胸椎的屈曲受限导致了其椎间盘发生损伤的风险大大降低 [13-15]。

脊髓椎管比（横断面上脊髓的面积与椎管面积之比）在胸椎是 40%，而在颈椎是 25%。胸椎呈生理性后凸。这两个解剖特点决定了胸椎椎间盘突出时更易于压迫到胸脊髓[15, 16]。

三、临床表现

由于胸椎间盘突出相对少见，其临床表现可能会被误解从而导致延误诊断。胸椎间盘突出症的临床表现多种多样，包括椎间盘来源的轴性痛、胸神经根受压而致的肋间神经痛及脊髓病[17]。

胸椎间盘突出的部位

胸椎间盘突出症的临床表现与其突出部位密切相关。胸椎间盘突出位于椎间孔区或椎间孔外侧时表现为肋间神经刺激症状，中央型或旁中央型突出时表现为脊髓病，包括大小便功能障碍（图 50-1）。

胸椎轴性痛可能是椎间盘退变及并存的关节突增生的结果。Cornips 等观察了 250 例胸椎间盘突出症患者，结果发现胸椎轴性痛频繁出现于

脊髓病之前[18]。上胸椎受累（$T_2 \sim T_5$）可以表现出类似下颈椎椎间盘退变继发的轴性症状，尤其是类似于 C_6、C_7 和 C_8 神经受累的症状。此类患者中罕有 Horner 综合征出现。胸神经根受压后表现为沿皮节分布的肋间神经痛，其中 T_{10} 是最常受累的节段。Lara 等报道过胸椎间盘突出可以引起慢性非脏器性前腹痛，还有几篇个案报道针对长期存在的慢性前腹痛进行了大量的筛查，最终才确诊是胸椎间盘突出[17]。

对于侧方型或椎间孔区椎间盘突出，患者可能表现为患侧的感觉减退或感觉异常。胸脊髓受压及其继发的脊髓病表现的出现取决于椎间盘突出的大小。体格检查的阳性体征包括下肢肌力减弱、步态不稳或行走困难、感觉减退、二便功能异常等，还可见到长束征（Babinski 征阳性）、上运动神经元损伤表现（腱反射活跃、肌张力高）及抽搐。在有症状的胸椎间盘突出症患者中，20% 会出现大小便功能异常。

Cornips 等报道接近 4% 的胸椎间盘突出症患者表现为急性脊髓病[18]，这些是 $T_9 \sim T_{10}$ 和 $T_{11} \sim T_{12}$ 节段的巨大的并可能存在钙化的椎间盘突出，无一例外地导致脊髓受压（有些因并存节

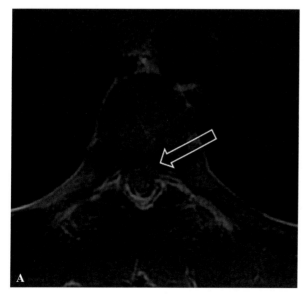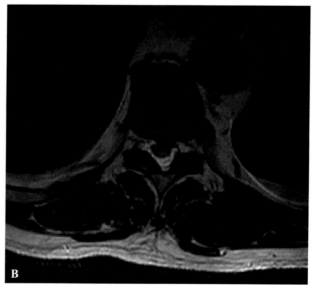

▲ 图 50-1 胸椎间盘突出部位
A. 胸椎 MRI 轴位 T_2 相显示左侧旁中央型椎间盘突出（箭）；B. 胸椎 MRI 轴位 T_2 相显示中央型椎间盘突出

段性椎管狭窄而致脊髓受压更重），其 MRI 可见脊髓软化征象。

四、诊断

详尽的病史资料和细致的体格检查对于胸椎间盘突出症的诊断至关重要。胸椎 MRI 是一项重要的检查，可以确定突出的节段和分型（侧方型、中央型、旁中央型）。胸椎间盘突出的分型是选择手术入路的主要参考因素。CT 扫描可以帮助评估骨性结构，以及可能存在的椎间盘钙化。CT 脊髓造影可用于那些不能接受 MRI 检查的患者，例如使用心脏起搏器的患者。站立位脊柱全长片可以协助评估是否存在冠状面或矢状面畸形，以及整体上矢状位平衡的情况。

五、非手术治疗

胸椎间盘突出继发的根性或轴性的症状和体征可能经非手术治疗后缓解。物理治疗、口服镇痛药（非甾体抗炎药）、抗癫痫药及皮质类固醇是一线非手术治疗措施。如果症状仍不能缓解，在有能力实施的前提下可以选择进行胸椎硬膜外封闭[19, 20]。

六、手术治疗

（一）确认手术节段，避免做错节段

手术治疗主要是针对急性的或慢性进行性发展的胸脊髓病，经保守治疗无效的胸椎根性痛也可以手术治疗。手术的目标是阻断症状的进一步加重，有可能不会消除全部长期存在的症状。在手术计划过程中，不论采取何种入路，都建议在椎间盘突出节段的头端或尾端的椎体或椎弓根上安放一个基准标记物（图 50-2）。通常由放射科

医生安放此标记物，并确保在术中透视时能够看到[21-23]。另一个选择是在目标节段的头端或尾端节段椎体注射骨水泥，即聚甲基丙烯酸甲酯（PMMA）。HSu 在进行椎体成形术前以此用于胸椎管的术中定位。虽然他们没发生骨水泥注射相关的围术期并发症，但此操作可能继发脂肪或骨水泥导致的肺栓塞等并发症[24-26]。Binning 和 Schmidt[27] 的办法是术前局麻下使用一枚针头在椎弓根的骨膜处安放一枚 4mm×2mm 大小的不透光的可拆分式线圈，然后取出针头。

脊柱外科领域的手术节段错误或部位错误时有发生，近 50% 的脊柱外科医生曾经发生过上述情况[23, 28]。对于胸椎间盘突出的手术而言，术中很难通过透视到骶骨这样的骨性标志来定位。但是，如果在目标椎间盘的邻近节段提前放置了基准标记物或 PMMA，术中透视时就很容易辨认并确保手术节段无误，就不需要再从骶骨向上数或从枢椎向下数了。

（二）术中神经监测

关于胸椎间盘切除术中是否需要神经监测

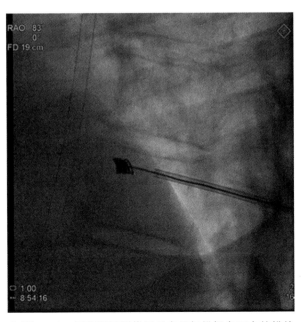

▲ 图 50-2　侧位透视影像显示在目标椎间盘下方的椎体水平安放的基准标记物

尚无共识。术中神经监测包括运动诱发电位和体感诱发电位，可以提高胸椎间盘突出手术的安全性。本章作者针对胸脊髓病一律采用术中神经电生理监测，并且手术全程中保持平均动脉压在 85mmHg 以上。2007 年发表的一篇专家意见，推荐脊柱手术中使用神经监测的指征为：因颈椎、胸椎、腰椎的椎管狭窄导致脊髓病或马尾综合征而行广泛的前路和（或）后路减压术[29]。

但这个应用指征存在争议。我们相信，有术中神经监测对于胸椎间盘突出手术来说是最好的，尤其是椎间盘突出巨大并伴有钙化时。如果使用术中诱发电位，在术前测试这些电位以获得一份操作前的基线数据很有意义，既可以作为术中监测的参考值，又可以评估术前脊髓损伤的程度。

手术入路的选择需要仔细考量。理想的手术入路应该提供一个安全的通道显露突出的椎间盘并能做到彻底的切除，同时还应尽可能减少对已经处于受压状态下的脊髓的牵拉刺激。手术入路的选择应基于 MRI 显示的椎间盘突出分型（中央型、旁中央型、侧方型）及突出的节段。Kshettry 等进行了一项尸体研究，评估各种胸椎后外侧入路对于椎管腹侧的显露情况，并确定节段性的解剖差异如何影响其测量[30]。他们的研究结论是不同的手术入路在胸椎不同节段对椎管腹侧的显露程度不同。

（三）手术入路——后路

胸椎间盘突出位于脊髓的腹侧，单纯的椎板切除无法达到充分减压的目的。在切除突出的胸椎间盘过程中，必须尽量避免对脊髓造成明显的牵拉或挤压，所以为了从后外侧方向探及椎间盘常常需要切除部分椎弓根或肋横突关节。椎间孔区或旁中央型的胸椎间盘突出可以采用经椎弓根入路，切除突出椎间盘尾端的、症状侧的部分椎弓根。例如，$T_{10} \sim T_{11}$ 左侧的椎

间盘突出时经左侧 T_{11} 椎弓根入路进行减压。这个入路可以提供充分的空间去切除突出的椎间盘（图 50-3）[31-33]。

对于中央型胸椎间盘突出，经后路手术时最好切除其肋横突关节，以便显露椎体的侧方。通常需要切除最多 5cm 长的肋骨。为了显露并切除中线上的突出椎间盘，可能需要切除部分椎体。侧方胸膜腔外入路（LECA）需切除更多的肋骨，以便更充分地显露椎间盘和椎体的侧方。侧方胸膜腔外入路可以采用标准的后正中切口或侧方切口，先显露目标节段肋骨，沿肋骨向中线游离，辨认好肋间神经后断开肋横突关节。然后再进行椎间盘的切除及骨性结构的切除[34, 35]。

经椎弓根或切除肋横突关节辅助下完成胸椎间盘切除之后，局部的稳定性受到了破坏，需要行后路固定融合。为了切除突出的胸椎间盘，常常需要切除部分椎体，这部分骨质可以用作自体骨回植，也可使用异体骨植骨[36]。

（四）经关节突保留椎弓根入路

Stillerman 等报道使用这种入路治疗软性胸椎间盘突出，切除部分关节突关节[37]。这个手术是在显微镜辅助下完成的。这种入路的好处是不需要行节段融合。Bransford 等报道了一种改良的经关节突保留椎弓根入路，几乎切除关节突关节的全部，然后在减压完成之后进行单节段的后路固定及椎体间融合[38]。

（五）胸椎侧前方入路

侧前方入路经胸腔切除部分椎体可更为直接地显露硬膜囊前方。一些医生把这种入路作为中央型椎间盘突出的首选。与后外侧入路不同，侧前方入路手术侧的选择与椎间盘的分型无关，而是决定于突出的节段。在上胸椎，如 $T_3 \sim T_4$ 节段，右侧入路更好显露，可避开心脏、主动脉弓和颈动脉。在中胸椎和下胸椎，通常

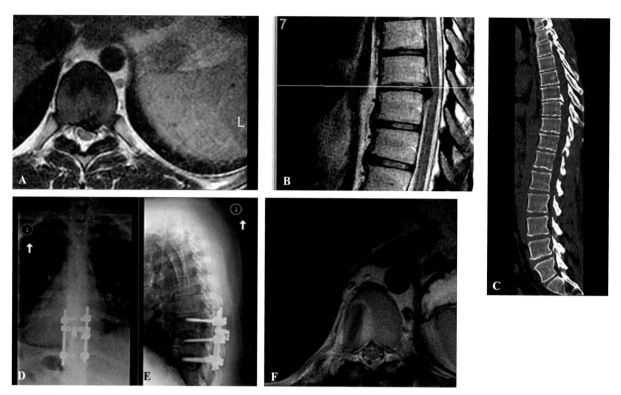

▲ 图 50-3　28 岁女性患者，进行性下肢无力伴二便功能异常。胸椎 MRI 轴位 T₂ 相显示旁中央型椎间盘突出（A），胸椎 MRI 矢状位 T₂ 相显示 T₈～T₉ 节段椎间盘突出伴脊髓受压改变（B），胸腰椎矢状面重建 CT 显示 T₈～T₉ 钙化性椎间盘突出（C）。患者接受后路左侧 T₈ 肋横突切除和椎间盘切除减压及 T₈～T₁₀ 固定融合术，胸椎正位 (D) 和侧位 X 线片 (E) 示手术部位。术后一年复查，胸椎 MRI 轴位片示椎间盘突出已移除（F），患者的二便功能改善

首选左侧入路，以避开肝脏和纤弱的下腔静脉。术中需要单肺通气，使手术侧的肺萎缩。患者需要被摆放成标准的侧位并固定牢靠。切口选在两条肋骨之间，充分显露并尽可能多切除一点肋骨，以便获得更充分的显露。在决定入路侧时必须考虑到胸导管的走行，以避免术后继发乳糜胸。胸导管的走行存在较多变异，它通常起源于 L₂ 水平，在椎体右侧向上走行，在 T₅ 水平转到左侧。在切除部分椎体之前，需要辨认从主动脉发出的节段血管，必要时可行结扎。单节段胸椎间盘突出手术时通常切除 2 根肋骨。辨认神经血管束并追踪到相应节段的椎间孔，最终通往硬膜囊。切除突出节段尾端的椎弓根，以及头尾端椎体的后缘。这样就最大程度上显露出了硬膜囊的前方，之后再仔细地轻柔地分离突出椎间盘与硬膜囊之间的粘连。总的说来，这种入路不会对胸椎内在的稳定性造成显著破坏，通常不需要固定融合。但如果椎体切除比例＞ 50%（多见于巨大的钙化性胸椎间盘突出），推荐行固定融合[39-42]。根据 Vanichkachorn 和 Vaccaro 的主张，胸腰段的椎间盘切除术或合并休门病者需要行固定融合[36]。

　　胸椎侧前方入路的并发症主要与胸膜腔内牵拉肺脏有关，包括血胸、肺炎、胸腔积液，以及需要留置胸管的胸膜破裂等。在胸膜切开的前提下，脑脊液漏可继发蛛网膜下腔 - 胸膜腔瘘管形成。这种情况对于患者和医生来说都是一个巨大的挑战，因为蛛网膜下腔和胸膜腔之间的压差促使脑脊液持续漏出，并且妨碍硬膜的自发愈合。胸膜腔的内压通常在 5～7.5cm 水柱，而蛛网膜下腔的水压在 10～15cm 水柱。这个压差可产生一个吸引作用，使脑脊液持续经瘘管流出，同时还会妨碍硬膜破口的自发愈合[43-45]。

七、蛛网膜下腔 – 胸膜腔瘘管的临床表现

（一）胸部表现

大量胸膜腔积液时可表现为胸痛、呼吸困难、呼吸急促或者咳嗽等。瘘管形成可以通过测定胸膜腔积液中的 β2 转铁蛋白确诊，其敏感性为 94%～100%，特异性为 98%～100%。某些病例的瘘管在初期可以没有症状，如果没有进行规律的影像学检查去核实胸膜腔积液的情况，则可表现为突然出现大量积液。胸部 CT 扫描可以显示大量胸膜腔积液[45]。

（二）神经表现

其初期的神经症状与脑脊液漏继发的低颅压症状相似：体位性头痛、头晕、恶心，逐步出现复视。复视发生于术后数天或数周，继发于第 Ⅵ 脑神经麻痹，这是颅内压低的证据。第 Ⅵ 脑神经在蛛网膜下腔内走行的路径最长；压力减低的蛛网膜下空隙牵拉神经并将其压向骨结构，最终导致神经传导速度降低。这种麻痹是可逆的，其发生根源一旦得到纠正即可缓解。颅脑影像学检查可显示脑室面积缩小。病情进一步发展严重时可能出现硬膜下血肿或脑出血[45]。

八、胸椎微创手术

（一）小切口经胸入路

Bartels 和 Peul 报道了一种小切口经胸入路，操作基本与侧前方入路相同，但不切肋骨。使用一个定做的拉钩（小型经胸入路牵开器，Braun-Aesculap，Melsungen，Germany）撑开肋间。上位肋骨的下缘和下位肋骨的上缘可予以削除以便增大显露范围。手术侧的肺叶要排气萎缩，然后

使用显微镜观察其骨性结构。为了显露视野最大化，可使用高速磨钻切除相应的椎弓根、肋骨头、头端椎体的侧下部、尾端椎体的侧上部。之后可以进行标准的椎间盘切除术[40, 46]。

（二）胸椎显微内镜下椎间盘切除术

经胸椎显微内镜下椎间盘切除术（TMED）治疗的一组 16 例胸椎间盘突出症患者，共计 18 个节段，术后症状逐步改善[47]。其中的 13 例表现为根性症状，9 例并存脊髓病症状。为了避免手术部位错误，作者提倡采用动态透视确认目标节段，要么从枕骨依次往下数，要么从骶骨依次往上数。术中使用一个管状的拉钩，把它固定到手术床上，然后连接一个 30° 折角视野的内镜。使用磨钻磨除尾端的横突、上关节突和椎弓根，开出一个显露突出椎间盘的通道。多数患者术后都有症状改善，均未行融合或中转开放手术[33, 47-50]。该技术的局限性在于术中透视量大及其学习曲线。

（三）胸椎显微镜下椎间盘切除术

与内镜相比，多数外科医生更熟悉手术显微镜。已有很多使用显微镜进行胸椎间盘突出手术治疗的病例报道。Regev 等使用手术显微镜联合管状拉钩实施胸椎显微椎间盘切除术，报道的 12 例患者术后均症状改善，无明显并发症[51, 52]。

（四）胸椎侧路微创手术

随着腰椎侧路椎间融合技术越来越普及，一些医生已经通过侧路治疗胸椎间盘突出症[53, 54]。Uribe 等报道的 60 例患者是病例数最多的研究之一，一共 75 个节段的椎间盘突出，均实施了微创侧路手术[53]。其突出节段多数在 T_{11}～T_{12}、T_7～T_8 和 T_8～T_9，其临床表现多数为脊髓病（70%），50% 的患者合并根性疼痛。其手术过程是，将患者置于侧卧位，在目标节段肋骨之上和

（或）之间切一个 4cm 的小口，然后依次安放扩张器和叶片状拉钩将肺脏推向前方。完成椎间盘切除之后，多数患者行椎体间融合。并发症包括硬膜撕裂（11.7%）、伤口感染、肺炎、胸膜腔外积气，以及神经症状加重。术后多数患者的脊髓症状和神经症状均有改善。虽然这组病例中多数患者进行了融合，但关于融合的指征尚不明确。只要没有切除过多的骨性结构，通过侧路切除突出椎间盘之后不融合看上去是可行的。

九、结论

有症状的胸椎间盘突出较为少见，但如果非手术治疗失败，就需要根据其具体突出部位选择一种合适的手术。多数医生喜欢通过后方入路切除突出的椎间盘，如经椎弓根入路、经肋骨横突切除入路等，并常常辅以后路固定融合。前路也是一个可行的选择，根据具体切除骨性结构的数量决定是否需行融合。较新的技术包括显微镜辅助或显微内镜辅助下的胸椎间盘切除术，其主要的优势在于可免于融合，但存在一个学习曲线的局限性。最近，腰椎侧方入路椎间融合越来越受到青睐，有人将类似的技术应用于治疗胸椎间盘突出症，此技术也有学习曲线的局限，并且增加了椎间融合相关的费用。

不论采取哪种入路，术中精准定位确保手术节段无误都是至关重要的。基准标记物或 PMMA 都是可选用的方法，在术前标记好目标节段，术中就很容易辨认了。本章作者喜欢选用肋横突切除联合部分椎体切除治疗中央型椎间盘突出，先造出一个空腔，然后将椎间盘向腹侧下压；而对于侧方型或旁中央型突出，选用经椎弓根入路或肋横突切除入路通常就足矣。我们通常仅融合减压节段这一个节段，并且不做椎体间融合。

第51章

胸椎管狭窄症
Thoracic Stenosis

Tyler Koski　Fadi Nasr　著
赵　宇　李嘉浩　译

一、概述

椎管狭窄症在老年人群中十分常见，其病因和发病部位多种多样。胸椎是迄今为止最少见的狭窄部位，因其相对少见且临床表现隐匿，故存在易于漏诊的问题，往往在症状严重后才引起临床上的关注。在本章中，我们将介绍胸椎管狭窄症的病因和诊断检查，重点关注治疗这种疾病所采用的手术策略。

二、解剖

相比腰椎及颈椎，胸椎具有其独特的解剖。与肋骨形成关节是胸椎与其他椎体最主要的区别，对胸椎的运动和退变过程都会产生影响。胸椎通常有 12 对肋骨，前 7 对肋骨通过肋软骨直接与胸骨连接，它们通常被称为"真肋"。第 8、9、10 对肋骨由肋软骨延伸连接到胸骨下段，被称为"假肋"。第 11、12 对肋骨不连接到胸骨，因此被称为"浮肋"。由肋骨所提供的稳定性，按真肋、假肋、浮肋的顺序递减，从而影响不同节段的退行性改变。由于胸椎关节突的关节面朝向冠状位，且胸椎椎弓根相对较短，会影响到其生物力学、椎管直径及手术入路。尽管胸椎是椎管中最狭窄处，但胸椎全长都容纳了脊髓。脊髓通常在 $L_1 \sim L_2$ 水平终止。

三、诊断

胸椎管狭窄症患者常在病程晚期才有临床表现 [1, 2]。这是因为其最常见的临床病史为与胸脊髓病相关的缓慢的进行性退变。与腰椎管狭窄症不同，疼痛不是胸椎管狭窄症最常见的症状，胸髓压迫主要导致步态不稳和本体感觉丧失，也经常引起假性跛行的症状，患者抱怨站立和行走时下肢疲劳沉重 [3]。不同于颈椎管狭窄，胸椎管狭窄症时手臂的运动感觉不受影响。胸椎管狭窄症患者进行神经系统检查时，可出现下肢反射亢进或病理反射阳性，而上肢反射正常或减弱，足部本体感觉也可能减弱。合并糖尿病的患者进行胸椎管狭窄症诊断时必须谨慎，因为外周神经病变的症状不仅与其相似，而且会干扰检查结果。对于进行性行走困难并伴有背部疼痛的患者，存在胸椎管狭窄症的可能性很低，应进行适当的影像学检查以明确诊断。

影像学检查在胸椎管狭窄症的诊断中起着关键的作用。病史和临床检查怀疑胸椎节段病变时应进一步地检查。磁共振成像（MRI）和计算机断层扫描（CT）脊髓造影是诊断和指导治疗最常用的成像方式。胸椎管狭窄症的影像学定义是在 MRI 或 CT 上进行精确测量发现椎管的前后（anteroposterior，AP）径＜ 10mm。比椎管直径更重要的是脊髓的移位或压迫，以及早期的病理变化。在选择手术入路时，区分背侧病变和腹侧病变是至关重要的。MRI 能提供对包括脊髓在内的软组织结构的最佳分析。T_2 相脊髓内高信号提示水肿或脊髓损伤。不过进行适当干预后这种损伤有可能是可逆的。T_1 相脊髓内低信号提示损伤情况更严重，减压后改善的可能性较小[4]。CT 扫描的优势在于可以更好地观察骨性结构，包括分析韧带的钙化情况，韧带钙化可能会增加术中切除的难度。X 线片也很有价值，立位 X 线片可以评估矢状位平衡和后凸畸形情况，指导手术方案。在任何发现存在影响手术方案的脊柱后凸的地方，都应拍摄 36 英寸的站立位脊柱 X 线片。胸椎的动力位片不如颈椎或腰椎有帮助，但也能提供有用的信息，特别是在交界区附近的病变。对于交界区病变，建议将垫枕置于后凸顶点，拍摄过伸侧位全长 X 线片。

四、发病机制

胸椎管狭窄症可由多种病变引起。最常见的是节段性脊柱退变，此时的椎管狭窄继发于椎间盘退变导致的脊髓腹侧受压或脊髓背侧结构的增生，如关节突增生和黄韧带肥厚。胸椎间盘突出症本身也可导致胸椎管狭窄，这一点不在此讨论，有专门的章节进行介绍。引起脊髓背侧结构增生的原因可能是运动节段反复活动引起的退行性改变。由于肋骨限制导致胸椎的活动度较低可能是胸椎管狭窄症罕见的原因。症状性胸椎管狭窄症多数在 T_9～T_{12} 水平出现，这也支持了活动受限可能对节段性脊柱退变有保护作用的理论[1, 2, 5]。韧带结构可以变得肥厚甚至骨化。例如，黄韧带骨化在亚洲人群中的发生率高是被公认的事实[2, 6-14]，在其他人群中也有报道。韧带

骨化可能单独出现，也可能与各种系统性疾病有关[1, 13, 15-21]。常见的疾病有弥漫性特发性骨质增生症、氟中毒、糖尿病和强直性脊柱炎[2]。

椎管内占位性病变也可导致胸椎管狭窄和脊髓压迫。硬膜外肿瘤、脓肿、血肿和脂肪瘤（见病例 51-2）通常需要手术治疗，这些病例中的椎管狭窄是与原发病变的大小和位置有关的继发表现，治疗时不仅要减压，还需要对潜在病变进行治疗。先天性或发育性狭窄，如软骨发育不全（见病例 51-3），可发生在脊柱的各个节段，包括胸椎节段。外伤也可能导致椎管狭窄和脊髓损伤，但不在本章的讨论范围内。

五、外科治疗

症状性胸椎管狭窄症常需手术治疗。然而，手术往往伴随着重大的风险。大多数病例系列研究报道的患者数量相对较少。某些非内固定减压术的报道中，有小部分患者术后神经功能恶化[7, 18]。长期随访结果也显示复发性狭窄患者晚期出现指数等级或其他等级的恶化。

手术入路的选择取决于手术部位和病理类型（图 51-1）。导致胸椎管狭窄症的病理改变主要在脊髓背侧，即黄韧带骨化和关节突增生，这种情况下通常采用椎板切除术和关节突内侧切除术。在需要进行大范围关节突切除或伴有后凸畸形的病例中，加用内固定融合术可提高疗效[2, 14]。在一系列仅背侧受压的椎板切除术中，94% 的患者表现出功能上的改善[5]。然而，预测手术成功率最准确的因素是症状持续时间，特别是那些在手术前出现超过 2 年症状的患者预后较差[5]。

胸椎椎板切除术与颈椎和腰椎椎板切除术类似，待患者气管插管全身麻醉后，需转为俯卧位。手术台和（或）手术架的选择很重要，必须与计划的手术方案相适应。避免腹部受压能有效减少患者静脉出血，可以通过将患者放置在胸垫、

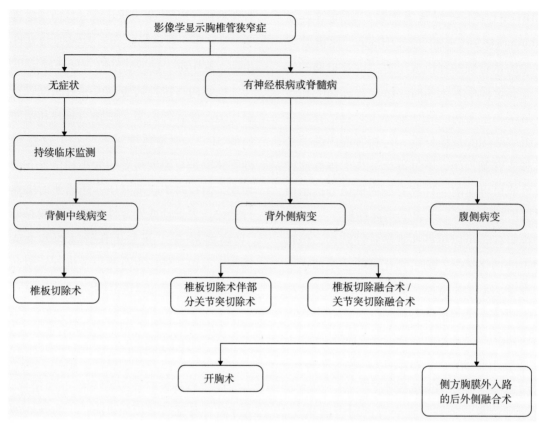

▲ 图 51-1　胸椎管狭窄症手术入路的选择

Wilson 型手术架或 Jackson 手术台上来实现。如果计划进行融合术，Wilson 型手术架可能会造成过多的后凸，不宜使用。这时 Jackson 手术台是个更好的选择。患者手臂通常置于扶手板上以便于麻醉。如果要进行上胸椎减压，则将患者一侧的手臂收回患者身侧，以方便手术入路，并能允许进行术中成像。建议使用前后位和侧位 X 线片来定位。在患者术前使用 X 线片对切口水平进行定位是有益的，对术中定位也有帮助。一旦定位好切口，就可以按照标准流程对患者进行术前准备和铺巾。

　　中线入路用于骨膜下剥离病变区域。如果没有计划进行融合，必须仔细剥离以避免切除关节突关节囊。胸椎椎板较小，关节突比腰椎更靠近内侧。术中 X 线片确定病变水平后，可用咬骨钳去除棘突和棘间韧带。如何进行椎板切除术取决于外科医生的喜好。我们更喜欢使用 AM-8 bit（侧切）的高速磨钻来进行大部分的减压手术。

对于严重狭窄的病例，最好首先明确正常的硬膜区域，从椎板切除术切除范围的头、尾侧开始，逐渐向狭窄的最严重的节段切除。磨钻可以用来去除整个椎板，或者在椎板 - 关节突连接处两侧磨削出凹槽，完整去除内侧椎板。Kerrison 咬骨钳可用于扩大椎板切除术范围，在整块式切除术中也经常用于移除韧带使骨骼更易清除。在胸段脊髓水平使用 Kerrison 咬骨钳时，应从 1mm 或 2mm 刃宽开始使用，直到狭窄处得到充分减压。中央部分减压完成后，如果外科医生认为安全的话，可以用稍大刃宽的 Kerrison 咬骨钳来扩大椎板切除术范围。为充分减压，可能需要进行部分内侧关节突切除术。

　　在切除内侧关节突和椎板后，节段活动度增加 22%～30%，进一步切除外侧关节突后，又增加了 15%～28% 的节段活动度[22]。术中应尽可能减少关节突的切除，如果必须进行大范围的关节突切除才能达到减压效果时，可考虑进行融合术。脊髓非对称性压迫时，单侧部分关节突切除术优于双侧关节突切除术。

在切除钙化的韧带结构时，必须非常小心，并应用显微外科技术将韧带与硬膜分离。钙化的韧带通常伴有粘连，有时可能出现韧带和硬膜紧密结合的情况。如果能分离出一个小的粘连骨岛，并对剩余的狭窄部分进行充分减压，则可以将粘连骨留在原位，以避免脑脊液（cerebrospinal fluid，CSF）漏出。

如果狭窄位于外侧或前外侧，仅椎板切除是不够的。需应用更具有有创性的处理方法（表 51-1）。可能需要单侧椎弓根入路、肋横突切除入路，甚至是侧方胸膜外入路。更具有创性的方法导致更大的不稳定性，因此通常需要加做固定融合。

肋骨横突切除入路使用类似于椎板切除术的后正中切口，但剥离范围更广，需进行骨膜下剥离以显露整个背侧脊柱结构。此外，还需显露近端肋骨和肋骨头。切骨步骤可以通过多种技术来完成。椎弓根和肋骨头可以用高速磨钻、咬骨钳或两者结合的方法去除。肋骨头和近端肋骨也可以用磨钻或肋骨剪去除，在肋椎交界处显露肋骨。如果用咬骨钳取出大部分骨，则可以获得大量的自体移植骨。在切骨步骤完成后，便可进入椎管的前外侧（图 51-2）。

侧方胸膜外入路和真正的前路手术可用于需要显露更多的前柱和椎管时（图 51-2）。这些手术入路通常用于肿瘤切除、创伤和胸椎间盘突出，尽管这些疾病都会导致胸椎管狭窄症，但它们不在本章的讨论范围内。

六、并发症

在已经受损的脊髓节段上进行任何手术都有较高的风险。并发症包括术后即刻发生的脑脊液漏和晚期出现脊柱后凸畸形。详细的手术计划和适当的术前咨询对减少并发症至关重要。

脊髓监测是胸椎管狭窄症手术的重要组成部

表 51-1　胸椎手术

手术入路	适应证	禁忌证	优点	缺点
后路				
椎板切除术	背侧椎板骨折或硬膜外血肿；韧带和关节突肥大引起的椎管狭窄	腹侧压迫性病变，如椎间盘突出或肿瘤	易于操作；可进行后路内固定	用于腹侧病灶减压术时可能导致脊柱不稳和严重的神经损伤
经椎弓根入路	包括椎间盘突出症在内的背侧和背外侧病变	需要脊髓牵拉的腹侧病变；中央和硬膜内椎间盘突出	易进入脊髓背外侧，且剥离范围最小、术后并发症最少	椎弓根和关节突破坏后可能导致脊柱不稳；不适用于脊髓腹侧减压
经关节突入路	同上	同上	与经椎弓根入路相比，椎弓根断裂、术后疼痛、不稳定更少发生	同上
后外侧入路				
肋横突切除入路	可触及的脊髓腹外侧病变	有明显中线或椎体受累的腹侧病变	有创性比经胸腔入路小；可以进行后路内固定	脊柱腹侧视野和在进行前路内固定操作困难
侧方胸膜外	脊髓腹外侧病变，包括累及椎体的病变	大范围创伤；合并多种并发症	脊髓腹外侧视野良好；允许同时进行前路和后路内固定	手术范围大

经许可转载，引自 Batjer HH, Loftus CM. Textbook of Neurological Surgery: Principles and Practice. Philadelphia, PA: Lippincott Williams & Wilkins; 2002.

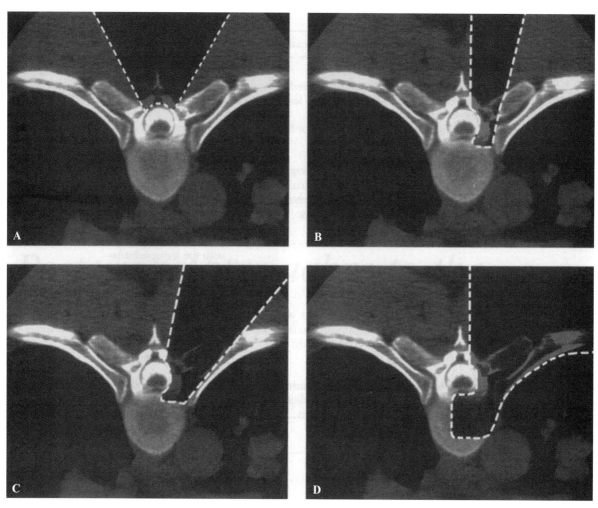

▲ 图 51-2　骨切除范围和进入脊髓腹外侧的通路

A. 标准椎板切除术中的骨切除，只能进入脊髓背侧；B. 经椎弓根和关节突入路，椎弓根和关节突被部分切除，从而进入脊髓的侧面；C. 肋横突切除入路需切除一根或多根肋骨，从而提供更大的脊髓外侧通路和有限的脊髓腹侧通路；D. 除了切除部分椎体以进入脊髓腹侧外，侧方胸膜外入路还扩大了肋骨切除范围，这种方法允许同时进行腹侧肿瘤切除和后路内固定（经许可转载，引自 Batjer HH, Loftus CM. Textbook of Neurological Surgery: Principles and Practice. Philadelphia, PA: Lippincott Williams & Wilkins; 2002.）

分，多模式监测对于发现术中神经功能的潜在变化具有最高的敏感性和特异性，因此能够实现早期干预。在 Eggspuehler 等[23]对 36 例胸椎管狭窄症减压手术患者的研究中，发现体感诱发电位（somatosensory-evoked potential，SSEP）和运动诱发电位（motor-evoked potential，MEP）联合监测的敏感性和特异性分别为 75% 和 97%。但先天性畸形如软骨发育不全患者的监测达不到标准。对于因技术限制或基线神经功能差而难以监测的患者，术中必须格外注意。

脑脊液漏也是一个很难处理的问题。脑脊液漏是椎板切除术的常见并发症，由于韧带钙化的发生率较高，由此导致的硬膜粘连使胸椎管狭窄症手术的风险更高[24]。一旦发生脑脊液漏，必须在保护显露的神经的同时，尝试修补缺损的硬膜。在发生硬膜缺损后，首先应仔细检查，并注意以下几点：①蛛网膜是否完整；②硬膜缺损类型，即是线性撕裂还是广泛缺损；③缺损部位显露的神经组成；④缺损范围是否完全可见。

如果不能完整观察到缺损的范围，则需要进一步扩大切骨范围。在切骨过程中，用明胶海绵或棉球轻轻地对活动性脑脊液漏进行填塞有助于保护神经细胞。在充分显露缺损后，可将注意力转向修复。对于线性缺损，通常可以使用细缝线进行一次性缝合修复。对于较难修复的缺损，通常需要更复杂的修补方法。可以通过使用自体筋膜、同种异体补片或合成补片进行补片闭合来完成修补。局部的小块肌肉或脂肪也可以缝合在缺损处。此外，还应根据具体情况考虑添加覆膜、合成补片或密封剂。如果修补后缺损处足够坚固，并进行 Valsalva 动作验证未出现脑脊液漏迹象后，无须进一步干预。如果修补后缺损处仍很脆弱，必要时可行腰大池引流实现脑脊液分流。

七、术后管理

根据患者的特点和手术过程的整体情况，术后的住院时间可能会有很大的不同。术前有神经症状的患者应在围术期密切监测。早期神经检查至关重要，新发的、意料之外的神经系统问题需要立即关注和检查。除了新发神经功能问题外，术后活动水平是患者和外科医生要特别关注的。筋膜下引流管的放置和取出时间、支具应用、抗凝治疗和活动水平都是术后需要关注的因素。

病例 51-1

43 岁女性，1 年来出现进行性行走困难和日益频繁的跌倒史（图 51-3）。诊断为黄韧带骨化，行椎板切除术联合钙化韧带切除减压治疗。

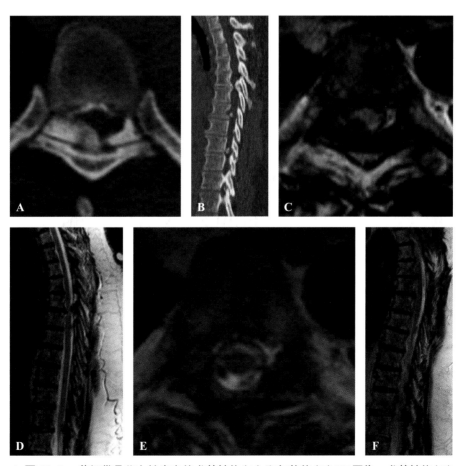

▲ 图 51-3 黄韧带骨化女性患者的术前轴位（A）和矢状位（B）CT 图像、术前轴位（C）和矢状位（D）MRI 图像，以及术后轴位（E）和矢状位（F）MRI 图像

病例 51-2

77 岁男性，有 6 个月的行走功能减退史，最初可进行无辅助设备的步行，后来发展成需要拐杖和助行架。此后出现急性行走功能丧失，被送往急诊。因脊髓背侧和前外侧压迫性病变行椎板切除术和内侧关节突切除术治疗。经病理检查确诊硬膜外脂肪瘤病（图 51-4）。

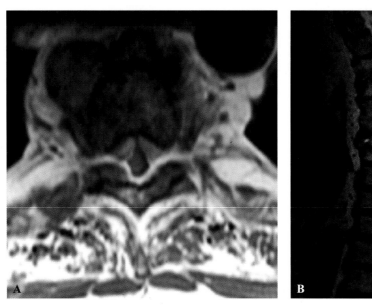

▲ 图 51-4 术前轴位（A）和矢状位（B）MRI 示脊髓背侧和前外侧压迫性病变

病例 51-3

27 岁男性软骨发育不全性侏儒，有腰椎减压史，现痉挛性瘫痪加重（图 51-5）。发展为进行性脊柱后凸。行多节段椎板切除术和胸腰椎融合术减压治疗。

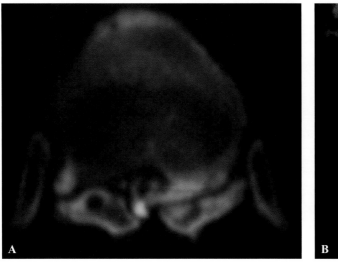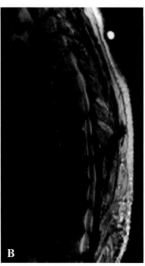

▲ 图 51-5 轴位 CT（A）和矢状位（B）MRI 显示狭窄

病例 51-4

50 岁男性，前运动员，出现进行性下肢无力和二便功能障碍，符合相应的脊髓压迫表现。诊断为胸椎管狭窄症（图 51-6）。行多节段胸椎管减压融合术治疗。

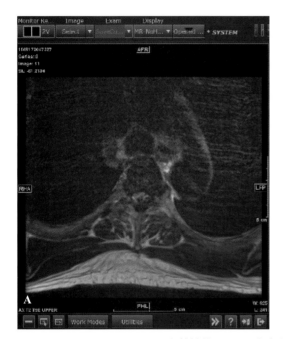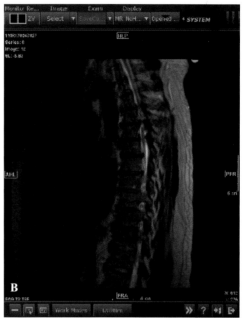

▲ 图 51-6　术前轴位（A）和矢状位（B）MRI 图像示胸椎管狭窄

胸脊髓病的治疗
Treatment of Thoracic Myelopathy

Catherine Miller　Praveen V. Mummaneni　著
申才良　章仁杰　译

一、概述

胸椎是活动的颈椎和腰椎之间的刚性过渡。由于肋椎关节和间接的肋胸关节限制,胸椎的活动度有限。这种刚性降低了动态脊髓压迫的可能性,而动态脊髓压迫在脊髓型颈椎病中很常见。但是,胸椎的独特结构特征使脊髓容易受到静态压迫[1]。

胸椎的椎管最窄。天然的胸椎后凸使脊髓贴在椎体后方。软脑膜延伸而成的成对齿状韧带,将脊髓固定于硬脑膜,也限制了脊髓的背侧漂移。这种紧贴和固定使脊髓面临任何来自腹侧病变压迫的危险[1]。

胸脊髓血供由一条脊髓前动脉和两条脊髓后动脉组成,比颈、腰椎的供血动脉数量少,口径小。Adamkiewicz 动脉提供有限的侧支循环,为下胸髓形成分水岭。腹侧病变可压迫脊髓前动脉或节段动脉,导致脊髓缺血,这可能会促进胸脊髓病的发展[1]。

胸脊髓病的表现可能因脊髓受压的位置和程度而异。脊髓病的典型体征包括上运动神经元体征,如肢体无力、痉挛、反射亢进、Babinski 体征阳性、阵挛、尿失禁、性功能障碍和步态不稳[2]。如果胸神经根受压,可能会叠加胸神经根病的体征。如果怀疑有脊髓病,应进行磁共振成像(MRI)评估神经系统和计算机断层扫描(CT)评估骨性结构异常。X 线片可显示整个脊柱的整体序列和退变程度。

二、胸脊髓病的病因

胸脊髓病可以继发于多种病理改变,包括胸椎间盘突出、后纵韧带骨化和黄韧带骨化。诸如创伤、肿瘤、畸形、感染和血管等其他原因不在本章范围之内。如前所述,由于胸椎的解剖结构,脊髓特别容易受到腹侧病变的压迫。

(一)胸椎间盘突出症

与发生在颈、腰椎区域的椎间盘突出症相比,胸椎间盘突出症较为少见,约占所有椎间盘突出症的 1%,年发病率约为每 100 万患者中有 1 人患此病[3, 4]。它们在有症状的男性椎间盘突出患者中更为常见,通常出现在 30—60 岁[5]。大多数椎间盘突出位于中线或侧隐窝。高达 75% 的胸椎间盘突出发生在 $T_8 \sim T_{12}$ 的下胸椎,因为它更容易受到生物力学载荷的影响。最有可能发生在 $T_{11} \sim T_{12}$,这是由于关节面方向和肋骨与 T_{12} 的横突缺乏真正的连接[1, 3, 4]。据报道,30%~70% 的胸椎间盘突出症都有钙化。在这些钙化的椎间盘中,5%~10% 的椎间盘突入硬膜内[2, 6, 7]。

影像学结果需与临床症状相结合，因为在多达 37% 的 MRI 患者和 11% 的 CT 脊髓造影患者已发现无症状性椎间盘突出 [8, 9]。对无症状椎间盘突出自然史的研究表明，这些椎间盘突出在大小上保持相对稳定，影像学特征与症状的发展没有相关性 [10]。

有症状的胸椎间盘突出症患者通常根据其表现分为两组。有急性症状的年轻患者代表一组。这些椎间盘突出通常与外伤有关，因此多为软性椎间盘突出。第二组为老年人，其椎间盘突出症是退行性变的结果，因此症状持续时间较长。这些患者更可能有钙化的椎间盘突出症。图 52-1 和图 52-2 给出了症状性胸椎间盘突出引起脊髓病的一个病例。

1. 手术治疗

尽管非手术治疗适用于无神经功能障碍的患者，但一旦患者发展为脊髓病，则应进行手术干预。治疗胸椎间盘突出症的外科手术目标包括：尽可能少地推拉脊髓和肋间神经；保持神经血管供应（如果可能）；实现充分显露的同时尽量减少骨和韧带的剥离。多种手术方法可用于治疗胸椎间盘突出症。方法的选择取决于几个因素，包括患者特征（体型、合并症、一般健康状况）和椎间盘特征（位置、大小、钙化、可能的硬膜内突出）。手术入路可分为后路（经椎弓根）、侧路（经肋横突切除入路、外侧胸膜腔外入路）和前路（经胸、胸腔镜）。

2. 后侧入路

椎板切除术最初用于减压并尝试行椎间盘摘除；然而，这种方法会发生严重的并发症，包括脊髓的机械性损伤和血管损伤 [11, 12]。因此，大多数外科医生目前将椎板切除术与经椎弓根入路结合起来。

经椎弓根入路（图 52-3A）是切除尾端的椎弓根和小关节，进入硬膜外侧和神经根远端的椎间盘间隙。最适合于偏一侧的椎间盘突出或侧隐窝椎间盘突出。用这种方法对腹壁硬脑膜和椎间盘突出的显露是有限的，这可能导致不完全的椎间盘切除。然而，软组织剥离有限，保留了根动脉，对脊髓的刺激很少 [13]。通过肌肉切开管状通道行微创经椎弓根椎间盘切除术，术中出血量少，早期预后好 [14]。

3. 外侧入路

肋横突切除术（图 52-3B）需要切除肋骨内侧头、尾端横突和椎弓根，增加腹侧进入椎间盘空间的通道，并改善视野。它提供了外侧进入的椎间盘的空间，可用于旁中央型和侧方椎间盘突出。此入路的缺点包括去除了稳定的结构导致需要融合、额外的侧方分离，以及潜在的胸膜损伤。

侧方胸膜腔外入路（图 52-3C）是从侧方脊柱切开术（图 52-3D）演变而来的。通过此手术，切除小关节、尾端的椎弓根、肋骨内侧（几厘米的肋骨）和肋横突关节，同时确保位于胸膜腔外。良好的视野可以更好地到达硬膜的侧方和腹侧。但是，它需要广泛的骨切除和软组织切除。

4. 前侧入路

经胸入路提供了最佳的脊髓显露，并为硬膜内椎间盘摘除和硬膜修补提供了较宽的角度。它经常用于内侧钙化椎间盘突出症。患者被置于侧卧位。对于上胸段，采用右侧入路以避开心脏和锁骨下血管，而在中 / 下胸段采用左侧入路以避开肝脏和下腔静脉。切除尾端肋骨根部，显露胸膜，以识别尾端椎弓根和头尾椎体。然后可以看到硬膜囊腹侧和突出的椎间盘。此外，可以切除头侧和尾侧椎体的后外侧，以提供一个槽，通过该槽取出椎间盘。考虑到充分的腹侧显露，残留椎间盘碎片和神经系统并发症的风险很低。然而，缺点是广泛的软组织剥离、需要破坏胸壁和胸膜、有可能出现开胸术后综合征及肋间神经痛。此外，如果腹侧硬膜损伤继发脑脊液漏，与胸膜腔相通，可能需要额外的治疗。

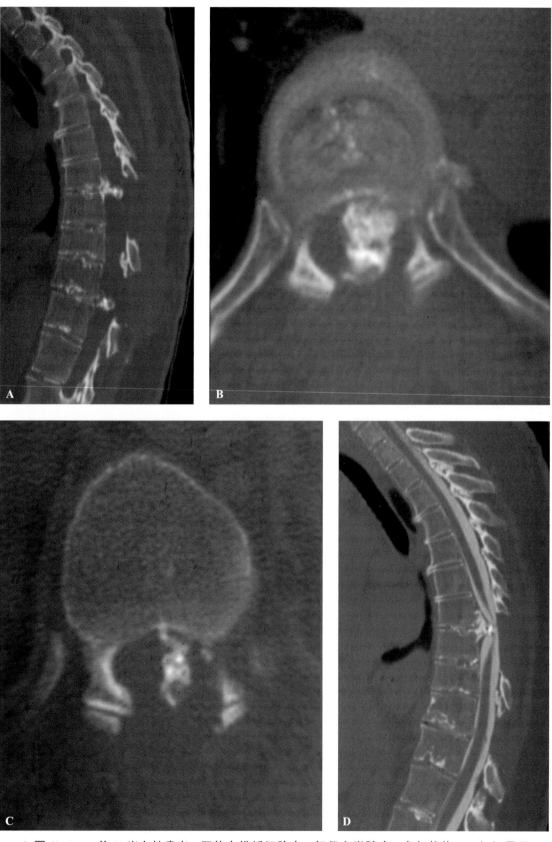

▲ 图 52-1 一位 53 岁女性患者，既往有椎板切除史，但仍有脊髓病。旁矢状位 CT（A）显示 $T_7 \sim T_8$ 和 $T_{10} \sim T_{11}$ 处钙化的椎间盘突出。通过 $T_7 \sim T_8$（B）和 $T_{10} \sim T_{11}$（C）的轴位 CT 显示椎间盘所占中央管的范围。旁矢状位 CT 脊髓造影（D）显示 $T_7 \sim T_8$ 椎间盘严重压迫胸脊髓

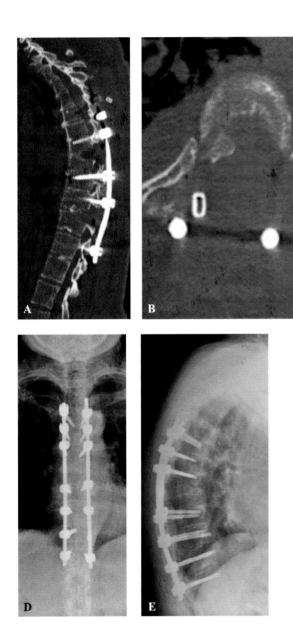

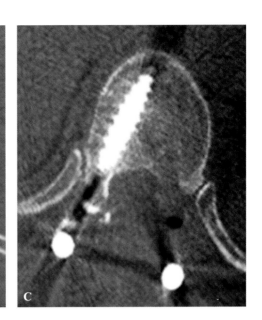

▲ 图 52-2　患者行 T_5～T_{12} 椎弓根螺钉内固定术，左侧 T_8 部分椎体切除，T_7～T_8 椎间盘切除，左侧 T_{11} 椎弓根入路，切除 T_{10}～T_{11} 节段左侧钙化的椎间盘。由于钙化侵蚀引起硬膜缺失，因此有必要采用补片修复。术后旁矢状位（**A**）和轴位 **CT** 显示 T_7～T_8（**B**）和 T_{10}～T_{11}（**C**）的钙化椎间盘突出已切除。直立正位（**D**）和侧位 **X** 线片（**E**）显示术后的内固定装置

电视胸腔镜技术的发展是为了降低开胸手术的并发症发生率。通过双腔气管插管，患者也是采用侧卧位，同侧肺萎陷。放置内镜工作通道，并通过透视确认节段。手术技术则类似于经胸入路。据报道，这些手术的优点包括手术时间缩短，出血减少，住院时间缩短，胸引管留置时间缩短，肋间神经痛的发生率降低[15, 16]。

（二）胸椎后纵韧带骨化

后纵韧带骨化（OPLL）是一个连续的过程，从后纵韧带增生到完全骨化。与颈椎后纵韧带骨化相比，胸椎后纵韧带骨化的发生率较低。日本人群中最为常见，据报道其患病率为 0.8%。胸椎后纵韧带骨化多发生在上、中段胸椎，患者多在 40 岁后罹患[17]。

文献中已讨论多种胸椎 OPLL 的分类体系。一种分类体系将骨化的形态分为线型、喙型、连续圆柱型、连续波型、分段型、连续型和混合型[18]。另一种分类体系将胸椎 OPLL 分为四个亚型：①椎体后缘的局灶性骨化；②不延伸至相邻椎间盘间隙的节段性骨化；③涉及多个节段的连续性骨化；④混合性骨化[19]。

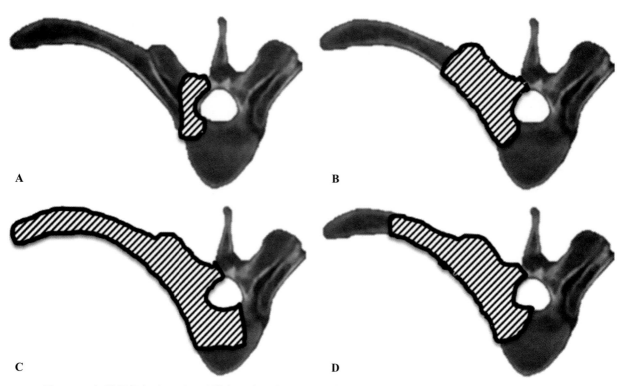

▲ 图 52-3 经椎弓根入路（A）、肋横突切除入路（B）、侧方胸膜腔外入路（C）和外侧脊神经切开术（D）的胸椎间盘切除范围示意图

胸椎 OPLL 的评估应包括以上讨论的影像学表现，并应评估 OPLL 的类型、疾病程度、脊髓受压程度、硬膜受累的征象，以及是否同时存在颈椎病变或黄韧带骨化。CT 扫描如有下述两个征象，则表明可能存在硬膜骨化："单层征象"指的是单一的均匀骨化的高密度 OPLL；"双层征象"是指由低密度非骨化的后纵韧带隔开的前、后高密度的骨化边缘，其与硬脑膜的侵蚀有关 [20]。图 52-4 和图 52-5 为由胸椎 OPLL 引起的脊髓病病例。

手术治疗

由 OPLL 所致压迫性脊髓病的外科手术目标是脊髓减压。但是已有研究证实，与颈椎 OPLL 所致脊髓病经手术减压后治疗效果相比，胸椎脊髓病减压后的治疗效果并不满意 [21, 22]。据报道，前路减压的术后神经功能恶化发生率为 2.7%～18.8% [19, 21-23]。

现有多种方法对胸椎 OPLL 进行脊髓减压：后路减压椎板切除术伴或不伴椎体融合、椎板成形术、通过前路、侧路或后外侧入路进行前路减压及环形减压。

(1) 椎板切除术伴或不伴融合及椎板成形术：颈椎通常为生理性前凸，在该区域进行 OPLL 减压椎板切除或椎板成形术相对安全。然而，由于胸椎为中下部的生理性后凸，仅减压或椎板成形术会导致不利的结果 [24-26]。尽管背侧减压充分，脊髓仍无法远离腹侧 OPLL 向后漂移。椎板切除术伴融合手术已被证明对治疗脊髓病有积极作用，这被认为与融合水平的活动减少有关 [22, 27]。

(2) 通过前路、侧路或后外侧入路的前方减压：由于 OPLL 导致的脊髓压迫发生在腹侧，通过前入路切除 OPLL 已经被认为是最有效的手术策略。但是，OPLL 与硬膜囊腹侧的粘连会增加切除骨赘的难度，并伴有脊髓损伤和脑脊液漏的风险。前路减压方法与较高的并发症发生率相关 [22, 23]。前路手术治疗的效果受脊髓病的持续时间、严重程度、前方减压的程度、OPLL 的类型，以及是否同时存在黄韧带骨化等因素影响。

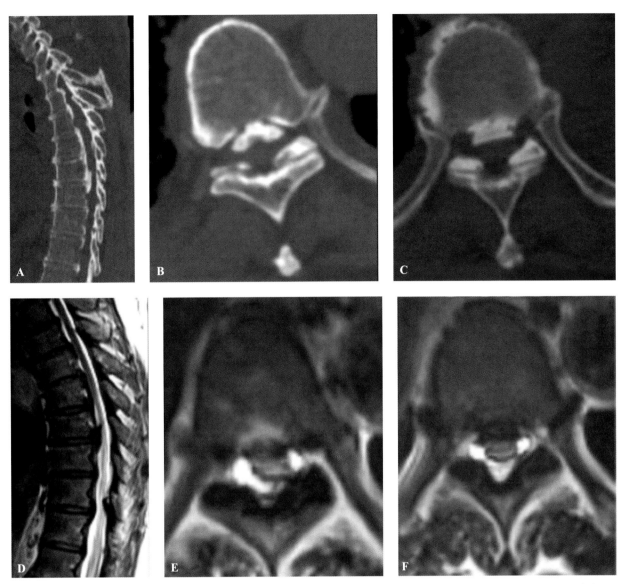

▲ 图 52-4　61 岁女性，下肢进行性肌无力伴加剧性痉挛、膀胱功能障碍。旁矢状位（A）CT 及 T_7（B）和 T_9（C）的横断位 CT 显示骨化后纵韧带引起严重狭窄。矢状位 T_2 加权 MRI（D）及 T_7（E）和 T_9（F）的横断位图像表明狭窄导致脊髓压迫并产生 T_2 信号改变

前路手术方法包括经胸骨入路、经胸入路、侧方胸膜腔外入路、肋横突切除术入路和经椎弓根入路（见上述手术方法说明）。上胸椎的三个节段可通过经胸骨入路实施手术，而中胸椎和下胸椎节段可通过经胸入路，以及侧方和后路入路实施手术。

(3) 环形减压：一些外科医生主张通过前后联合减压进行环形减压，以实现脊髓的最充分减压。其手术风险与其他入路方法相似，在考虑采用这种手术方法时必须予以考虑[28]。

（三）胸椎黄韧带骨化

黄韧带骨化（Ossification of yellow ligament, OYL）是导致胸脊髓病的另一个病因，也是导致东亚人群胸脊髓病最常见原因[29]。最近的研究还报道了印度、北非、高加索和中国的 OYL[30-33]。与 OPLL 类似，黄韧带骨化会导致胸椎管变窄并最终导致脊髓受压。然而，与 OPLL 最常见于颈椎相反，OYL 在胸椎中下部的报道更为多见[34, 35]。

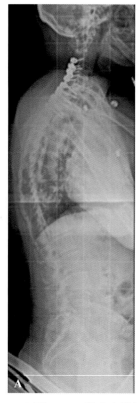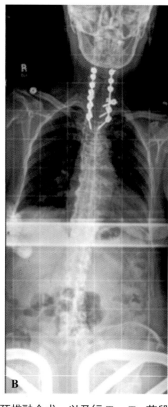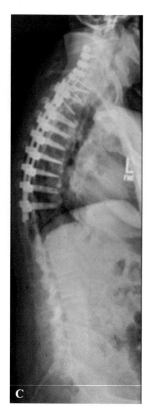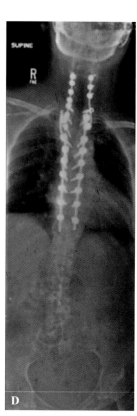

▲ 图 52-5　该患者曾行颈椎融合术，以及行 $T_4 \sim T_{10}$ 节段椎板切除减压和小关节切除、椎弓根钉内固定融合术，内固定装置与先前的装置连接。骨化韧带侵及硬膜时须使用硬膜补片。术前（**A** 和 **B**）和术后（**C** 和 **D**）36 英寸站立位 **X** 线片显示最终的结构并脊柱整体的序列维持

　　由于 OYL 可发生在多个节段，或者与 OPLL 一起出现，因此有时可能很难确定哪个节段导致患者的症状。Sato 分类法是基于 CT 的韧带骨化进展评价体系：①侧方型，仅涉及韧带的囊状部分；②扩展型，骨化扩展到层间部分；③肥大型，骨化的扩大和前内侧增厚；④融合型，在中线的双侧融合；⑤结节型，融合骨化块的前部生长[36]。有必要评价所有影像学和与症状相关的检查结果，以定位引起症状的节段。CT 和 MRI 用于确定管腔狭窄的程度，并已在一些研究中用于预测手术疗效[25, 37, 38]。

　　当存在 OYL 时，硬膜可能会骨化，而 OYL 和硬膜会融合成一个骨化块。据报道，在 OYL 患者中，硬膜同时发生骨化的比例高达 43%[39]。这会增加手术难度和脊髓损伤或脑脊液漏的风险。术前检查可帮助外科医生对这些病例进行手术时，为可能的硬膜成形术做好准备。一些 CT

影像学表现与硬脑膜骨化有关。"轨道征"是由高密度 OYL 通过低密度空间分隔的高密度骨化硬膜。"逗号征"是指骨化硬膜和 OYL 融合形成"逗号"的头部，而尾巴则是骨化延伸到外侧或腹侧的硬膜延伸。"桥征"是指骨化的硬膜在双侧 OYL 之间形成桥梁[39, 40]。图 52-6 和图 52-7 为 OYL 引起脊髓病的病例。

手术治疗

　　由于 OYL 是一种进行性疾病，一旦患者出现症状，就需要进行手术减压，因为保守治疗的效果不佳。通过椎板切除术和 OYL 整块切除进行后路减压是最有效的治疗方法[25, 26, 29, 34]。胸椎椎板切除术后继发的脊柱后凸畸形常引起人们的关注，因为脊柱后凸畸形会导致神经功能恶化或局部背痛。Aizawa 等在对 58 例接受胸椎 OYL 治疗的患者进行的长期回顾性研究中发现，术后患者出现较轻进展的后凸畸形（< 2°），并

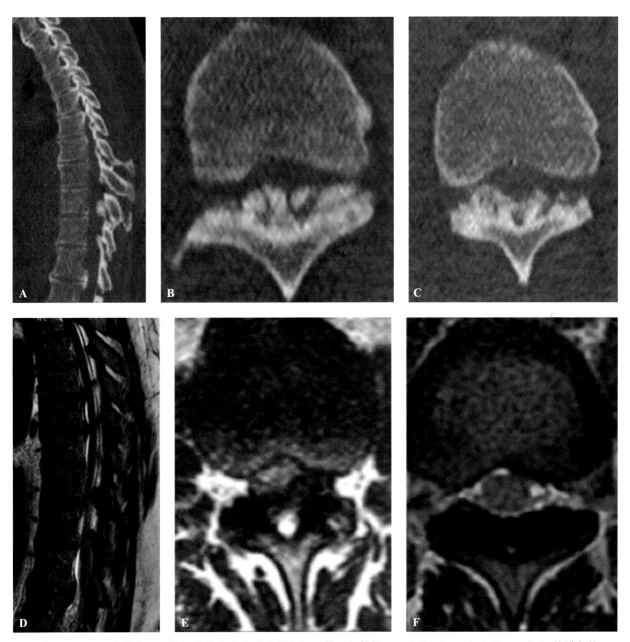

▲ 图 52-6　58 岁的女性，伴加重的步态共济失调和尿失禁。矢状位 CT（A）及 T_{10}（B）和 T_{11}（C）的横断位 CT 显示黄韧带骨化（桥征），引起椎管狭窄。矢状位 MRI（D）及横断位 T_{10}（E）和 T_{11}（F）显示胸脊髓受压伴随信号变化

且没有患者需要额外的治疗[41]。此外，已有相关研究报道用于减压和去除 OYL 的微创方法。这些方法可以使脊髓充分减压，同时减少组织和韧带的破坏，从而降低术后节段不稳定的风险[42]。如果术前影像检查发现节段不稳定、术中出现节段不稳定或 OYL 需要通过整个颈胸或胸腰椎交界处进行减压，则可以行节段融合伴

减压术。

尽管胸脊髓进行了足够的减压，但是 OYL 的手术治疗并不总是令人满意的。几项研究调查了可能影响 OYL 脊髓病患者手术治疗效果的因素，发现较长的病程、多节段 OYL 及术前髓内信号异常通常与预后不良相关[25, 26, 34, 36, 37, 43]。

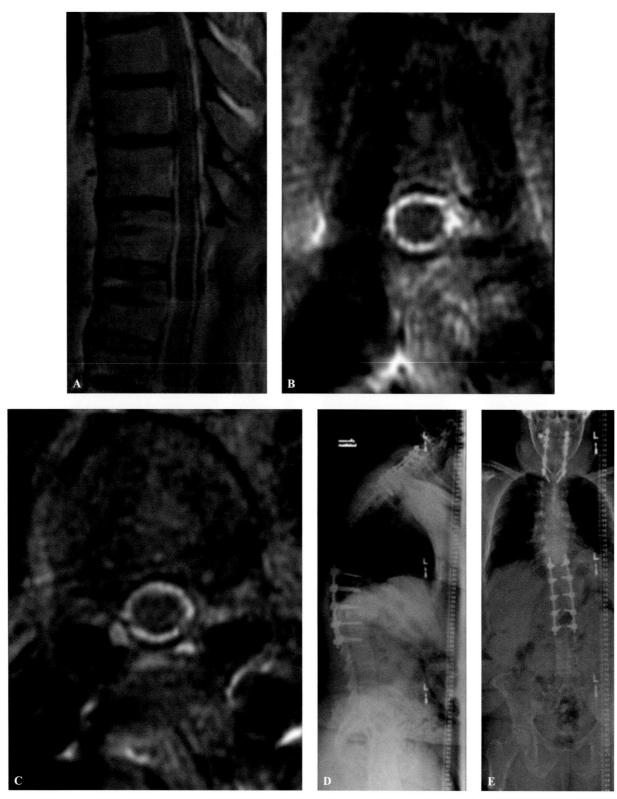

▲ 图 52-7　该患者接受了 T_{10}～T_{11} 椎板切除和小关节切除术，以切除骨化的黄韧带并行 T_{10}～L_2 椎弓根螺钉内固定术。该手术同时治疗了患者 OYL 造成的腰椎狭窄症。矢状位 MRI（A）以及 T_{10}（B）和 T_{11}（C）的横断位图像显示了胸脊髓的减压效果。术后 36 英寸站立位 X 线片（D 和 E）显示最终结构

三、结论

　　胸脊髓病是由胸脊髓受压引起，可导致严重进行性的神经系统损伤。它比颈脊髓病少见，并且是由多种病理变化引起的。胸椎的独特解剖结构及其生理特征使脊髓容易受到腹侧和背侧压迫。一旦患者发展为胸脊髓病，就需要进行手术干预。根据患者的特征、病理部位、受压程度和外科医生的经验，可以采用多种手术方法进行治疗。

第 53 章

腰椎间盘置换现状：概念 / 设计策略 / 适应证 / 禁忌证 / 并发症

Current State of Lumbar Total Disc Replacement: Concepts/Design Strategy/Indications/ Contraindications/Complications

James J. Yue　Brandon Lawrence　Fred Mo　著

桑宏勋　赵仁礼　译

一、概念

约 70% 的北美人一生中至少会经历一次临床上严重的腰背痛[1]。仅在美国，每年的医疗费用超过 340 亿美元，这还不包括因工作效率下降和工资损失导致的额外约 160 亿美元费用[2]。幸运的是，大多数患者都可经非手术疗法来缓解他们的疼痛。然而，仍有一部分人在经全程正规非手术治疗后症状仍没有好转，而需要手术干预，以期来缓解他们的疼痛和改善病残状态。

椎间盘纤维环和（或）髓核的破坏可能导致顽固性和致残性腰痛。这种类型的疼痛通常被称为椎间盘源性腰痛。椎间盘的破坏已被证明会影响脊椎后柱的生物力学和功能学行为[3]。这种混合功能障碍通常被称为腰椎病或退行性椎间盘疾病（degenerative disc disease，DDD）。

对于非手术治疗无效的 DDD 患者，传统的"金标准"手术方案是腰椎椎间融合术。临床成功率为 60%～90%[4, 5]。但是融合手术的并发症，如植骨供区疼痛、持续性腰痛、假关节形成和邻近节段椎间盘退变等，促使脊柱外科医生寻求脊柱融合术的替代方案[6-8]。人工椎间盘置换术逐步成为治疗 DDD 的替代方案[9, 10]。

随着技术的进步，其他关节退行性疾病，如髋关节或膝关节病不再考虑初次融合治疗。相反，进行关节置换术是为了保留关节的运动并消除疼痛。研究文献表明在髋关节退行性变中，关节融合术会导致相邻的活动节段，即同侧膝关节和下腰部并发症的上升[11, 12]。

由于对 DDD 脊柱融合术结果的不满、与 DDD 脊柱融合术相关的并发症增多、植入物技术的进步，以及对腰椎间盘退变病程和腰椎生物力学的更好理解，促进了脊柱外科医生们进行全椎间盘置换术（TDR）治疗 DDD 病患。

二、设计策略

腰椎的多平面运动是由骨、关节、结缔组织和肌肉组成的复杂系统呈现的，这些系统构成了一个脊柱功能单位（functional spinal unit，FSU）。FSU 由两个相邻的椎体及椎体之间的软组织（椎间盘及韧带）组成。腰椎节段性运动是一种复杂的二元性运动。每个单独的节段必须能够提供稳定性，以便在活动过程中足够坚强地支撑骨骼、保护神经元，同时还必须具有灵活性，以便提供活动性能。由于 FSU 的复杂性，为了设计仿生假体，任何植入物设计者都有责任对腰椎的解剖学和生物力学特性有一个透彻的了解。

椎间盘不仅被认为是主要的稳定结构和运动的约束结构，同时它也要承受轴向压缩应力，并能承受侧弯和屈伸过程中的压缩 / 剪切力[13]。在腰椎，后方小关节抵抗旋转，允许平移和弯曲[14]。小关节也被证明可承受高达 16% 的压缩应力[15]。在生理运动中，每个 FSU 可平移 2～4mm 从而改变腰椎的瞬时旋转轴。当考虑到所有的这些因素时就不难理解在很年轻的时候腰椎的正常退变过程就开始了。

椎间盘包括由 I 型胶原组成的外纤维环，以及由 II 型胶原和蛋白多糖组成的含水 90% 的内环，即亲水性髓核。30 岁时，内环开始失去亲水性，椎间盘体积缩小。这些与年龄相关的变化在腰椎 T_2 加权磁共振成像（MRI）扫描中变得明显，被称为"黑椎间盘病变"。随着内环的体积缩小，载荷转移到外环，并造成外环的减弱和（或）撕裂，导致椎间盘突出和脱水。随着椎间盘的进一步退变，椎间盘高度丢失，终板变得不规则，骨赘形成，椎间盘硬化。显然，椎间盘退变改变了正常的生理运动，增加了 FSU 的不稳定性，并可进一步引起腰椎滑脱。此外，椎间盘突出、神经根管狭窄和椎管狭窄可能会对神经结构造成损害[16]。如果椎间盘退变继续发展，炎症、肥大和后部结构的钙化最终将导致节段运动减少。

处理 DDD 患者时的困难之一在于并不是所有的患者都有疼痛症状，椎间盘退变的影像证据通常存在于无症状的个体中[17]。另一个困难是临床患者具有多个节段的 DDD 且 T_2 加权 MRI 图像上的信号降低。确定哪个节段是引起疼痛的原因可能是手术效果成败的关键，在这种情况下，椎间盘造影术可能会有所帮助。尽管我们尽最大努力来定位疼痛发生的节段，但仍然有一定比例的不理想结果。这些失败的原因可能源于椎间盘的神经支配模式。髓核和纤维环内环是没有神经支配的，但纤维环外环、后纵韧带和终板由窦椎神经的分支支配。窦椎神经的分支可能上升或下降两个节段，导致疼痛难以定位。研究还表明，这种神经支配的密度随着椎间盘退变而增加，不同的神经支配密度可以解释患者所描述的广泛疼痛。

理想的腰椎间盘置换术（total disc replacement, TDR）需要保留正常椎间盘的作用。TDR 必须恢复运动，有能力传递和吸收载荷，并允许平移以适应旋转轴的变化。从解剖学上讲，理想的 TDR 还应该恢复椎间盘高度、椎间孔高度和矢状位排序。此外，该椎间盘应该是组配式的，并有许多种尺寸（宽度和高度）及不同的植入角度，以便可以进行个性化定制。该装置还必须经久耐用、生物相容，并且设计成可长期稳定地固定在骨骼上（表 53-1）。最后，理想的器械设计应该是安全的和容易置入的。

表 53-1 理想全椎间盘置换术的特点

- 能恢复正常生理运动
- 传递和吸收负荷
- 允许平移
- 能恢复椎间盘和椎间孔高度
- 组配式设计
- 允许骨长入的稳定装置
- 生物相容性
- 经久耐用

为恢复和维持正常的生理运动，在设计理想的人工腰椎间盘时，TDR 必须考虑所有这些解剖学、生物力学和临床因素。如果能够实现，椎间盘退化进程可能会减慢，邻近节段的退化可能会减轻。必须对患者进性严格仔细的评估并清楚地定位他们的疼痛节段后再行手术，以保证全椎间盘置换术的成功。

三、适应证

腰椎间盘置换术适用于长期非手术 / 保守治疗失败的严重椎间盘源性腰痛患者。保守治疗方式包括物理治疗、药物治疗、活动调整、腰背训练、腰骶稳定治疗、矫形器治疗、脊柱注射、针灸和脊椎推拿等。适应证的选择仍然是决定手术效果的重要因素。腰椎 TDR 的适应证包括视觉模拟评分（VAS）> 4 分和 Oswestry 评分> 40% 的男性或女性，年龄 18—60 岁，以及通过 CT、MRI 和（或）椎间盘造影有客观证据证明症状性 DDD 或腰椎病存在（表 53-2）。

表 53-2　腰椎全椎间盘置换术的纳入标准

- 长期非手术治疗失败的严重椎间盘源性腰痛
- VAS 评分> 4 分，Oswestry 评分> 40% 的男性或女性
- 年龄在 18—60 岁（最好在 50 岁以下）
- 必须有症状性 DDD 或腰椎病的客观证据

此外，有症状的 DDD 患者可能有以下一种或多种特征性影像学表现：真空椎间盘征、高密度信号区（HIZ）、Modic 改变、包含型髓核突出、无小关节退变改变、椎间盘高度降低和（或）纤维环的瘢痕 / 增厚表现（图 53-1）。

目前，TDR 的扩展适应证仍在探索中，越来越多的文献报道了椎间盘置换的扩展适应证。这些包括多节段病例、退变性脊柱侧弯、既往融合后残留的节段间不稳，以及退行性腰椎滑脱（Ⅰ度和Ⅱ度）（图 53-2 和图 53-3）。然而，需要进一步的研究来确定这些扩展适应证的有效性[18, 19]。

四、禁忌证

腰椎 TDR 有许多禁忌证。患者以前存在的退行性疾病，如脊椎滑脱、峡部裂、后柱结构疾病（小关节炎或以前有小关节切除）、中央或侧隐窝狭窄及固定畸形都是禁忌证的例子。应仔细筛查腰椎骶化或骶椎腰化的脊柱节段与髂嵴之间

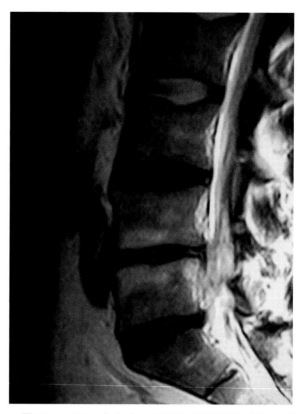

▲ 图 53-1　同一患者在 3 个不同节段发生病变，即 $L_3 \sim L_4$ 节段椎间盘老化，$L_4 \sim L_5$ 节段椎间盘高度丧失伴终板 Modic 改变，$L_5 \sim S_1$ 节段髓核突出。这三种不同的病变均为全椎间盘置换术的适应证

的假关节（图 53-4）。在小关节继发改变之前，椎间盘退变患者的人工椎间盘置换术效果最佳，否则小关节退变过程的进展会导致不稳定，并可能导致疼痛的不完全解决。术前评估过程中，MRI、CT（含或不含椎间盘造影）和站立位 X 线动力位片是必需的。

任何类型的慢性感染、免疫缺陷综合征、憩室炎、盆腔炎、单侧肾脏、脊柱侧弯（> 10°）、骨质疏松（T 评分< -1.0）或髓核突出伴神经根压迫需要后路减压均是禁忌证（表 53-3）。相对禁忌证，如肥胖和精神病理学，因患者而异。不幸的是，许多 DDD 患者至少有一个这些禁忌证因素存在[20]。

（一）查体

在直立位置，应确定患者的疼痛在中立位或

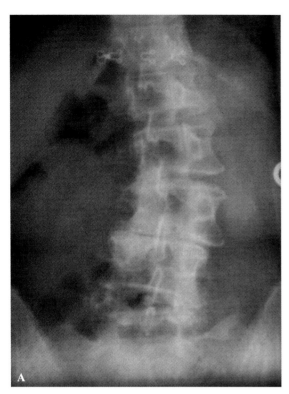
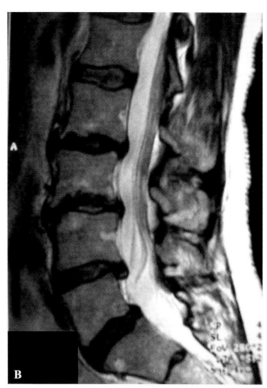

▲ 图 53-2　46 岁女性患者的多节段退行性椎间盘病的术前影像（A 和 B）

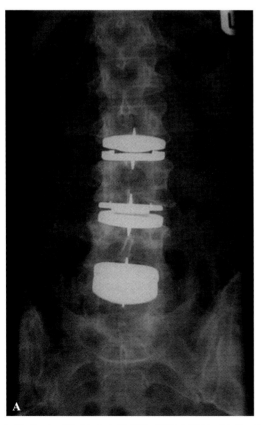
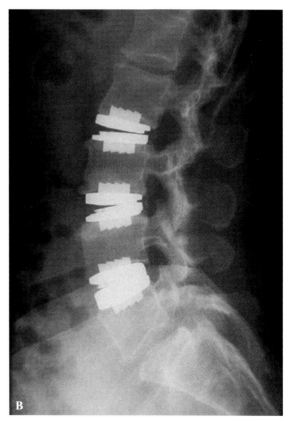

▲ 图 53-3　图 53-2 中患者的术后 X 线片（A 和 B）。注意在可见椎间盘高度恢复的情况下冠状位序列的矫正

表 53-3　禁忌证

- 脊柱滑脱
- 腰椎峡部裂
- 后柱结构性疾病（小关节关节炎或既往小关节切除术后）
- 中央或侧隐窝狭窄
- 固定畸形
- 感染
- 骨质疏松
- 髓核脱出且神经根压迫

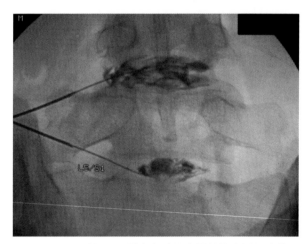

▲ 图 53-4　位于 L₅ 横突与髂骶交界处的右侧假关节

屈曲位，观察患者走路、站立和坐着的情况。应进行全面的神经学检查，包括反射、感觉和运动检查。应评估患者是否有脊髓受压和神经张力体征（直腿试验）。患者也应该在侧弯和伸展的位置进行检查。应该鼓励患者达到体重指数低于 30～33 的水平。

（二）影像学分析

术前影像学检查包括站立位 X 线动力位片、MRI、CT 和椎间盘造影，以及对 40 岁以上的女性患者、50 岁以上的男性患者和所有吸烟者的骨密度评估。应评估关节突小关节病、峡部缺损，评估腰化或骶化节段和髂嵴的假关节。应使用椎体终板 Yue Bertagnoli（VEYBR）分类法评估终板的凹凸性和其他不规则性（图 53-5）。为了优化合适的植入位置，并考虑到最大限度的骨长入，对终板形态的评估是术前计划的一个重要方面。如 VEYBR 分类所述，Ⅱ型终板需要终板轮廓适

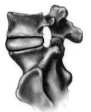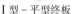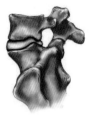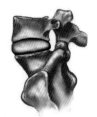

Ⅰ型－平型终板　　Ⅱ型－钩状终板　　Ⅲ型－凹陷形终板

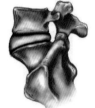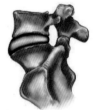

Ⅳ型－凸形终板　　Ⅴ型－复合型终板

▲ 图 53-5　Yue Bertagnoli（VEYBR）终板分类

合放置人工椎间盘。Ⅲ型凹陷形终板更适合非龙骨型假体，而Ⅳ型凸形终板更适合龙骨型假体。

曾做过腹部手术的患者应由相关医生进行评估。

患者应在手术前 32h 饮用两瓶柠檬酸镁，并在手术前一天午夜后进行常规的围术期饮食限制。

（三）患者体位

将患者仰卧位置于可以透视成像的手术床上。手臂 90° 外展角度放置，或者如果合适，也可以放在胸部之上。腿该放置在中立位置或髋关节外展 45°（达·芬奇位置）（图 53-6）。透视屏放置在手术台的头端。

1. 手术入路

皮肤上的标记根据术中透视来定位。控制患者旋转，使棘突位于前后投影（AP）上两个椎弓根之间，透视机为 0°。最常采用腹膜后旁正中入路。L₅～S₁ 节段时，使用右侧入路，有两个原因：①根据血管解剖位置，从右侧进入 L₅～S₁ 椎间盘间隙更容易；②将来可能会在 L₄～L₅、L₃～L₄、L₂～L₃ 和 L₁～L₂ 进行左侧入路手术，方便其他外科医生可以通过原始解剖平面进行手术。由于下腔静脉位于右侧，L₅～S₁ 近端的所有节段均应从左侧

进入。另外，也可以采用经腹膜入路。应使用圆形环牵开器并仔细识别、保护和牵拉软组织结构。在进行 $L_4 \sim L_5$ TDR 时，应结扎腰升静脉（图 53-7）。

2. 椎间隙处理

在确定受影响的脊柱节段后，仔细进行中线标记，以确保脊椎节段居中。术中透视下双侧椎弓根与棘突的距离应相等，避免旋转。纤维环从正中切开，向两侧分离，并使用缝线将其牵开。这些纤维环瓣有助于保护周围的血管结构。使用终板刮匙小心地去除软骨终板，保留骨性终板。使用椎间隙撑开器进行适当撑开，测量椎间隙的

高度，侧位透视进行验证。进行中央和侧方减压，当需要进一步取出脱出的椎间盘碎片时，可能需要切除后纵韧带。

根据需要使用专用器械准备假体植入的相应终板。在闭合切口前拍摄最终的透视图。在手术结束时和住院期间评估血管状况。

3. 术后处理

适当的筋膜缝合和皮肤缝合。术后 8 周内限制患者腹部肌肉用力，以保护筋膜愈合。患者还应在手术后 24~48h 内静脉滴注抗生素。常规使用腿部顺序加压装置和皮下注射肝素预防深静脉血栓。鼓励患者在手术当天下床走动，但是 10 周内应避免跑步或举重超过 10 磅（约 4.5kg）。出院前应行 X 线检查。

五、并发症

腰椎 TDR 术后并发症可分为植入物相关和非植入物相关。植入物相关并发症可进一步分为外科医生相关或非外科医生相关。非外科医生相关的并发症包括下沉、磨损、植入物移位和部件失效。外科医生相关的植入物并发症包括植入物

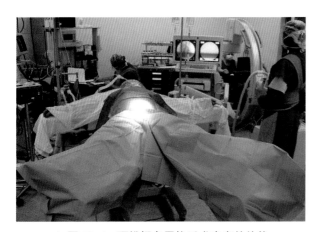

▲ 图 53-6　腰椎间盘置换手术患者的体位

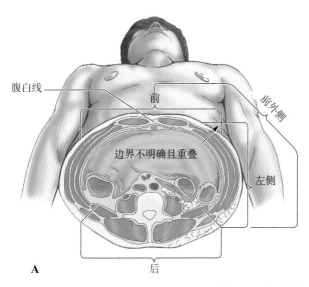

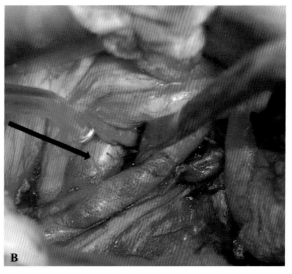

▲ 图 53-7　血管解剖位置与手术入路选择

A. 下腔静脉右侧位置示意图；B. 腰升静脉（箭）（经许可转载，引自 Moore KL, Dalley AF II. Clinical Oriented Anatomy. 4th ed. Baltimore, MD: Lippincott Williams & Wilkins; 1999.）

位置不当［冠状面和（或）矢状面］、椎体骨折、植入物向后突出，以及人工椎间盘假体活动度不足，导致假体脱出和（或）假体活动受限、下沉、终板准备不足、减压不充分、内脏和（或）血管

损伤、过度牵拉造成的直接或间接神经损伤，以及有解剖学禁忌证［如腰椎峡部缺损、骨质疏松、终板直径不足和（或）小关节病］的患者行 TDR。并发症的例子如图 53-8 至图 53-10 所示。

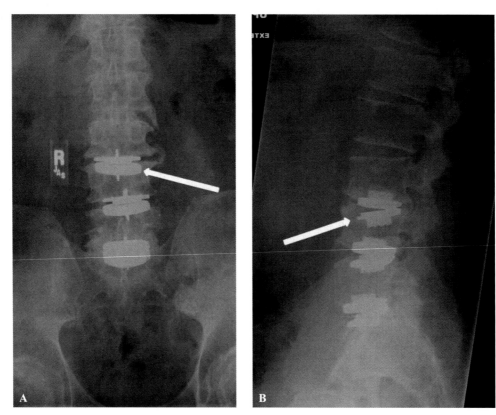

▲ 图 53-8　60 多岁患者行全椎间盘置换术（TDR）后的 X 线片（A 和 B），注意 L₃~L₄ 节段的下终板完整性丧失 (白箭)。同时注意 L₄~L₅ TDR 的偏心位置，假体的龙骨应位于中线，并与 AP 切面上相邻椎体的棘突相对应

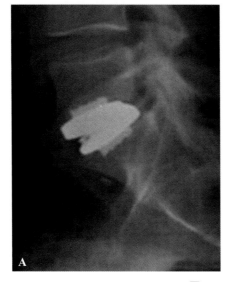 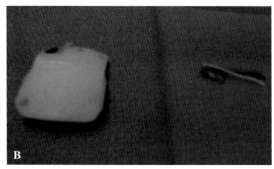

▲ 图 53-9　TDR 并发症示例
A. L₅~S₁ 全椎间盘置换侧位 X 线片；B. 上终板相对于下终板有前滑脱现象，表明聚乙烯髓核有可能失效

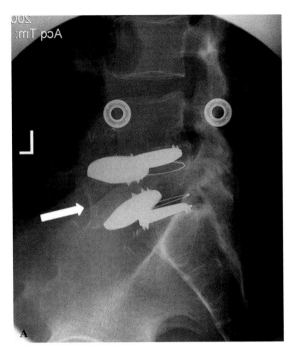
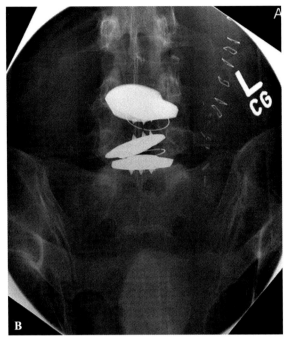

▲ 图 53-10　TDR 术后并发症示例。L_5 椎体骨折脱出，白箭示 L_5 椎体的前部
照片由医学博士 Dan Cohen 提供

　　TDR 术后持续性腰痛可称为"并发症"。然而，在大多数情况下，腰椎 TDR 术后的持续性腰痛通常可归因于患者选择不当或手术技术问题。此外，有不切实际期望或伴有心理社会问题的患者在腰椎 TDR 后可能会有不符合预期的结果。许多患者可能由于慢性疼痛和抑郁而产生后遗症，这可能会导致术后疼痛的加剧和放大。因此，仔细的术前患者选择极其重要[21]。

　　若存在未能识别的其他脊柱病变，如小关节退变、椎弓根峡部裂、脊椎肿瘤、关节炎或非脊柱相关的疾病引起的背痛（血管性的、泌尿外科相关、胃肠道相关、妇科相关的疼痛），TDR 术后可能不会缓解甚至加重患者症状。所以，必须进行准确的手术节段定位，以及术前仔细分析所有检查结果，以排除其他病理情况所导致的症状。对腰椎 TDR 手术患者进行全面的术前评估是非常必要的。单侧背痛患者应仔细筛查有无症状性小关节炎和（或）骶髂关节病或炎症性疾病。在大多数情况下，椎间盘源性下腰痛表现为双侧。应该鼓励体重指数 > 30 的患者实施减肥和

锻炼计划。

　　不良的手术技术可能导致术后持续性疼痛。椎间盘切除不完全可能会使疼痛产生的根源未能去除。在手术时，应识别并彻底切除突出的骨或椎间盘碎片。McAfee 等研究还表明，不恰当的植入物位置也可能导致不太理想的临床结果[22]。使用良好的手术技能正确地撑开、松解受影响的间隙。应仔细进行终板的准备工作。在某些情况下，植入物的大小可根据终板类型、大小和高度限制进行预选[23]。手术间隙显露应由对内脏、血管、神经和泌尿 / 妇科相关结构有经验的外科医生进行。

　　下沉可能是椎间盘置换术后的晚期并发症。假体的大小不当是一个主要的因素。任何年龄超过 40 岁的女性患者、超过 50 岁的男性患者和所有吸烟者都应该接受骨密度测量评估。Punt 等回顾 75 名有残留症状的患者，确定 24 个植入物假体尺寸过小[24]。假体移位也是假体大小不准确的次要原因。仔细的术前计划和外科医生的经验对于选择正确的假体大小以防止下沉和假体移位非常重要。

虽然运动保留装置的目的是预防或改善邻近节段病，但这一目标并不总是能实现。椎间盘置换后，相邻椎间盘退变和小关节退变可能进展。此外，在处理椎间隙或假体植入过程中，峡部等结构可能会受到医源性损伤，导致不稳定和症状恶化。手术的 TDR 节段缺乏活动度也被证明与相邻节段 DDD 的发生率增加有关[25]。

六、假体

腰椎间盘置换术可根据其运动学特性进行分类。从机械上讲，植入物可以根据假体内部有无前后运动进行分类（图 53-11）。以美国的 Mobi Disc（Zimmer-Biomet, Texas, USA）和德国的 Activ-L（Aesculap, Tutlingen, Germany）假体为例，它们的核心（聚乙烯）有控制 / 限制性前后平移运动，但可以同时有 / 或没有侧方的平移（图 53-12）。ProDisc-L（Paradigm Spine, New York, USA）假体具有固定的核心，没有核心平移运动（图 39-1）。LP-ESP（Fournitures Hospitalieres, Quimper, France）假体在半限制性运动学设计中结合了硅基黏弹性聚合物。M6 假体（Orthofix, Texas, USA）也在半限制性运动学设计中提供黏弹性聚合物。Freedom-L（Spine Frontier, Massachusetts, USA）和 Physio-L（K2M Stryker, INC Kalamazoo, MI, USA）假体是典型的弹性假体（图 53-13）。黏弹性内核允许增加压缩吸收性能。使用 XL-TDR（Nuvasive, Califomia, USA）和 Nubac（RTI/

Pioneer Surgical Technology, Florida, USA）假体是极外侧经腰大肌入路的设计，但目前尚未商业化[26]。由于脊柱平衡方面的因素，侧方入路的接受度有限。

七、循证结果

人工椎间盘置换术是目前研究最多的脊柱手术。虽然颈椎间盘置换已经被广泛接受。但存在一种误解，认为支持广泛采用腰椎 TDR 的数据

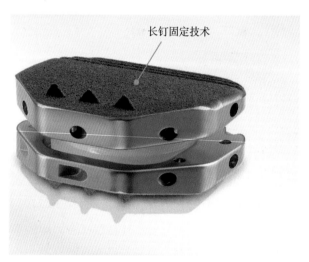

长钉固定技术

▲ 图 53-12 控制前后平移的假体示例，如 Activ-L 假体（Activ-L® 人工椎间盘，Aesculap Implant Systems, LLC, Center Valley, PA）
图片经许可引用

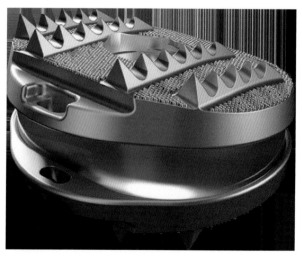

▲ 图 53-13 Freedom-L 假体［KICVentures（Axiomed, SpineFrontier），Massachusetts, USA］的弹性设计

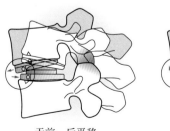 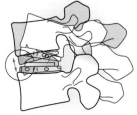

无前 - 后平移　　　　有核的前 - 后平移
▲ 图 53-11 控制核心前后平移对小关节撞击的影响

很少。然而，腰椎 TDR 已被广泛研究。多项美国食品药品管理局（FDA）审批的器械临床实验豁免（IDE）研究已发表 TDR 的远期疗效 [27-30]。此外，超过 7 项 Meta 分析研究的结果一致证明，腰椎 TDR 是安全有效的治疗腰椎 DDD 方法，与融合相比，在统计学上 TDR 组多项结果中的安全性和有效性均有显著提高 [31-37]。没有 Meta 分析数据推荐在 DDD 患者中使用融合术而不使用椎间盘置换术。

最近的一项 2015 年的 Meta 分析进一步显示，与融合术相比，腰椎 TDR 的临床成功率显著提高，麻醉镇痛药物的使用减少 [36]。此外，一项 Activ-L IDE 研究发现，接受腰椎 TDR 的患者中，98.5% 的患者在术后 5 年没有使用麻醉镇痛药物 [38]。相比之下，以前的随机对照试验（RCT）报道了融合术患者术后 5 年的麻醉镇痛药物使用率为 40%～62% [28, 39]。

几项典型的 Meta 分析显示，与腰椎融合术相比，接受 TDR 的患者的安全性相似或提高，这通常是通过总并发症、再手术率和邻近节段退变来衡量的 [31-36, 40, 41]。据报道，与 TDR 相比，融合的邻近节段退变（邻椎病）的发生是 TDR 的 5～6 倍 [40, 41]。最近，Hiratzka 等 [42] 进行了一项 Meta 分析研究，显示 TDR 5 年不良事件的相关风险比融合减少了 2 倍。

2017 年，Zigler 等 [37] 进行了一项关于安全性和有效性的 5 年随机对照试验 Meta 分析，数据基于 3 项 FDA IDE 研究和 1 项瑞典 RCT 研究。这个具有 1a 级证据水平的研究结果是首个报道 TDR 安全性和有效性结果的 5 年 Meta 分析。在任何情况下，融合都不优于 TDR。Meta 分析发现，TDR 在 3 个临床结果 (ODI 评分、再手术率、患者满意度) 上具有统计学意义的优势，第 4 个临床结果 (疼痛评分) 在数值上优于融合术。

八、总结

TDR 治疗腰椎间盘源性腰痛患者能否取得更好的效果取决于许多因素。准确诊断和利用保留运动技术的原则将提高手术疗效。彻底了解手术适应证和禁忌证对于临床疗效是否成功至关重要。同时应该进行站立动态体检和站立位动态 X 线影像。应该仔细评估单侧背部疼痛患者。作者建议所有考虑 TDR 手术的患者都要进行全面的术前影像学检查，以准确评估受累的腰椎脊柱功能单位。任何年龄超过 40 岁的女性患者、超过 50 岁的男性患者和所有吸烟者都应该接受骨密度测量评估。应与所有患者讨论合理的预期，并应向考虑任何保留运动技术的患者解释脊椎病的演化本质。脊柱外科医生和相关外科医生都必须接受适当的外科培训。

第
54
章

骶髂关节功能障碍
Sacroiliac Joint Dysfunction

Vinko Zlomislic　Steven R. Garfin　著

王　征　张建党　译

一、概述

骶髂关节功能障碍已逐渐被认为是一个可引起腰痛的棘手问题。腰痛仍然是医疗系统众所周知的重大负担，美国每年约有 1200 万人次因腰痛就诊。它仍然是工作年龄人口最大的残障来源，每年支出超过 800 亿美元 [1, 2]。据查，手术治疗腰痛的成功率波动在 35%～89%，提示腰痛的病因复杂、因素众多，通常不能确定病因。实际上，许多腰痛的病因可能并不来自腰背部。研究表明，骶髂关节病变可伴有或直接导致多达 20%～45% 的腰痛 [3-7]。骶髂关节常常独立地产生慢性疼痛、导致残障，通常被误诊为腰痛。因而，骶髂关节功能障碍日益被认为是一种独特的疾病状态，对整体健康效用状态的影响如同需要关节置换术的髋、膝退行性病变一样。

尽管如此，骶髂关节作为腰痛的重要来源常常被忽视和漏诊。漏诊骶髂关节功能障碍作为腰痛的起因或真正病因代价高昂。它导致误诊并可能施行错误的手术，进而导致治疗效果差及带来成本高昂的副作用。估计有 17% 的腰椎融合患者被误诊，多达 40% 的腰椎融合不能减轻疼痛和改善残障 [8]。正确识别和诊断骶髂关节功能障碍作为腰痛的病因对于许多脊柱外科医生来说是一种模式转变，需要增强临床意识及怀疑指数。这要基于了解相关的解剖学、生物力学和包括骶髂关节疼痛的临床表现，然后才能正确诊断。本章全面回顾骶髂关节病理学、概述临床诊断标准，并总结当前治疗慢性骶髂关节疼痛和功能障碍的外科治疗方法和技术。

二、骶髂关节功能障碍和腰痛

腰痛的成功治疗取决于正确诊断，然后合理地治疗疼痛源。研究表明，腰痛的原因可能不仅限于腰椎，也可能是髋关节或骶髂关节病变的一种表现。Bernard 等 [4] 系统回顾了 1200 多个病例，发现 44% 的腰痛患者的临床表现与较少诊断的骶髂关节和后部小关节综合征等的诊断相符。另外 33% 的患者除腰椎狭窄或腰椎滑脱外还具有骶髂关节症状。进一步的研究表明，因腰痛而到脊柱门诊就诊的患者中，只有 65% 的患者疼痛单独起源于脊柱；多达 25% 的患者的疼痛某种程度地涉及骶髂关节 [6, 7]。

骶髂关节的退变率在脊柱融合的腰痛亚组患者中甚至更高。器械固定腰椎或腰骶区融合适用于多种指征，邻近节段疾病这种现象已在文献中得到充分记录。这也见于腰椎和腰骶融合后的骶髂关节。Ha 等 [5] 证实后路脊柱融合患者的骶髂关节的退变率在随访 5 年时比年龄匹配的对照组几乎多了一倍。Ivanov 等 [9] 使用有限元分析模拟了腰椎融合术对跨骶髂关节的传递力量的影响。他们表明，腰骶融合后沿关节表面的角运动和压力增加。Ivanov 等 [9] 的前瞻性队列研究表明三个节段的腰椎融合，即使不延伸融合到骶骨，也可导致高达 30% 的骶髂关节退变率。这表明腰骶脊柱与骨盆之间通过骶髂关节存在活跃的生物力学联系。

三、解剖与生物力学

骶髂关节是人体最大的轴向关节，平均表面积约为 17.5cm^2 [10-12]。它代表了骨盆和腰椎之间复杂的骨、韧带连接。因为它引起的腰痛在历史上认识不足，了解骶髂关节的解剖、结构和生物力学特性对于诊断骶髂关节功能障碍和提供合适的治疗流程至关重要。

骶髂关节是由骶骨和髂骨相关节而成。骶骨由五个椎骨节段组成，被认为是骨盆的基石。通过与髂骨交错的对称的沟和嵴，它为把力从脊柱轴传达到骨盆提供了基座，这也限制了包括剪应力的运动。骶骨的基部参与骶髂关节的形成，通常在上部三个节段 S_1、S_2 和 S_3。已经注意到一些性别差异，在某些情况下，女性 S_3 节段不参与骶髂关节的构成。

骶髂关节终身经历明显的形态变化。随着耳状或 C 形关节的形成，骶髂关节的发育在成年早期完成，而此耳状或 C 形关节的最终解剖方向本质上是可变的（图 54-1）。正如 Von Luschka 在 1864 年所描述的，骶髂关节是真正的滑膜关节，尽管超过 70% 的表面积由关节囊和韧带结构组成。但是，与大多数双侧骨表面含有透明关节软骨的滑膜关节不同，骶髂关节在其关节表面的成分独特。骶骨表面衬有一层预期的厚厚透明软骨，而髂骨面却是一层薄薄的纤维软骨。这种表面不匹配可能导致骶髂关节具有退变的倾向 [13]。

这提示髂骨侧关节软骨的裂痕可比骶骨侧更容易受到压应力，导致更快地退变和骨赘穿入。这似乎与临床观察到的关节退变倾向相一致，髂骨侧首先发生退变，然后是骶骨侧关节退变 [14, 15]。

除了骶骨和髂骨之间固有的骨性结构，复杂的关节囊和韧带结构网进一步增强了骶髂关节的结构稳定性和机械性能。骶髂关节囊主要位于腹侧或关节的前 1/3，并有明显的滑膜。外囊成分和薄薄的前骶髂韧带汇合入髂腰韧带。

骶髂关节后面没有滑膜，但是有一个功能性关节囊，该关节囊由骶髂骨间韧带及后骶髂韧带形成的强大后张力带直接进一步加强。除骶结节韧带和骶棘韧带，汇入的后方韧带网实质性地增强了后骶髂关节张力带的结构完整性，并在骶髂关节的多向稳定性中起主要作用（图 54-1）。

臀大肌、臀中肌、竖脊肌、股二头肌、腰大肌和梨状肌及腰肌筋膜等动态结构为骶髂关节提供了额外的支持 [11]。这些结构允许局部肌肉力量间接传递到骶髂关节，在许多情况下扩张汇入后骶髂韧带结构。由于跨骶髂关节的肌肉和韧带连接的复杂性和广泛性，相对于髂骨的骶骨运动也可影响腰骶交界区的运动。骨盆或腰椎区域的解剖和功能变化可能相互影响，因而使骶髂关节功能障碍患者的临床表现更为广泛。

作为骨盆的基石，骶骨在将负荷从下肢和骨盆转移到腰椎和轴向骨骼中极其关键。来自上肢和椎体的力通过骶髂关节同样施加到骨盆。骶髂关节受压强度比腰椎强 6 倍，但轴向强度只有 1/20，承受剪切力的能力只有一半。骶髂关节常常被误解为是静止的，但是，目前的研究支持腰椎骨盆轴通过骶髂关节可以进行有限的活动。关节力学的这种动态本质是骶髂关节稳定的必要组成部分，以利于充分高效地传递力。

骶髂关节运动围绕所有三个轴发生，称为章动（nutation）和反章动（counternutation）。章动包括骶骨向前旋转，髂骨相对于骶骨向后旋转。

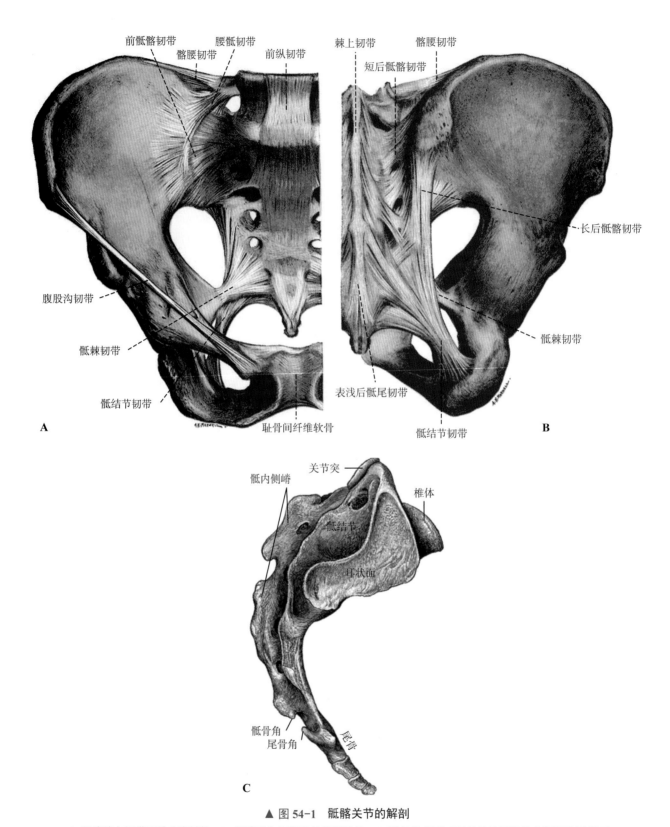

▲ 图 54-1　骶髂关节的解剖

A. 骶髂前方韧带和关节囊结构；B. 骶髂后方韧带和关节囊结构；C. 骶骨关节面正面观显示骶髂关节的骶骨耳状面

反章动是指骶骨向后旋转，结果呈现髂骨相对于骶骨向前旋转（图 54-2）。骶髂关节运动范围很小，通常很难测量，但旋转平均小于 4°。骶髂关节的章动和反章动也分别与髂骨的内、外位移有关，通常平均为 1.5mm。章动对于骨盆能够承受更多的负荷至关重要；它有助于收紧大部分骶髂关节韧带，导致髂骨向内移动并增加了跨骶髂关节的压缩力，从而控制剪切力，并利于关节稳定[16]。

John Hilton 在 1860—1862 年的一系列文章中报道了跨关节的神经进一步支配作用于该关节的肌肉，也支配该关节[17]。骶髂关节神经支配的复杂性和模糊性部分是基于希尔顿法则。各种大体解剖、组织学和免疫组化研究表明骶髂关节存在高度的神经支配，存在多重的伤害感受器和机械感受器[18]。滑膜和关节囊含有感受疼痛和温度的无髓神经末梢。关节后部的神经支配起自 L_4～S_3 的背根支或独立起于 L_3 和 S_4 神经根[19, 20]。关节前部也具有类似的显著变异性，接受从 L_2～S_2 神经根的腹支的支配[10]。

骶髂关节周围的相关解剖可能进一步参与疼痛分布，了解这些结构对于制订操作性干预计划至关重要。腹侧的骶髂关节囊及其表面韧带与腰骶干和闭孔神经束紧密相临。腰大肌紧贴骶髂关节前面，L_5 神经根的腹侧支和腰骶丛在距离骨盆缘约 2cm 处穿过骶髂关节的头侧部分[21]。L_5 神经根然后沿着骶翼前表面走行。S_1 神经根的腹支越过骶髂关节尾部，接近关节的下部。解剖学研究表明骶髂关节囊结构可能存在缺陷，外溢的对比剂在骶髂关节的腹侧和背侧均可观察到。这些发现表明神经成分周围的渗漏的关节内容物也可导致骶髂关节功能障碍的临床表现广泛多样。

四、病理学和病理力学

骶髂关节损伤的原因很多，很多是自限性的，可自行缓解；然而，通常有些病因本质上是反复性的或者持续存在，导致周期性疼痛和慢性骶髂关节功能障碍。骶髂关节病变可导致永久性结构改变，包括关节囊、韧带或骨完整性的改变，从而导致关节的力学和稳定性受损。这样，即使是急性损伤或创伤也可导致骶髂关节的永久性破坏，疼痛加剧和残障加重。骶髂关节疼痛可

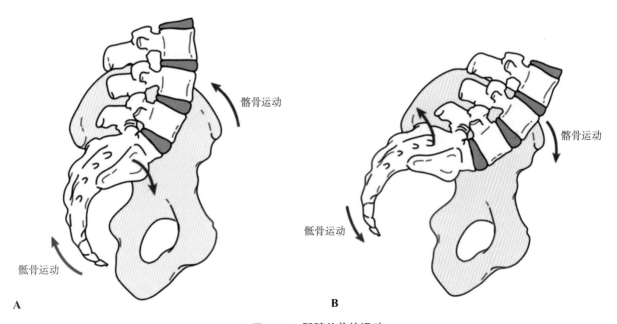

A　　　　　　　　　　　　　　　　**B**

▲ 图 54-2　骶髂关节的运动

A. 章动表示骶骨向前旋转，髂骨相对于骶骨向后旋转；B. 反章动是指骶骨向后旋转，结果呈现髂骨相对于骶骨向前旋转

进一步分为关节外或关节内来源。

　　骶髂关节痛的关节外病因更为常见，通常包括韧带损伤、骨折或肌筋膜动力链的破坏。从生物力学的角度来看，鉴于骶髂关节易受扭力和压缩力的影响，骶髂关节损伤的机制通常是轴向载荷联合突然旋转。Vanelderen 等[22] 评估了 54 例注射确诊的骶髂关节痛患者，发现外伤作为骶髂关节痛的原因占 44%，特发性占 35%，21% 是由于受到反复应力。最常见的创伤为机动车事故和跌倒。在年轻成人中，重大创伤导致骶髂关节破坏最常见，侧方压缩损伤更可能发展为晚期骶髂功能障碍[23]。运动损伤、长时间弯腰和提重物、反复负荷等累积性微创伤是另外常见的损伤机制，可导致进一步的韧带或关节囊损伤，成为更

常见但重要的骶髂关节疼痛来源。

　　关节内病变的常见原因包括感染、炎症和退行性关节炎。感染通常罕见，但可对骶髂关节结构和功能造成灾难性影响。最常见的感染微生物包括葡萄球菌、假单胞菌、隐球菌和分枝杆菌，在静脉吸毒、心内膜炎或创伤后疾病患者中应该重点关注感染[11]。退行性骶髂关节改变普遍存在，病程可达数十年。这些变化是重复性微损伤随时间的累积效应或可能由于先前的严重关节外伤导致的后果，最终发展为影像学上的关节硬化（图 54-3）。单侧或双侧骶髂关节炎是血清阴性和 HLA-B27 相关的脊椎关节病的早期症状，多见于强直性脊柱炎患者。炎症性脊椎关节病具有高度男性倾向，与 HLA-B27 的相关性支持其为免

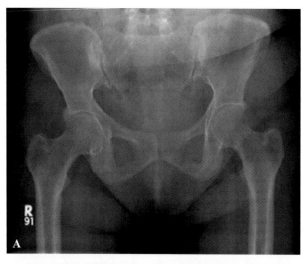

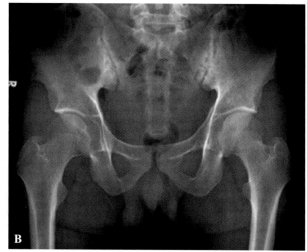

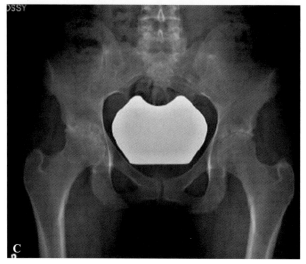

▲ 图 54-3　骶髂关节内退行性改变，可见致密硬化骨和骨赘（A）。骶髂关节内炎症性改变，双侧侵蚀性骶髂关节炎（B）。骶髂关节完全融合（C）

疫性疾病，其特征是 X 线片上显示明显的侵蚀性改变（图 54-3）。O'Shea 等 [24] 的最新研究前瞻性评估了原发性腰痛患者，发现在总共 100 例骶髂关节病变的患者中，24% 存在退变性改变，8%存在炎症性改变。女性发生骶髂关节退行性改变的可能性更高（68%），男性占了炎症性骶髂关节病变的大多数（63%）。

还有许多其他因素也可导致骶髂关节痛。增加骨盆的长期应力的风险因素包括步态异常、腿长差异、脊柱侧弯和某些长时间锻炼活动。已知怀孕妇女易患腰痛和骶髂关节痛，这是由于体重增加、脊柱前凸增加和分娩时机械创伤等的联合作用。另外，妊娠最后 3 个月期间雌激素和松弛素水平升高等激素变化可导致骶髂关节的活动性增加，使骶髂关节及其周围韧带易于受到额外的伤害，导致慢性疼痛和不稳定。已有证据表明腰椎融合也在增加骨盆应力中起一定作用，导致骶髂关节的生物力学和解剖学改变。直接的手术原因包括手术中造成的骶髂关节周围肌筋膜和韧带复合体的破坏，以及取骨过度可能破坏了骶髂关节。代谢性疾病如焦磷酸钙晶体沉积疾病、痛风、甲状旁腺功能亢进和肾性骨营养不良可加重骶髂关节的早期炎症和退变变性 [11]。虽然原发性骶髂肿瘤罕见，但肿瘤骨盆转移的发生率仅次于脊柱转移，并且必须排除肿瘤作为腰痛、骨盆和骶髂关节痛的可能原因。

五、病史和查体

诊断骶髂关节功能障碍的主要挑战仍是骶髂关节作为疼痛源未被充分认识。这要求许多脊柱外科医生转变临床评估范式。像大多数肌肉骨骼疾病一样，骶髂关节痛和功能障碍的诊断很大程度上取决于全面地了解临床病史和体检。因为骶髂关节放射痛的位置多变多样，可与其他疾病包括腰部和髋部病变相重叠。在评估这些腰部和髋

部疾病的患者时，应同样牢记骶髂关节。

1. 临床病史

骶髂关节病变患者的主诉各异，有时甚至疼痛主诉都不一致。由于腰部和髋部的病变重叠，临床主诉经常包括下腰椎、腰骶区及臀部和髋部。患者经常将疼痛定位在 L_5 下方髂后上棘的偏心区域，疼痛常常放射到臀部，少数放射到腹股沟（图 54-4）。主诉也可包括放射性疼痛、麻木、刺痛和（或）L_5 和 S_1 神经根分布区感觉无力。假性膝上放射性疼痛相对常见，膝下放射性疼痛少见。肌肉无力常常继发于肌肉紧张，体检通常未见任何神经缺陷。骶髂关节的复杂神经支配及其相应的放射模式，以及关节囊缺损附近的神经结构联合提供了骶髂关节功能障碍患者出现假性放射神经痛的可能的解剖学基础 [25]。

患者其他主诉包括加重骶髂关节负荷的活动引起的疼痛，最常见的情况是坐于患侧、上下车、坐入和离开椅子时。在接受手术治疗的患者

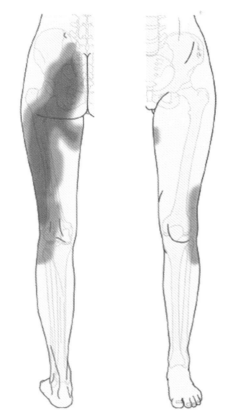

▲ 图 54-4　典型骶髂关节痛的放射模式图

的前瞻性研究中，患者常见的主诉还包括放射性腿痛、腹股沟痛、步行和爬楼梯时疼痛加剧。疼痛通常发生在步态站姿期、夜间翻身至患侧卧位。减轻受累骶髂关节负荷的活动通常可以减轻骶髂关节疼痛。尽管有这些发现，但是，病史的任何一个方面都不能明确诊断骶髂关节疼痛。

2. 查体

体格检查应包括完整的腰椎检查，包括神经系统评估。此外，常规的髋部检查对于评估髋关节活动范围、可能的撞击，以及评估滑囊炎或其他疾病至关重要。步态和单腿姿势也应该评估，包括 Trendelenburg 征和疼痛定位。然后，重点检查骶髂关节，应包括手法触诊腰椎和骶髂区域，在髂后上棘内、下方的背长韧带止点常可引出局部疼痛和压痛，这称为 Fortin 试验阳性[26]。对骶髂关节的进一步评估应该侧重于加大骶髂关节应力的诱发性体检操作（表 54-1）。如果这些试验能够诱发疼痛，视为阳性。多数试验的评估结果的可信度很高[27]。虽然没有一项试验是与骶髂关节痛完美相关的；但是，Meta 分析表明 3 种或 3 种以上阳性体检试验对骶髂关节病变具有较高的预测价值[28]。欧洲常用的另一项试验是主动直腿抬高试验（ASLR）。在这项检查中，患者仰卧，主动将腿抬离检查台 20cm。该试验通常在因骶髂关节造成围产期骨盆疼痛的女性患者中呈阳性[29]。在一项微创骶髂关节融合的研究中，ASLR 在骶髂关节融合的患者中得到改善，而在接受非手术治疗的患者中仍保持在基线水平[30]。

表 54-1　常用的增大骶髂关节应力的诱发性体检试验

试　验	描　述	示　例
分离试验［原文 traction（牵引），应为 distraction（分离），译者注］	患者仰卧，前臂放于腰部下面以支撑腰椎的自然前凸。双膝下垫枕。检查者的双手交叉放于患者的双髂前上棘的前内侧，缓慢而稳定地加压	
加压试验	患者面朝外侧卧，膝间垫枕。检查者从患者上侧的髂前上棘侧面（大转子前方）向下加压	
Faber 试验（Patrick 试验）	患者仰卧，检查者把患者同侧足交叉放于对侧大腿上。检查者用手在患者膝部稳定加压，加大髋关节的屈曲、外展和外旋活动。检查者的另一只手放于对侧髂前上棘以稳定骨盆	
股部冲击试验	患者仰卧，一侧髋屈曲 90°。检查者站在屈曲下肢的同侧。检查者通过股骨线快速推压或稳定加压，另一只手放于患者对侧髂前上棘以稳定骨盆	
Gaenslen 试验	患者仰卧，同侧小腿垂下检测台。要求患者抱住对侧膝部屈曲。检查者对同侧股部施加过伸力，对对侧膝部施加屈曲力。患者协助屈曲对侧髋关节。进行双侧检查	

六、影像学评估

与大多数其他肌肉骨骼疾病相反，影像学检查通常难以可靠地识别或诊断骶髂关节病变。用于诊断骶髂关节痛的影像学检查，尤其是 X 线片和断层成像，主要是为了排除其他髋部或脊椎疾病、炎症性骶髂关节病。影像学被认为是诊断自身免疫性骶髂关节炎的重要部分，是骶髂关节炎纽约诊断标准的一部分[31]。MRI 能否早期发现自身免疫性疾病仍存争议[32]。但是，在常见的怀疑因骨关节炎或关节破坏（例如创伤或怀孕相关）引起的骶髂关节痛和功能障碍的情况下，影像学检查，包括 X 线片和核素扫描，尚未发现有作用[33]。退行性改变或骨关节炎（硬化、骨赘、真空现象、软骨下囊肿）征象无论在伴或不伴骶髂关节痛的患者中都很常见[34]。虽然提示骨关节炎的临床表现据报道在疑似骶髂关节痛患者中比年龄匹配的对照组中更为常见，但 CT 表现的敏感性和特异性均低[35]。在这方面，没有发现 CT 可

诊断骶髂关节痛。虽然并非必要，但 CT 扫描可用于术前规划，尤其是为了了解是否存在骶骨畸形解剖结构。有时需要磁共振排除其他脊柱和神经系统源性疼痛疾病，在某些情况下，MRI 可评估是否存在髋部或髋关节唇部病变。尽管 MRI 可增强观察骶髂关节炎早期的软骨溶解或炎症性关节改变，但目前尚无证据支持将其作为骶髂关节疼痛的筛查或诊断工具。

七、诊断性注射

诊断骶髂关节痛的"金标准"通常是透视或 CT 引导下的诊断性阻滞所达到的疼痛缓解来确定的（图 54-5）。根据目前的指南，为了确定骶髂关节作为可能的疼痛源，疼痛减轻应超过基线的 75%。如果疼痛减轻 50%～75%，通常进行再次注射以确认获得同等效果。骶髂关节注射必须在影像学引导下进行，确认在骶髂复合体的前、下 2/3 进入关节内[12]。可透视确认关节内的对比

骶髂关节

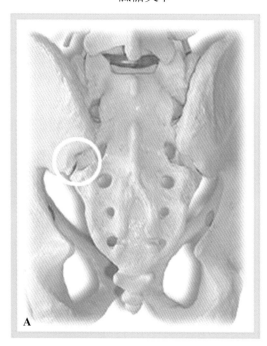
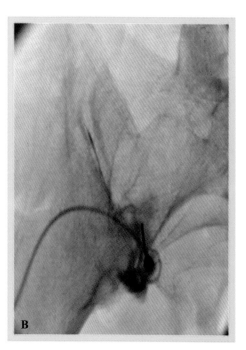

▲ 图 54-5　骶髂关节痛的诊断性注射
A. 图示骶髂关节注射的期望位置；B. 前后位透视影像显示骶髂关节成功注射后关节内对比剂扩散范围

剂，也可评估有无关节外渗。如果对比剂向下渗漏，则患者疼痛可能与坐骨神经刺激有关。对比剂和局部麻醉药的注射量通常为 1～2ml。即使有影像引导，多项研究也证明存在很多的假阳性和假阴性结果。假阳性结果可能是由于安慰剂效应、局部麻醉药渗入周围结构或聚集性放射痛模式。相反，假阴性结果可能是由于局部麻醉药未到达骶髂关节的症状区域，特别是最前部和头侧的区域。

在骶髂关节外进行阻滞，专注于麻醉骶神经根的外侧支，经常用来筛查可能对射频消融有反应的骶髂关节痛。有一项研究证实骶髂关节外阻滞多个深度都能缓解因骨间韧带和后骶髂韧带探查性损伤引起的疼痛，但不能缓解关节本身张开引起的疼痛[36]。该研究提示骶髂关节复合体至少受双重神经支配。

八、非手术治疗

治疗骶髂关节疼痛的非手术方法多种多样。保守疗法通常能成功地治疗骶髂关节急性损伤。但是，支持成功治疗慢性骶髂关节功能障碍的证据有限。阿片类药物和非甾体抗炎药（NSAID）等可用于控制急性疼痛。免疫调节药和蛋白酶抑制药等新型药物已成功地治疗炎症性脊柱关节炎。但是，没有内科治疗（临床对照试验）可靠地证明可以改变退变性骨关节炎或骶髂关节破坏导致的骶髂关节痛的病程。与其他慢性疼痛综合征一样，阿片类药物滥用仍然是一个重要问题。

对于非自身免疫性骶髂关节痛患者进行理疗通常是保守治疗的主要手段。治疗的目的是找出潜在的功能缺陷、改善灵活性并增强稳定躯干的肌肉，通常与直接关节按摩相结合，同时还要训练患者避免加剧症状的活动。在非手术治疗方法中，也有人介绍用骨盆带支具治疗骶髂关节功能障碍，但是缺乏高质量的证据来支持其有效性。

尽管一些试验表明使用手法治疗和稳定性锻炼有一些益处，但是评估理疗对骨关节炎性退变或骶髂关节功能障碍相关的骶髂关节痛的作用的证据有限[37-39]。理疗虽然是合理的非手术治疗选择，并且应该用作标准治疗流程的一部分，但其有效性的证据充其量轻微。

关节内和关节周围注射用于治疗骶髂关节痛，与麻醉药和类固醇缓解期的治疗作用有关。骶髂关节内注射在美国很是常见，但是缺乏高质量的证据支持。在一项关节周围类固醇注射的随机盲法试验中，因骶髂关节痛而引起的妊娠后骨盆疼痛的女性患者在 20mg 曲安西龙骶髂关节周围浸润（非关节内）后，在 4 周时与生理盐水安慰剂相比，其疼痛程度、残障、6min 步行测试和等距躯干伸肌测试都得到了改善[40]。来自芬兰的同一个小组的 2 项小样本随机盲法试验显示，与利多卡因注射相比，关节周围类固醇浸润 1 个月后骶髂关节症状明显改善[41, 42]。但是，显示关节周围类固醇浸润长期益处的高质量证据仍然有限。

射频消融通过骶髂关节去神经支配也可用于缓解疼痛。2 项高质量盲法试验显示射频消融后疼痛短期（1 个月或 3 个月）缓解[43, 44]。在这些试验中，患者是通过诊断性关节周围局麻阻滞来筛查的。一项随机试验的 12 个月随访结果显示疼痛略有缓解[45]。没有高质量的证据可以证明射频消融骶神经根的外侧支后疼痛能够长期得到缓解。经皮射频消融的主要缺点是无法解决关节的腹侧问题。此外，由于骶髂关节的神经支配复杂，许多在这些手术中被消融的神经也支配骶髂关节周围的其他结构，而那些实际支配骶髂关节的神经通常由于相对难以接近而得以保留，这可导致射频消融术后较高的骶髂关节疼痛复发率。

九、手术治疗适应证

在适当选择的患者中，如果保守治疗无效，

可考虑手术治疗，方法是关节融合。骶髂关节融合的目标是器械固定、急性稳定骶髂关节，长期骶髂关节稳定是依靠生物学融合。骶髂关节的稳定和融合可使脊柱 – 骨盆 – 髋关节复合体功能更为正常，有助于减轻疼痛和改善整体功能。

1. 传统开放手术

骶髂关节融合最早于 1908 年报道。Smith-Petersen 首先在 1921 描述了开放式关节固定融合术 [46, 47]。从此，多个病例系列证实使用传统开放手术技术在骶髂关节固定融合术取得了成功。然而，由于稳定骶髂关节的广泛的韧带和软组织网在追求骶髂关节融合时这些结构被牺牲掉，所以开放式手术技术存在广泛的病残。

骶髂关节可从前入路、后入路或侧方入路进入。前入路手术技术是采用标准的髂腹股沟入路，在腹外斜肌和臀肌筋膜之间分离出间隙，把髂肌从髂窝掀起，显露骶髂关节。然后刮除关节软骨面、植骨、钢板螺钉固定以实现融合（图 54-6A）。前入路确实地提供了更大的关节通路，尤其是在骶髂关节的前部和颅侧，并保留了主要的后方韧带稳定装置 [48, 49]。

尽管后入路提供到达骶髂关节表面的通路有限，但是后入路骶髂关节融合技术已有多种。后入路包括简单的骶骨背侧和邻近髂骨的表面植骨，然后进行石膏固定；为清除骶髂关节的部分后韧带并植骨，以及清除骶髂关节面并植骨，这时需要切取部分髂嵴 [50-53]。后入路骶髂关节融合的固定方式有多种，包括髂骶侧方螺钉固定、髂骶背侧螺钉结合跨骶髂关节棒固定、背侧钢板混合侧方螺钉固定 [54, 55]。

另外，可使用改良的 Smith-Petersen 途径从更侧方进入骶髂关节。这包括矩形或柱形切除髂骨和骶骨（穿过骶髂关节）、显露关节、去皮质和骶髂关节植骨。切取的矩形或柱形骨核原路植入，因此较厚的髂骨柱穿过骶髂关节可利于融合，辅助螺钉固定可有可无（图 54-6B）[48, 49]。

开放骶髂关节融合术的病残率与手术时间、失血量、住院时间、感染和假关节形成显著相关 [49]。另外，已经有关于开放式入路的许多并发症的报道，包括竖脊肌止点损伤、医源性神经根感觉支损伤、骶神经丛损伤和髂内血管损伤。尽管如此，鉴于有限手术技术的历史局限性，开放式入路手术技术仍然获得了良好的临床效果，放射学融合率接近 70%，但患者功能效果的改善不太可靠。总体而言，很大程度上是由于明显的手术并发症，只有 60% 的患者表示他们会选择再次

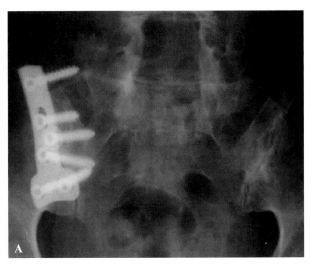
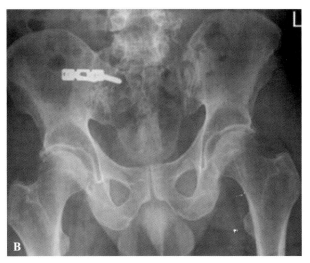

▲ 图 54-6　前后位骨盆 X 线片显示使用改良的 **Smith-Petersen** 方法并利用 **T** 形板实现骶髂关节的固定（**A**）。前后位骨盆 X 线片显示经髂腹股沟前入路使用三孔重建板固定骶髂关节（**B**）

手术。然而，随着微创方法的出现，对开放式骶髂关节融合的兴趣已经减弱，目前开放式技术主要用于急性创伤或者翻修手术[56]。

2. 微创手术

外科技术的最新发展和微创手术（MIS）技术的发展趋势已经允许开发一种微创融合方法。对于 MIS 骶髂关节融合，已经出现 3 种相似的手术方法。首先，内镜前路置入融合笼（cage）已有介绍[57]。然后，有 2 篇报道介绍了经背侧入路把融合笼置入骶髂关节的韧带部分。其中一篇报道使用的是做了适度改进的空心螺纹融合笼[57]。第二篇报道使用的是填充 rhBMP-2 的融合笼，其临床效果的改善率更佳[58]。截至 2016 年底，后入路放置的骶髂关节融合装置无一得到 FDA 批准。

MIS 骶髂关节融合最常用的技术是外侧经关节入路（S-I Bone，San Jose，CA，USA），部分源自改良的 Smith-Petersen 技术。在这种方法中，融合装置是在透视引导下或导航控制下从外到内横穿骶髂关节放置。微创骶髂关节融合是基于对骨盆的解剖结构的充分理解，包括骨质结构及神经、血管结构的位置。适当的影像（包括骨盆正位、入口位和出口位及 CT 扫描）在术前必须获得并仔细加以研究。影像应该反复阅读，并特别注意是否可能存在骶骨畸形，这可能会明显改变或减少植入物放置的安全区域。导航系统越来越多地被利用，因为有人认为它们可以更安全可靠地跨关节放置器械。

十、微创手术技术

MIS 骶髂关节融合术时，患者通常俯卧于透射线的手术床上。如果需要神经监测，可以在术中利用。衬卷放在患者胸部下。小心垫衬所有的骨性突起，并在两个下肢使用顺序加压装置。手臂放在外展外旋位，而非内收于患者一侧，这样有利于侧方透视成像。可以使用双平面透视。如果使用两个 C 形臂，一个放置于正位，另一个位于侧位。如果使用单个 C 形臂，在地板上标出 C 形臂的位置，以及用胶带在机器上标出入口位、出口位的不同角度是有益的，这有利于手术期间进行高效成像。调整手术台高度，以便在手术中无须任何更改即可获得良好的骶骨外侧像。当使用单个 C 形臂时，把它放于手术部位的对侧。

在开始手术之前，必须确保获得正确的成像视图，并且应该在患者消毒和铺单之前执行。有几个因素可能干扰正确观察骨性标志，包括肠内积气、患者体形，以及先前的腰骶部器械固定。必要时，术前应考虑肠道准备以改善术中可视化效果。当所有骶骨椎体重叠时，入口位被认为是最理想的。当 S_2 间孔紧贴靠近耻骨上支的颅侧，出口位是最佳的。理想的骶骨侧位像是当坐骨大切迹完全重叠时。骶骨侧位像对于识别骶翼倾斜角并了解其相对于髂骨皮质密度（ICD）线的位置至关重要（图 54-10）。在标准或正常的骶骨解剖中，ICD 线接近允许安全放置植入物的骶翼前皮质界限。在骶骨畸形患者中必须小心（图 54-7），此时 ICD 线不能代表骶翼前皮质界限。子宫内腰骶部体节分节异常会导致约 1/3 患者的上部骶骨解剖异常或畸形。必须识别这种解剖变异，因为它可改变安全放置器械的骨间途径。

臀区常规灭菌方式消毒、铺单。铺单应从后正中线直到大转子，从臀皱褶近侧到髂嵴。

放置经皮融合装置的方法有多种。根据医生选择的系统不同，这可能包括空心套管，术者可经套管完成骶髂关节清理（SImmetry Zyga 技术公司），或者使用空心导丝、刨刀和不需清理软骨面的三角钛涂层内置物的经皮技术（iFuse 植入系统，SI-BONE 公司）。后者的目标是通过骨长入内置物来创造稳定性，骨并非必需长入整个骶髂关节，虽然临床已经观察到这种现象。还有其他用于此类微创、透视引导放置的内置物。作者常规使用 SI-Bone 技术及其内置物。

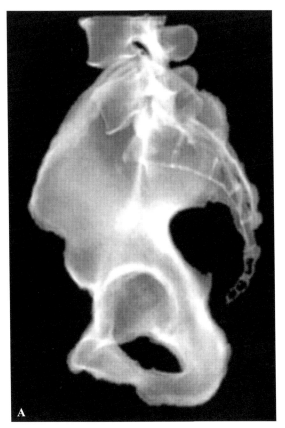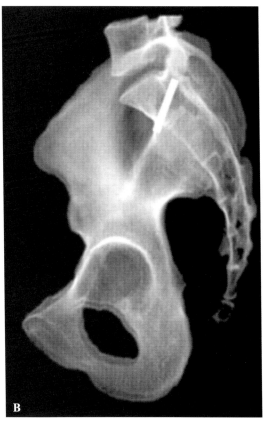

▲ 图 54-7　骶骨上部形态三维重建透视图像。坐骨大切迹重叠，表示骶骨侧位像满意

A. 正常骶骨未见骶骨发育不良的影像学征象；B. 骶骨畸形可见骶骨发育不良的影像学征象，髂骨皮质密度（ICD）线并不靠近骶翼前皮质界限

对于三角钛涂层植入系统（iFuse），通常需要放置 3 个内置物。首先沿骶正中矢状线取 2cm 的切口，然后钝性经皮分离至外侧髂骨。第一根空心导丝应该放置在最头侧。目的是使出口位像上导针位于 S_1 间孔和骶骨上终板的中间，并保持导针与 S_1 上终板平行（图 54-8）。在入口位视图上，导针应从后方稍稍指向前方，小心不要侵犯骶管或从骶骨前部穿出（图 54-9）。为避开紧贴骶髂关节内侧穿行骶骨前部的 L_5 神经根，导针应位于 ICD 线的远侧。在侧位视图上，导针应平行于 S_1 终板，从后瞄向前（图 54-10）。然后依次钻孔、刨削、测量、最后放置内置物。小心注意避免导针移位。然后以类似方法利用平行的钻头导向器来协助放置其他的尾侧内置物，确保每个内置物末端都在骶骨间孔的外侧（图 54-11 和图 54-12）。

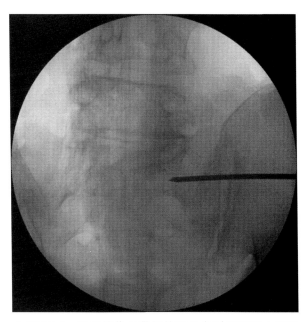

▲ 图 54-8　出口位像示导针位于 S_1 间孔和骶骨上终板之间，并与 S_1 上终板平行

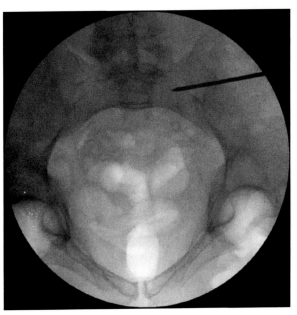

▲ 图 54-9　入口位像示导针从稍稍后方指向前方，小心不要侵犯骶管或从骶骨前部穿出

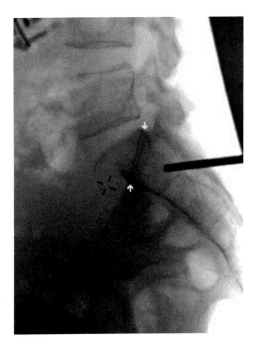

▲ 图 54-10　骶骨侧位像示导针位于髂骨皮质密度线的尾侧（白箭）

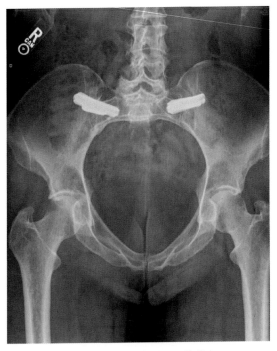

▲ 图 54-11　术后入口位像

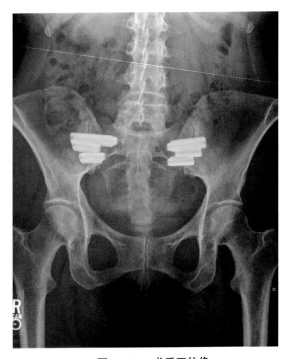

▲ 图 54-12　术后正位像

十一、MIS 的手术效果

虽然 FDA 批准多种装置用于侧方经关节骶髂关节的融合，但是，发表的大多数临床文献使用的是多孔三角钛内置物（iFuse 植入系统，

SI-BONE 公司）。有 3 项前瞻性多中心临床试验（包括 2 项随机临床试验）报道了成功使用这些内置物的结果。一项美国前瞻性多中心随机对照试验（INSITE，n=148）比较了使用三角钛内置物的微创骶髂关节融合与非手术治疗的效果 [59, 60]。

非手术治疗包括药物治疗、理疗、骶髂关节类固醇注射，以及根据患者需要进行射频消融神经根的外侧支。治疗成功，定义为疼痛减轻、没有严重不良事件或神经系统恶化及不需翻修，其在关节融合组为82%，而非手术治疗组为26%。术后24个月时，手术组中82%的患者在骶髂关节痛VAS评分获得了可观的临床受益（Glassman标准[61]），而66%的患者在Oswestry残疾指数（ODI）评分获得了可观的临床受益。在非手术治疗组中，这些比例均 < 10%。EuroQol-5D和Short Form-36（SF-36）生活质量评分可见类似变化。手术组在6个月时比非手术治疗组有更大的变化。骶髂关节融合相关的不良事件发生率很低。有3例骶髂关节融合的患者在24个月的随访期内接受了翻修手术。

在欧洲进行的第二项前瞻性多中心随机对照试验（iMIA，n=103）中，骶髂关节功能障碍患者被分为MIS骶髂关节融合钛植入物组和保守治疗组[30]。在术后6个月时，骶髂关节融合组的腰痛平均改善了43.3分，而保守治疗组改善了5.7分（相差38.1分，P < 0.0001）。骶髂关节融合组ODI评分平均改善了26分，保守治疗组改善了6分，（P < 0.0001）。其他结果，如直腿抬高试验[29]、EQ-5D-3L、步行距离和满意度，融合组在统计学上均更优。两组间不良事件的发生率没有差异。手术组出现1例术后神经受累。

这2项随机试验的阳性结果受到美国的一项大型、前瞻性多中心单臂临床试验（SIFI，n=172）[62]及众多回顾性病例系列研究（图54-13）[63-72]的支持。使用相同装置的引人瞩目的病例系列研究包括3年、4年和5年的随访[70-72]。放射学研究结果显示随访1年时桥接骨的出现率低，5年时桥接骨的出现率很高[62, 70]。

十二、并发症

以前传统开放手术的并发症有据可查。微创骶髂关节融合术相关的手术并发症通常分为标准的局部围术期并发症、内置物移位导致神经系统缺陷、持续或复发性疼痛。

在评估标准的局部手术并发症时，前瞻性试验显示MIS围术期风险与其他操作具有可比性。秉承MIS手术的理念，MIS围术期的并发症和发病率降到了最低，这是因为其有较小的切口和较

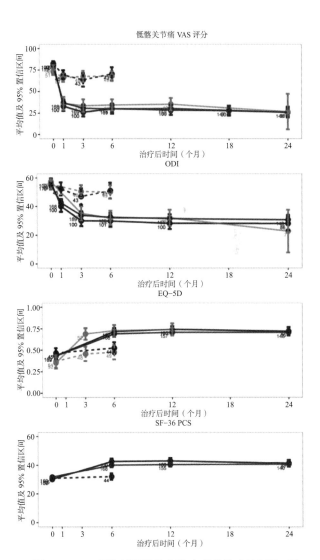

▲ 图54-13　3项微创骶髂关节融合术的前瞻性试验（包括2项随机试验）结果显示，骶髂关节痛患者的VAS评分、Oswestry残疾指数（ODI）、EuroQol-5D健康指数量表评分（EQ-5D）和SF-36量表中生理健康总分（SF-36 PCS）均得到改善

少的肌肉剥离导致更少的感染、最小的失血量、总体麻醉时间减少和手术时间减少。

在三角钛内置物的前瞻性临床试验中，约 1% 的患者发生因器械移位引起的神经性或神经根性疼痛。在上市后的监测研究中观察到类似的器械移位率 [73]。器械错置的后果可包括根性或神经性疼痛、可能的运动障碍导致无力、慢性神经系统不适。重新放置内置物可使根性或神经性疼痛症状有所改善；但是，存在因神经损伤导致持续的长期神经系统后果的风险。推荐使用术中神经监测以助于最大限度地降低神经系统损伤的风险。利用术中导航，如果需要，还可以进一步减少内置物放置不当的风险。骨密度低的患者存在增加骶骨骨折和内置物松动的风险。因而，骨质疏松症患者需要适当地进行检查，最终可能成为手术禁忌证。

延迟或长期手术并发症主要包括骶髂关节痛无明显改善或疼痛复发，这可由于多种因素引起。装置置入骶骨不足可导致骶髂关节稳定不足，从而导致持续的不稳定和融合失败。批评者认为由于许多 MIS 入路不包括正式的骶髂关节面的清理，高估了融合率。应该指出的是许多内置物，包括多孔涂层的三角内置物，是因骨表面长入而获得了坚强的固定。这种固定形式的长期后果仍不完全清楚。随访 5 年数据显示融合率得以增高，这可能部分是由于坚强的关节固定。据报道有骨不连和假性关节形成的发生，从而导致了内置物的松动，这可能是慢性骶髂关节不稳定和持续骶髂关节疼痛的原因。这种失败与植入物周围的光晕形成和透亮线有关，结果可能需要翻修手术。新式内置物的表面有多孔涂层，空心可以允许填充有利于融合的生物制剂，多孔可以利于骨内长入和骨表面长入（图 54-14）。

十三、结论

骶髂关节病变是导致腰痛的常见原因，并经常出现在退行性腰椎疾病中。骶髂关节也是一个独立的疼痛源，它可明显降低生活质量。尽管骶髂关节主诉相对常见，但由于缺乏临床怀疑和可靠的诊断表现使临床诊断面临挑战。诱发试验和影像引导下注射，对确诊骶髂关节作为疼痛源是必要的。一旦确诊骶髂关节的病因，就有多种治疗方式。虽然非手术治疗的证据有限，但理疗和注射等保守治疗可能有效。对于保守治疗后症状持续存在的患者，手术干预是一种有效的治疗选择，它可改善临床功能效果并降低疼痛评分。微创手术似乎优于传统的开放式手术，因为它在改善临床功能效果的同时，达到了所期望的融合率，以及降低了患者的病残率，并将并发症的风险降到最低。微创骶髂关节融合术后的疼痛和残障改善在多项前瞻性随机研究中得到证实，使其积极的临床效果得以长期维持。其他评估患者的长期效果的研究也正在进行。虽然这对于许多脊柱外科医生而言需要转变诊断模式，但是有效地识别、诊断和治疗骶髂关节病的能力是正确治疗腰痛的必要工具。

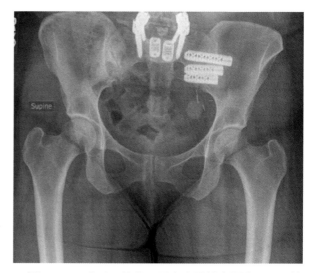

▲ 图 54-14 术后正位像示开窗式器械内固定，可允许骨表面长入和骨内长入，提高融合率

第55章

未来：椎间盘再生及相关技术
The Future: Disc Regeneration and Other Technologies

Ana V. Chee　Howard S. An　著
罗飞 译

一、概述

椎间盘退变是衰老的自然进程。生活方式、环境或遗传因素可能导致椎间盘损伤、过度使用或负荷不当，从而加速椎间盘退变。退变过程中椎间盘组织逐渐脱水，结构蛋白总量减少。合成这些结构蛋白的椎间盘细胞随着活性程度降低或损伤程度增加导致无法继续维持补充基质。在这种分解代谢的环境中，高浓度蛋白水解酶和促炎细胞因子的积累会加重结构损伤，从而导致细胞活性进一步降低及炎症细胞的聚集。了解椎间盘退变的机制有助于设计和测试靶向生物疗法来逆转这些过程。本章将从细胞培养、动物试验和临床研究方面介绍椎间盘再生的生物学技术。

二、蛋白质药物

（一）引言

自从 1982 年第一个重组人胰岛素蛋白获批以来，药物的分子机制获得了深入研究，蛋白质治疗的领域被大大拓展，包括癌症、自身免疫、炎症、感染、代谢和遗传性疾病。若某种疾病的主要病因是异常蛋白或通路，可以针对其明确的生物靶点通过替换蛋白或逆转通路来治疗这种疾病。利用重组 DNA 技术在哺乳动物、昆虫、酵母或细菌的细胞中可以制备大量的生长因子、激素、白细胞介素和抗体等重组蛋白。基于对椎间盘退变机制的了解，既往尝试过生长因子、抗炎蛋白和其他重组蛋白治疗，结果显示这些蛋白质药物在椎间盘组织再生、减轻炎症和腰背疼痛方面有较好疗效。

（二）生长因子

椎间盘退变和细胞活性下降、细胞外基质蛋白的合成减少有关。生长因子可以与细胞表面的受体结合从而激活这些过程。在组织培养研究中已发现一些对椎间盘细胞敏感的细胞因子，包括转化生长因子 -β（TGF-β）[1]、骨形态形成蛋白 2（BMP-2）[2-4]、BMP-7（也称为成骨蛋白 -1，OP-1）[5-6] 和 BMP-14（也称为生长分化因子 5，GDF5）[7-9]。这些生长因子可刺激椎间盘细胞增殖、表达成软骨基因、合成细胞外基质蛋白，是逆转椎间盘退变的理想候选因子。兔椎间盘退变模型研究证明，重组人（rh）BMP-7/OP-1 或 rhGDF5 能够增加椎间盘高度、提高磁共振评分及组织学评分 [7, 10, 11]。但 rhBMP-2 和 TGF-β 局部用药治疗椎间盘退变的研究结果存在显著分歧。采用 rhBMP-2 时意外地发现血管分布增加、成纤维细胞增殖和退变 [12]。采用 TGF-β1 和纤维蛋白凝胶修复兔椎间盘损伤模型时，椎间盘的高度变化与未治疗的损伤椎间盘的相似。只有与间充质干细胞（MSC）联合应用时，TGF-β1 才能有效地降低椎间盘退变和细胞凋亡 [13, 14]。经 FDA 批准，Stryker 公司和 Depuy Spine 公司已经分别针对椎间盘内注射 rhOP-1 和 rhGDF-5 的安全性验证开展 I 期临床研究。对这些生长因子的 II 期研究尚未开始。

（三）抗炎蛋白质药物

椎间盘退变、椎间盘突出和椎间盘源性疼痛与炎性细胞因子增高关系密切。研究发现，椎间盘突出症、椎间盘退行性疾病或椎体滑脱症患者的手术标本中表达了关键炎症调节因子：肿瘤坏死因子 α（TNF-α）和白细胞介素 - 1β（IL-1β）的免疫染色呈阳性 [15-17]。瞄准这些关键的细胞因子或其他下游靶点的蛋白质药物可减少椎间盘炎症，减缓导致进一步退变和椎间盘源性疼痛的级联反应。白细胞介素 -1 受体拮抗剂（IL-1Ra）是一种自然蛋白，可与白细胞介素 -1 受体（IL-1R）高亲和力结合，从而避免激活细胞反应。椎间盘细胞的体外研究发现，重组人 IL-1Ra 可以预防 IL -1 诱导的下游炎症事件 [18-20]。体内研究中证实了载 IL-1Ra 的聚乳酸 - 乙醇酸（PLGA）微球可持续释放 IL-1Ra [21]，将 IL-1Ra 微球与 IL-1β 共同注射入鼠尾椎间盘 7 天后，IL-1β 导致的分解代谢被成功抑制，蛋白多糖成分类似于未经处理的完整椎间盘 [22]。虽然这种持续释放 IL-1Ra 的技术策略在该模型中显示有效，但是这些分子在大动物实验中的有效性及长期有效性尚不明确。

针对 TNF-α 通路的靶向方案已经被成功应用于治疗各种炎症性疾病，如风湿性关节炎、克罗恩病、牛皮癣。用抗体或可溶性受体与游离 TNF-α 结合并使之失活的治疗方法可全面降低促炎细胞因子产生和免疫细胞浸润。抗 TNF-α 抗体、英夫利昔单抗（REMICADE®）或阿达木单抗（HUMIRA®）和 TNF-α 诱饵受体（依那西普、恩利®）一直在进行坐骨神经痛和椎间盘源性疼痛的临床试验。由于疗效评估、给药方式和药物浓度、患者选择和随访时间的差异，这些研究报道的结果也不尽相同。Williams 等对使用 TNF 抑制药治疗坐骨神经痛的 9 项临床研究进行了系统回顾和 Meta 分析 [23]，结果提示：与安慰剂相比，接受 TNF 抑制药治疗的患者在短期（4～6 周）随访时腿痛的强度有中度和统计学意义上的改善，在中期随访时间点（6 个月）时 Oswestry 功能障碍指数有所改善。Pimentel 等对 TNF 抑制药治疗伴有或不伴有神经根症状的腰痛患者的 1 项观察性和 11 项随机对照研究进行了系统回顾和 Meta 分析 [24]。在 5 项经硬膜外途径给予 TNF 抑制药的研究中，依那西普在减轻腰痛方面的作用明显优于安慰剂。一项针对 TNF 抑制药给药途径的研究显示，在椎间盘内、静脉或皮下注射 3 种给药方式中，只有接受两次皮下注射阿达木单抗的患者的腰痛水平显著改善 [25]。虽然 TNF 抑制药的治疗结果显示出了希望，但因为治疗方式和结果评估都存在差异，2 项 Meta 分析的作者均建议进行更大样本的随机对照试验，以进一步确定 TNF 抑制药治疗坐骨神经痛和腰背痛的疗效。

IL-6 作为一种下游的炎症因子被认为适合作为治疗椎间盘源性疼痛的靶点。在腰部手术患者获取的椎间盘组织或由其培养的椎间盘细胞中都已被证明高水平表达这种炎性细胞因子 [26-32]。家兔、小型猪、小鼠的退变椎间盘或大鼠的突出椎间盘均被报道有较高水平的 IL-6 表达 [33-38]。用抗 IL-6 受体的抗体治疗小鼠损伤的椎间盘可以减少表达疼痛相关肽、降钙素基因相关肽（CGRP）的背根神经节神经元的数量 [37]。一项临床研究报道，使用 IL-6 受体抗体托珠单抗治疗椎间盘源性腰痛在数字评定量表疼痛评分和 Oswestry 功能障碍指数评分都取得暂时的改善 [39]。

（四）结论

蛋白质药物治疗椎间盘退变的优点是可以将椎间盘微环境转变为更有利的合成代谢条件，且其剂量容易控制。蛋白质疗法的缺点包括：生产成本高；半衰期短且需反复给药；患者的椎间盘细胞无反应导致治疗失效，尤其是在椎间盘退变的晚期。为了克服这些不足，可以通过控释和缓释的水凝胶或微球来释放蛋白质药物，或同时添加对这些蛋白质药物敏感的细胞。随着我们对椎间盘退变和腰痛机制认知水平的不断提升，以及研发更加个性化的药物，未来的蛋白质药物可以针对多种靶向途径而集成多种重组蛋白质以获得更佳的疗效。

三、小分子和肽类药物

（一）引言

阿司匹林和其他非甾体抗炎药（NSAID）是小分子药物用于治疗炎症和疼痛的范例。小分子和多肽是重组蛋白的替代品，它们可以在实验室中化学合成，不需要细胞来源，减少了跨物种污染的可能性。小分子和肽类药物通常被设计成与靶蛋白结合，然后根据对控制疾病临床表现的有效性进行筛选。相对于重组蛋白和多肽，小分子药物的优势是容易渗透细胞、口服给药的生物利用度高，以及没有免疫原性。有些药物可与同一蛋白家族的多个靶点结合，对疾病治疗有协同作用，但也可能由此引起不良反应。因此，通常在开发早期就需要进行毒性、致瘤性及其他药物安全性试验。

（二）肽类药物

某些肽具有增强或改变内源性生长因子的功能。Kwon 等设计了一种由 7 个氨基酸组成的肽，可以与 TGF-β1 结合并调节其促进合成代谢的活性[40]。将这种肽注射到兔退变椎间盘可改善磁共振成像（MRI）、组织学评分及提高蛋白多糖含量[40]。在一项多中心、双盲、随机、平行、安慰剂对照的 Ⅰ/Ⅱa 期临床试验中，50 例椎间盘退行性疾病患者接受了椎间盘内注射 1mg、3mg 或 6mg 的肽或安慰剂，在 12 周和 24 周随访时接受肽类药物的患者平均疼痛评分明显比安慰剂组改善[41]。

（三）小分子药物

在椎间盘体外培养模型和动物椎间盘退变模型中均已证实，小分子药物可以抑制炎症信号通路，防止炎症细胞渗透到椎间盘，减少氧化应激或阻断疼痛感知通路。椎间盘细胞体外研究显示，信号通路 NF-κB 或 p38 MAPK 小分子抑制药可降低由 IL-1β 或 TNF-α 引起的分解代谢和炎症基因表达[42-46]。大鼠椎间盘损伤模型体内研究发现，IκB 激酶 -β 小分子抑制药治疗可降低大鼠椎间盘和背根神经节的炎症和疼痛标记物[47]。已有多项体外研究报道，针对 C-C 趋化因子受体 CCR1[48, 49] 和 CCR2[50] 的小分子拮抗药可抑制由椎间盘细胞诱导的巨噬细胞迁移。在一项研究中，兔损伤椎间盘用生理盐水、CCR1 或 CCR2 拮抗药治疗，CCR1 拮抗药组比盐水组和 CCR2 拮抗药组的椎间盘 MRI 分级更好、Ⅱ 型胶原蛋白与 Ⅰ 型胶原蛋白基因表达的比例更高、炎症标志物表达更少[49]。纳米富勒醇、N- 乙酰半胱氨酸和白藜芦醇等小分子抗氧化药可以逆转椎间盘细胞中氧化应激诱导的细胞衰老、凋亡、炎症细胞因子和基质降解金属蛋白酶的表达[51-55]。在一些动物模型中证实了抗氧化治疗对逆转椎间盘退变的有效性。在大鼠尾部损伤模型中，持续口服抗氧化 N - 乙酰半胱氨酸可减少椎间盘退变[53]。在兔椎间盘损伤模型中，椎间盘内注射纳米富勒醇可以预防蛋白多糖丢失[51]。同样，白藜芦醇可以改善兔椎间盘退变模型的 MRI 分级，增加蛋白聚糖的基因表达，减少神经根性疼痛大鼠模型的髓核相关疼痛行为 [55, 56]。最后，使用选择性环氧合酶（COX）-2 抑制药塞来昔布（Celecoxib）被广泛用于治疗各种疼痛症状，已被证明可减少体外培养的牛椎间盘细胞中的前列腺素 E2 [57]。此外，椎间盘内注射塞来昔布在犬实验中成功减轻了腰背疼痛 [58]。

（四）结论

对小分子药物和肽类药物实验室容易制备，主要的缺点是需要通过大剂量或连续给药的方式对有效性和安全性进行初筛。这些分子大多是人工制备的，与自然进化筛选过的天然蛋白质不同，在高剂量或长期使用情况下可能对我们的身体构成潜在的危险。虽然本章节讨论的主题是控制椎间盘炎症和退变的小分子，但制药公司的兴趣在于开发既能控制疼痛又能避免吗啡副作用的小分子药物 [59]。

四、细胞疗法

（一）引言

在椎间盘退变的较晚期，椎间盘细胞数量减少或对蛋白质药物无效，细胞治疗可能更有益。引入治疗细胞可能有助于椎间盘再生、组织再生、结构和功能恢复。然而，引入细胞必须克服几个障碍才能有效：①如何在严酷的低氧、低营养、高机械应变和应力的椎间盘内微环境中生存；②引入的方法；③合成新组织所需的细胞外蛋白或分泌旁分泌因子以刺激宿主的椎间盘细胞。由于椎间盘具有相对的免疫豁免特性，移植的细胞是否会引起免疫应答尚不清楚。尽管如此，细胞疗法已经试验了多种来源的自体和异体细胞，如椎间盘细胞、软骨细胞和干细胞。

（二）椎间盘细胞

自体椎间盘细胞可能是修复椎间盘组织的最佳细胞类型，因为它们适合在这种环境中维持正确的表型，并且不会导致免疫反应。在一项犬类研究中，体外分离的自体椎间盘细胞扩增 12 周后重新导入椎间盘 [60]。移植细胞的椎间盘比未移植细胞的椎间盘保留了一定的高度并产生更多的蛋白聚糖和 Ⅰ 型、Ⅱ 型胶原蛋白 [60]。在欧洲椎间盘临床试验（前瞻性、对照、随机、多中心研究）中，患者采用常规技术切除椎间盘组织。从切除的组织中分离细胞体外扩增并于 12 周后回植到椎间盘。根据 Oswestry 腰痛残疾问卷和魁北克腰痛残疾量表的总分来分析前 28 名患者术后 2 年的中期临床疗效，接受了自体椎间盘细胞移植的患者疼痛程度较单纯椎间盘切除的患者明显减轻 [60, 61]。从退变和突出的椎间盘中提取的自体椎间盘细胞也存在一些不足：它们可能高水平表达分解代谢和炎症基因，低水平表达生长因子和细胞外基质蛋白。此外，手术取得的样本中可能混杂了其他类型的细胞并在体外培养过程中扩增。

（三）软骨细胞

软骨细胞是另一个有吸引力的细胞来源，因为其表型与椎间盘细胞相似，并很容易从关节、耳朵或鼻软骨中获得。将自体耳郭软骨细胞移植到兔椎间盘内成功地产生了新的软骨组织 [62]。此外，在猪椎间盘中移植的同种异体幼年关节软骨细胞能够存活并产生蛋白多糖和 Ⅱ 型胶原 [63]。体外研究表明，幼年关节软骨细胞比成年软骨细胞生长速度更快，产生更多的蛋白多糖和 Ⅱ 型胶原 [64]。目前，已有几种含同种异体幼年软骨细胞的生物制品在市场上销售或进行临床试验。DeNovo® NT（Zimmer）是一种粉末状的同种异体幼年软骨植入物，用于膝关节、髋关节、踝关节和肩部软骨的修复。RevaFlex™（Isto Biologics）

是一种由同种异体幼年软骨细胞组成的无支架软骨植入物，目前正在进行Ⅲ期关节软骨修复试验。NuQu®（Isto Biologics）是一种由纤维蛋白载体中的同种异体幼年软骨细胞组成的可注射药物，目前正用于治疗伴有腰痛的腰椎疾病。Ⅰ期研究结果显示，接受 NuQu® 治疗的患者在 6 个月时的 MRI 和 12 个月时的疼痛和功能评分均有改善[65]。

（四）干细胞

干细胞具有分化为多种细胞类型、自我更新和高增殖能力的潜能，使其成为多种疾病的常用细胞疗法的选择。成体干细胞可以从骨髓、脂肪组织、肌肉、皮肤和血液中分离。体外研究表明，骨髓干细胞和脂肪干细胞可以分化为髓核样细胞[66, 67]。对大鼠[68-70]、兔[13, 71-74]、猪[75]、狗[76-78]、山羊[79]、绵羊[80, 81]的动物研究表明，移植的干细胞能够在椎间盘的恶劣环境中存活并有助于减少椎间盘退变。利用自体或异体骨髓间充质干细胞治疗腰背痛的临床研究也报道了一些令人鼓舞的结果。Yoshikawa 等报道了 2 个病例的个案研究，骨髓间充质干细胞移植恢复了椎间盘高度和功能，减轻这两名患者的腰痛、腿痛和麻木症状[82]。Centeno 等采用自体骨髓间充质干细胞治疗 33 例退行性椎间盘疾病的患者，患者自述疼痛和功能改善[83]。Noriega 等对 24 名椎间盘退行性变患者进行了Ⅰ～Ⅱ期试验，发现接受同种异体间充质干细胞椎间盘内移植的试验组获得疼痛和残疾评分方面的改善，而对照组没有改善[84]。DePalma 等对 100 名椎间盘退变相关慢性腰痛患者进行了前瞻性、多中心、随机、双盲、对照的Ⅱ期研究。接受 600 万个同种异体间充质前体细胞（Mesoblast LTD）的队列与接受生理盐水安慰剂治疗的队列相比，在 24 个月随访时疼痛和功能评分有显著改善[85]。这些研究表明自体和异体

细胞疗法具有可行性、耐受性好、没有引起免疫反应，对腰背痛患者有一定的临床疗效。目前正在进行Ⅲ期的临床研究。

（五）真皮成纤维细胞

真皮成纤维细胞可以很容易地从患者自身获得而无明显的供区并发症，或从捐赠的异体包皮中获得。新生儿的真皮成纤维细胞具有分化为软骨细胞的潜力[16]，可能成为一种有前景的椎间盘退变细胞治疗的选择。真皮成纤维细胞已经被证明可以转化成脂肪细胞、软骨细胞和骨样细胞，显示出其多向分化潜能[17]。临床前研究和临床研究表明，真皮成纤维细胞通过嵌入人胶原细胞外基质而结合宿主并促进手术创伤愈合[18, 19]。在兔椎间盘退变模型中，新生儿真皮成纤维细胞增加了椎间盘高度、Ⅱ型胶原 / Ⅰ型胶原基因表达和蛋白多糖含量[86]。人真皮成纤维细胞表达与 MSC 相同的细胞表面标志物[87, 88]，根据目前国际细胞治疗学会对 MSC 的定义，成纤维细胞和 MSC 是不能区分的[89]。由于在临床研究中发现 MSC 和人真皮成纤维细胞的良好安全性和耐受性，并且可治疗和再生病变组织，因此人真皮成纤维细胞可以成为治疗椎间盘退变和腰背痛的细胞来源。

（六）结论

细胞疗法治疗椎间盘退行性变的优点是移植的细胞可以提供生长信号、抗炎和其他未知因子，并重新填充组织以创造再生的微环境。细胞疗法的问题包括：传染疾病或肿瘤的潜在风险、引起免疫反应、需要超越椎间盘能力的更多营养供应。此外，获取自体细胞需要有创操作，有导致患者额外伤病的可能。尽管如此，如脐带来源的细胞[90-92]和真皮成纤维细胞[86]等自体和异体的细胞因为容易获得、有创性少并能促进椎间盘再生而备受关注。随着 NuQu® 和异

基因间充质前体细胞（Mesoblast LTD）的 Ⅱ 期
和 Ⅲ 期试验的进展，这些研究的结果将进一步明
确细胞疗法是否能减少椎间盘退变并缓解患者
腰痛。

五、组织工程

（一）引言

在椎间盘退变的晚期，蛋白质药物或细胞疗
法可能无效时，或许需要考虑全椎间盘置换。由
金属或塑料，或两者结合而成的人工椎间盘旨在
恢复脊柱运动。这种植入物可能引起金属终板或
塑料核的移位、植入物骨内沉降或长时间运动导
致的磨损等并发症。生物椎间盘置换术的发展可
以克服其中部分不足，但仍处于初级阶段。多数
关于椎间盘组织工程的研究都集中在培养条件和
支架的选择上，以及维持髓核和纤维环细胞的表
型。由于需要将两种组织结合成一个结构带来的
挑战，只有少量研究报道了在实验室中设计整个
椎间盘并开展动物模型试验。

（二）髓核组织工程

髓核是一种凝胶状的内核，能保留水分以维
持椎间盘的弹性。研究人员测试了多种支持细胞
存活并促进髓核基因表达的凝胶状生物材料。髓
核细胞更倾向于在三维培养系统中保持其表型，
如藻酸盐珠[93]、Ⅱ 型胶原预涂层[94]或去端肽胶
原支架[72]。支架可以促进间充质干细胞向髓核
样细胞分化。当间充质干细胞接种于去端肽胶
原或透明质酸支架中并注入到大鼠或兔椎间盘，
移植细胞表现出分化的迹象，可增加椎间盘高
度、提高蛋白多糖含量、促进髓核表型基因的表
达[68, 71]。目前的临床研究正在利用透明质酸作为
间充质前体细胞的载体。

（三）纤维环组织工程

纤维环组织工程比髓核组织工程复杂。由
多层同心结构组成的纤维环包裹着髓核，需要
承受很高的机械应变和应力。许多学者对纤维
环细胞在不同的培养条件和支架进行了研究。
他们发现，当纤维环细胞被植入到由去端肽胶
原蜂窝状支架[95]、多孔丝支架[96]，以及透明质
酸纳米纤维[97]、聚酰胺纳米纤维[98]、聚碳酸酯
聚氨酯纳米纤维等制成的支架上时，可以黏附、
增殖和表达细胞外基质基因[99]。当纤维环细胞
被植入排列整齐的纳米纤维支架时，它们沿着
纤维定向生长、增殖、合成基质蛋白，最终提
高了其力学性能[100]。Nerurkar 等使用电纺纳米
纤维支架制造单层纤维环，并将这些片层定向
在正、负 30° 以模拟纤维环的多片层结构[101]。
将 MSC 接种于这样的支架并培养 10 周后，其
力学性能接近天然纤维环组织[101]。

（四）全椎间盘组织工程

为了制备一个完整的椎间盘结构，Nerurkar
等利用其椎间盘样角层结构（disc-like angle-
ply structures, DAPS）技术（如上所述）构建
纤维环和 5% 琼脂糖凝胶内核构建髓核[102]。体
外研究中，用牛纤维环和髓核细胞或 MSC 接种
于 DAPS，蛋白多糖、胶原含量和黏弹性随着时
间的推移而不断增加[103]。在全椎间盘置换实验
中，将载有细胞的 DAPS 植入大鼠尾部，5 周后
观察到纤维环结构维持良好但髓核结构消失。在
DAPS 的基础上再添加多孔终板，新植入物 5 周
后在髓核区仍能保留蛋白多糖[103]。力学研究发
现植入 DAPS 的压缩模量和天然椎间盘相当[103]。

Grunert 等采用另一种方法来制备组织工程椎
间盘（TE-IVD），首先用 3% 的藻酸盐构建了髓
核核心并植入髓核细胞，然后用胶原凝胶包裹髓
核并植入纤维环细胞[104]。采用 TE-IVD 对大鼠

尾部全椎间盘置换后 8 个月，平均椎间盘高度保持在正常对照组的68%~74%[104]。然而，随着时间的推移 MRI 检查提示植入 TE-IVD 的髓核大小和水化程度逐渐降低。另一研究中，Moriguchi 等使用该技术制备的犬 TE-IVD，并将其植入全椎间盘切除术后的犬颈部[105]，第 4 周时椎间盘高度平均为 71%，第 16 周时降至 60%。髓核移植区和纤维环区的蛋白多糖和胶原染色明显。在第 16 周时，两种组织的细胞变得更类似天然组织来源：髓核细胞更像软骨细胞、纤维环细胞更细长[105]。

（五）结论

这两项技术均显示出良好的效果，使生物替代全椎间盘置换成为未来可行的选择。然而，将这些技术应用到临床之前仍有许多问题需要解决。其中最重要的是需要验证该技术是否适合推广到人类并长时间生存。此外，这两种组织工程椎间盘在维持髓核完整性方面都存在不足，因此需要探索一种更好的策略来防止髓核脱水或降解。未来的研究还需要关注植入物移位和脊柱融合的风险。

六、结论

椎间盘是一种复杂的组织，它能吸收震动、承受振荡的重量和压力、维持脊柱的活动。由于随着时间的推移，椎间盘的磨损不可避免，并会导致逐渐加重的退变、炎症和疼痛。这些生物制品可使组织再生、控制炎症和减少疼痛，或将成为恢复结构和功能、控制疼痛的关键技术。蛋白质药物将是预防椎间盘退变的第一道防线，将生长因子和抗炎因子混合直接注入椎间盘，可促进合成代谢和抗炎微环境，增强内源性细胞修复周围组织。第二道防线是将干细胞或其他类型的细胞移植到椎间盘中帮助组织再生。在退变已经无法修复的情况下，用组织工程植入物替换整个椎间盘将是最后一道防线。尽管已经有少量组织工程膀胱[106, 107]、血管[108, 109]、阴道[110] 和尿道[111, 112] 已成功移植到患者体内，但关于它们的长期疗效仍需进一步研究。如果组织再生不能控制腰背痛症状，还需要使用小分子药物来控制已存在的疼痛通路。庆幸的是，由于再生医学的蓬勃发展，开发出安全有效治疗椎间盘退变和腰背疼痛的生物治疗技术已经不再遥远。

第56章

腰骶部脊柱手术的并发症
Complications of Lumbosacral Spine Surgery

John R. Dimar II　Mikhail Lew P. Ver　著

张文志　胡　俊　译

一、概述

随着脊柱手术治疗手段的日趋复杂，腰椎手术的并发症无法避免，这就要求每位脊柱外科医生都必须熟悉那些潜在的并发症。避免并发症是外科手术治疗的重要组成部分，目前常规治疗过程中应重视并发症的防治，以降低并发症的发生率，改善患者的预后。如今，外科手术风险分级和管理已成为医学协会、保险机构，尤其是政府医疗部门的一项基本任务，以降低患者的手术并发症率和死亡率，减少医疗成本。

本章重点介绍与腰椎手术有关的并发症，大多数术后并发症不是腰椎手术所独有的，如心肌梗塞、肺栓塞、深静脉血栓形成和肠梗阻等并发症均不在本章讨论范围内。当前腰骶部疾病的手术方法各式各样，单独或联合使用，每种方法都有其特有的并发症（表56-1）。大多数围术期并发症通常可分为严重和轻度两类：严重并发症是指需要采用有创或复杂的治疗措施，可能影响手术结果的事件，包括内固定失败、假关节形成、血管损伤、瘫痪、神经根损伤和硬膜外血肿等；轻度并发症则是无须治疗或仅需简单的无创治疗，对结果没有影响，例如一过性肠梗阻和尿路感染等[1]。如此分类可以根据循证结果对预后做出更好的判断[2]。有报道指出，与轻度并发症相比，如果患者出现了严重并发症，即使术后有所改善，也会对患者的健康状况造成很大伤害[3]。

远期并发症有很多，通常被称为"腰椎手术失败综合征"。研究表明，在接受减压手术的患者中，高达15%的患者可能会因为先前的椎间盘切除术或减压术造成的不稳定而出现这种综合征，需要进行翻修手术[4]。另一个原因可能是不明原因的假关节形成，伴有内固定松动或失败。相邻节段退变引起的节段性后凸和椎管狭窄也可能是导致腰椎手术失败综合征的原因之一。所有并发症一般都可以通过早期诊断和逐步治疗来改善远期疗效（图56-1）。

二、内固定和融合手术的并发症

脊柱内固定相关并发症有很多，最常见的是椎弓根螺钉位置偏外、螺钉穿破椎弓根内壁后取出、无法进行椎弓根螺钉固定、椎弓根位置异常、内固定松动或连接棒断裂等。内固定并发症可能是与脊柱融合手术直接相关的最常见事件之一。目前在大型数据库研究中，腰椎内固定器械引起的并发症发生率为0.7%～35.7%[2, 5]。造成这些差异的原因是由于缺乏针对内固定并发症的具体定义。Poorman等将手术并发症（包括与内固定相关并发症）归为一类，发现国家数据库的

表 56-1　腰骶部手术后常见并发症

神经相关	• 硬膜撕裂 • 神经根损伤 • 圆锥损伤 • 马尾综合征 • 蛛网膜炎 • 硬膜外和神经周围纤维化 • 假性脊膜膨出
血管相关	• 围术期失血过多 • 硬膜外出血 • 术后血肿 • 节段性动 / 静脉损伤 • 髂腰静脉损伤 • 髂动 / 静脉损伤 • 主动脉 / 腔静脉损伤 • 腔静脉 / 髂静脉血栓形成 • 臀上动脉损伤
内固定相关	• 螺钉位置不良 • 内固定失败 • 邻近节段退变 • 融合器或人工椎间盘移位、下沉、松动、后退、磨损
融合相关	• 自体骨植入不足 • 假关节形成 • 椎管或椎间孔内异位成骨 • 持续性的 ICBG 部位疼痛 • ICBG 后髂骨 / 骶骨骨折 • 臀神经损伤
其他	• 收缩性肌肉缺血 • 肌肉失神经 • 肌纤维化 / 肌力丧失 • 感染 • 脊柱畸形

ICBC. 髂骨移植

发生率为 2.75%，显著低于外科医生数据库中的 27.45%[5]。在脊柱退行性疾病和脊柱畸形的治疗中，内固定器械的应用较为普遍，并发症的发生率也相对增多。因为越来越多的证据表明增强融合率可有效改善患者临床疗效，所以一般认为这些风险是可以接受的[2,6]。

术中最常见的内固定并发症是椎弓根螺钉位置不良（图 56-2）。最初的研究表明，即使采用术中透视，也有高达 40% 的螺钉脱离椎弓根[7]。螺钉偏上或偏外除了造成固定面积减少和损伤椎间盘以外，不会引起严重的后遗症。偏内和偏下则可能侵犯出口神经根而造成神经损伤[8]，如果螺钉位于胸腰椎交界处，还可能损伤脊髓圆锥。除了术中电生理监护可以准确识别椎弓根螺钉位置不良之外[9]，其他评估椎弓根螺钉位置的技术还包括双平面透视、空间导航系统和术中 CT 扫描（O-Ring™，Medtronic，Memphis，TN）。

随着脊柱外科手术越来越复杂，内固定并发症的发生率也可能会增加。在一项关于腰椎管狭窄手术患者的大型数据库研究中，三节段及以上的复杂融合术并发症风险比单纯减压手术高 4.09 倍，术后 30 天死亡率风险高 5.56 倍，而单节段和双节段融合术只比单纯减压的并发症风险高 2.04 倍，并且术后 30 天死亡率风险无差异[10]。病例的复杂性增加是严重并发症的高危因素之一。在一项纳入 7762 例后路腰椎融合术患者的研究中，发现截骨术、融合至骨盆、手术时间超过 4h，以及发生部分或完全依赖功能状态的患者，发生 3 种及以上严重并发症的风险更高[6]。更长更复杂的内固定结构也有 26%～32% 的概率发生进展性交界性后凸、椎管狭窄或侧方平移，导致再次手术[11]。

腰椎融合至胸腰椎交界处时，往往会发生近端交界性后凸畸形或内固定失败，这可能是灾难性的，能导致矢状位失衡、严重神经损伤甚至瘫痪。原因很多，例如固定棒折弯、骨质疏松症、螺钉引起椎弓根骨折、韧带损伤，以及矢状面畸形矫正不足和过度等；但没有明确提出与某一种病因有关，实际上病因可能是多因素的。例如，一些研究表明，邻近节段退变与融合所赋予的刚度直接相关，而与仅用于促进融合的内固定无关。临床上已经尝试许多技术来避免邻近节段的退变，包括使用硬度较低的钩、软带、缝线和钢丝，在上位节段进行后凸成形术强化，以及使用更柔韧的固定棒等，但这些都尚未被证明是非常有效的预防措施。近端交界性后凸畸形和内固

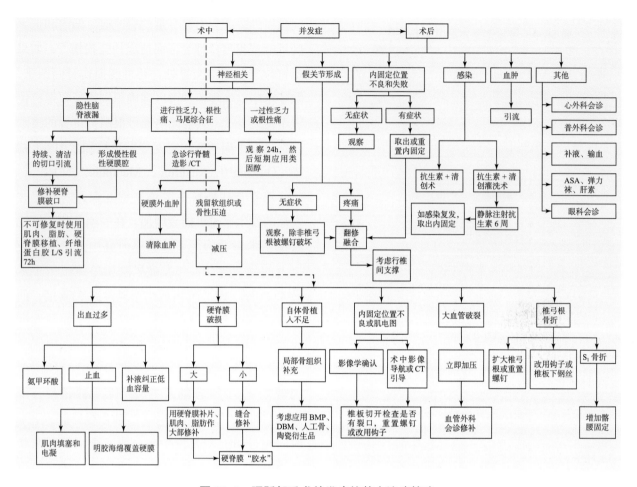

图 56-1 腰骶部手术并发症的基本治疗策略

定失败可能是所有长节段内固定手术中的普遍现象，尤其在胸腰椎交界处，使整个腰椎僵硬，并将脊柱的所有弯曲、伸展和旋转功能转移到解剖上不具备处理这些运动能力的区域，后果可想而知。

即便用动态内固定系统代替刚性内固定系统，也不能完全消除邻近节段退变的风险，不能降低再次手术的风险（19%），患者腰腿痛的发生率也不会显著降低[12]。研究还表明，即使椎间盘置换术可以保留运动，但还是有可能发生邻近节段退变。相比腰椎融合术，全椎间盘置换术的功能障碍率、疼痛缓解率和短期疼痛率都有所改善，或至少相当，但缺乏长期的前瞻性研究[13]。在 Eliasberg 等的回顾性研究中，2415 例全椎间盘置换术患者在 3 年和 5 年随访中的再手术率，

与腰椎融合术相比没有显著差异[14]。椎间盘置换术的并发症不同于融合术，包括植入失败、移位、错位、磨损、破碎和脱位引起血管损伤，而翻修可能非常困难。

前、后路椎间融合有其自身的一系列特殊问题，包括融合器下沉、偏移，以及内固定失败导致的腰椎前凸丢失和假关节形成。可以通过置入更宽、更大的椎间融合器来减少融合器下沉，但如果位置不当和终板处理不足，会导致融合失败。椎间融合器可能前移而危及前方血管组织，或者后退而侵犯椎管内神经结构。在不使用后路钉棒固定而作为独立内置物的情况下，后置螺纹椎间融合器下沉的发生率约为 8%，而移位的发生率则更高（16.7%）[15, 16]。后置无螺纹的斜形、子弹形和月牙形的椎间融合器也可能会因松动、

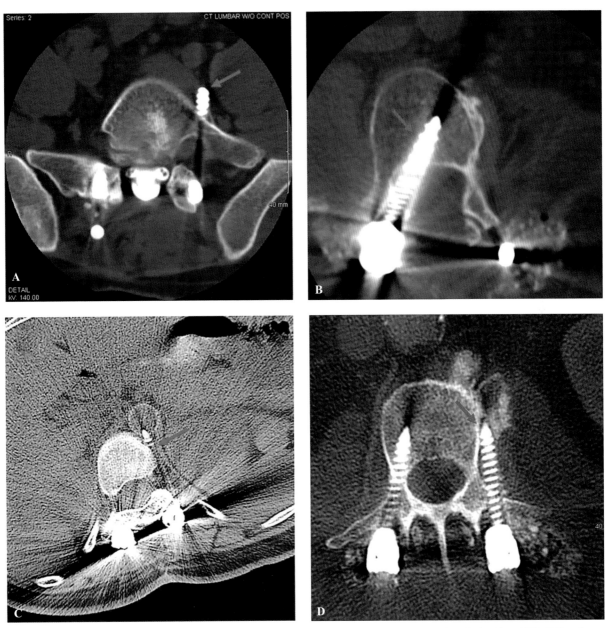

▲ 图 56-2 一系列不同类型椎弓根螺钉位置不良病例研究结果显示，尽管有 X 线片、术中透视和影像导航，但仍需要相当程度的专业知识来确保正确置钉

A. 27 岁男性患者，$L_4 \sim S_1$ 融合术后，因骶骨前方与 L_5 神经和腹下血管（红箭）相邻的长 S_1 螺钉导致左侧 L_5 神经根受压；B. 63 岁患者，$L_2 \sim L_5$ 后路融合术后，由于内侧 L_3 螺钉（红箭）导致右侧大腿前方剧痛；C. 14 岁患者，脊柱侧弯手术后 L_1 螺钉抵住主动脉（红箭），由于主动脉随着年龄增长而扩大（黄圈），必须取出螺钉；D. 70 岁男性患者，腰椎减压融合术后，表现为行走时左腿前方剧痛和髋关节屈曲，显示左侧 L_3 螺钉刺激腰大肌或神经根（红箭）

下沉或后退而侵犯神经和形成假关节，除非联合使用后方内固定[16]。虽然后方内固定在等待融合过程中为椎间融合器增加了稳定性，但仍然会有融合器移位的风险，尤其在骨不连的情况下（图 56-3）。据一项后路腰椎融合术的队列研究的报道，使用后方内固定患者的融合器移位率为 0.8%（9/1070），发生在术后平均 15.8 天（7～46 天）[17]。在 $L_5 \sim S_1$ 融合、椎间隙较宽而不稳定、多节段融合，以及侧位片上显示为梨形椎间隙等情况下，融合器移位和后退的风险增加。在腰椎融合术中，单侧椎弓根螺钉固定与双侧相比也增加了融合器移位的风险[18]。

除了广泛报道的与血管、淋巴、神经、胃肠道和泌尿生殖系统并发症有关的前路手术以外，腰椎前路器械还有其他一些特有的并发症。尽管如此，腰椎前路手术可为处理终板和重建椎体提供最佳的手术视野。重要的是要充分显露关键的解剖结构，以减少术中并发症的风险。前路钢板和螺钉不仅有神经损伤的风险，而且可能由于错位而损伤血管（图 56-4）。前置螺钉和钢板也无法提供与后置椎弓根螺钉相同的稳定性（图 56-5）。前置 PEEK（聚醚醚酮）、钛合金椎间和椎体融合器，包括可扩张的重建融合器，可能会遭受灾难性的失败[19]。尽管植入失败后的翻修手术非常复杂，需要很高的专业知识，但仍有报道成功修复了这些难题并取得了满意结果[20]。一项前瞻性随

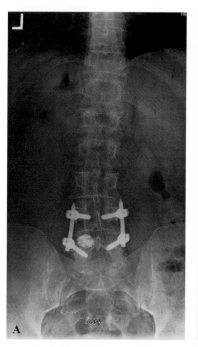
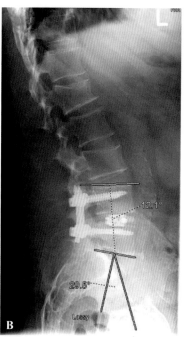
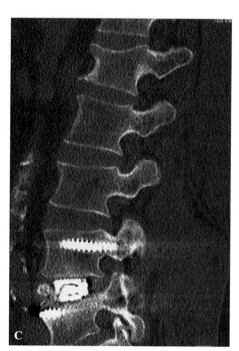
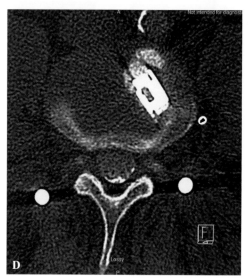
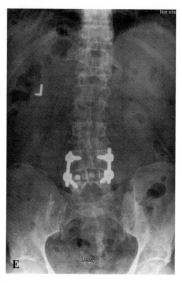
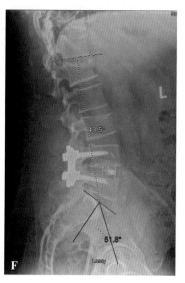

▲ 图 56-3　64 岁男性患者，L₄～L₅ 后路融合术后 1 年，右腿 L₅ 神经根痛复发，并伴有严重的下腰痛。腰椎正位片（A）和侧位片（B）显示最初的融合器和螺钉。矢状（C）和轴向（D）CT 图像显示融合器周围透亮区。翻修后的腰椎正位片（E）和侧位片（F）显示，取出松动的融合器，更换大面积前凸融合器，进行后外侧融合和内固定。由于螺钉松动，可以在取出后路钉棒之前进行前路翻修和融合器植入

机对照研究使用了独立的腰椎锥形融合器（LT 融合器，Medtronic，Memphis，TN）和皮质螺纹同种异体移植骨钉，结合自体骨或重组骨形态发生蛋白 -2（rhBMP-2），结果显示融合器下沉或移位率降低，而融合率和疗效显著改善[21]。最近已批准其他一些前路椎间融合器应用 rhBMP-2。总之，更充分地处理终板、准确放置合适尺寸的融合器，以及增加后方内固定，可以减少前方内置物的并发症。

三、假关节形成

假关节形成是腰椎手术失败的最常见原因之一。由于腰椎手术适应证的放宽和融合节段的增加，假关节形成的发生率随着腰椎融合例数的增加而升高[22]。其原因是多方面的，例如融合手术技巧欠佳，诱导融合的骨移植材料局限等。据报道，假关节形成的发生率为 0%～35%[22]。融合成功率的差异取决于腰椎融合技术的类型，环周融合或 360° 融合与单一融合相比可获得更高的

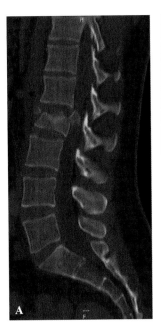
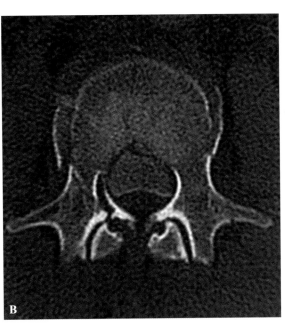
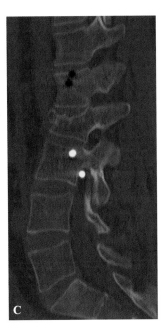
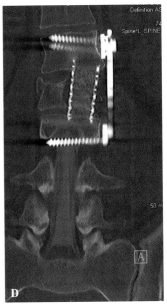
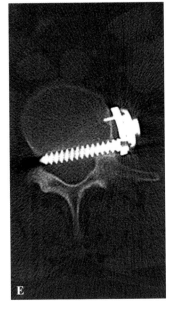

▲ 图 56-4 一名 30 岁男性因汽车事故而发生 L_2 爆裂性骨折，接受了前路椎体次全切内固定手术。患者术后表现出严重的大腿前部疼痛。术前矢状面（A）和轴状面（B）CT 扫描图形显示 L_2 爆裂性骨折造成 80% 的椎管狭窄，患者表现为大腿前部麻木，无肌力减退。术后 CT 图像显示矢状面椎间孔位置椎弓根螺钉位置不良（C），冠状面（D）显示椎弓根螺钉位于椎弓根下方，轴向 CT（E）显示椎弓根螺钉位于椎管内。随后取出内固定，患者症状明显改善

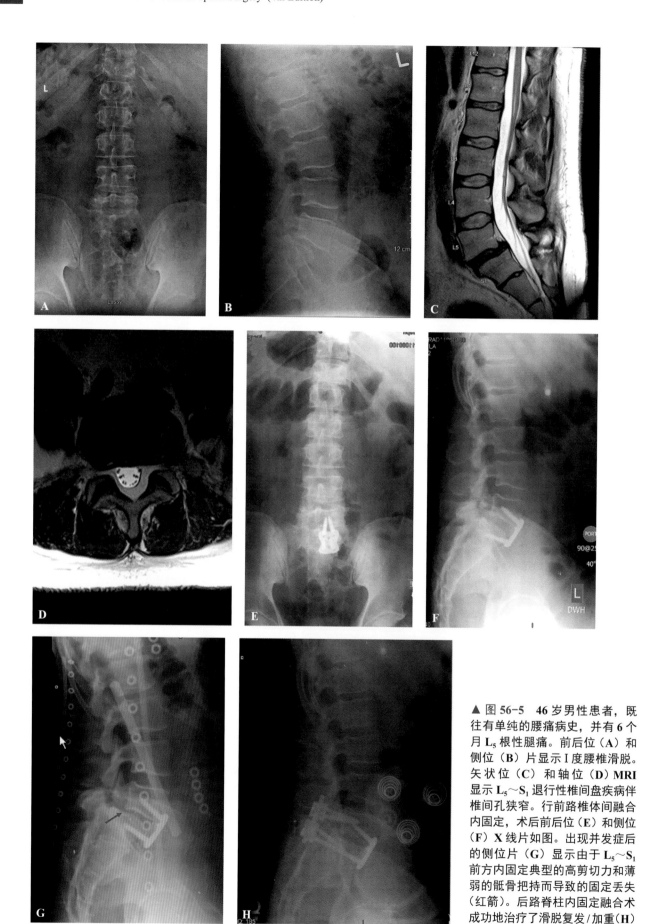

▲ 图 56-5　46 岁男性患者，既往有单纯的腰痛病史，并有 6 个月 L_5 根性腿痛。前后位（A）和侧位（B）片显示 I 度腰椎滑脱。矢状位（C）和轴位（D）MRI 显示 $L_5 \sim S_1$ 退行性椎间盘疾病伴椎间孔狭窄。行前路椎体间融合内固定，术后前后位（E）和侧位（F）X 线片如图。出现并发症后的侧位片（G）显示由于 $L_5 \sim S_1$ 前方内固定典型的高剪切力和薄弱的骶骨把持而导致的固定丢失（红箭）。后路脊柱内固定融合术成功地治疗了滑脱复发 / 加重（H）

融合率。成人脊柱畸形的手术治疗中，单独后方
融合方式的假关节发生率最高（15.3%），而前路
椎间融合（ALIF）和侧路椎间融合分别为 8.8%
和 8.6%[23]。患者通常表现为复发性疼痛，远期
可能出现神经症状。由于这些症状可能归因于其
他术后脊柱疾病，因此诊断起来较为困难。诊断
金标准是 CT，其敏感度为 53%～63%，特异度
为 78%～86.22%。CT 成像的改进及薄层 CT 扫
描和三维重建的应用提高了假关节形成的诊断
率。假关节形成的常见影像学表现包括序列丢
失、节段性运动，以及植入物相关并发症，如融
合器移位、螺钉松动和固定棒断裂等（图 56-6）。

腰椎假关节形成的治疗经常需要翻修手术。尽管
假体生物学和内固定器械有所改善，但假关节翻
修手术后的效果仍然不如前期手术。即使翻修手
术后实现融合，Dede 等报道示退行性椎间盘疾
病组（平均 ODI 为 53.3）和腰椎滑脱组（平均
ODI 为 37.2）的功能预后仍然较差[24]。有多种方
法可用于治疗假关节形成，但没有一种方法能明
显优于其他。Owens 等[25] 研究证实后外侧融合
（PLF）、经椎间孔入路椎间融合（TLIF）、前路椎
间融合（ALIF）和前后路联合椎间融合患者生活
质量评估结果无显著差异，尽管相对其他术式，
采用前后路联合椎间融合术式患者最易获得临床

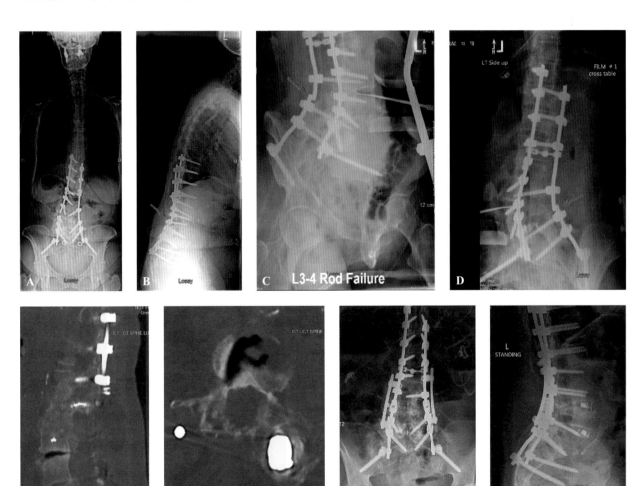

▲ 图 56-6　76 岁女性患者，长节段后路脊柱融合术后 4 年，近期出现严重腰痛和 L4 神经根病变。前后位（A）
和侧位（B）全脊柱 X 线片显示内固定失败、假关节和严重矢状面失平衡。斜位 X 线片显示在 L4～L5 处双侧杆断裂，
且刺刀样并置（C 和 D）。矢状位（E）和轴位（F）CT 扫描显 L3～L4 和 L4～L5 水平椎间盘向前张开，L4～L5 水
平 I 度滑脱。翻修术后前后位（G）和侧位（H）X 线片示植入前凸椎间融合器，加强内固定和修复假关节

最小显著性差异。翻修手术较难取得令人满意手术效果，因此强调在初次手术时应取得坚固的融合。无论是初次手术还是翻修手术，至关重要的是充分准备好植骨床，放置尺寸合适的椎间融合器，以促进融合。

骨生物学的发展有助于提高融合率，以减少脊柱手术中的骨不连，但公认的金标准仍然是自体骨移植，特别是来自髂骨的骨移植物[26]。既往报道显示 rhBMP-2 的平均融合率最高，为 94%，其次是局部自体骨移植（89%）、脱钙骨基质（89%）、陶瓷（87%）、骨髓抽吸（85%）和异体骨移植（52%）（图 56-7）[27]。与自体髂骨移植

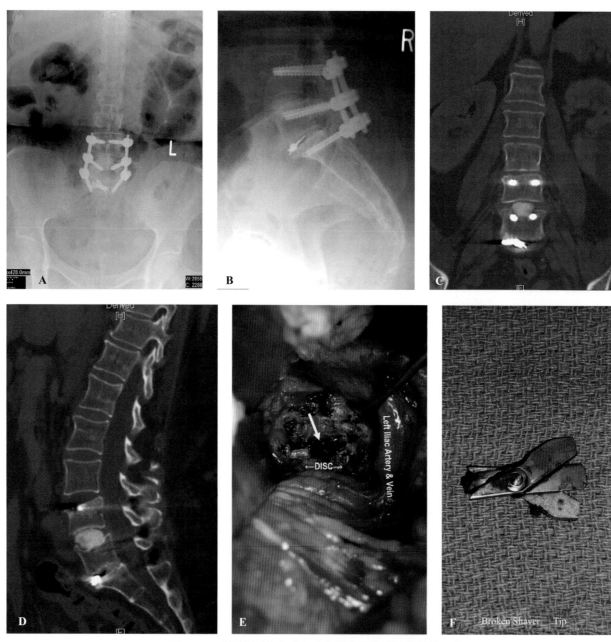

▲ 图 56-7　由于内固定失败和准备不充分造成的腰椎并发症

1 例 62 岁女性患者，因腰痛进行了 $L_4 \sim S_1$ 椎间融合手术。由于持续的腰痛和神经根症状继续就诊。前后位（A）和侧位（B）X 线片显示 $L_3 \sim L_4$ 椎体滑脱，L_4 压缩性骨折（骨质疏松）、骨不连及椎间盘内残留金属物。冠状面（C）和矢状面（D）CT 扫描显示 $L_4 \sim L_5$ 处假关节，伴 "骨袋" 同种异体移植物和断裂的金属刀片。术中在 $L_5 \sim S_1$ 椎间隙水平见刀片突出（E）。破碎的可扩展刀片的特写照片（F）和未融合的同种异体移植物（G）

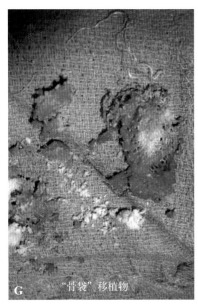
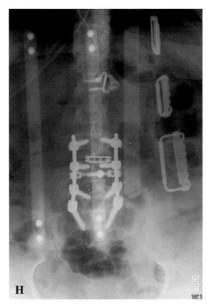
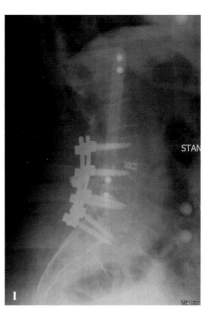

▲ 图 56-7（续） 由于内固定失败和准备不充分造成的腰椎并发症
前后位（H）和侧位（I）X 线片显示前路椎体间融合及后路 L₃～S₁ 固定融合重建

相比，越来越多的证据表明 rhBMP-2 具有更高的融合率[27]。这种骨移植替代物应该谨慎使用，因为它们是强有力的骨诱导材料，无论放置在何处，在软组织内和周围形成骨，高剂量时会导致邻近的骨溶解。综上所述，有多种潜在的内固定和融合相关并发症，这些并发症与患者的解剖生理、病理类型、既往手术、内固定类型、手术入路、手术经验和融合率直接相关。

四、血管和出血相关的并发症

大血管损伤是最可怕的术后并发症之一，可导致毁灭性的短期和长期后果。这种损伤可能是由于前路或后路手术造成的，从过度的围术期失血到血管撕裂或血栓形成，需要紧急血管介入和（或）修复。其他与血管相关的并发症包括动脉和静脉血栓形成、脑血管意外、血栓性静脉炎、心脏事件、消化道出血，或任何涉及关键器官血管供应中断的并发症。然而主要的血管并发症在老年患者（＞ 65 岁）中发生的频率要高得多，因此应谨慎处理，以限制失血量和手术时间[28]。

最常见的后方血管或出血并发症是剥离过程中肌肉出血、融合床准备后骨面出血和减压过程中硬膜外出血。虽然被认为是一种轻微的并发症，但与所有可能的腰椎手术并发症相比，大量失血通常是最常见的并发症[2]。失血通常由腰椎入路决定。与后路单节段融合术相比，前路单节段融合术一般失血量更少，手术时间更短，术后输血的需要也更少[29]。与 TLIF、后路脊柱融合术和前后路融合术相比，前路单纯椎间融合术明显降低了失血量，缩短了手术时间[25]。另一方面，复杂的腰椎手术，例如对畸形、骨折和肿瘤进行多节段融合，或对腰椎假关节进行治疗，会增加失血量。在腰椎手术中大量失血超过 500ml 与较高的术后并发症发生率和较长的住院时间有关[30]。出血量与手术的时间直接相关，并且在复杂和长时间的腰椎手术后通常会增加。随着年龄的增加，过度失血的后果也会变得更加复杂，风险比会显著提高[31]。过度失血 > 3600ml 的一个灾难性后果是围术期缺血性视神经病变引起的视觉损失，同时也与 Wilson 脊柱架的使用和手术时间 > 7h 有关[32, 33]。失血量引起的并发症可以通过适当的止血、适当的手术技术和缩短手术时间来改变。尽管如此，过度失血通常是通过液体复苏和输血来控制的。最近的证据表明，使用氨甲环酸可显著减少失血，除非有明确的禁忌证，否则在所有复杂的病例中都应考虑使用氨甲环酸。一项前瞻性随机对照试验显示，与低剂量和安慰剂对照的队列相比，高剂量氨甲环酸输注降低了失血量，甚至在术前单独给药时效果也是如此 [34, 35]。局部使用氨甲环酸也能达到类似的效果，从而避免了全身用药的不良反应 [36]。

由于入路的性质和腰椎的解剖结构，大血管损伤与脊柱前路手术有关。在 Bateman 等最近对腰椎前路手术并发症的系统综述中，静脉损伤是最常见的并发症，占 3.2%，而动脉损伤仅占 0.15% [37]。总的来说，血管损伤是罕见的，发生率低于 5% [38]。患者如合并骨髓炎、前路手术史、脊柱滑脱、大的椎体前方骨赘、腰骶移行椎和前移的椎间融合器等发生血管损伤的概率增加（图 56-8）[29]。在一项由两名经验丰富的血管外科医生进行的 102 例手术患者研究中，报道了 15.6% 的重大血管损伤发生率，包括 11 例髂静脉撕裂、4 例腔静脉撕裂和 1 例髂腰静脉撕脱。所有的血管损伤都得到了修复，而作者指出，通过更小的切口进行的手术增加了血管并发症的发生率。大多数的血管损伤发生在大血管的牵拉过程中 [38]。具体来说，髂腰静脉是脊柱前路手术中经常遇到的问题，由于其固有的变异性，最常见的变异是一条血管逆行并垂直远离髂静脉（图 56-9）[39]。该静脉起着牵索的作用，其解剖特性可在显露远端腰椎的椎体椎间盘时，导致牵拉的髂静脉背侧撕脱，其本质上是髂总静脉的撕裂伤 [38]。由于其固有的血管弹性和较好的移动性，动脉损伤率低。血管牵拉时应注意预防静脉血栓形成和动脉血栓形成，其发生率分别为 0.58% 和 0.15%。

腰椎前路血管损伤的报道主要来自于开腹手术和腹腔镜手术，这两种手术都为了有效地完成 ALIF。腹腔镜手术的支持者会以减少术后并发症为理由，并声称这些手术在有经验的外科医生实施时是安全有效的 [37]。在 Wood 等 [38] 系统回顾性研究中对于选择腰椎前路手术的患者，进行开放切口（N= 3784）、小切口（N=1765）和腹腔镜（N=572）方法比较，总血管损伤发生率分别为 2.2%、2.0% 和 4.2%。在腹腔镜手术中其相对风险较高。腹腔镜前路脊柱融合术近来应用较少，学习曲线陡峭，在主要血管附近进行前路腰椎融合术时需要精心策划，以避免并发症。这些研究和其他研究清楚地指出，如果在先前有腹部手术史、前路脊柱手术史或其他炎症过程后出现血管周围纤维化，则增加主要血管损伤的风险，并建议采用经腹膜或对侧腹膜后入路来避开纤维化组织 [29, 40]。

前路内固定也可能通过直接穿刺造成血管损伤，例如椎体前路螺钉穿过主动脉或腔静脉，或由于突出的前路内固定与搏动血管结构接触，造成继发性迟发血管损伤。一项前瞻随机对照研究评估了 rhBMP-2 与同种异体骨块或斜面金属融合器联合使用的有效性，结果也显示了较低血管损伤率。

前入路外科医生，通常是受过训练的血管或移植外科医生，应被视为在腰椎前路手术中协助显露的重要助手。在这些外科医生的帮助下，手术总并发症发生率降低，包括血管损伤并发症也更少 [37]。由这些专业外科医生协助前路显露，可显著改善前路手术患者的术后功能 [41]。历史数据也表明，只要脊柱外科医生接受过适当的训练并具有前路手术的经验，手术就可以获得良好的结果，但目前接受这种训练的脊柱外科医生很少 [42]。

虽然少见，后路脊柱手术也可能发生大血管损伤，常见于手术中过度切除椎间盘破坏纤维环前部，或者探针经椎弓根穿透椎体前方（图 56-10）。这可能导致大血管撕裂，引起腹膜后血肿和血压的急剧下降。主动脉破裂或主动脉假性

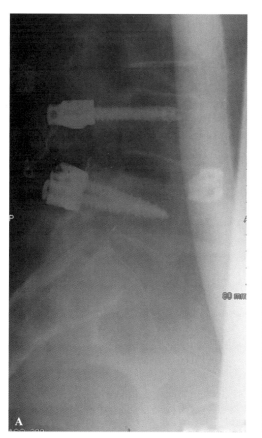
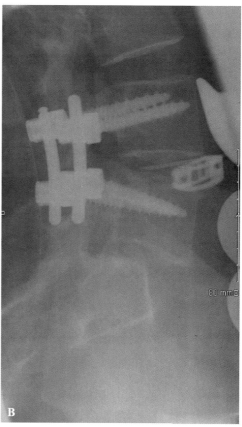
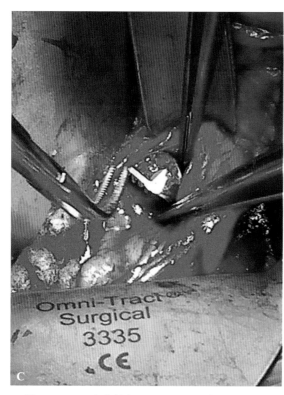
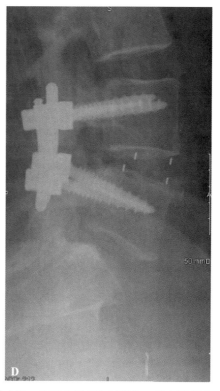

▲ 图 56-8 56 岁女性行 TLIF 手术，使用新月形椎间融合器。在融合器打入过程中，融合器突然突入椎间隙前方，这可以通过在冠状面完全旋转融合器，再向前轻轻打入来避免。螺钉置入和融合器移位后的侧位 X 线片示融合器脱出椎间盘间隙并进入腹膜后（A 和 B）。只能前路取出在左侧髂动静脉下方的融合器（C）。随后更换为前路椎间融合器（D）

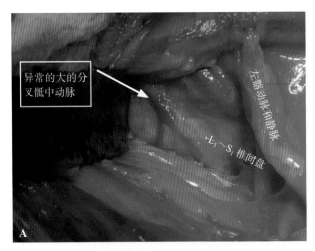

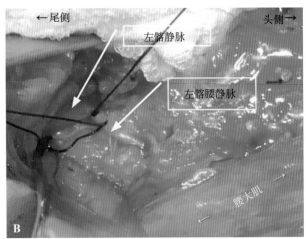

▲ 图 56-9　前路腹膜后间隙入路术中骶中动脉和静脉在 $L_5 \sim S_1$ 椎间盘间隙异常分叉的图像（A）。腰椎周围血管高度变异，必须小心，避免血管损伤导致大出血。最常见的入路相关血管损伤是 $L_4 \sim 5$ 和 $L_5 \sim S_1$ 经腰腹膜后入路髂腰静脉撕脱伤（B）。髂静脉内侧过度牵拉可导致左髂静脉撕裂，引起大出血。在血管结扎之前，可以通过简单的压迫控制出血

动脉瘤也可继发于椎弓根螺钉穿过椎体前方皮质侵犯血管。直到最近使用 CT 扫描来评估脊柱侧弯手术后椎弓根螺钉的位置，人们才认识到这些植入物与大血管的密切关系[8]。在 Parker 等的研究中，在 964 例患者的 6816 枚徒手置钉中，经 CT 扫描评估，侵犯髂总静脉的腰椎椎弓根螺钉有 4 枚（0.14%），侵犯髂内静脉的 S_1 螺钉有 1 枚（0.19%）[43]。椎弓根螺钉位置欠佳的神经并发症高于血管并发症[44]。此外，一项 FDA 前瞻性多中心研究比较了使用带齿椎间融合器的前后路腰椎融合手术血管损伤的发生率，结果显示前路手术（1.7%）比后路手术（0.3%）的血管损伤率更高，而前后联合手术的血管损伤率，为 1.2%[45]。总的来说，如果注重细致的外科操作，血管损伤比较少见，一旦出现，如及时发现并积极修复，大部分是可以控制的。

五、肌肉的并发症

很多文献研究表明后路脊柱手术可导致一定程度的后方肌肉损伤和功能障碍。各种酶学、肌电图、组织学、磁共振（MRI）和 CT 等影像学研究证实了这一点[46]。这种损伤的主要原因被认为是脊柱撑开器长时间的肌肉压迫，它对肌肉施加巨大的压力导致直接的物理损伤、缺血及去神经化。在手术过程中直接测量肌内压力显示压力高达 158mmHg，这可导致缺血性肌肉损伤，特别是当手术时间超过 135min[47]。随着压力增高和手术时间加长，损伤程度也会进一步增加。这些影响持续时间很长，可以通过术后持续一周以上的肌肉同工酶升高来反应。组织学观察到肌纤维内变化，包括水肿、肌纤维破坏和坏死。这些严重的肌肉退行性和去神经化改变已被证实是永久性的，并且只有通过密切监测由手术撑开器引起的肌肉压力并注意撑开压迫的持续时间才能预防。MRI 也可显示术后肌肉萎缩，尤其是手术时间较长的病例。值得注意的是，萎缩的程度因手术方式的不同而不同，甚至在没有直接侵及后方肌肉的 ALIF 手术当中也发现后方肌肉萎缩[46]。这可以用前路椎间融合术后腰椎活动受限来解释，与保留腰椎活动的椎间盘置换手术组相比，椎旁肌肉体积减小，脂肪含量增加[48]。因此，建议通过定时改变撑开器的撑开位置来减少局部压迫持续时间，以促进肌肉的再灌注。

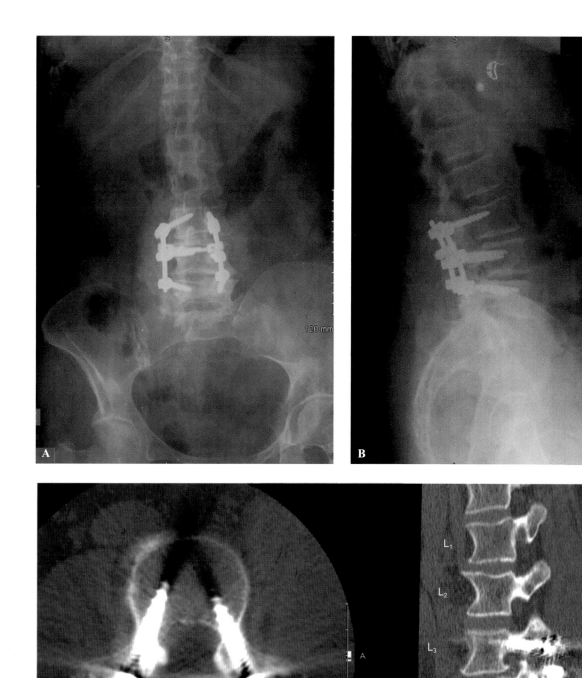

▲ 图 56-10　1 例 55 岁女性椎管狭窄患者，在脊柱后外侧融合术后 1 天出现严重的左下肢无力和麻木。前后位（A）和侧位（B）片显示 L₃～L₅ 内固定位置良好。轴位和矢状位 CT 显示内固定完整，螺钉位置良好，椎管减压充分（C）

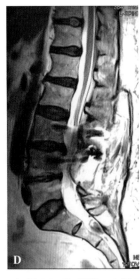
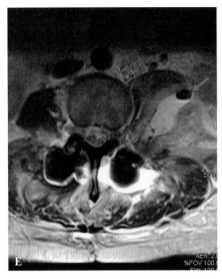
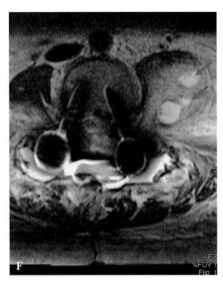

▲ 图 56-10（续） 1 例 55 岁女性椎管狭窄患者，在脊柱后外侧融合术后 1 天出现严重的左下肢无力和麻木。矢状位（D）和轴位（E 和 F）MRI 显示左侧腰大肌血肿（存在气液平），由于反复的椎弓根探查破坏了关节突或节段动脉。患者接受了休息和牵引治疗，症状最终得到了缓解

除腰痛之外，许多开放性手术并发症如肌肉萎缩和去神经化等也一直是微创脊柱外科（MISS）发展的基础。MISS 避免了牵拉肌肉的挤压损伤，不破坏关键肌肉的肌腱附着点，也避免了附属软组织损伤[49]。开放手术和 MISS 手术相比，肌电图显示多裂肌由于脊神经后支内侧分支破坏而失去功能，伴随肌肉萎缩和肌束横截面积减少[50]。融合与非融合相比，后路与前路相比，传统开放与 MIS 手术相比，肌肉萎缩均更加明显[51]。当然，MIS 手术也有其特有的并发症，如血管损伤、腰丛损伤、脏器穿孔等。

六、感染

术后感染可分为局限于手术部位的局部感染和涉及骨性结构的骨髓炎。此外，骨髓炎可向相邻的腰肌、硬膜外间隙或腹膜后间隙播散，导致败血症（图 56-11）。文献报道感染发生率差异很大，但在大数据库研究中，国家数据库报道的感染率为 0.0%～3.53%（全国住院患者样本和国家外科质量改进计划），外科医生运行数据库报道的为 2.1%～12.53%（脊柱侧弯研究协会和

成人脊柱畸形外科协会）[5, 52]。术后感染是一种严重的并发症，不可避免地需要进一步的矫正手术和长期的抗生素治疗。由于手术部位感染可导致术后功能恶化，重复手术及感染治疗可使费用增加，很多研究寻求感染危险因素以尽量减少感染。腰椎手术感染的发生率与高龄、基础疾病多、糖尿病、肥胖、皮下脂肪厚度、术前术后血清白蛋白低、既往脊柱手术病史、手术时间长、大量失血及输血、手术入路和手术技巧、外科医生的专业知识、住院时间长、植入材料、围术期抗生素的使用，以及众多不明确因素相关。无内固定腰椎手术（如单纯减压术）的感染率较低，文献报道的感染率为 0.09%[53]。微创腰椎融合术，如经椎间孔腰椎椎间融合术（TLIF），与传统开放手术相比（2.9%，181/6241），MIS-TLIF 手术部位感染发生率（1.3%，11/848）明显降低[54]。然而，这并不令人意外，因为开放腰椎融合手术，尤其是最近流行的成人脊柱畸形矫正手术，手术创伤大，技术流程复杂，容易出现较高的并发症率，包括术后感染和较高的再手术率[55]。

一般来说，术后早期感染发生在术后 4 周

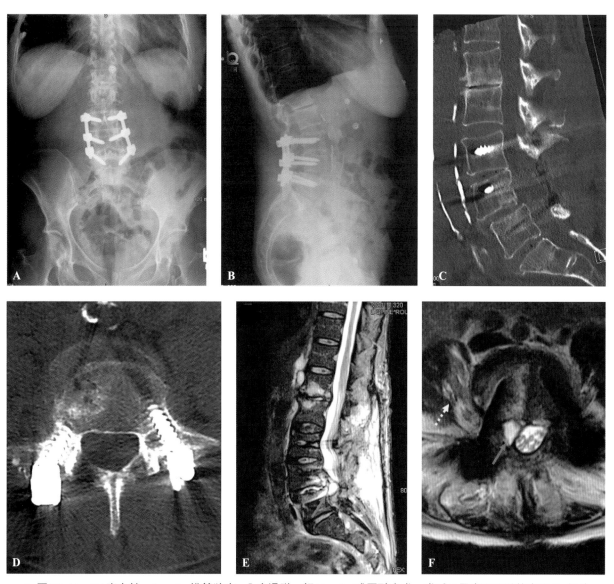

▲ 图 56-11　67 岁女性，L_3～L_5 椎管狭窄，Ⅰ 度滑脱，行 L_3～L_5 减压融合术。术后 6 周出现严重的右腿 L_5 根分布区疼痛。前后位（A）和侧位（B）片显示 L_3～L_5 内固定在位。矢状位（C）和轴位（D）CT 显示内固定位置良好，无椎管压迫。矢状位（E）和轴位（F）MRI 示右侧 L_4～L_5 节段硬膜外脓肿

内。表现为切口引流增多、红细胞沉降率和 C 反应蛋白（CRP）升高及白细胞计数可能升高。最近的研究表明，与 CRP 相比，使用血清淀粉样蛋白 A（SAA）[56] 和降钙素原（PCT）[57] 作为手术部位感染的血清学指标有更好的敏感性和特异性[58]。大多数患者感染不会很严重或发展为脓毒血症，仅表现为术后持续性腰痛和根性疼痛（图 56-11）。偶尔，患者可能出现典型的脓毒症症状，此时应考虑急诊手术，立即切开、引流、培养和静脉使用抗生素。应采取术中培养来识别病

原体，并对这些患者进行有针对性的抗生素治疗[59]。最常见病原体是金黄色葡萄球菌（45.2%），其次是表皮葡萄球菌（31.4%），再次为革兰阴性菌（30.5%）[60]。耐甲氧西林病原体发生率为 34.3%，在翻修手术中更多[60]。影像学分析也应被用来确定是否存在手术部位感染，特别是当临床表现不明确时，MRI 对深部感染具有良好的敏感性（88.2%）和特异性（89.1%）。这类患者可能手术切口没有分泌物，但椎弓根螺钉会有液体信号显示[61]。

治疗的一个最关键原则是不要忽视潜在的感染和不要以为使用口服抗生素就安全了，因为口服抗生素只能抑制而不能治疗深部感染[62]。一般来说，深部术后感染应积极治疗，持续冲洗和反复清创，并长期静脉注射抗生素，以期成功根除感染。Petilon 等的研究表明，在使用内固定的腰椎融合人群中，感染组术后 2 年的临床结果测量与基线相比有显著改善，但与未感染对照组相比，感染组背部疼痛评分结果更差[63]。作者还得出结论，尽管有这些改善，但与未感染的对照组相比，感染组的 ODI 评分获得最小临床显著差异的可能性降低了。如果不能积极地治疗这些感染，可能会形成窦道迁延不愈或迟发性骨髓炎。如果忽视，深部感染可以发展为骨髓炎，这常常需要前路手术来处理受累椎体，清除硬膜外、腰肌、主动脉周围或腹膜后脓肿[40]。

即使对骨髓炎进行的前路清创和后路内固定融合治疗，仍有可能在数年后再次发生慢性感染，如果不及时治疗，最终会导致自发性皮肤破溃流脓。这种情况需要反复引流、取出内固定、静脉使用抗生素或长期应用抑制性的抗生素。此外，若不能及时行清创手术，感染将难以根治，最后不得不移除内固定。细菌形成一层生物膜（多糖包被），牢固地附着在内置物表面，是清创后再次感染的来源。推荐早期积极反复彻底清创，局部喷洒抗生素粉，阻止形成生物膜，以保留内固定，维持脊柱稳定性[62]。值得注意的是，如果保留植入物，则需要进行长期的抗生素治疗。目前的做法是术后 6 周静脉使用抗生素作为标准疗程，在术后 1 年的随访中，80% 的感染得到成功控制[58]。

初次手术 2 年以后发生的不导致骨髓炎的感染通常被定义为迟发性感染。这几乎都是由低毒力皮肤微生物引起的，如痤疮丙酸杆菌或表皮葡萄球菌。这些患者一般表现出轻度的背痛，经常出现假关节和慢性引流窦道。他们很少出现严重病情，但仍需要进行清创手术，去除内固定和静脉使用抗生素治疗。如果假关节稳定，最好将内固定的翻修和重新植入推迟 6 个月，以便满意地根除感染。有时，延迟或晚期感染可能会出现明显的软组织覆盖问题。其他新的有用的治疗感染的技术，包括伤口负压治疗和封闭式冲洗引流系统，此为复杂伤口处理方案的一部分[64, 65]。此外，在整形和重建外科医生的协助下进行软组织重建可以帮助覆盖和修复缺损[66]。缺损覆盖的时机至关重要，因为延迟闭合与更高的并发症发生率和反复的清创导致的进一步组织损失有关[59]。

预防术后感染是避免费用增加、避免严重并发症和临床疗效恶化的关键。除了适当的无菌技术和控制与感染相关的危险因素外，最近的证据表明，术中在手术部位使用万古霉素粉可作为预防脊柱手术感染的有效措施。一篇包含 10 项研究的 5888 例患者的 Meta 分析结果显示，脊柱手术中局部使用万古霉素粉末的确能降低脊柱手术感染和深层脊柱手术感染的发生概率[67]。还有证据表明，使用稀释的聚维酮 – 碘（0.35%）冲洗后再使用生理盐水冲洗可减少术后感染[68]。

七、神经系统并发症

腰椎手术损伤到神经结构的现象并不罕见。幸运的是，大多数都是轻度损伤并且是一过性的。可能的神经损害基本上分为三类：损伤到神经和背侧神经节、影响到脊髓和圆锥及损害到硬脑膜和硬膜外血管（图 56-12）。尽管其中一些并发症是疾病潜在病理过程不可避免的直接结果，但如果将注意力集中在手术技术细节上，大多数并发症是可以避免的。更重要的是，对于并发症的识别和迅速处理，能最大限度地减少并发症的长期损害。对于修复或逆转这些损害需要专门知识和独特技术培训。

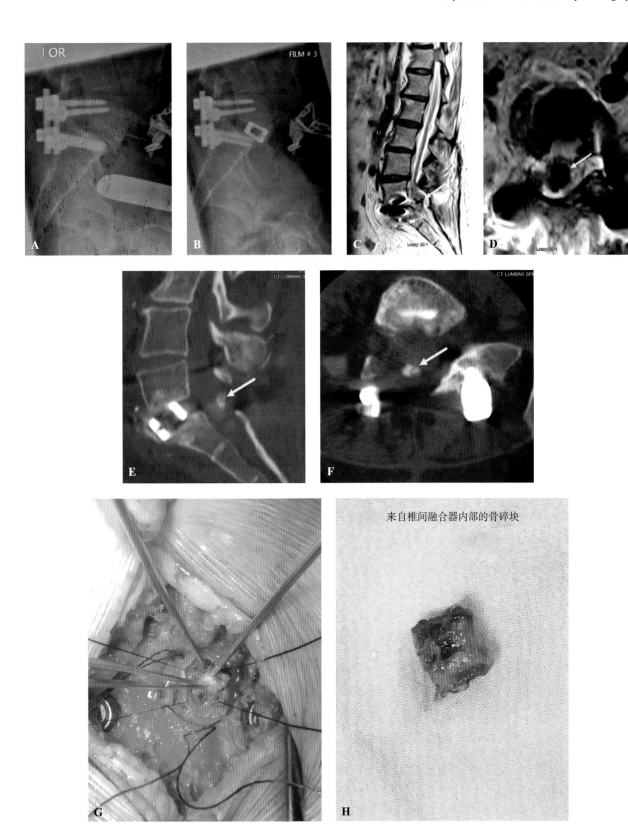

▲ 图 56-12　一名 54 岁的女性，行 $L_5 \sim S_1$ PLIF 术后，目前表现为反复出现的腰部疼痛和神经根性疼痛，接受了前路融合器置换手术。麻醉苏醒后，患者出现严重的双侧下肢广泛的无力和疼痛。侧位 X 线片显示初始融合器（A）和新融合器（B）的位置。更换融合器后的矢状位（C）和轴位（D）MRI 显示黑色空隙（黄箭）。矢状位（E）和轴位（F）CT 显示椎管内骨碎片（黄箭）。术中图像显示新的融合器（G）将骨碎片推入硬脊膜（注意正方形尺寸），而骨碎片来源于初始融合器内部的碎骨块（H）

最常见的损害是意外的硬膜撕裂。在 Ghobrial 等报道的系统回顾研究中，退行性腰椎疾病脊柱外科手术总的硬膜撕裂率为 8.11%[69]。与其他脊柱区域相比，腰椎手术的硬膜撕裂率更高。初次腰椎手术的发生率为 5.5%～9%，而翻修手术的硬膜撕裂发生率较高，为 13.2%～21%[70]。已确定为硬膜损伤的危险因素是年龄的增加、脊柱外科手术后、较差的影像学骨盆参数、更长的手术时间、需要进行椎间融合、截骨术和减压术[71]。据报道，发生硬膜撕裂后最好的结果是进行早发现和早修复[72]。这已被证明不会增加围术期并发症或影响最终手术效果。如果在手术时未发现硬膜撕裂，患者可能会发生脑脊液漏液，出现皮下脑脊液汇集并通过引流管口引流，造成患者术后严重的姿势性头痛甚至小脑出血[72]。如果未进行修复，会出现头痛、假性脑膜膨出、蛛网膜炎、神经损伤和硬脑膜瘘，并导致脑膜炎或硬膜外脓肿。假性囊肿可能需要对硬脑膜通道进行广泛的重建，发现并密封渗漏。这些迟发的伪脑膜膨出可以通过 MRI 可靠地识别。原发性硬膜撕裂的治疗包括直接缝合修复。其他封闭方法包括胶原蛋白贴片、纤维蛋白胶、明胶基质、硬脑膜移植物、肌肉或脂肪[70]。但是，由于原发性硬膜撕裂不可修复或出现硬膜瘘，硬膜下引流可能是必需的[73]。尽管可能会有意想不到的后遗症，但有确凿的证据表明，只要在硬膜撕裂发生时处理恰当，硬膜撕裂的患者术后 2 年的随访结果显示临床疗效没有差别[71]。

腰椎术后硬膜外血肿的发生率为 0.10%～0.24%[74]。尽管这种情况很少发生，但如果不能迅速发现和治疗，可能会导致严重的神经系统后遗症。硬膜外血肿通常在手术后的第一个 24h 内出现，几乎所有患者都会出现某种形式的神经系统损害，其中 80% 的患者出现进行性肌无力，56% 的患者突然发生顽固性疼痛，76% 的患者出现鞍区的麻木[75]。对于高度怀疑的患者应立即行

MRI 检查，一旦发现硬膜囊的明显受压，应迅速进行血肿清除。Kao 等的研究表明自患者症状发作后 7.4h 内进行血肿清除，患者神经症状完全缓解。如果超过 17.9h 再行血肿清除，患者可能会出现神经功能障碍[75]。对于使用深筋膜引流管预防硬膜外血肿存在争议，但血肿清除后建议放置深层引流[74]。

在椎板切除术或椎间盘切除术中，由于过度的神经根牵拉、撕裂或意外挫伤，脊神经或背根神经节的直接术中伤害最常见。该问题在 PLIF 和 TLIF 手术过程中更为常见，并且可以通过不牵拉出口神经根和最小程度地牵拉走行神经根来减少。神经系统损伤取决于腰椎手术不同入路：据报道前入路的发生率为 1.5%～6.5%；侧方腰椎椎间融合因腰丛神经损伤而占 3%～17%；后入路占 0.8%～6.1%，通常由于椎弓根螺钉置入位置不良导致[76]。骨性结构的减少可能造成其他来源的间接神经损害，例如严重腰椎滑脱（3.1%）患者通常由于置入椎弓根螺钉、椎板钩子或椎板下钢丝，以及对脊髓圆锥处理和牵拉，可能会导致严重的脊髓损伤。

迟发性术后神经系统并发症还可能包括马尾综合征、脊柱不稳导致中央或椎间孔再狭窄、蛛网膜炎和硬膜外瘢痕形成[77]。少数患者术后不可避免地会发生硬膜外瘢痕或纤维化（硬膜外瘢痕）和蛛网膜炎（硬膜内瘢痕）。在大多数患者中，特别是硬膜外的瘢痕形成是短期事件，不会引起严重的长期问题。但是，少数患者会出现明显的硬膜外瘢痕形成，可能导致严重的神经根病。已经使用了许多技术来减少瘢痕形成，这些技术包括在神经根附近尽量减少使用电凝、避免过度牵拉神经根、类固醇注射（术中和术后硬膜外注射）和自体脂肪移植。合成材料的使用，例如由膨胀的聚四氟乙烯制成的人造膜、可吸收的明胶海绵、纤维素网、具有生物弹性的可降解的聚合物，在减少术后 MRI 上的硬膜外纤维化和术后

神经根病方面具有一定的作用[78]。减少硬膜外黏附和纤维化的意义不仅影响术后早期，在随后的脊柱外科翻修手术中也起着一定的作用。因为脊柱外科翻修手术的再次显露存在困难，神经损伤和硬膜撕裂的风险显著增加。

处理神经系统损伤的主要办法是避免损伤，因此清晰的理解和显露解剖结构至关重要。根据神经损伤的情况，治疗方法可能很简单，例如椎弓根螺钉翻修、硬膜外血肿引流术或受累神经根减压。通常，大多数神经系统损伤，特别是挫伤或牵引损伤，仅需观察和保守治疗，可以自行恢复。然而最明显的例外是脊髓挫伤，其极有可能出现永久性神经功能损害。

八、矢状位序列和平衡相关并发症

脊柱退变取决于脊柱序列的紊乱和整体平衡的逐步恶化，这是成人脊柱畸形手术的基石[79, 80]。有大量证据表明，脊柱退行性改变、成人脊柱侧弯畸形、矢状面失平衡、腰椎前凸丢失和骨盆参数异常会导致患者预后变差[79, 81]。在退变脊柱中发现腰椎前凸减少和胸椎后凸增加，导致脊柱正常序列和平衡丧失。这些脊柱序列变化启动脊柱骨盆代偿机制，通过骨盆后旋、髋关节过伸和膝关节屈曲来维持合理的矢状面平衡[82]。一旦矢状面失平衡进一步发展，往往会加速邻近节段的退变，需要进一步的手术矫正，从而加剧后凸畸形（图 56-13）。腰椎多节段融合术后的常见并发症是腰椎前凸减小，俗称"平背综合征"。因为腰椎融合术后或椎旁肌肉损伤造成肌纤维化而导致腰椎前凸减少，是手术造成腰椎前凸减少加重的主要原因（图 56-12）。已有文献指出合理的影像学脊柱矢状面参数，该参数可指导脊柱畸形的矫正。系列研究表明矢状面严重不平衡的患者在手术矫正后其生活质量获得显著改善，显示保持适当的矢状位序列和总体平衡的重要性[79, 81, 83]。脊柱畸形矫正是一个复杂的手术过程，据报道其并发症发生率为 13.4%～55%[84, 85]，其中包括本章讨论的并发症。已确定脊柱畸形矫正术中危险因素包括高龄、术前骨盆倾斜度 ≥ 26°、术前脊柱侧弯角度 ≥ 100°、翻修手术和前 / 后联合手术、内固定节段数量增加、融合到髂骨和进行三柱截骨术。尽管脊柱畸形矫正手术并发症风险很高，但成功的脊柱畸形手术使患者获得比非手术治疗更好的临床疗效[86]。

随着成人脊柱畸形手术数量的增加，脊柱截骨术和固定融合到髂骨与骨盆的手术成为人们关注的重点。在 Bianco 等的一项研究中，采用经椎弓根椎体截骨术或三柱截骨术的总并发症发生率为 42%。三柱截骨术中发生并发症的明确风险因素包括年龄 > 60 岁、≥ 2 次截骨术和术中出血 > 4L[87]。O'Neill 等的研究表明，通过长节段固定融合到髂骨的脊柱畸形手术中，总体并发症发生率为 30%。主要的并发症包括假关节（特别是在 L_5～S_1 节段）、交界性失败、深部感染和神经功能损害（图 56-14）[88]。作者表明，尽管存在这些并发症，但在他们长达 5 年的患者随访中，临床疗效获得显著改善，并能够持久地维持。经椎弓根椎体截骨术和融合固定到髂骨需要更高级技术，应选择合适的患者，并告知患者相关可能的并发症。

在第一次和随后的每一次脊柱外科手术中，要注意维持与骨盆参数相匹配的腰椎前凸角度和整体平衡，因为腰椎矢状位平衡直接取决于手术操作，而整体矢状位平衡取决于和骨盆形态相对应的矢状面失平衡是否得到纠正[82]。充分的手术计划、恰当的手术步骤和内固定选择、遵守适合的手术技术，以及保持警惕以避免并发症的发生，在腰椎畸形手术中均起着重要作用。

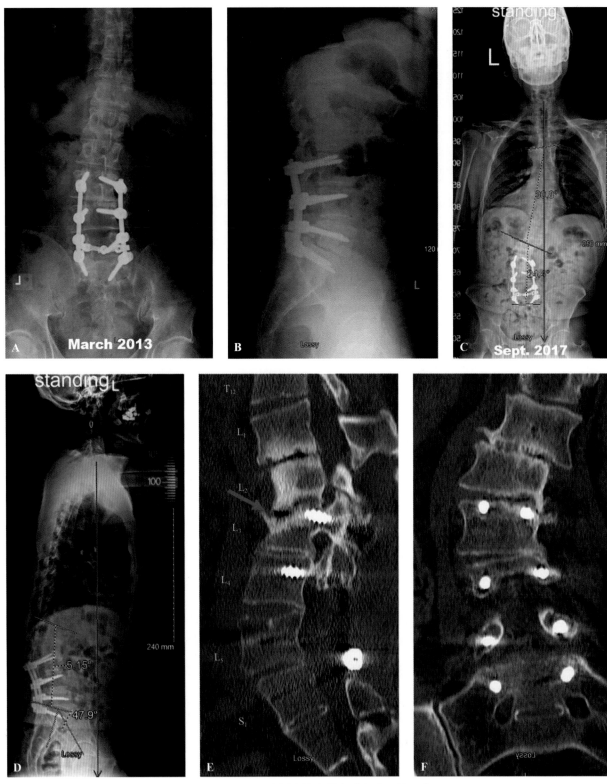

▲ 图 56-13　后外侧脊柱内固定融合术后并发症

A 和 B. 2013 年患者行 $L_3 \sim S_1$ 后外侧脊柱内固定融合术后的正位和侧位 X 线片；C 和 D. 2017 年患者的正位和侧位脊柱全长 X 线片显示相邻节段退变性椎间盘疾病、椎管狭窄伴矢状面失衡；E 和 F. 矢状位和冠状位 CT 图像显示椎弓根造成终板穿孔、邻近节段退变和狭窄

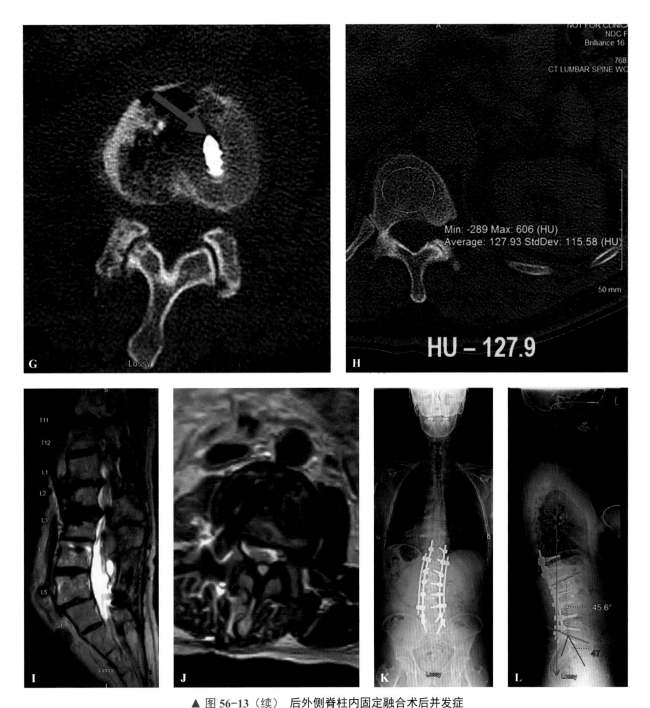

▲ 图 56-13（续）　后外侧脊柱内固定融合术后并发症

G 和 H. 轴位 CT 图像显示椎弓根造成终板穿孔、邻近节段退变和狭窄；I 和 J. 矢状位和轴位 MRI 显示椎管狭窄；K 和 L. 术后正位和侧位脊柱全长 X 线片显示前高后低的融合器和后路内固定融合来恢复腰椎前凸

九、腰椎手术的成本效益

在成本分析研究的背景下，人们对评估腰椎手术的有效性非常感兴趣。最终，证明何种外科手术的成本效益更好，将为患者和外科医生带来重要价值。手术治疗腰椎疾病能够显著改善患者的质量调整寿命年（quality-adjusted life-year, QALY）[89]。当考虑到腰椎椎间融合手术，特别是在前后路联合手术中发生并发症时，住院时间会更长，费用也会增加[90]。成本效益相关的危险

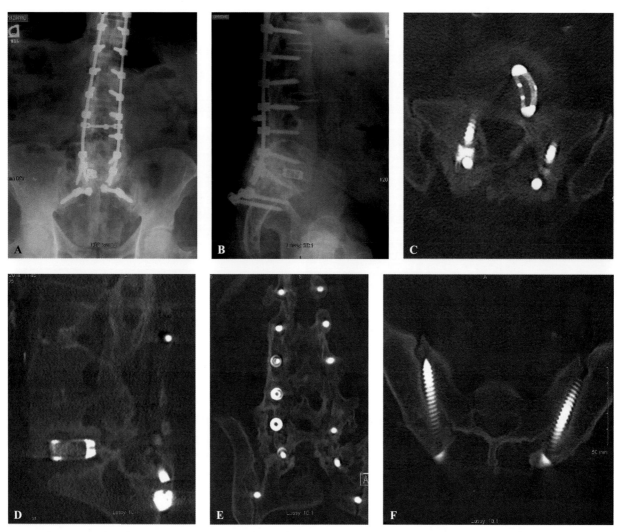

▲ 图 56-14　并发症以级联反应方式频繁发生。例如这名 72 岁男性，使用髂腰螺钉进行长节段融合。术后 3 年患者存在周期性的渗液引流，因突然出现腰背部疼痛加重超过 2 周，随后入院行清创术。正位（A）和侧位（B）X 线片显示 $L_5 \sim S_1$ 假关节形成、断棒和融合器移动及位置不良。轴位（C）和矢状位（D）CT 显示，$L_5 \sim S_1$ 处的融合器完全松动，螺钉松动。冠状位（E）和轴位（F）CT 显示髂腰螺钉位置不良

因素是年龄＞ 55 岁、新发的成年脊柱侧弯、较低的最大 Cobb 角、＜ 8 个节段的融合、较低的失血量、更差的总体矢状位失平衡及更大的术前 SVA[91]。可以预见，如果发生术后并发症，患者质量调整寿命年会变差，额外治疗的医疗成本会上升。

十、结论

腰骶脊柱外科手术不可避免地会出现并发症。但是，如果对病因有充分了解并采取预防措施，则在许多情况下可以将它们的发生率降至最低。当确实发生并发症时，及时发现对于确保正确治疗并防止其他相关并发症至关重要。

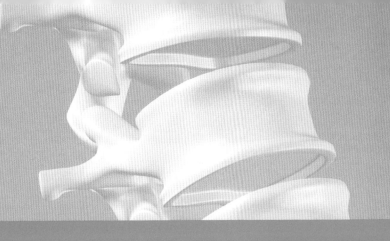

Bridwell and DeWald's
Textbook of Spinal Surgery（4th Edition）
Bridwell & DeWald
脊柱外科学（原书第 4 版）

第六篇　脊柱滑脱
Spondylolisthesis

脊柱滑脱的 Wiltse 和 Marchetti-Bartolozzi 分型：治疗指南
Wiltse and Marchetti–Bartolozzi Classifications of Spondylolisthesis: Guidelines for Treatment

Joseph Perra 著

刘玉增　韩渤　译

历史上，脊柱滑脱分类的 Wiltse 分型、Marchetti-Bartolozzi 分型和滑脱程度的 Meyerding 分级都在临床上广泛使用。在过去的 10 年中，这些分型在使用和理解上几乎没有发生变化。然而，关于滑脱这种复杂的病症还有很多需要了解的地方，手术治疗技术也在不断发展。了解先前分型系统及其应用原则，这样能使我们进一步提高对以一个椎体相对于另一个椎体发生位移为特征的一系列病症的诊断和治疗。

分型系统以组为单位整合信息可以用来分类、比较、统计、交流、病因、预后，尤其是在指导临床治疗方案方面。分型系统是基于明显相似的数据制订的。哪一种分型系统更有用或更可靠，可能会存在争议。即使分型系统间研究条件各不相同，这也能提供有价值的参考。虽然合并多个分类系统可以包含更多的变量（如病因学、表现、预后和治疗），具有更好的包容性，但得到的系统可能过于烦琐而无用。总之，脊柱滑脱缺乏一个通用的分型系统。

脊柱滑脱是指脊柱头侧椎体相对于尾侧椎体向腹侧移位的病症。大量的研究描述了脊柱滑脱的不同特征。为了概括脊柱滑脱表现的多样性，我们显然需要一个分型系统。最常用的分型系统是 Meyerding 分级，它简要描述了滑脱的严重程度。有两种分型系统描述引起脊柱滑脱的病理。Wiltse、Newman 和 MacNab 对脊柱滑脱的类型进行分型，并根据所描述的类型达成统一的分型：先天性、峡部裂型、退变性、外伤性和病理性。1994 年，为便于对脊柱滑脱的进一步了解，Marchetti 和 Bartolozzi 建立一个新的分型系统。通过区分脊柱滑脱的程度，这种分型能够预测滑脱的进展，指导临床治疗，决定手术时间和手术方式。

近来，临床医生更加关注矢状面和骨盆的解剖参数，因为这样能够有利于更好地了解病因学危险因素，并推荐合适的治疗方案（见第 59 章）。

一、分型

Wiltse 分型将脊柱滑脱分为 5 种类型：发育不良性、峡部裂型、退变性、创伤性和病理性（表 57-1）。

（一）1 型（发育不良性）

发育不良性或先天性脊柱滑脱常常由于小

表 57-1　**脊柱滑脱 Wiltse 分型**

- Ⅰ：先天性（发育不良性）
- Ⅱ：峡部裂型——峡部存在断裂
  - ⅡA：滑脱——峡部应力性骨折
  - ⅡB：峡部延长
  - ⅡC：急性峡部损伤骨折
- Ⅲ：退行性——由于长期的节段不稳
- Ⅳ：创伤性——除了峡部之外的后方结构急性骨折
- Ⅴ：病理性——全身或局部骨骼病变导致的脊柱后方结构破坏

关节或椎板发育缺陷导致。正常情况下，尾端椎体的上关节突起到了"钩子"的作用，阻止上方椎体节段向腹侧滑移，关节突是上一节椎体的支撑。任何节段的椎弓－关节面构造的发育不良或者畸形都会导致不稳和潜在的腹侧滑移。然而，发育不良多见于 $L_5 \sim S_1$ 节段。最常见的畸形类型是骶骨上方发育不全，S_1 上关节凸和 L_5 下关节凸发育缺陷。此外，先天缺陷如脊柱裂可以成为椎弓发育不良的病因。这些缺陷可以导致严重的不稳和滑移。通常，这是形状异常的 L_5 和（或）S_1 椎体峡部严重发育不良的证据。

（二）2 型（峡部裂型）

峡部裂型脊柱滑脱为一种峡部缺陷的脊柱滑脱类型（字面意思，峡部为上下关节突之间的部位）。L_5 椎体或骶骨穹隆的形状可能发生改变，此改变与重塑或应力有关。Wiltse 峡部裂型滑脱分为三个亚型：A 亚型为峡部应力性骨折导致的滑脱，50 岁以下人群多见，并常出现于骨骼发育成熟之前，这种骨折常不能自愈。B 亚型表现为峡部延长导致向前滑移。此亚型为反复微骨折所致；相对于 A 亚型，此骨折可以自愈，导致了峡部延长而非不愈合。C 亚型是峡部急性严重骨折所致，由于缺少后方栓系固定，椎间盘受到应力作用，导致椎体滑移。

（三）3 型（退变性）

退变性脊柱滑脱多见于成人，是最常见的脊柱滑脱类型。它是小关节和椎间盘退变继发节段不稳的结果。与其他类型的脊柱滑脱相比，此类型的一些流行病学特点值得注意。首先，女性患者多于男性；其次，$L_4 \sim L_5$ 滑脱相较 $L_5 \sim S_1$ 而言更常见；再者，滑移超过 1cm 或超过 30% 在自然退变的进程中很少见。并且，此类滑脱常伴有椎管狭窄症，在仰卧位影像上常常会被忽略。滑移的程度在直立位影像、屈伸位影像或是有负重时的脊柱影像上能够更好地评估。

（四）4 型（创伤性）

创伤性脊柱滑脱很少见。这个类型有别于峡部裂型中的 A 亚型，骨折部位累及除峡部外脊柱后方结构的任何部位，尤其容易累及椎弓根和小关节。一般是由高能创伤导致。

（五）5 型（病理性）

病理性脊柱滑脱是由广泛骨病或影响椎弓或相应小关节的病变所致，如感染、Paget 骨病、肺结核和良性或转移性肿瘤导致的骨折。

二、Marchetti－Bartolozzi 分型

Marchetti–Bartolozzi 分型系统通过病因学推论将脊柱滑脱分为发育性和获得性。他们总结了那些严重的脊柱滑脱的共同特征，并加以描述。本质上，他们整合了发育不良性和峡部裂型脊柱滑脱，并根据特征再进行分组（表 57–2）。

在发育性脊柱滑脱中，脊柱后方结构存在一定程度的先天性异常（发育不良）。Marchetti 和 Bartolozzi 将发育组细分为高度发育不良性脊柱滑脱和低度发育不良性脊柱滑脱。高度发育不良和低度发育不良的区别是发育不良的程度而非位置，可以被认为是后凸的程度或腰骶部的倾斜角度。

高度发育不良性脊柱滑脱的特征为椎弓、椎

表 57-2　**Marchetti–Bartolozzi 分型**

1982	1994
发育性	
• 由于断裂 • 由于延长 • 创伤性 　– 急性创伤 　– 应力创伤	• 高度发育不良性 　– 断裂 　– 延长 • 低度发育不良性 　– 断裂 　– 延长
获得性	
• 医源性 • 病理性 • 退变性	• 创伤性 　– 急性骨折 　– 应力性骨折 • 术后型 　– 直接型 　– 间接型 • 病理性 　– 局部病理 　– 系统病理 • 退变性 　– 原发性 　– 继发性

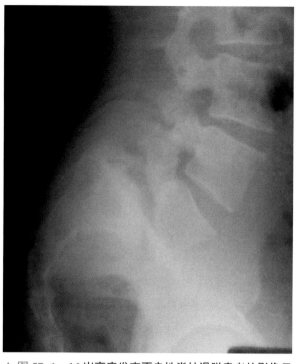

▲ 图 57-1　16 岁高度发育不良性脊柱滑脱患者的影像示显著的圆形骶骨和很大的滑移角度（后凸）

间盘、S_1 上终板和 L_5 椎体的缺陷。除此之外，这部分常出现延长或者断裂、骶骨上方呈圆形和 L_5 椎体楔形变等。这些改变为原发改变，其他的如终板改变是继发改变，是机体对滑移做出的代偿改变。在青少年中，$L_5 \sim S_1$ 节段最常受累。畸形的严重程度导致这些患者更容易在年轻时候出现畸形进展或神经压迫，从而引起相应的症状（图 57-1）。

低度发育不良性脊柱滑脱不同于高度发育不良性脊柱滑脱，这些患者 L_4 和 L_5 椎体仍然是矩形并且骶骨 –L_5 上终板被保留，并没有出现脊柱滑脱上方节段的过度前凸或是骨盆后倾来进行代偿。这导致脊柱滑脱进展的风险小。此外，进展通常只是小范围的滑移，而不是高度发育不良中常见的倾斜或增加滑移角度（图 57-2）。

三、畸形的进展

高度发育不良和低度发育不良的分类对于预

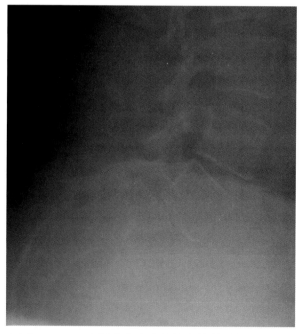

▲ 图 57-2　24 岁低度发育不良性脊柱滑脱患者的 X 线片中，即使有椎间盘的退行性改变，骶骨形态并没有发生不良变化

测畸形进展很有帮助，进展风险与发育不良的严重程度直接相关；因此，在 Marchetti–Bartolozzi 高度发育不良性的患者中，小关节或椎间盘通

常出现一个主要畸形或多个较小的畸形，导致不稳和畸形进展的高风险。相反，Marchetti-Bartolozzi 低度发育不良性的患者进展风险较小。此外，脊柱滑脱的节段同样影响进展的风险。$L_5 \sim S_1$ 的畸形或是 L_4– 骶化 L_5 节段的进展风险高，这可能是因活动的腰椎与僵硬的骶骨之间的生物力学不同。相反，$L_4 \sim L_5$ 滑脱很少进展，若出现进展时，进展往往不会太严重。

青少年进展风险的影响因素很多，研究表明，骶骨上终板发育不全、腰椎前凸增加、高度滑脱和其他的先天异常与进展风险增大有关。峡部的状态对于预测进展风险非常重要：如果峡部出现骨折而不是延长，椎间盘和前方的韧带结构就成为受累节段保持稳定的唯一结构；一旦前方结构退变，滑移将会进展。相反，如果出现峡部延长，滑移程度将会减轻，因为后方结构仍保持一定的稳定性。

四、获得性

获得性脊柱滑脱包括发育性以外所有其他原因导致的脊柱滑脱。最初的 Marchetti–Bartolozzi 分型将这个种类分为 3 个亚型：医源性、病理性和退变性。1994 年修订时，他们将此类型分为四个亚型：创伤性、术后性、病理性和退变性。

获得性脊柱滑脱最常影响峡部。迄今为止，应力性骨折是最常见的峡部损伤原因，这是因为峡部是最容易受到反复屈伸影响的区域（图 57-3）。

任何获得性小关节断裂都属此类。同样，小关节的创伤性损害可以导致滑移。明显的急性应力导致的创伤性脊柱滑脱少见。然而，一旦出现，必须进行全面的脊柱损伤检查和评估。因为有髂腰韧带附着，横突骨折通常见于下腰椎节段。有些创伤可能损伤腹腔脏器。

术后型脊柱滑脱是获得性脊柱滑脱中较为少见的一种类型。这个亚型又被分为直接型和间接

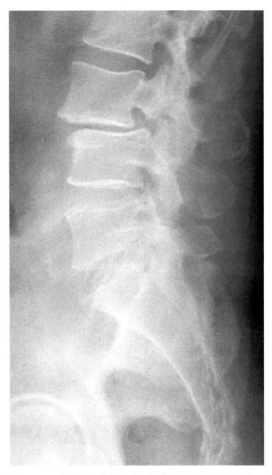

▲ 图 57–3　体操运动员峡部应力性骨折致获得性 L_3 椎体前滑脱

型两种。直接型出现在之前手术的节段，是节段不稳导致脊柱滑脱的典型。完全小关节切除（单侧或双侧）可能会导致医源性脊柱滑脱。在进行椎板切除术时，过度切除峡部可能会导致骨折，因为这个位置太薄弱以至于不能承受正常的生理压力。后方韧带复合结构的切除导致额外的压力负载到椎间盘和韧带上。间接型术后脊柱滑脱出现在手术节段以上（或以下）并被认为是一种邻近节段退变。虽然 Marchetti 和 Bartolozzi 认为这种情况在脊柱后方中线融合后最常见，但任何种类的融合都有可能出现，因为应力集中会加速邻近椎间盘和小关节的退变。

病理性脊柱滑脱常常是全身或局部骨骼病理改变所致。一些主要病因包括 Paget 骨病、成骨不全症、转移性或原发性肿瘤及局部感染。

退变性脊柱滑脱是由于椎间盘和后方小关节的退变导致的，在小关节不断裂的情况下出现滑移（图 57-4）。

五、Meyerding 分级量表

Meyerding 分级量表对于脊柱滑脱的诊断十分有帮助，因为它能够提供公认的方式来量化滑移的程度。这种分级系统将下位椎体分为四等份，由此产生五个等级。脊柱滑脱根据上终板进行分级，上终板由于头侧椎体向前滑移而显露出来。因此，滑移导致尾端椎体终板显露 26%～50% 属于第二等级的滑移（Ⅱ度）。在 Ⅴ 度滑移中（脊柱脱垂），S_1 终板与 L_5 完全错开，L_5 完全位于 S_1 腹侧。

Meyerding 分级量表的优势是能够方便地量化滑移的程度。然而，对于之前讨论的高度发育不良性脊柱滑脱，随着发育不良程度的增加，可见明显的骶骨椎体改变。当骶骨开始呈穹隆状时，L_5 椎体会表现极大的后凸，从而增加滑移角。在这种情况下，会同时出现滑移和后凸。因此，Meyerding 分级量表不能够完整描述畸形的特点。在高滑移角描述中，最常用到的分级标准是改良的 Newman 滑脱分级系统。这种系统将滑移角度和后凸角度都纳入到分级之中。此评分系统将骶骨前表面穹隆从骶骨岬开始沿前表面分为 10 个相等的部分。骶椎穹隆的分隔从后上角开始。评分系统以 L_5 椎体后下角和前下角的位置决定的两个参数来体现。例如，评分为 7+4，7 代表着矢状面滑移为 70%，4 代表着向前滚动为 40%（图 57-5）。

六、治疗

如上所述，Marchetti–Bartolozzi 分型最大的优点就是能够对每一种分型提出相应的治疗方法。在这个分型系统中，下列患者经常需要手术治疗：高度发育不良的青少年患者、有症状的低度发育不良患者、创伤性脊柱滑脱患者、获得性

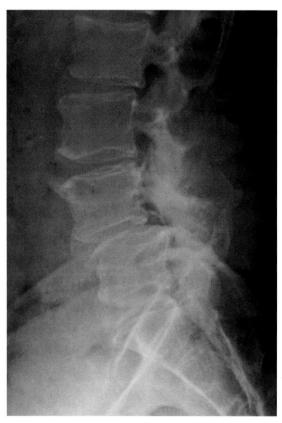

▲ 图 57-4 获得性脊柱滑脱患者为退变的椎间盘和小关节病变伴有狭窄（L_4～L_5 节段退变性脊柱滑脱）

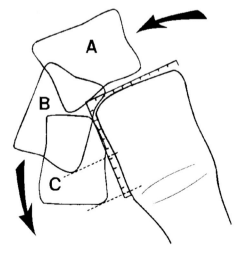

▲ 图 57-5 改良的 Newman 脊柱滑脱分型系统。滑移的程度由 2 个数字表示——一个沿着骶骨上终板，第二个沿着骶骨前方，如 A = 3 + 0；B = 8 + 6；C = 10 + 10

直接术后型滑脱患者和有症状的原发退变性患者。在这些需要手术的人群中，高度发育不良青少年并伴有 Meyerding Ⅱ 度及以上的滑移程度可以考虑复位。复位的目的是改善矢状位序列而不是完全的矫正滑脱。神经损伤的风险和复位的程度具有相关性。完全复位的神经损害风险超过 30%，尤其在最后 50% 的复位中更为常见（例如，将Ⅳ度复位为Ⅰ度）（表 57–3）。

表 57–3　基于 Marchetti–Bartolozzi 分型的治疗建议

非手术治疗
- 无症状高度发育不良性滑脱成人患者
- 无症状低度发育不良性滑脱成人或青少年患者
- 无症状原发性退行性滑脱患者
- 无症状继发性退行性滑脱患者
- 无症状间接术后型滑脱患者

手术治疗
- 高度发育不良性青少年滑脱患者
- 创伤性脊柱滑脱患者
- 直接术后型滑脱患者
- 有症状的低度发育不良性滑脱患者
- 有症状的原发性退行性滑脱患者

对于有症状低级别的脊柱滑脱的儿童或成人建议行后外侧腰椎小关节植骨融合内固定术。许多术者采用自体骨行 $L_5 \sim S_1$ 双侧后外侧融合，取得良好效果[1]，融合率超过 90%，75%～100% 的患者获得了优良预后。Seitsalo 等比较了接受后方 / 后外侧固定融合术和接受非手术治疗的总共 149 名儿童的临床效果，随访时间 13 年。他们发现手术治疗组临床效果更好，疼痛明显减轻[2]。额外的内固定并不能提高患者的融合率。然而，使用内固定可避免笨重的术后支具外固定。是否减压一般取决于患者的主诉和病理特征，在这项研究中很少涉及。

重度发育不良性脊柱滑脱患者，当出现症状或处在高风险情况下时，需要手术干预。成人重度脊柱滑脱很少是无症状的。当滑脱进展时，成人患者总是伴有根性症状。当症状是急性并且持续时间不长时，可以尝试非手术治疗来缓解神经根性疼痛。固定融合伴或不伴复位对于需要手术

的青少年来说是一种可行的方案。推荐使用内固定，有报道表明即便有着牢固的融合仍有 25% 的患者滑脱发生进展。除此之外，假关节发生率高达 60%。Seitsalo 等报道了 87 名接受原位融合手术治疗的严重脊柱滑脱的儿童。长期随访显示，45% 的患者腰骶部后凸增加超过 10°，17% 的患者出现超过 10% 的滑移进展。Harris 和 Weinstein 报道了 21 名接受后路椎板间融合的患者和 11 名非手术治疗患者的长期随访。在 32 名患者中，15 人无症状，每组各只有 1 名患者有严重的症状。11 名手术患者有一个或多个神经损伤表现。2 名患者出现假关节。

假关节的高发生率和滑移进展导致一些重度滑脱的患者需要复位[3-6]。然而，这仍存在争议，因为有些未复位的融合患者仍能获得满意的临床疗效[2]。反对复位的主要观点认为复位会极大地增加神经损伤的风险。然而，重度脊柱滑脱不进行复位会使者矢状面异常、脊柱力学改变、姿势蜷缩、躯干缩短，以及矢状面畸形进展、假关节生成、外观异常风险增高。因此，推荐对一些年轻患者采用脊柱滑脱复位来对抗上述的不良结果（表 57–4）[3, 4, 6, 7]。

表 57–4　基于 Marchetti–Bartolozzi 分型的治疗选择

侧后方原位融合
- 低度发育不良和轻度滑脱（Meyerding Ⅱ 度及以下）
- 退变性、术后型

滑脱复位和椎体间植骨
- 高度发育不良性和（或）重度滑脱（Meyerding Ⅲ 度及以上）
- 创伤性脊柱滑脱

对于重度脊柱滑脱，单独进行前路椎体间融合是有效可靠的[7]。由于重度滑脱产生的自然后凸，前路牵张与结构性植骨融合是合理的。移植物被压缩，并放置于靠近椎体矢状位旋转中心的地方。一项 14 名儿童患者的研究显示使用这项技术达到了 93% 的融合率，并将前路融合与 360° 环状融合加复位进行比较，发现相比较环状

融合加复位组，单纯前路融合组假关节生成率更高（24% vs. 7%）。并且复位组在滑脱角度、滑脱程度、骶骨倾斜度等方面均有较大改善，而单纯前路植骨融合组在滑脱角度、骶骨倾斜度、滑脱程度等方面无明显变化。前路融合可能对后路融合失败的病例有帮助[5]。

Smith 和 Bohlman（Bohlman 技术）普及了一种后路榫形植骨技术（后路减压、后外侧融合和自体腓骨植骨的斜后椎间融合）。这种技术能够对单一节段重度脊柱滑脱患者进行后路减压和椎体间融合[8]。该手术从后路减压，后外侧关节融合伴髂骨移植，前方关节融合伴腓骨移植。腓骨移植物从 S_1 插入移位的 L_5 椎体，没有矫正畸形的作用。通过使用这项技术，11 名患者根性症状完全缓解并获得了良好的融合[8]。Roca 等[9]研究了 14 名小儿患者并发现所有术前存在运动功能障碍的患者均痊愈，融合率为 88%。其他研究发现这种技术对于后路假关节形成而进行翻修手术十分有帮助。

后路腰椎椎间融合术（PLIF）可以进行减压和三柱固定融合。文献中对于这个术式有不同的报道：Cloward 报道了 100 名患者接受无内固定的 PLIF 手术，未做后外侧融合，获得 93% 的融合率和 90% 的临床满意度；Fabris 等[10]报道 12 名患者，获得 100% 融合率；相反地，Verlooy 报道了 20 名患者接受了同样的治疗，55% 的患者效果不佳。部分复位和关节固定融合术相较于解剖复位而言更加安全，尤其在神经根并发症方面。研究表明，此类手术最常见也是最大的风险是损伤 L_5 神经根，通常发生在复位的后半段[3]。Lauren 研究了 13 名患者，无一例出现神经并发症，后凸畸形减轻，滑移角度平均矫正 14°，滑移率矫正平均仅为 6%，13 名受试者中 12 人症状得到改善。Boachie-Adjei 等[3]报道 6 名患者进行部分腰骶部后凸矫正手术，所有患者 6 个月随访时均已融合，滑移角度显著改善，但滑移率无显著提高[3]。通过这些研究，作者认为，部分腰骶部后凸复位并内固定 360° 环状融合手术对于达到高融合率、恢复矢状位平衡并且避免新发的神经损害是非常有效。

L_5 椎体切除术，也就是所谓的 "Gaines 手术（Gaines procedure）"，切除整个 L_5 椎体，直接将 L_4 椎体和骶骨进行融合。复位带来的神经根损伤风险不能完全避免。由于手术的复杂性，神经损害的报道屡见不鲜。需要更多的长期研究来确定此术式的有效性。

对于重度脊柱滑脱有很多治疗方法。Poussa 等比较了 22 名儿童患者原位融合和椎弓根螺钉后路固定复位及环状融合治疗的疗效，认为就滑移角度和滑移程度改善情况而言，复位组患者的影像学参数更好；但就功能和疼痛而言，两者没有差别[11]。Boxall 报道了 39 名儿童患者，进行原位减压融合，或者进行复位和后路融合：26% 的患者术前滑移角度超过 50°，但均获得了良好的融合；得出的结论是，较大的滑移角是滑脱进展的一个预测因素，建议对这类患者进行复位和融合；Molinari 等[5]回顾研究了 32 名接受 L_4- 骶骨后路减压原位融合、内固定复位融合或复位环状融合的患者，发现环状融合组无假关节形成，而原位融合和内固定融合组假关节发生率分别为 45% 和 29%[5]。不论何种手术方式，只要获得了融合，患者的临床疗效都很满意。

创伤性脊柱滑脱手术治疗需要了解损伤机制的严重性。静态图像往往不能够展示受伤时椎体脱位的程度。这些椎体损伤非常不稳定，需要尽快手术固定。

手术复位的难易程度与滑脱的慢性化程度成反比。前路椎体间融合术可能是必要的，以帮助脊柱获得稳定。因为进行后路椎弓根固定的结构可能受到破坏，导致后路内固定十分困难。

有症状的退变性脊柱滑脱患者的保守治疗常常无效，但手术治疗效果满意。大多数患者表现为跛行和（或）神经根性症状。当对伴有原发性退变性脊柱滑脱患者的狭窄椎管进行减压时，采用椎弓根内固定的后外侧融合术能够增加远期手术成功率。融合在退变性脊柱滑脱中的作用仍然存在争议：一个观点是对于可活动的脊柱滑脱需要融合。在一些案例中，侧隐窝减压术可以去除肥大的内侧小关节，而内侧小关节是阻止向腹侧进一步移位的唯一阻力；因此，推荐此类患者进行融合。在一些案例中，中央管和侧隐窝减压不会导致进一步的不稳定，可以只进行减压。

病理性脊柱滑脱手术治疗取决于具体病因。整体治疗策略应该是以治疗原发疾病为主。外科医生应该注意优先考虑寻找潜在病因，并在治疗主要问题时寻找机会解决脊柱滑脱问题。这种情况很少发生，但会在肺结核等病症中出现。

对于直接术后型滑脱患者缺少手术预后的信息，但椎体间融合有助于增大融合区域，能够改善矢状面排列，因为滑脱可能发生在高位腰椎。通过前入路或后入路进行椎间结构植骨有助于减少滑脱后凸，并提供因缺少小关节或术后骨丢失而失去的局部稳定性。

Wiltse 分型和 Marchetti–Bartolozzi 脊柱滑脱分型在临床上非常有用。然而，对于这种复杂的疾病我们还有很多需要了解，手术治疗技术也在不断发展。因此，我们期待一种更加全面的指导脊柱滑脱患者治疗的通用分型系统。

矢状面力线及脊柱畸形研究学组分型
Sagittal Alignment and the Spinal Deformity Study Group Classification

Hubert Labelle   Jean-Marc Mac-Thiong   著

王　征　张建党　译

一、概述

与以前的脊椎滑脱分类系统不同，脊柱畸形研究学组（Spinal Deformity Study Group，SDSG）分型是为指导年轻腰椎滑脱患者的手术治疗而设计的。就此而言，基于滑脱的严重程度和是否需要进行复杂手术，SDSG 对脊椎滑脱进行了不同分类。SDSG 分型的主要贡献是参考最近的文献，考虑了局部、区域和整体矢状平衡以对患者进行分类，显示了脊椎滑脱中综合全面评估矢状面力线的重要性[1, 2]。

尽管发育性脊椎滑脱的确切病因仍然未知，但它很可能是多因素的。图 58-1 介绍了作者关于发育性脊椎滑脱发病机制的最新观点，试图整合矢状平衡的显著影响并归纳了先前文献报道中的各种发现。在存在椎体峡部裂和骨发育不良的情况下，作用于腰骶交界区的机械应力会因骶骨形态异常引起的脊柱骨盆平衡异常而进一步改变。通过生长板进行骨骼重塑而导致的继发 L_5 椎体、骶骨和骨盆畸形，根据 Hueter–Volkmann 定律，也改变了腰骶交界处的生物力学负荷，从而促进脊椎滑脱的进一步发展，其过程类似于 Blount 病的发展。通过改变脊柱、骨盆和下肢的矢状面平衡来改变姿势和补偿机制，会促进异常

生物力学负荷，加深脊椎滑脱严重程度。

本章的目的是回顾我们当前对矢状面力线分析的理解并介绍其对儿童、青少年和青壮年的发育性脊椎滑脱的分类和治疗的影响。

二、局部、区域和整体矢状平衡

在矢状面中，正常站立姿势可以视为一组相互衔接的身体部分：头部通过颈椎在躯干上保持平衡，躯干与骶骨骨盆相关节，骶骨骨盆又通过髋关节与下肢相关节，这样能够保持稳定的姿势并消耗最少的能量。在脊椎滑脱中，骶骨形态异常[3–5]，结合局部腰骶区畸形，它可导致骨盆平衡异常[6, 7]，以及整体脊柱平衡紊乱[8]。这些发现对脊椎滑脱的评估和治疗具有重要意义，并引起了对该种情况下放射学矢状力线评估的关注。本节回顾用于评估 $L_5 \sim S_1$ 发育性滑脱的矢状面排列最相关的放射学参数。

（一）局部力线：滑脱程度和腰骶后凸

$L_5 \sim S_1$ 的局部力线取决于滑脱的严重程度，并影响相邻的腰椎和骶骨的矢状面力线[8]。脊椎滑脱包括平移和旋转畸形，这些畸形影响预后和治疗效果[9]。

◀图 58-1 发育性脊椎滑脱的发病机制

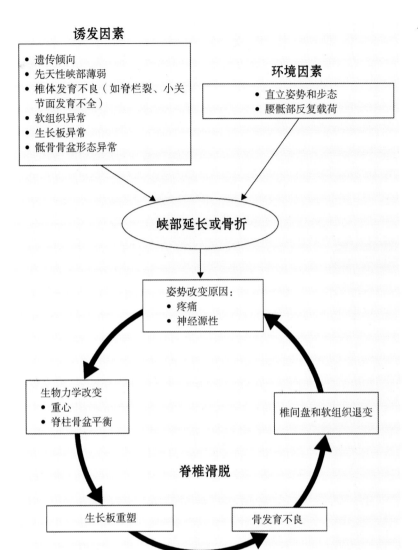

1. 平移畸形：低度与高度

临床上，脊椎滑脱的滑移百分比 < 50% 的，通常称为低度；滑移百分比 ≥ 50%，称为高度。滑移百分比评估 L_5 相对于 S_1 上终板的前后直径的滑移程度。为尽量减少腰骶区后凸畸形的影响，滑移百分比通过 L_5 椎体后下角到 S_1 上终板的垂线进行测量（图 58-2）[10]。

2. 旋转畸形：腰骶区后凸

先前研究表明，腰骶部后凸畸形与患者生活质量下降有关。腰骶部后凸最好用腰骶角测量（lumbosacral angle，LSA），该角由 L_5 上终板和 S_1 的椎体后壁组成的夹角（图 58-3）[11, 12]，即使在高度脊椎滑脱中该角也具有优异的可重现性。

当使用这种技术时，如果腰骶部后凸 < 80°，患者生活质量将特别差[11]。

（二）区域力线：骶骨骨盆形态、骨盆平衡和股骨近端角

了解骶骨骨盆形态与骶骨骨盆方位之间的差异至关重要。骶骨骨盆形态是指每个人的特定的解剖结构（形状），因此不受骶骨骨盆三维位置的影响。相反，骶骨骨盆方位取决于个体在空间的位置。最好从伸髋、伸膝、站立侧位 X 线片测量。

1. 骶骨骨盆形态：骨盆入射角

骶骨骨盆形态最好从骨盆入射角（pelvic

incidence，PI）来衡量，它对每个人都是特定且恒定不变的。因此，假设骶髂关节在没有明显活动的情况下，其数值不受人体姿势变化的影响，无论检查对象是站立、坐着或躺下。这个参数由 Duval-Beaupère 等 [13] 引入，定义为骶骨上终板的垂线和连接骶骨上终板中点与髋关节轴线的连线之间的夹角（图 58-4）。PI 参数的观察者内和观察者间的可靠性非常好 [14]。关

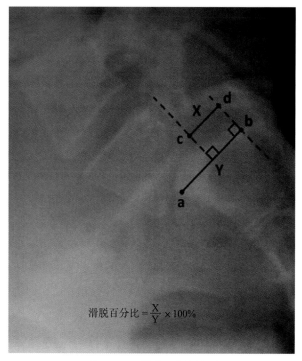

$$滑脱百分比 = \frac{X}{Y} \times 100\%$$

▲ 图 58-2　滑脱百分比的测量

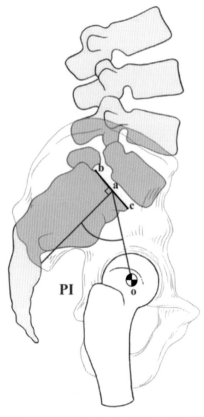

▲ 图 58-4　骨盆入射角（PI）定义为线 oa（从股骨头的中心到骶骨终板的中点之间的连线）和一条经骶骨终板中点（a）的垂线所成的角度。骶骨终板定义为骶骨后上角与骶骨岬 S_1 终板前尖端之间的线段 bc。对于不重叠股骨头的情况，标记每个股骨头的中心，连接线段将连接两个股骨头的中心。从该线段的中点到骶骨终板的中点绘制骨盆半径

经许可转载，引自 Berthonnaud E，Dimnet J，Labelle H，et al. Spondylolisthesis. In：O'Brien MF，Kuklo TR，Blanke KM，et al.，eds. Spinal Deformity Study Group Radiographic Measurement Manual. Memphis，TN：Medtronic Sofamor Danek；2004：95–108.

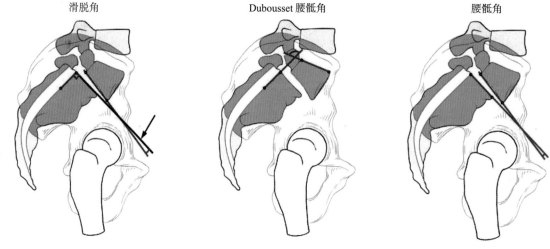

滑脱角　　　　　　　Dubousset 腰骶角　　　　　　腰骶角

▲ 图 58-3　评估腰骶部后凸畸形的三种方法，我们的首选方法是 Dubousset 腰骶角

于儿童[15]和成人[16]的 PI 正常值的大型数据库研究已经发表。研究表明，PI 在儿童和青少年时期会轻微并持续增大，但到成年会维持稳定[17]。与正常人群相比，脊椎滑脱的 PI 明显更高[3-5]。随着滑脱严重程度的加大，PI 的差异倾向以直接线性方式增加[5]。

2. 骨盆平衡：骶骨倾斜角和骨盆倾斜角

与 PI 有所不同，骨盆倾斜角（pelvic tilt，PT）和骶骨倾斜角（sacral slope，SS）参数反映了骶骨骨盆在矢状面中的方位。SS 定义为骶骨终板与水平线的夹角（图 58-5），而 PT 定义为垂线和连接骶骨终板中点和髋关节轴连线之间的夹角（图 58-5）。测量 PI、PT 和 SS 特别有用，因为 PI 等于 PT 与 SS 之和（PI=PT+SS）（图 58-5）。

$$PI = PT + SS$$

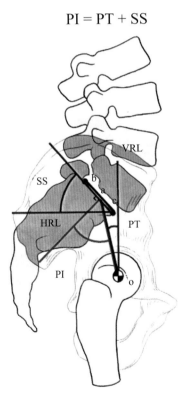

▲ 图 58-5　骨盆入射角（PI）、骶骨倾斜角（SS）和骨盆倾斜角（PT）之间的数学关系

b 和 c. 骶骨终板；a. 终板的中点；o. 股骨头的中心；HRL. 水平参考线；VRL. 垂直参考线（经许可转载，引自 Berthonnaud E, Dimnet J, Labelle H, et al. Spondylolisthesis. In：O'Brien MF, Kuklo TR, Blanke KM, et al., eds. Spinal Deformity Study Group Radiographic Measurement Manual.Memphis，TN：Medtronic Sofamor Danek；2004：95—108.）

因为 PI、SS 和 PT 之间的这种数学关系，因此，由 PI 量化的骶骨骨盆形态是站立位骨盆方位的重要决定因素：PI 越大，SS、PT 或两者则必须越大（图 58-6）。

当脊椎滑脱中骶骨有明显的重塑时，精确测量 PI、PT 和 SS 可能很困难，包括识别 S1 上终板。在这种情况下，可以使用图 58-7 所示技术：沿骶骨后缘和前缘各画一条最贴近的线，然后在两个切点（前缘线、后缘线与 S1 的前、后缘失去联系时的点）绘制第三条线。第三条线可被认为是骶骨终板，可以用于测量 PI、PT 和 SS。

尽管 PI、SS 和 PT 之间存在数学关系，但在正常人群和脊椎滑脱患者中，他们之间的彼此互动方式也存在很大差异。换句话说，对于两个具有相同骶骨骨盆形态（相同的 PI）的个体，骶骨骨盆方位（SS 和 PT）可以不同。在静态站立位置时，SS 和 PT 平衡本身是指骨盆平衡的概念。SDSG 专门研究了低度和高度脊椎滑脱中的骶骨骨盆平衡。Roussouly 等在能导致明显的生物力学负荷的低度脊椎滑脱患者中观察到两种不同的骨盆平衡亚型。他们认为，较高的 PI 和 SS 将增加腰骶交界处的剪切应力，从而在 L5 处的关节突峡部产生更大的张力（图 58-8）。相反，较低的 PI 和 SS 将出现 L4 和 S1 之间的 L5 后部结构的撞击，从而导致 L5 关节突峡部的"胡桃夹子"效应（图 58-8）。基于 K-means 聚类分析，Labele 等[18]用这个概念在大规模低度腰椎滑脱患者中证实了存在三个不同的骨盆平衡亚型：①低 PI（＜ 45°）；②正常 PI（45°≤ PI ≤ 60°）；③高 PI（≥ 60°）。这些发现的临床意义在于，由于 PI 在高度脊椎滑脱中总是比正常人更大[4]，可以推断低 PI 或正常 PI 的低度脊柱滑脱亚型的进展风险比异常高 PI 的脊柱滑脱亚型要低。这也令人禁不住设想：考虑到持续存在的关节突峡部的"胡桃夹子"效应可能导致失败的潜在风险，低 PI 亚型不适合进行峡部修复。

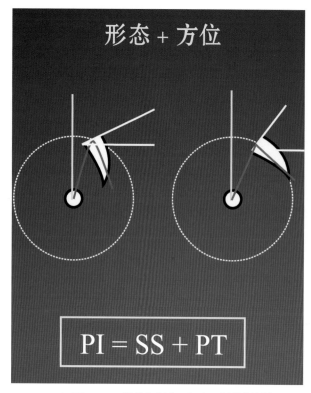
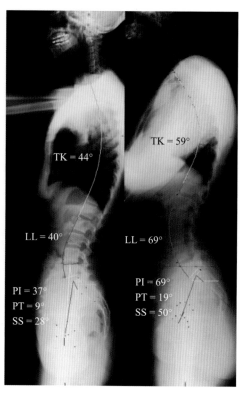

▲ 图 58-6　骨盆入射角（**PI**）、骶骨倾斜角（**SS**）和骨盆倾斜角（**PT**）之间的相互作用

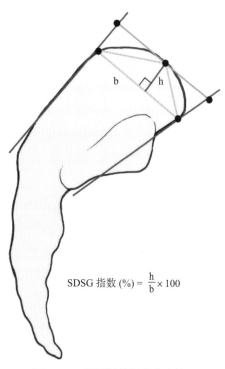

$$\text{SDSG 指数 (\%)} = \frac{h}{b} \times 100$$

▲ 图 58-7　用于评估骶骨穹隆的 **SDSG** 指数

经许可转载，引自 Berthonnaud E, Dimnet J, Labelle H, et al. Spondylolisthesis. In：O'Brien MF, Kuklo TR, Blanke KM, et al., eds. Spinal Deformity Study Group Radiographic Measurement Manual. Memphis, TN: Medtronic Sofamor Danek; 2004：95–108.

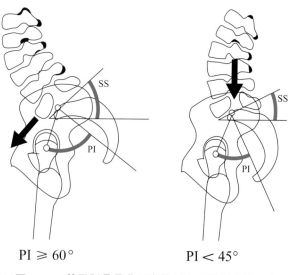

▲ 图 58-8　基于骶骨骨盆平衡的低度腰椎滑脱的两个亚型。如果 **PI ≥ 60°**，则为剪切机制；如果 **PI < 45°**，则为胡桃夹子机制

经许可转载，引自 Roussouly P, Gollogly S, Berthonnaud É, et al. Sagittal alignment of the spine and pelvis in the presence of $L_5 \sim S_1$ isthmic lysis and low-grade spondylolisthesis. Spine（Phila Pa 1976）2006；31：2484–2490.

至于高度腰椎滑脱，Hresko 等[6] 确定了两个患者亚型：平衡骨盆与失衡骨盆（图 58-9）。"平衡骨盆" 亚型患者站立时高 SS 低 PT，类似于高 PI 的正常人姿势，而 "失衡骨盆" 亚型患者站立时骨盆后旋和骶骨垂直，与低 SS 和高 PT 相对应。高度脊椎滑脱患者可以使用 Hresko 等提供的方法进行分类（图 58-10）。Hresko 等[6] 认为骨盆失衡患者将受益于腰椎滑脱手术复位，恢复接近于正常人的矢状面力线。后来，Mac-Thiong 等[8] 建议对高度脊椎滑脱的骨盆失衡患者进行复位，因为这些患者存在与正常人不同的异常矢状面力线。另一方面，他们建议对低度脊椎滑脱和高度脊椎滑脱的骨盆平衡患者不必要进行标准复位，因为它们的整体矢状力线与正常人相似。最近，Alzakri 等[19] 证实，通过手术对高度脊椎滑脱进行复位，更有可能恢复或维持骨盆平衡，而术后骨盆平衡与患者的生活质量改善密切相关。

3. 下肢：股骨近端角

脊柱疾病中下肢矢状面力线对评估下肢代偿机制非常重要，因为下肢代偿机制可能进一步导致其他姿势或退行性疾病[20-23]。先前有研究提出把股骨近端角（proximal femoral angle）（图 58-11）作为评估高度脊柱滑脱的一种可靠的临床测量参数[24]。实际上，股骨近端角 ≥ 10° 被定义为股骨近端角异常的标准。高度腰椎滑脱时股骨近端角增大，矢状失衡和患者生活质量变差[24]。

（三）整体力线：脊柱平衡

矢状面力线研究是指对下肢、骶骨骨盆、腰椎、胸椎和颈椎的参数之间的关系进行评估。总体来说，即使在正常人群中，C_7 相对于 S_1（整体脊柱平衡）的相对位置差异很大[8, 25]；但是，当股骨头作为测量参照时，整体脊柱平衡在正常和脊椎滑脱患者中都保持在较窄的范围内[8, 26]。这

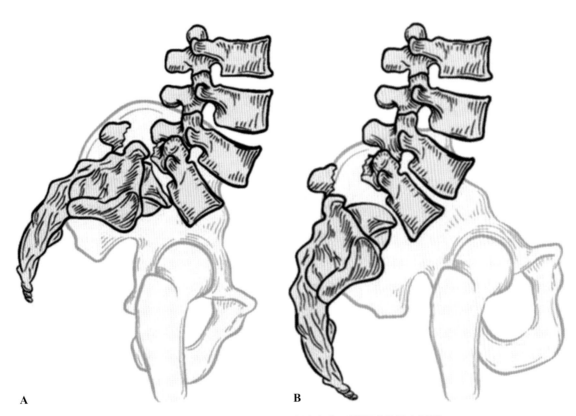

A **B**

▲ 图 58-9　基于骶骨骨盆平衡的高度腰椎滑脱的两个亚型

A. 平衡的腰椎滑脱；B. 不平衡的腰椎滑脱 [引自 Hresko MT, Labelle H, Roussouly P, et al.Classification of high-grade spondylolisthesis based on pelvic version and spine balance: possible rationale forreduction. Spine(Phila Pa 1976)2007; 32: 2208–2213.]

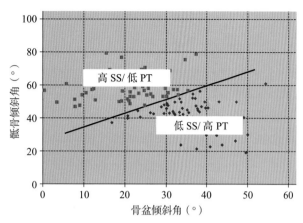

▲ 图 58-10 采用 K-means 聚类分析方法和依据骶骨骨盆平衡参数对测试对象进行分类的列线图

PT. 骨盆倾斜角；SS. 骶骨倾斜角

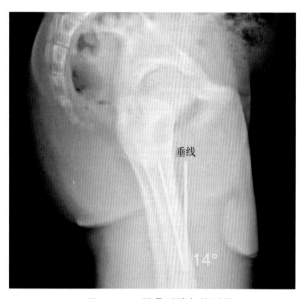

▲ 图 58-11　股骨近端角的测量

一发现支持对整体矢状位平衡的测量时应考虑到骨盆的重要作用，因此应该参照股骨头。正常情况下，一个整体脊柱充分平衡的人站立时，C_7 铅垂线应位于股骨头的上方，或在股骨头的后方，确保 C_7 不在身体重心的前方（通常，C_7 位于股骨头上方要消耗的能量最少）。

研究表明，在正常人中，骶骨骨盆形态决定了骶骨骨盆的方位，从而会严重影响脊柱的形状和方向，尤其是腰椎前凸 [15, 16]。这样就形成了一条开放的线性链，将头连接到骨盆，每个连续解剖部分的形状和方位都紧密相关，并影响到相邻的节段 [8, 16, 17]，以把重心维持在股骨头的上方（图 58-12）。在腰骶部脊椎滑脱症中，骶骨骨盆形态异常伴有局部腰骶畸形，会导致脊柱平衡紊乱 [8]。Mac-Thiong 等 [8] 使用矢状位平衡的姿势模型研究从胸椎到骶骨骨盆每个连续解剖节段的参数之间的关系，他们观察到低度脊椎滑脱患者保持相对正常的姿势（图 58-12），而高度脊椎滑脱患者则保持异常姿势。对于高位腰椎滑脱，骨盆失衡亚型的矢状位平衡特别容易受到干扰（图 58-13）。他们的报道还显示，大多数腰椎滑脱患者，整体脊柱平衡相对恒定，无论是否存在局部腰骶部畸形，尤其是 C_7 相对于 S_1 的力线如何，这提示骶骨骨盆在实现正常的整体脊柱平衡中也有显著影响 [8]。

三、脊柱畸形研究学组（SDSG）分型

当前，文献中提出的用于发育性脊椎滑脱的大多数治疗方案主要集中在局部 $L_5 \sim S_1$ 交界区畸形，主要是关注滑移等级。因为这是畸形的重要组成部分。但是正如前面部分所讨论的，在脊椎滑脱患者的治疗中考虑区域和整体力线也非常重要。以往关于腰椎滑脱症治疗研究的局限性很可能解释了当前关于手术治疗的许多争议，并解释了术后效果为何差异很大。通常建议在存在严重或进行性神经功能损害的情况下，对低度脊椎滑脱症保守治疗效果不佳的患者、滑移进展 ≥ 30% 的患者、骨骼发育不成熟的高度腰椎滑脱患者，以及骨骼成熟的滑移 ≥ 75% 的患者进行手术。

根据文献综述，Mac-Thiong 和 Labelle [27] 最初提出的分类系统整合了矢状位平衡的最新知识，旨在指导儿童、青少年和年轻成人的发育性脊柱滑脱的外科治疗。该分型根据 SDSG 近年的工作 [28] 而进一步细化，如表 58-1 所示。它基于三个重要特征，可以在包括骨盆在内的术前站立

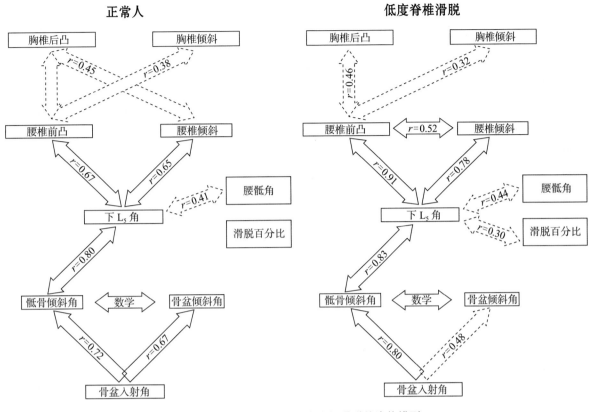

▲ 图 58-12 正常人和低度脊椎滑脱的姿势模型

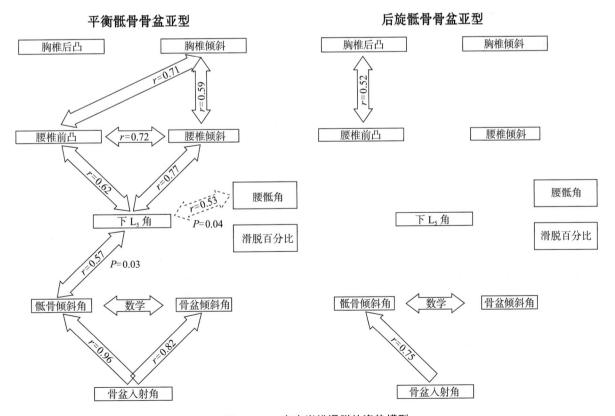

▲ 图 58-13 高度脊椎滑脱的姿势模型

位脊柱全长 X 线片上进行评估：①滑脱程度（低或高）；②骨盆平衡（低、正常或高 PI 的低度滑移；平衡或失衡的高度滑移）；③脊柱平衡（平衡或失衡）。在骨盆失衡而脊柱平衡的高度滑脱中，根据对腰骶部后凸参数和股骨近端角参数，确定为 2 个亚型。据此，定义了 6 种不同类型的腰椎滑脱（包括 2 个亚型）（图 58-14 和图 58-15）。

表 58-1　$L_5 \sim S_1$ 腰椎滑脱的 SDSG 分型

滑脱	骨盆平衡状态	脊柱平衡状态	类型	手术建议
低度滑脱 < 50%	PI < 45°	—	1	$L_5 \sim S_1$ 融合
	PI：45°～60°	—	2	$L_5 \sim S_1$ 融合 如有指征，考虑峡部修复
	PI ≥ 60°	—	3	$L_5 \sim S_1$ 融合 如有指征，考虑峡部修复
高度滑脱 ≥ 50%	平衡骨盆		4	原位器械固定融合 vs. 部分复位 +360° 融合
	失衡骨盆	平衡脊柱	5A	原位器械固定融合 vs. 部分复位 +360° 融合
		5B（LSK < 80° 或 PFA ≥ 10°）	部分复位 +360° 融合
	失衡骨盆	失衡脊柱	6	部分复位 +360° 融合

LSK. 腰骶部后凸；PFA. 股骨近端角

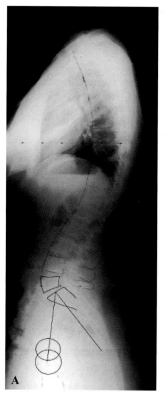
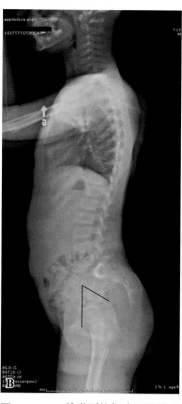
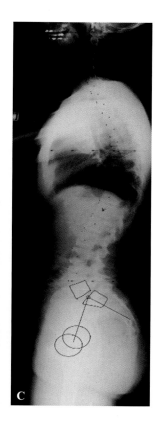

▲ 图 58-14　3 种类型的低度腰椎滑脱
A. 1 型，低 PI，PI < 45°；B. 2 型，正常 PI，PI 为 45°～60°；C. 3 型，高 PI，PI 值 ≥ 60°

为了对患者进行分类，首先从侧位 X 线片量化滑移程度以确定其为低度（< 50% 滑移）或高度（≥ 50% 滑移）；接下来，通过测量 PI、SS、PT 和 C₇ 铅垂线等参数来确定骨盆和脊柱矢状平衡状态。对于低度脊椎滑脱，可以发现 3 种骶骨骨盆平衡（图 58–14），即低 PI（< 45°），正常 PI（45°～60°）及高 PI（≥ 60°）[18]。对于高度脊椎滑脱，应根据 Hresko 等[6] 的发现（解释了高度脊椎滑脱中 SS 和 PT 之间的关系）来评估骨盆平衡（图 58–9 和图 58–10）。当 SS 和 PT 位于阈值之上时，该患者被分类为高 SS / 低 PT（平衡骨盆）。另一方面，当 SS 和 PT 位于阈值之下时，该患者被分类为低 SS / 高 PT（失衡骨盆）。

接下来，使用 C₇ 铅垂线确定脊柱平衡。如果 C₇ 铅垂线落在股骨头的上方或后方，则脊柱是平衡的；而如果它位于股骨头之前方，则脊柱是失衡的（图 58–15）。根据我们的经验，脊柱在低度、高度腰椎滑脱伴骶骨骨盆平衡的情况下几乎总是保持平衡的，因此，脊柱平衡参数主要在高度畸形伴骨盆失衡的情况下进行测量。

在 5 型脊椎滑脱（高度滑移伴骨盆失衡但脊柱平衡），为了确定亚型，需要测量腰骶部后凸和股骨近端角。5B 亚型是指患者 LSA(lumbosacral angle) < 80° 的腰骶部严重后凸或股骨近端角 ≥ 10°（图 58–15）。

手术治疗建议

根据预后和（或）手术治疗的复杂程度，SDSG 分型是第一个按照严重程度从低到高的顺序对脊椎滑脱进行分类。矢状位失衡改变了腰骶交界区的生物力学应力和保持适当姿势所需的代偿机制。因为该分型是按照严重程度从低到高进

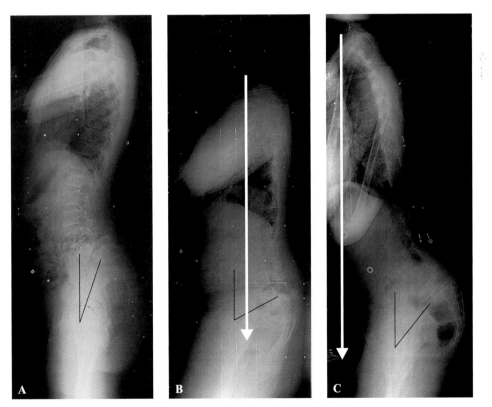

▲ 图 58–15　**3 种类型高度腰椎滑脱示例**
A. 4 型具有骶骨骨盆平衡；B. 5 型具有骶骨骨盆失衡，但脊柱平衡；C. 6 型具有骶骨骨盆失衡和脊柱失衡；图中所示的角 (黑线组成) 为骨盆倾斜角（PT），白线为 C₇ 铅垂线

行亚型排序的，因此它成了一个使制订相关手术流程变得更容易、更直观的工具，因为随着脊椎滑脱的严重程度增加，手术复杂程度也相应增加。

尽管根据骶骨骨盆平衡已确定出低度腰椎滑脱的 3 种亚型[18]，尚没有文献提供强有力的数据支持这种概念在低度腰椎滑脱治疗上的相关性。但是，鉴别这些亚型对于预测进展风险及确定可能的手术适应证似乎很有用。高 PI 和高 SS 的骨盆姿势会在 $L_5 \sim S_1$ 交界区施加更高的剪切应力，这不是理想的利于融合的生物力学环境，从而提示在 $L_5 \sim S_1$ 进行原位融合可能比企图进行峡部修复更可取。此外，剪切类型对滑脱进展具有更强的影响，因为高度畸形只有在高 PI 的患者中才出现[6]。相反，确定具有正常 PI 或者特别是低 PI（"胡桃夹子"机制）的骨盆姿势表明进展的风险很低，可以考虑使用或不使用器械固定进行原位修复或融合。

图 58-14 提出目前手术治疗高度脊柱滑脱的流程，它按照严重程度的递增顺序进行分类[6, 7, 18]。确实，手术的复杂程度往往会随着分类方案的递增而增加；而目前的共识是针对脊柱骨盆平衡异常的高度畸形采取更复杂的手术，大多数作者现在建议通过环状融合和某种形式的骨盆稳定术来进行部分复位。然而，SDSG 分型表明并非所有患者都需要复杂的手术。当骨盆平衡时，脊柱通常也可以保持平衡；因此，只要保持足够的矢状位平衡，就无须努力去为了滑脱复位而做复杂的手术。在某些情况下，可以采用姿势复位并原位内固定融合，但是把滑脱复位到低度滑移更可能保持术后骨盆平衡并提高患者的生活质量[9]。当骨盆失衡，出现骨盆后旋和垂直骶骨，如果并存脊柱失衡，通常首选后路减压、使用内固定器械逐步把滑脱复位至低度滑脱并行环状植骨融合（图 58-16）。当骨盆失衡但脊柱平衡足够时，可

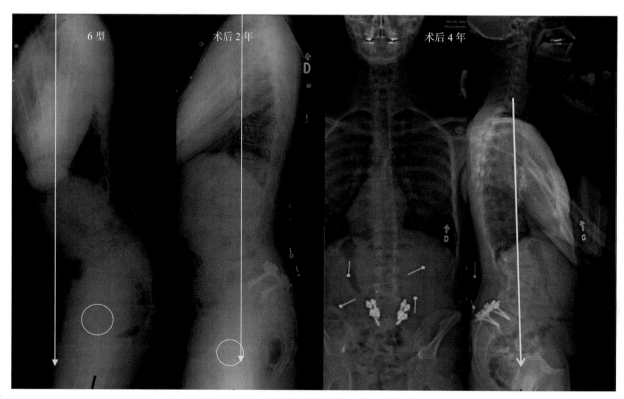

▲ 图 58-16　6 型椎体滑脱术前和术后影像学资料

术前影像图示骨盆后旋，证明骶骨骨盆失衡；C_7 铅垂线位于股骨头前方，证明患者脊柱失衡。通过后路减压、$L_5 \sim S_1$ 后路棒和椎弓根螺钉内固定、PLIF 椎间环向融合（椎间融合和后外侧融合），将滑脱复位至 I 度滑脱并矫正异常腰骶部后凸畸形

能不一定需要对所有病例进行手术复位。但是，当腰骶后凸 LSA < 80° 或股骨近端角 ≥ 10° 时，我们建议对 5B 亚型进行正规的手术复位。

此治疗流程应视为对分类相关性的支持，因为需要更多的研究来确定对每个亚型的最合适的治疗方法，最佳治疗方法通常应该是有创性最小和手术操作并不复杂，并且融合率高同时临床效果良好，能达到令人满意的效果。还应认识到其他因素，例如患者年龄或发育不良的特征可能会影响手术决策。对于低度腰椎滑脱，如果后方结构高度发育不良，即存在至少以下两种特征：L_5 和（或）S_1 脊柱裂、$L_5 \sim S_1$ 关节面发育异常、L_5 横突发育不良、系统性骨或结缔组织疾病，如成骨不全症、马方综合征或 Ehlers–Danlos 综合征，那么畸形将被认为是高度发育不良的。对于高度腰椎滑脱，如果骶骨存在明显穹隆形状和（或）后部结构存在明显发育不良，那么畸形则被认为是高度发育不良的。当骶骨穹隆的高度大于骶骨终板长度的 25% 时，S_1 终板的穹隆样变被认为是显著的（图 58-7）[29]。

脊柱滑脱自然史
Natural History of Spondylolisthesis

Pierre Roussouly　Nishant Nishant　Kariman Abelin–Genevois　著

张雪松　胡文浩　译

一、概述

L₅～S₁ 腰椎滑脱是指第 5 腰椎在骶骨平台处产生滑动，通常由 L_5 后方椎弓的断裂（溶解）或发育不良引起，疾病的严重程度与滑脱的程度相关。该疾病通常出现在儿童或青少年早期和骨骼发育成熟时，患病后将终生存在，病情可能随着成年期的身体退化而出现变化。脊柱滑脱的解剖学描述由比利时产科医生 Herbiniaux 于 1782 年提出 [1]。本章的目的是为了让读者了解和重新分类脊柱滑脱的自然史。由于脊柱滑脱在人的一生中始终存在，所以人们应当以不断进化的眼光来认识它，首先是生长发育，随后是成人后的退变。患者年龄对于理解疾病的自然发展与制订治疗方案至关重要。到目前为止，人们已经提出多种关于 L_5～S_1 脊柱滑脱的局部或整体解剖的分型，但没有一种分型能预测这一畸形的转归和自然史。

二、已有分型回顾

（一）L_5– 骶骨位置关系

既往的分型系统是基于 L_5～S_1 解剖异常的节段分析及这两个节段之间的关系进行分型的。

1932 年，Meyerding 等 [2] 对 207 例脊柱滑脱患者进行了回顾性研究，并提出了一个椎体相对于另一个椎体滑移的分级体系。他们直接根据滑脱的位移量进行分型，根据半脱位至脱位的程度，分为 I 度（25% 以内）至 IV 度（75%～100%）。此外，V 度表示椎体前移超过 100% 或脱垂，而 0 度（无滑脱）则未纳入最初的分型中。作者认为，滑脱主要是由于外伤和肥胖、妊娠和职业导致的机械负荷过大造成的。他还指出，先天性后方结构缺损往往与这种情况有关，使患者容易发生脊柱滑脱。虽然这种分型只是描述性的，但这是人们第一次尝试了解脊柱滑脱移位的严重程度。然而，这一分型已经受到了人们的质疑，因为当存在发育不良的圆顶型 S_1 时，很难计算滑移的程度。Meyerding 分度系统描述了 L_5 在 S_1 上的线性位移，因此对于圆顶型的骶骨是难以测量的。

Wiltse–Newman 和 Marchetti–Bartolozzi [3] 分型是最常用的分型系统（表 59–1）。Wiltse 分型首先由 Wiltse 提出，后来经 Newman 改良，分型根据产生脊柱滑脱的机制将其分为五型：发育不良性、峡部型、退变性、创伤性和病理性，其中峡部型滑脱进一步细分为 3 种类型。在儿童和青少年中最常见的类型是发育不良型（1 型）和峡部型（2 型）。Fredrickson 等 [4] 指出，发育不良型与 L_5 或 S_1 先天性发育不良相关，且脊柱隐

表 59-1　Wiltse 分型与 Marchetti-Bartolozzi 分型比较

Wiltse	Marchetti-Bartolozzi
• 发育不良 / 先天性 • 峡部型 　– 溶解性疲劳骨折 　– 拉长 　– 急性骨折 • 创伤性 • 退行性 • 病理性	• 发育性 　– 高度发育不良（圆顶型终板） 　　◇ 伴骨溶解 　　◇ 伴峡部拉长 　– 低度发育不良（平坦终板） 　　◇ 伴骨溶解 　　◇ 伴峡部拉长 • 获得性 　– 急性骨折 　– 应力性骨折

裂的发生率较高，这也与 S_1 发育不良有关。先天性后方结构异常被认为是滑脱进展发生的关键因素。Beutler 描述了滑脱进展与结构异常的相关性。Lonstein[5] 比较了这两种类型，认为骶骨穹隆是一种先天性缺陷，可导致前方结构生长障碍和腰骶后凸畸形。这个分型系统并不能区分峡部拉长和由 L_5 向前的滑移机制引起的真性滑脱。这种分型既有临床意义，也有治疗意义，因为没有峡部裂或峡部拉长的进展性滑脱将进一步减小椎管直径，导致椎管狭窄。通常，峡部型与小关节的破坏有关。峡部裂是其主要特征，而其最常见的机制是获得性疲劳性骨折。Wiltse 等及随后的 Fredrickson 等指出，峡部裂是在获得两足直立行走功能后产生的。脊柱滑脱的患病率随生长发育而增加，从 7 岁时的 5% 到骨骼成熟时的 7%[1, 3]。Wiltse 结合愈合过程，将这一型进一步分为三个亚型：峡部裂 / 无愈合迹象应力性骨折（纤维组织环绕峡部缺损区）、峡部拉长（后方椎弓发育不良并处于愈合过程中）和急性"创伤性"骨折——也可以被纳入 4 型创伤型。峡部拉长也可以被纳入发育不良型（1 型），该型常与 L_5 或 S_1 后椎弓的先天性发育不良相关。Marchetti 和 Bartolozzi[6] 提出了一种新的分型方法来区分发育性脊柱滑脱和获得性脊柱滑脱[6]。他们根据发育不良的程度提出了发育性脊柱滑脱的两个亚型：低度发育不良性和高度发育不良性。骶骨平台的形状保持平坦，L_5 保持矩形，属于低度发育

不良性脊柱滑脱。与此相反，高度发育不良性脊柱滑脱的特征是骶骨终板呈圆顶型，L_5 为梯形。作者将此作为脊柱滑脱治疗策略的指南，因为脊柱滑脱进展的风险与畸形改变的程度相关。虽然这一分型可以为高度发育不良性脊柱滑脱的治疗提供指导，但它仍然无法解决是否需要融合以及是否需要手术复位等关键问题。获得性组分为外伤性、医源性、病理性和退变性脊柱滑脱，这与峡部的应力有关。同样，这种分型无法指导维持稳定、获得正常脊柱形状和平衡的治疗策略。不过，它确实指出了一些影响疾病发展的预后因素，并为外科治疗提供了一些建议。

这些分型制订的初衷都不是为了指导脊柱滑脱的治疗决策，直到矢状位平衡时代的到来，这一现象才得以改观，因为它加深了人们对矢状位整体特征与脊柱生物力学的理解。它证实了滑脱现象是脊柱整体平衡的一部分，并具有治疗意义。

（二）整体解剖分型

该分型将 L_5 与骶骨之间的病理关系纳入脊柱平衡的整体范畴，以判断脊柱力线是否平衡。该分型还对脊柱维持整体平衡的代偿机制有更深刻的见解，可以指导随后的复位与稳定治疗方案。During 等[7] 率先将腰骶位置参数联系起来。他对骨盆-骶骨角进行了研究，这是骨盆入射角（PI，由 Duval Beaupère 定义）的余角，并最早报道脊柱滑脱人群与对照组之间存在显著差异[7]。Dubousset[8] 强调了 L_5 与骶骨的位置关系，描述了 L_5 上平台与骶骨后皮质之间的腰骶角（英文文献中也称为 split angle）。他指出，腰骶后凸（lumbosacral kyphosis，LSK）增加是失衡的主要因素。

Labelle 等[9] 阐述了伴有特定骨盆形状的低度发育不良性脊柱滑脱与 L_5 峡部裂之间的关系。他们发现，骨盆入射角与滑脱的程度相关，提示高骨盆入射角易导致椎体滑脱。然而，Huang 等[10] 和 Whitesides 等[11] 对骨盆入射角的预后价

值提出了一些不同意见。Roussouly 等根据骨盆入射角将两种不同类型的骨盆朝向进行了区分，这两种骨盆朝向可能通过不同的机制产生脊柱滑脱（图 59-1）[12]。高骨盆入射角与剪切型缺损相关，因为高骶骨倾斜角导致峡部产生更多的剪切力。此外，"胡桃夹型"与低骨盆入射角有关。L_5 峡部小关节的直接压力引起峡部裂。与 1 型矢状形态（根据 Roussouly 分型）相关可增加对于腰椎前凸的限制，因为腰椎前凸很短，且主要体现在 $L_5 \sim S_1$ 平面 [13]。Inoue 等 [14] 研究了骶骨形态和方向对预后的影响，提出了骶骨平台形状的重要性。作者主要研究了骶骨平台角（sacral table angle, STA），即骶骨终板与 S_1 后表面之间的夹角。作者表示，患有 $L_5 \sim S_1$ 脊柱滑脱的儿童和青少年患者，骶骨的解剖结构与一般人群不同。

对于高度发育不良性脊柱滑脱，Hresko 等 [15] 分型系统纳入了滑脱分级和矢状位脊柱骨盆平衡，以评估进展、推荐治疗方案。他们将高度发育不良型脊柱滑脱分为两个亚组，分别为骨盆"平衡"和"失衡"（图 59-2）。骨盆倾斜角和骶骨倾斜角在对照组和"骨盆平衡"患者之间没有差异。作者证实"失衡骨盆"（骨盆后倾）患者的脊柱矢状力线与"平衡骨盆"（骨盆无后倾）患者和对照组患者之间存在差异。此外，作者还提出了针对骨盆失衡患者的复位技术，并指出与滑脱相关的重要局部变化：圆顶型骶骨、梯形 L_5 和 LSK（通过 L_5 入射角和腰骶角确定）。高度发育不良性脊柱滑脱患者平衡的进展性恶化是由于发生局部后凸时，矢状面为保持平衡产生了代偿机制：LSK 增加越多，代偿机制产生的作用越大，主要表现为骨盆后倾。LSK 反映了 L_5 和骶骨之间的位置关系。骶骨终板的形状决定了 LSK 的演化。当骶骨平台平坦时，L_5 在滑脱进展时几乎沿着直线，跟随平台的倾斜角，导致 LSK 恶化。当骶骨终板呈圆顶状时，L_5 不断滑脱和倾斜（后凸），导致 LSK 恶化进行性加重（图 59-3）。这就是为什么圆顶型骶骨的平衡性更差，病情也更为严重。圆形的终板让 L_5 同时向腹侧和尾侧移动；由于缺少韧带控制，L_5 在完全脱垂前可以产生较多滑脱。此外，医生在制订治疗策略时必须减少 LSK 以更好地恢复平衡。

（三）脊柱畸形研究组（SDSG 与 Mac-Thiong）分型

SDSG 和 Mac-Thiong 根据低度发育不良性和高度发育不良性脊柱滑脱患者的矢状位力线发表了一份临床与放射学分型 [16]。他们提出了一种

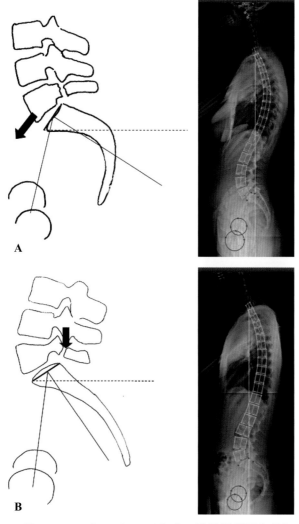

▲ 图 59-1　A. 高 PI（> 60°）者，脊柱滑脱因为剪切机制进展。腰椎前凸属 Roussouly 分型 4 型。B. 低 PI（< 50°）者，矢状位兼有胸腰段后凸与短节段的远端脊柱过度前凸，因"胡桃夹"机制引起疾病进展

新的分型系统，将脊柱滑脱分为 6 个亚型，以便简化这种分型，从而预测病情进展（图 59-4）。该分型系统包括滑脱分度、发育不良程度和骶骨骨盆矢状位平衡，但可靠性测试将发育不良的评估排除在外[17]。

在峡部裂和滑脱低于 50% 的低度发育不良性

滑脱（Meyerding 分度 0 度、Ⅰ度或Ⅱ度）亚组中，我们可以根据骨盆形态来定义 3 种类型。这个亚组包括 Roussouly 分型中定义的两类：胡桃夹型和剪切型。中间组或 2 型主要包括发育不良性脊柱滑脱。以矢状位脊柱骨盆平衡为指标，根据是否需要复位来对高度滑脱进行分类。如果矢状位平衡正常，骨盆倾斜角较小，则不需要主动复位。如 Dubousset 所述，在脊柱不平衡的情况

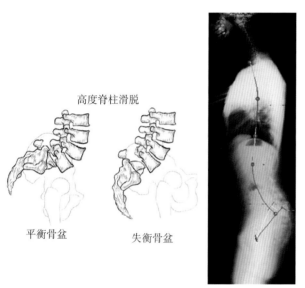

▲ 图 59-2　**Hresko** 分型：由骨盆后倾代偿引起的高度脊柱滑脱

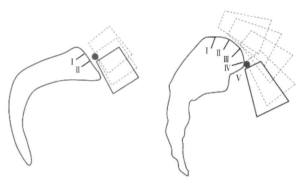

▲ 图 59-3　骶骨平台形状对滑移（**Meyerding** 分度）、L_5 方向及对 L_5 神经根位置的影响。左侧骶骨平面最大滑移量为Ⅱ度，L_5 直线滑移方向变化不大。在右边骶骨平面为圆顶状，L_5 滑移可能达到Ⅴ度，并随着圆顶的圆轨道逐渐增大 **LSK** 和 L_5 入射角

SDSG 分型：6 个亚型

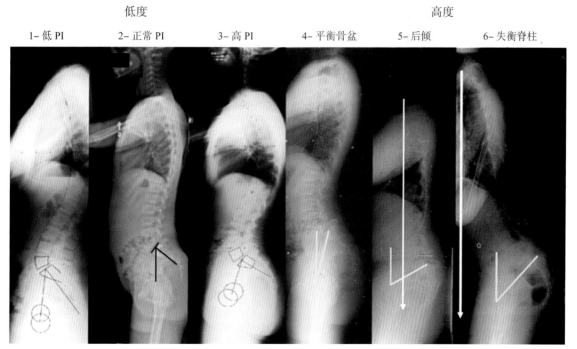

▲ 图 59-4　**SDSG** 分型

下，伴 LSK 和骨盆后倾，则需要纠正脊柱骨盆不平衡（表 59-2）[8]。尽管该分型将脊柱滑脱的进展阶段与骨盆形态和矢状位骶骨 - 骨盆平衡相结合，但其仍未能预测其自然史和进展风险。$L_5 \sim S_1$ 脊柱滑脱的任何分型的主要目的是描述其进展的风险，然后讨论最佳的治疗策略。如前所述，最新分型的主要缺点是，它们均未能包括时间的概念，特别是在成年期脊柱会出现的剩余生长和退行性变化。

三、自然史：提出一种结合时间尺度的新分型

Marchetti 和 Bartolozzi 将脊柱滑脱分为不同的两组（低度和高度），而这实际上是同一患者在一段时间内可能发生的两种不同情况，从低度发展到高度。不同的机械和发育因素影响儿童和青少年的进展风险，随后不可避免地随年龄而退化[18, 19]。需要注意的是，虽然 L_5 滑脱是疾病的主要组成部分，且与疾病的严重程度密切相关，但腰骶后凸同样重要，我们不能将其忽视[20]。然而，这两个因素都是疾病发展的结果，而不是危险因素。

因此，新的分型包括以下 3 个关键部分。

① 局部解剖异常：后弓发育不良、圆顶型骶骨。

② 脊柱骨盆解剖（PI、SS、LL 和整合相应脊柱曲度的背部类型）。

③ 由诊断时的年龄决定的潜在进展风险，因为骨骼的生长和未来的退变会影响这种风险。

这进一步支持了滑移的程度是脊柱滑脱的直接后果，而不是预后因素本身。新分型[21]提示脊椎滑脱的自然史与类型（发育不良或峡部裂）和诊断年龄有关。

（一）与发育不良或发育异常相关的脊椎滑脱症

Marchetti 和 Bartolozzi 确立了发育不良在脊柱滑脱进展中的作用[6]。Taillard 指数（即导致 L_5 椎体成为楔形的前后壁之间的高度比）是疾病进展的危险因素。与之类似，骶骨终板为凸面（"圆顶骶骨"）增加了 $L_5 \sim S_1$ 节段的剪切应力，促进其向腹侧滑移。大多数文献支持脊柱滑脱是导致 L_5 和 S_1 形态改变的原因。与这种观点相反，Gutman 等[22]和 Terai 等[23]描述了早期稳定的 $L_5 \sim S_1$ 脊柱滑脱，其骶骨形态正常。随着骨骼的生长，骶骨终板逐渐凸出，导致骶骨平台在骨骼成熟时发生变化。Gutman 等认为，与在 Scheuermann 病中类似，骶骨顶形成圆顶状的机制可能是营养不良，这可能是一个继发性的过程，与机械约束干扰骶骨终板在生长过程中的骨化有关（图 59-5）。然而，我们仍然无法确定的是，导致椎体终板营养不良改变的遗传因素是否会导致圆顶型骶骨。与平坦型骶骨相比，圆顶型骶骨终板与高度滑脱有关，其滑脱程度越大，发生腰骶后凸（脊柱不平衡）的风险也越大（图 59-3）。在最近的一篇文章中，Sebaaly 等[24]证明 L_5 入射角与脊柱滑脱的严重程度有很强的相关性，从而进一步强调了腰骶后凸在病情进展中的作用。L_5 入射角越高，发生不平衡滑脱的风险越大。当 L_5 在圆顶型骶骨周围旋转时，没有任何阻力，其状态非常不稳定，这就解释了高度发育不良性脊柱滑脱如未得到治疗，其滑脱会持续进展，最终可导致椎体脱垂和不平衡的情况出现（图 59-6）。

表 59-2 **Labelle 分型**

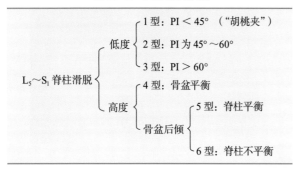

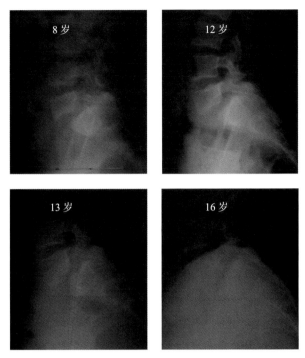

▲ 图 59-5　Ⅱ度 L_5 滑脱进展，峡部拉长，可见骶骨圆顶型改变，骶骨平台完全重塑，在生长发育高峰后与 L_5 力线保持一致

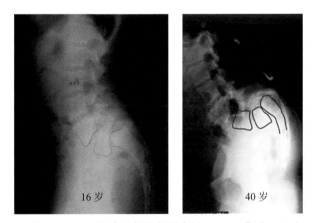

▲ 图 59-6　16 岁时Ⅲ度发育不良性 $L_5 \sim S_1$ 滑脱，40 岁进展至Ⅴ度

（二）骨盆形态对伴有 L_5 峡部溶解的低度滑脱的作用

很多报道显示具有平坦的圆顶型骶骨的患者在快速生长期后出现 L_5 峡部骨溶解。可能无法对每一个病例进行判定：骨溶解是作为发育异常出现，还是由应力性骨折引起。与存在骶骨畸形（圆顶样变）的病例不同，对于骶骨终板平坦且出现 L_5 骨溶解的患者，我们可以计算其骨盆入射角。

Labelle 等[9] 发现，与正常对照组相比，脊柱滑脱组的平均骨盆入射角略高（脊椎滑脱组为 63°，而正常对照组为 52°）。骨盆入射角越高，骶骨倾斜角越高，这是骨盆入射角较高的人群 $L_5 \sim S_1$ 节段存在较高剪切应力的原因之一，同时可能会导致较高的滑移风险。随着年龄的增长和退变，在 $L_5 \sim S_1$ 处可能发生进一步的滑移，直到椎间盘高度完全丧失后，进一步的滑移才得以减缓（由于骨与骨发生接触）。由于前纵韧带的张力，滑移量很少超过 50%（Meyerding Ⅱ度）。这种类型的脊柱滑脱可能会因为局部不稳定、椎间孔狭窄引起的 L_5 神经根受压或矢状位力线不良而出现症状。为了涵盖部分骨盆入射角较小的脊柱滑脱患者，Roussouly 等[13] 定义了一个具体的情况。1 型矢状位的胸腰椎后凸和腰椎前凸在 $L_4 \sim L_5$ 椎间隙或 L_5 椎体周围形成了一个明显的拐点，这将导致过伸。L_5 峡部受 L_4 下关节突影响产生应力，这可能导致应力性骨折和 L_5 峡部骨溶解。这就是众所周知的"胡桃夹"机制。这反过来又促进 $L_5 \sim S_1$ 退变，导致脊柱滑脱。以 Scheuermann 病为例，伴随胸腰椎过度后凸，这种情况可能进一步加剧，导致脊柱滑脱。

因此，我们提出了一个新的分型，包括疾病的描述性因素（解剖）和预后因素（时间维度，取决于疾病的发现年龄）（表 59-3）。

1. 骨骼成熟之前

① 患者骶骨圆顶较平坦，骨骼发育尚未成熟（6—10 岁），伴滑脱和 L_5 发育不良，骶骨改变和向高度滑脱发展的高风险。需密切随访检查。

② 患者骶骨存在明显的圆顶，骨骼发育尚未成熟，脊柱滑脱高风险，并有成年后继续进展的风险。建议手术融合。

• 如果腰椎与骨盆的相关参数平衡，无骨盆后倾，则不推荐行复位操作。

表 59-3 **L$_5$ ～ S$_1$ 脊柱滑脱进展过程**

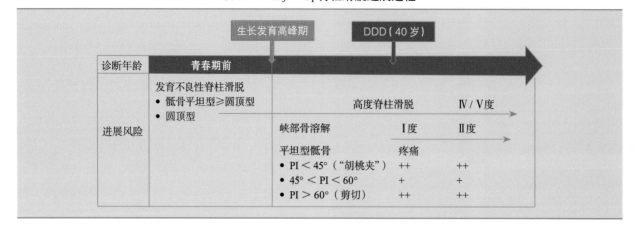

• 如果腰椎与骨盆不平衡，骨盆后倾，脊柱滑脱上方存在过度前凸，则建议复位。复位的首要目的是纠正 LSK。

2. 接近骨骼成熟（青春期）

① 骶骨形态正常、骨盆入射角偏大（> 65°，Roussouly 3、4 型矢状位）时出现的脊柱滑脱。疼痛时，由于存在继发于节段间剪切应力引起疾病进展的风险，建议行融合治疗。

② 骶骨形态正常，骨盆入射角正常（50°～65°）时出现的脊柱滑脱。我们建议尽可能采用非手术治疗，因为疾病进展的风险较低。

③ 骶骨形态正常，骨盆入射角偏小（< 50°）时出现的脊柱滑脱，存在"胡桃夹"机制。根据我们的经验，这种情况的患者常存在疼痛，可行非复位融合。

3. 骨骼成熟后（伴 L$_5$ ～ S$_1$ 椎间盘退变）

① 骶骨形态异常的脊柱滑脱：疾病持续进展的风险较高，直至脊柱脱垂。即使脊柱能够保持平衡，脊柱滑脱上方的代偿性向前过凸也是不可接受的。此型行手术复位出现神经损伤的风险居各型之首，在复位过程中，需要截去骶骨圆顶以减少复位时的神经根张力（通过缩短节段）。

② 骶骨形态正常的脊椎滑脱：此型进展的风险很少超过 Meyerding Ⅱ度。骨盆入射角高的患者出现整体脊柱失衡的风险很小。L$_5$ 可能会受压并产生症状。此种类型患者可能需要部分复位的融合手术。术中必须注意恢复腰骶前凸，特别是对于骨盆入射角偏高的患者，因为对于此类患者，L$_5$ ～ S$_1$ 矢状位矫正不足可能导致持续性的整体力线不良。

四、结论

到目前为止，L$_5$ 滑脱最主要的三种分型主要涵盖了滑移量（Meyerding）、L$_5$ 和 S$_1$ 的形态学变化（Wiltse 和 Marchetti-Bartolozzi），以及滑脱对整体矢状平衡的影响（Labelle-SDSG）。这些分型都不能预测 L$_5$ ～ S$_1$ 滑脱的进展风险。进展风险取决于所有这些因素的组合，加上剩余的骨骼生长和年龄预期的退变。

患者的骶骨形态和骨骼成熟度是这个分型系统的关键。必须确定是否存在圆顶型骨骼，以及患者是否已完成生长发育。对于成年患者，圆顶型骶骨持续进展的风险最高，而对于骶骨节段正常的患者来说，疾病将随着退变而进展，其进展取决于骨盆入射角和骶骨倾斜角。这些概念有助于选择手术时机和决定手术时是否需要复位。

腰椎峡部裂的修复
Pars Interarticularis Repair

Purnendu Gupta　Munish C. Gupta　著

杨　操　吴星火　译

一、概述

据文献报道，腰椎峡部裂在一般人群中患病率为 2%～5% [1]。这些患者中只有很小一部分出现临床症状；其中，更少的患者出现持续疼痛症状，可能需要治疗 [1]。手术治疗症状性腰椎峡部裂是一个具有挑战性的问题。纵观腰椎峡部裂外科治疗历程，手术成功率各不相同。因而，很多外科医生对这些外科治疗方法感到失望，建议采用后外侧节段性植骨融合内固定术。近年来，随着脊柱内固定革新与进步，以及重组人骨形态发生蛋白 –2（rhBMP–2）的应用，腰椎峡部裂修复与治疗取得了满意的疗效。在本章中，我们描述了一种腰椎峡部裂修复技术，该技术显示出良好的愈合率，并具有保留节段运动的优点。

二、文献回顾

腰椎峡部裂的治疗发展史很有趣。1911 年，Albe [2] 和 Hibbs [3] 分别报道了后路融合术治疗腰椎峡部裂和脊柱滑脱。随后，Cleveland（1948）[4] 和 Watkins [5] 推荐后外侧融合术。1955 年，Gill [6] 描述椎板切除治疗双侧峡部裂。直到 1968 年，学者才首次提出用植骨治疗峡部裂（Kimura，1968）。Buck [7] 在 1970 年报道了内固定的应用，

该技术置入跨越峡部的螺钉，用于峡部裂的内固定（图 60–1）。他最初报道了 16 个病例，有 1 例手术失败，2 例出现并发症。随后 Buck 于 1979 报道这种手术的成功率为 88%。

在此之后，Bradford 和 Iza [8] 报道 Scott 钢丝环扎法治疗腰椎峡部裂。他们评估了最初的 22 例患者，优良率为 80%，融合率为 90%（图 60–2）。Hefti 等 [9] 于 1992 年采用改良的钉钩修复峡部裂，报道了 33 例患者，79% 患者腰背痛术后得到缓解，融合率为 73%（图 60–3）。

这些技术报道的手术效果各不相同。随着椎弓根螺钉和椎板钩固定的发展，内固定应用日趋广泛。随着 CD 内固定的出现，Taddonio [10] 在 1991 年的《脊柱外科教程（第一版）》中首次报道了这种方法。Kakiuchi [11] 在 1997 年报道了 16 例患者，所有患者峡部裂均得到治愈。13 例患者在随访中无症状，3 例患者偶有症状。椎弓根螺钉和椎板钩内固定术，随着后来几代脊柱内固定技术的发展而发展，并显示出良好的临床和影像学效果。

三、适应证

腰椎峡部裂患者典型症状为过度运动劳损后出现背痛。一般为间歇性发作，易被忽视为肌

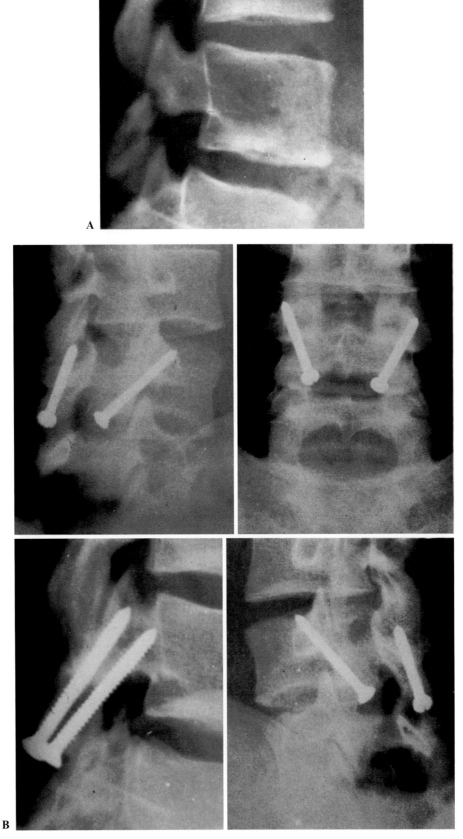

▲ 图 60-1　15 岁足球运动员，L$_4$ 峡部裂症状（A）。术后 3 个月的 X 线片（B）显示峡部裂愈合

引自 Buck JE. Direct repair of the defect in spondylolisthesis. J Bone Joint Surg 1970；52（3）：432–437.

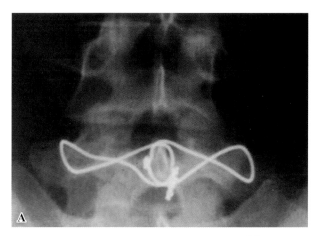

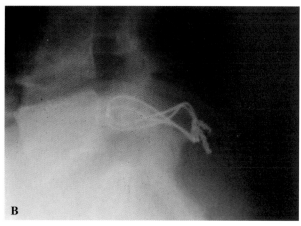

▲ 图 60-2　Scott 钢丝固定技术

引自 Askar Z, Wardlaw D, Koti M. Scott wiring for direct repair of lumbar spondylolysis. Spine（Phila Pa 1976）2003；28（4）：354–357.

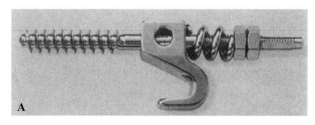

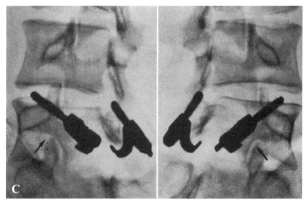

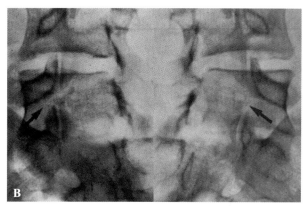

▲ 图 60-3　改良钉钩修复腰椎峡部裂

A. Morscher 钩螺钉；B. 17 岁患者的 L_5 峡部裂；C. 患者术后 1 年的影像图［引自 Hefti F.（Direct screw repair of spondylolysis with the hooked screw）. Orthopade 1997；26（9）：769–773.］

肉拉伤，延误诊断。发展为慢性者，往往存在未能早期诊断峡部裂，且对体育竞技运动未能进行足够限制的情况。对患者脊柱进行全面查体时，患者应保持俯卧位，使椎旁竖脊肌放松，便于更准确地触诊脊椎后方结构，确定压痛点及病变区域。触压病变区域时，可诱发疼痛或症状加重。根据作者的临床经验，俯卧位查体在急性峡部裂的临床诊断中非常有帮助（图 60-4）。此外，此法连续查体也有助于判断峡部裂区的愈合情况。

对这些患者的影像学评估应包括站立位腰椎片。双斜位片有助于峡部裂的评估，峡部裂可见"猎狗征"缺陷。虽然从历史上看，单光子发射计算机断层扫描（SPECT）和计算机断层扫描（CT）可用于腰椎峡部裂的诊断；在多数情况下，腰椎磁共振成像（MRI）扫描可用于确诊[12-15]。MRI 可以显示峡部骨水肿，这与患者的病史和检查有关，脂肪抑制快速自旋 T_2 加权成像上最为明显。对于更具挑战性的案例，SPECT 扫描有助诊断。在 MRI 或 SPECT 上有阳性发现且有症状

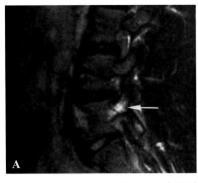 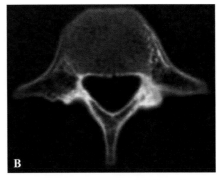 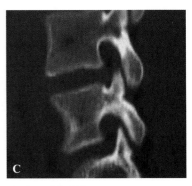

▲ 图 60-4　急性峡部裂患者的腰椎 MRI 显示有应激反应，而 CT 上未见峡部骨折

A. 腰椎 T₂ 脂肪抑制相矢状位 MRI 图像；B. 轴位 CT；C. CT 矢状面重建［引自 Rush JK, Astur N, Scott S, Kelly DM, Sawyer JR, Warner WC Jr. Use of magnetic resonance imaging in the evaluation of spondylolysis. J Pediatr Orthop 2015；35（3）：271-275. ］

的患者，可进行高分辨率 CT 扫描，通过冠状位和矢状位图像重建，可以更好呈现峡部断裂的形态，明确诊断。一旦确诊，应先给患者一段时间保守治疗以期愈合峡部裂。

　　我们推荐的非手术治疗方案，包括限制活动、腰骶矫形器固定至少 6 周，然后使用瑞士球（Swiss ball）进行规范的躯干和骨盆稳定性练习（图 60-5）。腰骶矫形器的使用在文献中得到各种各样的支持。作者发现，患者白天使用矫形器，特别有助于提醒其限制活动。此外，要求患者避免俯卧姿势睡觉，尽量减少长时间的过度伸展。如果在这个疗程之后，患者症状消失，俯卧检查时没有明显的压痛，那么可以尝试恢复运动。

　　影像学检查很难获得腰椎峡部裂确切愈合的影像学证据，如无症状，则不应限制患者重返活动。如果经过 3 个月的保守治疗，患者仍有症状，则应与患者家属详细商讨；患者若对其他某些活动的耐受性良好，可以考虑制订个性化的长期运动方案。

　　拍摄近期腰骶椎站立位 X 线片非常重要。这对于评估腰椎峡部裂及滑脱的进展尤为重要。站立位腰椎过伸过屈动力位 X 线片可以辅助了解腰椎不稳及滑移情况，有些在静态 X 线片上没有发觉的滑脱征象，在动力位 X 线片上可显现出来。腰椎峡部裂伴有 1 度以内滑脱的治疗，至

今仍有争议。如果患者 SPECT 扫描发现峡部出现亚急性骨折，并且已发展为骨不连，那么尝试进行峡部裂修补术，可使脊柱滑脱患者受益。在这种情况下，必须确定患者没有明显的椎间盘退变或小关节发育不良相关疾病。冠状面和矢状面的高分辨率 CT 扫描及重建对了解骨质结构很重要。手术计划的主要陷阱之一，是不重视隐性脊柱裂或明显的小关节发育不良，这种病变是腰椎峡部裂手术修复的主要禁忌证。此外，选择峡部裂修复的患者，不应有明显的小关节或椎间盘退变。此外，有些建议对峡部裂患者进行诊断性麻醉注射，用于确定疼痛源部位。该方法对多节段峡部裂的诊断有价值，尤其对体检或 SPECT 扫描时疼痛节段不明显的患者，具有辅助诊断的作用（图 60-6）。

四、术前计划

　　与脊柱滑脱相关的峡部裂修复是一个有争议的领域。如前所述，对于峡部裂的修复，最重要的是要确定没有明显的椎间盘退变、隐性脊柱裂或小关节发育不良存在。本文作者之一采用严格评估和验证性峡部注射确诊后，治疗了几例峡部裂并 I 度滑脱患者，具有良好的症状缓解和临床愈合。然而，目前缺乏文献支持这种治疗方法；

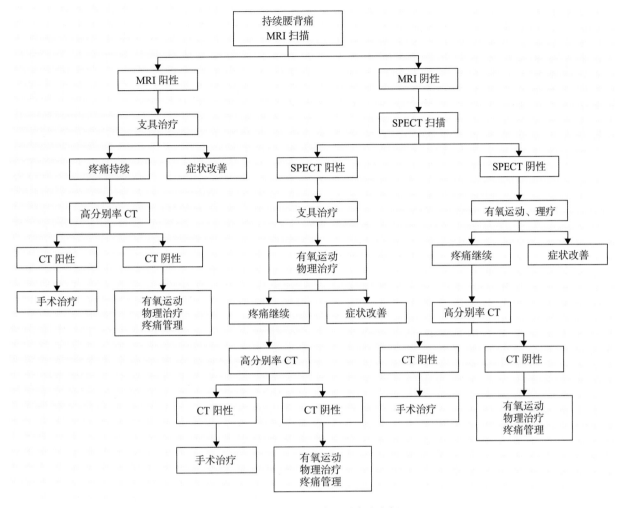

▲ 图 60-5　腰椎峡部裂诊治流程

长期随访将有助于证实这种方法的有效性，这可能对一些患者有价值。

五、笔者的首选方法

采用标准腰椎后正中入路。也可在影像引导（如透视或导航）下经皮置入椎弓根螺钉。作者倾向于直接手术开放显露，以更好地显示峡部裂及术中植骨。切口应位于椎体椎弓根区中央，通过影像学检查定位。显露椎弓根解剖标志时，应小心避免损伤小关节囊。从上关节突关节根部植入椎弓根螺钉，避免损伤小关节复合体。在峡部裂或小关节过度增生病例中，仅根据表面解剖特征很难确定椎弓根的进钉点；在这种情况下，术

中透视会有所帮助。椎弓根螺钉置入后，准备好椎板间隙。根据使用的内固定系统的不同，可以将带角度的椎板钩或常规钩子朝上放置，以最佳角度适应椎板解剖结构（图 60-7）。然后，可以对固定棒进行预弯，以便以最佳形状适应椎板钩的角度和位置。笔者喜欢根据术中的实际情况来预弯固定棒，以便使椎板钩与椎板轮廓能够较好的匹配，也可避免对头端关节突复合体的损伤。另一种方法是将一根棒折弯成 V 形或 U 形[16]，将棘突固定到椎弓根螺钉上。

然后切除峡部裂的缺损部分，清除纤维性骨不连，用高速磨钻去骨皮质化。除峡部断端外，椎板及横突最内侧也要去皮质，以获得更大的植骨面，便于植骨融合和最终愈合。这在去皮质过

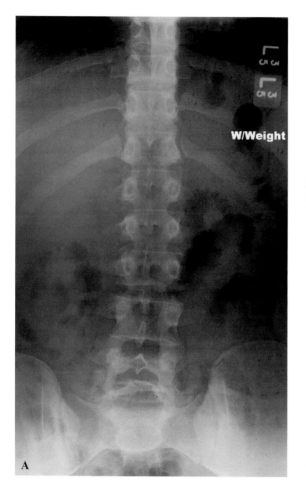

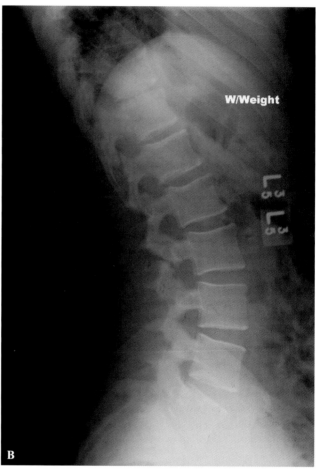

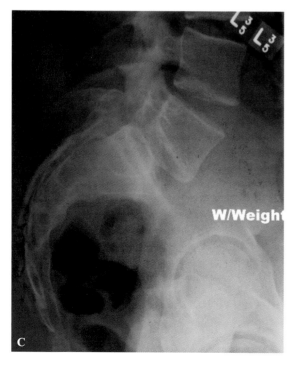

▲ 图 60-6　该患者为 17 岁足球运动员，有 1 年间歇性背痛病史和 1 年腰痛病史。诊断为慢性 L_5 峡部裂伴新发的 L_2 峡部裂。体格检查发现 L_2 处可触及疼痛，与其临床症状相关，此与 SPECT 检查结果一致

A. 腰椎正位片；B. 腰椎侧位片；C. 局部侧位片

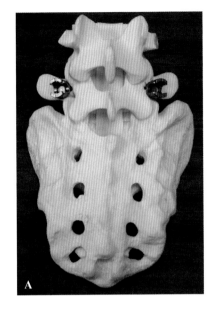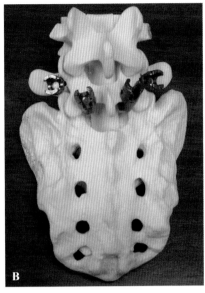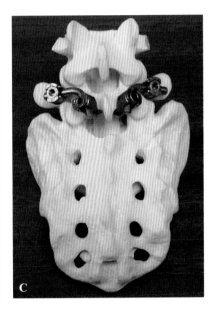

▲ 图 60-7 内固定操作顺序和外形

程中是很重要的一步。由于愈合环境具有挑战性，笔者倾向于将自体髂骨移植物包裹在含 2mg rhBMP-2 的可吸收胶原海绵中，植骨范围从横突的内侧到椎板。尽管有人对 rhBMP-2 在儿童患者中的使用提出了担忧，但大量研究表明，在具有挑战性的环境中使用 rhBMP-2 是安全和明智的 [17-20]。最后，重新检查内固定物，向上加压椎板钩并拧紧。

六、术后处理

患者术后须佩戴硬质腰骶支具。对于 L₅ 峡部裂患者，术后使用的支具固定范围要延长到大腿，将患者的髋关节也予以固定；这样的超长固定比较结实，但有些患者可能无法耐受。最重要的是，在佩戴支具的 3 个月内，患者应限制弯腰、扭转、举重和所有田径运动。晚上不需要戴支具，但睡觉要避免俯卧位。术后 3 个月，患者一般无症状，X 线片可见缺损已填充。如果仍担心愈合不良，且患者有持续存在的症状，可行高分辨率 CT 扫描，重建冠状面和矢状面图像，帮助确定愈合情况（图 60-8）。如有早期愈合征象，患者就可以开始一些温和的运动，6 个月内避

免剧烈运动。6 个月后可全面参与有组织的体育活动。

七、笔者的系列病例

笔者采用上述方法治疗了 10 例腰椎峡部裂患者。患者年龄 10—20 岁，平均 16.3 岁；非手术治疗无效。术后随访 9 个月至 7 年，平均随访 3 年。4 例患者踢足球时受伤，1 例打排球时受伤，1 例打壁球时受伤，2 例损伤与运动无关。所有患者均无神经根症状。6 例 L₅ 峡部裂，3 例 L₄ 峡部裂，1 例 L₂ 峡部裂。除自体髂骨移植外，3 例加用脱矿骨基质，7 例加用 rhBMP-2。患者初诊和术后 3 个月均行高分辨率 CT 扫描，术后 3 个月、6 个月和 9 个月进行 X 线片检查，随后每年进行随访评估。通过患者术前、术后视觉模拟评分（visual analogue scale，VAS）评估其临床疗效，并在术后填写 SRS-22 问卷。

除 1 例患者手术 3 年后，恢复运动时再次受伤出现症状，其他所有患者在末次随访时均无疼痛。高分辨率 CT 扫描显示 9 例患者术后 3 个月获得牢固骨性愈合。1 例有吸烟史的患者，术后 3 个月时表现出不完全的早期愈合迹象，在随后

的随访中逐步愈合。1 例髂嵴浅表感染，1 例深部脊柱内固定感染，该患者采取了冲洗、清创和抗生素治疗。所有患者术后 6 个月都能恢复到症状前的活动水平。平均 VAS 评分由术前 5.8 改善到术后 0.6（$P < 0.0002$）。末次随访时，平均 SRS-22 评分为 95.3（73～108）。

八、讨论和结论

峡部裂的治疗是一个具有挑战性的问题。在诊治腰椎峡部裂患者时，需要详细询问其病史，有助于明确损伤的时间和过程。初始诊断经常延误。查体时，取俯卧位，触诊疑似节段的局部压痛应该与患者的症状一致。对有峡部裂可疑症状

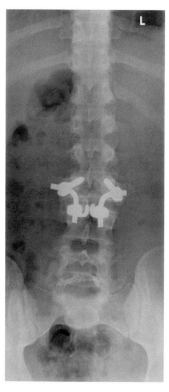
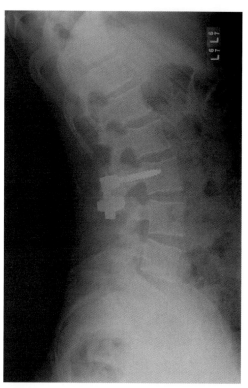
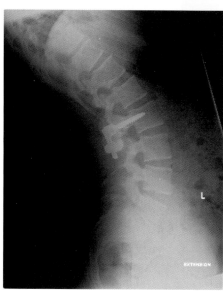
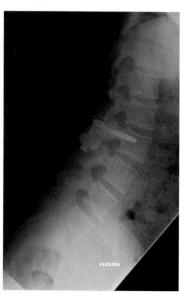

▲ 图 60-8　图 60-6 所指的足球运动员术后 1 年的 X 线片

的患者，应做 MRI 或 SPECT 检查以辅助确诊。无论是否佩戴支具，必须限制患者的活动度。在过去，有大量的外科技术被使用，这些技术一直充满失败，归咎于内固定断裂和峡部骨折愈合不一。根据文献报道和作者的经验，节段内钉钩系统内固定治疗腰椎峡部裂可获得坚强的生物力学稳定性；此外，rhBMP-2 的应用可改善局部环境，提高峡部裂的愈合率。

综上所述，采用椎弓根螺钉 – 椎板钩棒固定联合自体骨复合 rhBMP-2 移植术治疗腰椎峡部裂，具有可靠的影像学愈合率和良好的临床疗效；避免了脊柱融合，恢复后可以重返症状前活动水平。基于我们的经验，只要没有明显的根性疼痛或椎间盘退变，腰椎峡部裂伴 I 度以内滑脱患者可能从峡部裂修复术中获益。尽管有争议，但作者使用这种技术的经验显示了其效果。

儿童青少年轻度腰椎滑脱
Low–Grade Spondylolisthesis in Children and Adolescents

M. Timothy Hresko　著

马学晓　王　超　译

一、概述

腰椎滑脱是儿童和青少年腰痛最常见的病因。而通常情况下，腰痛又是腰椎滑脱患者最常见的症状。腰椎滑脱也可表现为步态异常、姿势不良或脊柱侧弯。无症状性腰椎滑脱的患病率约为 5%[1, 2]。体格检查结果差异较大。常见体征为全身韧带松弛、腰椎前凸、骨盆前倾和腘绳肌紧张。腰骶关节被动或主动过度伸展时诱发疼痛提醒检查者患者可能存在腰椎峡部裂或轻度腰椎滑脱。单腿过伸试验（stork 试验）在许多腰椎峡部裂和滑脱的病例中会呈阳性。在儿童人群，同类症状和体征的患者还要考虑到移行椎综合征（Bertolotti 综合征）、良性骨肿瘤和骶髂关节炎的可能。腰椎滑脱更常见于参与体操、芭蕾和跳水等腰椎重复性过伸活动的儿童。人群研究已表明峡部裂的发生与遗传有关。

解剖和影像学研究表明，特殊的骨盆形状与腰椎滑脱具有相关性，这也与遗传倾向相一致。轻度腰椎滑脱人群中常见两种不同类型的骨盆方向，可通过骨盆入射角（pelvic incidence，PI）、骶骨倾斜角（sacral slope，SS）和骨盆倾斜角（pelvic tilt，PT）予以界定（图 61-1）[3]。骶骨倾斜角大者提示剪切应力是腰椎滑脱进展的主要因素。而解剖学上骶骨角较小、骨盆比较水平的患

者，头端相邻椎体下关节突的"胡桃夹"或钳夹效应可导致峡部反复创伤，甚至峡部骨折（峡部裂）。继而上方脊椎前移，最终导致腰椎滑脱的发生。在年轻患者脊椎逐渐向前滑移的情况下，峡部缺损部位的不断修复和骨化可在腰椎滑脱的情况下形成一个拉长的"完整"峡部。

腰椎滑脱但峡部完整者也可见于小关节发育不良患者。关节突关节发育不良致使整个椎体连同峡部和下关节突关节向前滑移。这种椎体前移的不良效应之一是容纳马尾神经的有效空间减少。峡部尚完整的关节突发育不良的患者临床上通常会有椎管狭窄的表现，即臀部或大腿疼痛、步态异常和骨盆 - 脊柱不平衡。这类患者在原位融合手术时并发马尾综合征的风险最高。脊柱隐裂常见于下位脊椎，以 $L_5 \sim S_1$ 最常见，但也可出现在脊柱的其他节段，有时也可同时出现在多个节段。

患者的影像学检查应包括从 C_7 到股骨头的站立侧位片，以评估脊柱和骨盆的整体平衡。腰骶椎的锥形 X 线束摄影（cone-down view）可对相关节段的局部畸形进行更精确的评估。前后位 X 线片可用于评估伴发的脊柱侧弯。腰骶关节 30° 前后位 X 线片（Ferguson 位）可更好地显示 L_5 的椎体和横突。双侧斜位片可显示峡部的正交视图，呈现"苏格兰犬"的外观，便于观察峡部的崩裂或延长。但由于斜位影像增加了年轻患者

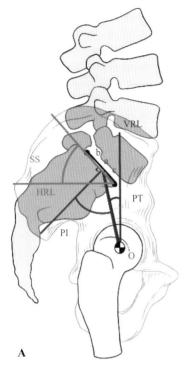

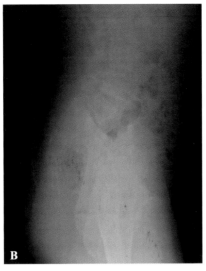

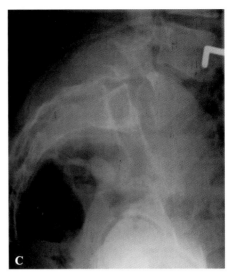

▲ 图 61-1　两种轻度腰椎滑脱类型

A. 骨盆平衡的测量示意图（由 Medtronic Sofamor Danek USA, Inc. 提供）（PI. 骨盆入射角；SS. 骶骨倾斜角；HRL. 水平参照线；PT. 骨盆倾斜角；VRL. 垂直参照线）；B. L$_5$~S$_1$ 轻度滑脱"胡桃夹"型患者的侧位片，SS 为 23°，PI 为 48°，PT 为 25°；C. L$_5$~S$_1$ 轻度滑脱"剪切"型患者的侧位片，SS 为 73°，PI 为 75°，PT 为 2°

的射线显露，所以现在许多临床医生倾向于采用磁共振成像（MRI）来评估有症状患者的不完全或无移位的峡部骨折。

腰椎滑脱的影像学分级应基于头端椎骨相对尾端椎骨的前移程度，通常指 L$_5$ 相对于 S$_1$ 的滑移。"轻度"腰椎滑脱是指向前滑移 0%~50%。腰椎峡部裂伴 0 度腰椎滑脱在 X 线片、计算机断层扫描（CT）或 MRI 上可发现椎体峡部骨折的影像学证据，但相关脊椎的矢状位正常序列尚能维持。Meyerding 分级 1 度腰椎滑脱的位移＜25%，2 度腰椎滑脱的位移为 25%~50%。

先进的单光子发射计算机断层扫描（SPECT）骨显像 ^{99}Tc 或正电子发射断层扫描 ^{18}F 可以显示峡部内生理应变和骨修复情况。"冷扫描"可观察到类似于长骨中萎缩性骨不连征象，而"热扫描"则显示活跃的骨修复或肥大性骨不连。SPECT 扫描对有背痛和疑似应力性损伤 / 腰椎峡部裂的年轻运动员是一种准确的诊断方法[4]。然而，对射线显露的担忧使许多临床医生减少了其在非典型临床表现患者中的使用。

MRI 是评估峡部裂 / 滑脱相应节段的椎间盘

和峡部腹侧的出口神经根的影像学方法。在特定的图像序列下，MRI 可以检测到骨水肿或峡部缺损。椎间盘的病理状态和椎间盘突出情况决定手术范围，例如是否需要进行椎间孔切开术，并可能影响在最小移位（0 度）的情况下进行融合还是峡部缺损修复的决定。腰椎峡部裂患者椎弓根的 MRI 高信号改变（high-signal change，HSC）与 CT 扫描证实的非手术治疗的愈合相关[5]。经非手术治疗，79% 的 HSC 患者的峡部愈合，而无 HSC 的患者的愈合率为 0%。最近报道显示，薄层 3T MRI 结合 3D T$_1$-VIBE 序列在诊断不完全或完全性峡部骨折和评估骨水肿方面的准确性接近 CT 扫描[6]。

CT 扫描是崩裂缺损首选的影像学检查方法，它可以排除骨扫描"热"显像的其他腰背痛的病因，如骨样骨瘤。在 X 线片和核素扫描中，有些良性疾病可能与腰椎峡部裂相似，如骨母细胞瘤、小关节疾病或 L$_5$ 横突与骶骨翼异常关节化。但所有这些在 CT 扫描中都很容易鉴别。此外，CT 扫描的峡部裂分期（早期、进展期或晚期）对峡部缺损愈合的非手术治疗成功与否有预判作用[7]。

由于单次 CT 扫描的预估终生癌症风险在儿童中大于成人，因此儿童腰骶椎 CT 扫描的辐射显露值得关注 [8]。对于 10 岁的儿童，限制性腰骶椎 CT 扫描的致命癌症风险估计为每 10 万次检查中有 5 例。因此，对于有过伸性疼痛但 X 线片正常的年轻患者，MRI 扫描评估骨结构是首选的成像方法。

二、治疗

非手术治疗是症状性腰椎峡部裂的主要治疗方法之一。包括限制活动、加强腹部核心肌群锻炼、拉伸训练以改善腘绳肌或骨盆周围肌肉的挛缩。也有学者提倡使用矫形器防止腰椎过伸活动、减少腰椎前凸，并维持良好的躯体机械力学 [9]。有研究报道使用上述非手术方法，70 例轻度腰椎滑脱患者中，48 例（68%）疼痛明显缓解，临床疗效满意 [10]。尽管影像学仍存在异常，但已可实现疼痛缓解和运动功能恢复的目标。当双侧峡部缺损或腰椎滑脱超过 5% 时，CT 扫描证实的崩裂缺损已很难愈合 [7]。根据 MRI 所见，限制活动、应用束腹带及肌肉等长收缩运动，可提高入选病例峡部的愈合率。例如，79% 的患者在早期椎弓峡部出现 T_2 加权 MRI 上的 HSC 时，CT 扫描发现峡部裂实现了愈合。而在 T_2 加权 MRI 上不显示高信号的峡部裂的愈合是罕见的 [5]。脉冲磁场电刺激已被用于促进峡部愈合，但其疗效尚不确定。对目前的文献证据进行系统回顾，结论是无法预测在非手术治疗中哪些患者会持续反应良好，或者哪些患者需要进行持续干预 [11]。

对于有峡部断裂缺损且在 1 度以内滑脱的年轻患者，可考虑进行峡部修复。其适应证与无滑脱的腰椎峡部裂修复相似。峡部裂修复技术在第 61 章中已经详细说明，在此不做赘述。有研究发现对开放峡部修复手术组（平均年龄 18.2 岁）和开放单节段融合手术组（平均年龄 16.2 岁）平均

随访 14.8 年，两者的中期结果没有统计学差异 [12]。

对于非手术治疗无效的痛性腰椎峡部裂或轻度腰椎滑脱，推荐应用原位脊柱融合固定术。对于前滑移小于 50% 的轻度腰椎滑脱及腰骶椎局部前凸者，一般采用单节段融合即可。切口可选择中线皮肤切口，也可选择椎旁两侧皮肤切口的骶棘肌劈裂 Wiltse 入路 [13]。采用 Wiltse 入路时，从皮下游离皮瓣后，在骶棘筋膜上做纵向切口，一般距中线两横指，钝性剥离可直接显露到小关节和峡部。旁开中线 2.4～7cm 的肌间隙入路可显露并保留该区域的血管和神经 [14]。侧方的显露包括向外将椎旁肌从其附着的横突、L_5 上关节突和骶骨翼上分离，向内一直显露到棘突根部。椎板不做切除，但峡部缺损处的瘢痕需行清理。从骶骨翼由后向前截取皮质 - 松质骨条进行植骨，并使其跨越骶骨翼与 L_5 横突的间隙。另外，也可考虑从髂嵴获取更多的自体骨。Wiltse 建议儿童和青少年患者术后卧床 2 个月，此时移植骨转化率多已达到 33% 以上。考虑到融合手术后腰椎滑脱仍有继续进展的可能，可在 L_5～S_1 节段使用椎弓根螺钉进行内固定。Newton 等 [15] 报道在 39 例腰椎滑脱手术患者中，7 例未行内固定者术后发生影像学上的滑脱进展。这种进展全部发生在局部脊柱后凸，即腰骶角 > 0° 的患者。在轻度腰椎滑脱患者中，原位融合是一种可靠的手术方式，因为 Newton 报道的 17 例患者中只有 1 例疗效不佳，而腰椎前凸（腰骶角 < 0°）时没有患者有不良后果 Lenke 等 [16] 发现，以疼痛消失作为衡量指标获得的临床成功率远远高于以影像学融合为指标的成功率，因为 42 名 Ⅰ～Ⅱ度滑脱患者中只有 30 名（71%）在四点分级量表上实现了影像学融合（A 或 B 级）。L_5 横突在腰椎正位片上的大小影响融合手术的成功率，因为横突表面积 < 2cm^2 时，其影像学融合率较低 [17]。

对于年龄 < 12 岁的腰椎滑脱症患者，脊柱

固定融合术后更易于获得影像学骨重建[18]。然而，实际的骨重建可能并没有如此显著，因为MRI 扫描通常显示儿童患者植骨区中有大量未骨化的软骨。不过，在手术固定后，植骨区域后续的骨性融合将明显降低向前滑移的角度和距离（图 61-2）。

儿童患者不应常规进行包括 Gill 手术在内的椎管减压，除非同期进行融合。当患者出现椎管或椎间孔狭窄的症状，特别是伴有发育不良性腰椎滑脱时，则应进行后路减压。广泛的肌肉剥离和从 L4 到骶骨的后方附件结构切除可能增加不稳定性。即使有横突间融合，减压术后也可能发生进行性加重的局部畸形。因此，减压后一般均需辅助内固定。此外，若减压广泛而 L5 横突较小，应考虑行椎间融合。读者可参考第 49 章，其中深入讨论了椎间融合技术在治疗轻度腰椎滑脱中的应用。

当有明显的局部后凸（腰骶角＞ 0°）时，应考虑腰椎滑脱手术复位。儿童可采用复位和人字形石膏固定，但青少年人群通常很难耐受石膏固定[19]。如果复位是手术治疗的目标之一，对于不能忍受长期石膏固定的患者可采用后路内固定。

目前，经椎弓根螺钉内固定是首选的内固定方法。在过去的几十年里，早期的内固定方法需要更长的融合时间，因此只具有历史意义。应避免使用撑开器械，因为它会增加腰骶椎局部后凸畸形。加压器械通常可以改善矢状位畸形，但在没有前柱支撑的情况下可能导致椎间孔狭窄。Luque 节段钢缆在儿童和青少年腰椎滑脱的复位和固定方面取得了不错的效果，但出于对骶骨椎板下钢缆安全性的考虑，这一技术并未得到广泛推广[20]。

采用 L5～S1 双侧钉棒单节段固定技术非常适合在骨融合期间稳定复位和限制运动。螺钉置入时要平行于 L5 和 S1 的终板。当 S1 螺钉朝内侧骶骨岬的方向放置时，螺钉强度更好。加

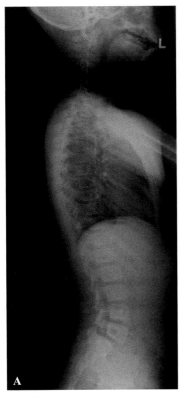
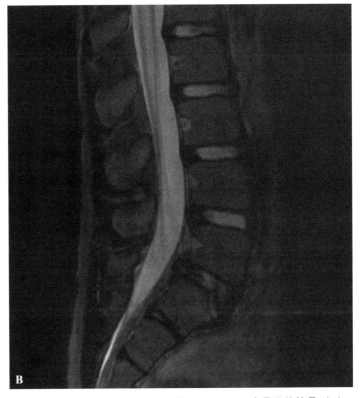

▲ 图 61-2　一名儿童的侧位 X 线片显示腰椎滑脱（A），其 MRI 图像显示 L5～S1 未骨化的软骨（B）

用 S_2 螺钉（图 61-3）或髂骨螺钉可获得更好的固定强度。另一种加强远端固定的方法是 Jackson 技术。根据这项技术，S_1 螺钉穿过骶骨终板的硬化骨进入 $L_5 \sim S_1$ 椎间盘，连接 L_5 和 S_1 螺钉的纵向杆穿过骶骨背侧皮质，与骶骨外侧的松质骨接

合。这种骶骨内入路利用由骶骨后方皮质和髂骨组成的"髂骨支墩"来抵消腰骶连接处的屈曲应力（图 61-4）[21, 22]。髂骨内固定或第 2 骶椎骶髂螺钉（second sacral alar iliac，S_2AI）内固定在临床更常用，生物力学上也更加优越。

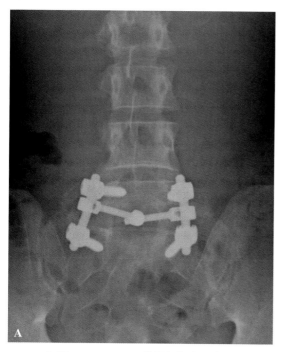
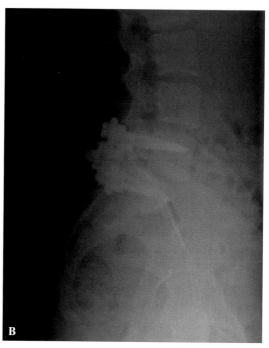

▲ 图 61-3　$L_5 \sim S_1$ 椎弓根钉内固定融合治疗轻度腰椎滑脱病例的正位片（**A**）和侧位片（**B**）

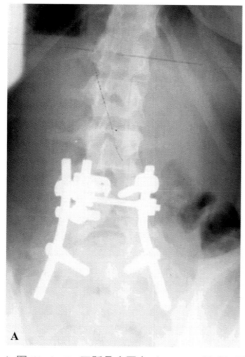
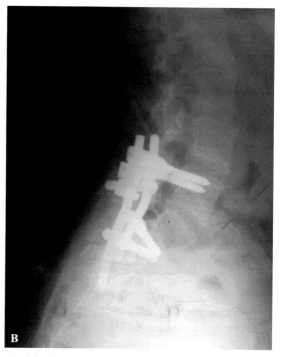

▲ 图 61-4　L_5 至骶骨内固定（**Jackson** 技术）融合治疗轻度腰椎滑脱病例的正位片（**A**）和侧位片（**B**）

三、并发症

无内固定的原位单节段 $L_5 \sim S_1$ 融合并发症发生率低。原位融合后持续疼痛可能系由骨不连或神经压迫综合征所致。MRI 用于评估马尾或神经根受压，CT 用于评估融合情况，这些将有助于诊断。已有原位融合后急性马尾综合征的报道，遇到这一情况需行急诊减压手术。当 L_5 和 S_1 之间有局部后凸时，行原位融合可能发生 L_5 相对于 S_1 的滑移。$L_5 \sim S_1$ 椎间盘退变晚期，腰骶角和滑脱可有轻度增加。为了尽量减少这些"高危"病例术后滑脱进展的可能性，对于腰骶角 $> 0°$ 的患者，应考虑使用内固定矫正矢状位序列。

采用合适的内置物进行内固定融合术治疗儿童青少年轻度腰椎滑脱的并发症发生率较低。当儿童的 $S_1 \sim S_2$ 有残存椎间盘时，可发生远端交界性后凸。为防止这种并发症，S_2 应包括在固定融合节段中。内固定融合近端的移行综合征（transitional syndrome）可能是由于剥离造成的肌肉失神经、小关节囊损伤或椎板切除术造成的不稳定所致。避免过多的组织剥离有助于减少此并发症。

四、总结

轻度腰椎滑脱首选非手术治疗。通过 MRI 和 CT 对峡部的评估，可以鉴别峡部裂和微小滑移（ $< 5\%$ ）的腰椎滑脱患者，这些患者可能通过限制活动和穿戴矫形器，达到使断裂缺损愈合的目的。症状持续的患者可考虑手术治疗（图 61-5）。当没有椎间盘退变时，峡部裂修复和单节段融合效果几乎相同。单节段后外侧融合术是治疗轻度腰椎滑脱的主要手术方法，成功率高[15, 16, 18]。经椎弓根内固定可获得节段稳定，维持良好的矢状位序列，在多数病例中无须椎体间融合支撑。在横突有缺陷但需行椎板切除术的病例中应考虑行椎体间融合。

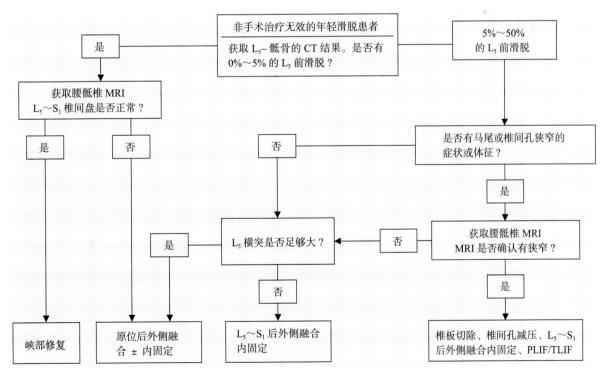

▲ 图 61-5　**轻度腰椎滑脱的手术治疗流程**

CT. 计算机断层扫描；MRI. 磁共振成像；PLIF. 腰椎后入路椎间融合；TLIF. 腰椎经椎间孔入路椎间融合

成人退变性脊柱滑脱症
Adult Degenerative Spondylolisthesis

Mostafa H. El Dafrawy　Sachin Gupta　S. Mohammed Karim　Thomas D. Cha　著
藏磊　袁硕　译

一、背景和分类

脊柱滑脱症是指某一脊椎相对于下椎体的向前滑动，可源于多种不同的疾病过程。Wiltse 等提出病因学分类方法，具体包括先天性、峡部裂性、退变性、病理性、医源性和创伤性脊柱滑脱 [1]。成人脊柱滑脱多为退变性。与峡部裂性脊柱滑脱不同，退变性脊柱滑脱的后部椎弓保持完整。而 Marchetti 和 Bartolozzi 将脊柱滑脱按病因分为发育性和获得性两类，其中发育性脊柱滑脱存在解剖学上的形态异常，而获得性脊柱滑脱的解剖结构正常，其滑脱是由退变、创伤或病理性原因所致 [2]。由于潜在的解剖结构异常，前者比后者更易进展。

二、解剖和生物力学

腰骶交界区为从较大活动度的腰椎到僵硬的骶骨的过渡区，其所承受的应力包括高达 3 倍于人体重量的轴向负荷、实质性剪切力、屈伸力矩和旋转力 [3]。椎间盘和关节突关节的退行性变与脊柱不稳定级联反应的发生有关。椎间盘退变作为退行性变级联反应的起始阶段，一直是人们关注的焦点。慢性椎间盘退变使得关节突关节的应力发生改变，继而关节突关节囊和周围韧带结构变得松弛 [4]。以上变化将引发节段性不稳定，并最终导致旋转半脱位、退变性脊柱侧弯和退变性脊柱滑脱的发生。

退变性脊柱滑脱多见于 $L_4 \sim L_5$。当 $L_4 \sim L_5$ 的关节突关节面与冠状面所成的角＞45°时，患者发生退变性滑脱的概率将是常人的 25 倍 [5]。$L_5 \sim S_1$ 的关节突关节面更趋向于冠状面，因而 $L_5 \sim S_1$ 发生退变性滑脱的病例并不多见。髂腰韧带对 L_5 椎体具有限制作用，因此可对抗 $L_5 \sim S_1$ 的滑脱，但易致 L_4 椎体向前滑移。

三、疾病自然史和流行病学

退变性脊柱滑脱多见于女性和非洲裔人群，可能原因是女性韧带过度松弛 [6]，而非洲裔人群可能因为腰椎前凸增大和 L_5 骶化使得 $L_4 \sim L_5$ 节段的应力增加 [7]。

在对健康人群的观察性研究中，退变性脊柱滑脱的发病率为 13%～14% [8]。发生退变性脊柱滑脱的危险因素包括骨盆入射角（PI）过大、关节突关节面矢状化、椎体过小。当滑脱位于 L_4 椎体［相对风险（relative risk，RR）值为 5.9］、年龄＞60 岁（RR 值为 3.7）、患者为女性（RR 值为 3.5）和关节突关节面趋向于矢状面时，椎体滑移超过 3.0mm 的风险将显著增加。

Matsunaga 等对 40 例接受非手术治疗的退变性脊柱滑脱患者进行了至少 5 年的随访，发现 30% 的患者存在滑脱的进展，但滑移很少超过 30%[9]。但在椎间盘性狭窄、骨质增生、软骨下骨硬化或椎体间韧带骨化的患者中，并未出现滑脱的进展。不稳定节段的继发性稳定的确存在，并可能使症状得到缓解或改善。在至少 10 年的随访中，大约 1/3 的脊柱滑脱患者出现滑脱的加重，这尽管不会引起临床症状的频繁发作，但是会让伴有神经源性跛行患者的症状明显加重[10]。

一般来说，退变性脊柱滑脱的自然病程较好，因为只有 10%～15% 的患者最终需手术治疗[11]。此外，因退变性脊柱滑脱的滑移受到完整椎弓的限制，所以很少超过椎体前后径的 30%[10]。

四、临床表现

椎管狭窄通常与退变性脊柱滑脱并存。不稳定节段的退行性变使得关节突关节肥大和黄韧带肥厚，进而导致椎管狭窄。椎管狭窄分为中央管狭窄、侧隐窝狭窄和椎间孔狭窄，可借助影像学检查所显示的神经根受压部位对以上 3 种狭窄类型进行鉴别。中央管狭窄继发于脊柱滑脱所导致的椎管前后径狭窄、椎间盘突出和黄韧带肥厚及内折。侧隐窝狭窄继发于关节突关节的肥大，而椎间孔狭窄继发于椎间盘高度丢失、椎间孔型椎间盘突出和上关节突（superior articular process，SAP）骨赘形成。

患者通常表现为腰痛和腿痛。腰痛可能继发于椎间盘和关节突关节的动态不稳定和退行性变，但是在 Framingham 心脏研究中并未发现腰痛与退变性脊柱滑脱相关[12]。

腿痛可表现为神经源性跛行或神经根病变。神经源性跛行常表现为双侧的下肢和臀部疼痛，活动时疼痛加重，休息或腰部屈曲时缓解。神经源性跛行应与动脉功能不全相关的血管源性跛行进行鉴别。体格检查时应注意检查可触及的远端动脉搏动，如无可触及的脉搏，应检查踝肱指数。如果中央管狭窄严重，可导致马尾综合征的发生，但这种情况很少见。由于神经根管或侧隐窝狭窄均可导致神经根病变，所以 L5 或 L4 神经根分布区均可能出现症状。神经根在狭窄的侧隐窝受到明显压迫的情况较为常见。此外，根性痛多见于单侧。

五、影像学和诊断检查

腰椎正位片（AP）、站立侧位片和侧位过屈过伸位片是必须拍摄的。需注意观察过屈过伸位片上滑脱节段的滑移情况。当过屈过伸位片上滑脱节段的相邻上下终板间滑移＞ 4mm 或成角＞ 10° 定义为动态不稳定，应与稳定性脊柱滑脱进行辨别，稳定性脊柱滑脱的滑脱节段在过屈过伸位片上无明显滑移[13]。

如患者出现神经症状和（或）体征，应进行磁共振成像（magnetic resonance imaging，MRI）扫描。MRI 是评估中央管、侧隐窝或神经根管狭窄的金标准。关节突关节囊肿被认为是造成椎管狭窄的原因之一。关节突关节积液量＞ 1.5mm 提示脊柱滑脱，由于积液在仰卧位时减少，使得检查者容易低估站立位时椎管狭窄的程度。小关节积液和棘突间积液的存在与屈伸位片上＞ 3mm 的不稳定明显相关[14]。

如果患者存在 MRI 检查的禁忌证（如起搏器、人工耳蜗），则可通过计算机断层扫描（computed tomography，CT）脊髓造影检查来评估椎管狭窄和神经根受压情况。在许多病例中，脊柱滑脱程度在仰卧位时减轻，因而在矢状位 MRI 或仰卧位 X 线片上仅能发现轻度滑移甚至无滑移。为此，应常规进行站立位的过屈过伸位片检查（见病例 62-1）。

跑步机 - 骑车试验是鉴别诊断神经源性跛

行的有效方法，可作为术后疗效评价的客观试验[15]。一项研究表明，跑步机试验的结果与 90%以上接受手术治疗患者的神经源性跛行症状相一致[16]。腰椎管狭窄症患者接受减压手术后，跑步机试验能显示出比骑车试验更多的功能改善。

跑步机运动方案由 Tenhula 等进行了描述：首先，记录受试者试验前的症状和视觉模拟疼痛评分；然后，受试者在跑步机上水平位以 3.2km/h 的速度行走 10min，然后以 4.0km/h 的速度行走 5min，最后以 4.8km/h 的速度行走 5min。如果患者不能忍受标准的速度和距离（时间），速度就会降低。

在骑车的运动方案中，患者在固定自行车上运动，以他或她喜欢的坐姿，手握车把，并按照指示在整个测试过程中以 50～60r/min 的恒定速度骑车；1min 后将阻力增加到 20W（约为 120kpm/m）；热身 2min 后，阻力增加到 50W（约为 300kpm/m），持续 8min。试验结束后记录患者症状，并标记试验前后的视觉模拟疼痛评分。

封闭治疗可作为一种诊断方法，当根性疼痛发生时，可将疼痛定位到相对应的神经根。神经根管的硬膜外注射可以暂时缓解疼痛，但北美脊柱外科协会（North American Spine Society，NASS）的循证指南委员会认为目前并没有足够的证据来推荐或反对使用注射疗法治疗退变性腰椎滑脱[17]。

六、非手术治疗

决定行手术治疗前（至少 12 周）应先进行非手术治疗。是否手术取决于患者自身症状的严重程度和神经功能不全程度。唯一的绝对手术适应证是进行性加重的神经功能障碍和马尾综合征，但这两种情况在这类疾病中很少见。如前所述，疾病的自然史显示大多数退变性脊柱滑脱患者的病情并不会越来越重[18]。因此，消炎药物、

物理治疗和有氧锻炼是非手术治疗的主要方式。有氧锻炼如固定自行车、游泳、步行和椭圆机等均为心血管运动的最佳方式。存在神经源性跛行和神经根症状的患者可通过硬膜外类固醇注射暂时缓解上述症状。

一般而言，因神经源性跛行或根性疼痛而导致严重功能不全和生活质量显著下降的患者，经 3 个月的非手术治疗后症状不见缓解时可选择手术治疗。腰背部疼痛的缓解情况并不能像四肢的神经根症状那样可以被很好地预判。

脊柱患者疗效研究试验（Spine Patient Outcomes Research Trial，SPORT）对比了退变性脊柱滑脱患者手术治疗和非手术治疗的效果[19]。本研究将 304 名患者纳入随机队列研究，303 名患者纳入观察性队列研究。在 2 年的随访中，手术治疗组的患者在疼痛和功能方面比非手术组的患者有明显改善。在随机队列研究中，手术组和非手术组之间出现了广泛的交叉，而上述结果是基于患者实际接受治疗分析所得出的。尽管如此，手术组和非手术组之间的混杂变量仍被认真地匹配。这项里程碑式的研究为非手术治疗失败的退变性脊柱滑脱患者接受手术治疗或非手术治疗的疗效对比提供了迄今为止最高水平的证据。

SPORT 在 2009 年发表的历时 4 年的研究中，通过对患者实际接受治疗分析显示与非手术组相比，手术组获得的症状改善在治疗后 2～4 年一直维持不变，且在同一时期内，每个治疗组患者的术后疗效均无显著变化[20]。随后的一项亚组分析支持手术治疗 80 岁以上的退变性脊柱滑脱患者，而非非手术治疗，并且 80 岁以上患者组的手术并发症发生率与 80 岁以下患者组相比没有明显增加，但是因老年患者中接受椎间融合和单纯减压的病例数存在显著差异而使得后一结论受到质疑[21]。需要注意的是，SPORT 的非手术治疗并非程序化，而是根据患者的需求和治疗者的经验而定制的。因此，并没有证据支持哪种非手

术治疗方式更好。

七、手术治疗方式的选择

退变性脊柱滑脱的手术方式包括单纯减压、后外侧减压融合（有或无内固定）、经前路〔腰椎前路椎间融合（ALIF）〕、后路〔腰椎后路椎间融合（PLIF）或经椎间孔入路椎间融合（TLIF）〕或侧路（腰大肌入路）行椎间融合。手术目的取决于患者的症状和影像学检查。如果以神经源性跛行或神经根症状为主，则主要目的是减压。术前应仔细评估影像学检查，以确定需要减压的狭窄区域，如中央管、侧隐窝和（或）椎间孔狭窄。关节突关节面的朝向和椎间盘完整性可能决定是否需要融合。

1. 单纯减压

术前应仔细阅读 X 线片，以明确其他狭窄节段是否存在不稳定。如果术前存在节段不稳定，如后向滑移或侧向滑移，则需同时融合这些节段。此外，因手术切除关节突关节或椎弓根峡部的重要结构而导致节段性不稳定时应同时予以融合。腰椎退变性疾病的影像学证据与临床症状之间存在不一致，而只有在动力位 X 线片上显示滑移时才需要融合不稳定节段。

单纯减压治疗稳定性 I 度退变性脊柱滑脱伴椎管狭窄的疗效明显优于非手术治疗，患者疗效的优良率为 82%，而且再手术率较低，仅为 3%～10%[22, 23]。患者通常需要将减压范围延长至脊柱滑脱节段以上或以下的稳定节段。例如，L_4～L_5 的退变性脊柱滑脱患者的相邻节段虽然未发生脊柱滑脱，但也存在狭窄可能。建议对可能引起患者根性症状的所有狭窄节段进行减压，除非减压导致相邻节段不稳定，否则仅需在不稳定节段进行融合（病例 62-2 至病例 62-4）。

现有多种传统减压技术；后路椎板切除和双侧侧隐窝及神经根管减压术已经开展。另外，保留棘突、棘间韧带和关节突关节的"椎板间"或"保留椎板"减压术可获得有效的减压，而不会出现像全椎板切除术所导致的医源性不稳定[24]。其他减压手术包括通过单侧或双侧入路进行的显微手术或微创减压术[25]。

Blumenthal 等对 40 例稳定的 I 度退变性脊柱滑脱患者进行单纯减压术后滑脱进展的相关因素研究，所有患者接受非关节融合的椎板切除减压术。他们发现滑脱节段移动度（过屈过伸位片）> 1.25mm、椎间盘高度 > 6.5mm、小关节角 > 50° 与再手术率增加有关[26]。

对于某些老年患者而言，单纯减压术可作为一种较好的手术方式，与融合手术相比，该手术可减少术中失血、缩短手术时间，并降低死亡率。如采用这种式式，在术前应告知患者，如果症状持续存在或节段不稳定加重，则需二次手术进行融合，尽管融合存在相邻节段退变的可能性（较低）。

2. 单纯减压与减压融合的 I 级证据

2016 年最新发表的 I 级证据研究使得目前对于低度退变性脊柱滑脱患者在减压后是否需要行关节融合术的争议加剧。发表于《新英格兰医学杂志》的两项研究、瑞典椎管狭窄研究项目（Swedish Spinal Stenosis Study，SSSS）和椎板切除与椎弓根螺钉内固定比较研究项目（Spinal laminectomy versus Instrumented Pedicle Screw，SLIP）对于减压后是否需要关节融合的证据相互矛盾[27]。

SSSS 对 135 例 I 度和 II 度退变性脊柱滑脱患者进行研究。通过 2 年和 5 年的随访，对比分别接受减压融合术和单纯减压术的患者的术后疗效，发现主要是功能障碍程度和生理功能的改变[27, 28]。作者发现两组间的 Oswestry 功能障碍指数（Oswestry Disability Index，ODI）、欧洲五维健康量表（EuroQol 5-Dimensions，EQ-5D）、视觉模拟疼痛评分（Visual Analogue Scale，VAS）、Zurich 间歇性跛行问卷（Zurich Claudication

Questionnaire，ZCQ）和 6min 步行试验均未见明显差异。且在 SSSS 的研究中，单纯减压组（21%）和减压融合组（22%）的手术翻修率相似。SSSS 研究的局限在于同时纳入了 I 度和 II 度退变性脊柱滑脱的患者，且没有考虑术前脊柱滑脱节段的移动度，因此队列异质性可能成为一个混杂因素。而且获得 5 年随访的患者仅占初始研究病例的 52.8%。此外，减压和关节融合的手术方式是由手术医生自行决定，这些手术方式包括中部椎板切除 vs. 双侧椎板切除；后外侧融合（posterolateral fusion，PLF）内固定 vs. 椎间融合内固定 vs. PLF 无内固定。

SLIP 试验随机选取了 66 例 I 度退变性脊柱滑脱的成年患者进行单纯椎板切除或椎板切除椎弓根螺钉内固定自体髂骨植骨融合术 [29]。68% 的患者获得了 4 年随访，作者从中发现融合组在简明健康调查量表（Short Form 36 Health Survey，SF-36）的身体部分综合评分中有较大的改善，但两组间 ODI 评分无差异。相对于减压融合组，单纯减压组的患者再手术率更高（34% vs. 14%）。单纯减压组的患者仍需进行减压节段的融合以维持稳定，这与稳定的退变性脊柱滑脱中存在约 1/3 的患者在单纯减压术后出现不稳定状态的观点相一致。另一方面，由于相邻节段的退变，融合组中再发病的节段通常是手术节段的相邻节段。尽管普遍共识和源于 SLIP 试验的 I 级证据均认为不稳定节段需要融合，但是仍有一些文献支持退变性脊柱滑脱行减压非融合手术的观点（表 62-1）。因此，术者应仔细分析患者的所有资料和病情后再决定行单纯减压术还是减压融合术。

3. 后外侧融合术

关于退变性脊柱滑脱的融合方式 [后外侧是否同时行内固定和（或）椎间融合] 仍存有争议。虽然一些精心设计的研究对于内固定的使用具有指导意义，但目前仍缺乏可靠的证据支持内固定应联合使用特定的融合技术。

一般来说，减压融合术治疗退变性脊柱滑脱比单纯减压具有更好的临床疗效 [10, 29, 34, 35]。后外侧融合术是否需要内固定已经在多项研究中被提及（表 62-2）。1994 年，Mardjetko 等对 1970—1993 年发表的 25 篇文章进行了 Meta 分析，报道了 889 例退变性脊柱滑脱患者，他们分别接受了单纯减压术、后外侧减压融合术和后外侧减压融合内固定术 [30]。融合内固定组的融合率为 93%，满意率为 86%，而融合非内固定组的融合率为 86%，满意率为 90%。单纯减压组的患者

表 62-1 减压非融合的证据

研　究	实验设计	对照组	平均随访时间	结果 / 评论
Epstein[19]	回顾性病例研究（290 例患者）	无	10 年	69% 优；13% 良；12% 一般；6% 差 只有动态侧位 X 线片上移动度 < 4mm 和角度 < 10°～12° 的患者被纳入；只有 8/290 的患者因为不稳定和再狭窄需要行翻修手术
Kristof 等 [23]	回顾性病例研究（49 例患者）	无	3.73 年	73.5% 的患者疗效优 / 良；10% 行内固定融合的翻修手术；患者在动态侧位 X 线片上没有过度移动的证据
Mardjetko 等 [30]	Meta 分析（216 例患者）	—	—	69% 满意；31% 不满意；31% 滑脱进展；纳入 11 篇文献，2 篇是随机研究
Kleeman 等 [31]	前瞻性研究（54 例患者，仅有 15 例退变性脊柱滑脱患者）	无	4 年	87% 的患者滑脱无进展（13/15）；88% 疗效良 / 优
Herrron 和 Trippi [32]	回顾性病例研究（24 例患者）	无	34 个月	20 例疗效好，3 例一般，1 例差。从术前到术后平均滑脱增加 1mm；无患者滑脱增加超过 4mm

表 62-2　融合内固定 / 非内固定的证据

研　究	实验设计	分　组	平均随访	结果 / 结论
Herkowitz 和 Kurz[38]	前瞻性随机研究	DLL（25 例） DLL+PLF（25 例）	3 年	融合组疗效满意率 96%，而非融合组为 44%；假关节（36%）并未影响手术疗效；几乎所有非融合患者出现滑脱进展
Zdeblick[41]	前瞻性随机研究	3 组：PLF（51 例） PLFI（刚性，35 例） PLFI（半刚性，37 例）	16 个月	使用刚性内固定组的融合率（86%）高于非内固定组（65%）；并未将诊断为退变性脊柱滑脱患者的术后临床数据进行单独比较；本研究通过患者工作状态、疼痛药物的使用和不舒适程度来评估临床疗效
Bridwell 等 [42]	前瞻性非随机队列研究	3 组：DLL（9 例） DLL+PLF（10 例） DLL+PLFI（24 例）	至少 2 年	内固定融合组的融合率明显增高；内固定组的功能改善率为 83%，非内固定组为 30%，减压组为 33% 功能评估仅依据患者术后比术前行走更长（改善）或更短（恶化）距离的能力；使用椎弓根螺钉内固定的患者滑移进展程度明显减少
Fischgrund 等 [39]	前瞻性随机研究	DLL+PLF（33 例） DLL+PLFI（35 例）	至少 2 年	内固定组融合率较高（82% vs. 45%），临床结果无明显差异，研究结论为内固定可提高融合率，但对术后 2 年的临床疗效无明显影响
Kornblum 等 [40]	前瞻性随机研究	坚固融合组（22 例） 假关节组（25 例）	5～14 年	坚固融合组临床疗效优于假关节组，说明内固定融合术长期疗效好
Kimura 等 [43]	回顾性病例对照研究	DLL+PLF（29 例） DLL+PLFI（28 例）	2 年	两组的融合率和疗效满意率无差异
Nork 等 [44]	回顾性病例研究	无对照组 DLL+PLFI（30 例）	至少 2 年	93% 的患者对疗效满意；仅术后使用 SF-36，结果与正常人群进行了对比
Ghogawala[29]	前瞻性非随机队列研究	DLL（20 例） DLL+PLFI（14 例）	至少 1 年	两组疗效均有改善，但融合组在 Oswestry 和 SF-36 的结果方面有明显改善
Anderson 等 [33]	前期随机试验的问卷调查	PLFI（53 例） PLF（54 例）	至少 11 年	两组的 Dallas 疼痛问卷、Oswestry 和 SF-36 均无显著差异
Ye 等 [45]	4 个随机对照试验的 Meta 分析	内固定融合组 非内固定融合组	至少 2 年	内固定组的融合率较高，功能改善显著提高，但疼痛和满意度无差异

DLL. 腰椎板切除减压术；PLF. 后外侧融合（无内固定）；PLFI. 后外侧融合内固定

只有 69% 的满意率，并且 31% 的患者出现滑脱进展。

关于退变性脊柱滑脱的腰椎融合术后疗效的最新系统综述和 Meta 分析显示，脊柱滑脱患者融合术后的疗效明显改善，但在椎管狭窄的治疗方面，融合术却因术后并发症和再手术率的问题影响术后疗效 [36]。相对于单纯减压术，椎管狭窄患者接受融合后的再手术风险明显增加（RR = 1.17，95% CI 1.06～1.28），而腰椎滑脱患者的再手术风险却明显降低（RR = 0.75，95% CI 0.68～0.83）。在椎管狭窄患者中，融合术后并发症的发生率较高（RR = 1.87，95% CI 1.18～2.96）。

4. 后外侧融合椎弓根螺钉内固定术

椎弓根螺钉内固定技术在脊柱滑脱融合术中的应用存有争议，但对其认识在过去的 10 年间已有所改变 [37]。早期的短期随访研究并未明确证实后路内固定在脊柱滑脱融合术中的优势。但是，Herkowitz 和 Kurz 在 1991 年通过一项为期 3 年的研究发现使用内固定治疗获得了更好的临床效果[38]。然而，Fischgrund 等于 1997 年对比融合组和融合内固定组后发现临床结果并无明显差异。随后第二年，另一项随访至少 5 年的研究指出，接受后路内固定术患者的术后并发症发生率为 2%，而假关节发生率为 0%，内置物失败率仅为 2%[39]。Kornblum 等通过前瞻性随机对照研究进一步证实行腰椎减压双后外侧关节融合内固定术的患者，由于假性关节发生率较低，其临床效果明显改善[40]。坚固融合体的形成使脊柱滑脱节段维持稳定，融合内固定联合有效减压可以缓解患者的腰腿痛，改善患者的临床疗效。

5. 椎间融合 TLIF/PLIF

通过 ALIF、PLIF 或 TLIF 等术式的椎间融合越来越多地被用于腰椎退变性疾病的治疗（病例 62-5），并且研究已证实该手术的融合率高、临床疗效好[46]。对于在单纯的后外侧融合基础上增加椎体间融合的临床收益如何，近 10 年发表的大量研究探讨了这一问题，但仍然没有定论。

Abdu 等报道了一项来自 SPORT 的随访 4 年的研究，该研究比较了仅使用椎弓根螺钉内固定进行后外侧融合的患者与同时进行了椎间融合的患者之间的临床疗效[19]。这项研究包含随机和观察队列的患者共 380 例，其中 56% 的患者仅用椎弓根螺钉融合，17% 的患者同时进行椎间融合，其余患者仅行单纯减压或无内固定的融合术。术后 6 周和术后 3 个月的早期疗效显示，椎弓根螺钉内固定组的患者的 ODI 评分明显高于椎间融合组。术后 2 年的临床疗效显示，椎间融合组患者在躯体疼痛和生理功能评分方面均明显优于椎弓根螺钉内固定组。而术后 3 年或 4 年，两组间疗效并无明显差异。

Challier 等于 2017 年报道了一项随访 2 年的研究，将 60 例患者随机分为后外侧融合组和后外侧融合 +TLIF 组[47]。这两组患者的术后改善情况在 VAS、ODI 及 SF-36 评分方面没有明显差异。此外，后外侧融合组的手术时间更短，但两组的出血量并无明显差异。

一篇包含 5 项研究（3 项回顾性研究、1 项随机试验和 1 项来自 SPORT 的历时 4 年的研究）的 Meta 分析报道了相似的研究结论[48]。该研究包含 383 例后外侧融合患者和 268 例椎间融合患者。这两组在融合率、手术时间、出血量、SF-36 身体部分评分、VAS 评分及并发症发生率方面没有明显区别。但在住院时间方面，后外侧融合组的住院时间更短。

椎间融合术的支持者认为，该术式使得椎间盘高度和腰椎前凸得以恢复，继而改善脊柱整体矢状位序列和增加椎间孔高度，从而达到间接减压的效果。一项研究显示，ALIF 可以使椎间孔高度恢复 18.5%、腰椎前凸改善 6.2°，而 TLIF 则使椎间孔高度降低 0.4%、腰椎前凸减少 2.1°[49]。同样，另一项对 144 例患者进行的研究发现 ALIF 使患者的椎间孔高度、椎间盘前后高度和腰椎前凸明显改善[50]。一篇 Meta 分析通过对比 TLIF 和 ALIF 治疗多种腰椎退变性疾病的术后结果，发现这两种椎间融合术式可获得相似的融合率及临床疗效，而 ALIF 具有恢复椎间盘高度和腰椎前凸等上述优势[51]。另一项关于 990 例伴有退变和峡部裂的脊柱滑脱患者的 Meta 分析，对 TLIF 和 PLIF 进行了对比研究。研究显示 TLIF 的并发症发生率低、术中出血少、手术时间短，并且统计学上（非临床上）ODI 评分获得明显改善[34]。

上述比较 ALIF 和 TLIF 的生物力学研究强调了一个常被忽视的技术细节，TLIF 在充分恢复椎间孔高度或脊柱前凸方面存在缺陷。如果想充分恢复椎间盘高度和椎间孔高度，就必须充分松解纤维环，并经前路植入内置物使前部变高。TLIF 术式是否能显著增加椎间孔高度从而达到松解受压神经根的目的，这仍值得怀疑。因此，对于某些明显存在神经根症状的患者，建议可直接行椎间孔减压术，而且我们不应该将间接减压术作为治疗神经根症状的唯一方式。

椎管狭窄节段的脊柱滑脱改变了神经根受压的方式。例如，大多数 L_4～L_5 节段椎管狭窄患者表现为侧隐窝的 L_5 神经根受压（图 62-1）。矢状位磁共振椎间孔层面图可显示 L_4 神经根受压于 L_4 椎弓根与 L_4～L_5 椎间盘之间（图 62-2 和病例 62-6）。如果伴有明显的椎间孔狭窄，选择经椎间孔入路行椎间融合术可以充分减压神经根。因为 TLIF 手术要切除峡部、小关节和椎间孔突出椎间盘等，有助于 L_4 神经根在椎间孔内的充分减压。在充分减压的基础上进行椎间融合将增加坚固融合的可能性。

使用椎间融合器的缺点包括明显增加住院费用、神经根或硬膜囊因被牵拉而导致的神经损伤风险、血管损伤风险（尤其是 ALIF），以及运动节段因完全固定对相邻腰椎节段产生的远期的、潜在的有害影响。

NASS 在 2014 年根据当时所获得的最佳证据，指出"对于退变性腰椎滑脱患者的手术治疗，尚无足够的证据支持或反对使用减压 + 后外侧融合还是 360° 融合"。本章的作者同意这一观点。

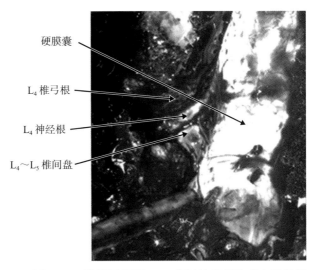

▲ 图 62-2　该图显示图 62-1 所讨论病例的术中神经根受压情况，虽然神经根的后部致压物已去除（峡部切除），它仍受到 L_4 椎弓根和 L_4～L_5 突出椎间盘的挤压，必须切除压迫的椎间盘组织才能使神经根充分减压

6. 侧方入路腰椎椎间融合术

微创、经腰大肌入路到达脊柱手术区域的技术正越来越多地应用于治疗退变性脊柱疾病和脊柱畸形。在 1998 年 McAfee[52] 等对微创侧方入路腰椎椎间融合术（LLIF）进行了描述，此后 Pimenta[53] 将此术式进行了推广。在对腰丛神经进行实时电生理监测条件下，使用管状撑开器系统，微创手术下经腹膜后腰大肌入路进入脊柱手术区域。与传统技术相比，它避免了各种手术入路相关的并发症，例如前入路相关的血管或肠道损伤、后入路相关的硬膜和神经根损伤。LLIF 手术相比后路椎间融合术，能够放置较大的椎间融合器，从而获得椎间孔的间接减压[53]。该术式的术后并发症包括大腿麻木和腰大肌无力，但通常都是暂时性的。根据现有文献，LLIF 术后总融合率为 88%～98%，术后神经不良事件总发生率为 0.6%～33.6%[54-58]。为了增加稳定性和改善躯体功能，通常会增加后路内固定。在对低度退变性腰椎滑脱行微创下侧方经腰大肌入路椎间融合术后疗效的系统回顾研究中，作者发现所有的神经系统并发症都是暂时性的，没有永久性的损伤。ODI 评分平均提高 19.5～36 分（38.6%～54.5%）。

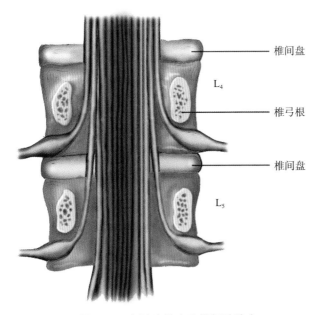

▲ 图 62-1　侧隐窝狭窄和椎间孔狭窄

由于 L_4 神经根在椎间孔位置受到 L_4 椎弓根和 L_4～L_5 椎间盘的压迫，所以椎间孔狭窄多见于退变性脊柱滑脱。在椎管狭窄（无滑脱）中，L_5 神经根更容易在侧隐窝受压

图中标注：硬膜囊、L_4 椎弓根、L_4 神经根、L_4～L_5 椎间盘

图中标注：椎间盘、L_4、椎弓根、椎间盘、L_5

滑脱的平均改善率为 47%～67.5%[59]。

八、手术技术

1. 减压

减压范围必须取决于狭窄的位置和范围。大多数退变性腰椎滑脱患者，即使只有单侧神经根症状，也通常会伴有中央管和双侧侧隐窝的狭窄。如上所诉，在典型的 L_4～L_5 脊柱滑脱中，L_4 神经根可能在椎间孔处受压（图 62-1 和病例 62-6），而病变在相同节段的典型椎管狭窄（无椎体滑脱）病例中，L_5 神经根通常在侧隐窝处受压。因此，对此类患者椎间孔处的仔细减压尤为重要。

后正中椎板切除加双侧侧隐窝和椎间孔减压作为传统术式用于临床。将患者摆为臀部后伸体位以模拟站立姿势。该体位多用于计划行融合手术（常见于脊柱滑脱手术病例）的患者，可使神经组织受到更大程度的压迫，进而术者能更准确地评估需要减压的程度。若是在前屈位行椎间融合可能导致平背畸形。

在准确显露脊柱后方结构并通过术中影像技术确定手术节段无误后，用 Leksell 咬骨钳去除棘突和棘间韧带。用 Leksell 咬骨钳将椎板咬至足够薄，直到可以用小刮匙进入黄韧带和椎板之间的椎管内，然后用 Kerrison 咬骨钳由尾端向头端方向咬除椎板。一旦中央管减压完成，就需要进行侧隐窝和椎间孔的减压。术者应位于需要减压侧的对侧，使用 Kerrison 咬骨钳咬除上关节突的内侧缘至椎弓根内侧缘。走行神经根就位于椎弓根内侧缘的内侧，并延伸至椎弓根下缘进入椎间孔。侧隐窝减压至椎弓根内侧缘处，直至神经根不再受压迫即可。

通过咬除峡部可以减压神经孔。对于计划行融合手术的患者，可以移除整个峡部以达到对神经孔的彻底减压。虽然在融合手术中，保留部分峡部确实可以增加稳定性，并且在大多数情况下，切除峡部可以得到充分的神经根减压，但是对于峡部应该保留多少，目前并没有明确的定论。然而对于患有骨质疏松症的患者，因为较薄峡部可能会在术后发生骨折并导致医源性脊柱畸形，应尽可能多地保留峡部。对于计划实施融合手术并且存在椎间孔明显狭窄的患者，最好切除更多的峡部，以确保神经根完全减压。

椎弓根是侧隐窝和神经孔减压成功的关键标志。神经根在侧隐窝中紧贴椎弓根的内侧缘，随后紧贴椎弓根的下缘进入神经孔。在椎弓根相对应的区域，使用 Kerrison 咬骨钳去除压迫神经根背侧的骨刺和黄韧带。技术要点是在神经根上方使用咬骨钳移除所有致压的结构，对神经根进行减压。可以使用神经剥离子来评估减压是否充分，当探钩或神经剥离子可以在神经根的背侧和腹侧通过神经孔时，证明减压彻底。

2. 后外侧融合

进行后外侧融合术时，应注意显露多个关键部位，应充分显露横突背侧面。但破坏横突间韧带存在出血过多和损伤其前方出口神经根的风险。此外，保护融合节段水平以上节段的小关节囊也至关重要。使用 Cobb 剥离子可分离小关节囊外面的软组织而不破坏小关节囊本身。确定横突和上关节突的交界处，并清除软组织，显露椎弓根螺钉的进钉点。如果计划 L_5～S_1 节段融合，则显露位于 L_5～S_1 关节突关节侧方的骶骨翼非常重要。

对于后外侧融合（横突间融合），植骨床由横突的背侧、关节突关节和峡部组成。因此，应该用磨钻磨除这些解剖区域的骨皮质。在磨除骨皮质之前，所有覆盖在横突和关节突关节外侧的软组织都需要清除。

因为椎弓根螺钉的遮挡，会使横突（和骶骨翼部）这些区域很难显露，因此在置入椎弓根螺钉之前将这些区域的骨皮质去除更为恰当。使用椎弓根探针准备好钉道并攻丝之后，需要磨除横突和关节突关节外侧区域骨皮质，再在每一节段置入椎弓根螺钉。对于要实施腰骶融合者，骶骨翼部应去骨皮质至 L$_5$ 横突的深度，我们多尝试使用骨刀从骶骨翼到 L$_5$ 横突之间制作一块骨瓣。

在置入椎弓根螺钉并完成减压后，将固定棒置入钉尾，并放置钉帽拧紧。然后将移植骨放在去骨皮质区域的侧沟上。在减压过程中获得的局部自体骨质可以用研磨器裁剪成皮质 – 松质骨小条。

3. 经椎间孔腰椎椎间融合术

标准的 PLIF 手术需要双侧显露，并在双侧植入移植骨，而 TLIF 手术只需显露出一侧，从该侧完成椎间操作，椎弓根螺钉可以在减压前或减压后置入。在 TLIF 手术中，减压的程度取决于患者的症状和术前影像学检查中显示的狭窄位置。标准的 TLIF 可以对有症状侧的神经孔和侧隐窝进行减压，如果有必要也可以进行双侧减压。需将一侧的小关节全部切除。通过切除峡部来识别并减压出口根神经根。椎间盘间隙就位于椎弓根的头侧，操作间隙位于硬膜囊内侧、椎弓根下方和出口根外上方之间。偶尔会遇到神经根解剖异常，例如出口神经根离开囊鞘起始位置过低，或在椎间孔内有联合神经根。当接近椎间盘间隙操作时，这些解剖异常会增加医源性神经根损伤的风险。

一旦确定椎间盘间隙，就可以进行纤维环切开和椎间盘切除，然后使用椎间隙撑开器进行间隙撑开，恢复椎间隙高度。椎间盘和软骨终板被移除，保留骨性终板完好无损。若骨性终板被移除会导致椎间融合器的下沉。

然后使用椎间融合器试模评估所需融合器的最佳尺寸，融合器内用自体局部松质骨或骨形态发生蛋白（BMP）来填充，然后将融合器植入椎间隙。在植入融合器之前，可以将自体松质骨（通常是局部骨）填充到椎间隙的前部。椎间融合器的植入操作是整个手术过程中最大的神经损伤风险因素，应使出口神经根在直视下和仔细保护中进行这一操作。很重要的一点是，在植入融合器时要有一条由外到内的轨迹，这样才能使融合器跨过中线，并且椎间融合器相对于椎体后缘应轻度凹进椎间隙。

在植入椎间融合器之后，放置固定棒。对椎弓根螺钉轻度加压使融合器固定于植入位置，但我们认为这一步骤并不是绝对必要的。手术的其余步骤与上述后外侧融合术相似。

九、术后管理

我们鼓励大多数患者在手术后当晚可以坐在椅子上，并在术后第 1 天让患者在物理治疗师的帮助下行走。使用顺序加压装置预防深静脉血栓，通常在术后第 1 天或第 2 天拔除筋膜下引流管。1 周内避免服用阿司匹林和抗凝药，患者通常在 2～4 天出院，老年患者有时需要转移到康复机构进行康复治疗，患者在术后 2 周接受 X 线片检查和拆线。此后，每 3 个月复查一次 X 线片进行评估，直到术后 1 年。

十、手术并发症

退变性脊柱滑脱手术并发症包括在任何脊柱手术的术中都可能发生的并发症，如硬膜破裂和神经根损伤，以及迟发性并发症，如假关节形成和邻椎病。切口感染及椎弓根螺钉内固定相关并发症将在单独章节讨论。迟发性并发症将在这里进行深入讨论。

来自 SPORT 试验的 8 年数据的亚组分析显示再手术率为 22%。研究的 406 名患者中，72% 接受了内固定融合，21% 接受了非内固定融合，7% 接受了单纯减压。再手术病例中，术后 1 年内再手术患者占 28%，2 年内占 54%，4 年内占 70%，6 年内占 86%。再手术的原因包括再发狭窄或进行性腰椎滑脱（45%），并发血肿、手术切口裂开或感染（36%），或其他一些新的情况（14%）。接受再次手术的患者通常较年轻，而吸烟者、糖尿病患者、肥胖者或领取工伤赔偿金的患者并非是再手术的高发人群 [60]。

1. 硬膜破裂

硬膜破裂一期修复通常不会造成任何不良后遗症，只有在极少数情况下，可能出现迟发性的蛛网膜炎，硬膜破裂的处理将在另一章中详细讨论。即使采用最好的手术技术，神经根也可能会因术中的牵拉和操作而受到暂时刺激。进行 TLIF 手术时，在植入融合器的过程中应确保出口神经根的直视状态并进行仔细保护，就神经损伤的风险而言，这一步骤是手术中最危险的部分。

2. 假关节形成

由于应用不同的影像学诊断标准，腰椎术后假关节形成的发生率在既往文献的报道中差异很大。最终形成假关节的患者通常在术后早期无症状或症状轻微。若患者进行了减压和内固定手术，腿部疼痛的缓解和内固定所提供的稳定性通常会使症状得到改善。然而，随着假关节的形成，残余的不稳定会导致疼痛进行性加重。一般来说，至少需要 12 个月才能确诊为假关节形成。

在未出现进行性畸形、内固定失败或椎间融合器移位的情况下，做出假关节形成的诊断具有挑战性。在大多数情况下，假关节形成的临床表现为持续性腰痛，伴或不伴有下肢根性症状。骨扫描和单光子发射计算机断层扫描（SPECT）通常缺乏敏感性和特异性，几乎没有帮助。推荐的影像学检查包括标准 X 线片（包括过屈过伸侧位 X 线片）和 CT 扫描。如果横突之间有骨桥，且过屈过伸位 X 线片上没有移位，表明已经融合。影像学检查中持续存在裂隙或在过屈过伸侧位 X 线片中持续存在椎体移位，则意味着假关节的形成。然而，移位程度多大可确诊假关节形成尚不清楚。此外，即使存在假关节形成，内固定也会

使骨桥变得模糊，可能会阻止过屈过伸位片上的动态移动。

CT 扫描的冠状位和矢状位重建比 X 线片检查更可靠，但必须谨慎使用。椎弓根螺钉周围有骨吸收和光晕形成提示假关节形成，但缺乏这些征象并不一定意味着存在坚固的融合。在 CT 扫描上已经出现稳定的纤维愈合的患者，当出现术后持续性腰痛时可能被认为是假关节，进而导致不必要的干预。

椎弓根螺钉周围出现透亮带说明可能发生了螺钉松动，这一征象表明有假关节形成的倾向。内置物的断裂并不一定意味着假关节的存在，但应该引起注意并行进一步检查。在没有感染的情况下，除非重要的结构（血管、神经组织）因植入物或椎间融合器的移位而存在损伤的风险，通常均不必取出失效的内固定物。植入物长期在反复应力的作用下可出现疲劳失效，因而可能在融合过程中出现内固定失败。

任何被诊断为假关节形成的患者都应该排除感染，应进行实验室检查（C 反应蛋白和红细胞沉降率）。持续性腰痛的患者也应该评估是否为邻椎病，这种疾病可能出现在假关节形成的患者中且需要处理。

对没有神经损害或畸形进展的腰椎假关节形成的患者可以进行保守治疗。然而，1 年后假关节融合可能性仍较低。在没有感染的情况下，已确诊假关节形成的患者可以选择的手术方式包括 ALIF 手术、经前后联合入路或单纯后入路（TLIF）的环形融合手术，或后外侧融合的翻修手术。以上不同术式均有不同优势，这取决于临床的情况。指导手术入路选择的因素包括上次手术的入路，以及是否需要进行神经根减压、畸形矫正和移除移位的或已损坏的内固定物。

对于后外侧融合术失败的患者，ALIF 手术是一个很好的选择。与后外侧融合术相比，它可以矫正后凸畸形，并提供更大的骨面范围以便融

合，此入路也是取出先前经后路植入的已经移位的椎间融合器的理想方法。根据我们的经验，因为上次手术（通常是 TLIF 手术）导致神经根周围瘢痕形成，从后路取出这些装置具有很大的挑战性，硬膜破裂和神经根损伤的风险很高，而前入路则可取出融合器并且不会有损伤神经根的风险。若患者同时存在神经根症状，移位椎间融合器可将其缓解，但移除过程中可能造成神经损伤。如果取出融合器后神经根症状仍然存在，则可以在后续治疗中行后路翻修减压手术。

在前路椎间融合失败的患者中，由于瘢痕的存在，重复前路显露可能在技术上是非常困难的，特别是在 $L_4 \sim L_5$ 节段。对于这些病例首选后方入路，仔细剥离横突和小关节的骨皮质，并应用自体髂骨块进行植骨融合。

假关节行修复手术的患者应积极考虑使用自体髂骨块移植或重组人骨形态发生蛋白 –2。

3. 相邻节段疾病

相邻节段疾病是指脊柱融合术后相邻节段出现的各种异常病变，包括椎间盘退变、节段性不稳定（后向或前向滑脱）、髓核突出、椎管狭窄、椎体压缩性骨折和骨赘形成[61]。相邻节段退变的危险因素包括内固定的使用、较长的融合节段、PLIF 手术、脊柱矢状位排列紊乱、小关节损伤、高龄和先前存在退行性病变。

尽管影像学检查发现相邻节段改变的发生率很高，但是有症状的相邻节段疾病发病率为 5.2%～18.5%[61]。Lehmann 等的研究报道，通过影像学发现相邻节段退变（定义为融合节段以上节段的不稳定）的发生率为 45%，但这些影像学改变与临床症状无相关性，并且所有患者中只有 5% 接受了二次腰椎手术[62]。

通过动物和人类尸体的脊柱模型进行的大量体外和体内生物力学研究表明，单节段的融合使得相邻节段的运动和应力增加。通常来讲，融合节段越坚固，向邻近节段传递的应力越大。这一

基本生物力学概念的临床意义在于，相比于单纯的后外侧融合，椎间融合的应用使得融合节段更加坚固。目前已经开展了大量生物力学研究来评估后路、前路及 360° 融合术后相邻节段的变化情况。以上研究显示与单纯的后外侧融合相比，椎间融合明显增加了相邻节段的负荷[63-65]。

尽管已经有多种理论，但相邻节段退变的病因尚不完全清楚。相邻节段退变可能是易感患者脊柱退变进展的一种表现，但大量生物力学证据表明，融合在一定程度上导致相邻节段的运动和应力增加，是导致相邻节段疾病的重要原因。尽管生物力学研究支持这一观点，但与 360° 融合相比，后外侧融合是否能降低相邻节段退变的风险还没有得到临床证实。在某些情况下，相邻节段的问题是由于手术技术上的错误所导致。随着时间的推移，术中对邻近上位脊椎的小关节的破坏会加速这些关节的退变。术中显露时为保护头端脊椎的小关节囊，可以使用 Cobb 剥离子对小关节囊外侧软组织进行清理。选取相对偏外侧的椎弓根螺钉的进钉点（在横突与小关节交汇处）和更偏向内侧的钉道角度，可减少螺钉对小关节的破坏。还应注意的是，固定棒的头端过长，可能会撞击小关节。遵循以上原则可能有助于降低相邻节段问题的发生率。

脊柱骨盆参数如 PI、骶骨倾斜角（sacral slope angle，SS）和骨盆倾斜角（pelvic tilt angle，PT），是定义脊柱与骨盆关系的重要解剖学指标。一项关于手术治疗退变性腰椎疾病的矢状位平衡与相邻节段疾病关系的最新 Meta 分析发现，PT、SS、腰椎前凸角（lumbar lordosis angle，LL）和 PI-LL 可预测行腰椎融合术的退变性腰椎疾病患者术后相邻节段疾病的进展情况。Hsieh 等的另一项研究探讨了脊柱骨盆参数和腰椎前凸对接受腰椎短节段和腰骶融合术的单节段退变性腰椎滑脱患者术后相邻节段退变（adjacent segment degeneration，ASD）的影响。他们发现，与没有

ASD 的对照组相比，患病组的 30 例患者的脊柱骨盆参数和 PI 与 LL 的不匹配都不是导致 ASD 的重要因素 [66, 67]。

大多数相邻节段退变的患者并无临床症状。在有症状的患者中，难点在于确定相邻节段的改变是否是引起症状的原因。在适当的非手术治疗的基础上，术者应仔细评估临床表现和影像学检查后方可考虑手术治疗，手术方案需依据患者的病例特点制订。如果患者存在相邻节段狭窄但无不稳定，则需要行椎板切除减压术（病例 62-7）；但如果存在任何不稳定迹象，应根据需要扩大融合节段。动态稳定装置的应用之前已经描述过，但目前并没有很好的证据支持它在这种情况下可以使用。

十一、退变性脊柱滑脱的微创手术

为了尽量减少显露时肌肉损伤所导致的不良影响，微创手术（minimally invasive surgery, MIS）下减压椎间融合术的应用越来越多。研究显示该术式的优势包括软组织损伤较少、术后疼痛较轻和失血量较少。腰椎退变性疾病的微创手术越来越受欢迎，但是这类手术是否适用于多伴有双侧狭窄的退变性腰椎滑脱患者仍有争议。虽然通过微创手术进行椎间融合对于经验丰富的医生而言相对简单，但如果存在明显的双侧狭窄，减压仍具有挑战性。有两种方法可以解决这一问题：一种是在症状侧进行单侧减压，虽然在影像学检查中显示双侧侧隐窝和（或）神经根受压。当存在双侧狭窄而决定进行单侧减压时应谨慎，因为术后对侧狭窄可能产生临床症状。Dahdaleh 等发表了一项包含 41 例退变性脊柱滑脱患者的随机对照试验，对比单侧和双侧内固定联合微创 TLIF 的术后疗效，随访时间为 12 个月，他们发现两组患者在 VAS、ODI 和 SF-36 评分的改善方面、影像学融合率及节段性腰椎前凸的变化方面

均未见明显差异 [68]，但是单侧组的出血量较少，住院时间较短。一项包括 6 项临床对照试验（5 项随机性研究）的 Meta 分析证实了相似的研究结果，这项研究涉及 298 例各类腰椎退变性疾病的患者且随访时间为 11.4～36 个月 [69]。另一种手术方法是通过微创行单侧入路双侧减压术。如果术前证实存在不稳定，这种方法还同时避免了融合的需要，并且可以进行充分减压而不引起医源性不稳定。一项包含 37 项 3 级或 4 级研究（包括 1156 例退变性脊柱滑脱患者）的 Meta 分析，对比微创减压术和开放椎板切除减压术的二次融合率，其中微创减压的手术方式有单侧椎板切除术和所谓的 "over the top" 技术双侧减压 [70]。这些研究者认为 MIS 组的二次融合和再手术率明显降低，而开放椎板切除减压组的滑脱进展更大。因此，考虑到需要再次融合或再手术的风险，一些 "稳定的" 退变性脊柱滑脱患者可以行微创减压而无须融合。

微创手术的疗效喜忧参半。此前，只有一项关于微创与传统的 PLIF 的对比研究 [71]。在这项随访时间至少 1 年的非随机研究中，两组的临床和影像学结果没有显著性差异。微创手术组出血量少，术后腰背部疼痛轻，恢复步行时间短，但手术时间明显更长，其中有 2 例患者因手术并发症需行翻修手术。

此后发表了几项涉及不同人群的 Meta 分析。Lu 等汇总了 10 项队列研究（5 项回顾性研究和 5 项前瞻性研究）的结果，对比 MIS 和开放手术治疗以退变性脊柱滑脱为主的患者的临床效果，研究的随访时间至少为 12 个月 [72]。虽然总体结果显示 MIS 组出血量明显减少，住院时间明显缩短，但前瞻性研究的亚组分析显示 MIS 组的手术时间明显较长，且最终功能评分较低。Wu 等对相同的 5 项前瞻性研究进行了另一项 Meta 分析，结果表明脊柱微创组的手术时间更长，失血更少，住院时间更短，但同时发现两组在临床预

后、融合率、并发症或二次手术方面并没有显著差异[73]。

Wu 等专门比较了 MIS 与开放 TLIF 的融合率，他们汇总涉及 1028 例患者的 23 项研究（均为Ⅲ级证据），发现 MIS 组总的融合率为 93.9%，而开放组的融合率为 90.1%，95% CI 存在重叠[74]。需要注意的是，尽管没有计算 P 值，但 MIS 组对 rhBMP-2 和结构性植骨材料的使用明显增加。

微创手术的开展无疑正在增多，前瞻性的短期研究显示与开放性手术相比，微创手术的临床预后相似，但失血更少，住院时间更短。另一方面，还没有证据表明相比于传统的开放手术，MIS 的长期效果更好，并且研究数据显示 MIS 的手术时间更长。目前尚不清楚较长的手术时间是否仅是由于新技术相关的学习曲线所导致，那么可能会随着熟练度的增加而缩短手术时间。此外，有些人可能认为手术时间的增加被住院时间的缩短所抵消。尽管这些技术看起来很有前景，但是尝试这些手术的脊柱外科医生应该诚实地评估他们的经验和技能，并接受适当的培训以避免技术相关并发症。随着更加微创的手术技术的持续发展，更需要进行精心设计的随机对照研究来明确这些手术技术的长期疗效如何。

十二、动态稳定装置

动态稳定装置由半刚性后方内固定装置组成，该固定装置的设计旨在减少固定节段的运动以降低椎间盘和小关节的载荷。动态稳定系统中的代表是 Dynesys（Zimmer，Inc.，Warsaw，IN）。尽管已有几项研究支持在退变性脊柱滑脱患者中使用动态稳定装置，但 SPORT 和其他大量研究所提供的高等级证据及更长时间随访的研究却认为对于这种病例应进行减压和融合手术[52]，这对于评估节段性不稳定的患者使用半刚性稳定装置或其他非融合技术是否有效造成困难[75]。在一项随访 4 年的研究中，26 名老年椎管狭窄伴退变性脊柱滑脱的患者接受了减压和动态内固定手术，获得了良好的临床和影像学效果。然而，退变性疾病仍然出现进展，且 47% 的患者在相邻节段出现了退变。在没有融合的情况下，植入物或螺钉的失效仍然是长期随访的焦点[76]。

十三、棘突间和板间撑开器

在神经源性跛行和退变性脊柱滑脱患者中，棘突间装置的使用同样得到了评估。Anderson 等进行了一项包含 33 例神经源性跛行和退变性脊柱滑脱患者的随机研究，对比使用棘突间撑开器与非手术治疗的效果[33]。在 2 年的随访中，使用撑开器组的患者中总的临床成功率为 63.4%，而非手术组只有 12.9%。这项随机研究表明，对于这类疾病，棘突间装置比非手术治疗更有效，而且对于患有严重合并症不适合融合手术的老年患者而言是一个可行的选择方案。但是随后的研究结果却显示，早期植入物的失败率较高，包括棘突骨折和内固定移位，使得这些装置的销售被撤销[77]。

Errico 等研究了一种稳定脊柱的椎板间装置用于治疗轻度脊柱滑脱。通过对比该装置与椎板切除融合术，他们发现轻度脊柱滑脱可以获得有效地固定并获得相似的临床结果，与随访 2 年的后外侧脊柱融合（posterolateral spinal fusion，PSF）相比，围术期的结果有所改善。然而，椎板间装置组的再手术率较高。融合组患者上下相邻节段的成角和移位明显增加，而椎板间装置组患者的相邻或手术节段的影像学改变与术前相比无明显变化。他们的结论是对于轻度脊柱滑脱患者而言，椎板间装置相比于 PSF，是一种有创性更小、更安全、同样有效的临床方案，它可能会减少相邻节段的应力[78]。与棘突间装置的情况相似，都需要长期的研究来证实装置和疗效的持久性。

病例 62-1

图 62-3：74 岁女性患者，长期腰痛病史，近 1 年出现双侧腿痛，左侧较右侧重。她患有 L$_4$~L$_5$ 的退变性脊柱滑脱，仰卧位 X 线片和 MRI 表现轻微，但站立位的过屈过伸位片显示腰椎不稳。这证实站立位过屈过伸位片的重要性和单纯依据 MRI 的危险，因为患者仰卧位的 MRI 会低估其腰椎不稳的程度。她在 L$_3$~L$_4$ 节段存在尾端的游离椎间盘突出。虽然 L$_5$~S$_1$ 出现退变，但该节段可能是稳定的，因而不需要进行融合。选择融合此节段的原因是该节段广泛减压将导致其不稳定，但是患者并无 L$_5$~S$_1$ 节段狭窄。该患者在 L$_3$~L$_5$ 节段行后外侧融合内固定和椎板切除术，并在 L$_3$~L$_4$ 节段行椎间盘切除术。因为椎间盘切除术后该节段可能存在进一步退变风险，所以行 L$_3$~L$_4$ 节段的椎间融合。

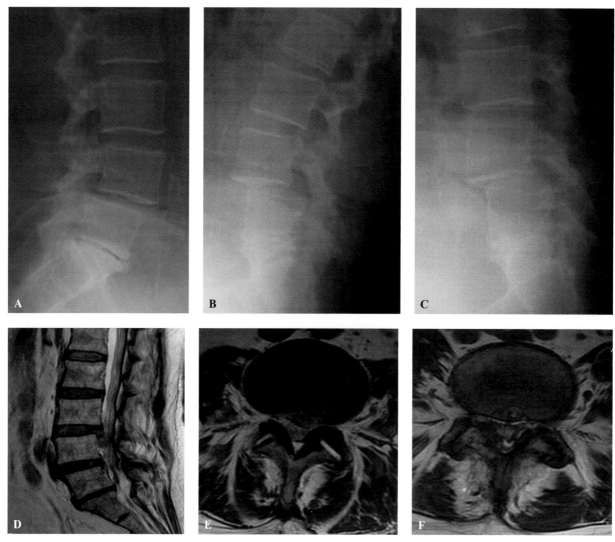

▲ 图 62-3　病例 62-1 的影像学图像

A. 仰卧位侧位片显示 L$_4$~L$_5$ 节段轻度滑脱；B 和 C. 过屈位和过伸位 X 线片显示站立位时有更明显的不稳定；D. 矢状位 MRI 显示 L$_4$~L$_5$ 节段轻度滑脱；E. 轴位 MRI 图像显示 L$_3$~L$_4$ 椎间盘突出；F. 轴位 MRI 图像显示 L$_4$~L$_5$ 节段狭窄

病例 62-2

图 62-4：56 岁女性患者，双侧腿痛和腰痛。腿痛和腰痛评分分别为 70 和 30。她在 L₃~L₄ 和 L₄~L₅ 节段存在椎管狭窄，L₄~L₅ 节段存在退变性脊柱滑脱。她接受了双节段的椎板切除减压术和 L₄~L₅ 节段的后外侧融合术，临床症状明显改善。

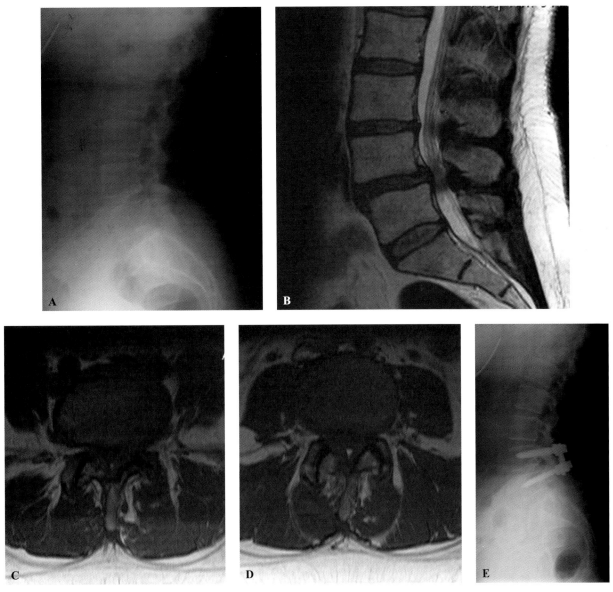

▲ 图 62-4　病例 62-2 的影像学图像

A. 侧位片显示 L₄~L₅ 节段脊柱滑脱；B. 矢状位 MRI 显示退变性脊柱滑脱；C. 轴位 MRI 显示 L₄~L₅ 节段狭窄；D. 轴位 MRI 显示 L₃~L₄ 节段狭窄；E. L₄~L₅ 节段的后外侧融合内固定术后的侧位片

病例 62-3

图 62-5：58 岁女性患者，腰痛，左腿疼痛较右侧重。她患有 L₄～L₅ 节段退变性脊柱滑脱、L₅～S₁ 节段轻度滑脱，L₃～L₅ 节段存在椎管狭窄。她接受了 L₃～S₁ 节段椎板切除减压和 L₄～S₁ 的后外侧融合内固定术。L₄～L₅ 和 L₅～S₁ 节段由于结构性不稳定而行双节段融合术。

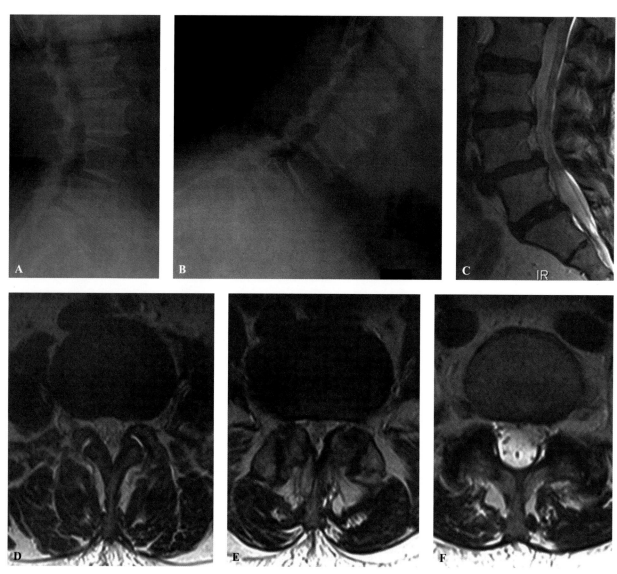

▲ 图 62-5　病例 62-3 的影像学资料

A. 侧位过伸位片；B. 侧位过屈位片；C. 矢状位 MRI；D. 轴位 MRI 显示 L₃～L₄ 节段轻度狭窄；E. 轴位 MRI 显示 L₄～L₅ 节段狭窄；F. L₅～S₁ 节段的轴位 MRI

> **病例 62-4**
>
> 　　图 62-6：78 岁男性患者，伴有明显的腰痛和双下肢间歇性跛行。我们行 $L_3 \sim S_1$ 节段椎板切除减压和 $L_4 \sim L_5$ 节段后外侧融合内固定术。他的腿痛及腰痛症状明显改善。

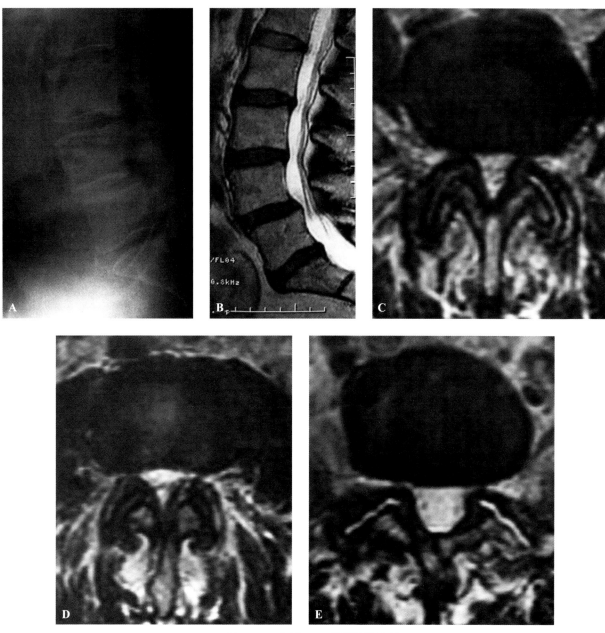

▲ 图 62-6　**病例 62-4 的影像学资料**

A. 侧位片显示 $L_4 \sim L_5$ 节段退变性脊柱滑脱；B. 正中矢状位 MRI；C. 轴位 MRI 显示 $L_4 \sim L_5$ 节段侧隐窝狭窄；D. 轴位 MRI 显示 $L_3 \sim L_4$ 节段侧隐窝狭窄；E. 轴位 MRI 显示 $L_5 \sim S_1$ 节段侧隐窝狭窄

病例 62-5

图 62-7：75 岁男性患者，左腿疼痛比腰痛更重。他在 $L_4 \sim L_5$ 节段存在退变性脊柱滑脱和椎管狭窄。他接受了 TLIF（双侧减压）手术，术后腰腿部疼痛完全缓解。

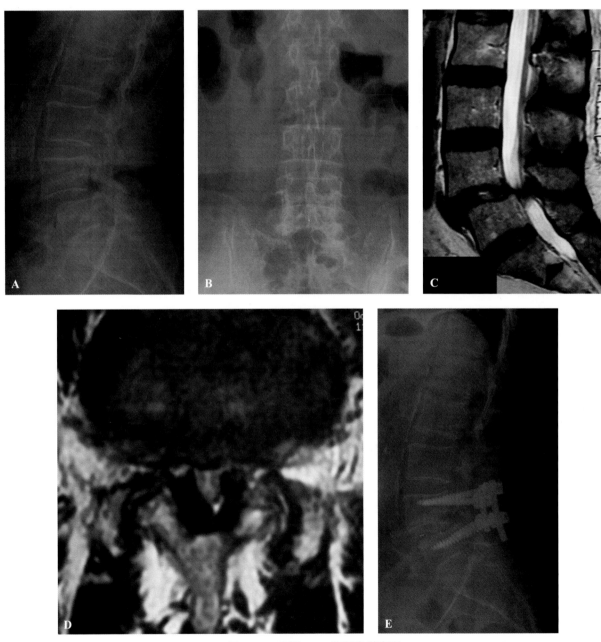

▲ 图 62-7　病例 62-5 的影像学资料

A. 侧位片显示 $L_4 \sim L_5$ 节段退变性脊柱滑脱；B. 腰椎正位 X 线片；C. 矢状位 MRI 显示 $L_4 \sim L_5$ 节段狭窄；D. 轴位 MRI 显示 $L_4 \sim L_5$ 节段狭窄；E. 融合内固定术后的侧位 X 线片

病例 62-6

图 62-8：62 岁女性患者，腰痛伴左下肢放射痛 1 年余。她接受 L₄～L₅ 节段的 TLIF 手术。注意矢状位 MRI 显示突出的椎间盘在椎间孔处压迫 L_4 神经根。对于退变性脊柱滑脱患者，对受压于 L_4 椎弓根和 L₄～L₅ 椎间盘之间的出口神经根进行减压非常重要（图 62-2）。

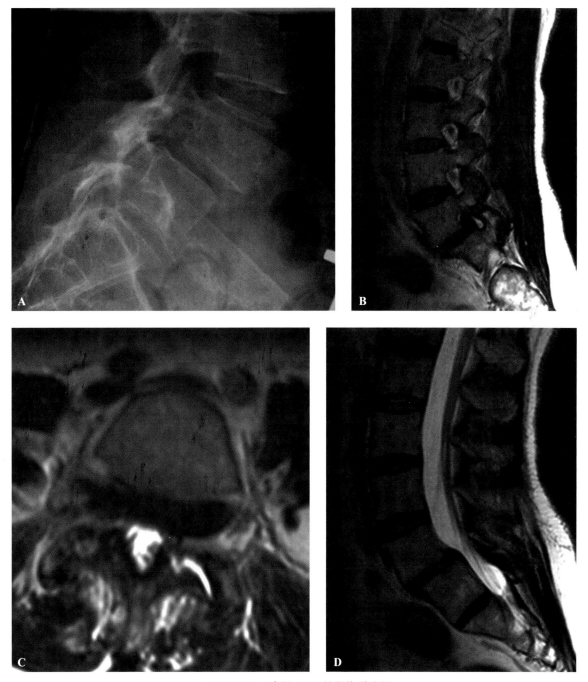

▲ 图 62-8　**病例 62-6 的影像学资料**

A. 侧位片显示 L₄～L₅ 节段脊柱滑脱；B. 矢状位 MRI 显示椎间盘突出压迫椎间孔内 L_4 神经根；C. 轴位 MRI 显示 L₄～L₅ 节段；D. L₄～L₅ 节段的 TLIF 术后侧位片

病例 62-7

图 62-9：55 岁男性患者，因退变性脊柱滑脱行 TLIF 手术。术后他的腰腿痛完全缓解，临床效果很好。4 年后，他的左腿再次疼痛，主要在臀部和大腿区域。他已出现邻近节段的狭窄。

他接受了 $L_3 \sim L_4$ 椎板切除减压术治疗，腿痛得到了缓解。我们考虑过扩大融合节段，但我们认为有能力在不加重不稳定的情况下进行良好的减压。

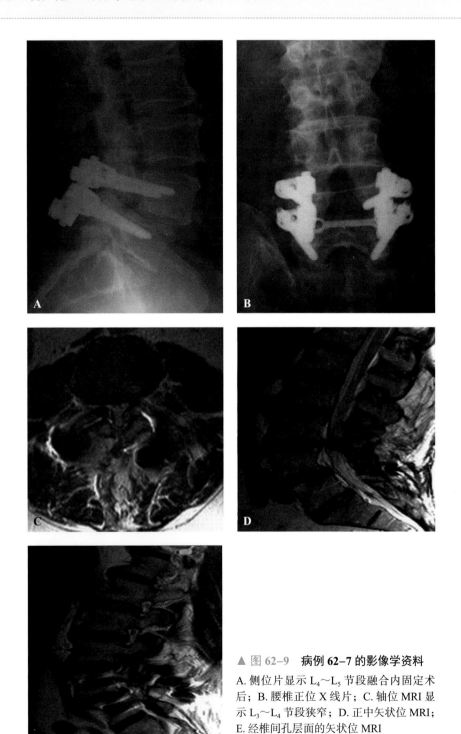

▲ 图 62-9　病例 62-7 的影像学资料
A. 侧位片显示 $L_4 \sim L_5$ 节段融合内固定术后；B. 腰椎正位 X 线片；C. 轴位 MRI 显示 $L_3 \sim L_4$ 节段狭窄；D. 正中矢状位 MRI；E. 经椎间孔层面的矢状位 MRI

重度腰椎滑脱：决策与复位融合
High–Grade Spondylolisthesis: Decision Making and Fusion Reduction

Ross C. Puffer　Jeremy Fogelson　著

李危石　郭新虎　译

第63章

一、概述

重度腰椎滑脱（Ⅲ～Ⅴ度，Meyerding 分度）是指向前滑移程度 > 50% 的滑脱，最常见于 L_5～S_1 节段[1, 2]。虽然腰椎滑脱在人群中并不少见（总体发病率 6%），但绝大多数属于轻度（Ⅰ～Ⅱ度，滑脱程度 < 50%）[1, 2]。轻度腰椎滑脱的症状以局部节段不稳定导致的神经根病或轴性腰背痛为主。与之相反，而重度腰椎滑脱则以整体脊柱失代偿相关症状为主，包括矢状面失平衡及其所导致的广泛背痛，以及相关生活质量降低等[3–9]。

重度腰椎滑脱常伴随腰骶部发育不良，包括峡部缺损、骶骨上终板异常和移行椎等[10]。此类滑脱可能会发生进展，女性、青少年期及青年期发病、滑脱角增大（> 55°）等是其相关危险因素[11]。在诊断重度滑脱时，区分年轻患者和成年患者非常重要，因前者往往伴随明显腰骶部发育不良，预示着滑脱进展风险高，而后者滑脱一般较稳定及僵硬，长期随访往往有强直或"自发融合"趋势。不同患者间滑脱的细微差别会影响手术决策。随着滑脱的进展，L_5 与骶骨分离，脊柱失代偿，进而产生神经压迫及姿势异常等症状。

（一）脊柱序列力线

重度腰椎滑脱患者 L_5 与骶骨呈后凸状态，L_5 以上腰椎过度前凸。因此，测量腰椎前凸时应以 L_5 上终板为准，而不是 S_1 上终板，否则会低估代偿性的腰椎前凸[12]。对于有进展的重度滑脱，L_5 滑脱角比滑移程度更重要，更能影响腰椎代偿性前凸[12]。随着腰骶部后凸程度增大，腰椎代偿性前凸也增至最大。直到腰椎前凸不能完全代偿时，滑脱的进展会导致矢状面失平衡，此时患者会出现骨盆后倾，即骨盆倾斜角（PT）增大、骶骨倾斜角（SS）减小[13]。最后，直到骨盆后倾也无法代偿时，患者会采取屈髋屈膝的姿势来维持身体的平衡[5, 13]。这种异常姿势与日常生活质量降低明显相关[3, 6, 9, 14, 15]。

与重度腰椎滑脱相关的经典的脊柱 – 骨盆参数包括：矢状垂直轴（SVA）、PT 和骨盆入射角（PI），还有 Boxall 滑脱角[16]。滑脱角是指 L_5 终板（上终板或下终板，取决于 L_5 椎体的发育不良性改变）与骶骨后缘垂线的夹角（图 63-1）。滑脱角反映了 L_5～S_1 的后凸程度，角度越大表示局部越不稳定，滑脱越容易进展[11]。

在全脊柱 X 线片上测量 SVA、PT 和 PI 等参数时，也必须测量反应后凸程度的角度。用这些

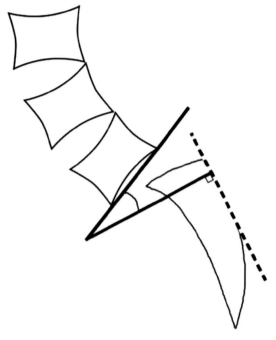

▲ 图 63-1　**Boxall 滑脱角：L$_5$ 下终板与 S$_1$ 椎体后缘垂线的夹角**

参数可以区分"平衡型"和"失衡型"重度腰椎滑脱。Labelle 等 [5] 将重度腰椎滑脱分型，包括平衡型骨盆患者（4 型）、失衡型骨盆但脊柱矢状位平衡患者（5 型），以及失衡型骨盆且脊柱矢状面失平衡患者（6 型）。这 3 种亚型相对容易理解且对手术决策有指导意义，例如原位融合（指体位复位）及滑脱复位的选择。

（二）手术决策：复位与否

复位与否及复位到何种程度的关键点是要维持或者恢复正常的 SVA。原位融合、部分复位及完全复位均各有利弊，必须权衡滑脱程度、进展风险和操作相关风险做出选择。

（三）原位融合

原位融合是指单独的一种手术技术，可以应用内固定或者不用，但均不尝试去强行复位滑脱的椎体。值得注意的是，通过调整手术床往往会部分改善滑脱及脊柱序列力线，有时甚至会明显改善 [17]。支持原位融合者认为目前没有支持

复位的强有力证据，而且复位时神经损伤风险较高（主要是 L$_5$ 神经根），文献报道发生率可高达 75% [18]。原位融合术的假关节形成发生率高于复位 360° 环周融合术（24% vs. 7%），然而两者的长期随访临床效果无明显差异 [19]。若重度腰椎滑脱患者为平衡型骨盆，且骨盆后倾及腰椎过度前凸不重，应考虑原位融合。一项对 28 例重度腰椎滑脱行原位融合术患者超过 30 年的随访研究发现，末次随访时仅有 3 名患者存在矢状面失平衡，提示患者可长期很好地适应原位融合状态 [20]。然而，这批患者与术后 8 年随访时相比 SS 明显减小，提示滑脱可能有进展，从而导致代偿性骨盆后倾加重。尽管如此，这批患者的健康相关生活质量（HRQOL）整体是满意的。应用内固定（单纯后路或前后联合）可以降低假关节发生率、减少滑脱进展及症状复发。目前，使用或不使用内固定的原位融合术仍是一种治疗重度腰椎滑脱的可行方法 [20]。使用内固定可允许患者术后早期活动、提高融合率，其方式有多种。若 S$_1$ 螺钉能够穿过 L$_5$～S$_1$ 椎间隙进入 L$_5$ 椎体，则可以行 S$_1$～L$_5$ 经椎间隙螺钉固定。尽管术者们偏爱徒手置钉，但 S$_1$～L$_5$ 经椎间隙螺钉置钉难度大且相对少见，因此导航或透视下置钉更为可靠。虽然手术时通过体位摆放可部分复位滑脱，但应考虑到术后患者站立时会有复位的丢失。因此，重度腰椎滑脱患者往往需要延长固定至髂骨以保护 S$_1$ 螺钉。

（四）滑脱复位

对重度腰椎滑脱患者进行复位主要取决于恢复脊柱矢状位序列力线的需要，而且应权衡神经损伤的风险。目前的研究未能证明完全复位优于原位融合 [21]。其原因主要是仅完全纠正 L$_5$ 椎体滑移会导致神经并发症（即 L$_5$ 神经根牵拉伤）发生率升高，而不注重改善滑脱角会导致脊柱矢状位序列力线改善不满意 [5, 7, 8, 22-25]。纠正前后滑移虽然不会显著改善脊柱矢状位序列力线，但会

增加椎体间接触面积，从而促进融合。当决定复位时或者行广泛神经减压时，在滑脱节段应行360°环周融合以减少假关节的形成。椎体间植骨可采用经椎间孔腰椎融合（TLIF）技术或者结合前路融合技术。

部分重度滑脱患者的骶骨上终板不平整，呈穹隆样改变，会导致复位困难，或者需用特殊技术使滑脱椎体围绕骶骨穹隆转动至复位（图 63-2）。

为了充分完成复位，高强度的骶骨固定是必需的。骶骨固定的技术有多种，其中 S_2AI 螺钉及髂骨钉技术较受欢迎，因其能提供足够大强度完成复位。单纯 S_1 螺钉不足以应对重度腰椎滑脱的治疗，因此往往需要辅以髂骨固定。若滑脱角过大导致 L_5 置钉困难时，可先行部分复位（图 63-3）。首先行骶髂固定及 L_4 置钉，然后将

固定棒预弯至合适弧度，连接骶骨及 L_4 螺钉完成部分复位。此时再行 L_5 置钉及完成最终复位。这项技术并不常用，若 L_5 置钉极度困难时，往往采取 L_5 切除或者 $S_1 \sim L_5$ 经椎间隙螺钉技术。

总之，当术者决定复位滑脱时应当最大限度

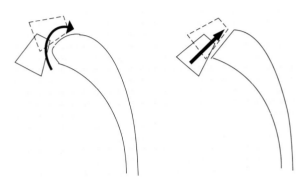

▲ 图 63-2　左图为绕过 S_1 穹隆转动复位的路径；右图为切除穹隆后平移复位路径

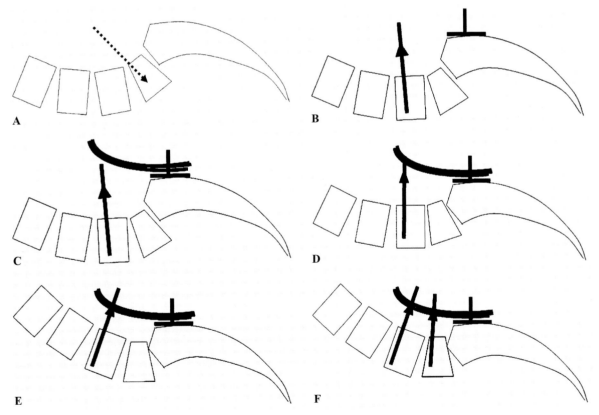

▲ 图 63-3　部分复位技术示意图

A. 俯卧位时 L_5 椎弓根方向异常，置钉困难；B. 放置骶骨固定板和 L_4 螺钉；C. 将固定棒固定至骶骨并锁紧；D. 通过连接器将棒压向 L_4 螺钉尾部。对于部分病例 L_4 螺钉位置较深，可反向拧出部分螺钉以利于置棒。E. 逐渐拧紧螺钉尾帽，直至固定棒与 L_4 钉尾完全贴近。因 L_4 与 L_5 联动，L_4 在被提拉过程中会使 L_5 部分复位。F. L_5 部分复位后易于置钉。可以通过调整螺钉深度的不同来控制滑脱纠正程度

纠正 $L_5 \sim S_1$ 滑脱角，以及避免牵拉 L_5 神经根。短缩脊柱的技术有多种，包括 Gaines 技术[26]，以及 Khaled Kebaish 教授的"单纯后路矫正 HGS/PTOSIS"技术等（视频网址：https://www.vumedi.com/video/posterior-only-approach-for-correction-of-hgsptosis/?list=94467fd4-20f0-4ec0-81a9-34b8d03fdbe1）。这些高难度、高风险的技术最适用于局部极度僵硬或已融合的需要改善整体脊柱序列力线的成年患者。对于较为常见的儿童重度滑脱患者，单纯后路骶骨穹隆切除结合 TLIF 技术足以完成复位。

有多种方法可降低重度腰椎滑脱手术的神经损伤风险。首先是在体位摆放完成前获得神经电生理监测的基线。对于腰椎手术来说，经颅运动诱发电位（MEP）监测可能并不可靠。然而，监测 L_4、L_5 和 S_1 所支配的肌肉似乎有益。除此之外，还可应用自发和触发肌电图（EMG）监测。我们在复位前通常会获取产生运动反应的最小刺激，监测手术结束时这个刺激是否会增大。体位摆放时，应用 Jackson 手术床将髋关节过伸、膝关节部分屈曲，使骨盆前倾，有助于滑脱复位。而且，此体位有利于减轻坐骨神经张力，从而减少术中预警监测及对 L_5 和坐骨神经的牵拉。

手术时应先进行减压操作，这样能够更好分辨解剖结构，有利于置钉。对 L_5 神经根的减压应足够广泛。先切除椎间盘组织，再沿 L_5 神经根走行减压至骶翼。同时 L_5 神经根的关节突分支也应该充分游离，以防在复位时对神经根造成卡压，即便有时候这些分支无法分辨。

完成减压及置钉后开始行骶骨穹隆截骨。轻轻地撑开螺钉和椎板能够帮助更好显露切骨部位。截骨方向往往不好掌握，术者可参照椎间隙以辨别。操作时可应用椎弓根截骨器械中的工具切除前方的骨质。

进行复位操作前，应记录监测信号及 EMG 触发信号，以便于复位后进行评估对比。此外，还应该用相应器械检查 L_5 神经根张力。应先完成复位，再植入椎体间融合器（Cage），若 $L_5 \sim S_1$ 间隙较窄则无须植入 Cage。在复位时，先将预弯好的固定棒置于 S_1 及髂骨钉并锁紧，然后将此固定棒压入 L_4 及 L_5 钉尾。这一动作主要是帮助恢复局部前凸，而非纠正滑移。复位目标是恢复 $L_5 \sim S_1$ 前凸，以及创造足够大的椎体接触面积以利于融合及承重。在复位过程中要时刻注意监测信号及检查神经根张力。如果发现 L_5 神经根张力高，提示神经损伤可能性增大，应减小复位程度，必要时可应用 Stagnara 唤醒试验。因神经电生理监测需要全静脉麻醉，可能会导致患者从麻醉状态恢复至唤醒试验状态的时间延长。通常情况下，当 MEP 波幅降低，而麻醉药代谢完后又恢复至基线状态时，我们认为神经功能尚可接受。

因复位后坐骨神经张力可能增高，术后护理也颇具挑战性。有时候仅是在转移患者时使膝关节伸直的动作即可导致足下垂。在条件允许的情况下，应让患者侧卧位并维持伸髋、屈膝的动作，直至完全清醒并拔除气管插管。随之在术后的几天里，患者可逐渐锻炼牵拉神经以减轻疼痛和肌肉无力。

尽管对重度腰椎滑脱进行复位的风险相对较高，对 L_5 神经根进行充分广泛减压使得手术比较安全[27]。在一组 25 例病例中，仅 1 例发生 L_5 神经损伤导致足下垂。此病例术前为 V 度滑脱，术后 2 年随访时一侧肌力恢复至 4/5 级，另一侧肌力至 5/5 级。25 例患者均无假关节形成[27]。

对于脊柱矢状位平衡且无代偿性骨盆后倾（Labelle 4 型）的重度滑脱患者，为避免过度矫正整体脊柱序列力线及神经损伤，可考虑行原位固定。对于脊柱矢状位平衡但伴随明显骨盆后倾（Labelle 5 型）的患者，可考虑部分复位以减小远期相邻节段退变及矢状位失衡的可能性。最后，对于各种代偿机制仍无法纠正脊柱矢状位失衡（Labelle 6 型）的重度滑脱患者，应考虑较为彻底的复位以获取良好远期疗效。

（五）病例展示

病例 63-1—原位融合

33 岁女性，10 岁时发现腰部异常骨性凸起，当时未予诊治。高中时开始出现轻度腰痛，以及注意到腰部突起持续存在。经历两次怀孕后腰痛加重，且双下肢外侧出现感觉异常。于医院就诊后诊断为重度腰椎滑脱和 L_5 神经根病（图 63-4）。

患者暂行保守治疗，但随访发现进展后行手术治疗。影像学检查提示 L_5 椎体Ⅳ～Ⅴ度滑脱，后凸滑移角，双侧峡部不连，L_5 椎板漂浮，L_5 棘突向后突出于皮下。站立位全脊柱 X 线片显示脊柱矢状位平衡，中度骨盆后倾。平躺时滑脱程度可减轻。因此，我们对此患者进行了原位融合术。

术中首先行 L_5 椎板切除和广泛减压以确保 L_5 神经根无张力。考虑到 L_5 椎体在骶骨岬前方，在导航引导下行 S_1～L_5 经椎间隙置钉，头端固定至 L_4，尾端用 S2AI 螺钉保护骶骨螺钉。术后无并发症。18 个月随访时，CT 显示 L_5～S_1 椎间隙及后外侧骨性融合。髂骨螺钉导致的疼痛在取出螺钉后缓解（图 63-5）。

站立位全身 X 线片显示整体脊柱序列力线良好，腰痛及 L_5 神经根病均缓解。

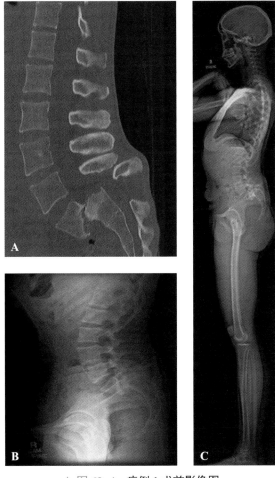

▲ 图 63-4　病例 1 术前影像图
A. 腰椎 CT；B. 腰椎 X 线片；C. 站立位全身侧位 X 线片

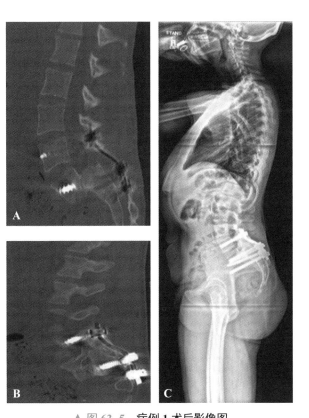

▲ 图 63-5　病例 1 术后影像图
A. 腰椎 CT 提示 L_5～S_1 椎体骨性融合；B. 腰椎 CT 提示侧方骨性融合良好；C. 站立位脊柱全长侧位 X 线片提示整体脊柱序列良好

病例 63-2—原位融合

35 岁女性，既往无先天性脊柱异常病史，腰痛逐渐加重。7 年前第二次分娩以后突发剧烈腰背痛并放射至左下肢，当天出现双大腿烧灼痛，腰后伸时加重，屈曲时缓解。自诉走路时偶有足"拖地"，可能类似短暂的 L₅ 神经失用症和足下垂。影像学检查提示该患者为 IV 度腰椎滑脱（图 63-6），予以理疗、封闭等保守治疗。其体重减轻

30 磅后仍感到持续疼痛无缓解。查体发现胫骨前肌肌力轻度减弱且持续力弱。

尽管滑脱程度重，但患者整体脊柱平衡，因此术中行广泛减压、S₁～L₅ 经椎间隙螺钉固定、原位融合。未进行骶骨穹隆切除及椎间融合。术后随访显示脊柱平衡、内固定位置良好及坚强的骨性融合。

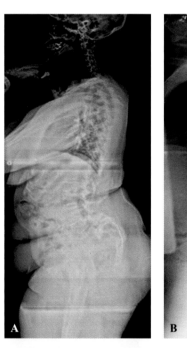
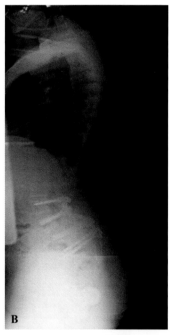
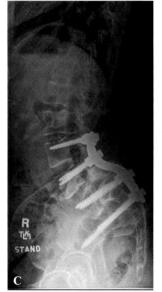
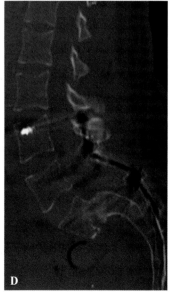

◀ 图 63-6　病例 2 的影像图
A. 术前站立位脊柱全长侧位 X 线片提示 PT 为 31°，L₅ 滑脱角为 10° 后凸。重度滑脱，但 SVA 正常。B. 术后站立位脊柱全长侧位 X 线片提示整体脊柱序列力线良好；C. 术后腰椎侧位 X 线片提示螺钉位置良好，以及滑脱角为 10° 前凸（较术前改善 20°），PT 为 20°（较术前改善 11°）；D. 随访时腰椎 CT 提示骨桥形成及坚强融合

病例 63–3—滑脱复位

13 岁男性，运动员，训练时长时间站立后出现腰痛及腿痛。支具保守治疗后症状无缓解（图 63–7）。

CT 显示双侧 L_5 峡部缺损及 L_5 椎体重度滑脱，局部后凸及椎体滑移均非常严重，伴有骶骨穹隆样改变。MRI 提示 L_4 椎板和骶骨之间椎管狭窄，双侧 L_5 椎间孔狭窄。全脊柱 X 线片显示 SVA 正常，但腰椎过度前凸、骨盆明显后倾以代偿 $L_5 \sim S_1$ 的后凸。考虑到患者年龄小、SVA 正常，但骨盆后倾严重及过度腰椎前凸，治疗方式采取

了后路减压，骶骨穹隆切除截骨，滑脱复位及经椎间孔椎间融合术。术中行 Gill 椎板切除、L_5 神经充分游离减压至骶翼，行骶骨穹隆截骨以短缩脊柱及进一步减压，且有利于复位。用 S2AI 螺钉保护 S_1 螺钉。复位后椎间隙置入 TLIF 椎间融合器以提供支撑和促进融合（图 63–8）。患者术后恢复良好，2 年随访显示 SVA 正常，骨盆后倾明显改善，减小至 15°。滑脱角由 38°减小至 0°。随访时患者腰背痛及腿痛均缓解，下肢肌力正常，能够参加竞技运动。

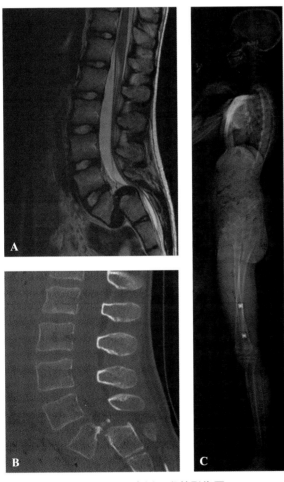

▲ 图 63–7　病例 3 术前影像图

A. 腰椎 MRI 提示 L_5 完全脱垂，L_4 椎板与骶骨穹隆之间椎管严重狭窄；B. 腰椎 CT 提示明显的骨盆后倾（PT 为 34°）及代偿性腰椎过度前凸，滑脱角为 38°后凸；C. 全身侧位 X 线片显示 SVA 正常

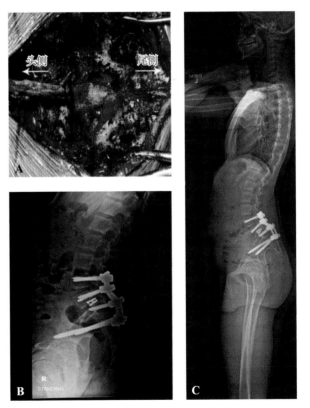

▲ 图 63–8　病例 3 术后影像图

A. 术中应用 Gill 椎板切除技术行广泛减压，并充分松解及显露 L_5 神经根；B. 出院前腰椎 X 线片提示内固定位置良好，TLIF 椎间融合器位于部分复位的 L_5 椎体与骶骨之间；C. 术后 2 年随访，全身侧位 X 线片提示脊柱序列良好，PT 为 15°，滑脱角为 0°

二、结论

尽管对重度腰椎滑脱行原位融合还是复位仍存在争议，但两种术式均可取得良好效果，具体手术方式应个体化，需结合患者年龄、整体脊柱序列及具体的解剖情况等因素来决定。当患者为平衡型骨盆且代偿特征轻微时，原位融合足以缓解症状及阻止滑脱进展。当患者脊柱矢状位平衡但代偿表现明显或脊柱矢状位失衡时，应考虑将滑脱复位融合以恢复正常的脊柱序列力线。复位时应当注意减压充分及监测神经功能以减小神经损伤的风险。

重度腰椎滑脱：部分复位
High–Grade Spondylolisthesis: Partial Reduction

Hai Le　Harold A. Fogel　Stuart Hershman　著
李危石　郭新虎　译

一、概述

定义

对重度腰椎滑脱（high–grade spondylolisthesis，HGS）患者进行手术干预已被广泛接受。这些患者常伴有脊柱–骨盆失平衡及滑脱的进展。已有多项研究报道原位融合是治疗 HGS 的金标准[1-3]。然而，原位融合有较高的假关节形成和滑脱进展的风险[4]。在过去的 10 年中，对矢状位平衡的进一步了解使得外科医生开始质疑原位融合是否是治疗这些患者的最佳技术。有几项研究表明，通过复位滑脱恢复正常矢状位序列力线可以改善临床效果[5-7]。尽管对 HGS 完全复位能够得到很好的影像学改善，但现有文献未能充分证明其优越性，目前仍存在争议[8]。较高的神经并发症发生率、假关节形成及矢状位平衡矫正不足等，在完全复位患者中也有报道[8-11]。

有研究建议后路部分复位重度滑脱，这样既可以改善矢状位平衡又能降低完全复位所带来的神经损伤风险[6, 10-12]。通过对 $L_5 \sim S_1$ 的部分复位及 $L_4 \sim S_1$ 的固定融合，可将 L_5 神经根张力最小化，从而减少神经并发症的发生。同时，部分复位可减小腰骶部后凸角，能够更好地恢复矢状位平衡。

是否有必要对硬膜囊及出口根进行减压仍存在争议。有学者认为对于部分复位的患者来说，广泛的神经探查可能不再是必需的。另一些学者认为保留 L_5 后附件能够为融合提供足够的植骨面，从而减小椎体间融合的必要性[9, 11-13]。尽管有争议，但如果 CT 脊髓造影或 MRI 显示明显的狭窄，应进行细致的神经探查及减压。

在治疗 HGS 引起的矢状面失平衡前，术者应充分了解如何将 L_5 复位至骶骨及各种技术的利弊（表 64-1）。

二、生物力学原理

（一）L_5 与骶骨及股骨头的位置关系

腰椎滑脱导致椎体前移及成角。当 L_5 相对骶骨滑脱时，会导致腰骶交界处后凸，称为腰骶部后凸（lumbosacral kyphosis，LSK）。LSK 的严重程度与生活质量相关（图 64-1）[14]。

有多种角度可以衡量 LSK，包括 Boxall 滑脱角、腰骶角（lumbosacral angle，LSA）、矢状面旋转（SR）及后凸 Cobb 角（kyphotic Cobb angle，k–Cobb）等[15]。腰骶角定义为 L_5 上终板与骶骨后缘之间的夹角。因患者骨盆入射角恒定，在腰骶部产生后凸时，需要改变骨盆倾斜角

表 64-1　HGS 不同治疗策略的对比

	神经损伤风险	平　衡	融合方式	稳定性
原位融合	不减压	不适用于失衡型 HGS	后外侧融合	有滑脱进展风险
部分复位	风险较小，椎间孔或椎管狭窄时需松解神经根	依据 HGS 的平衡程度调整复位的程度	单纯后方融合	假关节发生率低
完全复位	必须松解神经根	有时对于平衡型骨盆会过度复位	侧方融合 + 前方融合	实施 360° 融合后稳定性最好

HGS. 腰椎重度滑脱

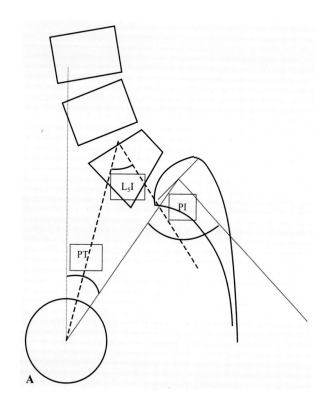

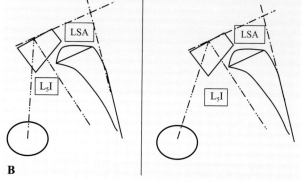

▲ 图 64-1　L₅ 入射角（L₅I）表示 L₅ 与骶骨和股骨头的相对关系，而腰骶角只反应 L₅ 与骶骨的相对位置

A. 重度滑脱，L₅ 上终板方向影响腰椎前凸。与骨盆入射角（PI）相比，L₅ 入射角能更好反映滑脱严重程度。B. 腰骶角（LSA）只反映局部角度，与股骨头位置无关。图中两个 LSA 虽相等，但 L₅I 却不同，L₅I 随着骨盆倾斜角（PT）的变化而改变

来维持脊柱平衡。虽然 LSA 能很好地描述腰骶部后凸，但却不能反映骨盆与腰椎的关系。

　　因 HGS 患者的骶骨呈穹隆样改变，测量腰椎前凸时应以 L₅ 上终板为准，而不是 S₁ 上终板[16]。同样，穹隆样改变使得骨盆入射角（pelvic incidence，PI）的测量不可靠。L₅ 入射角（L₅ incidence，L₅I）能够反映滑脱的严重程度[17]。相比之下，LSA 仅能反映 L₅ 与骶骨相对位置，而 L₅I 能表示出 L₅ 与骶骨和股骨头的相对关系。当 L₅ 入射角增大时，L₅ 上终板倾斜角随之增大；而为了保持脊柱 – 骨盆平衡，腰椎前凸和（或）骨盆后倾也会随之显著增大[3, 18]。

（二）L₅ 位置对腰椎前凸的影响

　　因脊柱从 L₅ 开始与骶骨分离，L₅ 上终板方向影响着腰椎前凸。L₅ 终板倾斜角度（L₅ 倾斜角）越大，代偿性腰椎前凸也越大才能维持矢状位平衡。通过每个腰椎节段过伸，可获取更大的腰椎前凸。L₅ 的倾斜对整体矢状位平衡的负面影响要比其前向滑移大得多。需要注意的是，纠正前向滑移不会改变矢状面状态，而纠正 L₅ 倾斜角能够显著改善患者矢状面形态[18]。因此，术后 LSA 和 L₅I 的改善与较好的临床结果相关[19]。

（三）平衡型 HGS

确定 HGS 是平衡型还是失衡型至关重要，因为它指导是否应考虑进行滑脱复位。当 C_7 铅垂线位于骶骨终板范围内或者稍向后时，为平衡型脊柱。平衡型脊柱 HGS 患者的腰椎前凸往往足够大，L_5 入射角一般 < 45°。此类患者通常骨盆倾斜角（pelvic tilt，PT）较小且骶骨倾斜角（sacral slope，SS）较大（图 64-2）。

（四）失衡型 HGS

当 C_7 铅垂线位于骶骨前方时，则为失衡型 HGS。当腰椎过伸不足以代偿较大 L_5 倾斜时，会导致 C_7 铅垂线位于骶骨前方。此时，患者的躯干前倾，然后通过骨盆后倾来代偿脊柱的失平衡。而骨盆后倾导致骶骨垂直化。因此，失衡型 HGS 通常 PT 较大，SS 较小。正如前面所强调的，HGS 的失衡型骨盆通常是后倾的。与平衡型 HGS 相比，失衡型 HGS 的 L_5 入射角和 LSA 更大（图 64-2）[18]。

三、如何将 L_5 复位

图 64-3 展示了 HGS 部分复位的方法。

（一）体位的摆放

通常，将 HGS 患者以俯卧位摆放在手术床上时，L_5 滑脱会有部分复位，这种现象通过 X 线片可以观察到。

（二）$L_4 \sim L_5$ 联动

HGS 患者的 L_5 置钉会比较困难，因为 L_5 的椎弓根位置较深，解剖学标志不明显且方向异常（有时候 L_5 的椎弓根方向几乎是水平的）。此外，腰骶部形态异常可导致 L_5 椎体和椎弓根发育不良，导致钉道可能异常狭小。最后，因 L_5 前向滑移严重，$L_4 \sim L_5$ 小关节异常也不少见。由于上述原因，许多学者在尝试复位 $L_5 \sim S_1$ 滑脱时采取 L_4 置钉而不是 L_5。将上端固定椎（UIV）延长一节后可以获得更长的杠杆臂以利于复位。由于 L_4 与 L_5 是联动的，复位 L_4 时也会复位部分 L_5。多数情况下，L_5 部分复位后，置钉也变得相对容易。

（三）复位 L_5 滑脱

L_5 前向滑移的复位可以增加 $L_5 \sim S_1$ 接触面

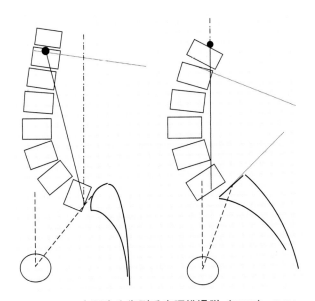

▲ 图 64-2　左图为失衡型重度腰椎滑脱（HGS），L_5I > 45°，骨盆后倾，腰椎前凸无法代偿 L_5 倾斜角，因此上端椎相对位于骶骨前移。右图为平衡型 HGS，L_5I < 45°，骨盆倾斜角正常（< 25°），腰椎前凸能够代偿，因此上端椎位于骶骨上方

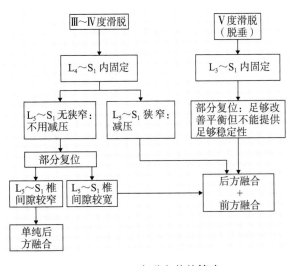

▲ 图 64-3　部分复位的策略

积，有利于提高整体稳定性，而倾斜 L_5 的复位则对脊柱矢状位平衡的改善作用更大。许多研究表明，完全复位 L_5 滑移会导致 L_5 神经根张力增高，因此往往建议部分复位 L_5 滑移。如前所述，纠正 L_5 倾斜能够改善矢状位平衡，所以纠正腰骶部后凸至关重要。在骨盆方面，减小 L_5 倾斜可以减小 L_5 入射角，对于失衡型 HGS 患者，纠正 L_5 倾斜是必需的。

（四）平坦的骶骨终板 vs. 穹隆样骶骨终板

骶骨终板的形态决定了复位 L_5 时的路径。当 S_1 终板平坦时，可直接通过平移的方法复位 L_5。然而，对于有穹隆样终板的骶骨，需要通过转动的力矩来完成复位。在此类患者中，腰骶部后凸往往更大，对 L_5 倾斜的矫正要求也更高。有时可能需要行骶骨穹隆截骨以利于复位（图 64-4）。

（五）后侧融合是否能为复位提供足够稳定性

当 HGS 患者存在双侧峡部缺损时，很难获得良好的后侧融合。若想获得良好的 $L_4 \sim S_1$ 后方

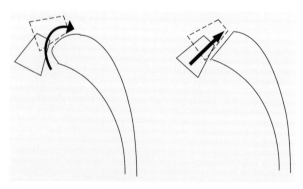

▲ 图 64-4 左图为绕过 S_1 穹隆转动复位的路径，右图为切除穹隆后平移复位路径

融合，必须保留 L_5 后附件。此外，若切除 $L_5 \sim S_1$ 椎间盘前部分才能获得较好的复位时，则必须行椎体间融合（表 64-2）。

（六）对于平衡型 HGS，部分复位是否合适

对于失衡型 HGS，必须复位。然而对于平衡型骨盆，原位融合也是合理的。但值得注意的是，纠正 L_5 的滑移可以增大 $L_5 \sim S_1$ 接触面，从而增加稳定性，提高融合的成功率。

四、部分复位的具体技术

（一）手术技术

患者俯卧位，髋关节屈曲 45°，膝关节屈曲 90°。后正中切口，显露 L_3、L_4、L_5 和骶骨后附件。当存在双侧峡部裂时，行 L_5 全椎板切除（Gill 技术）（图 64-5）。

（二）骶骨固定

坚强的骶骨固定的重要性（图 64-6）：$L_5 \sim S_1$ 部分复位后局部会承受显著的应力。应用较粗的 S_1 螺钉朝向骶骨岬方向行三皮质固定，可获得很好的稳定性。

因骶骨松质骨较多，要获得坚强内固定有时比较困难。骶骨螺钉的位置及方向至关重要。切除 L_5 下关节突后可以很好地显露 S_1 上关节突。辨别清楚解剖结构后沿椎弓根拧入较粗的螺钉行双皮质固定。然后行髂骨钉或 S_2AI 螺钉固定以保护骶骨螺钉。骶髂固定可降低 HGS 患者的 S_1 螺钉失败率（图 64-7 和图 64-8）。

表 64-2 前方融合的指征

	复位的程度不够（Ⅴ度）	减压操作需切除 L_5 后弓	复位后 $L_5 \sim S_1$ 椎间隙仍较宽
前路融合	有待研究	必须	有待研究。因随后的椎间隙变窄，存在复位丢失风险

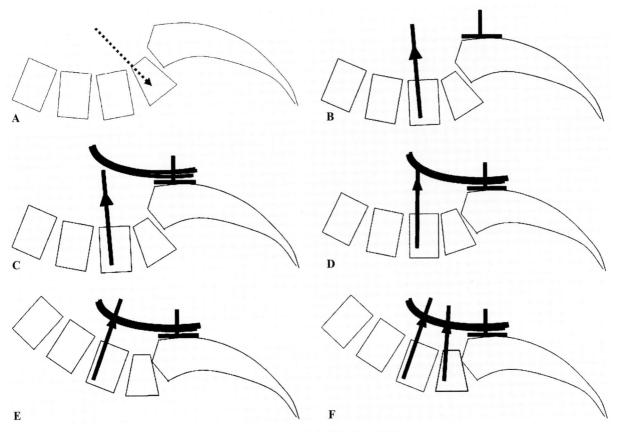

▲ 图 64-5　部分复位技术示意图

A. 俯卧位时 L_5 椎弓根方向异常，置钉困难；B. 放置骶骨固定板和 L_4 螺钉；C. 将固定棒固定至骶骨并锁紧；D. 通过连接器将棒压向 L_4 螺钉尾部。对于部分病例 L_4 螺钉位置较深，可反向拧出部分螺钉以利于置棒。E. 逐渐拧紧螺钉尾帽，直至固定棒与 L_4 钉尾完全贴近。因 L_4 与 L_5 联动，L_4 在被提拉过程中会使 L_5 部分复位。F. L_5 部分复位后易于置钉。通过调整螺钉深度的不同来控制滑脱纠正程度

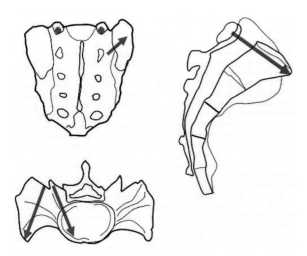

▲ 图 64-6　骶骨固定板所对应的 S_1 及 S_2 螺钉的置钉方向

（三）腰椎固定

手术时，HGS 患者的 L_5 位于术野深层且置钉的解剖标志难以辨别。此外，极度倾斜的 L_5 也使钉道的方向难以置钉。此时，应首先行 L_4 置钉，但应注意保护 $L_3 \sim L_4$ 关节囊以防远期导致不稳定。同样，L_4 螺钉应完全位于椎弓根内及 $L_3 \sim L_4$ 小关节外，以保留该关节的活动性。

由于上述 L_5 置钉的挑战性，我们更倾向于先通过 L_4 将 L_5 部分复位后再置钉。因 L_4 与 L_5 的联动作用，复位 L_4 时也会复位部分 L_5。完成这一过程需要先预弯好固定棒，即尾端平坦，头端前凸，且长短要合适，过长则会影响邻近关节活动。先将固定棒固定至尾端骶骨螺钉，然后用

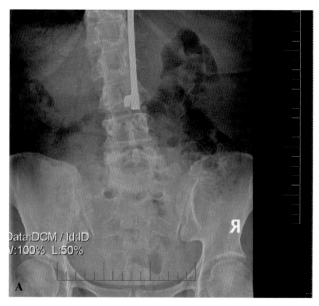
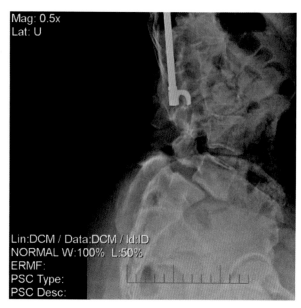
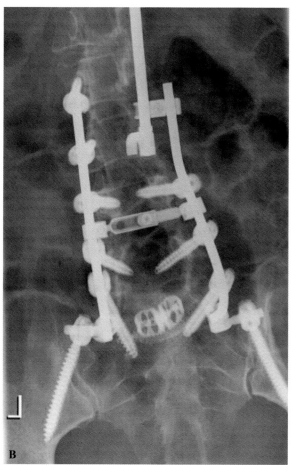
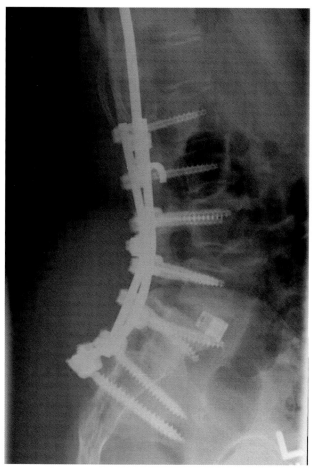

▲ 图 64-7　青少年特发性脊柱侧弯（AIS）合并 HGS 患者，术前腰椎正侧位片可见 AIS 内固定（A）。行滑脱部分复位联合 TLIF，尾端固定至髂骨，头端固定至上次手术的融合节段（B）

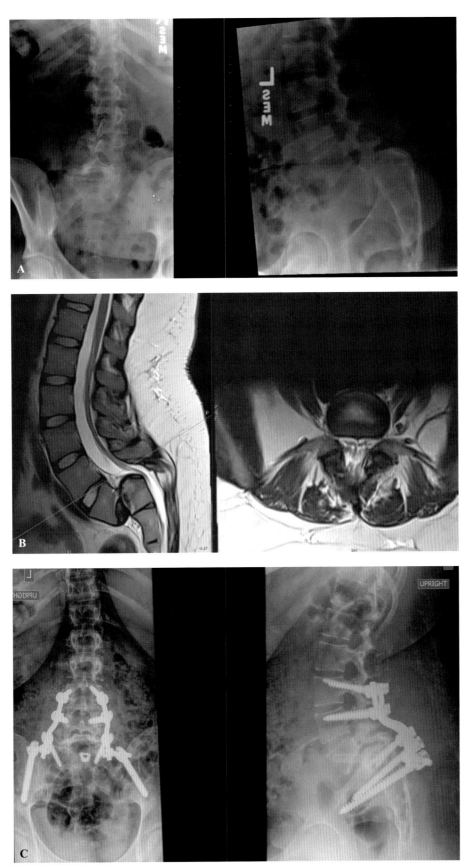

▲ 图 64-8　脊柱前移患者的术前影像（**A**）和 **MRI T₂** 加权像（**B**）。为维持该患者 $L_5 \sim S_1$ 完全脱垂的部分复位，必须行骶髂固定（**C**）

复位钳连接固定棒与 L_4 钉尾。双侧交替逐步夹紧复位钳使固定棒与钉尾逐渐靠近。椎弓根螺钉强大的把持力最终使 L_4 复位到较好的前凸状态，此时拧紧螺钉尾帽并固定。复位时有神经损伤风险，因此应监测患者运动功能，可行术中肌电图检查或者唤醒试验。

此时，可以准备置入 L_5 椎弓根螺钉（图 64-9）。显露 L_5 上关节突后选择入钉点，同时应将关节面去皮质以利于融合。随后在固定棒的外侧完成 L_5 置钉，螺钉深度取决于其与固定棒的相对关系，行术中透视以确保螺钉方向正确。置钉完成后选择合适大小的连接器将固定棒与 L_5 螺钉固定。最后行术中 X 线透视观察复位程度并锁紧内固定。

（四）融合

应采用标准技术以促进骨性融合。首先，L_4、L_5 及 S_1 必须去皮质化，直至露出新鲜松质骨。然后将减压所得的碎骨充分剔除软组织并咬碎，置于 $L_4 \sim L_5$ 及 $L_5 \sim S_1$ 的椎板及小关节间。因横突间融合所提供的稳定性有限，我们不常规施行后外侧融合。因此不必过度向外侧显露，以免损伤椎旁肌的血供。

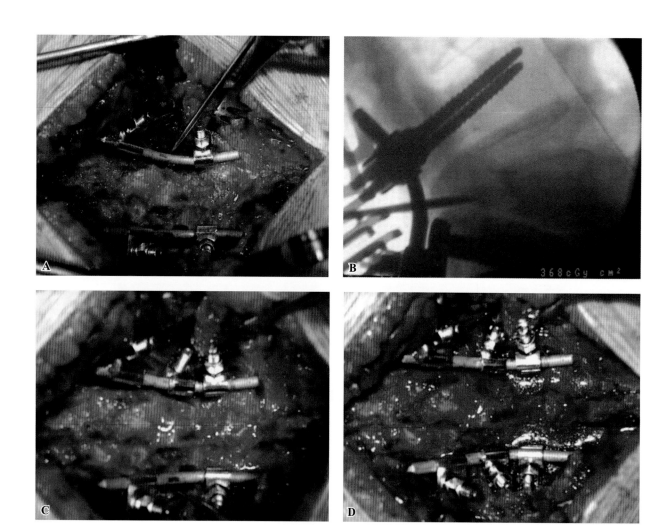

▲ 图 64-9 L_5 置钉
A. 开路锥沿椎弓根方向置入，位于固定棒外侧；B. 术中透视确定开路锥方向；C. 拧入 L_5 椎弓根螺钉；D. 用固定夹将棒与螺钉连接

五、小建议

L₅ 复位程度的调整

L₅ 复位程度的调整

如前所述，L₅ 椎体是随着 L₄ 椎体的复位而间接复位。手术的目的不是让 L₅ 解剖复位。实际上，强行完全复位，尤其是在年轻患者中似乎更容易，会使神经受牵拉损伤的风险升高。因此，将目标设定在复位至 I 度滑脱既可改善脊柱序列力线，又能够降低神经损伤风险。术中的复位程度可通过 X 线片来评估，并可以通过调整 L₄ 和 L₅ 螺钉深度来控制复位程度。例如适当退钉可增加固定棒与椎体后壁之间的距离，从而减小复位程度。在复位最终完成后还应监测神经功能。

六、术后护理

（一）术后神经根功能检查

除了术中进行神经电生理监测以外，术后检查神经功能也很重要。当患者进入麻醉恢复室后，应常规检查患者下肢感觉及运动功能。有病例报告描述患者术后即刻神经功能正常，而后出现迟发性足下垂。术后采用屈髋屈膝体位可减轻对神经根的牵拉。若患者随后几天无神经损伤表现，可逐渐伸展下肢至正常。若在这一过程中有神经牵拉症状，则应恢复至原来体位。

（二）支具

HGS 患者术后下地及行走时可佩戴硬质支具 3～4 个月以限制腰部活动及促进融合。

术后影像

患者术后能够站立时、3 个月、6 个月及 12 个月时应常规拍摄全脊柱正侧位 X 线片，用来评估滑脱及矢状位平衡情况（图 64-10）。有时单靠 X 线片无法鉴别是否坚强融合，因此需要结合复

位节段的稳定性、内固定的稳定性及有无疼痛来辅助判断。当怀疑有假关节并伴相应症状时，应行 CT 检查。

（三）评估 L₅～S₁ 椎间隙宽度

有时复位 L₅ 会使 L₅～S₁ 椎间隙增宽，此时应行 L₅～S₁ 椎间融合以增加稳定性。具体融合方式可选择前路椎间融合（ALIF）或 L₅～S₁ 经椎间隙螺钉固定（图 64-11）。

七、预后

（一）外观改善

手术复位 HGS 能够延长躯干，减少腰椎前凸，以及纠正下肢姿势。总之，这些改善会提升患者对自我形象的满意度。虽然外观因素并不是

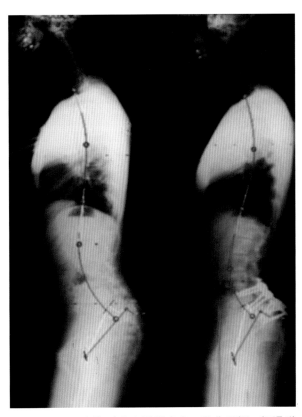

▲ 图 64-10　失衡型重度滑脱患者，骨盆后倾，行滑脱部分复位。术后 L₅I 和骨盆倾斜角均减小。腰椎前凸恢复正常，其上端椎位于骶骨上方

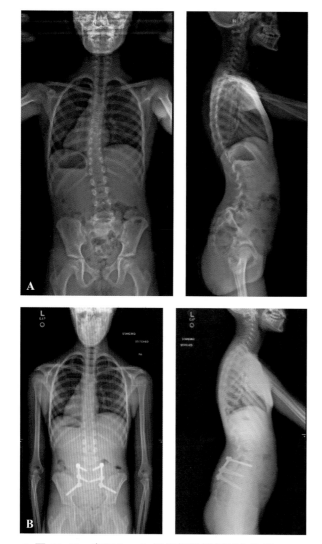

▲ 图 64-11　应用 $L_5 \sim S_1$ 经椎间隙螺钉固定治疗 HGS，患者的术前（**A**）和术后（**B**）全脊柱正侧位 **X** 线片

HGS 的主要手术指征，但无论在术前还是术后，应充分告知患者并与之讨论（图 64-12）。

（二）疼痛缓解

随着时间的推移，$L_4 \sim S_1$ 成功融合后应是无痛的。如果疼痛时间异常延长或有新发疼痛，医生应查找各种可能原因。可能引起疼痛的原因包括神经根受牵拉、术后感染、假关节形成、内固定失败或者矢状面失平衡等。远期来讲，$L_3 \sim L_4$ 邻近节段的退变导致的滑脱或椎管狭窄也可引起疼痛，可能需要再次手术。

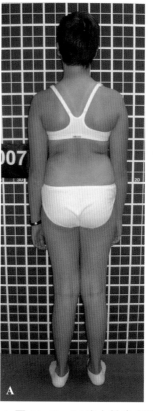
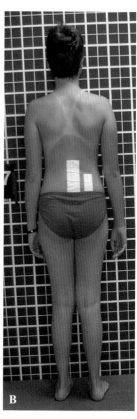

▲ 图 64-12　14 岁女性患者的术前（**A**）和术后（**B**）背部照片。滑脱复位后躯干变长，腰部皮肤褶消失，外观改善明显

八、并发症

（一）神经损伤

L_5 神经根最易受牵拉损伤，可表现为根性疼痛或足下垂，既可能在术中复位时发生，也可能术后延迟出现。考虑到这一点，术后患者膝关节及髋关节的伸直应循序渐进，且要时常检查神经功能。如果神经损伤已出现，一般 2～3 个月才能完全恢复。

（二）复位丢失

若内固定失败前未能形成坚强融合，滑脱复位会有丢失。当手术失败风险高、矢状面失平衡及神经损伤风险高时应考虑翻修手术。翻修的时机很重要，因为继发的骨化融合可能导致 L_5 被固定在不理想的位置。这样就导致本来只是更换内固定的手术变成一个更加复杂的需要截骨的翻修手术。因此，我们建议在发现手术失败后尽快翻修。

（三）内固定突出

在极少数情况下，HGS 患者的内固定会突出于皮下，特别是在一些较瘦的患者中。因骶骨处皮肤皮下组织较少，固定棒尾端是最容易突出部位。一般是术后几周局部水肿消退后才会发现内固定的突出。部分病例需要在融合后移除内固定。防止这种情况发生的最好方法就是在术中仔细评估并控制好棒的长度。

九、结论

HGS 部分复位技术简单有效。有限复位 L_5 前向滑移避免了减压操作所带来的神经损伤风险。同时，保留 L_5 后弓使 L_4、L_5 和 S_1 后方有足够的植骨融合面积，这样使得前路融合也不是必需的。减小 L_5 与 S_1 之间后凸的主要目的就是为了获得相对良好的矢状位平衡。

重度腰椎滑脱：后路减压和腓骨销钉技术
High-Grade Spondylolisthesis: Posterior Decompression and Spanning/Dowel Fibula

Barrett S. Boody　Rick C. Sasso　著

郭新虎　齐　强　译

一、背景

脊椎滑脱的概念最早由 Herbiniaux 在 1782 年提出，是指一节脊椎相对于另一节的滑移。儿童人群中，最常见的滑脱节段是 $L_5 \sim S_1$。儿童和青少年滑脱的主要原因是 L_5 后附件、S_1 上关节突的发育不良和（或）L_5 峡部不连。美国人群峡部裂的总体发病率约为 6%，男女比例为 $2:1$[1]。研究发现，高加索人种峡部裂比例明显高于非裔美国人，而在北美爱斯基摩人中，这一比例高达 50%[1, 2]。

从病因学角度看，脊椎滑脱是一种以遗传和环境因素为主的多因素疾病[1]。尽管峡部裂多见于男性，但女性滑脱进展的倾向似乎更高。导致性别差异的原因尚不清楚。一项研究表明，从未行走过的患者中未发现峡部裂性滑脱（译者注：原文是"有发现"，经查，应为"未发现"），这表明峡部裂性滑脱非先天性，而是后天获得[3]。峡部裂多见于那些涉及腰部过度伸展的体育运动者，如体操、橄榄球（前锋）、摔跤等。

描述腰椎滑脱最常见的分型分类包括 Meyerding 滑脱分度、Wiltse 病因分型、Marchetti-Bartolozzi 手术指导分型等[4-8]。除上述各种分型外，滑脱进展的其他危险因素还包括滑脱角 > 55°、女性、发病年龄小、就诊时滑脱程度重（> 50%）等[6]。这些影像学参数及分类，能够用于指导腰椎滑脱患者的非手术和手术治疗。

二、治疗方法

30 多年前，Wiltse 和 Jackson 依据滑脱百分比和症状程度制订了儿童腰椎滑脱的手术策略[6]。至今，这些治疗策略仍很实用。对于轻度滑脱（Ⅰ～Ⅱ度），治疗包括运动疗法、支具、物理治疗等，症状消退后可恢复正常活动。若保守治疗无效，则应考虑手术干预。而对于青少年的重度（Ⅲ～Ⅴ度）腰椎滑脱来说，其在骨骼发育成熟之前进展可能极大，因此不管症状是否严重，都建议手术治疗。然而，对于成人重度滑脱而言，手术指征相对不明确。

目前治疗重度峡部裂性滑脱的手术方式有多种[9-11]。融合术已经被广泛认同，包括原位后外侧融合、减压结合后外侧融合、内固定结合后外侧融合及椎间融合结合后外侧融合等。后外侧融合技术，无论是否减压或内固定，是用于治疗重度滑脱的传统技术[12]。然而，因滑脱局部不良的生物力学环境，后外侧融合存在较高的假关节形成率及滑脱进展可能。Hanson 等利用腓骨销钉技术完成椎间融合，不仅能提高融合率，还能减少术后滑脱的进展[9]。若不进行滑脱的复位，腰骶部后凸导致很难放入传统的梯形椎间融合器。为了克服这一缺点，我们采用椎间腓骨销钉技术治疗重度滑脱已取得良好的临床效果[9, 13]。

该技术的优点是在不必完全复位椎体滑移的情况下能够最大限度地实现 360° 融合，且不需要传统的块状的椎间融合器。不强求完全复位椎体滑移，能够减少 L_5 神经根损伤概率。尸体研究表明，复位 L_5 滑移的前 25% 时 L_5 神经根张力较低，而在复位最后 50% 滑移时，神经根张力呈指数增长[14]。该技术允许部分复位。矢状面的角度对于滑脱的纠正非常重要。通过手术床的体位摆放能够部分纠正腰骶部后凸及滑移。需要注意的是，不要尝试强行复位，以免增加神经损伤的风险（表 65-1）。

三、术前计划

为提高融合率及避免术中神经损伤，术前应仔细制订计划。包括计划术中影像、植入物、神经监测、前后路联合或单纯后路、固定节段，以及应用促进骨融合物等。

内固定的置入对技术要求很高，术中成像技术可以帮助术者实现良好置钉。我们机构利用术中导航指导置钉，包括指导螺钉方向及深度。右侧臀部消毒后于髂后上棘（posterior–superior iliac spine, PSIS）放置导航定位器，然后完成术前扫描（图 65-1）。重建后可从屏幕实时监测内固定正位、侧位及轴位情况（图 65-2）。据此，螺钉长度、钻孔深度及导丝位置等都很容易确定。与术中实时X 线透视相比，应用导航可降低手术室拥挤程度，减少对手术室人员的辐射，以及节省手术时间。

表 65-1　各种治疗重度峡部裂性腰椎滑脱技术的并发症、融合率及复杂程度 ᵃ 对比

技　术	L_5 神经损伤	融合率	复杂程度
部分复位、腓骨销钉椎间融合、椎弓根螺钉内固定术	罕见	高	低
椎体切除术（Gaines 技术）	很常见	高	最高
完全复位椎体滑移	很常见	高	高

a. 后路内固定融合术复杂程度更低，原位融合术复杂程度最低

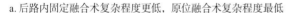

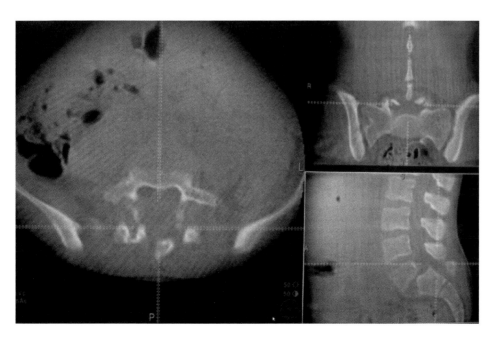

◀ 图 65-1　术中导航重建出滑脱部位的矢状位、冠状位及轴位图像

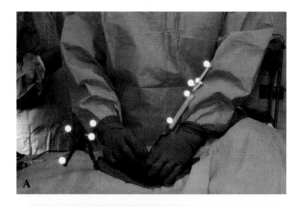

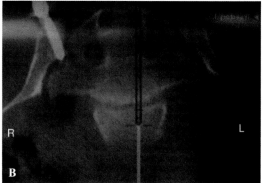

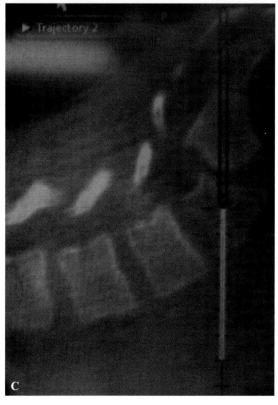

▲ 图 65-2　应用术中导航模拟 S_1 椎体至 L_5 椎体的腓骨销钉通道

A. 术中用导航探针模拟通道；B. 模拟通道的冠状位重建图，显示导针经过 L_5~S_1 椎间隙进入 L_5 椎体；C. 模拟通道的矢状位重建图，显示导针穿过骶骨进入 L_5 椎体

　　神经电生理监测可帮助避免术中严重神经损伤。连续肌电图（electromyogram，EMG）监测有助于预防椎弓根置钉、钻孔及腓骨销钉置入时的神经损伤。单纯后路手术，在准备腓骨销钉通道时，需要将 S_1 神经根及硬膜囊拉向中线才能为钻孔提供足够空间。钉道准备和置钉过程也应持续监测肌电图。除此之外，每个螺钉都要行直接电刺激实验，以评估椎弓根壁的完整性。Schar 等报道峡部性重度腰椎滑脱术中使用运动诱发电位和连续肌电图监测，其中 17 例出现明显的监测信号改变，并立即采取处理措施，术后仅 1 例出现永久性 L_5 神经麻痹。因此他们认为术中应用神经电生理监测可显著降低永久性神经损伤的发生率 [15]。

　　手术的最佳方案应由患者与医生共同决定。单纯后路手术的好处是避免了前路手术及其相关并发症（如男性的逆向射精等），且可能只需要融合一个节段（L_5~S_1）。另一方面，前路小切口椎间融合术能够显露 L_4~L_5 椎间隙，并实现以顺行方式从 L_5 向 S_1 置入腓骨销钉。前路的优点是能够避免后路牵拉及准备通道过程中造成的神经损伤（表 65-2）。

　　手术的成功取决于足够坚强的植骨材料及

牢固的内固定，该技术良好的局部稳定性减小了融合界面的微动，提高了融合率。同种异体腓骨销钉及后路椎弓根螺钉 / 棒内固定是融合的关键。以往认为重度腰椎滑脱的固定范围应包括 $L_4 \sim S_1$，因局部解剖变异导致 L_5 置钉困难、L_4 与 L_5 钉尾因靠得太近会相互干扰。依据我们目前的技术，可以实现较好的 L_5 置钉。其关键点在于先应用体位复位部分 L_5 滑脱（减小 $L_5 \sim S_1$ 后凸），以及术中应用多轴向椎弓根螺钉及导航（图 65–3）。增加 L_5 椎弓根螺钉固定能够为植骨融合提供更稳定的环境。此外，如果 L_5 椎弓根螺钉固定足够坚强且易接近，则可仅行单节段固定融合（图 65–4）。

到目前为止，自体髂骨移植仍是后路腰椎融合的金标准。过去 10 年间，新型的骨替代物及骨形态蛋白（BMP）的应用在能够保证融合的情况下避免了取自体髂骨所带来的风险。我们将混有 BMP-2 的双相磷酸钙作为植骨材料，切除椎板所得碎骨与这些材料混合用于植骨区。但应当注意的是，这种方法用于重度腰椎滑脱属于超说

明书应用。

四、手术技术

（一）后路

患者全麻，留置导尿管，下肢连接肌电图导联，穿长筒血栓弹力袜至大腿，小腿加压装置促进血液回流。俯卧位于 Jackson 手术床，垫胸枕（乳头之上）及髂枕，将双腿用吊带悬挂牵引。上述体位可使腹部悬空及髋关节后伸，有利于间接复位。双肩、双肘屈曲 90° 置于保护垫上，避免压迫尺神经。同时，也应注意保护腓总神经。

放置好导航定位器后进行图像扫描（图 65–1）。术前应用预防性抗生素，消毒，铺单，术区范围应包括 L_1 至臀上褶皱。正中切口，范围从 $L_3 \sim L_4$ 关节突至骶骨。因重度滑脱常伴随隐性脊柱裂，显露时需特别小心。显露完毕，行 L_5 Gill 椎板切除术。操作时注意清除峡部的纤维瘢

表 65–2　单纯后路与前后联合入路治疗重度腰椎滑脱的优缺点对比

技　术	切口数目	逆向射精风险（年轻男性）	$L_4 \sim L_5$ 节段置入大号椎间融合器	S_1 神经根损伤风险
单纯后路	1	无	不能	有
前后联合入路	2	有	可以	无

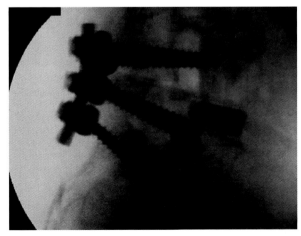

▲ 图 65–3　前后路联合 360° 融合术，后路内固定包含了 L_5 椎弓根螺钉

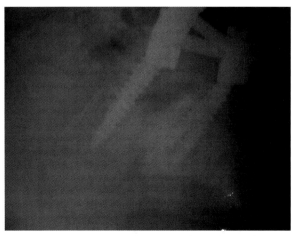

▲ 图 65–4　单纯后路，L_5 椎弓根螺钉牢固，行单节段融合

痕（如果存在峡部不连的话），充分减压 L₅ 神经根。完成 L₄～S₁ 椎弓根置钉。切除 S₁ 椎板以显露 S₁～S₂ 间隙、局部硬膜囊、S₂ 椎弓根及 S₁ 神经根、S₂ 神经根。然后将硬膜拉向中线，显露 S₁ 神经根与 S₂ 椎弓根之间区域为进针点。进针点位于 S₁ 椎体中线外侧 1cm 和 S₁～S₂ 椎间盘水平。通道长度为进针点至 L₅ 前皮质长度的 80%，这样可以避免穿破 L₅ 前皮质。

在透视或导航指导下，用 2mm 直径导针从上述进针点穿刺，穿过 L₅～S₁ 椎间隙至 L₅ 前皮质（注意不要穿破前皮质）。我们团队利用术中导航置钉及指导 S₁～L₅ 穿刺通道。此外，导航还可以指导选取合适长度的同种异体腓骨。接下来将接近圆柱形的腓骨锯成合适长度，一般要比通道短 1～2mm，这样置入同种异体腓骨后不会在进针点突出。用磨钻将腓骨修整至合适的圆柱形。用前交叉韧带（ACL）移植测量器精确测量腓骨块直径（图 65-13）。将腓骨块头端修整至锥形以利于进入通道。在导针引导下，用标准 ACL 铰刀钻出比腓骨直径小 1mm 的通道（图 65-5）。撤出导针，将腓骨销钉慢慢凿入通道，直至尾端低于进针点 1～2mm 为止，这样可以避免因移植物突出导致的神经卡压。对侧用同样方法置入另一枚腓骨销钉。用连接棒连接 L₄～S₁ 螺钉（或 L₅～S₁）并锁紧。或者不用传统的 L₅、S₁ 椎弓根螺钉也可以，Pizones 等的技术是将 S₁ 椎弓根螺

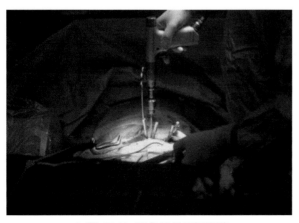

▲ 图 65-5　准备腓骨销钉通道

钉穿过椎间隙进入 L₅ 椎体进行固定，这与我们所采用的腓骨销钉通道类似[16]。将 L₄、L₅ 和骶骨翼去皮质化，将含有 BMP-2 海绵、骨替代物、自体碎骨（切除椎板所得）放入植骨区。仔细止血后逐层关闭伤口。将患者置于仰卧位，待其从全身麻醉中苏醒。

（二）前后联合入路

全麻后插尿管，下肢连接 EMG 导联，穿长筒血栓弹力袜，小腿加压装置促进血液回流。仰卧位，于髂前上棘安装导航定位器并进行扫描。术前应用预防性抗生素。消毒，铺单。患者仰卧时使髋关节处于伸展位置（不要在大腿下放置垫枕），以利于纠正 L₅～S₁ 后凸。取标准左侧旁正中横向小切口，经腹直肌外、腹膜后入路显露至 L₄～L₅ 椎间隙前方。这是显露 L₄～L₅ 椎间盘的常规方法，但 L₅～S₁ 椎间盘难以显露。因重度滑脱患者 L₅～S₁ 解剖异常，导致经腹膜后入路几乎不可能显露此节段。若要显露 L₅～S₁ 间隙，需要经腹膜入路，但本技术可通过 L₄～L₅ 椎间隙穿过 L₅ 椎体到达 L₅～S₁ 椎间隙，避免了经腹膜入路。切除 L₄～L₅ 椎间盘，处理终板，进针点选取 L₅ 上终板中部，2mm 导丝穿过 L₅ 椎体，经 L₅～S₁ 椎间隙进入 S₁ 椎体，直至 S₁～S₂ 椎间隙水平。随后用铰刀钻出比腓骨销钉直径小 1mm 的通道。撤出导丝，慢慢凿入腓骨销钉。将浸泡有 BMP 的梯形同种异体股骨块嵌入 L₄～L₅ 椎间隙。铰刀绞出的碎骨也可用于局部植骨。最后仔细止血，检查大血管，逐层关闭伤口。

接下来将患者置于 Jackson 手术床，俯卧位，体位同前文后路手术。正中切口，显露范围从 L₃～L₄ 关节突至骶骨。因重度滑脱常伴随脊柱裂，显露时需特别小心。显露完毕，行 L₅ Gill 椎板切除术。操作时注意清除峡部的纤维瘢痕（如果存在峡部不连的话），充分减压 L₅ 神经根。完成 L₄～S₁ 椎弓根置钉，上连接棒并锁紧。将 L₄、

L₅ 和骶骨翼去皮质化，后外侧植骨。仔细止血后逐层关闭伤口（图 65-6 和图 65-7）。

（三）术后护理

患者术后当天即可在辅助下站立。如果为前后路手术，则应禁食至排气，之后可逐步进食。若为

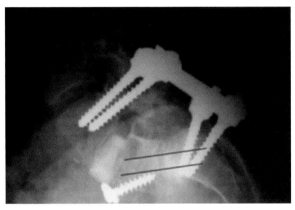

▲ 图 65-6　前后路联合入路，360°融合，后路 L₄~S₁ 螺钉固定，前路 L₄~L₅ 椎体间植骨，植骨块正好覆盖腓骨销钉（黑线所示）入针点

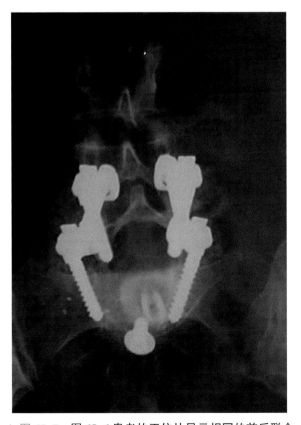

▲ 图 65-7　图 65-6 患者的正位片显示相同的前后联合入路环行融合

单纯后路手术，术后即可进食。术后应用自控镇痛泵。术后第 1 天拔除尿管，观察伤口情况，逐渐将镇痛药过渡至口服。患者在理疗师帮助下逐渐恢复行走，通常术后 3~4 天即可较满意行走并能出院。

（四）效果

腰椎重度滑脱患者行后路融合术在健康相关生活质量、残疾、疼痛及工作能力方面可获得良好长期临床效果。Joelson 等报道了峡部性腰椎滑脱原位融合术后 29 年的随访，显示患者的自我评价疗效、残疾率、就业情况及疼痛方面与瑞典普通人群相当[17]。同样，后外侧植骨结合腓骨销钉技术的 360°融合术也取得良好长期效果[9, 12, 13, 18-20]。Bohlman 和 Cook 在 1982 年首次报道了单纯后路技术治疗 2 例患者[18]。2 例患者术后 2 年随访显示疼痛及神经损伤均缓解，获得坚强融合。Smith 和 Bohlman 随后对 11 例成人重度腰椎滑脱患者进行研究，行单纯后路 360°融合，随访 12 年，所有患者均获得坚强融合、神经功能改善[13]。Esses 等报道应用一期单纯后路腓骨植骨、360°融合治疗 9 例重度滑脱患者，所有术后 1 年全部融合良好，滑脱及腰背痛均改善[19]。Molinari 等对比了用以下三种方法治疗重度滑脱的疗效：①无减压的后外侧原位融合；②后外侧融合联合减压及内固定；③减压、复位及 360°融合（既有单纯后路也有前后联合入路）[12]。三组患者的假关节发生率分别是 45%、29%、0%。尽管各组在疼痛、功能和满意度评分方面没有统计学差异，但第三组的各项得分是最好的。Sasso 等报道 25 例患者采用前后路和单纯后路两种技术进行减压、360°融合，所有患者均获得坚强融合，滑脱无进展，其中 96% 患者的 SRS 功能评分为非常满意 / 满意[21]。在应用自体骨还是同种异体骨方面，Hanson 等的研究显示两者在融合率方面无明显差异，因此他们建议同种异体骨移植是一种可接受的治疗方案（表 65-3）[9]。

表 65-3　文献报道的重度腰椎滑脱的手术治疗效果

作　者	病例数	融合率	复位情况	并发症	临床效果
Sasso	25	100%，复位无丢失	滑移改善 0.2°，滑脱角改善 10°	无神经并发症	96% 非常满意 / 满意
Hanson	17	100%，复位无丢失	滑移改善 1.4°，滑脱角改善 14°	无神经并发症	优秀
Smith	9	100%		无神经并发症	优秀
Esses	9	100%		无永久神经损伤，1 例硬膜撕裂，2 例自体腓骨取骨部位感染	优秀（基于 VAS 评分）

VAS. 视觉模拟评分

矢状位失衡仍是治疗年轻重度峡部性滑脱的重点问题。在过去 15 年里，大量研究表明矢状位失衡会对患者产生负面的临床影响。Jablonska-Sudol 等最近报道滑脱程度与脊柱 - 骨盆参数明显相关，滑脱越重则骨盆入射角、骨盆倾斜角越大，腰骶角越小[22]。然而，许多年轻患者可以通过减小胸椎后凸、增加腰椎前凸和髋部屈曲的方式维持矢状位平衡。随着对矢状位平衡和滑脱的认识逐渐提高，更加复杂的手术方式如前后路联合复位融合技术等得以应用，以避免年轻患者远期失平衡的问题。复位是否会提高临床效果仍存在争议，但近期证据表明失衡型骨盆患者的复位可提升短期与中期临床效果。Shi 等报道手术治疗 156 例Ⅱ度和Ⅲ度滑脱的患者，结果显示将术前失衡型骨盆患者的滑脱复位至Ⅰ度以内，可显著改善背痛 VAS 评分、ODI 评分和 EuroQol-5 评分[23]。然而，近期的一项研究中，Joelson 等报道 28 例重度腰椎滑脱原位融合术后随访 30 年的结果显示，仅 3 例存在矢状位失衡（T_1 脊柱骨盆角＞ 0°）且健康相关生活质量与瑞典普通人群相当[24]。但是，这些患者成年后期是否会出现胸腰椎退行性疾病仍值得警惕，因他们的腰椎 - 骨盆参数严重不匹配。

（五）并发症

重度腰椎滑脱的治疗存在许多并发症。原位后外侧融合术的并发症包括较高的假关节发生率、融合后滑脱进展、马尾综合征及其他神经并发症等[25, 26]。结合内固定的单纯后方融合还有内固定失败及其随后的假关节形成和滑脱进展等并发症[12, 27]。

生物力学研究表明椎体间植骨融合不仅可以减少假关节形成，还可以阻止滑脱进展。大量文献报道了 360° 融合治疗重度滑脱的可靠性[9, 12, 18-20, 26-28]。Molinari 等的对照性研究显示 360° 融合的假关节发生率为 0%[12]。如果没有椎体间支撑，会产生较高的假关节形成风险。与其他脊柱融合手术一样，内固定失败和复位丢失的可能性仍是存在的。即便是在 360° 融合术中，也观察到不同程度的内固定失败，但整体发生率还是要低于后外侧融合术[12, 27]。

最令人担心的术后并发症是神经功能障碍。大多数病例涉及 L_5 神经根，表现为足下垂，其原因主要是过度复位导致的神经根牵拉。Petraco 等的尸体研究表明，L_5 在 S_1 上前 50% 的复位仅增加 21% 的神经根张力，而后 50% 的复位则导致 L_5 神经根张力增加 79%[14]。此外，他们还发现纠正滑脱角可以减小神经根张力。术者应采取相应措施减少 L_5 神经损伤的发生，包括术中持续 EMG 监测、手术前先进行体位复位等。大多数 L_5 损伤病例为暂时性，但也有少数为永久性损伤。笔者认为最好的复位方式是通过体位复位的方法"间接"部分复位，而不是通过内固定强行解剖复位。通常，部分复位足以改善患者矢状位失衡，而没有必要完全复位。到目前为止，没有文献支持完全纠正 L_5 滑移会获得更好的临床效果。坚强的融合是获得良好临床效果的关键。应用腓骨销钉技术联合后外侧植骨内固定能够实现很好的 360° 融合。

病例 65-1

13 岁高中网球运动员，主诉腰痛。8 个月前打篮球后出现短暂腰痛，随后缓解。3 周前网球比赛后腰痛加重，伴有步态异常。就诊时患者诉左腿及左足感觉障碍。其余无明显异常。

体格检查显示腘绳肌紧张、骨盆垂直化、腹部褶皱、腰骶部以上过度前凸、屈膝屈髋步态（图 65-8 和图 65-9）。下肢肌力和感觉正常。X 线检查提示重度腰椎滑脱（Ⅳ度），伴有腰骶部发育不良、骶骨穹隆样改变，以及 L_5 椎体呈梯形样改变（图 65-10 和图 65-11）。

患者腰痛症状经保守治疗后不缓解。因其年轻且为重度滑脱，经讨论后建议手术治疗。手术方式为腓骨销钉结合后外侧植骨 360° 融合内固定术。术前与患者充分沟通。因前路手术可能带来逆向射精等并发症，同时为了保留 $L_4 \sim L_5$ 节段活动度（图 65-12），患者及家属选择单纯后路手术。$L_4 \sim L_5$ 椎间盘的 MRI 信号正常，后路手术有可能避免融合 $L_5 \sim S_1$。

患者俯卧位于 Jackson 手术床，通过将髋关节后伸使滑脱部分复位。经皮放置导航定位器后完成扫描（图 65-1）。取标准正中切口，因患者术前 X 线片显示疑似脊柱裂，故在显露时需谨慎。辨别出节段后，向两侧显露出 L_5 横突及骶骨翼。导航下成功置入 L_5 及 S_1 椎弓根螺钉。因术中发现 L_5 横突足够大（作为植骨融合面）、$L_5 \sim S_1$ 序列良好，以及 L_5 螺钉牢固，我们决定仅融合 $L_5 \sim S_1$。行 L_5 Gill 椎板切除及神经根减压，随后切除 S_1 椎板以显露 S_1 和 S_2 神经根及 S_2 椎弓根。ACL 铰刀钻出左侧通道，直径 10mm，测量通道长度（图 65-13）。此患者应用的腓骨销钉长 30mm，直径 11mm（图 65-14）。随后将腓骨销钉慢慢凿入通道，直至尾端低于进针点 2mm。同样方法完成右侧腓骨销钉的置入。后方结构去皮质化，将 INFUSE®、MASTERGRAFT® 混合自体碎骨放在外侧植骨区。术毕，患者在麻醉恢复室清醒后转回病房。患者术后恢复顺利，左足背伸肌力 4/5 级，异常步态明显改善。术后 2 个月复查时疼痛完全消失、肌力恢复正常，X 线片显示早期融合迹象，能够完成非对抗活动（图 65-15 和图 65-16）。术后 4 个月时，患者已恢复网球比赛。

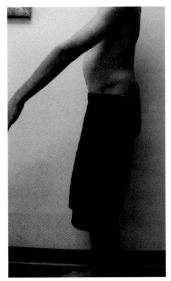

▲ 图 65-8　重度腰椎滑脱患者典型姿势：腰骶部后凸，骶骨垂直化，屈髋屈膝站立

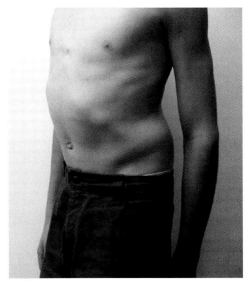

▲ 图 65-9　重度腰椎滑脱患者的舟状腹，具有典型的腹部褶皱

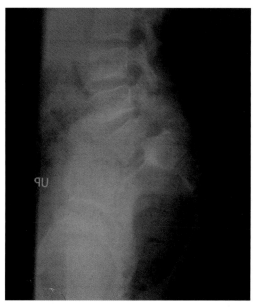

▲ 图 65-10　重度腰椎滑脱的站立侧位 X 线片显示Ⅳ度滑脱（Meyerding 分度）、L₅ 椎体梯形样、骶骨穹隆样改变、腰骶部后凸

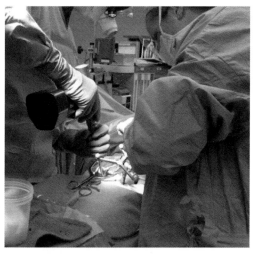

▲ 图 65-12　沿导针钻孔，准备腓骨销钉通道

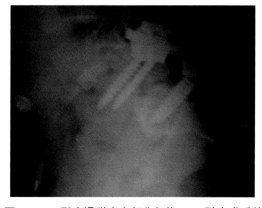

▲ 图 65-14　Ⅳ度滑脱患者部分复位 360° 融合术后的侧位 X 线片

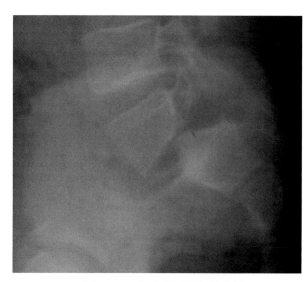

▲ 图 65-11　Ⅳ度滑脱局部放大图

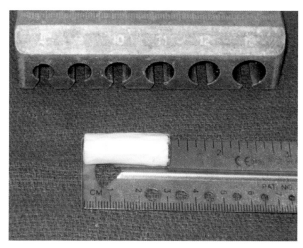

▲ 图 65-13　腓骨销钉长 30mm（比通道短 2mm），图中测量仪器为前交叉韧带（ACL）移植的测量工具

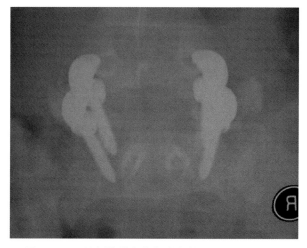

▲ 图 65-15　Ⅳ度滑脱患者部分复位 360° 融合术后的正位 X 线片

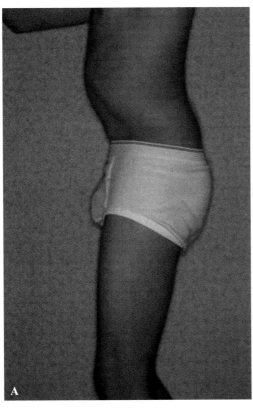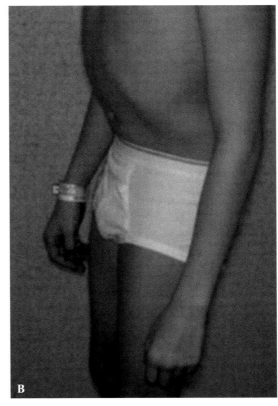

▲ 图 65–16　重度腰椎滑脱患者腰骶部后凸及骨盆后倾（**A**），腘绳肌紧张导致的屈髋屈膝体位（**B**）

病例 65–2

14 岁足球运动员，主诉腘绳肌紧张。检查发现 $L_5 \sim S_1$ 重度滑脱。该患者无明显诱因及明显腰背痛病史，以腘绳肌紧张发病。

查体提示明显的腘绳肌紧张，腹部褶皱，以及腰骶部以上存在过度前凸（图 65–17）。下肢肌力及感觉正常。X 线片显示Ⅳ度滑脱（图 65–17 和图 65–18）。

手术方案为腓骨销钉结合后外侧植骨 360° 融合内固定术。患者选择行单纯后路手术。

患者俯卧位于 Jackson 手术床，于髂后上棘处经皮放置导航定位器，完成图像采集。正中切口显露 $L_4 \sim S_1$。

术中发现 L_5 椎弓根螺钉稳定性较低，遂将固定节段延长至 L_4。完成 L_5 Gill 椎板切除，减压 L_5 神经根，随后切除 S_1 椎板。分开 S_1 神经根和硬膜之间区域，显露进针点。随后完成钻孔，置入合适长度及直径的腓骨销钉。同样方法完成对侧植骨。将横突和骶骨翼去皮质化，操作过程尤其注意 L_5 横突的去皮质，以确保植骨团块能与之很好接触。接下来将自体碎骨、双相磷酸钙、BMP–2 混合，用作后外侧植骨。仔细止血，逐层关闭伤口。术后行 X 线片检查（图 65–19 和图 65–20）。患者腘绳肌紧张消失。术后 2 年随访可见植骨融合，可参加国际水平足球比赛（图 65–21 至图 65–23）。

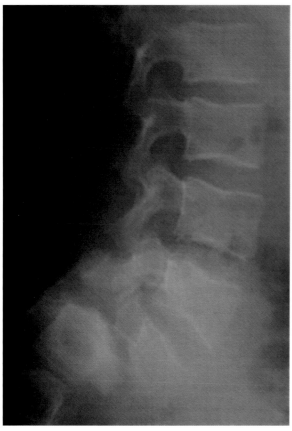

▲ 图 65–17　侧位 X 线片示 Ⅳ 度滑脱，L₅ 椎体呈梯形，骶骨穹隆样改变，腰骶部后凸

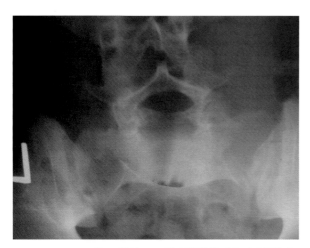

▲ 图 65–18　正位 X 线片可见 Ⅳ 度滑脱的 "拿破仑帽" 征

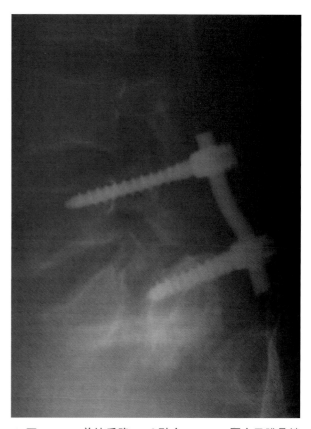

▲ 图 65–19　单纯后路 360° 融合、L₄～S₁ 固定及腓骨销钉术后 X 线侧位片

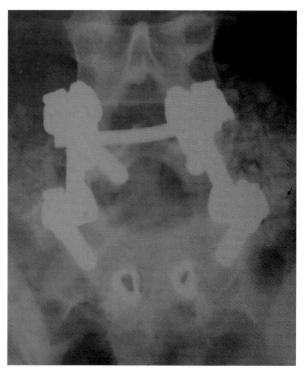

▲ 图 65–20　单纯后路 360° 融合、L₄～S₁ 固定及腓骨销钉术后 X 线正位片

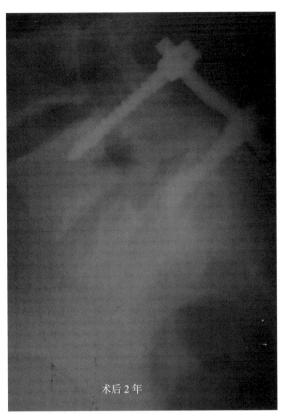

术后 2 年

▲ 图 65–21　术后 2 年侧位 X 线片，注意观察腓骨销钉已完全融合（与图 66–23 相比较）

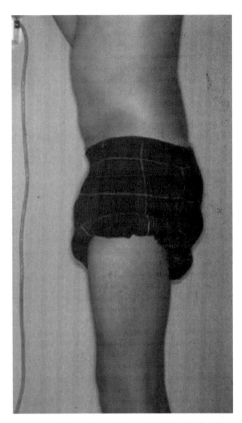

▲ 图 65–22　术后 2 年大体像，外观较术前（图 65–19）明显改善

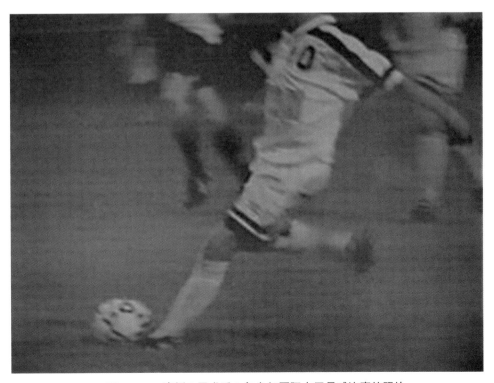

▲ 图 65–23　病例 2 于术后 2 年参加国际水平足球比赛的照片

其他的并发症还包括硬膜撕裂、感染、深静脉血栓，以及与前路手术相关的逆向射精等[11,29]。

五、结论

椎间腓骨销钉植骨内固定技术能够成功治疗重度腰椎滑脱。部分复位时应注重矢状面滑脱角的纠正。这项技术的优点包括融合率极高、L5 神经根损伤率低、并发症发生率低以及很好的患者满意度，因此成为治疗重度椎滑脱的首选方式。对于治疗失败的重度腰椎滑脱患者（不融合及滑脱进展），这项技术也可作为补救措施。其对成年人及儿童均适用。然而此技术要求 Megerding 分度Ⅲ度及以上的脊椎滑脱，并不适用于Ⅱ度及更低级别的滑脱，因其腓骨通道难以实现。重度滑脱者的腓骨通道几乎与手术切口垂直，而轻度滑脱者的通道则几乎与切口平行。此时，应该用传统的梯形椎间融合器及技术。

高度发育不良性腰椎滑脱：Harms/Shufflebarger 解剖复位技术

High Dysplastic Spondylolisthesis: Anatomic Reduction Harms/ Shufflebarger Technique

Harry L. Shufflebarger 著

郭新虎 齐强 译

一、概述

重度腰椎滑脱的治疗是脊柱畸形外科医生面临的最复杂的情况之一。其手术治疗方式多种多样，特别是在青少年人群中，仍充满争议[1-9]。本文将要介绍的复位技术最早由 Juergen Harms 教授开展，笔者从 20 多年前开始应用。通过对腰椎滑脱病理机制的深入理解，外科医生能够以恢复前柱支撑和后方张力带的方式实现复位及稳定。

虽然该技术最早是用来治疗重度腰椎滑脱，即Ⅲ度和Ⅳ度滑脱（Meyerding 分度）[10]，但其适用于所有滑脱类型。骨盆参数、骨盆入射角、骶骨倾斜角及骨盆倾斜角等是了解该病病理机制的关键。Mac-Thiong 和 LaBelle[11] 详细阐述了腰椎滑脱的机制和分类，并制订了相应的治疗策略。治疗策略随着滑脱分型不同而改变。

二、病理力学机制

腰骶部的滑脱常常伴随有后附件的发育不良，包括小关节发育不良、椎板发育不良和隐性脊柱裂（通常为骶骨）。峡部（后骨钩）缺陷（疲劳骨折或延长所致），是腰椎滑脱的始发因素。腰骶部的不稳定导致椎间盘退变、前柱失去支撑，这种节段性不稳导致 L_5 椎体相对于骶骨向前滑移。随后出现腰骶部后凸、L_5 椎体楔形变及骶骨穹隆样变等继发性改变。

骶骨 – 骨盆复合体的矢状位方向的不同可能会导致脊柱 – 骨盆序列力线的变化。图 66-1A 展示有较大骨盆入射角及较大骶骨倾斜角的腰椎滑脱，腰骶部剪切力大。图 66-1B 是较小骨盆入射角及较小骶骨倾斜角的腰椎滑脱，腰骶部剪切力小（引自 Mac-Thiong 和 LaBelle 的文献）[11]。

腰骶部的剪切力通常由后方完整的后骨钩（张力带）和椎间盘（前柱支撑）来抵消。图 66-2 展示轴向载荷作用下腰骶交界处的受力情况。随着骶骨垂直化，合成的剪切力也会增大。图 63-3 示与节段不稳定和 L_5 前移相关的剪切力增加。

要恢复腰椎滑脱患者腰骶交界处抗剪切力的能力，需要重建张力带并提供前柱支撑，这是手术成功所必需的。因此需要复位及恢复矢状位序列力线。图 64-4 展示复位后需要前柱支撑。椎

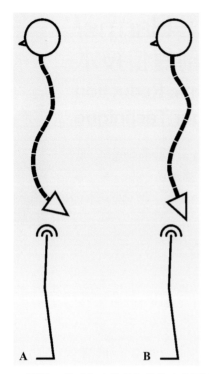

▲ 图 66-1　骶骨 - 骨盆复合体的矢状位方向不同可能导致脊柱 - 骨盆序列力线的变化

A. 高度发育不良性腰椎滑脱，平衡型骨盆，骶骨倾斜角大，腰骶交界处剪切力大；B. 高度发育不良性滑脱，后倾型骨盆，骶骨倾斜角小，腰骶交界处剪切力相对小

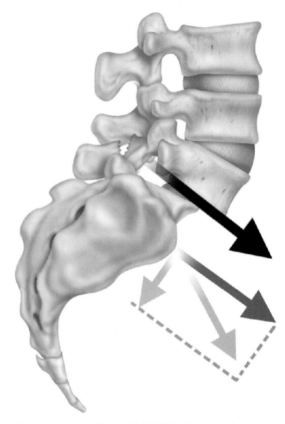

▲ 图 66-3　高度发育不良性滑脱时，腰骶交界处剪切力增大

间隙需要置入支撑物才能维持复位。图 66-5 展示通过后方加压（张力带）和椎体间支撑重建腰骶部前凸。这与手推车的原理类似。图 66-6 同样展示了利用重建椎体间支撑和后方张力带的方法复位腰椎滑脱。

　　腰骶交界处滑脱的力学机制包括节段不稳定、后方张力带缺失和前柱不稳定。站立位时，轴向负荷转化为剪切力，导致 L$_5$ 滑移，而后又导致剪切力进一步增大。滑脱的治疗包括重建张力带（依靠螺钉和棒）和前柱支撑（椎间融合器）（表 66-1）。

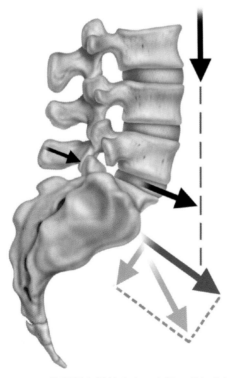

▲ 图 66-2　正常腰骶交界处应力示意图。剪切力相对较小，且完整的后骨钩和椎间盘可以与之抵消

三、滑脱复位的合理性

　　相对来说，滑脱复位的名声不太好。Schoenecker 等[12] 曾将其描述为"极其费力且潜在危险"。不少学者也曾报道复位操作所带来的

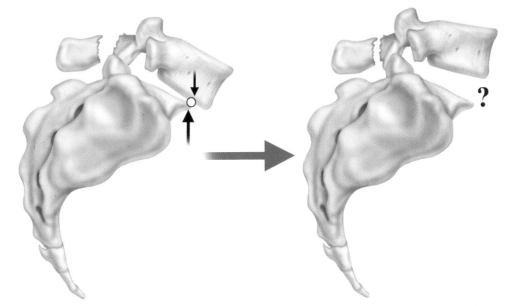

▲ 图 66-4 复位重度腰椎滑脱。复位后前柱缺少支撑，因此必须进行椎间隙的支撑，否则复位很有可能会失败

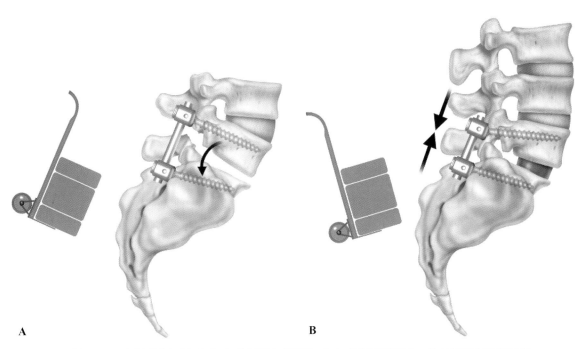

A **B**

▲ 图 66-5 应用后方加压（**A**）和椎间隙支撑植骨（**B**）恢复腰椎前凸，这与手推车原理类似

灾难性的神经损伤、滑脱进展及需要翻修手术等情况[2, 8, 13, 14]。

原位融合也同样存在并发症和问题。其术后仍保留的畸形及矢状位序列力线异常，会导致相邻节段畸形及退变。原位融合术后的马尾综合征发生率约为 6%[12]。其他的相关并发症还包括滑脱进展、假关节形成和症状不缓解等[1, 2, 5, 14, 15]。

支持复位纠正滑移及后凸的理由有以下几点。首先是能够纠正临床和影像学上的畸形，且复位后融合率接近 100%。其次，复位后恢复正常的腰骶部生物力学，能够中和剪切力。重建后的前柱与后方张力带一起分担应力，使后方植骨不再承受张力。最后，目前技术已能做到既能很好纠正滑脱又能保障神经安全（表 66-2）。

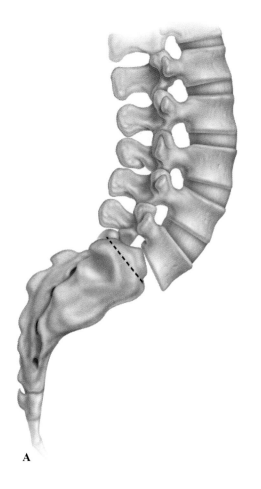

A

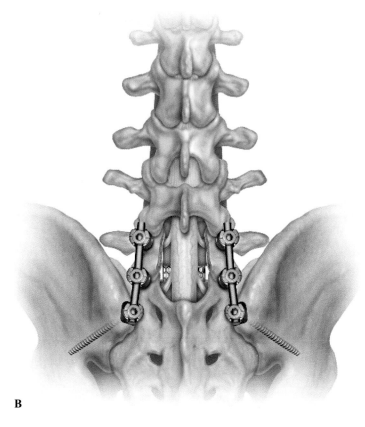

B

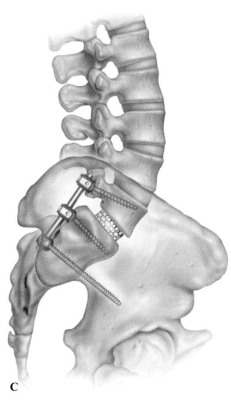

C

▲ 图 66-6　高度发育不良性滑脱（**A**）。虚线为骶骨穹隆切除区域，与椎弓根截骨操作类似。这一操作能短缩脊柱，矫正局部后凸。术后 1 年，冠状面及矢状位平衡良好（**B** 和 **C**）

表 66-1　重度腰椎滑脱复位的生物力学关键点

- 恢复脊柱 - 骨盆矢状位序列力线
  - 需要将滑脱复位
- 恢复后方张力带
  - 需要后方内固定
- 保持前柱的支撑
  - 需要椎体间支撑植骨

表 66-2　重度腰椎滑脱的复位步骤

- 显露 L₄ 至骶骨
- 切除 L₅ 椎板
- 清除峡部纤维软骨组织
- 充分显露 L₅ 神经根至骶翼
- 显露 L₅～S₁ 椎间盘至两侧
- 放置 L₄、L₅、S₁ 和髂骨螺钉
- 撑开螺钉
- 切除 L₅～S₁ 椎间盘
- 骶骨穹隆截骨
- 取下撑开棒
- 用预弯好的固定棒完成复位
- 再次撑开
  - 椎体间植入自体碎骨
  - 放置椎间融合器
- 加压
- L₅～S₁ 后外侧融合
- ±：术后 3 个月取出 L₄ 螺钉

四、腰椎滑脱复位的手术技巧

重度腰椎滑脱复位及内固定技术是 20 多年前由 Juergen Harms 教授发展起来。Harms 等[3]、Shufflebarger 和 Geck 等[9] 均曾经报道此技术。要达到成功复位的目的，需要采取严格的手术步骤。术中必须严密监测神经根以确保安全。

L₅ 神经根的监测较容易实现。Calancie 等[16] 报道，椎弓根螺钉电刺激可辅助安全置钉。这项技术也被用于脊髓栓系松解手术。还可以直接刺激 L₅ 神经根，然后记录拇长伸肌电信号。经颅运动诱发电位（TcMEP）也被用于监测腰椎神经根。

首先在 L₅ 椎弓根内侧刺激 L₅ 神经根。正常刺激阈值应不超过 2mA。腰椎滑脱患者的刺激阈值通常大于 8～10mA。神经根难以鉴别时，术者可以对依据刺激的反应识别神经根。随着神经根的显露和减压，刺激阈值通常会有所下降。反

复的神经根刺激能够帮助术者确认神经功能。若术中刺激阈值升高，应暂停手术，寻找并纠正诱因。减小神经根张力和进一步减压往往会有效。一项对 72 例腰椎滑脱患者行复位治疗的研究显示，术中应用神经根电刺激，术后无永久性神经损伤，仅 2 例出现短暂性 L₅ 神经根轻度力弱[17]。

患者俯卧于 Jackson 手术架（OSI, Union City，CA）。正中切口，范围包括 L₃ 至骶骨远端。显露 L₄- 骶骨后附件并向外侧剥离至横突和骶翼。骶骨后附件往往存在发育不良，偶尔 L₅ 也存在，在显露时应小心，避免损伤硬膜。接下来切除 L₅ 椎板。表 66-2 列出了复位的步骤。

在进行下一步操作前应先通过电刺激辨别 L₅ 和 S₁ 神经根。S₁ 神经根相对容易辨别，而辨别 L₅ 神经根可能会很困难。清除峡部的瘢痕可有利于辨别。先从峡部腹侧、L₅ 椎弓根内侧开始寻找 L₅ 神经根，然后行电刺激以确认。如果不能辨别，可能会导致后续操作损伤神经根。

将 S₁ 神经根拉向中线，显露 L₅～S₁ 椎间盘，用双极电凝对椎管内静脉丛止血。L₅ 神经根必须游离至横突根部并分离神经根背侧的骶翼 - 横突韧带。切除 L₅～S₁ 小关节，充分打开椎间孔，松解神经根至出口。显露骶翼，直至看到其与椎弓根相连。

接下来置入椎弓根螺钉。首选 L₄ 和 L₅ 复位螺钉。利用长尾复位螺钉有利于逐步复位，复位完成后再可将螺钉尾片去除即可。偶尔会有 L₅ 椎弓根发育异常，导致置钉困难，此时可应用导航辅助置钉。L₄ 临时置钉有利于复位，且可在复位完成后将其取出。S₁ 可行三皮质固定，即螺钉朝向骶骨岬方向。最后置双侧髂骨钉，首选在髂后上棘内侧进钉。

髂骨钉能够为 S₁ 螺钉提供强有力保护，从而避免复位过程中松动。

应常规行撑开操作，有利于滑脱复位。一般是用棒连接 L₄ 螺钉和髂骨钉，然后撑开。或者

经肌间隙置入 L₃ 螺钉再撑开。这样连接棒会在外侧，不影响后续操作（图 66-7）。撑开会减少椎体滑移和腰骶部后凸，但应时常行 L₅ 电刺激以便及时发现神经损伤。若电刺激阈值增加，应探查 L₅ 根，并适当减小撑开幅度。若对电刺激反应仍较弱或消失，则应完全松开，然后探查 L₅ 椎弓根处有无神经压迫。极少数情况下，需要切除椎弓根以彻底松解神经根，但这样就只能通过 S₁～L₅ 经椎间隙螺钉来固定 L₅。笔者的所有病例最终均获得良好电刺激反应。

充分显露 L₅～S₁ 椎间盘和 S₁ 椎体后上缘至双侧椎间孔。切除从 L₅ 至 S₁ 椎体的后纵韧带，摘除椎间盘，显露出骶骨穹隆。

然后行骶骨穹隆切除。这一步是安全并成功复位的关键。图 66-6A 展示了要切除的区域。骶骨穹隆的切除类似于更近侧的经椎弓根截骨。其原理是短缩脊柱，纠正局部后凸，以及避免 L₅ 神经根过度牵拉。

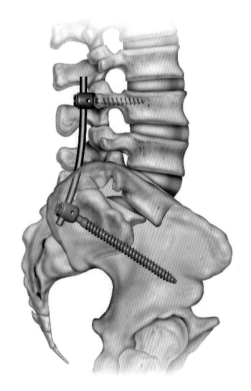

▲ 图 66-7　复位过程中可临时撑开。复位结束后移除 L₃ 螺钉。这一操作非常有利于滑脱复位

通过术中透视确定骶骨穹隆切除的程度。切除过程通过骨刀来完成。从椎间隙下缘几毫米处、骶骨螺钉头侧开始截骨（三皮质置钉的方式能够允许更大程度的截骨）。通常要尽可能多地切除骶骨穹隆，这样能够最大程度松解 L₅ 根。截骨方向指向骶骨前上缘骨皮质。分块取出切下的骨质。截骨时还应向外侧多切除几毫米骶骨翼。

至此，可以准备行复位操作。维持撑开状态（图 66-7，利用 L₃ 螺钉能很容易做到）。Petraco 等[18] 的尸体研究表明，前 50% 复位使神经根张力增加 30%，纠正腰骶部后凸可减小神经根张力。因此，纠正腰骶部后凸可能会抵消牵拉所产生的张力。

将合适长度及弧度的棒连接至髂骨钉和 S₁ 螺钉，然后将棒压入 L₄ 和 L₅ 的长钉尾。同样方法完成另一侧棒的置入。但在放置固定棒前应行神经根电刺激。之后逐渐将双侧尾帽交替拧紧，直至棒与螺钉紧贴。复位过程应缓慢，通常需要几分钟，同时还要反复行神经根电刺激检查，术中透视观察复位情况。通常，可能需要重复上述复位步骤以获得更好的前凸及复位。

复位完成后将终板去皮质，椎间隙前部植入自体碎骨，然后放置合适高度椎间融合器。笔者一般选择 7～9mm 的椎间融合器。接下来，进行加压以增大前凸和减小 L₅ 神经根张力。C 形臂机透视观察椎间融合器位置和复位情况。接下来行后外侧植骨，移除 L₃ 的临时螺钉。如果 L₅ 螺钉足够牢固，可以应用金属切割器截断固定棒并移除 L₄ 螺钉，仅行单节段固定融合。放置引流，逐层关闭伤口。表 66-3 列出了操作过程中的一些技巧。所有这些技巧都有助于安全及有效地对重度腰椎滑脱进行复位。

图 66-8 展示一重度腰椎滑脱病例。术后腰骶部后凸及椎体滑移完全纠正。术后进行常规护理，但手术当晚应保持适当屈髋屈膝体位。术后第一天可下地行走，且佩戴软腰围 6 周。3 个月内避免剧烈活动。

五、手术并发症

术中出血是潜在的并发症风险因素。控制出血应采取多种措施。对于硬膜外静脉丛出血最好应用双极电凝控制。其他的止血材料也可以用于局部止血，例如含有凝血酶的液体明胶海绵等。

文献报道的假关节发生率为 5%～50%，但通常 < 15%[4, 8, 13, 15, 19]。Harms 等[3] 报道的发生率

表 66-3　滑脱复位过程中的技巧

- 小心发育不良性改变
  - 骶骨或 L$_5$ 可能存在隐性脊柱裂
  - 避免显露过程切破硬膜
- 避免撕破骶翼处静脉丛，控制好出血
- 在 L$_5$ 椎弓根处辨识 L$_5$ 神经根
- 应用直接电刺激辨识 L$_5$ 神经根
  - 复位过程中需多次重复该操作
- 于胫前肌监测 TcMEP 信号
  - 复位过程中需多次重复该操作
- 用双极电凝或止血材料控制出血
- L$_4$ 和 L$_5$ 应用复位螺钉
- 适当撑开有利于骶骨穹隆的切除
- 复位过程要轻柔、缓慢
- 如果复位效果不满意，换用弧度更大的固定棒
- 撑开有利于椎体间支撑植骨
- 最后进行加压以增大前凸

很低。笔者所报道的 18 例患者无假关节形成[9]。到目前为止，笔者已完成大约 100 例重度腰椎滑脱手术，无一例融合失败。解剖复位创造了良好的力学环境，因此融合失败不易发生，而且椎间植骨有利于早期融合。

虽然原位融合术后滑脱进展非常常见[4, 6, 14]，但由于上述原因，本技术所完成病例均无此现象。有 1 例患者因 S$_1$～S$_2$ 间存在关节活动度，而出现骶骨弯曲。增加髂骨固定及将 S$_2$ 植骨融合应能避免这一情况。

腰椎滑脱复位最常见并发症是神经根病，特别是 L$_5$ 根。Harms 等[3] 报道 100 例患者中出现 3 例暂时性神经根病，无永久性损伤。笔者报道的一组 18 例患者无神经损伤[9]。在另外 75 例患者中，仅出现 1 例永久性单侧 L$_5$ 神经损伤。L$_5$ 神经根病的病因包括牵拉、压迫，以及可能的失血管支配等。L$_3$ 和 L$_4$ 神经根病也有报道，但具体机制不清。术后无马尾神经损伤病例。

当术后新发神经损伤症状时，应行 CT 或 CT 脊髓造影，明确神经受压或血肿部位，必要时行手术探查。

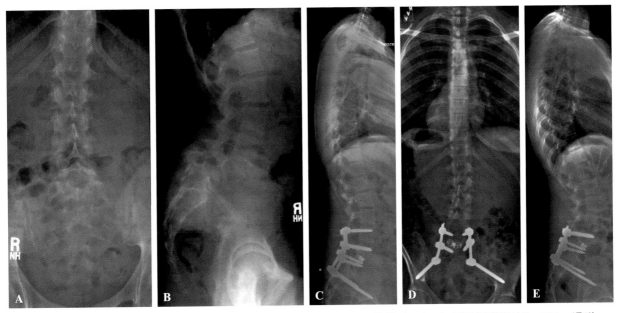

▲ 图 66-8　16 岁女性，高度发育不良性腰椎滑脱，站立正侧位 X 线片（**A** 和 **B**）显示滑脱率约为 **60%**，滑脱角较大。注意骶骨的穹隆样改变。术后 1 月腰椎站立侧位 X 线片（**C**）示滑脱完全复位，腰骶部后凸被纠正。内固定从 L$_4$ 至髂骨。术后 3 个月取出 L$_4$ 螺钉。术后 1 年冠状面及矢状位平衡良好（**D** 和 **E**）

六、临床疗效

笔者所报道的临床疗效与 Harms 等 [3] 相似，临床融合率为 100%。评判融合与否不是以 CT 为标准。滑脱率由 75% 改善至 15%，滑脱角由 35° 改善至 5°。笔者已完成的近 100 例重度腰椎滑脱手术中，仅 1 例因单侧 L_5 神经根麻痹进行翻修。

Helenius 等 [4] 报道了重度腰椎滑脱患者采用后外侧原位融合、椎体间原位融合和 360° 原位融合治疗后长期随访（17 年）的疗效，3 组患者病例数大致相同。结合影像学、功能和基于患者的评估，3 种方法几乎无明显差异。然而这 83 例患者的随访率仅为 83%。同一作者和其他人在另一出版物中发表了 22 例青少年重度腰椎滑脱的结果 [8]。其中 11 例行后路复位固定结合前路椎间融合术，另一组行原位前方及后方融合术。他们报道 15 年随访结果显示原位融合组疗效更好。然而，病例数太少限制了该研究的可靠性。

笔者和 Harms 教授仍然认为，后路内固定和椎体间支撑植骨近乎完全复位的方法是治疗重度发育不良性腰椎滑脱的首选。考虑到与原位融合相关的神经损伤和畸形进展，这一点尤其正确。

重度脊椎滑脱的复位：Edwards 技术
Reduction of High-Grade Spondylolisthesis: the Edwards Technique

Charles C. Edwards, Sr   Charles C. Edwards, II   著

初同伟　邱　浩　译

一、概述

重度脊椎滑脱是指椎体滑移超过 50% 并伴有腰骶后凸的一系列畸形。在某些情况下，椎体滑脱可进展为脱位（腰椎脱垂），即 L_5 椎体滑脱到骶骨穹隆以下。在过去的 20 年里，手术治疗的标准逐渐从原位融合转向内固定复位畸形。为了安全可靠地复位重度滑脱，有必要首先了解此畸形的病理机制。

二、腰椎滑脱的病理机制

S_1 椎体终板处于屈曲位。身体重心落在腰骶关节旋转中心前方。因此，腰椎有前移并围绕骶骨穹隆向前旋转成屈曲状态的趋势。正常情况下，S_1 上关节突顶着 L_5 下关节突以阻止 L_5 椎体向前滑移和旋转。腰椎滑脱患者因腰椎峡部裂、腰椎峡部或小关节发育不良功能性地劈开 L_5 下关节突，发生腰椎向前滑移。由此产生的腰骶椎间盘向前的剪切力导致进行性椎间盘退变、前柱高度降低和腰椎前凸减小。

脊椎滑脱进展程度与骨盆结构有关。人的重心经过髋关节，因而骶椎终板与髋关节间距离越大，腰骶交界处的屈曲力矩越大。这种相关性及

S_1 椎体终板的屈曲状态可通过骨盆入射角（PI）来量化[1]。与正常人群相比，腰椎滑脱症患者的 PI 明显增高，而腰椎脱垂患者的 PI 则更高[2,3]。

重度滑脱的进展还取决于 L_5 椎体与骶骨终板的形状，以及患者的韧带松弛度。L_5 和 S_1 的几何结构异常是由骨骼发育不良、生长板紊乱和重塑等多因素综合所致。随着滑脱的进展，L_5 椎体的后部脱位于 S_1 的前方。与 Heuter–Volkmann 原理一致，这种力的集中可导致 L_5 和 S_1 生长板相对应的区域功能障碍。随着时间的推移，过多的生理负重作用于小面积上会导致 L_5 椎体的后下角和骶椎的前上角发生进一步侵蚀或重塑，最终形成梯形或楔形的 L_5 椎体及圆形骶骨穹隆。这种几何形状加速腰椎绕骶骨穹隆旋转形成腰骶后凸（图 67–1）。

一旦 L_5 旋转到屈曲状态并失去骶骨支撑，便可下沉入骨盆。脊椎脱垂的定义为在站立位侧位 X 线片上，整个 L_5 椎体位于骶骨穹隆水平线以下。L_5 椎体可下降至骶骨穹隆下方 $2\sim3cm$ 并旋转成屈曲状态，直至 L_5 下终板抵触骶骨前方皮质。L_5 椎体纵轴与地面平行。表 67–1 列举了滑脱进程的解剖学危险因素。

患者为了直立，必须对 L_5 及 S_1 上终板间的腰骶骨后凸角产生代偿性姿势。具体代偿方式有

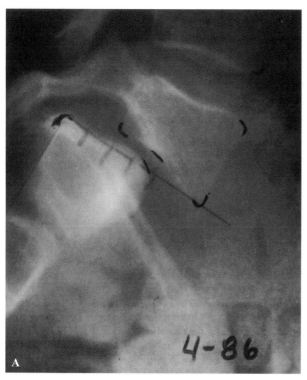 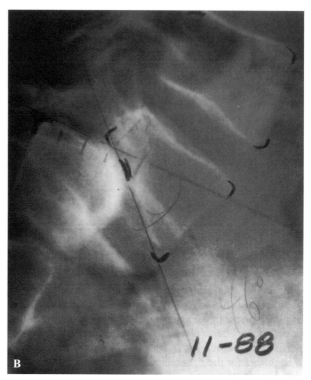

▲ 图 67-1　一例脊椎滑脱进展超过 31 个月的 11 岁女孩，可见椎间盘间隙塌陷伴椎体滑脱，L₅ 后侧椎体及前侧骶骨终板畸形，合并进行性腰骶后凸

表 67-1　滑脱进展的解剖学危险因素

- 后方结构缺失［峡部、关节突发育不良和（或）脊柱裂］
- 骨盆入射角过大
- L₅～S₁ 界面垂直倾斜
- 圆弧形 S₁ 椎体
- 梯形 L₅ 椎体

表 67-2　重度滑脱的腰骶后凸代偿方式

- 腰椎过度前凸
- 胸椎后凸减少
- 骨盆 / 骶骨过伸（垂直或 "后倾"）
- 直立时髋膝屈曲

下列几种。首先，患者腰椎弓起至胸腰段脊椎最大限度前凸，严重者随后可出现胸椎后凸减小。其次，腘绳肌和髂腰肌挛缩进一步使骨盆旋转至更垂直位。腰椎后部挤压于上骶椎前部皮质的应力会使骨盆和骶骨的垂直度进一步加重。如果过度前凸和骨盆后伸仍不能代偿，患者必须屈髋屈膝以恢复直立姿势和达到矢状位平衡（表 67-2）。

　　骨骼异常和直立位代偿姿势是极重度腰椎滑脱患者的特异性表现。腰椎滑脱伴腰骶后凸使胸腔位于骨盆前方。腰椎前移伴代偿性过度前凸使下胸廓凸起。维持矢状位平衡所需的持续性过度前凸使胸腰段脊柱前凸，随着时间推移，胸椎后凸逐渐减少，胸廓前后径变窄。骶骨垂直和骨盆

后伸使臀部扁平，这是脊椎滑脱畸形的特异性表现。极重度滑脱的患者行走需屈曲髋关节和膝关节，身形蹲伏且摇摆步态。

　　严重畸形总伴有躯干短缩，此系腰骶后凸及代偿性过度前凸并伴有 L₅ 椎体下沉入骨盆产生的折叠效应所致，其结果是身体比例失衡，腰部短缩或缺失，侧腹皱褶，腹部突出。一些极重度患者出现肋弓前部抵触髂棘，增加了另一个不适因素（图 67-2）。

　　大约一半需要手术的腰椎滑脱患者存在神经根痛和不同程度的神经根功能障碍[4]。骶骨上的 L₅ 椎体前移牵拉骶骨终板后上角的骶神经根。如果发生快速滑脱，将会出现马尾综合征并伴有排

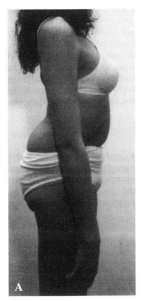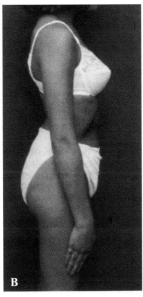

▲ 图 67–2　一名 17 岁女孩在融合术失败后进展成脊椎脱垂，可见其躯干前移并短缩，腰部消失，胸廓向前突起，胸腰段脊柱过度前凸及臀部扁平（**A**）。内固定渐进复位术后 1 年可见正常脊柱力线及躯干高度得以恢复，身体比例及轮廓正常（**B**）

便和膀胱功能障碍[5]。

更常见的是 L_5 神经根卡压。代偿性过度前凸导致 $L_4 \sim L_5$ 小关节肥大。L_5 椎上关节内侧骨赘增生卡压下方的 L_5 神经根（图 67–3）。峡部裂增生的纤维软骨进一步压迫椎间孔区的神经根。椎间盘间隙塌陷可导致椎间孔头尾径变窄。L_5 神经根通常被卡在 L_5 椎弓根和源于下终板纤维环的巨大骨赘间。椎间孔外侧的 L_5 神经根可被髂腰韧带卡压或在 L_5 横突与骶骨翼之间受压。重度滑脱患者 L_5 神经根的受压因素如表 67–3 所示。

三、复位手术的优点

手术复位重度滑脱难度大且风险高，但术后远期疗效更佳。然而重要的是将"复位"定义为恢复正常的腰骶序列，即恢复正常的腰椎前凸同时矫正椎体前移。事实上，"部分复位"可能是有害的。腰椎滑脱患者发生移位的椎体与作用在其上的应力是平衡的。重力和肌肉的收缩力量使腰椎相对于骶骨屈曲、前移。而后方紧绷的软组织

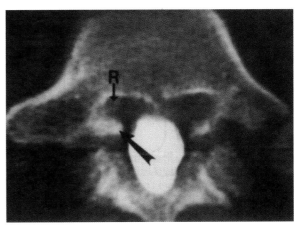

▲ 图 67–3　L_5 椎管造影术后计算机断层扫描显示峡部不连区的特征性骨赘（箭所示）。只有去除骨赘才能减压 L_5 神经根（**R**），以及在螺钉植入前看见椎弓根的内侧下部皮质

表 67–3　重度滑脱致 L_5 神经根卡压的因素

- 侧隐窝区
  - L_5 上关节突肥大增生的骨赘
  - 峡部区肥大的纤维软骨
- 椎间孔区
  - $L_5 \sim S_1$ 椎间盘退变导致高度塌陷
  - L_5 下终板骨赘
- 极外侧区
  - 髂腰韧带
  - L_5 椎横突

及骶骨前部椎体或前方骨赘的支撑限制 L_5 椎体的滑移进展。当这些后方组织在手术显露时被松解切断或者 L_5 椎体被抬离前部骨性支撑时，椎体不稳更易加重滑移。只有恢复腰椎正常序列并妥善固定，进而化解残留的屈曲及滑移应力，才能消除这些不利影响。一旦成功，复位术则明显优于原位融合术。

（一）提高融合率

未恢复解剖序列的情况下融合重度滑脱畸形可使融合区受到持续的弯矩和剪切力。这些力量会阻碍融合进程并加速内固定的断裂或松动。大多数大型的腰骶原位融合术研究指出腰椎滑脱的融合率（72%）较其他腰椎原发病更低[6]。Bradford 和 Gotfried 观察到影像学融合的 10 名有症状的患者中，在手术探查时有 7 名实际上是假

关节形成 [7]。

矫正滑移角（后凸）可恢复骶骨上的身体中心轴，大大降低作用于腰骶植骨材料的弯矩和张力。复位滑移椎体可以恢复腰骶间隙的轴向负荷。脊柱序列复位后予以椎弓根螺钉固定可消除剪切应力。

（二）保留运动节段

大多数重度滑脱的原位融合术无法到达 L_5 横突，需延伸到 L_3 或 L_4。有时还建议融合滑移椎体上方的正常关节，以增加植骨床面积并将融合块放在更垂直的方向上。现已明确长节段腰椎融合会加重相邻运动节段的退变。脊椎复位术可清晰显露 L_5 横突。在大多数情况下，融合单个滑移节段可保留正常运动节段的运动功能。

（三）阻止滑脱进展

力线不良的融合可导致植骨材料经受持续的前方剪切和屈曲力作用。这些力量在植骨材料上产生张力，阻碍愈合，延长未成熟愈合过程；随着时间的推移，即使已经愈合，也可产生持续性疲劳性骨折，并进一步发展为腰骶部后凸。

大多数原位融合治疗腰椎滑脱的英文研究报道，尽管发生牢固关节融合，但畸形仍可进展，平均发生率为 33%[8-14]。滑移角平均进展为 15°～20°。Schoenecker 等报道了 6%（12/189）的 Ⅲ 度或 Ⅳ 度青少年腰椎滑脱患者在原位融合后出现马尾神经综合征及大小便失禁 [5]。普遍认为其病因为骶骨后上角上方的骶神经根受到牵拉所致。即使原位融合成功，仍存在约 1/3 的概率进一步加重，而恢复矢状位力线并良好固定可很大程度消除这些风险。

（四）利于神经根减压

L_5 椎向前滑移牵拉骶骨后上角上方的骶神经根，导致骶神经根病。将腰椎恢复到骶骨上方的适当位置，可以缩短骶神经根的行程，减轻前方

压迫，使马尾神经放松。

50%～70% 的手术患者 [4, 9, 15] 出现腰神经根疼痛或功能损伤多为 L_5 神经根被峡部裂增生的纤维软骨卡压所致（图 67-3）。复位后良好固定可完全解除 L_5 神经根卡压症状而不必担心残留的不稳定或滑脱进展 [16]。

（五）恢复姿势和力学机制

腰骶后凸超过 30° 的患者必须使胸腰段脊柱最大限度过伸以维持矢状位平衡。这会导致肌肉疲劳，L_4～L_5 后滑脱，并可能导致椎间盘退变和小关节改变 [17]。原位融合术后患者仍存在轻度持续性下腰痛及大腿痛，大部分原因为继发于脊柱力学异常所致晚期退变。矫正腰骶椎后凸可以自发矫正腰椎及腰椎代偿性的过度前凸，进而减少肌肉疲劳和恢复正常步态。

腰椎滑脱症患者的腹肌和竖脊肌力量下降 12%～40% [17, 18]。其原因可能为躯干缩短使得这些肌肉在 Blix 曲线上低于其最佳长度。恢复躯干高度可改善长度 – 张力关系，从而改善椎旁肌和腹肌的力量。

（六）改善外观及自身形象

重度腰骶椎后凸患者为了达到矢状位平衡必须保持骨盆垂直和髋膝屈曲，进而出现异常摇摆步态。肋骨前移突出，胸腰椎过度前凸，躯干缩短，臀部扁平，蹲伏姿势影响患者美观。Osterman 观察到接受原位融合的腰椎脱垂患者中，尽管已愈合牢固，但 10 名女孩中有 8 名认为自己的外观很差 [19]。

与 DeWald 等 [20] 及 Bradford 和 Gotfried [7] 的研究一致，我们发现大多数青少年重度滑脱畸形患者对其异常的姿势、比例、身体轮廓和步态感到不满意。完全矫正畸形可以显著改善患者的自我形象（图 67-2）。矫正腰骶后凸可消除蹲伏姿势、蹒跚步态和突出的肋骨，改善臀部轮廓。恢

复躯干高度可消除腹壁褶皱，恢复正常的腰部和身体比例。术前有较大畸形的患者身高增加几英寸会更有吸引力。尤其是青春期的女孩会变得更快乐、更外向，与家庭和同龄人关系也会变得更积极。

四、对复位能力的追求

骨科（orthopedics）一直以来追求的就是笔直的（希腊语，ortho）儿童（paedia）。研究人员和临床医生一直在寻求矫正一种又一种畸形。然而，可能由于手术的复杂性，重度滑脱的复位直到最近才超过原位融合作为临床标准。重度脊柱滑脱复位能力的发展经历了一个漫长而艰巨的过程。它最初源于复位儿童腰椎滑脱的牵引石膏技术。

（一）牵引石膏复位术

一位名叫 Scherb 的德国医生首先报道了脊椎滑脱复位术[21]。1921 年，他对一名 14 岁女孩的活动腰椎滑脱进行复位并使用胫骨移植进行全腰椎融合，术后随访 1 年效果良好。实际上来自新西兰的 Jenkins 医生首先详细描述了滑脱复位术。1936 年，他通过骨盆吊带纵向牵引复位快速进展的滑脱，椎体间植入胫骨骨榫支撑维持，但在术后 1 年最终失败[22]。

1951 年，Harris[10] 采取术前牵引技术，即经髂嵴向前牵引与经股骨进行纵向牵引相结合，使骶骨屈曲和平移复位。行后外侧融合后持续牵引并用石膏裤固定 3 个月[10]。早期报道表明尽管牵引石膏复位应用于儿童偶尔有效，但很少能在植骨融合内固定时继续维持有效牵引，有时还会出现严重的神经并发症。

1976 年的 2 份研究报道重新激发了人们对闭合复位技术治疗腰椎滑脱的兴趣。Scaglietti 等强调了纵向牵引的重要性，即通过最大程度后伸髋关节以便向前屈曲骨盆，进而减轻腰骶后凸[23]。他将患者放置在折叠床上牵引并用过伸位双 Minerva 石膏裤固定。在石膏硬化过程中通过推挤骶骨使其屈曲并恢复前凸。Scaglietti 采用术前 4 个月的牵引加石膏固定及术后 10 个月的石膏维持固定治疗，其矫正率仅约 50%，因此，他放弃了这项技术转而改用内固定技术。Snijder 等[24] 认为术前牵引是没必要的，他成功使用线缆绑定椎板与患者背部外支架进行后路牵引，以维持植骨融合外固定时的复位效果。

尽管进行了这些尝试，大多数报道指出牵引复位加石膏固定治疗腰椎滑脱效果不佳。其无法得到广泛应用的原因有 3 个：首先，几位作者报道至少 1/3 的患者在牵引过程中出现运动障碍；其次，牵引复位加石膏外固定依赖于畸形的活动度，一般不能达到满意的矫正效果；最后，患儿及家长很难长期坚持着石膏裤卧床。

另一方面，Bradford[25] 对中度畸形患儿采用牵引复位加石膏外固定技术复位腰骶后凸获得可接受的结果。他将 L_5 椎板切除，行 $L_4 \sim S_1$ 融合，在 Risser 架上进行过伸位牵引石膏外固定治疗 3 个月。他用钢针将髂骨、用线缆将椎板固定在石膏外固定上，以维持植骨融合期间的复位效果。Bradford[25] 初步实现了将平均滑移角从 33° 复位到 12°，但滑移距离或躯干高度几乎没有变化。椎体滑移超过 70% 或 L_4 椎在 S_1 椎轴面前方的患者，畸形复位效果往往会发生部分丢失。

（二）后路撑开内固定术

1969 年，Paul Harrington[26] 首次使用内固定撑开复位腰椎滑脱。他在一名 13 岁女孩的 L_1 椎板和穿髂骶骨棒之间放置撑开棒，撑开脊柱通过韧带整复可复位大部分滑脱，接着对患者进行 Gill 椎板切除及侧方髂骨融合术，术后采用人字形石膏固定[26]。撑开内固定的使用很快得到大家认可。Scaglietti 等改进手术材料，用骶骨翼钩替换了用于远端固定的穿髂骨棒[23]。Harrington 后来增加了 L_5 椎弓根螺钉并用钢丝捆绑在撑开棒上。

撑开内固定的复位效果普遍较差。Harrington 和后来的 Edward[27] 的报道指出，远端仅有一个非刚性固定点的棒通常旋转成复位丢失的屈曲状态。Harrington[26] 与 Scaglietti[23] 等增加了椎间融合术，以减轻复位后的丢失。然而，他们的长节段融合固定导致腰椎前凸明显减少变平。对于腰椎滑脱不完全复位的患者来说，这成了一个主要问题，他们需要腰椎过度前凸来维持矢状位平衡。

20 世纪 70 年代后期，学者们开始尝试缩短融合节段的长度。一些医生开始进行从 T_{12} 到骶骨的长节段固定，但仅融合 $L_4 \sim S_1$ 节段并在后期取出固定棒。Kaneda 等[11] 采用 L_3 或 L_4 到骶骨的短棒固定，但力线效果较差。Kaneda 研究中的 39 例患者接受此类撑开棒治疗后椎体滑移仅仅些许改善，但滑脱角却增加了 7°。

（三）前后路联合切除复位术

由于闭合复位技术的局限性和后路撑开棒的不足，外科医生扩大手术范围以寻求更有效的复位能力。采用前后路联合手术治疗腰椎滑脱最早见于 1956 年 Denecke[28] 在德国期刊上发表的论著。他在前路切除 L_5 下端椎体同时后路切除骶骨穹隆以缩短脊柱，并经后路在 L_5 和 S_1 之间使用内固定，杠杆作用将 L_5 椎体向后撬拨复位至骶骨上方适当的位置，最后使用轴向 Steinmann 钉固定维持复位效果。

1973 年，DeWald 等[20] 对青少年患者Ⅲ度和Ⅳ度脊椎滑脱进行分期手术治疗。初次手术经后路切除椎板、侧方植骨并植入 Harrington 撑开棒。二次手术经前路切除椎间盘伴或不伴截骨术，同时放置大楔形髂骨块进行植骨。患者石膏裤固定卧床休息 3 个月后接受第三次手术去除 $L_1 \sim S_1$ 的 Harrington 棒。他报道的 14 例患者中有 13 例

滑脱和腰骶后凸畸形获得中度矫正。Bradford 报道了类似手术方法，但在第三次手术时更换成 Harrington 加压棒[29]。

随后采用分期前后路复位技术治疗青少年患者Ⅲ度和Ⅳ度脊椎滑脱的几个主要研究指出，虽然术后滑移及后凸矫正率均超过 50%，但并发症的发生率很高。约有 25% 的患者出现持续性神经功能缺损和 15% 的患者出现滑移伴或不伴完全丧失复位效果[7, 9, 20, 29]。

20 世纪 70 年代中期，Louis 等一些欧洲学者进行前后路联合复位治疗腰椎滑脱后，增加椎弓根固定以维持矫形效果并允许患者早期下地行走。Dick 也在采用分期手术复位Ⅲ度和Ⅳ度重度滑脱中应用椎弓根螺钉固定[30]。他先用经皮骨针进行牵引，再经前路完成椎间盘切除和植骨，最后进行椎弓根螺钉内固定。他报道的滑脱和后凸矫正率为 60%，而残留神经功能缺损发生率为 20%。

（四）椎体切除

为改善脊柱完全脱垂患者的脊柱力线，一些外科医生延伸了脊柱缩短的概念，即切除整个 L_5 椎体。这样可以松解周围软组织，便于复位并最大限度地减少腰神经根的牵拉。Gaines[31] 和 Nichols 在 1985 年报道了该手术方法[32]，他们先从前路切除 L_5 椎体，接着经后路切除 L_5 剩余部分并通过 L_2 与骶骨翼间的 Harrington 撑开棒复位滑移。最后在完成 L_4– 骶骨外侧融合后采用后路内固定维持复位效果。患者术后需人字形石膏固定并卧床休息 5 个月，但随着椎弓根螺钉固定技术的出现可将这一时间缩短为 4 ~ 6 周。

Gaines 等研究了大约 40 例病例，发现 L_5 椎体切除可以纠正滑移，但不能增加躯干高度，也不能恢复腰骶前凸。这是因为腰椎脱垂时 $L_4 \sim L_5$ 椎间盘过度前凸，L_5 椎体切除时消除了由 $L_4 \sim L_5$ 椎间盘间隙构成的 20° 前凸角，便很难恢复正常的腰骶前凸。

综述所有关于椎体切除的研究发现，大约 50% 的患者术后出现一过性神经功能损伤，而持续性无力的发生率差异很大，为 10%～50%。由于其风险和难度，椎体切除最好仅限于僵硬性腰椎脱垂患者，对于他们而言不进行广泛的手术几乎没有成功的机会。

（五）椎弓根螺钉杠杆复位术

对于追求单纯后路手术的医生而言，由于重度滑脱总是伴有腰骶后凸和身高下降，很明显仅靠钢板和螺钉的后移是不能矫正畸形的。为了获得必要的复位高度，Schollner 等[33] 提出了后路杠杆或"撬棍"（crowbar）技术。

他用螺杆和开槽钢板完成了 L_5 的后移[33]。先将钢板由与 S_1 背孔吻合的远端凸缘固定在骶骨上。在神经传导功能监测下，他将 Cobb 骨剥器插入椎间盘间隙抬高 L_5 椎体，然后拧紧 L_5 椎弓根螺杆上的螺母，将 L_5 向后拉到骶骨上。Matthiass 和 Heine 报道了 48 例采用 Schollner 后路复位技术治疗的青少年患者，47 例畸形得到良好矫正，虽然 1/3 的患者术后出现神经功能缺损，但大部分得以恢复[18]。

Roy-Camille 积极推广后路螺钉移位复位技术。Steffee 和 Sitkowski 在 20 世纪 80 年代末将这项技术应用于重度畸形。他们在需要脊柱短缩时切除骶骨穹隆[6]，用"撑开器"（persuader）手动抬高 L_5 进行撑开，并通过短缩开槽钢板上的螺杆进行后移。术中进行复位时使用感觉诱发电位监测，通过椎间植骨前路支撑和椎弓根螺钉钢板固定。将钢板塑形成前凸后，用椎弓根螺钉重新固定。Steffee 报道了 14 例接受 Schollner-Matthiass 技术治疗 III 度和 IV 度滑脱的患者，其中 11 例同时行椎间融合术和侧方融合术，均保持良好复位效果。

Edwards[27, 34] 在 20 世纪 80 年代末介绍了通过组织应力松解进行渐进式矫形复位。这对于 3 级和大多数 4 级畸形而言，无须进行椎间盘切除、杠杆复位和椎间植骨，与先前报道的技术相比复位效果更好、并发症更少。Harms 后来主张切除椎间盘并植入椎间融合器增加腰椎前凸（图 67-4）。

五、复位手术适应证

有效恢复并维持重度脊椎滑脱患者的脊柱力线现在已成为可能。大多数的疼痛、畸形或神经病变需要手术来解决。与原位融合相比，当复位技术优点更多且失败风险更小时，则应采取复位技术进行复位。对于能够熟练运用当下各种复位技术的外科医生而言，获得有效数据支持的手术指征如下。

（一）神经损害

骶神经根牵拉可导致复位后大小便失禁或跖屈无力。L_5 滑脱可使骶骨终板后上角的骶神经根紧张，可导致膝、踝关节跖屈无力或者大小便障碍（马尾综合征）。恢复椎管力线可使马尾松弛、减轻骶神经根前方压迫。由于原位融合术后滑脱

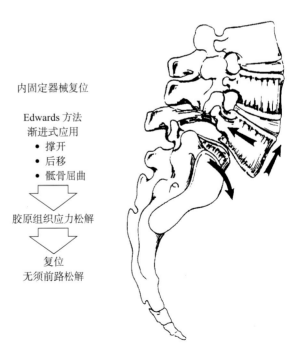

▲ 图 67-4　渐进式器械复位的生物力学机制

可能进展，即使存在细微的骶神经根损伤征象也应该进行复位 / 固定术。Schoenecker 及其同事[5]分析了 12 名原位融合术后出现马尾神经综合征的患者，其中有 2/3 的人在术前就存在细微的骶神经根损伤迹象。这些症状包括 Lasague 征强阳性、跟腱反射减弱，以及轻微大小便功能障碍。

L_5 神经根病——许多接受手术的腰椎滑脱患者存在 L_5 神经根疼痛或功能损伤。手术时进行彻底减压能完全缓解神经根性痛并促进神经功能恢复[4, 6, 9, 12, 14]。但是 Gill 椎板切除术及 L_5 神经根减压术可加重滑脱及骨不连，而复位 / 内固定术能保证彻底减压且不增加术后滑移风险。

（二）矢状面失代偿

腰骶后凸可能进展致使矢状位平衡难以维持。其原因可能是竖脊肌疲劳或过度前凸的结构限制，也可能是腰椎、胸椎，甚至颈椎应力性过伸所致关节突炎症。任何一种情况可使重心前移，增加腰骶关节的屈曲力的大小，加速滑移。在此情况下，必须复位滑移恢复脊柱力线，使小关节和髋关节在其正常运动范围内活动。

（三）美容学

存在明显外观畸形的重度滑脱可导致情绪困扰而需进行手术重建。对美观的心理需求，特别是青春期女性的心理需求，足以克服重度腰椎滑脱复位术带来的相关并发症的发生率[35]。恢复患者解剖力线可显著改善其脊柱生物力学、外观和自我形象。

（四）滑脱进展的高危险因素

已知有几个因素可明显增加腰椎滑脱原位融合术后发生滑移进展或骨不连的可能性，并且这些危险因素效应可叠加。虽然涉及手术决策制订，但我们认为当患者存在 3 个或 3 个以上的危险因素时就应该进行复位手术。

(1) 滑脱程度在儿童中超过 35%，在成人中超过 50%——众所周知，大多数进展发生在儿童后期和青春期早期。Laurent 将年龄与滑脱程度相关联后得出结论，年轻人滑脱超过 30° 更易进展[36]。滑脱程度达到 50% 的患者的腰骶接触面仅为正常的 38%，然后随着滑脱的进一步进展迅速减小[24]。由于接触面积的减少，不稳定性增加，原位融合术后骨不连和滑脱进展发生率增加。重度滑脱进行原位融合术后出现神经功能损伤的风险可能比复位固定术更大[34]。

(2) 年轻女性——与其他患者群体相比，年轻女性滑脱程度更重，也更重视复位的美容效果。在青春期和怀孕期间女性往往比男性更容易出现腰椎滑脱。在 Bosworth 的研究中[8]发现 25% 的女性发生腰椎滑脱而男性为 14%。Osterman 研究了 87 例重度滑脱的青少年患者后指出其中 10 例最严重的畸形患者均为女性[19]。

(3) 腰骶后凸角 > 10° 或滑脱角 > 30°——腰骶后凸指的是近端骶骨椎体后缘垂线与 L_5 上终板平行线形成的夹角。滑脱角是同一骶骨椎体后缘垂线与 L_5 椎体下缘平行线的夹角。

(4) 梯形 L_5 椎体——L_5 发生椎体后部高度不及前方高度的 75% 的梯形畸形（楔形），可认为其是滑脱进展的独立危险因素。Bosworth 等的研究成果发现滑移进展与 L_5 楔形变相关[8]。

(5) 圆形骶骨终板前端——前端骶骨终板呈圆形的患者滑脱更易进展[9, 24]。相比之下，骶骨前端呈鹰钩状（骨赘形成）的患者的滑脱进展的可能性更小。

(6) 骨盆入射角 > 70°——骨盆入射角（PI）即侧位 X 线片上 S_1 终板中垂线与股骨头中心连线的夹角[3]。PI 随着骶骨穹隆与股骨头（重心）之间的距离增加而增大。Curylo 等[2]研究 53 例腰椎脱垂患者，发现其平均 PI 为 76°，而轻度滑脱患者的平均 PI 为 65°，正常受试者的平均 PI 为 50°。高 PI 度数与骶骨倾斜和腰椎过度前凸有关，两者均可增加垂直剪切力，延迟术后融合，促进滑脱进展，并可能会造成神经损伤后遗症。

(7) L_5 后部结构发育不良——包括脊柱裂、峡部延长和小关节发育不良。这些异常与滑脱的严重程度相关，在腰椎脱垂患者中发生率为 62%。

（五）腰骶部活动过度

在过屈过伸位 X 线片上，脊柱活动滑移超过 3mm 或 $L_5 \sim S_1$ 角度超过 10°，原位融合术后很难不进展。另一方面，畸形越柔韧，手术更容易，风险也更小。

需要强调的是对于一些极重度腰椎滑脱的成年患者来说，手术是不可取的。对仅仅表现为重度腰椎滑脱畸形患者进行长时间重建手术是不合理的。随着患者年龄的增长，复位手术的难度和风险增加，而畸形进展的风险却是降低的。例如，一名婚姻幸福的 43 岁务工农民的 X 线片提示腰椎脱垂后被转诊建议进行复位手术。他有活动相关的间歇性下腰痛，偶尔放射至大腿外侧，但无须镇痛药物治疗。他的矢状位失衡仅几厘米，但他走路毫不费力，步态也微微蹲俯。除一侧跟腱反射消失外，其他神经系统体征均为阴性。X 线片显示一大块骶前骨赘支撑滑脱的 L_5 椎体，动力位 X 线仅存在轻微的运动。因而不建议该患者进行手术治疗。

当需要进行复位手术时，我们的目标是选择矫形程度最大但并发症最低的方法。根据我的经验和现有的结果，对于重度腰椎滑脱患者而言，从后路渐进式内固定复位可以实现这一目标。最近我们采用单纯经后路渐进式内固定复位技术连续性治疗 98 例 IV 度滑脱或腰椎脱垂患者，滑脱复位效果良好且无须进行前路松解或椎体切除术。

六、渐进式内固定复位技术

Edwards [27] 于 1986 年首次提出"重度脊椎滑脱的渐进式内固定复位技术"概念，通过术中应用后路内固定进行应力松解完全复位畸形。结合 4 个原则完成渐进式内固定复位：①同时施加 3 种矫形力；②远端两点固定；③黏弹性应力松弛；④恢复整体解剖力线，消除椎间植骨的需要。自此，我们反复改进这项技术以最大限度地提高其安全性和可靠性，但原则没有改变 [27, 34, 37, 38]。

（一）三种矫形力

由于腰椎滑脱畸形是由向前滑移、高度下降和腰骶后凸引起，我们推测通过同时施加撑开、腰椎后移和骶骨屈曲（前凸）的相反力量，实现完全复位是可能的（图 67-4）。

三种矫正力的同时应用需要具有三维可调性的内固定器械。因此，我们开发了 Edwards 模块化脊柱系统（EMSS），它包括用于初始撑开的细棘轮棒，以及棒和椎弓根螺钉之间可后移腰椎和屈曲骶骨的可调连接器。无论使用哪种脊柱内固定都必须进行前方撑开、后移和后方加压才能完全畸形复位。

（二）远端两点固定

远端单点固定的重度滑脱复位术容易失败。依我早期脊柱复位经验，脊柱棒倾向于绕着单节段螺钉旋转可导致复位效果部分丢失，而远端采用 S_1 和 S_2 螺钉固定时复位效果维持得更好。Boos 等 [27] 后来报道使用 Cotrel–Dubousset 或 AO 螺钉内固定器械复位连续性治疗了 10 例远端固定于 S_1 的患者，平均随访 56 个月，发现 1/2 患者出现了骨不连、内固定失败和复位丢失 [39]。当远端只固定在 S_1 椎时，由于复位后腰骶关节承受相当大的屈曲力，螺钉容易发生疲劳断裂或松动。而远端采用两点固定可达到最佳复位效果并能有效地中和这些屈曲力。

可用于远端两点固定的备选方案包括 S_1 和骶骨中间螺钉、S_1 和髂骨螺钉、S_1 螺钉和前路椎间支撑。前方支撑包括骶骨切除术后复位 L_5 椎体后的骨对骨对接（加或不加 Harms 提到的椎间间隔器）。复位效果的维持与远端固定点之间的距离和固定点的把持力成正比。因此，腰椎脱垂畸形复位后首选两对独立的骶骨钉或骶髂螺钉。

（三）应力松弛

为减少手术的规模和神经血管损伤的风险，我们采用了黏弹性应力松弛技术并避免突然的手动操作。正如弯曲的安德里之树（tree of Andre）所象征的那样，使用矫正力逐渐矫正畸形是骨科由来已久的原则。我意识到应力性松弛技术在矫正创伤性后凸畸形的巨大潜力，类似地应用于重度滑脱，通过三种矫正力持续作用几小时，将前部挛缩组织逐渐拉伸达到复位畸形效果，而无须切除椎间盘或前路松解[38]。通过不断增加撑开、后平移和屈曲骶骨的力量，前部挛缩的组织结构逐渐拉长，直到恢复到原始尺寸，可完全矫正大多数脊柱畸形（图 67-5）。

（四）解剖力线

恢复正常解剖力线可减少前方融合器或植骨材料的使用。当腰骶力线恢复后可使腰骶关节不再极度屈曲。后外侧植骨融合不再承受过大的张力，不用额外进行前路融合即可愈合。相反，部分复位（矫形率不及 60%）的重度滑脱往往会使脊柱不稳定，即使采用椎弓根固定也不能改善原位融合术后效果[14, 39]（图 67-5）。

七、Edwards 渐进式复位手术技术

为验证渐进式内固定复位术疗效，我们于 1985 年开始进行前瞻性研究连续治疗 18 例重度滑脱患者，所有患者均采用一期经后路单用矫正力而无须切除椎间盘的治疗，并于 1990 年报道

了 2 年随访结果[34]。通过此手术方式治疗使躯干高度恢复正常，同时保持了 91% 的滑移矫正率和 88% 的腰骶后凸矫正率。2～4 级滑脱的患者均没有神经系统并发症；但 2 例腰椎脱垂患者复位矫形术后出现一过性神经功能障碍。

结合手术分期、骶骨穹隆截骨术和其他技术降低复位腰椎脱垂的风险。在接下来的 15 年里，我们反复改进手术操作，追求实现各级腰椎滑脱的完全复位和最大限度的安全性。目前已获得的结果均会在本章末进行详细介绍。

重度腰椎滑脱一般包括 3 级、4 级滑脱和完全脱垂。我们已然了解采用渐进式内固定复位而无须椎间盘切除可一期经后路安全可靠地完成 3 级和大部分 4 级腰椎滑脱的复位。下面列出的几个腰椎脱垂的复位步骤，在治疗 3 级和大多数 4 级滑脱时可以省略。

虽然复位对脊椎脱垂患者的益处最大，但手术更为复杂，可带来一些神经根病的风险。畸形矫正后增加腰神经根走行长度并拉紧挛缩的前方韧带结构，反过来使脊柱内固定材料承受比轻度畸形复位后大得多的应力。因此，腰椎脱垂复位后腰神经根损伤和内固定失败的可能性最大。对于边界性或完全性腰椎脱垂患者，我们增加了额外的步骤和手术技术，以增加其安全性和可靠性。这些措施包括最初使用骶骨翼棒抬高 L_5、头顶牵引后移、骶骨穹隆截骨术和（或）阶段性复位来减缓神经牵拉速度。

（一）术前计划

站立位腰椎正位和侧位 X 线片可对畸形进行分级并评估椎弓根大小、骨骼质量和潜在的脊柱侧弯。对于正位 X 线片无法显示椎弓根大小的儿童，CT 扫描有助于选择合适直径的椎弓根螺钉进行手术。由于牢固的椎弓根螺钉固定对于实现和维持复位效果至关重要，患有严重骨质疏松症的老年患者不宜进行复位手术。

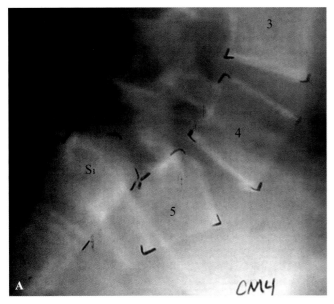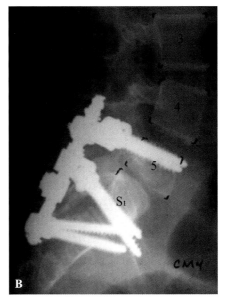

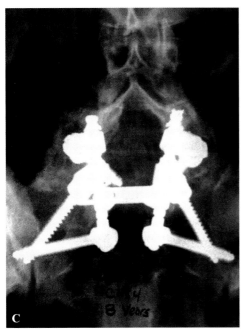

▲ 图 67-5　一名 11 岁女童患者腰椎脱垂伴有极度腰骶后凸（A）。三种矫形力的增量应用实现了完全复位且无须前路手术或截骨（B）。骶骨两个独立固定点和正常的脊柱力线利于融合成功，随访 8 年矫形无丢失（C）

过屈过伸位 X 线片可明确腰骶活动度和评估胸腰段脊椎前凸的僵硬程度。当过屈过伸或站立仰卧位 X 线片上未见活动度时，CT 扫描或磁共振成像也可以用于判断是否存在自发融合及其位置确定。

（二）神经根伸长极限

将腰椎从骨盆内抬高并向后平移到 S_1 上方的正常位置会拉长下腰段神经根的走行。矫正腰骶后凸主要牵拉中腰段神经根，特别是在僵硬性胸腰段代偿性前凸的患者中[37]。我们已经确定一次手术中神经根可耐受 2～5cm 的伸长而不会发生功能损伤。当出现以下情况时神经根伸长范围减小（从 5cm 降至 2cm）：①患者年龄超过 20 岁；②腰椎脱垂持续时间超过 2 年；③ $L_5 \sim S_1$ 滑脱角 > 50°；④过屈过伸位 X 线片提示整个腰椎前凸僵硬；⑤既往尝试过腰骶融合。如果存在上述五个危险因素，一天内神经根伸长只能在 2cm 内才是安全的。如果没有上述危险因素存在，神经根可被伸长 5cm 而不受损伤。

过屈过伸侧位 X 线片可用于制订复位手术计划及确定"神经根伸长极限"，站立侧位 X 线片上过伸的腰椎前凸在复位手术后会放松至更接近于屈曲 X 线片所见的腰椎力线。为了模拟完全复位效果，需屈曲骶骨，使其长轴与垂直方向成 35°。将 $L_1 \sim L_5$ 进行如下描图：L_5 复位的位置、L_3 终板水平、L_1 垂直居中在 S_1 的前方皮质上（图 67–6）。

确定完全复位后神经根伸长的范围，可通过站立侧位 X 线片及复位后描图来测量从 L_4 椎弓根（神经根起点）到坐骨切迹（神经根出口）的距离。该差值表示预期的神经根可伸长距离[40]。如果计算出的神经根伸长距离低于预测耐受长度时，可进行一期内固定复位手术。如果复位后的位置需要伸长神经根的距离超过耐受极限，则有两种选择，即两次复位手术，间隔一周；和（或）经后路对骶骨近端进行 0.5 ～ 1.5cm 截骨，短缩脊柱。

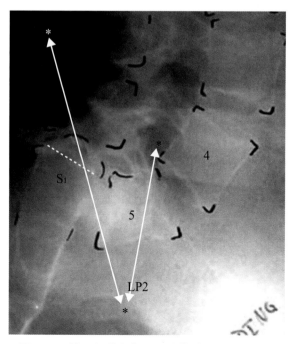

▲ 图 67–6　神经根伸长极限。术前站立位 X 线片上的描图显示复位后的腰椎位置。复位后 L_4 孔至坐骨神经切迹的距离增加 4cm。这位患者的神经根伸长极限为 3cm，因而需要将对骶骨穹隆截骨 1cm

采用两种描图法规划骶骨截骨术。在神经根伸长极限范围内描出骶骨上方复位后的 L_5 椎位置。在术前站立侧位 X 线片上标明在神经根伸长极限范围内获得满意力线所需的骶骨截骨量和斜率。如果骶骨缩短超过 1.5cm，将复位分为两个或多个阶段，有利于在复位间隙使神经根耐受。

（三）患者体位及显露

患者取俯卧位，腹部悬空以降低静脉压。屈髋 30° 利于腰骶部视野显露，屈膝 70° ～ 90° 以放松坐骨神经。放置内固定后再伸展髋部以便于复位。对滑脱角＞ 45° 的 4 级滑脱与所有腰椎脱垂患者，在复位过程中通过 SSEP 和 EMG 电极监测股四头肌、腓骨后胫肌和腓肠肌的神经功能。腰椎脱垂患者还可应用头上牵引桥治疗。

开始显露时要小心，因为腰椎脱垂患者在突出的骶骨上通常只有一层薄薄的软组织。我们观察到 62% 的腰椎脱垂患者存在隐匿性脊柱裂。因此，在切开和使用 Cobb 或 Bovie 剥离子时极有可能导致硬脊膜撕裂。手术全程保护 $L_3 \sim L_4$ 和 $L_4 \sim L_5$ 小关节囊和 L_4 近端的棘间韧带。

（四）监测神经功能

对于滑脱角＞ 45° 或滑移 90% 以上的畸形需对腓神经和胫后神经进行 SSEP 与肌电图监测，而对腰椎脱垂患者应在此基础上额外监测股四头肌神经。波幅下降 50% 或潜伏期延长需要逐步减轻复位程度，如果正常信号不能迅速恢复则需要进行唤醒测试。

指导患者唤醒试验时背伸踝关节，使患者为可能的唤醒试验好准备。当在复位过程中监测显示持续性异常或在腰椎脱垂畸形一期复位 2/3 以上后且伤口闭合前，应进行唤醒神经试验。这是因为在运动功能下降的情况下 SSEP 信号仍可能是正常的。如果在唤醒测试中观察到（通常是单侧的）背屈无力，应逐渐减轻复位程度直到正常功能恢复。如果主动背屈不能恢复，逆转复位程度直到 L_5 神经根有轻微松弛表现。此时锁紧内固定，维持部分复位效果，不稳定的脊柱不利于神经功能恢复。

我们通过直接刺激 L_5 神经根进行肌电图检查来评估 L_5 神经根功能，根据目前可用的技术，它似乎不是可靠的神经功能指标。

（五）骶骨翼撑开棒

在腰椎脱垂复位过程中，我们推荐骶骨翼棒和后方牵引两种形式的辅助牵引。这两种技术都在不延长手术时间的情况下延长了应力松弛的时间。在复位过程中，它们还可以保护远端骨 - 螺钉界面免受应力过载（图 67-7）。

切开伤口后立即放置骶骨翼棒以抬高 L_5，利于直视下安全减压 L_5 神经根。近端固定时将 EMSS 的组合连接器经外侧进针点植入 L_4 椎弓根，以免损伤 $L_3 \sim L_4$ 小关节囊。组合连接器由椎弓根螺钉 - 旋转接头 - 螺纹杆和可调环体组成。

远端固定时，将高解剖钩（10mm）的脚部插入骶骨翼上缘磨钻预制孔内。将短棘纹通用棒（EMSS）远端插入挂钩，近端插入 L_4 组合连接器环体中。环体以小幅度向上逐渐沿棘纹升高骶骨翼棒，逐渐将 L_5 从骨盆中提起。当最终的脊

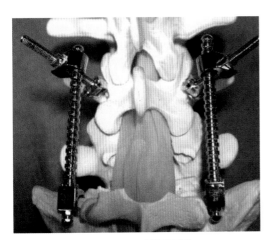

▲ 图 67-7　**骶骨翼棒**

棘纹棒放置在临时 L_4 螺钉和骶骨翼钩间，以便在游离 L_5 神经根和置钉前从骨盆抬高 L_5。L_4 处的组合连接器利于棒的铰接

椎结构组装好时移除骶骨翼棒。

如果只使用多轴万向螺钉，另一种方法是让 L_4 螺钉留出 $1 \sim 2cm$ 的高度以便与骶骨翼棒连接。如果不能使用骶骨翼钩，远端固定时，将 S_1 螺钉从 S_1 小关节的正外侧朝向骶骨穹隆顶的前上角并靠近中线植入。当使用光面棒时，需要反复地松开和拧紧 L_4 螺钉以增加渐进性撑开。

无论使用何种内固定，都需常用透视检查，密切监测撑开程度。早期过度撑开是患者出现腰神经根牵拉及神经根病最常见的原因。它还可牵张 $L_4 \sim L_5$ 小关节囊导致晚期 $L_4 \sim L_5$ 后凸。为避免这些问题，L_5 椎体在骶骨穹顶上方撑开不应超过几毫米的距离。

（六）过头顶牵引

用骶骨翼棒逐渐撑开的同时，我们装配过头顶牵引辅助腰椎脱垂的渐进式复位。过头顶牵引可将腰椎向后平移，也利于观察 L_5 神经根。它还可以消除大部分内固定复位时骶中螺钉或髂骨螺钉拔出载荷，以防止远端骨 - 螺钉界面失效。术前在手术台头端架好骨折支架设备建成的牵引桥。该牵引桥是由手术台两侧的垂直立柱和位于患者胸部上方的横向连接水平牵引杆构成（图 67-8）。

由连接到 L_4 连接器环体或骶骨翼撑开棒近端的灭菌 18 号线缆提供后向量。麻醉医生将这两根牵引线绑在牵引绳上。牵引绳穿过滑轮，滑轮固定在手术台头端上方竖立的吊架上。在每根绳子的末端添加重量，先 20 磅，后 30 磅，产生头尾向量。骶骨翼棒的连续撑开结合背部的持续牵引，使挛缩的前部组织产生应力松弛。L_5 椎体逐渐从骨盆升起，绕过骶骨穹顶。骶骨翼棒和过头顶牵引通常完成复位操作前 1/3 部分。

（七）L_5 神经根减压

在 L_5 椎弓根螺钉植入之前进行 Gill 氏椎板

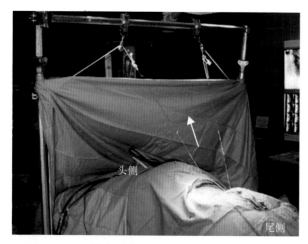

▲ 图 67-8　无菌牵引线缆与 L_4 组合连接器相连，然后连接到脊柱棒的近端。连接在牵引桥滑轮上的牵引绳，两边各加 25 磅重量，以产生向后平移的牵引力

切除和 L_5 神经根减压非常重要。将 L_5 弓（两侧椎板及棘突）整块切除，如果为脊柱裂则分 2 块去除。首先，将远端黄韧带和小关节囊剥离。然后用巾钳夹住棘突，逐渐向头侧旋转椎板，同时剥离其底面的硬膜外脂肪和静脉，并从内向外切断近端黄韧带。旋转插入 $L_5 \sim S_1$ 关节突中的 Cobb 剥离子，将 L_5 椎板从填充峡部裂隙的纤维软骨组织中撕下来，一次撕脱一侧。

L_5 上关节突内缘和部分峡部不连的纤维软骨覆盖 L_5 神经根（图 67-3）。用小角度 Kerrison 枪钳伸入 $L_4 \sim L_5$ 关节突关节近端椎管，咬除多余的黄韧带、L_5 上关节突内侧突出的骨赘和各种覆盖 L_5 根的纤维软骨。用 $3 \sim 4mm$ 窄口 Kerrison 枪钳在髂腰韧带上继续向外侧减压直到 L_5 神经根从髂骨翼前方通过。除了减压神经根外，这种剥离还会松解挛缩的髂腰韧带，以便于随后的复位[34]。在整个手术过程中应该定期检查 L_5 神经根，避免其损伤。

（八）选择性骶骨穹隆截骨术

如果术前根据 X 线片计划骶骨近端截骨术，则需游离 L_5 和 S_1 神经根及硬膜囊以显露骶骨穹隆。用双极电凝灼烧纤维环上的硬膜外静脉丛。将一个 1/4in 宽的骨刀插入骶骨穹顶，在 C 形臂透视下调整使其匹配术前 X 线片上计划的截骨位置（图 67-6）。截骨先从硬膜囊一侧切除 1/2in 的骨块，再从硬膜囊另一侧切除剩余骨块。然后，使用弯形骨刀和大垂体咬钳，在 L_5 椎体底部切除后方突起的骨赘和附着在其上的纤维环。将截下骶骨穹隆垂直分割成数块，并与腰骶椎间盘一起分块取出。如果骶骨穹隆截骨厚度超过 1cm，则有必要构建一个由后内侧至前外侧的通道（假神经根管）直达骶骨翼上方，使 L_5 神经根从 L_5 横突和骶骨翼之间穿出。

骶骨后穹隆截骨可以安全地缩短 1.5cm。如果需要进一步短缩，最好是分阶段复位。在非常严重的脱垂畸形病例中可能会用到后路 L_5 椎体下段截骨术完成额外的缩短术。在频繁的 C 形臂透视下使用骨刀截骨比磨钻更安全。

（九）脊柱的固定构架：椎弓根螺钉固定

脊柱复位的三种矫正力（撑开、屈曲骶骨后移和加压）是通过使用脊柱矫形器（EMSS）来施加的。对于绝大多数病例，只需跨 $L_5 \sim S_1$ 运动节段并用 L_5、S_1 螺钉和中骶骨或髂骨螺钉固定即可。远端的两个点固定可在矢状位锁定棘纹棒。L_5 螺钉和棒之间的可调节元件提供了撑开力，缩短螺钉和棒间的距离以便于后移，然后进行轴向加压。

（十）临时的 L_4 椎弓根螺钉

如前所述，初步骶骨翼螺钉和头顶牵引有助于腰椎脱垂的复位。复位时骶骨翼棒和上方的牵引线连接到临时 L_4 椎弓根螺钉上，复位完成后安装 $L_5 \sim S_2$ 脊柱固定架并移除 L_4 螺钉。永久使用 L_4 螺钉的指征仅限于伴有结构性脊柱侧弯、术中 L_5 固定失败和 $L_4 \sim L_5$ 椎间盘功能不全。

（十一）L_5 椎弓根螺钉

一旦骶骨翼棒撑开和过头顶牵引将 L_5 抬出

骨盆便可安全植入 L$_5$ 椎弓根螺钉。直视 L$_5$ 神经根和椎弓根内侧皮质并在 C 形臂透视下完成 L$_5$ 椎弓根钉道的准备。椎弓根探子朝内 20°，避开 L$_4$～L$_5$ 关节囊并触及椎体前皮质，触及钉道壁周围骨质完整。对于肌肉发达或肥胖型患者，通常有必要在多裂肌外侧切开筋膜，自肌肉间隙进入，使椎弓根探头获得最佳的内倾角度以便后续置入椎弓根螺钉。

用 C 形臂正侧位双平面透视确认钉道正确后，将组合连接器（EMSS）插入 L$_5$。这些可调节装置由椎弓根螺钉、旋转接头、棘纹棒和用于铰接棒的棘轮环构成。如果使用螺丝螺栓穿过开槽钢板或其他替代装置，它必须能够撑开，逐步缩短以实现后移及最终的加压功能。最重要的是，它必须适应当 L$_5$ 围绕骶骨穹隆从后凸旋转到前凸位置时 L$_5$ 螺钉和脊椎棒之间的角度变化。

L$_5$ 椎体的固定是完全复位重度畸形的关键。某些腰椎脱垂患者的 L$_5$ 椎弓根发育不良或直径太窄使之无法置钉。如果在尝试置钉时发生椎弓根骨折，可显露椎弓根外侧经其底部将螺钉置入椎体中。如果此操作失败，则需向上延伸到 L$_4$ 置钉。

（十二）S$_1$ 椎弓根螺钉的选择

S$_1$ 螺钉是脊柱内固定的支柱，置钉时可向内经骶椎椎弓根也可向外经骶骨翼。当计划远端骶骨中段固定和骶骨大段截骨后宜选择双皮质翼钉。双皮质翼钉进入 L$_5$～S$_1$ 关节突与 S$_1$ 背孔外侧缘之间的后部皮质。螺钉在矢状面上垂直于骶骨近端的长轴，在横断面上外偏 30°。仔细钻破骶骨翼前部皮质以确保双皮质固定安全（图 67–9）。

内向 S$_1$ 螺钉经 S$_1$ 上关节突的外侧皮质进钉，向内 25° 角经椎弓根抵达 S$_1$ 终板和前皮质的交界处。当需髂骨螺钉进行远端固定或伴发脊柱侧弯时近端固定延伸至 L$_5$，此位置是首选。在生物力学测试中，我们发现朝外双皮质和头端内向 S$_1$ 螺

钉具有同等的抗疲劳断裂强度（表 67–4）。

（十三）远端螺钉的选择

任何腰椎滑脱的尾端都需要两个独立的固定点，以便在复位时提供足够的杠杆臂屈曲骶骨及复位后可靠的机械固定。这可通过骶骨中段螺钉或髂骨螺钉来完成。骶骨中段螺钉突出不明显时仅需少量解剖剥离，不会损伤骶髂关节。其置钉速度也比髂骨螺钉快，但对精准性要求较高。髂骨螺钉远端固定更牢固且更具容错性，适用于骨质疏松的骶骨、体型庞大或肥胖的患者，以及最严重的腰椎脱垂的复位（表 67–5）。

骶骨中段螺钉的置入需更加注意，因为脊柱固定时相比于其他螺钉其更容易失败。在生物力

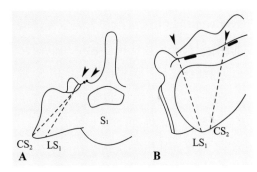

▲ 图 67–9　脊柱固定构架的最佳两点骶骨固定包括 S$_1$ 外展螺钉（lateral S$_1$ position，LS$_1$）和 S$_2$ 汇聚螺钉（converging S$_2$ position，CS$_2$）

表 67–4　S$_1$ 固定选择：相对的优势

S$_1$ 双皮质翼钉	S$_1$ 头端内向螺钉
更易置入	
固定不受骶骨穹隆截骨术影响	利于 L$_4$ 螺钉的上棒
利于骶骨中段螺钉的上棒	利于髂骨钉的上棒

表 67–5　远端固定选择：相对的优势

骶骨中段螺钉	髂骨螺钉
尾端低平，软组织隆起少	固定性更强
无须广泛或额外的显露	远端杠杆力臂更长
因不经髂关节而无骨盆疼痛	结构组装功能性更强

学测试中，我们发现骶骨中段螺钉内聚的固定强度是 S₂ 椎弓根螺钉的 2 倍。进钉点选择在第二骶骨背孔的近端和内侧。开路锥锥破后方骨皮质，钝头探针在横断面上外展 45°，同时在矢状面上向 S₁ 螺钉或终板汇聚约 25°。探子和测深器向前推进 50mm 以上，锥破骶骨翼前皮质和外侧皮质形成的前喙，然后置入 EMSS 旋转头螺钉或多轴螺钉。

髂骨螺钉以常规方式置入髂骨皮质之间，并需要连接器连接螺钉和脊椎棒。脊柱棒的远端应紧靠骶骨后皮质，以减少棒的突出程度，同时满足完全复位所需的矢状面倾斜。

（十四）脊柱固定构架：装配

棒组件——虽然可用多种器械系统组装脊柱矫形器，但我们使用 EMSS [41, 42] 中的脊柱矫形器（spondylo construct）来逐渐加大完全复位畸形所需的矫正力。EMSS 脊柱构架包括用以简化撑开或加压的精细棘纹杆、调整棒倾斜度的 S₁ 螺钉间的连接装置，以及 L₅ 螺钉和棒之间通过屈曲骶骨使腰椎后移的可调性连接器（图 67–10）。

按以下顺序完成组装及复位。

(1) 将脊椎棒固定在远端螺钉上并使棒的末端紧贴中段骶骨。注意：EMSS 棘纹棒可与骶骨

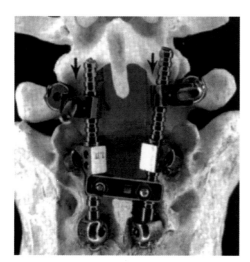

▲ 图 67–10　脊柱固定构架（**Edwards** 模块化脊柱系统）
左侧后路加压恢复脊柱前凸的脊柱构架背面观。注意远端横连

中段螺钉或髂骨螺钉连接器铰接。

(2) 设置棒的矢状面倾斜度。大多数情况下，棒应比近端骶骨后皮质平行线更垂直 20°～25°。复位后经 X 线透视可以确定理想的角度。标记出复位后 L₄～L₅ 关节突位置并调整棒的倾斜度使其近端在该点后方 1cm 处。为增加棒的垂直倾斜度和复位能力，可加大棒与 S₁ 螺钉之间的距离。使用 EMSS 时，在 S₁ 螺钉头和棒之间插入低钩或中钩链环。如果复位时需要改变棒的倾斜度，开口式体钩可满足链接的变化。使用多轴万向螺钉系统时，由于没有棒和螺钉间的链接装置，需要让 S₁ 螺钉稍微"仰头（proud）"一下，以获得满意的棒倾斜度。

(3) 在 S₁ 和骶骨中段螺钉间放置横连连接双侧棒。使用骶骨中段螺钉时，必须将双棒连接锁定在一起，以消除复位时骶骨中段螺钉的侧向拔出负荷。

(4) 将棒锁定在骶骨上，再与固定在 L₅ 螺钉的可调接头锁定。当内固定延伸到 L₅ 时，将环体连接到组合连接器的螺纹棒上。当固定延伸到 L₄ 时，将环连接器放置在 L₄，将卡扣式连接器放置在 L₅。卡扣式连接器允许更大的角度，以适应 L₅ 的初始后凸方向。连接可调接头便可完成脊柱构架的装配。

（十五）渐进式内固定复位

(1) 为复位畸形，首先缩短连接器直至感到阻力，然后逐渐撑开连接器将 L₅ 从骶骨上移开。如果使用骶骨翼棒开始复位，此时可以将其移除。

(2) 几分钟后，再次轻轻撑开，然后缩短可调接头。缩短 L₅ 连接器可使腰椎后移，同时也会使脊柱棒绕其 S₁ 支点旋转，以增加骶骨屈曲。

(3) 每隔 5～10min 重复一次撑开 / 短缩。两次用力之间需要几分钟的时间才能使挛缩的胶原纤维进行适应。每施加一点矫正力（撑开和后移 / 骶骨屈曲）就会产生新一轮的黏弹性应力松

弛（图 67-11）。

(4) 根据 C 形臂透视复位程度来确定所需撑开与平移提拉的相对比例。复位初始需要相对较多的撑开，而复位后期需要相对较多的后移提拉。切勿在骶骨上将 L₅ 过度撑开几毫米以上。

(5) 复位过程中，经常使用弯曲的球形探子检查 L₅ 神经根的张力和卡压情况。如果发生神经卡压，加大撑开并去除神经根下方多余的骶骨翼骨或其上方的 L₅ 横突骨。如果 SSEP 电位变得异常，则逐渐扭转复位程度直到它们恢复正常。

(6) 继续复位直至以下 3 种情况，即达到力线正常的目的、L₅ 神经根变得紧张、神经功能在监测或唤醒时下降。在下列两种情况下应停止复位，即将内固定锁定到位，以便在几天的组织松弛后完成第二阶段的复位，以及通过椎间盘切除或截掉额外的骶骨来缩短脊柱。

(7) 复位的最后阶段，释放所有撑开并进一步缩短连接器直到恢复正常力线。轻轻加压棘纹棒上的近端连接器，以保持腰椎前凸并便于轴向加载。使用 EMMS 时，在连接器的头侧放置锁紧垫圈，在连接器上安装锁紧垫圈并切断其阀杆。

（十六）分期复位手术可选择性

对于腰椎脱垂患者进行二期甚至三期手术可

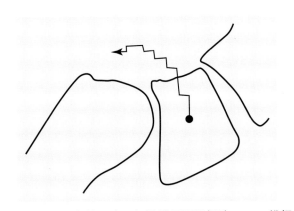

▲ 图 67-11　复位顺序。初始撑开用于解除 L₅～S₁ 椎间盘嵌顿，改善 L₅ 神经根视野，并恢复椎间隙高度。然后在透视控制下进行后续的椎体后移和撑开，以逐渐复位畸形。最后释放所有撑开并加压以恢复脊柱前凸并利于轴向负荷

代替更广泛的骶骨 /L₅ 截骨术。额外的分期手术为松弛组织应力和神经适应提供了更多的时间，并减少了复位所需的力量及发生神经并发症的风险。患者在两期手术之间的 5～7 天内卧床休息（图 67-12）。

在 SSEP 监测的全身麻醉下或无监测的局部麻醉下进行二期后路复位。对于大多数患者，我更喜欢采用患者在清醒状态下手术。患者可在 SSEP 或 EMG 发生变化前通过神经根疼痛准确感知是否存在神经根过度牵拉，在确保患者无痛时调整复位速度。外科医生可以通过与清醒患者交谈和观察踝关节背屈活动来持续监测运动功能。复位完成后，患者改为全身麻醉以便术者进行植骨和闭合手术。

（十七）植骨

经正中切口获取自体髂骨植骨材料。如果在手术早期没有准备，则可剥离骶骨翼部、横突和上关节突的外侧部进行取骨。后外侧植骨融合到位后放置 2～3mm 厚的脂肪瓣覆盖在裸露的硬脊膜和神经根上。

当骶骨截骨完成后，我们建议在复位结束时，刮除 L₅ 下终板和（或）磨钻去皮质，然后进行加压，这将提供新鲜的骨接触面，以加速前柱的融合。在这些情况下，可用骨形态发生蛋白结合局部骨来代替髂骨移植。局部骨由术中减压及截骨骶骨后皮质和压碎的 L₅ 椎板组成。

在重度滑脱复位后，不要在 L₅ 和骶骨间插入椎间融合器或植骨。植入融合器会破坏 L₅ 去皮质化的下终板与 S₁ 截骨面的直接贴合所实现的快速融合。此外，不必要的撑开，可增加神经根的牵拉及产生神经根病的可能性。治疗轻度腰椎滑脱时，前方的植骨或融合器可能会增加腰椎前凸，且发生神经根牵拉神经根病的风险很小。相比之下，对于重度滑脱而言，可通过截骨的设计、棒倾斜、完全复位和后柱加压来实现腰椎前

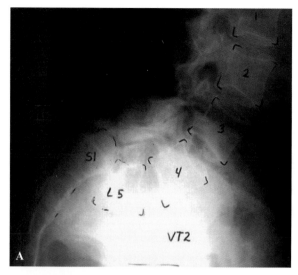

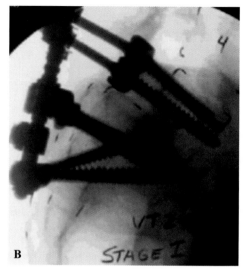

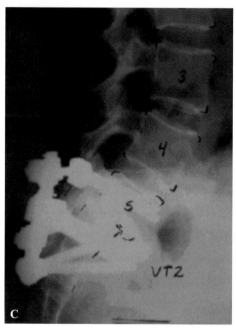

▲ 图 67-12 成年女性重度腰椎脱垂的分期复位手术

A. 神经根伸长极限值提示患者需进行骶骨穹隆截骨及二期复位；B. 一期手术后的术中影像显示骶骨穹隆截骨后畸形被复位至 4 级滑脱；C. 二期手术恢复正常的脊柱力线

凸（表 67-6）。

（十八）术后支具

脊柱复位后，挛缩的髂腰肌、腹肌和所有其他前部软组织都处于拉伸状态，这会在复位后的腰骶交界处产生残余屈曲力。手术后使用支具以保护内固定直到挛缩的组织松弛及融合开始，可限制邻近节段后凸的发生。

因此手术几天后，患者在 Risser 床架上进行石膏建模以便制造聚丙烯全接触矫形支具。开合式矫形支具从乳头下方延伸到耻骨，并延伸包绕一条大腿。如果没有延伸至腿部便不能稳定骨盆。患者佩戴支具学会行走后可出院回家。大腿延伸组件在术后 2~3 个月移除，支具在其后 1~2 个月去除，但其具体时间取决于患者的年龄。

（十九）特殊情况

特殊情况包括成人腰椎脱垂、术中或术后神经损伤、深部感染和邻近节段后凸。

• 成人腰椎脱垂——对 30 岁以上的成人腰椎脱垂进行复位手术难度更大，术后出现功能损害风险更高。如果将复位手术分三期进行以允许更

表 67-6　脊柱固定构架装配和复位

3 级和 4 级 腰椎滑脱	腰椎脱垂所需额外的步骤
	• 置入 L₄ 螺钉与骶骨翼钩或螺钉 • 置入 L₄ 骶骨翼棒并逐渐撑开抬高 L₅ 椎体
去除 L₅ 椎板并减压骶骨翼上方的 L₅ 神经根	
	• 术前计划进行骶骨穹隆截骨术，并去除 L₅ 后下方骨赘 • 在 L₄ 螺钉上增加配重的外部牵引线
置入 L₅、S₁ 螺钉和骶骨中段或髂骨螺钉	
	• 检查 L₅ 神经根张力并修剪骶骨翼解除卡压 • 去除骶骨翼棒
	• 外侧附件去皮质化 • 安装脊柱棒、横连锁、L₅ 可调接头和固定棒倾角 • 逐渐撑开和缩短 L₅ 连接器 • 定时检查透视下 L₅ 的位置和神经根是否受到牵拉和卡压 • 滑移矫正后，顺序释放撑开力并加压 • 锁定内固定，卸下临时 L₄ 螺钉，然后植骨融合

渐进的组织应力松弛，便可以成功地复位且不会出现并发症。

• 并发脊柱侧弯——大约 30% 需要手术治疗的脊柱滑脱患者并发脊柱侧弯（范围为 23%～48%）[8, 18, 36]。脊柱侧弯可能是由痉挛所致或因腰骶关节不对称的滑脱产生的结构性侧弯。这些病例需要特别的撑开和后移恢复 L₅ 水平。对一些有严重结构性脊柱侧弯的患者需延长固定至 L₄ 并对 L₄～L₅ 节段进行凹侧椎间支柱撑开和凸侧切除部分关节突后加压。

• L₄～L₅ 椎间盘功能不全——在极重度滑脱中，慢性强迫性过伸可能会加速 L₄～L₅ 的退变。重度滑脱相关的腰骶后凸上方存在一定程度后滑脱，其与腰椎滑脱复位术后晚期失败无关。另一方面，屈伸位 X 线片上的过度运动相关的极度后滑移和磁共振成像上椎间盘含水量少提示 L₄～L₅ 椎间盘功能不全。当 L₄～L₅ 椎间盘功能不全时，融合内固定应延伸至 L₄。当内固定到 L₄ 时，需注意使固定在骶骨上的棒具有足够的垂直倾斜度

以适应正常的 L₄～L₅ 前凸。

• 神经根损伤——主动踝关节背屈力量的丧失可能出现在术中或术后。少数患者在苏醒时功能正常，但在 4～48h 后出现神经功能障碍，通常其先兆为神经根性疼痛或 L₅ 感觉障碍。如果部分反向复位后主动踝关节背屈不能恢复或术后出现明显无力，则应继续反向复位直至 L₅ 神经根轻微松弛并将内固定装置锁定在部分复位的位置。不稳定的脊柱不利于恢复。间隔 1～3 周后再次完成复位手术。我们的经验是，仔细的术前计划、非常渐进的内固定复位，以及高危病例中采用分期复位以求提供最好的保护避免神经损伤。

• 深部感染——如果出现任何深部感染问题，最好立即打开伤口。切勿去除内固定而破坏脊柱的稳定性。保持伤口松散包扎并定期冲洗，同时适当的静脉注射抗生素直至感染切口愈合。我们用这种方式治疗的每例患者都消除了感染，切口愈合，最终融合保持了复位效果且没有其他并发症。

• 邻近节段后凸——在少数腰椎脱垂病例中，术后可出现进行性的 L₄～L₅ 后凸。这可能是由于后方韧带结构无法对抗强大的腰骶屈曲力所致，而腰骶屈曲力只有在腰椎滑脱复位后才会逐渐消散。初始避免过度撑开及术中避免损伤 L₄～L₅ 关节囊可减少此并发症的发生。当进行性 L₄～L₅ 后凸引起疼痛或损害矢状面力线时，需将内固定融合延伸到 L₄。目前我们尚未发现需融合到 L₃ 的病例。

（二十）临床结果

作者的结论和建议都是基于个人采用后路渐进式内固定复位治疗的 132 例重度滑脱的临床经验，其中 88 例为真性腰椎脱垂。所有病例均恢复矢状位力线且无须前路手术。青少年和成人患者之间保持平衡。重度滑脱患者采用一期后路手术复位治疗。但对大多数真性腰椎脱垂患者进行两期复位手术并进行了骶骨穹隆截骨术（图 67-12）。

对于腰椎脱垂患者，畸形复位取得很好效

果。腰骶后凸平均矫正 50° 并恢复了 $L_5 \sim S_1$ 前凸。从胸腔到髂嵴的躯干高度增加了 4cm 以上。所有患者腰骶椎的矢状位力线得到恢复，L_5 椎体直接在骶骨顶上并有 50%～95% 的接触面。

所有病例术后中位数随访时间超过 10 年。在我们上次的研究中 86% 的患者在初次手术后便融合，其余患者在二次手术后也都已融合。滑脱角在 45° 以下的 3 级或 4 级滑脱患者中无人出现术后无力；然而，15% 的腰椎脱垂患者出现单侧踝关节无力。大约 5% 的患者在 $L_4 \sim L_5$ 节段出现早期症状性后凸；90% 的患者背部疼痛术后明显减轻；患者对手术总体满意度为 92%。随着时间的推移手术疗效并未因怀孕或正常的衰老而倒退（图 67-13）。

综上所述，后路渐进式内固定复位技术能有效复位重度脊柱滑脱。这种方法基于四个原则：①序贯施加矫正力（撑开、后移并屈曲骶骨，然后加压）；②挛缩的前部组织的应力松弛；③通过骶骨缩短或按需分期手术明确并仔细处理神经根伸长极限；④包括远端［骶骨和（或）髂骨］两点固定的短节段内固定。

我们必须强调重度脊柱滑脱的复位，特别是腰椎脱垂的复位是一项困难的手术，需要相当丰富的手术经验和耐心。但通过仔细的术前计划和熟练地掌握这些手术技术，重度腰椎滑脱及真性腰椎脱垂患者可以相当安全地完成复位手术，并获得良好的远期疗效（图 67-14）。

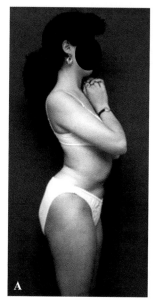
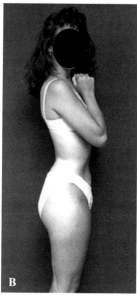

▲ 图 67-14　腰椎脱垂患者术前照片显示典型的临床表现（**A**）。复位手术后一年的照片示患者复位疗效良好（**B**）

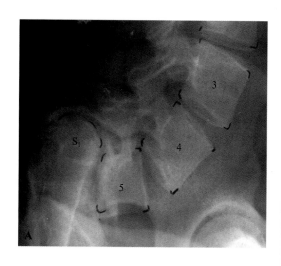

▲ 图 67-13　脊柱脱垂内固定渐进复位
A. 术前神经根延长计算表明需要进行骶骨近端截骨。因 $L_4 \sim L_5$ 退变，内固定需延伸至 L_4。B. 随访 11 年，X 线片示脊柱正常力线恢复，但残余 I 度滑脱

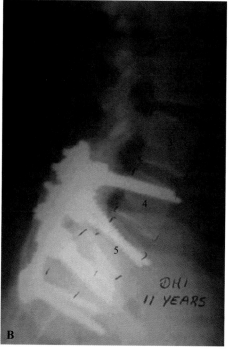

L₅ 椎体切除术治疗重度腰椎滑脱：前后路联合技术和单纯后路技术

L₅ Vertebrectomy for High-Grade Spondylolisthesis: Anterior-Posterior and Posterior-Only Approaches

Jay S. Reidler Khaled M. Kebaish 著

李危石 郭新虎 译

一、概述

脊椎脱垂是最严重的腰椎滑脱，指整个 L₅ 椎体已完全从 S₁ 上脱离（V 度，Meyerding 分度）。在站立位 X 线片上，从 S₁ 上终板划一水平线，若 L₅ 椎体完全位于此线的尾侧，即可诊断脊椎脱垂（图 68-1）[1]。通常，患者的滑脱角越大，畸形就越明显（图 68-1）。

已有多种技术用于治疗脊椎脱垂。1979 年，Robert Gaines 提出了用分期、前后路联合、L₅ 椎体切除治疗该病 [2]。相比之下，以往长节段固定融合的技术具有疗效不确定、不融合率高及医源性神经损伤等缺点。这些技术往往还要求石膏固定和（或）卧床时间较长。

因 Gaines 技术的临床效果良好 [3, 4]，很多团队随后对这一分期前后路联合技术进行了改良。例如，Kalra 等报道 1 例脊椎脱垂患者仅行 L₅ 椎体下半部分切除而不是全部切除 [5]。我们团队则报道了应用 Gaines 技术治疗后路原位融合术失败的病例 [6]。

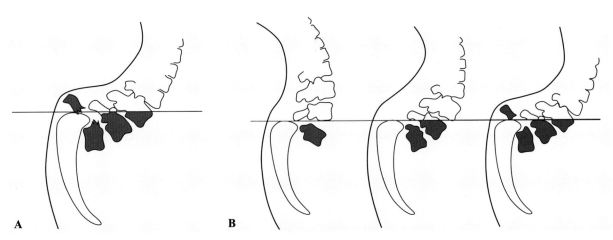

▲ 图 68-1 脊椎脱垂是最严重的腰椎滑脱

A. 站立位 X 线侧位片，从 S₁ 上终板划一水平线，若 L₅ 椎体完全位于此线的尾侧，即可诊断脊椎脱垂；B. 脊椎脱垂患者滑脱角大小可不同，滑脱角越大，畸形越重

最近，一些团队采取单纯后路技术治疗脊椎脱垂，以避免 Gaines 技术带来的前路相关风险[7-16]。前路手术风险包括血管损伤、术后疝、肠梗阻或坏死、自主神经功能障碍、逆向射精、静脉或动脉血栓形成等。此外，既往腹部手术或腹膜后手术史、明显的周围血管疾病、主动脉瘤和泌尿生殖器发育异常等是前路手术的相对禁忌证[11]。

1982 年，Bohlman 和 Cook 报道了 2 例脊椎脱垂病例的治疗，他们采用后路减压、腓骨植骨、原位融合的方法[9]。与 Gaines 技术不同的是，他们保留 L5 椎体进行原位融合。自此以后，各种各样的单纯后路手术被开发出来，包括不同程度骶骨穹隆截骨和 L5 切除技术，以及部分复位或完全复位技术等。

Labelle 和 Mac-thiong 近期提出的新的腰椎滑脱分型不仅强调评估滑移的程度（重度或轻度），而且重视评估骨盆入射角（< 45°、45°～60°、> 60°）、腰骶部发育不良程度、骶骨 – 骨盆平衡与否（平衡型 vs. 失衡型），以及整体脊柱 – 骨盆平衡与否（平衡 vs. 失衡）[17-19]。术前应仔细研究这些参数，并根据参数制订手术计划。

下文中我们会讲解脊椎脱垂的病因及临床特点。随后在治疗方面介绍 Gaines 前后路联合技术，以及本文高年资作者的单纯后路技术，后者包括骶骨穹隆截骨、部分 L5 经椎弓根截骨、将 L4 复位固定至 S1。

二、脊椎脱垂的病因

脊椎脱垂往往发生在身体快速生长发育的阶段，而非先天畸形，其确切病因仍不清楚。多种因素被认为与之有关[20-26]，包括骶骨后部附件发育不良[20, 22, 25, 26]、峡部缺损[20, 21]、L5 楔形变[21, 24]、L5～S1 椎间盘退变[23] 及高骨盆入射角（PI）等[27]。

然而这些均不是脊椎脱垂的恒定因素也不能很好地预测脱垂的发生。

Yue 等[1] 回顾性研究了 27 例脊椎脱垂病例，尝试推断出其病因。很多病例（但不是全部病例）存在峡部缺损、关节突发育不良、脊柱裂、椎间盘退变，以及 L5 呈梯形样改变（表 68-1）。所有病例均有骶骨上终板穹隆样改变，在此基础上，他们认为发育期骶骨上终板及生长板的损伤导致了骶骨近端穹隆样改变（proximal sacral rounding，PSR），进而导致椎体滑脱进展为脱垂（图 68-6B）。作者推断这种从骨骺损伤到畸形的发展过程与胫骨内翻和股骨头骨骺滑脱的机制相似，同样是开始于骨骺破坏，并可进展为严重畸形[1, 28-35]。

表 68-1　脊椎脱垂相关的脊柱解剖异常

解剖学异常	
• S1 上终板穹隆样改变	100%
• 椎间盘退变	93%
• 峡部缺损	89%
• 脊柱裂	89%
• 关节突发育不良	59%
• L5 椎体梯形样改变（腰椎指数）	52%

引自 Yue WM, Brodner W, Gaines RW, et al. Abnormal spinal anatomy in 27 cases of surgically corrected spondyloptosis. Spine（Phila Pa 1976）2005; 30: S22–S26.

鉴于骶骨穹隆样改变与脊椎脱垂关系密切，医生在评估腰椎滑脱患儿时若发现明显的 PSR，应尽早进行干预。

三、临床特点

脊椎脱垂可能会有以下症状，并可能会致残。

(1) 腰骶部椎间盘源性疼痛。

(2) 单个或多个神经根受压引起的疼痛、无力、感觉障碍等和（或）马尾综合征。

(3) 脊柱失衡导致的胸腰段肌肉劳损、乏力。

在极少数情况下，成年患者的脊椎脱垂会有 $L_5 \sim S_1$ 自发融合且症状轻微。

最严重的脊椎脱垂（L_5 滑脱至盆腔）患者查体时有典型的腹部褶皱。滑脱角越大的患者髂嵴越突出，矢状面代偿性改变也越明显（图 68-2A 和 B）。为代偿腰骶部后凸，患者腰椎前凸会明显增大，甚至可延长至 T_3，引起滑脱节段以上的"全脊柱前凸"状态。

脊椎脱垂患者呈现蹲伏步态和站姿。在滑脱进展的过程中，骨盆后倾，向后旋转，患者会伸髋以维持直立。当骨盆后倾超过 15° 时，髂股韧带变紧张，限制髋关节进一步伸展（图 68-2C 和 D）。最终，导致股骨干与地面不再垂直，患者不得不屈膝以维持平衡。因此这些患者站立和行走时呈现蹲伏姿势（图 68-2）[1]。这种异常姿势会随着术后脊柱序列的改善而消失（图 68-7B 和 F）。

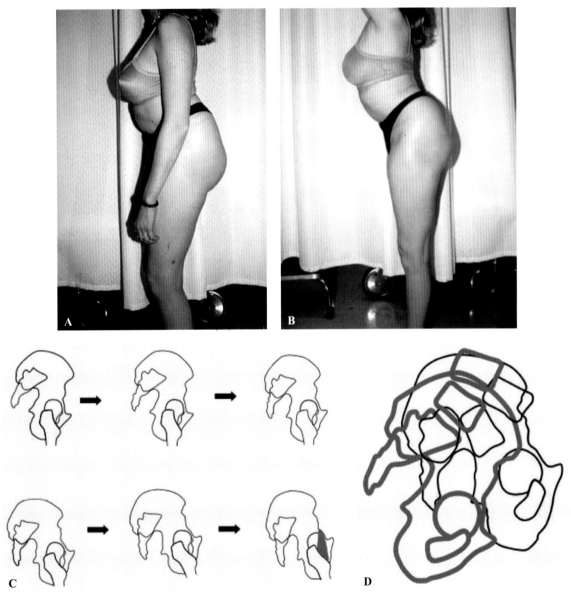

▲ 图 68-2　脊椎脱垂患者的临床特点和解剖异常

A. 脊椎脱垂患者往往骨盆后倾，腰椎前凸增大。该患者代偿性屈膝以维持平衡，导致蹲伏步态和站姿。B. 当患者伸直膝关节后，骨盆后倾减小，腰椎前凸增大。该患者的腰椎前凸似乎已延伸至胸椎。C. 产生蹲伏步态和站姿过程中髋关节和骨盆相互作用示意图；D. 正常侧位骨盆形态（红）及脊椎脱垂患者的骨盆后倾状态（黑）

术前应充分评估神经功能，包括有无马尾综合征。直腿抬高试验可用于评估神经根张力。但在实验中应区分神经根牵拉痛与腘绳肌紧张痛，后者是因肌肉紧张挛缩引起的。部分患者可以无腰背痛或下肢痛，而直接表现为大小便障碍。此时马尾综合征诊断的延误可导致术后功能恢复不理想。

四、手术操作：分期前后路联合技术（Gaines 技术）

分期前后联合入路治疗脊椎脱垂最早在 Gaines 和 Nichols 开创性研究中提出 [2]。值得注意的是，前路椎体切除技术非常复杂，只有经验丰富的脊柱重建外科医生才能尝试。

（一）一期前路手术（图 68-3）

前路手术的目的是完全切除 L5 椎体及 L4～L5、L5～S1 椎间盘。取腹部低位正中横切口，沿中线切开腹直肌。腹膜后分离脏器至腰骶前（图 68-4）。L5 椎体深入盆腔，通常在下腔静脉分叉以下、髂血管之间、S2～S3 前方。向侧方分离髂腰肌直至辨别出椎间孔和 L5 椎弓根，此处为 L5 椎体切除的后界。分离过程中注意辨别并保护 L5 神经根。首先切除 L4～L5 椎间盘直至后纤维环。接下来切除 L5 椎体的 80% 左右，直至

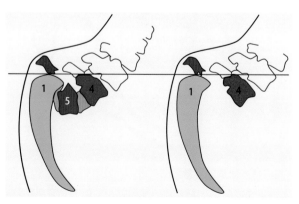

▲ 图 68-3 一期前路手术切除 L5 椎体、L4～L5 和 L5～S1 椎间盘

椎体后壁较窄、较薄的骨皮质。然后用 Kerrison 咬骨钳和刮匙切除椎体后壁骨皮质，同时切除 L5～S1 椎间盘（图 68-5）。然后刮除 L4 下终板软骨，同时注意保护软骨下骨性终板。L5 切除后的间隙应用浸有凝血酶的明胶海绵填充。前路手术不行复位操作。最后逐层关闭伤口。在行二期内固定手术前，患者应维持在蜷曲体位。二期手术可于当天或几天后完成，具体视患者情况而定。

（二）二期后路手术（图 68-6）

后路手术的目的是神经减压、将 L4 复位至 S1 上并固定。脊椎脱垂患者常有 S1 脊柱裂而且位置较浅，因此显露时应小心，避免损伤硬膜。骨膜下显露 L3～S2 后附件，适当撑开 L4～S1 以利于显露位于骶翼深方的 L5 横突及椎弓根。行 L4、S1 椎弓根置钉，切除 L4～L5 及 L5～S1 之间黄韧带。然后行 L5 后方附件整块切除或者分块切除，操作时注意保护 L5 神经根。刮除 S1 上终板软骨后，应用复位螺钉逐渐将 L4 复位至 S1 上并加压，复位时需小心探查 L4、L5 神经根张力及有无受压。将切除 L5 椎体所得碎骨填充于 L4～S1 侧方以促进后外侧融合。Gaines 技术最初是应用 Harrington 加压棒，通常需要二次探查及二次植骨融合，然而自从椎弓根螺钉技术出现后，这种情况不再被提及。图 68-7 展示一个应用 Gaines 技术治疗的病例。

五、手术操作：单纯后路技术（本文高年资作者的技术）

考虑到 Gaines 技术相关并发症、需要两种手术入路，以及其他医生采用率极低等问题，我们应用一期单纯后路技术作为 Gaines 技术的一种替代方法。

该技术旨在实现以下结构的部分切除（图 68-

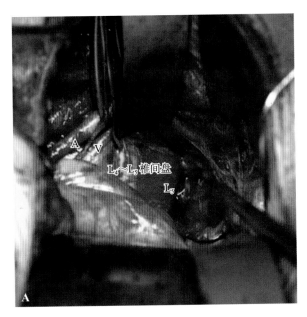

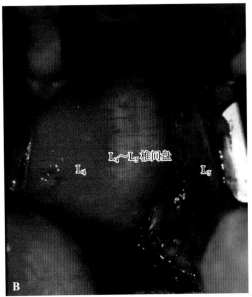

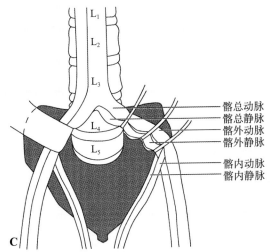

▲ 图 68-4　一期前路手术及解剖

A. 经腹膜后显露 L_5。L_5 椎体常常深入盆腔，在下腔静脉和主动脉分叉的尾侧。必须辨别及保护髂动脉（A）和髂静脉（V）。向头端可显露出 L_4 椎体和 $L_3 \sim L_4$ 椎间盘。尾端可借助可塑形拉钩辅助显露 L_5 椎体。B. $L_4 \sim L_5$ 椎间盘及深方的 L_5 椎体特写照；C. 盆腔血管解剖学示意图

图中标注：髂总动脉　髂总静脉　髂外动脉　髂外静脉　髂内动脉　髂内静脉

8），即骶骨穹隆、L_5 椎体后上半部分、$L_4 \sim L_5$ 椎间盘。

术中应用神经电生理监测，包括监测肌电图和运动诱发电位，在复位前和复位过程中应用直接神经根电刺激。

患者俯卧于 OSI 手术床，腹部悬空，髂前上棘放置保护垫。髋部屈曲 20°～30° 以避免牵拉 L_4 和 L_5 神经根及骶丛神经。取后正中切口，显露时需非常小心，因为 S_1 后方有脊柱裂且位置较浅，而 L_5 位置又非常深，为代偿 $L_5 \sim S_1$ 后凸，腰椎通常过度前凸。上述解剖异常会导致硬膜损伤及出血风险升高。显露范围应包括 $L_3 \sim S_2$ 后附件。

当显露至双侧横突后，行 L_5 Gill 椎板切除减压（即切除漂浮的 L_5 椎板、棘突及下关节突）。最好整块切除椎板，这样以便在后面必要时行整块植骨。切除椎板时应探查其与硬膜有无粘连，以防撕裂硬膜。

接下来准备行骶骨穹隆截骨。术者辨别出卡压于 L_5 椎弓根及骶骨之间 L_5 的神经根并保护之。仔细分离硬膜囊与 S_1 椎体。操作时适当撑开 $L_4 \sim S_1$ 间隙，有利于保护 L_5 神经根。

从硬膜囊两侧分别向中线会师切除 S_1 穹隆，切除范围 8～12mm（图 68-9）。我们更倾向于使用骨刀完成此步骤，而不是磨钻，因为用骨刀截

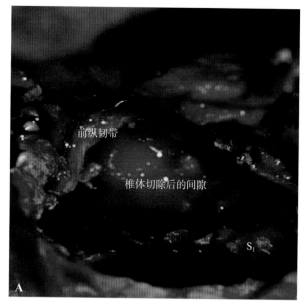

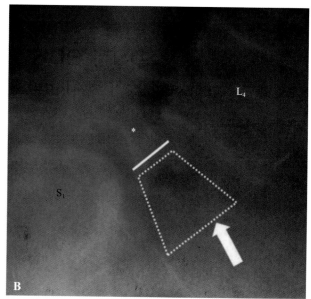

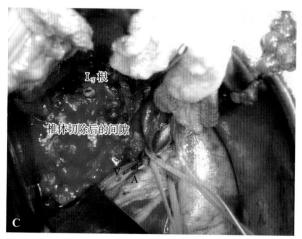

▲ 图 68-5　首先切除 L₄～L₅ 椎间盘前 80%，然后切除 L₅ 椎体的 80% 和 L₅～S₁ 椎间盘（大部分在疾病发展过程中已被吸收）。将大部分 L₄～L₅ 椎间盘和 L₅ 椎体切除后，可参照腰椎椎板切除的方法将残余的 L₅ 椎体后壁切除。用浸泡有凝血酶的明胶海绵填塞止血

A. 椎体切除后的间隙及前纵韧带；B. 一期手术后 X 线片显示椎体切除后的间隙。仍可见 S₁ 穹隆样改变，星号部位为 L₅ 残余的椎弓根，白箭指示切除 L₅ 椎体后的间隙；C. 术中照片展示椎体切除后的间隙与髂血管、神经根及硬膜的关系

除的骨质可用于后续的植骨。此外，应先行 S₁ 穹隆截骨，再行 S₁ 置钉，因为这样术者能评估截骨后椎弓根的可用情况。

下一步完成 L₃、L₄、S₁ 和 S₂AI 置钉，L₅ 不用置钉。L₃ 螺钉用于辅助复位，若术中认为 L₄～S₁～S₂AI 固定足够可靠，可于复位后拆除 L₃ 螺钉。因此在显露及置钉时应注意保护 L₃～L₄ 关节囊。S₁ 螺钉经 S₁ 椎弓根穿过 L₅～S₁ 椎间盘前部进入 L₅ 椎体，长度约为 65mm。这样置钉能够增强螺钉把持力、稳定 L₅ 原位融合部分椎体，而且不影响复位，因为 L₅ 椎体的后上部分会被切除，这一过程将在下文中描述。

随后，术者切除残留的 L₅ 后附件（即上关

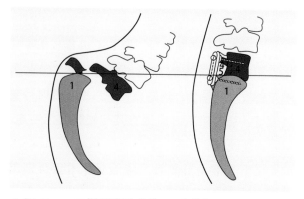

▲ 图 68-6　二期后路手术将 L₅ 后附件及椎弓根、S₁ 上终板软骨切除，L₄ 及 S₁ 置钉，然后将 L₄ 复位至 S₁ 上。L₄ 和 L₅ 神经根共同穿过重建出的 L₄～S₁ 椎间孔。L₄～S₁ 的"骨对骨"连接是改善脊柱序列及蹲伏步态的关键点

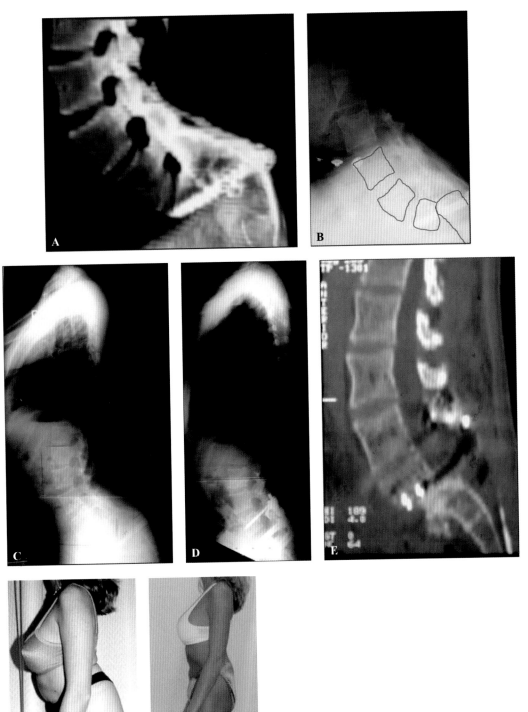

▲ 图 68-7　**24 岁女性，既往 L₅～S₁ 重度滑脱原位融合手术史，后来出现持续背痛、腿痛及尿潴留。应用 Gaines 技术进行治疗：首先移除原有内固定，再行前路 L₅ 椎体切除，最后行后路 L₅ 后附件及 L₅～S₁ 融合骨的切除，将 L₄ 复位至 S₁ 上**

A 和 B. 术前侧位 X 线片显示既往行 L₅～S₁ 内固定原位融合；C 和 D. 术前和术后 X 线片对比；E. 术后矢状位 CT 提示将 L₄ 复位至 S₁ 后恢复矢状位平衡；F 和 G. 术前及术后大体照片，术后胸腰椎前凸减小，蹲伏站姿得到改善

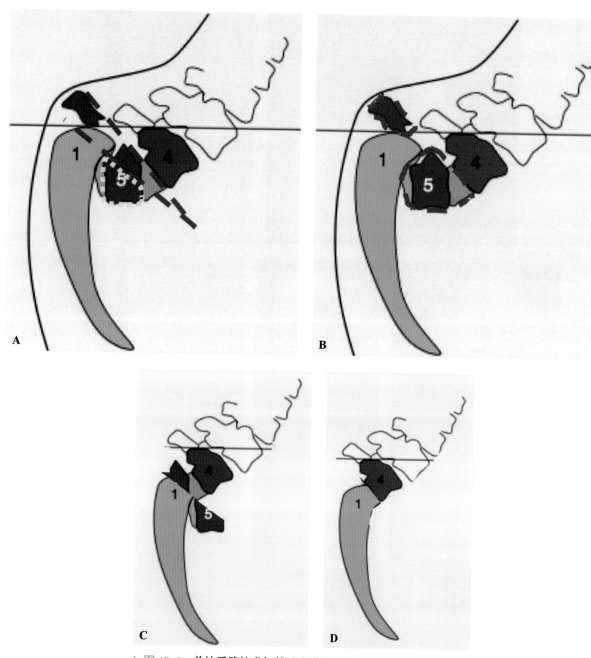

▲ 图 68-8　单纯后路技术与前后路联合技术（Gaines 技术）的对比

A. 单纯后路技术包括骶骨穹隆切除、L₅ 椎体后上半部分切除及 L₄～L₅ 椎间盘切除（红虚线）。L₅ 椎体的前下半部分仍在原位（黄虚线）。残留的 L₅ 椎体由 S₁ 螺钉固定，与 S₁ 共同构成供 L₄ 复位的平台。B. 经典的 Gaines 技术包括切除 L₅ 全部椎体、L₄～L₅ 和 L₅～S₁ 椎间盘；C. 本文高年资作者的单纯后路技术的术后示意图；D. 前后路联合技术（Gaines 技术）的术后示意图［引自 Moshirfar A, Khanna AJ, Kebaish KM. Treatment of symptomatic spondyloptosis in an adult previously treated with in situ fusion and instrumentation by L₅ vertebrectomy and L₄～S₁ instrumented reduction. Spine J 2007; 7（1）: 100-105.］

节突），进而切除 L₅ 椎弓根。这一过程应仔细辨别及保护 L₅ 神经根。从 L₅ 椎弓根下方与椎体交界处开始截骨，截骨的方向应以能够切除 L₅ 椎体后上半部分为准。这样在将 L₄ 复位至截骨后的骶骨平台上时，L₅ 椎体的前下半部分则被留在

原位（图 68-10）。这项技术可依据神经根及马尾神经的耐受程度实现不同程度的复位，而且可以通过切除后凸角来改善 L₅～S₁ 后凸。该技术与 Gaines 技术及其他后路完全切除或部分切除 L₅ 椎体的技术对比见图 68-8 [8, 10]。

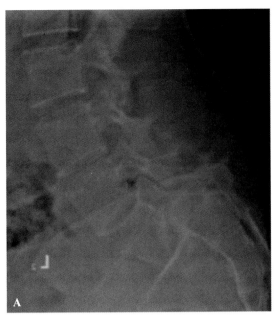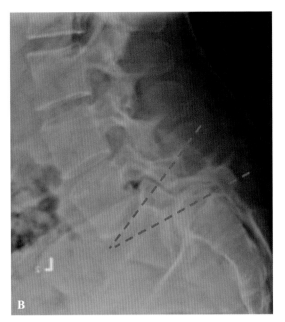

▲ 图 68-9　腰椎侧位 X 线片提示脊椎脱垂（A）。切除范围（红虚线之间）：部分骶骨穹隆、L₅ 椎体后上半部分、L₄～L₅ 椎间盘（B）。切除上述结构后有助于纠正 L₅～S₁ 后凸

上述截骨完成后，L₅ 椎体的后上半部分被切除，随后再切除 L₄～L₅ 椎间盘。操作过程中应始终注意保护 L₄ 和 L₅ 神经根。刮除 L₄ 下终板软骨，并注意保护软骨下骨。充分松解 L₄～L₅ 椎间盘前半部分，以便将 L₄ 复位至残余的 S₁～L₅ 平台。该步骤小心操作以避免意外牵拉或损伤前方大血管。这一过程类似于 Schwab Ⅳ 级截骨或者扩大的经椎弓根截骨术。

在完成上述 L₅ 后上部分及 L₄～L₅ 椎间盘切除后，术者下一步将 L₄ 复位至 L₅～S₁ 平台（图 68-11）。先将预弯好的连接棒分别固定至两侧 S₁ 和 S₂AI 螺钉。然后应用复位螺钉或复位器将 L₃ 和 L₄ 螺钉逐渐复位至固定棒，这一过程应缓慢，不少于 10min。复位时，双侧 L₃ 及 L₄ 螺钉应缓慢、逐步拧紧，交替进行。复位过程应保持 L₄ 与 S₁ 之间处于撑开状态，且随时观察 L₄ 和 L₅ 神经根张力。在复位开始前，行 L₄ 和 L₅ 神经根电刺激并记录刺激阈值，并在复位的不同阶段重复上述刺激以观察阈值有无变化。若阈值增大超过 1～2mA，则应避免进一步复位。同时，探查 L₄ 和 L₅ 神经根张力。术中透视确认复位的程度。

如果担心完全复位可能会引起神经根损伤或者刺激阈值有显著变化，则接受部分复位。

当复位至可接受的程度后，术者适当撑开 L₄～S₁ 螺钉，在 L₄ 和 L₅～S₁ 平台间置入装有自体碎骨的钛笼。这样既增加了稳定性，促进融合，又有助于纠正腰骶部后凸。最后加压并锁紧螺钉。如果考虑 L₄～S₁～S₂AI 固定不够可靠，则应保留 L₃ 螺钉以增加内固定稳定性，反之则移除 L₃ 螺钉。

最后行 X 线片检查，然后将横突等后方结构去皮质化，术中所得碎骨植于后外侧。通常情况下术中所获的自体骨已经足够，不需要外源性骨或者 BMP。

术后卧床 24h，并保持屈髋、屈膝 30° 的体位以避免过度牵拉神经根或骶丛。术后第 2 天，患者可在理疗师的帮助下下床站立。术后 6 周患者可完全负重，下地行走时应佩戴软性腰围。

图 68-12 和图 68-13 为单纯后路技术治疗脊椎脱垂病例，图 68-14 为此技术用于重度腰椎滑脱病例。

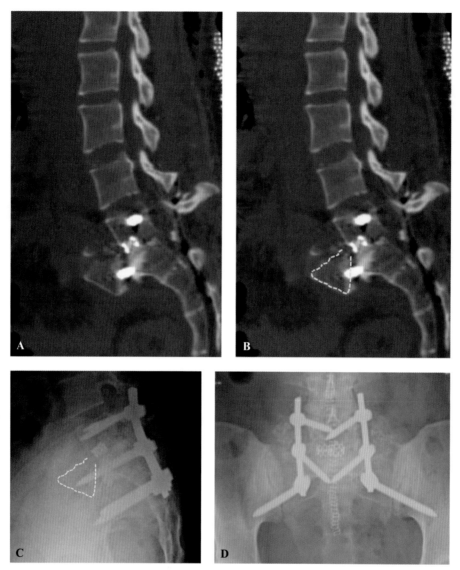

▲ 图 68-10　图 68-9 所示患者的术后 CT（A 和 B）和 X 线片（C 和 D）。黄虚线所示为 L_5 残余的原位融合部分。S_1 螺钉头端进入 L_5 残余椎体。L_4 被复位于截骨后的 $L_5 \sim S_1$ 平台上

六、结果

脊椎脱垂是一种罕见疾病，据我们所知，目前还没有研究直接对比各种治疗技术的效果。已发表的文献仅包括病例系列和病例报道。

（一）分期前后路联合技术

2005 年，Robert Gaines 发表了迄今为止最大样本量的脊椎脱垂病例文章，包含了 25 年来的 30 个病例 [3]。发表时平均随访时间为 15 年。

其中 26 例患者年龄为 12—25 岁（青年及青

少年），其余 4 例年龄为 30—50 岁。26 例患者无既往手术史，4 例患者接受过 1~6 次手术，这 4 例患者均有滑脱的进展。大多数病例的手术是分期完成，前后路手术间隔 1 周，仅 3 例患者是同期完成。

Gaines 报道的病例无死亡、肺栓塞和（或）其他严重医疗问题。2 例患者术前因 L_5 不对称性滑脱导致腰椎侧弯，术后侧弯纠正。1 例患者术中下腔静脉分叉处撕裂，即刻予以缝合。1 例患者术后出现假性脊膜膨出（脑脊液囊肿），行手术修复成功。1 例患者因后路手术后 3 天出现伤

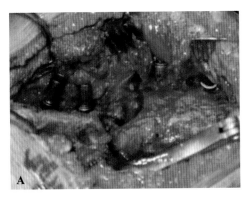
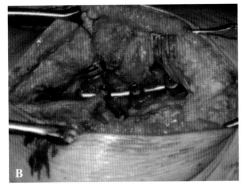
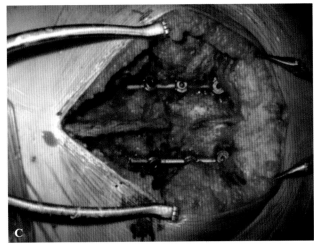

▲ 图68-11 **脊椎脱垂患者术中复位前及复位后照片**

A. 于 L₃ 和 L₄ 置入复位螺钉，置入 S₁ 和 S₂AI 标准螺钉，因脊椎脱垂导致的 L₄ 前移，图中可见 L₄ 棘突与骶骨棘突存在明显台阶；B 和 C. 复位后图像。此病例中，L₃ 螺钉用来临时辅助复位，因 L₄、S₁ 和 S₂AI 螺钉固定足够牢固，故复位后将 L₃ 螺钉取出

口血肿行清创手术。

在神经并发症方面，共有 23 例（77%）患者出现暂时性的单侧或双侧 L₅ 神经根麻痹，通常发生在二期手术后。

通常 L₅ 神经根损伤导致的肌力下降为轻度，也有部分病例肌力只有 1/5 级。其中除 2 例患者未恢复正常外，其余均恢复正常肌力（恢复时间为 6 周至 3 年）。2 例未恢复患者应用足踝矫形支具治疗，未报道他们在休闲生活或相关工作中受限。L₅ 神经支配区域感觉减退也较常见，一般可应用按摩、冷敷和药物（如加巴喷丁）治疗。

鉴于 L₅ 神经损伤的概率较高，Gaines 建议术前应常规与患者充分沟通、交代风险。术后无患者出现排便、排尿和性功能障碍，但 1 位经历多次手术的患者出现逆向射精。

2 例患者术后 2 年因未融合导致内固定失败。尽管如此，滑脱复位无丢失。2 例患者均行内固定取出、植骨、重新固定手术，最终顺利愈合。

所有病例，即便是那些有并发症的病例，都对手术表示满意，而且也会向其他患者推荐[3]。

他们对于脊柱力线及蹲伏步态和站姿的改善尤其满意。Gaines 报道患者腰背痛和下肢痛均改善，工作和日常生活相关功能也得到提高。

（二）单纯后路技术

与 Gaines 分期技术相比，单纯后路技术治疗脊椎脱垂的结果数据更为有限，因该技术文献主要为病例报道、随访时间短且手术技术差异较大[7-11, 13, 15, 16]。改良前后路技术的相关文献也仅限于病例报道[5, 14, 36]。

到目前为止，本文高年资作者已完成 10 例单纯后路技术的手术。其中 5 例为脊椎脱垂，5 例为重度滑脱（2 例Ⅲ度，3 例Ⅳ度）。平均手术时间 315min（283～390min），平均出血量 1650ml（800～3200ml）。并发症包括：硬膜撕裂 1 例，L₅ 神经根炎 1 例，L₅ 神经根麻痹 1 例，L₅ 神经永久性损伤 1 例，伤口愈合不良 1 例。无血管损伤及内固定失败病例。

Obeid 等[10] 报道了一组病例，包括 5 例脊椎脱垂，2 例Ⅳ度滑脱。他们用单纯后路将 L₅ 近

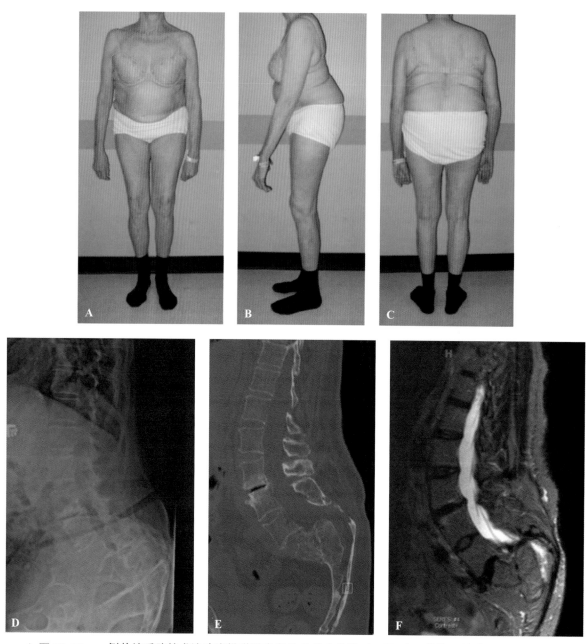

▲ 图 68-12 一例单纯后路技术治疗脊椎脱垂患者的术前大体像（A 至 C）。术前 X 线片（D）、CT（E）和 MRI（F）显示 L$_5$ 椎体完全位于 S$_1$ 前方，L$_5$～S$_1$ 椎间盘退变，腰骶部后凸

乎完全切除（保留上终板）、L$_5$～S$_1$ 椎间盘切除、骶骨穹隆截骨，然后部分复位滑脱。平均手术时间 230min（165～330min），平均出血量 1830ml（750～3150ml），滑脱程度由术前的 115% 改善至术后 63%。末次随访时无假关节形成及内固定失败（平均随访时间 65 个月）。无硬膜撕裂、术后感染及症状复发。有 1 例患者术后出现双侧 L$_5$ 神经根麻痹，其术前滑脱率为 134%。

Gum 等 [8] 报道 3 例既往原位融合的患者，行两期单纯后路脊柱切除术（VCR）。一期行原内固定取出、重新固定、减压（通常是 L$_4$～S$_1$）及初步松解。二期行 L$_5$（或 L$_6$）VCR、骶骨穹隆截骨，以及将 L$_4$（或 L$_5$）复位至 S$_1$，椎体间植入椎间融合器并加压。矢状位平衡改善了 56%～92%（6.1～21.1cm），患者对治疗结果非常满意。有 1 例患者术后右足下垂，未恢复。

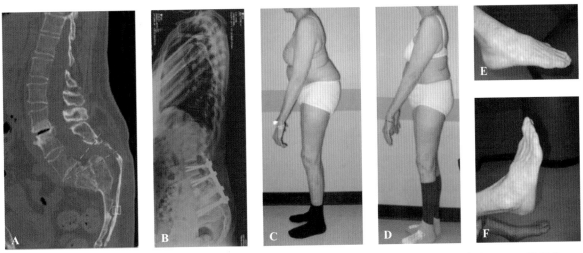

▲ 图 68–13　**图 68–12** 中脊椎脱垂患者计划截骨的范围（**A**）：部分骶骨穹隆、L₅ 后上角和 L₄～L₅ 椎间盘（红虚线部分）。术后全脊柱侧位 X 线片（**B**）可见 L₅ 椎体残余部分被 S₁ 螺钉固定于原位，L₄ 椎体被复位至 L₅～S₁ 平台。固定范围为 L₃～S₂，L₄ 与 L₅～S₁ 平台之间置入椎间融合器，腰骶部后凸改善。患者术前呈蹲伏站姿（**C**），术后蹲伏站姿消失（**D**）。术后体格检查显示足背伸、跖屈肌力正常（**E** 和 **F**）

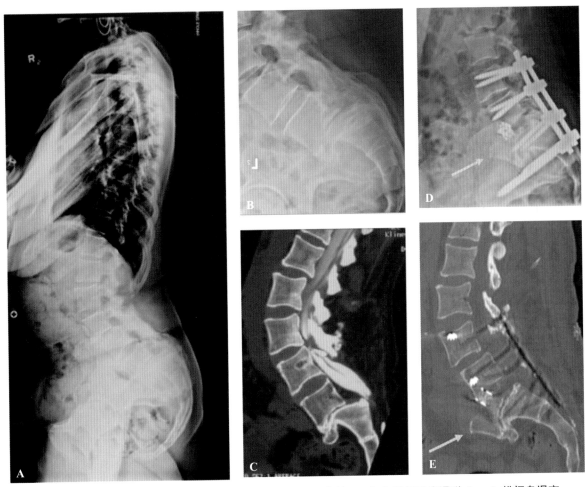

▲ 图 68–14　单纯后路技术治疗重度腰椎滑脱（**A** 和 **B**）。术前 CT（**C**）显示Ⅲ度滑脱，L₅～S₁ 椎间盘退变。治疗此患者方法与治疗脊椎脱垂患者相似，均采用 L₅ 椎体楔形截骨。考虑到其后凸畸形不重和 L₄ 与 S₁ 的位置关系，未行 S₁ 穹隆截骨。术中切除了 L₅ 椎体后上角，前下部分则被保留，原位固定（黄箭）。L₄ 椎体被复位至 L₅～S₁ 平台。L₄～L₅ 之间置入椎间融合器，固定范围为 L₃～S₂（**D** 和 **E**）

七、结论

关于脊椎脱垂的病因、发展过程和治疗仍有很多需要进一步研究。目前还没有研究直接比较 Gaines 分期前后路联合技术与单纯后路技术。Robert Gaines 发表了迄今为止最大样本量的分期前后路治疗脊椎脱垂的病例系列，25 年间 30 例患者均取得良好效果。Gaines 的这项技术可以改善脊柱 - 骨盆力线，及时纠正蹲伏步态和站姿。尽管有较高的 L_5 神经损伤发生率，但患者术后满意度却很高。

最近，已经有几篇单纯后路技术的相关报道，但病例数不多。这些技术可以避免前路手术的风险，并展示出良好的效果，但需要更大样本量和更长随访时间的研究。表 68-2 展示了我们认为可以帮助术者取得良好结果的前后路技术的关键因素。

八、致谢

我们向 Drs. Julian A. Romagnoli、Jwalant S. Mehta 和 Robert W. Gaines 致以诚挚的感谢，他们编写了本教材早期版本中的相应章节。本章节引用了早期版本中的部分资料。

表 68-2　将 L_4 复位至 S_1 治疗脊椎脱垂的"提示与技巧"

前路
- 所有助手必须有丰富的腰椎前路手术经验
- 如果牵拉下腔静脉分叉处时困难，建议仅从单侧完成 L_5 椎体的切除
- 从侧方分离腰大肌。开始切椎体前，务必确认好双侧 $L_4 \sim L_5$ 椎间孔、L_5 椎弓根和 $L_5 \sim S_1$ 椎间孔
- 切除顺序：先切除 $L_4 \sim L_5$ 椎间盘，再切除 L_5 椎体，最后切除 $L_5 \sim S_1$ 椎间盘
- 切除后纤维环和 L_5 椎体后，用浸有凝血酶的明胶海绵填塞以控制硬膜外出血
- 尽管非必须，但在前路操作过程中可以辨别出 L_5 神经根

后路
- 因为这类患者常合并脊柱裂，术者显露时应十分小心，避免损伤硬膜
- 适当撑开 L_3 和骶骨可以更容易辨别 L_5 横突和椎弓根，利于将其切除
- 我们建议先行骶骨穹隆截骨后再进行骶骨置钉，这样螺钉不会干扰截骨操作
- 进行 L_5 部分或全部切除前一定要显露并松解双侧 L_5 神经根
- 如果应用本文所描述的单纯后路技术，可以将 S_1 螺钉经 S_1 椎弓根穿过 $L_5 \sim S_1$ 椎间盘前部进入 L_5 椎体，这样能够增加螺钉把持力，将 L_5 残余椎体固定在原位
- 将 L_4 复位至骶骨过程中应时刻观察并保护神经结构
- 应将自体碎骨植入 L_4 和 S_1 的外侧及椎间隙
- 因为手术有较高的 L_5 神经根麻痹概率，术前应充分与患者进行沟通及教育

腰椎峡部裂、腰椎滑脱手术并发症
Complications of Spondylolysis/Spondylolisthesis Surgery

John P. Lubicky 著

李 利 胡文浩 译

第
69
章

一、概述

脊柱外科医生对于后天崩裂性和发育性腰椎峡部裂、腰椎滑脱的手术选择差别很大 [2-11]。手术的选择应根据每个病例的具体情况而定，但要遵循脊柱手术的一般原则。一些手术操作相较另一些手术操作更复杂，手术难度也更大，所以更可能出现手术并发症 [10, 11]。此处不比较手术技术间的疗效和（或）合理性，具体病例的治疗方案应根据现有的循证数据和外科医生的经验和手术能力来确定 [12]。虽然本章涉及退行性腰椎滑脱，但主要集中在后天崩裂性和发育性两种类型。表69-1 概述了可能的治疗选择。

上述每一种手术都可能发生并发症。然而，根据腰椎滑脱的严重程度和治疗中采用的具体手术策略不同，并发症的风险也不一样。本章概述了腰椎滑脱手术治疗中最常见的并发症（神经功能损伤、假关节、滑脱继续进展、内固定失败、血管损伤和感染），并回顾了相应的治疗方法。

二、神经系统并发症

潜在的神经系统并发症包括神经根损伤伴神经功能受损、马尾综合征（cauda equina syndrome，CES）、自主神经功能障碍和慢性疼

表 69-1　后天崩裂性和发育性腰椎峡部裂、腰椎滑脱的手术选择

腰椎峡部裂手术 [a]
- 局部修复
  - 直接—局部螺钉固定
  - 间接—Scott–Bradford 手术及其改良术式
- 后外侧固定融合术
  - 应用内固定
  - 不应用内固定

腰椎滑脱手术
- 关节固定术
  - 原位
  - 单纯后侧或后外侧
    - 应用或不应用内固定
    - 应用或不应用结构性移植骨或椎间融合器
  - 单纯前方
  - 椎间
  - 旁路结构
  - 环周 [b]
    - 应用或不应用内固定
    - 应用或不应用结构性移植骨或椎间融合器
- 关节融合术及其复位 [c]
  - 应用内固定
  - 不应用内固定
- 椎体切除并将头端节段复位至尾端节段
  - 应用内固定和进行环周融合
- 减压（Gill 手术）
  - 作为关节融合术及复位和椎体切除术及复位的一部分（不能作为独立手术）

a. 没有明显的滑脱
b. 包括后侧 / 后外侧融合、腰椎前方椎间融合、经椎间孔腰椎椎间融合和后方腰椎椎间融合
c. 包括后侧 / 后外侧和前方入路

痛。CES 可呈急性或亚急性，通常表现为背痛、下肢无力、疼痛或麻木、会阴感觉障碍或麻痹、大小便功能障碍。由于及时减压对 CES 至关重

要，因此需要注意术后出现的任何异常症状或体征检查，以便进行紧急诊断和治疗。即使进行原位融合的腰椎滑脱患者也有发生此类并发症的风险 [6, 9–11, 13–16]。

术前评估需要详细掌握术前存在的神经功能障碍情况及神经系统检查，以记录先前存在的神经系统损伤情况。术前损伤可能与术后新的神经功能障碍有关 [17]。检查胫前肌肌力时应分别在屈曲膝关节和伸直膝关节时进行检查，以此评估 L_5 神经根功能。术前检查需要 X 线片。为了准确评估滑脱的程度，必须进行站立位侧位片检查。椎管的影像学检查可包括脊髓造影、脊髓造影 / 计算机断层扫描（CT）、平扫 CT 或磁共振成像（MRI）。因为 MRI 和 CT 扫描能为绝大多数患者提供足够的信息，所以脊髓造影只在某些特殊情况下才需要。这些影像学资料可以发现椎管内是否有压迫，以及确定硬膜囊或神经根受压的来源。磁共振成像还可以显示手术区域内的"椎间盘健康"程度。

术中神经监测有助于发现神经系统损害或损伤。常用的监测方式有经颅运动诱发电位、体感诱发电位和肌电图监测。术中监测参数可以实时对设备和患者的整体生理状态进行评估，如有异常，应予以纠正。如果设备和生理问题已得到纠正，而神经监测参数仍然异常，则应怀疑是否确实存在神经损伤，并可通过术中唤醒试验进行确认。直接刺激神经根可以提供一些有关神经根功能状态的信息。值得注意的是，受压 / 拉伸的神经根可能比正常的神经根具有更高的刺激阈值。因此，必须在复位前直接刺激神经根。复位后刺激阈值增加或与对侧相比，操作侧出现超过 1～2mA 的变化可能就要引起重视，需进行术中唤醒试验。应仔细检查植入物，确认其位置良好。随后可减小一些矫正力量（如果已经对脊柱进行了操作），减少滑脱复位程度。

精准和熟练的手术技术对于避免神经系统并发症至关重要。神经根的减压（椎间孔内或孔外）应沿其从腹侧到骶骨翼的走行从侧隐窝经椎间孔到外侧进行全程减压。当计划进行腰椎滑脱复位或椎体切除时，彻底显露神经根尤为重要。神经根压迫通常是由软组织引起的，如软性椎间盘突出和部分损伤愈合过程中形成的纤维软骨碎片。移除这些压迫物和松解腰骶部韧带可能有助于减轻对神经根的压迫。对于重度腰椎滑脱需要骶骨穹隆切除的病例，可能需要切除部分骶骨翼，以追寻 L_5 神经根直到进入骨盆并确保其不受压。如果脊柱滑脱伴峡部裂，可能会引起马尾神经受压。历史上，CES 多发生在没有减压并应用石膏固定脊柱的情况下。现在这种情况不太常见。目前，多采用前路复位融合手术来治疗这种畸形。经皮后路内固定术可能也没有减压操作。外科医生应该意识到，由于骶神经根从 L_5～S_1 椎间盘和 S_1 的头端部分穿过，峡部裂引起 L_5～S_1 节段前凸增大可能会导致椎管狭窄和 CES。在硬膜囊周边操作时，必须小心避免撕裂硬膜（可能导致神经结构损伤），椎弓根螺钉必须准确置入以避免损伤神经。

尽管术中减压充分，神经监测正常，术后早期神经检查正常，但也可能出现迟发性神经功能损伤。因此，术后早期应多次进行神经系统检查，这对于及时发现潜在的迟发性神经功能障碍是必要的。由于神经根的牵拉和（或）血肿的进展，可能就会导致神经功能迟发性损伤。在任何一种情况下，都应及时进行鉴别和处理，以纠正损害情况。如果只有在腿部完全伸展时出现功能障碍，通常采取观察和变动体位的处理措施，以允许神经根自我调整和适应。调整体位可以利用枕头来使髋关节伸展和膝关节屈曲，或采取侧卧位。

复位操作是神经功能损伤的潜在原因。复位方法通常反复刺激神经，可能导致神经紧张。不同于脊柱后凸矫形，滑脱复位与神经张力之间存在非线性关系，L_5 神经根有 71% 的应力发生在最后 50% 的复位过程中 [18]。最近复位器械在腰椎滑脱中的应用，增加了神经并发症的风险。为了降低风险，一些外科医生更喜欢针对严重的腰椎滑脱只做部分复位，现在更强调的是减少滑脱角，而不是减少腰椎滑脱的移位。有证据表明，使用这种"部分矫正策略"可以降低神经系统并发症的风险。

据报道，在治疗腰椎脱垂时，将 L_5 椎体切除，同时复位 L_4 于骶骨上（Gaines 手术），其神经系统并发症（暂时性或永久性）发生率高达 77% [6]。由于神经系统损伤的高风险性，只有在 L_5 完全向前滑移导致极度腰骶部畸形和矢状位失衡，而不能通过复位、骶骨穹隆截骨术或其他办法解决时，才建议应用椎体切除术。

文献尚未明确复位或原位融合后新发的神经功能损伤真实的发生率。研究表明，一些复位技术会使相关的风险增加，而另一些研究则表明神经系统并发症的发生率无明显差异 [2-4, 14]。一个典型的例子是仅进行原位融合而不使用内固定的患者很少发生 CES [11, 15]。对于这样的病例，我们认为神经损伤是由于患者在手术中处于俯卧位，所有肌肉都放松，马尾神经被牵拉造成的。理论依据是当脊柱向背侧移位时，会对神经根造成牵拉。完全切除双侧椎板可提供广泛的后路减压。此外，通过骶骨成形术可降低骶骨穹隆的压力，消除对马尾神经的压迫。

如果在手术后发现 CES，必须立即减压。对于不稳定的脊柱部分进行固定，可能有助于保护神经结构。单个神经根损伤通常发生在减压操作的部位，但也可能发生在其他部位。其他可能引起神经损伤的主要病灶区域需要减压操作。自主神经功能障碍可表现为逆行射精，通常与经腹或侧方入路进行的前方融合有关。避免对骶骨岬区进行电凝止血，对该区的软组织仔细分离显露，可以减少这种罕见并发症的发生 [19]。

长时间的外科手术可能会导致四肢周围神经损伤，由于长时间手术，局部压力较大，压迫到周围神经。在躯干、四肢、头部和所有骨性突起的地方放置适当的衬垫是避免此类并发症的关键 [10, 11, 13]。例如，在严重腰椎滑脱和高滑脱角的患者中，显露和行骶骨穹隆截骨术期间，患者可能需要悬吊小腿。截骨术完成后，矫正后凸畸形时，可在腿下放置一块平板，以最大限度地过伸髋关节，协助复位动作。切除前，髋关节过伸会拉伸神经根，增加因体位而造成医源性损伤的风险。不过，一开始就将平板放在腿下可能会造成大腿前部有过大的压力。这会对股神经或股四头肌造成压力相关损伤，包括骨筋膜室综合征（compartment syndrome）。

要点

● 详细记录术前神经功能、神经系统病史和体格检查结果。

● 不同类型的手术操作可能造成各种可能的急性和迟发的神经损伤。

● 神经系统并发症的风险因手术类型而异。

● 多模式神经监测在术中必不可少，尤其是在较为复杂的手术操作中。

● 通过适当显露和（或）减压神经结构、精确的非损伤内固定技术和可控的矫正力量，将术中损伤降至最低。

● 术中和（或）术后神经功能损伤的证据需要及时发现并采取纠正措施。

● 重度腰椎滑脱复位超过 50% 可增加新的神经功能损伤的风险。

三、假关节形成

假关节形成是腰椎融合术最常见的并发症。脊柱滑脱手术的假关节形成的发生率高于单纯椎间盘退变手术 [9, 10]。成人和严重的腰椎滑脱手术假关节形成发生率相对更高 [3]。通过重新调整脊柱力线，优化整体矢状位平衡，恢复正常的解剖结构，可以降低假关节形成的风险。因此，与原位融合相比，复位、环周融合和前方结构支撑理论上发生假关节形成的风险更低[16]。有以下几个因素容易导致假关节形成的发生，包括手术技术差（植骨床准备不足）、代谢异常、融合节段过度活动、术后创伤、感染、吸烟。避免假关节形成的方法包括固定待融合节段、精心准备植骨床、提高植骨技术、营养补充和戒烟。虽然复位和环周融合理论上了降低了骨不连率，但如前所述，它也带来了额外的神经损伤风险。因此，在做治疗决定时，需要具体权衡每个患者复位和环周融合的益处和风险[4, 5, 7]。腰椎滑脱，特别是严重的腰椎滑脱，常有背侧结构发育不良因素，可能包括 L_5 横突偏小。当行 Gill 椎板切除术时，可能需要进行椎间融合和（或）将融合节段延伸到 L_4。

对于症状持续存在并怀疑有假关节形成的患者诊断相对困难[20]。由于重叠的结构难以显示，根据 X 线片确定融合状态难度很大。可以看到并提示可能有假关节形成的影像学表现包括完全没有融合块、融合块中存在间隙、屈伸位 X 线片显示融合节段持续的过度活动、植入物周围的透光影，以及植入物 / 植入物 – 骨界面成骨失败。评估假关节形成的方法包括骨扫描、CT 扫描和屈伸位片，但植入物的存在可能使诊断变得困难，即使已使用 CT 扫描。

术后 1 年，腰椎应该稳定融合，疼痛也会随之缓解。如果症状持续超过 1 年，应采取治疗措施。提示骨不连的症状包括背痛、进行性畸形、持续步态障碍、腘绳肌紧张或神经刺激 / 功能障碍。翻修技术包括增加内固定（如果初次手术中未放置内固定）、使用重组人骨形态发生蛋白 –2（rhBMP–2）、自体髂骨移植和（或）在初次手术中未进行融合的情况下增加前方融合。尽管缺乏有效的证据，但在某些严重的情况下，也经常使用植入式或外部电刺激器来促进融合。

尽管强调了骨不连的诊断和治疗，但是骨不连与临床效果之间的绝对相关性仍存在争议。虽然大多数文献表明假性关节的存在与预后不良相关，但很少有长期随访的研究将原位融合与复位的效果进行比较来证实这一说法[21]。在一项 15 年的随访研究中，Poussa 等[22] 将无内固定原位环周融合与复位、减压、内固定的病例进行了比较，结果显示，原位融合的患者临床效果更好。这一研究再次强调了牢固融合的重要性，并探讨了原位融合和内固定融合哪种方式更可靠的问题。

目前尚无特别的原位融合方法能更好地降低假关节形成的风险。与单纯的前方、后外侧原位融合相比，环周原位融合并没有明显降低假关节形成的发生率，但环周原位融合在减少腰椎后凸方面可能有效，并获得了更好的临床效果和脊柱侧凸研究会（SRS）结局评分[21]。

完整起见，在这里专门讨论一下峡部修复。峡部修复通常用于没有腰椎滑脱而只是症状性的腰椎峡部裂病例。尤其当峡部裂位置位于 L_5 近侧节段时，更加推荐这种修复手段。这种局部修复的方法避免了不牢固融合现象的发生。局部修复手术成功的难点在于，融合表面的横截面面积小，致密皮质骨性质，以及正常活动期间局部弯曲和剪切力集中。有多种局部修复技术，主要包括利用关节突螺钉直接加压，或使用连接线缆或钩 / 螺钉结构间接加压。在骨折处植骨促进骨愈合。与所有的骨不连修复技术一样，局部修复手术并不总是成功的，也可能会出现内固定失败和骨不连等并发症[12, 23]。采用局部修复后症状依旧持续存在，则需要进行翻修手术。当一种固定方法失败时，应采取另一种固定方法。额外的骨移植或使用 rhBMP–2 可以改善局部生物学特性，从而增加骨愈合成功的可能性。如果再失败则表明可能需要进行节段性关节融合术。

◆ 要点

● 假关节形成是峡部裂性腰椎滑脱手术最常见的并发症。

● 手术风险与手术技术和个体因素相关。

● 通过高超的手术技术、适当的内固定策略及大量的植骨，将手术操作风险降至最低。

● 通过戒烟、改善营养和治疗其他基础病，尽量减少个体因素带来的影响。

● 记录各种症状、体征及影像学提示的可能存在的问题。

● 采取措施纠正手术技术和个体因素两个方面的影响。

● 单纯假关节形成并不一定预示不良的临床结果或与之相关。

四、滑脱进展

当手术没有进行内固定时，2 年内有可能发生腰椎滑脱进展[3]。在几乎普遍采用内固定融合治疗腰椎滑脱的情况下，这种并发症并不常见，但值得讨论。与滑脱进一步进展相关的重要因素是术前滑脱较重和滑移角较大。滑脱过程很难预测，甚至很难在一开始就被发现，尽管有明显的牢固融合，滑脱进展仍可能发生。但可能融合不牢固，在骨不连的部位出现滑脱进展[3, 20, 24]。

手术技术是影响术后滑脱进展的重要因素。原位融合加后路减压通常会引起腰椎后凸和较高的滑脱进展率。完全切除滑脱、峡部裂平面的后方结构，即 Gill 手术，绝不能作为唯一的手术方式。在严重发育性腰椎滑脱的儿童病例中，与单纯后外侧或后侧方法相比，前方和环周原位融合似乎可以降低滑脱进展。在严重的腰椎滑脱病例中，单纯的后路融合不能取得牢固的融合，不可

避免地出现继续滑脱的趋势。后路和后外侧融合不能阻止严重的腰椎滑脱进展可能是由于局部的脊柱后凸畸形与植骨形成的融合骨块在弯曲时存在一定的剪切力，导致该融合块的变形和畸变的缓慢进展（图 69-1）。

腰椎滑脱伴椎间盘退变的成人也可能出现滑脱进展。患者往往主诉背部疼痛和坐骨神经痛。采用后外侧融合术（无论是否使用内固定）治疗的外科手术，在缓解疼痛和改善功能方面相似。最近对严重腰椎滑脱患者的研究表明，与单纯的后外侧融合相比，更广泛的环周融合或椎体间融合治疗在长期随访中并没有显示出更好的疗效[21]。对于存在峡部裂或发育性腰椎滑脱的患者，如果出现滑脱进展，手术时应考虑椎间盘间隙变窄程度和滑脱情况，以及滑脱平面的局部后凸畸形程度[10, 16, 22]。

临床与影像学参数显示滑脱率与术后患者外观姿势呈负相关。滑脱百分比和腰骶角大小与 SRS 评分之间没有相关性。在另一项使用原位融合的研究中提示，滑脱的进展与患者的预后和再手术率无关[21]。另外，对于存在滑脱进展、顽固性疼痛、可致残的畸形或神经症状的患者，建议再次手术。有人支持术后使用外固定如 pantaloon 矫形支具或石膏，也可以采用卧位姿势，为早期融合和后期稳定提供最佳环境，防止滑脱的进一步发展[5]。

要点

● 滑脱进展的风险与滑脱的类型及其程度、初始矢状面畸形的程度及初次手术的类型有关。

● 疼痛和异常姿势，以及影像学检查中的解剖位置变化提示可能存在问题。

● 治疗措施包括重新调整脊柱力线平衡、依靠强大的内固定力量减轻额外负荷、大量植骨。

● 器械内固定融合术不太可能出现滑脱进展。

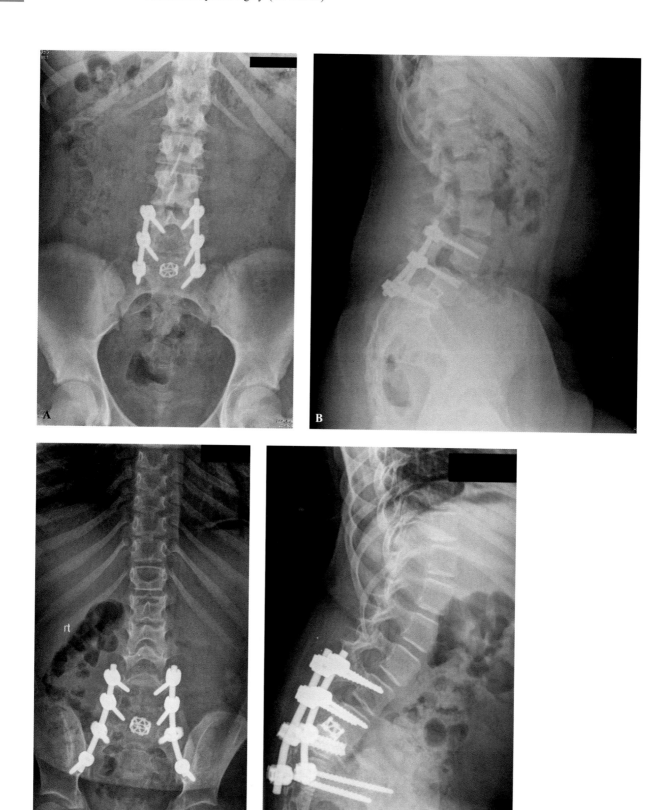

▲ 图 69-1　一名严重的 $L_5 \sim S_1$ 腰椎滑脱女性青少年患者接受后外侧和后路腰椎椎间融合复位术治疗。初次手术的效果很好，术后正位（A）和侧位（B）X 线片示患者出现了假关节，椎体复位程度部分丢失，开始出现疼痛，S_1 螺钉断裂。翻修手术（C 和 D）将内固定延伸至髂骨，但未能纠正轻度丢失的复位

五、内固定失败

腰椎滑脱手术中的内固定有助于稳定脊柱，保持复位效果，提高融合率。一般来说，内固定失败提示假关节的发生。

术中弯棒是一种行之有效的矫正脊柱畸形的技术。如果术中弯棒不能匹配生理性腰椎前凸则可能导致骨 – 内固定界面融合失败，还可能导致内固定应力增加，从而导致内固定失败。钛棒在弯折过程中容易出现折痕，这也会导致内固定失败。通过弯棒技术可以使脊柱的力线发生明显改变，这可能会导致神经根长度和位置突然改变，从而引起神经损伤。

正确地将内固定锁定在一起，对防止其移位很重要。对于钉棒系统，需要注意将螺帽正确锁紧入钉尾，不要交叉螺纹。钛棒要足够长，必须保证超过螺钉头尾两端，以防止移位。

一项关于椎弓根螺钉使用寿命的研究，将内固定失败定义为椎弓根螺钉断裂和拔出、结构变形、松动或感染，研究发现内固定失败率与是否有假关节形成关系不大。该研究还发现，在不发生假关节的情况下，内固定失败不会对结果产生不利影响，内固定失败多发生在那些进行了大幅度复位的患者身上[25]。在某些情况下，为了降低腰骶交界处椎弓根螺钉出问题的概率，可以通过髂骨螺钉将内固定延长至骨盆（图 69–2）。对于严重腰椎滑脱，强烈建议使用髂骨螺钉，以防止骶骨螺钉拔钉或断裂，以及出现假关节形成[26]。

当治疗严重腰椎滑脱时，仅经后路内固定可能会引起应力过度，导致疲劳破坏，从而导致不愈合、滑脱复位丢失、滑脱加重。通过各种前方椎间融合技术进行前路支撑后路内固定，已被证

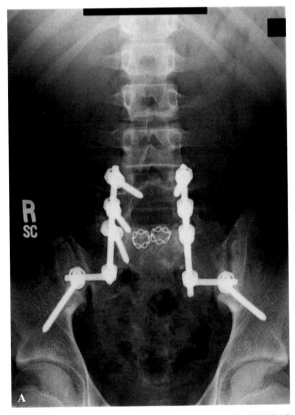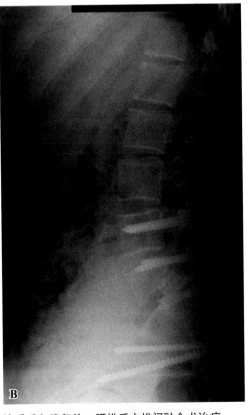

▲ 图 69–2　一名严重 L_5～S_1 椎体滑脱男性青少年患者接受后入路复位、腰椎后方椎间融合术治疗。重度滑脱导致腘绳肌极度紧张及奇怪步态。术后没有任何神经系统并发症，腘绳肌紧张得到缓解，步态恢复正常。术后正位（A）和侧位（B）腰骶段行 X 线检查。由于较大的复位程度和患者的体型，将内固定延长到髂骨以保护 S_1 螺钉和明显的节段性 S_1～S_2 连接，防止可能的移位

明可减少内固定失败和相关的复位丢失 [4, 14]。对于严重的腰椎滑脱，经骶骨螺钉是椎间内固定的另一种选择 [27]。

要点

- 内固定失败一般包括骨 - 内固定界面融合不牢固，或内固定移位、松动。

- 内固定失败是一种外在表象，根本上多是由于内部生物学作用的结果。

- 最终出现内固定失败多是由于手术没能达到预期效果。

- 挽救措施要求找到具体原因，并采用能解决内在、外在问题的正确方法。

六、血管并发症

与腰椎滑脱手术相关的血管并发症可以是直接的，也可以是间接的。主要的间接并发症是肺栓塞和深静脉血栓。文献中报道的脊柱术后深静脉血栓的发生率比全关节置换手术低，但是，一项前瞻性研究显示，即使患者采用物理预防措施，超声检查结果仍显示该并发症的发生率为 0.3%～2%。另一项研究报道患者未采用物理预防措施，使用静脉造影检测发现 10%～15% 的患者存在深静脉血栓。一些已被证实的危险因素包括俯卧位姿势、手术时间较长、对股动脉或其他大血管的压迫和进行相关操作、术后卧床时间长 [2, 10]。前入路时需要分离显露大血管理论上增加了深静脉血栓形成或肺栓塞的风险。

脊柱手术的一种罕见但严重的并发症是缺血性视神经病变，可导致视力丧失。随着时间的推移，这种并发症也可能不会好转 [28]。据估计，这种并发症在全麻手术中的发生率为 1/60 000～1/125 000，但在脊柱手术中更为常见，约为 0.2% [3]。它可以发生在任何年龄段，目前尚未找到可供参考的高危人群的特征。

手术过程中可能会因直接损伤血管而导致失血过多。这种损伤需要立即修复。内固定器械冒尖突出可能导致血管的急性或晚期损伤。一旦怀疑内固定器械存在冒尖突出，应在手术时立即进行修正。出现腹部诊断不清的症状、可能由血管功能不全引起的下肢症状或其他血管畸形引起的症状时，应通过恰当的辅助诊断技术进行评估。有时在常规的术后 X 线或其他检查中，会发现内固定器械或植骨块突出。如果内固定器突出存在危险，尽管没有临床症状，应择期取出内固定。

要点

- 高危患者需要预防血栓栓塞。

- 可通过多种措施（包括手术技术）减少术中出血。

- 患者合适的体位可以避免某些异常的血管事件。

七、感染

术后伤口感染发病率高，可发生在术后数日至数年内。脊柱融合术后感染发生率为 0.5%～20%。致病菌通常包括凝固酶阴性葡萄球菌、金黄色葡萄球菌、耐甲氧西林金黄色葡萄球菌、肠杆菌、假单胞菌和大肠埃希菌 [5, 14]。与伤口深部感染相关的因素包括老年人、糖尿病、肥胖、吸烟、酗酒或其他严重的基础疾病 [4]。持续发热、疼痛，伤口引流物性质异常、伤口周围红斑和其他全身症状提示可能存在感染。通常，感染看起来是表面的，但是，特别是对那些进行内固定的患者，积极的评估和治疗是必要的，以"保存"内固定器械直到牢固融合。建议在手术室进行手术清创，然后使用适当的抗生素。事实上，表面上的感染往往很深。脊柱深部伤口感染的处理在许多文献中均有报道，在此就不再赘述。对深层感染保持高度警惕，并采取积极迅速的治疗非常重要。

伤口内使用冻干万古霉素粉预防感染是经常使用的方法，效果良好[29]。虽然万古霉素对革兰阴性菌无效，但在预防革兰阳性菌感染方面，万古霉素可能优于静脉注射的其他抗生素[30]。

要点

• 深部感染是一种严重的并发症，风险仅次于神经功能损伤。

• 个体因素、手术时间、失血量和软组织损伤是危险因素。

• 抗生素预防应根据具体感染史和个体因素决定，给药时机和治疗持续时间很重要。

• 对所有可能的危险因素要保持高度警惕性

并采取积极的治疗措施。

• 一般认为所有感染都很深，需要积极治疗。

• 如果最终需要移除内固定物来彻底解决感染问题，则可能需要长期使用抗生素抑制感染，直到牢固融合。

八、总结

本文就腰椎峡部裂和腰椎滑脱手术中可能出现的主要并发症做了简要讨论。与所有脊柱手术一样，必须对此类并发症发生的潜在风险有一个明确的认识。如果术后出现此类问题，又高度怀疑存在感染时，应立即进行评估。如有需要，应迅速进行积极治疗，以获得最佳效果。

中国科学技术出版社 · 荣誉出品

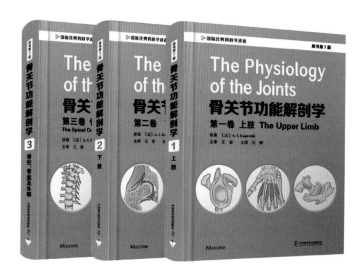

书　　名：骨关节功能解剖学

引进地：MALOINE

主　　审：王 岩

主　　译：刘 晖

开　　本：大 16 开（精装）

定　　价：236.00 元（各册统一定价）

　　本书引进自法国 Éditions Maloine 出版社，是一套全面系统、提纲挈领又深入浅出的骨关节功能解剖经典著作。全套共 3 卷，内容覆盖上肢、下肢、脊柱、骨盆及头部的所有骨关节系统。书中各章节均从基本解剖结构、结构发育特点、生理解剖功能、临床查体解剖要点和功能解剖等多角度进行了通俗易懂的阐述，同时配有丰富精美的大体图示和三维图示，书末附录还有简单的模型剪纸图解，便于读者直观操作和试验操作，更有利于功能解剖的理解。本书内容系统、阐述简洁，让人一读就懂，可作为内科医师、外科医师，尤其是骨科医师、康复理疗师和初入临床的医学生不可多得的骨关节功能解剖案头参考书。

专家推荐

　　法国骨科学教授 Adalbert Kapandji 编著的这部《骨关节功能解剖学》是一部关于骨关节基础、功能解剖和临床生物力学的经典著作。全新第 7 版涉及上肢、下肢、脊柱、骨盆、头部等所有人体骨关节结构，力求从基本解剖结构、结构发育特点、生理解剖功能、临床查体解剖要点和生物力学等多角度为临床医师阐述骨关节疾病的发生和病理状态解剖来源，同时还与时俱进地介绍了骨科最为关注的热点，如腰椎、骨盆功能相关性、步态等内容。书中内容通俗易懂、图片精美细致，且紧密结合行为功能和病理生理状态，贴近临床实际，非常适合国内从事内科、外科，尤其是骨科、康复理疗相关专业人员和医学生阅读参考，特此推荐。

中国骨科继续教育（专委员）主任委员

中国医师协会骨科医师分会 前任会长

解放军总医院第一医学中心骨科 主任医师 技术一级专家